緑内障

監修 北澤克明 岐阜大学名誉教授

編集 白土城照 東京医科大学教授
　　　 新家　眞 東京大学教授
　　　 山本哲也 岐阜大学教授

執筆者

北澤克明	岐阜大学名誉教授	羽田麻以	東京医科大学
山本哲也	岐阜大学教授	富田剛司	東京大学助教授
澤口昭一	琉球大学教授	松本長太	近畿大学助教授
酒井　寛	琉球大学	杉山和久	金沢大学教授
福地健郎	新潟大学	澤田　明	岐阜大学講師
上田　潤	新潟大学	石田恭子	岐阜大学講師
谷原秀信	熊本大学教授	新家　眞	東京大学教授
古賀貴久	熊本大学	富所敦男	東京大学講師
木村　章	熊本大学	間山千尋	さいたま赤十字病院
矢野　豪	熊本大学	相原　一	東京大学講師
有村和枝	熊本大学	山上淳吉	JR東京総合病院部長
井上俊洋	熊本大学	斎藤　守	東京医科大学
粟井麻衣子	熊本大学	松本千美	東京医科大学
山田和博	熊本大学	山城博子	東京医科大学
柏木賢治	山梨大学講師	丸山勝彦	東京医科大学
白土城照	東京医科大学教授		

（執筆順）

医学書院

緑内障

発　行	2004年2月1日　第1版第1刷ⓒ
監修者	北澤克明
編集者	白土城照・新家　眞・山本哲也
発行者	株式会社　医学書院
	代表取締役　金原　優
	〒113-8719　東京都文京区本郷 5-24-3
	電話 03-3817-5600（社内案内）
印刷・製本	横山印刷

本書の複製権・翻訳権・上映権・譲渡権・公衆送信権（送信可能化権を含む）
は㈱医学書院が保有します．

ISBN 4-260-13777-8　Y20000

JCLS　〈㈱日本著作出版権管理システム委託出版物〉
本書の無断複写は著作権法上での例外を除き，禁じられています．
複写される場合は，そのつど事前に㈱日本著作出版権管理システム
（電話 03-3817-5670，FAX 03-3815-8199）の許諾を得てください．

序

　緑内障は医学の黎明期より，失明をもたらす疾患の一つとして認識されてきた。今日においては平均寿命の急速な延長を反映して，緑内障による視覚障害に悩む者の数は増加の一途をたどっている。さらに，過去1/4世紀の間に世界各地で行われた緑内障疫学調査は，本症が重要な失明疾患の一つでありながら，多くの人々が未発見のまま治療を受けていないことを明示している。

　緑内障による視覚喪失の根源である視神経障害の病因・病態の基礎科学的研究手法による解明と，ランダム化対照試験に代表される臨床研究による本症の自然史，予後，治療効果の評価にみられるように，緑内障の診断学，治療学は大きな進歩を遂げている。これを反映して診断・治療の実際も大きくかつ急速な変貌を示している。この時にあたり，緑内障の診療体系を一つの成書にまとめることは誠に時宜を得た意義深い試みといえる。

　本書の編集者である白土城照，新家　眞，山本哲也の三氏はいずれもわが国の緑内障研究を代表する研究者であると同時に，卓越した緑内障専門医である。これに加えて，この試みに賛同した緑内障研究に力を傾けている多くの研究者，臨床医に執筆いただいた結果，本書はわが国の第一級の専門医，研究者の力を結集した成果となっている。

　眼科臨床医にとって，本書が緑内障診療のうえで欠くことのできない成書の一つとなることを確信する。

2003年12月

監修者　北澤克明

目　次

緑内障の定義と分類 ―――――――――――――――――― 1

　1　定義 ··1
　2　分類 ··2

Basic Science

構造と機能 ―――――――――――――――――――――― 7

　1　線維柱帯の構造と機能 ··7
　2　毛様体の構造と機能 ··20
　3　房水の生理 ··34
　4　視神経乳頭の構造と機能 ······································42

基礎研究の進歩 ――――――――――――――――――― 61

　1　アポトーシス ···61
　2　分子遺伝学的研究 ··66
　3　細胞外マトリックス ··72
　4　眼血流と緑内障 ··77
　5　房水の生理活性物質 ··82
　6　緑内障と免疫 ···88

Clinical Science

検査法 ――――――――――――――――――――――― 93

　1　眼圧検査 ··93
　2　隅角検査 ··117
　3　視神経乳頭の検査 ··131
　4　視野検査 ··153

診断と管理 ——————————————————— 191

- 1 原発開放隅角緑内障(広義) ……………………………………………191
- 2 原発閉塞隅角緑内障 ……………………………………………………213
  - 相対的瞳孔ブロックを伴う原発閉塞隅角緑内障 ………………213
  - プラトー虹彩緑内障 ……………………………………………223
- 3 続発緑内障—定義と分類 ………………………………………………232
- 4 続発緑内障・1　眼疾患と関連した緑内障 ……………………………233
  - ぶどう膜炎に伴う緑内障 ………………………………………233
  - 上強膜炎,強膜炎 ………………………………………………236
  - 落屑緑内障 ………………………………………………………237
  - 色素緑内障 ………………………………………………………238
  - 角膜疾患に関連した緑内障 ……………………………………240
  - 水晶体に関連した緑内障 ………………………………………243
  - 血管新生緑内障 …………………………………………………247
  - 網膜剝離と緑内障 ………………………………………………251
  - 眼内腫瘍と緑内障 ………………………………………………251
- 5 続発緑内障・2　全身疾患・薬物および外傷と関連した緑内障 ………262
  - 全身疾患と関連した緑内障 ……………………………………262
  - ステロイド緑内障 ………………………………………………263
  - 外傷性緑内障 ……………………………………………………265
- 6 続発緑内障・3　眼科手術と関連した緑内障 …………………………270
  - 悪性緑内障 ………………………………………………………270
  - 無水晶体,偽水晶体と関連した緑内障 ………………………272
  - 角膜移植と関連した緑内障 ……………………………………275
  - 網膜硝子体手術後の緑内障 ……………………………………276
- 7 小児の緑内障 ……………………………………………………………283
  - 早発型発達緑内障 ………………………………………………283
  - 他の先天異常を伴う発達緑内障 ………………………………290
  - 小児期の続発緑内障 ……………………………………………295

薬物療法 — 305

- 1 緑内障薬物療法の基本 ………………………………………………305
- 2 副交感神経刺激薬 ……………………………………………………314
- 3 交感神経刺激薬 ………………………………………………………323
- 4 交感神経遮断薬 ………………………………………………………330
  - β遮断薬 ………………………………………………………………330
  - α遮断薬 ………………………………………………………………337
- 5 プロスタグランジン系薬剤 ……………………………………………345
- 6 炭酸脱水酵素阻害薬 …………………………………………………359
- 7 高浸透圧薬 ……………………………………………………………370
- 8 視神経・網膜に対する治療薬 …………………………………………373

手術療法 — 377

総論 ……………………………………………………………………………377
観血的手術 ……………………………………………………………………378

- 1 瞳孔ブロックを解除する手術 …………………………………………378
  - 周辺虹彩切除術 ………………………………………………………378
  - 全幅虹彩切除術 ………………………………………………………380
- 2 房水流出を促進する手術―濾過手術・1 ……………………………382
  - 〈分層濾過手術〉
  - 線維柱帯切除術 ………………………………………………………383
  - 非穿孔性線維柱帯切除術 ……………………………………………396
  - その他 …………………………………………………………………399
  - 〈全層濾過手術〉
  - 虹彩強膜切除術 ………………………………………………………400
  - 管錐術 …………………………………………………………………400
  - 虹彩はめこみ術 ………………………………………………………400
  - 熱強膜開窓術（周辺虹彩切除を伴うシェイエ手術） …………………401
  - 〈その他〉
  - 毛様体扁平部濾過手術 ………………………………………………401

3　房水流出を促進する手術―濾過手術・2……411
　　　　インプラント手術……411
　　4　房水流出を促進する手術―房水流出路再建術……422
　　　　線維柱帯切開術……422
　　　　隅角癒着解離術……427
　　　　隅角切開術……429
　　　　その他：Viscocanalostomy……432
　　5　房水産生を抑制する手術……437
　　　　毛様体破壊術……437
　　6　房水流出促進と産生抑制を目的とする手術
　　　　毛様体解離術……440

レーザー手術……443

　　1　瞳孔ブロックを解除する手術……443
　　　　レーザー虹彩切開術……443
　　2　房水流出を促進する手術……451
　　　　レーザー線維柱帯形成術……451
　　　　選択的線維柱帯形成術……457
　　3　房水産生を抑制する手術……463
　　　　レーザー毛様体破壊術……463
　　4　その他の手技……471
　　　　レーザー隅角形成術……471
　　　　レーザー瞳孔形成術……471
　　　　レーザー強膜弁縫合切糸術……472
　　　　レーザー線維柱帯穿孔術……472
　　　　レーザー強膜穿孔術……473
　　　　レーザー隅角光凝固術……473
　　　　その他……473

白内障合併例に対する手術……475

索引……485

緑内障の定義と分類

1 定義

　緑内障は視神経乳頭，視野の特徴的変化の少なくとも一つを有し，通常眼圧を十分に下降させることにより，視神経障害の改善あるいは進行を阻止しうる，眼の機能的・構造的異常を特徴とする疾患である[1]。

　この日本緑内障学会の定義は，緑内障性視神経障害の存在を必要条件とする立場をとっているが，発達緑内障，原発閉塞隅角緑内障，続発緑内障の定義では，視神経障害の存在を必ずしも必要としないとしている。詳しくは個々の病型の章（「診断と管理」191〜304頁）を参照されたい。なお，個々の病型の定義，特に原発閉塞隅角緑内障のそれについては，国際的な合意を求めて議論が進められており，近い将来には合意が得られると思われる。

（北澤克明）

文　献

1) 日本緑内障学会：緑内障ガイドライン．日眼会誌 107：125-157, 2003

2 分類

　緑内障は基本的に，眼圧上昇の原因を他に求めることのできない原発緑内障，他の眼疾患・全身疾患あるいは薬物使用が原因となって眼圧上昇が生じる続発緑内障，胎生期の隅角発育異常により眼圧上昇をきたす発達緑内障の3病型に分類される。原発緑内障は原発開放隅角緑内障(広義)と原発閉塞隅角緑内障に大別される。

　日本緑内障学会は2003年，緑内障診療ガイドライン[1]を作成し，その中で緑内障各病型の基本概念について述べている。その内容は今後の緑内障診療の基礎となると予測されるので，その概要を以下に引用し記載する。なお，緑内障診療ガイドラインの分類による場合，同じ病因の続発緑内障であっても眼圧上昇機序が異なることがあり，さらに同一眼においても，眼圧上昇機序が時間経過とともに変化しうることに注意が必要である。本書では，基本的に同ガイドラインに沿った緑内障分類ならびに術語使用を心がけたが，上述の注意点に鑑み，特に初学者が混乱を招かないために，続発緑内障については，①眼疾患と関連した緑内障，②全身疾患・薬物および外傷と関連した緑内障，③眼科手術と関連した緑内障，の3項目に細分し，病因別に記載した[2]。

　以下に日本緑内障学会制定緑内障診療ガイドライン[1]による緑内障分類の概要を示す(日本緑内障学会の引用許可取得済)。

原発緑内障

原発開放隅角緑内障(広義)

　従来の原発開放隅角緑内障と正常眼圧緑内障を包括した疾患概念。

　慢性進行性の視神経症であり，視神経乳頭と網膜神経線維層に共通する形態的特徴(視神経乳頭辺縁部の菲薄化，網膜神経線維層欠損)を有し，他の眼疾患や先天異常を欠く病型。正常開放隅角で(隅角の機能的異常を否定するものではない)，進行性の網膜神経節細胞の消失とそれに対応した視野異常を伴う。原発開放隅角緑内障(広義)の発症および進行の危険性は，眼圧値の高さに応じて増加する。また視神経の眼圧に対する脆弱性には個体差があり，特定の眼圧値により原発開放隅角緑内障と正常眼圧緑内障を分離できないため，原発開放隅角緑内障(広義)とする。原発開放隅角緑内障(広義)は，臨床の場では便宜的に，高眼圧群(原発開放隅角緑内障)と正常眼圧群(正常眼圧緑内障)に区分される。

■原発開放隅角緑内障

　原発開放隅角緑内障(広義)のうち，緑内障性視神経症の発生進行過程において，眼圧が統計学的に決定された正常値を超えており，眼圧の異常な上昇が視神経症の発症に関与していることが強く疑われるサブタイプ。

■正常眼圧緑内障

　原発開放隅角緑内障(広義)のうち，緑内障性視神経症の発生進行過程において，眼圧が常に統計学的に決定された正常値に留まるサブタイプ。本症における視神経症の発症に，眼圧異常が関与していないことを必ずしも意味するわけではない。また，別の発症要因として眼圧非依存因子(循環障害など)を推定させる所見を呈することも多い。

■高眼圧症

　眼圧など房水動態の点では原発開放隅角緑内障と共通する特徴を有しながら，視神経症ならびに視野異常の存在を欠く病型。原発開放隅角緑内障

の前段階とする考え方がある一方，視神経の眼圧抵抗性の強い症例とする考え方がある。また角膜厚が正常より厚い例があることなどから，少なくとも一部の症例は眼圧の評価の問題とする見解もある。

原発閉塞隅角緑内障

原発閉塞隅角緑内障は他の要因なく，特発的に隅角閉塞により眼圧上昇をきたす疾患である。眼圧上昇あるいは視神経の変化をきたした症例のみを本症とする考え方が一部にある。しかし，本症では眼圧上昇あるいは視神経の変化は隅角変化の結果として生ずるので，隅角閉塞が証明されながら，眼圧上昇あるいは視神経の変化をきたしていない症例を含めてすべて本症とする。

原発閉塞隅角緑内障の隅角閉塞機序として，相対的瞳孔ブロックとプラトー虹彩があげられる。大多数の症例が相対的瞳孔ブロックを主たる隅角閉塞機序とするため，通常，原発閉塞隅角緑内障は相対的瞳孔ブロックによる本症と同義である。しかしこの狭義の原発閉塞隅角緑内障にも，プラトー虹彩の機序の関与していることは多い。プラトー虹彩の機序のみによる原発閉塞隅角緑内障は，プラトー虹彩緑内障と呼ばれる。

混合型緑内障

原発開放隅角緑内障と原発閉塞隅角緑内障の合併例を，混合型緑内障と称する。混合型緑内障の診断にあたっては，慢性原発閉塞隅角緑内障および，狭隅角眼に生じた原発開放隅角緑内障の可能性を念頭におかなければならない。

続発緑内障

続発緑内障の眼圧上昇機序による分類は，病因検索および最適な治療法への道標として有用性が高いと考えられる。同じ病因であっても眼圧上昇機序が異なることがありうること，同一眼において眼圧上昇機序が変化しうることに十分な注意が必要である。続発緑内障の診断には，眼圧上昇機序確認のための隅角検査は不可欠である。

発達緑内障

隅角形成異常に起因する緑内障は，先天緑内障でなく発達緑内障で統一する。発達緑内障は，形成異常が隅角に限局する早発型発達緑内障，遅発型発達緑内障，他の先天異常を伴う発達緑内障に分類すると理解しやすい。早発型発達緑内障は以前の原発先天緑内障に相当する。

〔山本哲也〕

文献

1) 日本緑内障学会：緑内障診療ガイドライン．日眼会誌 107：125-157, 2003
2) Ritch R, Shields MB：The secondary glaucomas. Mosby, St Louis, 1982

1. Basic Science

構造と機能

1 線維柱帯の構造と機能

　眼圧は房水の産生とその流出抵抗によって規定される。房水は眼内から眼外へ，主に二つのルートで排出されており，主ルートとしては隅角線維柱帯-シュレム Schlemm 管経由があり，また副ルートとしてぶどう膜-強膜路がある。ヒトではこの主ルートでの房水の流出は，全体の房水流出の80％以上を占める。この主ルートの隅角線維柱帯は，前房とシュレム管を隔てている特殊な構造をした組織で，前房水のこの部位での正常な通過は眼圧(正常眼圧)の維持に重要である(図1-1)。正常眼圧は，以上述べた線維柱帯組織を通過する際の房水の流出抵抗に，さらに上強膜静脈圧(約10 mmHg)が加わって形成される。

　線維柱帯組織はコラーゲンを中心とした細胞外マトリックスで形成され，ビーム状あるいはシート状の層状構造を構成し，その周囲は基底膜構成蛋白を境にして線維柱帯細胞で覆われている。線維柱帯細胞は幾つかの特殊な機能を有しており，形態的には内皮細胞に類似している可能性があり，分解酵素あるいは抗分解酵素活性を有し，さらに貪食能が認められる。線維柱帯細胞にはマクロファージ様の特性や，一方で神経堤由来細胞の要素も含まれている。また線維柱帯細胞はそれ自身が細胞外マトリックスの産生にも関与しており，正常の線維柱帯構造の維持や，あるいは逆に眼圧上昇につながる房水の流出抵抗を増大させる病的な細胞外マトリックスの産生・沈着に関与し

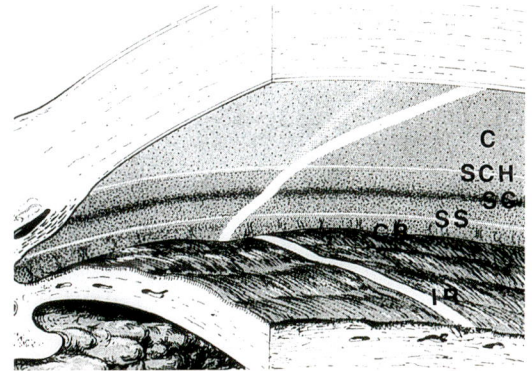

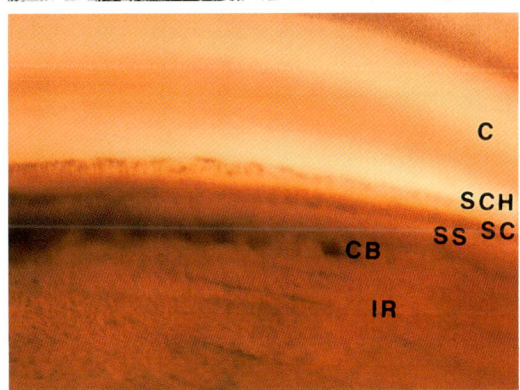

図1-1　隅角の模式図と隅角所見
隅角は周辺角膜(C)，シュワルベ線(SCH)，シュレム管(SC)，強膜岬(SS)，毛様体帯(CB)と虹彩根部(IR)によって形成される。線維柱帯はシュワルベ線と強膜岬の間であり，角膜と線維柱帯との境界はシュワルベ線で，線維柱帯と毛様体帯との境界は強膜岬で，それぞれ境界されている。臨床的にはシュレム管に沿って種々の程度に色素沈着が見られ，シュレム管の位置が分かる。

ている。線維柱帯の細胞外マトリックスは主にコラーゲン，プロテオグリカン，フィブロネクチン，ラミニン，エラスチンであり，それぞれの構成蛋白はさらに多くの分子種に細分されている。他にも細胞-細胞接着，細胞-細胞外マトリックスの接着に関与する多数の細胞接着因子が存在している。

隅角線維柱帯は解剖学的に，①ぶどう膜網，②強角膜網，③傍シュレム管結合組織の三つの部位と，④シュレム管内皮細胞から構成され，特に正常では，傍シュレム管結合組織と，シュレム管内皮細胞に流出抵抗の大部分が存在している（図1-2）。一方，原発あるいは種々の原因で発症する緑内障では，特に傍シュレム管結合組織に異常な細胞外マトリックスが沈着し，流出抵抗を増大させていることが知られている。

隅角線維柱帯の解剖

隅角線維柱帯は角膜最周辺部前房側（シュワルベ Schwalbe 線）と，虹彩周辺部で作られる隅角部に存在し（図1-1, 3），解剖学的には次の三つの部分より構成されている。それぞれ前房側からぶどう膜網 uveal meshwork，角膜-強膜網 corneoscleral meshwork と，傍シュレム管結合組織 juxtacanalicular connective tissue と呼ばれ，この順番で配列している（図1-2, 4）。ぶどう膜網は毛様体や虹彩根部から主に紐状の構造で周辺角膜や角膜-強膜網へと連続しており，10〜20μm程度の穴あき構造である。角膜-強膜網は強膜岬から角膜へ連続し，やや平らなビーム状，シート状の比較的強靭な層状-板状構造を形成している。傍シュレム管結合組織はシュレム管内壁の内皮細胞と角膜-強膜網で囲まれた部位で，さまざまな種類の細胞外マトリックスと線維芽細胞様

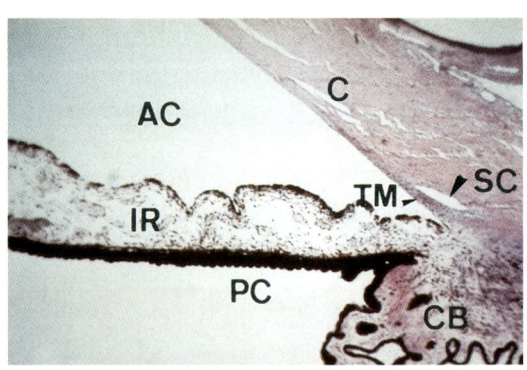

図1-3　隅角線維柱帯組織の光学顕微鏡所見（低倍率，×5，HE染色）
AC：前房　PC：後房　IR：虹彩　TM：線維柱帯
CB：毛様体　C：角膜　SC：シュレム管

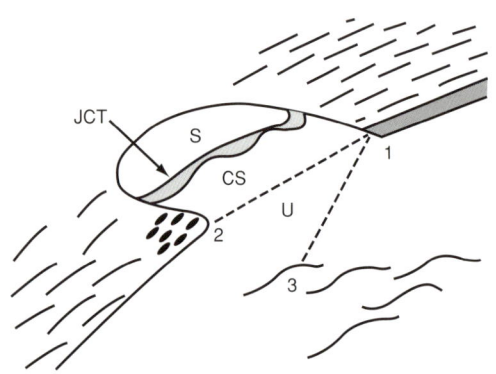

図1-2　隅角線維柱帯組織の模式図
線維柱帯組織は解剖学的に三つの部位に分けられる。ぶどう膜網（U）は角膜周辺部のデスメ膜末端のシュワルベ線（1）から強膜岬（2）と虹彩根部（3）の間に位置しており，角膜-強膜網（CS）は角膜の延長上に強膜まで連続している。傍シュレム管結合組織（JCT）はシュレム管（S）と角膜-強膜網（CS）を境しており，シュレム管側は単層の内皮細胞で覆われている。

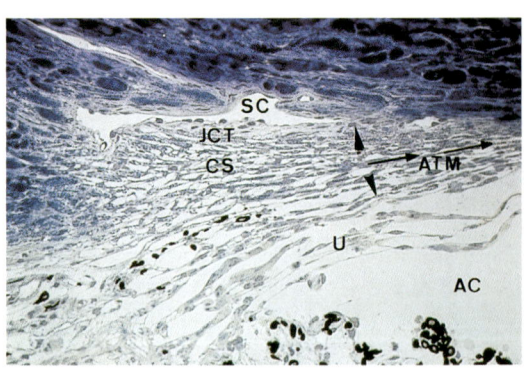

図1-4　隅角線維柱帯の光学顕微鏡組織所見（中倍率，×50，トルイジン青染色）
図2で示したように紐状のぶどう膜網（U），シート状の角膜-強膜網（CS），傍シュレム管結合組織（JCT），シュレム管内皮細胞がそれぞれ観察される。前部線維柱帯組織（ATM）では房水はほとんど通過しない。AC：前房　SC：シュレム管

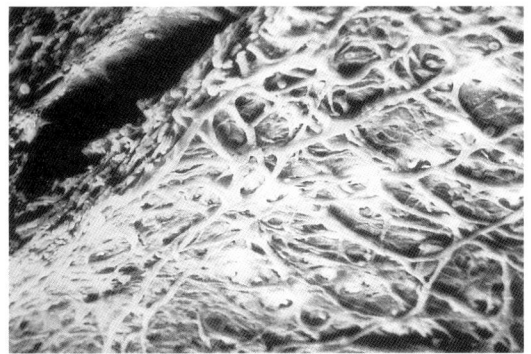

図1-5 通常の走査型電子顕微鏡による線維柱帯組織
線維柱帯の最表面は紐状の疎なぶどう膜網が観察され，続いて数層の層状構造を示す角膜-強膜網が観察される。傍シュレム管結合組織は明らかでなく，そのままシュレム管へと連続している。

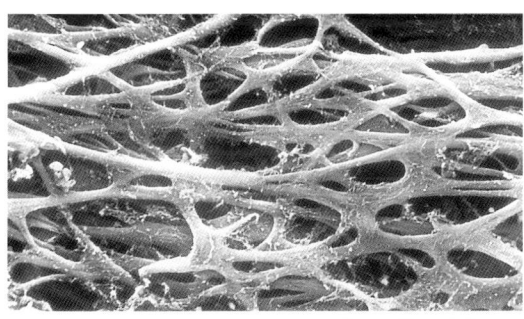
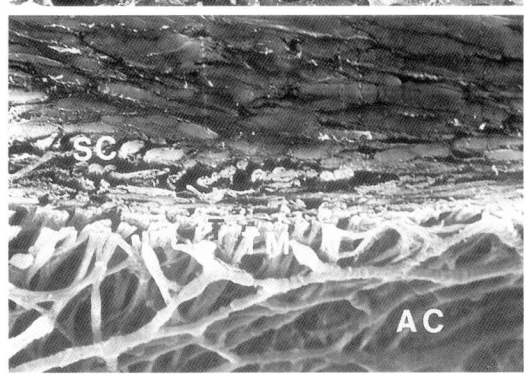

図1-6 細胞融解法を用いた走査型電子顕微鏡による線維柱帯の膠原線維の紐状，シート状構造
表面(前房側，上図)は複雑に連絡し合う紐状のぶどう膜網の膠原線維が観察され，やや深層へ向かって膠原線維のシート状の構造へと変化してゆく。断面(下図)での観察からぶどう膜網の紐状，コード状のビーム構造はシュレム管へ向かうにつれて平らなシート状の構造へと変化してゆくことが理解できる。AC：前房　SC：シュレム管　線維柱帯(TM)はACとSCの間に位置しているメッシュ状の構造である。

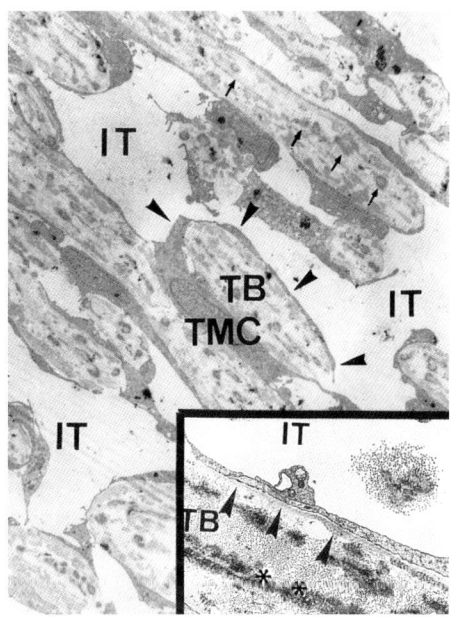

図1-7 線維柱帯組織(角膜-強膜網)の透過型電子顕微鏡所見(×2,000)
線維柱帯はその中心となる線維柱帯ビーム(TB)と，その周囲を覆う線維柱帯細胞(TMC)で構成される。線維柱帯ビームは弾性線維(小矢印)と豊富な膠原線維でそのコアが作られ，線維柱帯細胞の細胞突起(矢頭)がそのコアを包み込んでいる。一般に正常ではこの図のようにビーム同士の癒合は少なく，また線維柱帯間隙(IT)は広く，この部位は房水の流出障害に関与しないことが理解できる。高倍率(×5,000)では基底膜様構造物(矢頭)と弾性線維(*印)，さらに膠原線維が観察される。

の豊富な細胞突起を有した細胞から形成されている。前部線維柱帯と呼ばれるシュワルベ線からシュレム管前縁までの線維柱帯では房水はほとんど通過していない(図1-4)。

　線維柱帯は走査型電子顕微鏡で観察すると前房側の最表面は索状，紐状のぶどう膜網が観察され，さらにシュレム管に向かってシート状の角膜-強膜網によって連続している(図1-5)。細胞融解法でコラーゲン線維を観察するとその構造はいっそう明らかとなり，ぶどう膜網は索状，ビーム状の構造を，角膜-強膜網はビーム状あるいは多孔，多層のシート状の構造となっている(図1-6)。

　走査型顕微鏡所見より明らかなように，正常ではこのぶどう膜網と強角膜網は房水の流出抵抗にはほとんど関与せず，房水の流出抵抗は傍シュレ

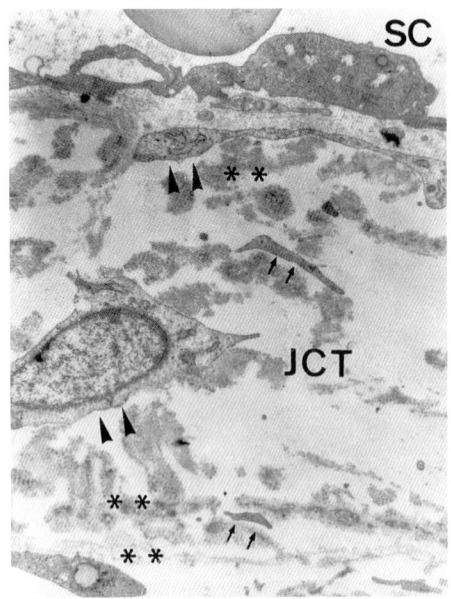

図1-8 傍シュレム管結合組織の透過型電子顕微鏡所見(×3,000)
傍シュレム管結合組織(JCT)は，透過型電子顕微鏡では図のように疎な組織として観察される。さまざまな種類の細胞外マトリックス(＊印)と，やや活性の高い，豊富な細胞突起(矢印)を有する線維芽細胞様の細胞(矢頭)が観察される。
SC：シュレム管

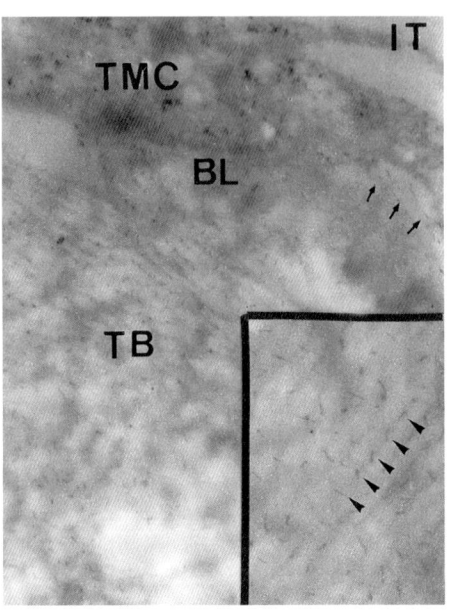

図1-10 銅色素で染色した硫化プロテオグリカンの透過型電子顕微鏡所見(×20,000, ×40,000)
線維柱帯ビームの主要な構成細胞外マトリックスのコラーゲン線維の間には，硫酸化プロテオグリカンが観察される(矢頭)。また線維柱帯細胞(TMC)とビームを境する基底膜(BL)にも硫化プロテオグリカンが観察される(矢印)。IT：線維柱帯間隙

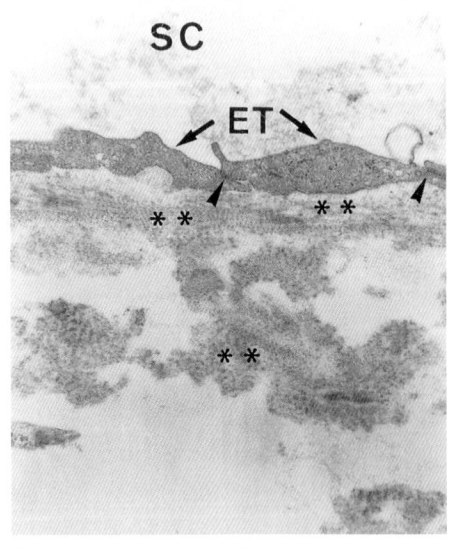

図1-9 傍シュレム管結合組織の透過型電子顕微鏡所見(×5,000)
傍シュレム管結合組織にはさまざまな名前の付いた細胞外マトリックス(＊印)が分布・存在している。シュレム管(SC)とは連続したendothelial cell liningと呼ばれる内皮細胞(ET)で境されている。矢頭は細胞-細胞接着を示す。

ム管結合組織とシュレム管内皮細胞に存在している。透過型電子顕微鏡で観察すると線維柱帯(ぶどう膜網，角膜-強膜網)は弾性線維を核にし，その周囲を豊富な膠原線維が取り囲んでビーム状，シート状の構造となり，さらにその周囲を基底膜構成蛋白が覆い，さらにその周囲を線維柱帯細胞が取り囲むように覆っている(図1-7)。正常では線維柱帯間の間隙は十分にあり，房水流出抵抗にはあまり関与していないことが示される(図1-4, 7)。傍シュレム管結合組織には種々の細胞外マトリックスと，細胞突起を延ばした細胞内小器官のやや豊富な活動性の高い線維芽細胞様の細胞が存在している(図1-8, 9)。

電子顕微鏡で観察するとこのように隙間の多い構造であるが，実際には種々の細胞外マトリックスで満たされており，細胞はその中に埋まっている構造であることが知られている。角膜-強膜網やぶどう膜網のビーム状，シート状の構造の中心

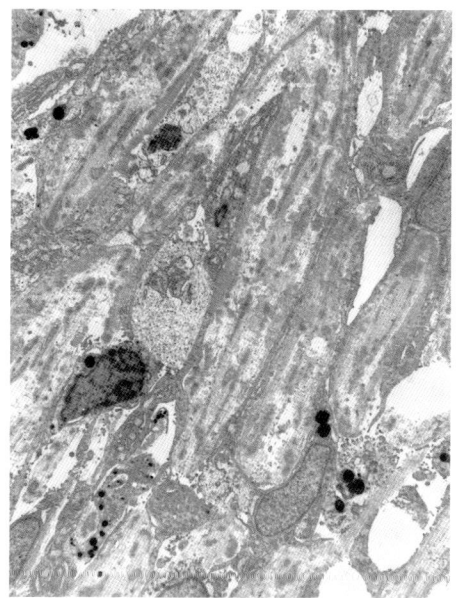

図1-11　開放隅角緑内障の線維柱帯組織(角膜-強膜網)の透過型電子顕微鏡所見(×2,000)
線維柱帯細胞の変成，線維柱帯ビーム同士の癒合とそれに伴う線維柱帯間隙の減少が観察される。一部の線維柱帯細胞は細胞内小器官が豊富で活性化し，また一部の細胞は変性している。

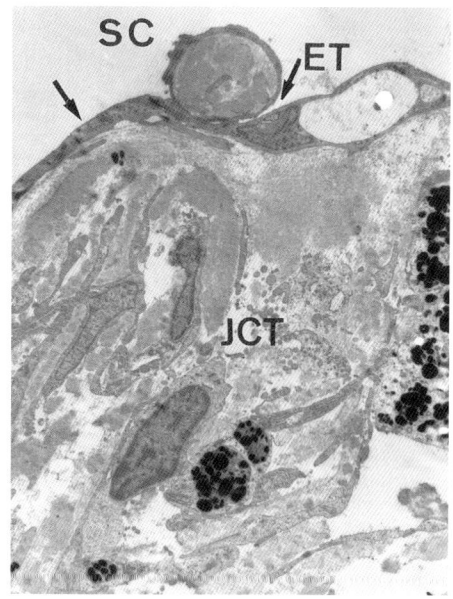

図1-12　開放隅角緑内障の傍シュレム管結合組織の透過型電子顕微鏡所見(×2,000)
傍シュレム管結合組織には異常な細胞外マトリックスが沈着し，また線維芽細胞様の細胞の活性化，あるいは変性した細胞が観察される。房水の流出は明らかに傷害されていることが示唆される。JCT：傍シュレム管結合組織　SC：シュレム管　ET(矢印)：シュレム管内皮細胞

を構成する細胞外マトリックスの膠原線維間には，豊富な硫酸プロテオグリカン(特にコンドロイチン硫酸，デルマタン硫酸)が存在し，また基底膜にはヘパラン硫酸が豊富に存在し，銅色素を用いた電顕組織学的な観察で，そのフィラメント構造が観察される(図1-10)。

正常と緑内障眼の隅角線維柱帯

正常眼では隅角線維柱帯は線維柱帯ビームの間に十分な間隙があり，またこのビームの周囲は単層の線維柱帯細胞に取り囲まれている(図1-4,7)。また傍シュレム管結合組織は疎で，シュレム管内皮細胞への房水流出はスムーズに行われている(図1-8,9)。一方，緑内障眼では線維柱帯間隙が狭小化，さらには消失し線維柱帯細胞が減少し[1)]，線維柱帯細胞に覆われない露出したビーム構造が正常に比べ広く観察され，またビーム同士の癒合もより高頻度に観察される(図1-11)。線維柱帯細胞の病的な減少が線維柱帯間隙の狭小化，癒合を促し，また残された線維柱帯細胞は活性化し異常な細胞外マトリックスを産生し，さらにいっそうの線維柱帯間隙の減少を惹起し，房水の流出抵抗の増加をきたす可能性が示唆されている[1)]。一般にこれらの変化は加齢の影響としても現れるが，緑内障ではいっそう変化が早く，また強く出現する。

また正常眼と緑内障眼の明らかな相違点は，傍シュレム管結合組織の変化である。疎であった組織間隙は消失し，さまざまな種類の異常な細胞外マトリックスが観察され，組織学的にも房水流出の抵抗は増加していることが示唆される(図1-12)[2)-4)]。銅色素を用いた電顕組織科学的手法では，硫化プロテオグリカンのフィラメント構造は，加齢あるいは緑内障で減少していることが報告されているが[5)]，アルシアン青，コロイド鉄を用いた組織化学的検討では，この異常な細胞外マトリックスはプロテオグリカンであり，コンドロイチ

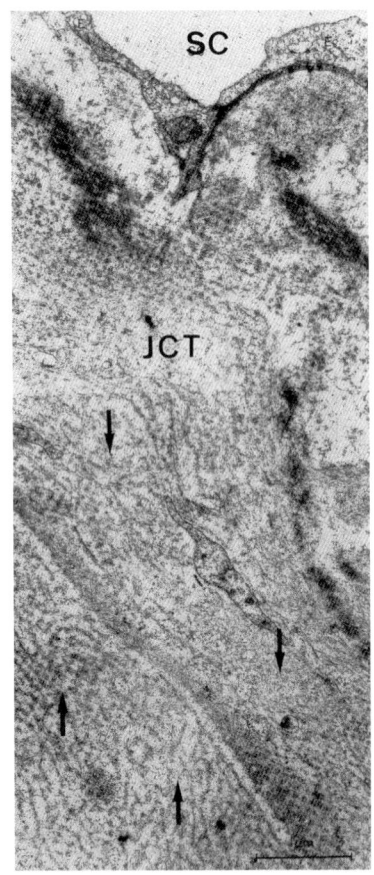

図1-13 ステロイド緑内障の線維柱帯組織(傍シュレム管結合組織)の透過型電子顕微鏡所見
傍シュレム管結合組織には特に基底膜構成蛋白と思われる異常な細胞外マトリックスが沈着している(矢印)。
JCT：傍シュレム管結合組織　SC：シュレム管

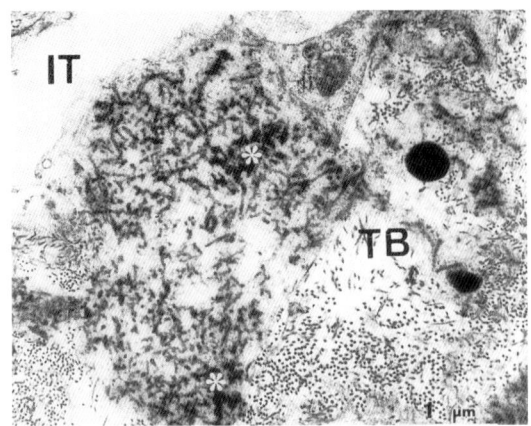

図1-14 落屑性緑内障の線維柱帯組織の水晶体偽落屑物質(× 10,000)
角膜-強膜線維柱帯ビームに沈着した水晶体偽落屑物質(白*印)が観察される。IT：線維柱帯間隙　TB：線維柱帯ビーム

ン硫酸が特に増加していることが報告されている[6,7]。またステロイド緑内障では，基底膜様の異常な細胞外マトリックスがこの傍シュレム管結合組織を中心に分布・沈着していることが明らかにされている(図1-13)[8,9]。落屑緑内障では線維柱帯ビーム，傍シュレム管結合組織に水晶体落屑物質が沈着し，特に傍シュレム管結合組織への沈着は房水の流出抵抗の増加をきたす可能性がある(図1-14)。

線維柱帯の細胞外マトリックス

　線維柱帯の細胞外マトリックスは線維柱帯細胞とともに房水の流出，流出抵抗に密接に関与している。線維柱帯は多孔，多層のシート状構造からなり(図1-5, 6)，組織学的にはビーム状の構造となっている(図1-4, 7)。すでに述べたように，このビーム状構造は膠原線維と弾性線維を中心とした細胞外マトリックスと，その隙間を埋めるプロテオグリカンから構成され，さらにその周囲は基底膜構成蛋白で覆われている。次いでその基底膜を取り巻く形で線維柱帯細胞が連続して覆っている。一般にこの線維柱帯細胞は単層で，横方向で隣の線維柱帯細胞と比較的緩やかに接合をしている。培養線維柱帯細胞にも基底膜様の構造と緩やかな細胞接着が観察される(図1-15, 16)。細胞と細胞，あるいは細胞と線維柱帯ビームは種々の細胞接着因子で接着している。

コラーゲン

　コラーゲンは生体における最も主要な細胞外マトリックス構成蛋白であり，その特殊な構造，機能などからこれまでに多くの型の分子種が発見されている。線維柱帯にはⅠ，Ⅲ，Ⅳ，Ⅴ，Ⅷ型のコラ

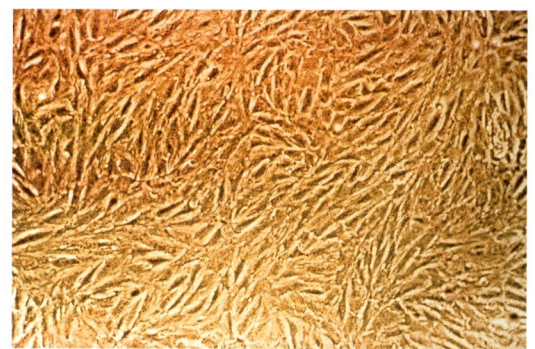

図1-15 ヒト線維柱帯の培養細胞

ーゲン分子が，蛋白レベルあるいはmRNAレベルで存在していることが確認されている[10-15]。
Ⅰ，Ⅲ型コラーゲンは線維性コラーゲンとして線維柱帯ビームのコアを構成し，　部は基底膜を構成し，また傍シュレム管結合組織にも分布していることが確かめられている。Ⅳ型コラーゲンは基底膜構成蛋白として，Ⅴ，Ⅳ型コラーゲンは繊細な網状構造で線維柱帯ビームを囲み，基底膜と連絡している。Ⅷ型コラーゲンは六角形の格子状構造をとることが知られており，デスメ膜でも観察される。おそらくこれ以外にも多くのコラーゲン分子種が，線維柱帯の構成に複雑に関与している可能性があり，今後の研究が必要である。これらの分子種で構成される線維柱帯ビームは，前房からシュレム管へ一定方向で流れる房水の流入・流出に対して柔軟性や弾性を与え，眼圧の維持に密接に関与していることは間違いがない。

プロテオグリカン

プロテオグリカンはその中心にコア蛋白を有し，その周りに側鎖としてグリコサミノグリカンが共有結合している構造をしている[16,17]。グリコサミノグリカンの側鎖は大きく3種類に分類される。それぞれコンドロイチン/デルマタン硫酸，ヘパラン硫酸とヘパリン，そしてケラタン硫酸である。ヒアルロン酸はグリコサミノグリカンであるが硫酸基をもたず，他の蛋白に結合せずそのためプロテオグリカンに分類されない。プロテオグリカンはグリコサミノグリカンの側鎖で分類されてきたが，最近はそのコア蛋白の構造，機能によ

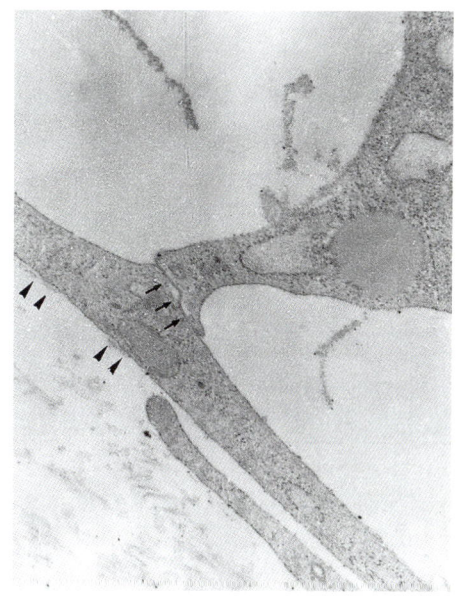

図1-16 ヒト線維柱帯培養細胞の透過型電子顕微鏡所見（×5,000）
細胞接着装置（矢印）と基底膜様の物質（矢頭）が観察される。

って，たとえばdecorin, biglycan, syndecan, aggrecanなどと呼ばれるようになってきている。線維柱帯には生化学的にコンドロイチン/デルマタン硫酸，ケラタン硫酸，ヘパラン硫酸とヒアルロン酸が証明され，またその構成比も報告されている[6,18]。

また電子顕微鏡を用いた組織科学的な検討によって主要なプロテオグリカンとしてコンドロイチン硫酸，デルマタン硫酸がコラーゲン線維と密接に関連して，またヘパラン硫酸が基底膜に同定され，またこれらのプロテオグリカンが加齢とともに減少することも明らかにされた[19,20]。この銅色素を用いた電顕組織科学的手法ではケラタン硫酸は証明されていないが，免疫染色，組織科学的検討ではヒアルロン酸と，量的には少ないもののケラタン硫酸が線維柱帯組織に証明されている（図1-17～19）[11,21-23]。

プロテオグリカンのコア蛋白としてはdecorin, biglycan, syndecan, versicanとperlecanが，免疫染色やRT-PCRでこの線維柱帯に存在していることが確認されている（図1-20）[24,25]。decorinとbiglycanはコンドロイチン/デルマタン硫酸の

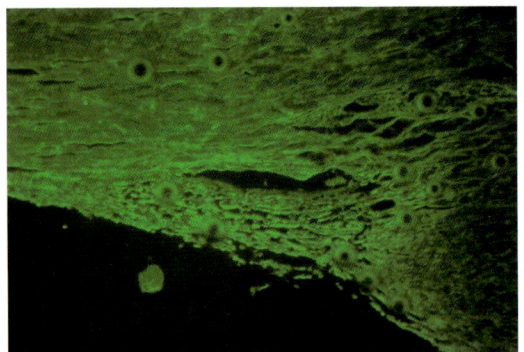

図1-17 蛍光抗体法による線維柱帯のプロテオグリカン（一次抗体に抗LPGを使用）（×12.5）
全体的なプロテオグリカンの染色性を示す。

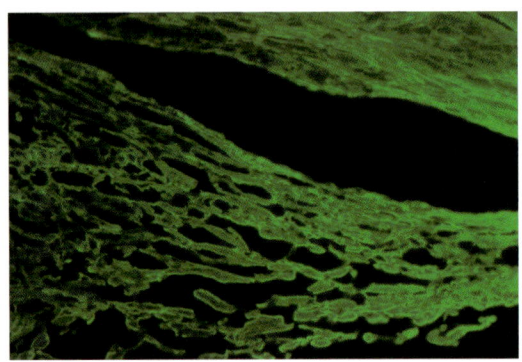

図1-18 蛍光抗体法による線維柱帯のケラタン硫酸プロテオグリカン（×50）
線維柱帯ビームとビーム周辺が染色されている。染色性は角膜に近いほど強い傾向がある。

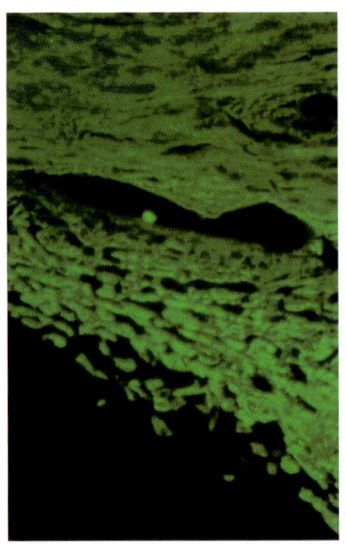

図1-19 蛍光抗体法による線維柱帯のデルマタン硫酸プロテオグリカン（×25）
線維柱帯ビームがびまん性に染色されている。傍シュレム管結合組織は染色性が弱いことが示されている。

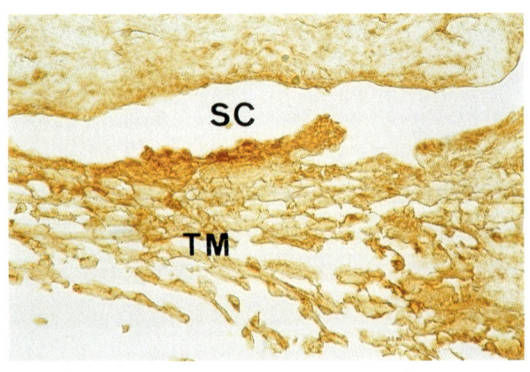

図1-20 免疫染色による線維柱帯のプロテオグリカンのコア蛋白デコリンの局在（×50）
線維柱帯ビーム，ビーム周囲，傍シュレム管結合組織が染色されている。

側鎖を有し，decorinはコラーゲンと密接に関連して存在し，biglycanは細胞周辺や細胞膜に存在している。syndecanはヘパラン硫酸とコンドロイチン硫酸を側鎖にもち，細胞表面に存在し，他の細胞外マトリックスと密接に関係し，何らかの受容体あるいは成長因子との結合能を有している。perlecanはヘパラン硫酸を側鎖にもち基底膜に局在している。これらのプロテオグリカンは加齢や，あるいは緑内障の際に減少することが知られている[20]。

一方で，プロテオグリカンの組成としては，コンドロイチン硫酸が原発開放隅角緑内障の傍シュレム管結合組織で増加していることが報告されている[6]。ヒアルロン酸やプロテオグリカンの減少は線維柱帯組織の柔軟性や弾性に影響し，房水の流出抵抗に何らかの影響を与える可能性がある。プロテオグリカンの線維柱帯における研究は古くからあり，1950年代にはBaranyが摘出したウシ前房をヒアルロニダーゼで酵素分解したところ，房水の流出抵抗が減少したことを報告した[26]。また前房内にコンドロイチン硫酸を注入し続けたところ，眼圧が上昇したという報告[27,28]や，グリコサミノグリカン分解酵素を前房内へ注入したところ，眼圧が低下したとの報告も相次いだ[29,30]。

このようにプロテオグリカンやヒアルロン酸は，線維柱帯の構造の維持あるいは房水の流出抵抗に密接に関与していることが明らかとなっている．

エラスチン

エラスチンは組織の弾性の維持に重要な分子種で，成熟型と細線維型に分類される．成熟エラスチン線維は，トロポエラスチンの交叉架橋構造から構成されている．トロポエラスチンはアラニン，バリンなどの極性のないアミノ酸や無荷電のグリシンから構成され，知られている蛋白の中では最も水親和性に乏しい[31]．一方，エラスチン細線維は塩基性のシステイン残基や，多くの荷電蛋白を有している糖蛋白の複合体である．これらの細線維はトロポエラスチンと重合する．エラスチン分子は組織の可塑性と弾性に重要で，特に血管壁のように反復して変形する組織に豊富に存在する．線維柱帯組織は常に一方向に房水が流出し，また眼圧の変化も加わるため，このエラスチン組織が線維柱帯ビームの構造維持，弾性の維持に重要な役割を果たしていることは想像に難くない．実際エラスチンは線維柱帯ビームに豊富に存在・分布していること，また緑内障眼ではその構造に変化が認められることが報告されている[32,33]．

フィブロネクチン，ラミニン，ビトロネクチン

フィブロネクチンとラミニンは接着性の細胞外マトリックス構成の糖蛋白であり，細胞接着，細胞の移動，分化，創傷治癒など多くの生物学的な活性を有することが知られている[34-37]．フィブロネクチンは線維柱帯のビームや基底膜として存在しており，また線維柱帯細胞培養にも発現することが報告されている[38-41]．ラミニンは線維柱帯組織の基底膜構成蛋白として組織学的に確認され，また培養細胞での発現も確認され，報告されている[39,41,42]．ビトロネクチンは血中と組織に分布している細胞接着性の糖蛋白であり[43]，最近線維柱帯での局在が確認されている．

細胞接着因子

細胞接着因子は細胞膜に存在する糖蛋白で，主に細胞と細胞外マトリックスの接着に関与しているが，一部は細胞-細胞接着にも関与している．細胞接着因子にはこれまで多くの分子種が報告されてきているが，インテグリンファミリーはその中でも種類も多く，重要な役割を果たしていることが知られている．インテグリンはαとβの2量体で構成され，これまで約20種類が報告されている．それぞれの細胞には細胞特異的なインテグリンが存在し，細胞-細胞接着，細胞-細胞外マトリックス接着の他にも細胞間の情報伝達などにも重要な役割を果たしていることが明らかにされてきている[44-46]．線維柱帯細胞は常に恒常的な房水流出と変化する眼圧下にあり，これらの影響下で線維柱帯ビームに接着し，また細胞-細胞接着を保ち続ける必要がある．

培養線維柱帯細胞にはインテグリンα1, 2, 3, 4, 5, 6, vおよび$\alpha 5\beta 1$と$\alpha v\beta 3$が組織学的，生化学的に報告されており，$\beta 2$, $\beta 4$は存在しない[47]．これらの線維柱帯細胞に存在するインテグリンはフィブロネクチン，ラミニン，ビトロネクチン，コラーゲンとの接着に関係している[44,45]．原発開放隅角緑内障では線維柱帯細胞が正常眼に比べて脱落，減少していることが知られており，これらの細胞接着因子の変調が関与している可能性がある．また実験的には培養線維柱帯細胞に異物を取り込ませると，これらの細胞接着因子の発現が減少することも知られている[41]．

線維柱帯における房水流出の生理

シュレム管内壁の内皮細胞は連続しており，房水の流出は内皮細胞間の隙間を通り抜けるのではなく，内皮細胞を房水が膨らませてシュレム管内へ破裂する形(bulk flow)で通過していく[48]．前房とシュレム管の間には多孔のシート状構造(メッシュ)と，正常では比較的疎な傍シュレム管結合組織，連続性を保っている内皮が境界しており，一定の眼圧レベルの維持に役に立っている．線維柱帯経由の房水流量は眼圧に依存し，眼圧の上昇とともに増加する．また虹彩根部は隅角底で線維柱帯のぶどう膜網と毛様体根部に連続し，虹彩括

約筋や毛様体筋が収縮するような状態（縮瞳状態）では、線維柱帯の形状が変わり房水流量は増加する。一方、これらの筋肉の弛緩するような状態ではこの部位の流出抵抗は増加する。

最近、線維柱帯細胞の収縮や弛緩、線維柱帯細胞の活性の変化が房水の流出に影響を与えることが報告されてきている[49-53]。プロテインキナーゼ・インヒビターは線維柱帯細胞の細胞内収縮蛋白を弛緩させ、房水流出抵抗の減弱、眼圧下降に関与しているとの報告があり、将来の眼圧下降治療への応用に期待が集まっている[54,56]。

ステロイド，TIGR/MYOC 遺伝子の発現

ステロイドの点眼、内服により眼圧が上昇することはよく知られているが、最近、線維柱帯培養細胞にステロイドを混ぜて培養すると異常な蛋白質（糖蛋白）が発現することが明らかになった[56]。また一方で家族性の遺伝性緑内障でその原因遺伝子が同定され、TIGR 遺伝子と名付けられた[57,58]。この蛋白は隅角線維柱帯細胞、強膜線維芽細胞、毛様体、視神経乳頭にも存在していることが次第に明らかにされてきた[59-62]。しかし、緑内障における線維柱帯には正常と比べこの蛋白の発現が亢進しているという報告[61]と、有意な変化はなかったという報告[62]があり、この蛋白と高眼圧あるいは緑内障の発症については今後の検討が必要である。

TIGR 遺伝子、すなわちミオシリン（MYOC）の局在に関しては最近次々に明らかにされてきており、細胞内のミトコンドリアなどの微小器官、あるいはコラーゲン、エラスチンなどの細胞外マトリックスや、MYOC 同士の相互関係などが報告されている[63-66]。ステロイドはこの MYOC の発現以外にも、培養線維柱帯細胞の貪食能の低下、細胞外マトリックス分解酵素や抗分解酵素へ影響を与えることも知られている[67,68]。線維柱帯には、組織学的にもまた生化学的にも種々の分解酵素、抗分解酵素が分布・存在し、線維柱帯細胞の細胞外マトリックス産生とその修復、再構成に関与していることが明らかにされてきており、これらの諸酵素の発現の変調は直接的に細胞外マトリックスの代謝に影響を与え、眼圧上昇を引き起こす可能性がある[69-71]。

房水の組成と線維柱帯

房水には血清蛋白を含めて多くの因子が含まれ、これらの血清成分を含めた房水は前房からシュレム管側へ向かって一定の圧力（眼圧）で流れ続け、線維柱帯細胞を含めた線維柱帯組織はこれらの成分に触れ続けており、線維柱帯細胞はこれらの成分に対して細胞外マトリックスの産生、あるいは分解に、またその生物活性に影響を与えていることは容易に理解される。たとえば、房水中には血清の10～20倍の高濃度のアスコルビン酸が含まれている。アスコルビン酸は線維柱帯の培養細胞、あるいは線維柱帯の器官培養で、種々の細胞外マトリックスの産生を亢進することが明らかにされてきた[40,72-74]。

原発開放隅角緑内障の房水中のアスコルビン酸は、正常者に比べ有意に高濃度であることが明らかにされており[75]、緑内障眼における隅角線維柱帯の細胞外マトリックスの異常な沈着に関与していることが推定される。同様に細胞外マトリックスの産生亢進に働く多くの増殖因子、サイトカインが房水中に発見され報告されてきている[76-78]。あるものは緑内障眼で増加し、またあるものは減少していることも次第に明らかにされている。特に変換増殖因子 transforming growth factor（TGF）-β_2 は有意に緑内障眼の房水中の濃度が高値であること、またその受容体が線維柱帯細胞に証明されていることから、線維柱帯細胞外マトリックスの産生亢進、線維柱帯組織への沈着、流出抵抗の増大という機序を説明するのに好都合である[78,79]。房水には他にも直接的に細胞外マトリックスを分解する酵素、あるいはそれらを抑制する酵素が知られている[80-82]。また、前房水中の成長因子についての総説が発表されている[83]。MYOC 蛋白は房水中にも発見されており、緑内障発症との関連について注目されている[84]。

線維柱帯細胞への遺伝子導入

　線維柱帯細胞に遺伝子を導入し，房水の流出に何らかの影響を与えて眼圧をコントロールしようという考えの元に研究が進んでいる。現時点では毒性の少ないベクターの開発が行われ，その導入効率を含めて検討がなされている[85]。プロテオグリカンを分解する酵素の stromelysin を，線維柱帯組織に遺伝子導入した報告が行われている[86]。

　　　　　　　　　　　　　　　（澤口昭一）

文　献

1) Alvarado JA, Murphy CG, Juster RA et al : Trabecular meshwork cellularity in primary open angle glaucoma and nonglaucomatous normals. Ophthalmology 91 : 564-579, 1984
2) Alvarado JA, Anderson J, Yun MS et al : Juxtacanalicular tissue in primary open-angle glaucoma and in nonglaucomatous normals. Arch Ophthalmol 104 : 1517-1528, 1986
3) Rohen JW : Why is intraocular pressure elevated in chronic simple galucoma ? : Anatomical considerations. Ophthalmology 90 : 758-765, 1983
4) Segawa K : Ultrastructural changes of the trabecular tissue in primary open angle glaucoma. Jpn J Ophthalmol 19 : 317-338, 1975
5) Gong H, Freddo TF, Johnson M : Age-related changes of sulfated proteoglycans in the normal human trabecular meshwork. Exp Eye Res 55 : 691-709, 1992
6) Knepper PA, Goossens W, Palmberg PE : Glucosaminoglycan stratification of the juxtacanalicular connective tissue in normal and primary open-angle glaucoma. Invest Ophthalmol Vis Sci 37 : 2414-2425, 1996
7) Segawa K : Electron microscopic changes of the trabecular tissue in primary open-angle glaucoma. Ann Ophthalmol 11 : 49-56, 1979
8) Rohen JW, Linner E, Witmer R : Electron microscopic studies on the trabecular meshwork in two cases of corticosteroid-glaucoma. Exp Eye Res 17 : 19-31, 1973
9) Francois J, Bennozi G, Victoria-Troncoso V et al : Ultrastructural and morphometric study of corticosteroid glaucoma in rabbits. Ophthalmic Res 16 : 168-178, 1984
10) Fukuchi T, Zhou L, Yue BYJT et al : Expression of collagen types I, III, IV, V, VI and VIII in the normal human trabecular meshwork. Invest Ophthalmol Vis Sci 36(suppl): 726, 1995
11) Hernandez MR, Weinstein BI, Schwartz J et al : Human trabecular meshwork cells in culture : Morphology and extracellular matrix components. Invest Ophthalmol Vis Sci 28 : 1655-1660, 1987
12) Marshall GE, Kontas A, Lee WR : Immunogold localization of type VI collagen and laminin in the aged human outflow system. Exp Eye Res 51 : 691-699, 1990
13) Marshall GE, Kontas A, Lee WR : Immunogold ultrastructural localization of collagens in the aged human outflow system. Ophthalmology 98 : 692-700, 1991
14) Tamura Y, Konomi H, Sawada H et al : Tissue distribution of type VIII collagen in human adult and fetal eye. Invest Ophthalmol Vis Sci 32 : 2636-2644, 1991
15) Tripathi BJ, Hansen M, Li J et al : Identification of type VI collagen in the trabecular meshwork and expression of its mRNA in the trabecular cells. Exp Eye Res 58 : 181-183, 1994
16) Hassell JR, Blochberger TC, Rada JA et al : Proteoglycan gene families. Advances Mol Cell Biol 6 : 69-113, 1993
17) Rouslahti E : Proteoglycans in cell regulation. J Biol Chem 264 : 13369-13672, 1989
18) Acott TS, Westcott M, Passo MS et al : Trabecular meshwork glycosaminoglycans in human and cynomolgus monkey eyes. Invest Ophthalmol Vis Sci 26 : 1320-1329, 1985
19) Tawara A, Varner HH, Hollyfield JG : Distribution and characterization of sulfated proteoglycans in the human trabecular tissue. Invest Ophthalmol Vis Sci 30 : 2215-2231, 1989
20) Gong H, Freddo TF, Johnson M : Age-related changes of sulfated proteoglycans in the normal human trabecular meshwork. Exp Eye Res 55 : 691-709, 1992
21) Azuma N, Hirakata A, Hida T et al : Histochemical and immunohistochemical studies on keratan sulfate in the anterior segment of the developing human eye. Exp Eye Res 58 : 277-286, 1994
22) Johnson DH, Knepper PA : Microscale analysis of the glycosaminoglycans of human trabecular meshwork : A study in perfusion cultured eyes. J Glaucoma 3 : 58-69, 1994
23) Knepper PA, Collins JA, Weinstein HG et al : Aqueous outflow pathway complex carbohydrate synthesis in vitro. Invest Ophthalmol Vis Sci 24 : 1546-1551, 1983
24) Bradley JMB, Demories J, Wirtz MK et al : Identification of the proteoglycan core protein transcripts in human trabecular meshwork. Invest Ophthalmol Vis Sci 34(suppl): 1201, 1993
25) Sawaguchi S, Yue BYJT, Shirakashi M et al : Immunohistochemical studies of proteoglycan molecules in the human trabecular meshwork. Invest Ophthalmol Vis Sci 35(suppl): 1845, 1994
26) Barany EH : The effect of different kinds of hyaluronidase on the resistance to flow through the angle of the anterior chamber. Acta Ophthalmol 33 : 397-403, 1956

27) Fei PF, Yue BYJT, Tso MOM : Effects of intracameral injection of chondroitin sulfate on cat eyes. Graefes Arch Clin Exp Ophthalmol 222 : 1-8, 1984
28) Yue BYJT, Lin CC, Tso MOM : Effects of chondroitin sulfate on metabolism of trabecular meshwork. Exp Eye Res 38 : 35-44, 1984
29) Sawaguchi S, Lam TT, Yue BYJT et al : Effects of glycosaminoglycan-degrading enzymes on bovine trabecular meshwork in organ culture. J Glaucoma 2 : 80-86, 1993
30) Sawaguchi S, Yue BYJT, Peng Y et al : Effects of intracameral injection of chondroitinase ABC in vivo. Arch Ophthalmol 110 : 110-117, 1992
31) Parks WC, Pierce RA, Lee KA et al : Elastin. Adv Mol Cell Biol 6 : 133-181, 1993
32) Gong H, Trinkaus-Randall V, Freddo TF : Ultrastructural immunoihistochemical localization of elastin in normal human trabecular meshwork. Curr Eye Res 8 : 1071-1082, 1989
33) Umihira J, Nagata S, Nohara M et al : Localization of elastin in the normal and glaucomatous human trabecular meshwork. Invest Ophthalmol Vis Sci 35 : 486-494, 1994
34) Engel J : Structure and function of laminin. In : Rohrbach DH, Timple R ed : Molecular and cellular aspects of basement membrane. 147-176, San Diego, Academic press, 1994
35) Rouslahti E, Hayman EG, Pierschbacher M et al : Fibronectin : Purification, immunochemical properties and biological activities. Methods Enzymol 82 : 803-831, 1982
36) Tryggvason K : The laminin family. Curr Opin Cell Biol 5 : 877-882, 1993
37) Yurchenco PD, O'Rear JJ : Basal lamina assembly. Curr Opin Cell Biol 6 : 674-681, 1994
38) Floyd BB, Cleveland PH, Worhten DM : Fibronectin in human trabecular drainage channels. Invest Ophthalmol Vis Sci 26 : 797-804, 1985
39) Murphy CG, Yun AJ, Newsome DA et al : Localization of extracellular proteins of the human trabecular meshwork by indirect immunofluorescence. Am J Ophthalmol 104 : 33-43, 1987
40) Yue BYJT, Higginbotham EJ, Chang IL : Ascorbic acid modulates the production of fibronectin and laminin by cells from an eye tissue-trabecular meshwork. Exp Cell Res 187 : 65-68, 1990
41) Zhou L, Fukuchi T, Kawa JE et al : Loss of cell-matrix cohesiveness after phagocytosis by trabecular meshwork cells. Invest Ophthalmol Vis Sci 36 : 787-795, 1995
42) Marshall GE, Konstas A, Lee WR : Immunogold localization of typr IV collagen and and laminin in the aging human outflow system. Exp Eye Res 51 : 691-699, 1990
43) Preissner KT : Structure and biological role of vitronectin. Annu Rev Cell Biol 7 : 275-310, 1991
44) Cheresh DA : Integrins : structure, function, and biological properties. Adv Mol Cell Biol 6 : 225-252, 1993
45) Hynes RO : Integrins : versatility, modulation and signaling in cell adhesion. Cell 69 : 11-25, 1992
46) Juliano RL, Haskill S : Signal transduction from the extracellular matrix. J Cell Biol 120 : 577-585, 1993
47) Zhou L, Zhang SR, Yue BYJT : Adhesion of human trabecular meshwork cells to extracellular matrix proteins : Roles and distribution of integrin receptors. Invest Ophthalmol Vis Sci 37 : 104-113, 1996
48) Bill A : The drainage of aqueous humor. Invest Ophthalmol Vis Sci 14 : 1-3, 1975
49) Hart WM : Intraocular pressure. In : Hart WM ed : Adler's Physiology of the eye 9th ed, 248-467, Mosby-Yearbook, St Louis, 1992
50) Maepea O, Bill A : The pressures in the episcleral veins, Schlemm's canal and the trabecular meshwork in monkeys : effects of changes in intraocular pressure. Exp Eye Res 49 : 645-663, 1989
51) Tian B, Kaufman PL, Volberg T et al : H-7 disrupts the actin cytoskeleton and increases outflow facility. Arch Ophthalmol 116 : 633-643, 1998
52) Tian B, Geiger B, Epstein DL et al : Cytoskeletal involvement in the regulation of aqueous humor flow. Invest Ophthalmol Vis Sci 41 : 619-623, 2000
53) Wiedelholt M, Bielka S, Schweig F et al : Regulation of outflow rate and resistance in the perfused anterior segment of bovine eye. Exp Eye Res 61 : 223-234, 1995
54) Honjo M, Tanihara H, Inatani M et al : Effetcs of rho-associated protein kinase inhibitor Y-27632 on intraocular pressure and outflow facility. Invest Ophthalmol Vis Sci 42 : 137-144, 2001
55) Honjo M, Inatani M, Kido N et al : Effects of protein kinase inhibitor, HA1077, on intraocular pressure and outflow facility in rabbit eyes. Arch Ophthalmol 119 : 1171-1178, 2001
56) Partridge CA, Weinstein BI et al : Dexamethasone induces specific protein in human trabecular meshwork cells. Invest Ophthalmol Vis Sci 30 : 1843-1847, 1989
57) Stone EM, Fingert JH, Alward WLM et al : Identification of a gene that causes primary open angle glaucoma. Science 275 : 668-670, 1997
58) Raymond V : Molecular genetics of glaucoma : Mapping of the first five "GCL" loci. Am J Human Genet 60 : 272-277, 1997
59) Clark AF, Kawase K, English-Wright S et al : Expression of the glaucoma gene myocilin (MYOC) in the human optic nerve head. FASEB J 15 : 1251-1253, 2001
60) Huang W, Jaroszewski J, Ortego J et al : Expression of the TIGR gene in the iris, ciliary body, and trabecular meshwork of the human eye. Ophthalmic Genet 21 : 155-169, 2000
61) Drecoll LE, May CA, Polansky JR et al : Localization of the stress proteins $\alpha\beta$-crystallin and trabecular meshwork inducible glucocorticoid response protein

in normal and glaucomatous trabecular meshwork. Invest Ophthalmol Vis Sci 39 : 517-525, 1998
62) Tawara A, Okada Y, Kubota T et al : Immunohistochemical localization of MYOC/TIGR protein in the trabecular tissue of normal and glaucomatous eyes. Curr Eye Res 21 : 934-943, 2000
63) Wentz-Hunter K, Ueda J, Yue BYJT : Protein interactions with Myocilin. Invest Ophthalmol Vis Sci 43 : 176-182, 2002
64) Filla MS, Liu X, Nguyen TD et al : In vitro localization of TIGR/MYOC trabecular meshwork extracellular matrix binding to fibronectin. Incest Ophthalmol Vis Sci 43 : 151-161, 2002
65) O'Brien ET, Ren X, Wang Y : Localization of myocilin to the golgi apparatus in Schlemm's canal cells.Invest Ophthalmol Vis Sci 41 : 3842-3849, 2000
66) Fautsch MP, Johnson DH : Characterization of myocilin-myocilin interactions. Invest Ophthalmol Vis Sci 42 : 2324-2331, 2001
67) Matsumoto Y, Johnson DH : Dexamethasone decreases phagocytosis by human trabecular meshwork cells in situ. Invest Ophthalmol Vis Sci 38 : 1902-1907, 1997
68) Samples JR, Alexander JP, Acott TS : Regulation of the levels of human trabecular matrix metallorptoteinases and inhibitors by IL-1 and dexamethasone. Invest Ophthalmol Vis Sci 34 : 3386-3395, 1993
69) Sawaguchi S, Yue BYJT, Kawa JE et al : Lysosomal enzymes and inhibitor levels in the human trabecular meshwork. Invest Ophthalmol Vis Sci 35 : 251-261, 1994
70) Alexander JP, Samples JR, Van Buskirk et al : Expression of matrix metalloproteinases and inhibitor by human tarbecular meshwork. Invest Ophthalmol Vis Sci 32 : 172-180, 1991
71) Shuman MA, Polansky JR, Merkel C et al : Tissue plasminogen activator in cultured human trabecular cells : Predominance of enzyme over plasminogen activator inhibitor. Invest Ophthalmol Vis Sci 29 : 401-405, 1988
72) Higginbotham EJ, Yue BYJT, Cream E et al : Effects of ascorbic acid on trabecular meshwork cells in culture. Exp Eye Res 46 : 507-516, 1988
73) Sawaguchi S, Yue BYJT, Chang IL et al : Ascorbic acid modulates collagen type I gene expression by cells from an eye tissue-trabecular meshwork. Cell Mol Biol 38 : 587-604, 1992
74) Zhou LL, Higginbotham EJ, Yue BYJT et al : Effects of ascorbic acid on the levels of fibronectin, laminin and collagen type I in bovine trabecular meshwork in organ culture. Curr Eye Res 17 : 211-217, 1998
75) Lee PF, Lam K, Lai M : Aqueous humor ascorbaic acid concentration and open-angle glaucoma. Arch Ophthalmol 95 : 308-310, 1977
76) Tripathi RC, Borisuth NS, Tripathi BJ : Quantitative and qualitative analyses of transferrin in aqueous humor from patients with primary and secondary glaucoma. Invest Ophthalmol Vis Sci 33 : 2866-2873, 1992
77) Cousins SW, McCabe MM, Danielpour D et al : Identification of transforming growth factor-β as an immunosuppressive factor in aqueous humor. Invest Ophthalmol Vis Sci 32 : 2201-2211, 1991
78) Tripathi RC, Borisuth NS, Kolli SP et al : Trabecular cells express receptors that bind TGF-β1 and TGF-β2 : a qualitative and quantitative characterization. Invest Ophthalmol Vis Sci 34 : 260-263, 1993
79) Tripathi RC, Li J, Borisuth NS et al : Aqueous humor in glaucomatous eyes contains an increased level of TGF-β2. Exp Eye Res 59 : 723-727, 1994
80) Ando H, Twining SS, Yue BYJT et al : Matrix metalloproteinases and protease inhibitors in the human aqueous humor. Invest Ophthalmol Vis Sci 34 : 3541-3548, 1993
81) Arnold DR, Mshayedi P, Schoen TJ et al : Distribution of IGF-I, IGF binding proteins (IGFBPs) and IGFBP mRNA in ocular fluids and tissues : potential sites of synthesis of IGFBPs in aqueous and vitreous. Exp Eye Res 58 : 277-286, 1994
82) Wang Y, Taylor DM, Smalley DM et al : Increased basal levels of free plasminogen activator activity found in human aqueous humor. Invest Ophthalmol Vis Sci 35 : 3561-3566, 1994
83) Welge-Lussen U, May CA, Neubauer AS et al : Role of tissue growth factors in aqueous humor homeostasis. Curr Opin Ophthalmol 12 : 94-99, 2001
84) Russell P, Tamm ER, Grehn FJ et al : The presence and properties of myocilin in the aqueous humor. Invest Ophthalmol Vis Sci 42 : 983-986, 2001
85) Hangai M, Tanihara H, Honda Y et al : Introduction of DNA into the rat and primate trabecular meshwork by fusogenic liposomes. Invest Ophthalmol Vis Sci 39 : 509-516, 1998
86) Kee C, Sohn S, Hwang JM : Stromelysin gene transfer into cultured human trabecular cells and rat trabecular meshwork in vivo. Invest Ophthalmol Vis Sci 42 : 2856-2860, 2001

2 毛様体の構造と機能

毛様体 ciliary body はその突起部が毛様の（ラテン語で *cilium*：語源は睫毛）組織であることからその名前がついている[1]。

毛様体突起 ciliary processes は主に毛細血管により形作られているが、その豊富な血流から房水を産生し眼内の無血管組織である水晶体、線維柱帯、角膜内皮を栄養し、また眼球内圧の維持により良好な光学環境を整えている。一方、毛様体突起を除く毛様体の形態は主に毛様体筋（または毛様筋 ciliary muscle）により形作られている。毛様体筋は調節を司る組織であり昼行性、補食性の動物において発達し、夜行性、草食性の動物では発達が悪い。また、毛様体筋は房水の流出にも関係している。毛様体筋の一部は線維柱帯に直接連絡しているので、毛様体筋の収縮は線維柱帯間隙を広げることによって房水の流出抵抗を減じ、房水の線維柱帯流出を増加させる[2-4]。房水の副流出路であるぶどう膜強膜流出においても、毛様体筋間隙および毛様体上腔がその主役である[5,6]。

毛様体皺襞部 pars plicata および扁平部 pars plana からは毛様小帯 ciliary zonules が起始し、水晶体を眼内に固定している。毛様小体の発生段階での起源も毛様体であると考えられている。毛様体扁平部後方には硝子体線維が起始するが、成人の硝子体である第二次硝子体は網膜毛様体境界面から発生し、毛様体は発生段階において硝子体の発生にも深く関わっていると考えられている[7]。

毛様体の概観

毛様体の前後方向の長さは 6〜7 mm との報告が多い[8]。日本人のアイバンク提供眼を用いた測定では、網膜鋸状縁からシュワルベ Schwalbe 線までの長さは 5.15〜5.84 mm で、下側が長く上側、耳側、鼻側の順と報告されている[9]。

毛様体は大きく毛様体突起（毛様体冠ともいう）に特徴づけられる毛様体皺襞部と、毛様体扁平部に分けることができる（図 1-21）。毛様体突起は全周で約 70〜80 の大突起 major crests[10] が放射状に配列し、その間にあるより小さなひだ構造は小突起 minor crests と呼ばれる。大突起はおおよそ長さ 2 mm、高さ 1 mm、幅 0.5 mm で、毛様体突起の後方から網膜鋸状縁 ora serrata まで

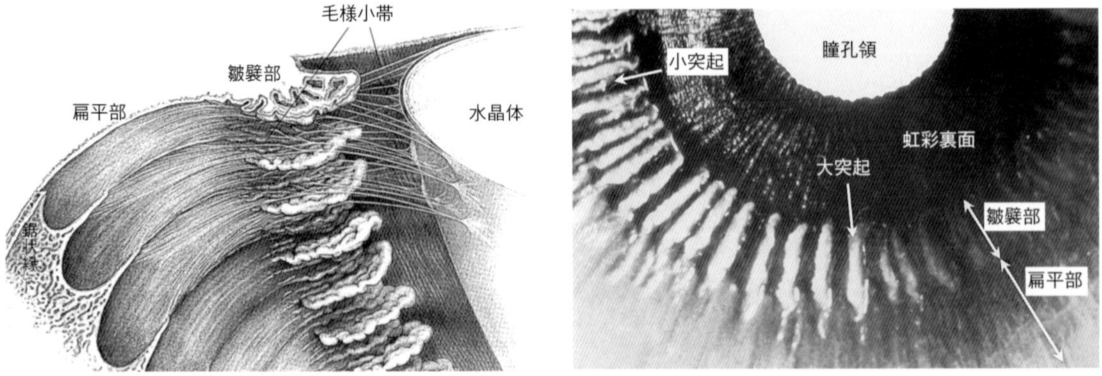

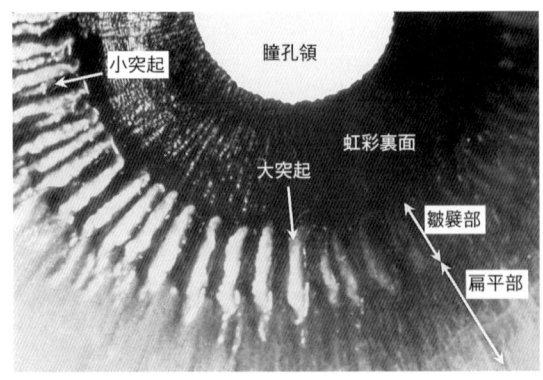

a. 硝子体腔側からみた毛様体の模式図（Hogan MJ et al : Histology of the human eye, 272, WB Saunders, 1971 より）

b. 裏面から見たヒトの毛様体：毛様体突起が冠状に並び毛様体冠を成す。大突起と小突起が区別される。

図 1-21　毛様体の概観

の毛様体扁平部の長さは約 4 mm である[11]。毛様体の外面は毛様体筋がコラーゲン線維を介して緩やかに強膜と連結しているが，この結合は比較的弱く毛様体・脈絡膜上腔をなす。毛様体の内腔面は上皮に覆われ，前方は後房に，後方は硝子体と接する。毛様小帯（チン Zinn 小帯）が毛様体無色素上皮の基底膜に結合している。

房水の産生

房水は毛様体突起の毛細血管の血液を起源とし，主に毛様体上皮の能動輸送によって後房に分泌される。

毛様体突起の毛細血管

植物学者でもあったドイツの Johann Gottfried Zinn（1727～1759）は，毛様体突起を含む眼球内血管の解剖について詳細な観察を行い，毛様体突起が密な毛細血管からなることを示した[12]（チン小帯 zonule of Zinn は彼の名前に由来する）。毛様体突起の毛細血管の構造は，メチルメタクリレートによる鋳型標本の走査型電子顕微鏡写真により詳細に観察される（図 1-22）。この毛細血管の内皮細胞は薄く有窓性で，毛様体色素上皮の基底膜（外境界膜）に接して存在する。また，毛様体毛細血管の窓 fenestration は皺襞部に多く扁平部で少なく，房水の産生を行うための構造と考えられている[13]。毛様体の動脈については後述する。

毛様体上皮

毛様体上皮は，網膜に相当する眼杯内層由来の毛様体無色素上皮 nonpigmented epithelium と，網膜色素上皮に相当する眼杯外層由来の毛様体色素上皮 pigmented epithelium の 2 種類の上皮が，単層ずつ重なり合い 2 層を成す。上皮の常として細胞は基底膜 basement membrane（薄い場合は basal lamina ともいう）上に並ぶが，毛様体の 2 種類の上皮も基底膜をもつ。色素上皮細胞の基底膜は外境界膜または弾性板，無色素上皮細胞の基底膜は内境界膜である。この 2 層の上皮細胞は頂点側 apical side が接し，gap junction, desmosome, puncta adherens などにより結合する特異な構造である[14]（一方，網膜色素上皮細胞と網膜視細胞の間にはこのような接着構造はなく，容易に剝離する）。

毛様体無色素上皮は毛様体皺襞部および扁平部の前方では立方上皮であるが，扁平部の中間より後方では背が高く円柱上皮の形態をなす。無色素

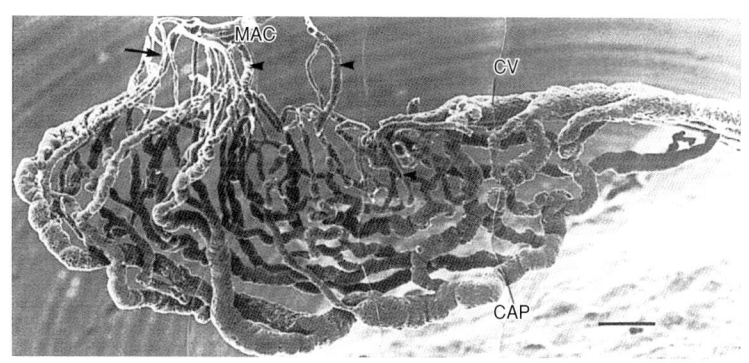

図 1-22　ヒト毛様体突起毛細血管の鋳型標本の走査電顕像
毛様体突起の形態は毛様体毛細血管によって形作られている。
CV：choroidal vein　脈絡膜静脈
MAC：major arterial circle　虹彩大血管輪
矢印：虹彩大血管輪から分岐する先細りした細動脈 tapered anterior arterioles は毛様体突起の先端を灌流する。
矢頭：虹彩大血管輪から分岐する大口径の動脈 large caliber posterior arterioles は毛様体突起の基底部を灌流する。
（Van Buskirk EM ed：Clinical atlas of glaucoma, 3, WB Saunders, 1986 より）

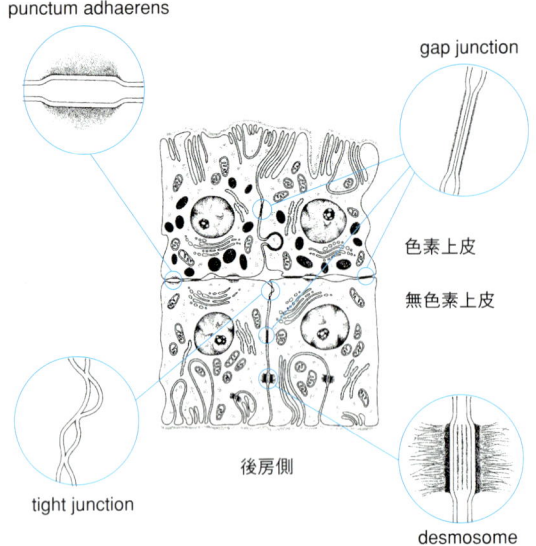

図1-23 毛様体上皮間の細胞間結合(模式図)
tight junction：閉鎖体(zonula occludens：密着体)が細胞全周に細胞膜同士を密着させ血液-房水柵を成す。
gap junction：ギャップ結合。コネクソン蛋白による細胞間チャンネルで通常集合して斑状に存在しイオンが自由に通過する。
desmosome：デスモゾーム(macula adherens：接着斑)，細胞接着装置。
punctum adherens：接着構造，直訳すると接着点。
線毛状の基底陥入は無色素上皮に多く見られる。
(Raviola G：The structural basis of blood-ocular barriers. Exp Eye Res 25(suppl)：45, 1977 より)

上皮の基底面では，細胞膜が核の近くまでU字状に折れ曲がる構造の基底陥入 basal infolding が多数存在する。基底陥入は皺襞部に多く[13] 房水産生のため細胞表面を増やす構造と考えられる。毛様体無色素上皮細胞には頂点側，すなわち色素上皮細胞に面する側に閉鎖帯 tight junction が存在し，血液-房水柵 blood-aqueous barrier をなす(図1-23)。血液中に投与された horseradish peroxidase は毛様体無色素上皮細胞の tight junction を超えて房水中へは移行しない[15]。同様の構造は網膜では網膜色素上皮細胞に存在し，血液-網膜柵を成す。毛様体色素上皮細胞は網膜色素上皮細胞と連続する単層上皮であるが，細胞同士の接着には tight junction を欠く。

房水の産生機構

2種類の毛様体上皮は細胞間の gap junction によって連絡し，細胞内外のイオン輸送の点からは一つの単位として働き，房水産生のために能動的イオン輸送を行っている[16]。房水産生の機序は毛様体無色素上皮におけるナトリウムイオンの細胞外への能動輸送と，引き続き起こる浸透圧差による細胞内から細胞外への水の移動により説明される。ジギタリス，ウアバインなどの強心配糖体などにより，毛様体無色素上皮細胞の細胞膜に存在する Na-K-ATPase を阻害すると房水産生が減少する[17]。また，非選択性炭酸脱水酵素阻害薬であるアセタゾラミド内服，タイプⅡ炭酸脱水酵素阻害薬であるドルゾラミド，ブリンゾラミド点眼によりヒトの眼圧が下降する。毛様体上皮細胞の炭酸脱水酵素は細胞質内に存在するタイプⅡ炭酸脱水酵素および，細胞膜に結合するタイプⅣ炭酸脱水酵素があり，ともに房水産生に関わると考えられている[18]。炭酸脱水酵素の阻害による眼圧下降は，毛様体色素上皮細胞内の重炭酸イオンの生成を阻害すると，ナトリウムイオンの輸送も阻害されるからと考えられているが，詳細は不明である[19]。房水産生機構にはまだ不明な点が多い。

房水の流出

毛様体筋は房水流出の二つの経路である，経シュレム管房水流出およびぶどう膜強膜流出に関係し，毛様体上腔はぶどう膜強膜流出路の一部をなす。

毛様体筋

毛様体筋は調節を司る筋肉であり，平滑筋でありながら素早い動きを必要とする。形態においても筋終末部に横紋筋の靱帯に似た膠原線維束をもち，通常の平滑筋より横紋筋に近いとされる[20]。実際，爬虫類，鳥類の毛様体筋は横紋筋である[21]。ヒトおよびサルの毛様体筋は組織学的には平滑筋より横紋筋に近い。筋細胞の細胞内小器官としては他の平滑筋と比較して，ミトコンドリアおよび小胞体が多い[22](図1-24)。また細胞骨格もデスミン desmin，ビメンチン vimentin および α 平滑

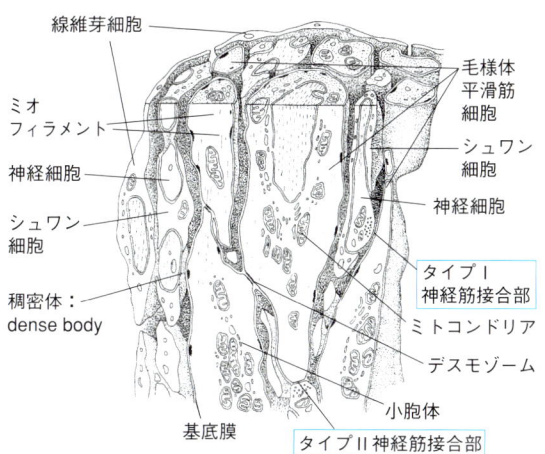

図1-24　毛様体筋束の組織，三次元構造のシェーマ
毛様体筋はdesmosomeで連結した筋細胞が，線維芽細胞である筋周囲細胞のシートにより包まれる筋線維束を形成する点で横紋筋の構造に類似する。
神経筋接合部タイプⅠ：最も多く基底膜を介して神経細胞と筋細胞が接している。
神経筋接合部タイプⅡ：間に基底膜を介さない，他の平滑筋には見られない接合（コラーゲン線維は除かれている）。
(Ishikawa T : Fine structure of the human ciliary muscle. Invest Ophthalmol Vis Sci 1 : 605, 1962 より)

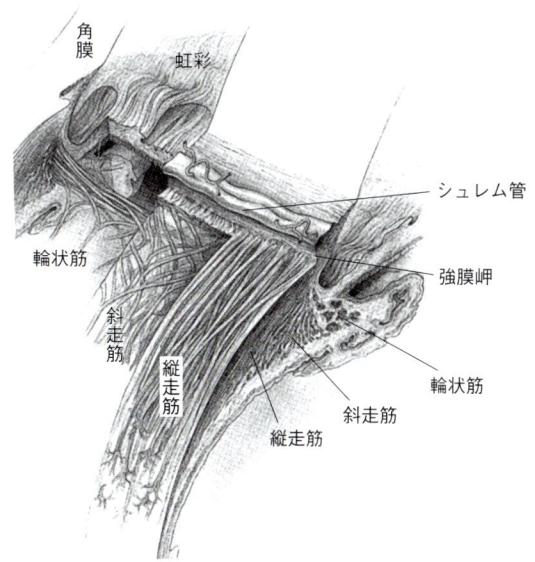

図1-25　毛様体筋の三次元模式図
隅角線維柱帯，シュレム管，集合管以外の強角膜組織を取り除いて縦走筋，斜走筋，輪状筋の各筋層の深さで毛様体筋の走行を示す。
(Hogan MJ et al : Histology of the human eye, 305, WB Saunders, 1971 より)

筋アクチン α-smooth muscle actinからなり，毛様体筋が平滑筋であることを示している[23]。

毛様体筋は解剖学的には大きく，最外層の経線状線維である縦走筋 meridional or longitudinal ciliary muscle（Brücke筋）と輪状筋 circular ciliary muscle（Müller筋）に区別されていたが，1869年Iwanoffにより放射状筋 radial ciliary muscleが追加された。この筋は斜走筋 Oblique muscleまたは網状部 reticular teilとも呼ばれる[1]。

ヒトを含む霊長類では毛様体縦走筋は前方で強膜岬に達し[24]，主にコラーゲンによる腱様の膠原線維束として接着し，線維柱帯との移行部では毛様体筋細胞と線維柱帯細胞が混在しつつ，線維柱帯にも同様に結合する[25]。実験的にサルの虹彩を全周切除してもピロカルピンの効果は失われない[26]が，毛様体解離を作製し毛様体と線維柱帯の連絡を絶つとピロカルピンによる房水流出の増加が失われる[3]ことから，縮瞳薬[2]または調節[27]による房水流出抵抗の減弱は毛様体筋の収縮によると考えられている。

縦走筋後方は毛様体を越えて一部は前方1/3の脈絡膜にまで付着し，調節に際し筋の収縮に伴い脈絡膜を前方に牽引する[28]が，現在でも脈絡膜張筋 tensor choroidaeとも呼ばれる[29]。脈絡膜内にもα-平滑筋アクチン陽性の細胞が存在し脈絡膜弾性網を形成するが，毛様体筋と連絡しているこの脈絡膜弾性網は内側でブルッフ膜にも結合している[30]。

毛様体輪状筋，放射状筋は後方で弾性腱による結合をもたず，またその筋束は輪状筋では角膜輪部に平行に走行し収縮により前方・内腔側へ突出し，毛様小帯の張力を減じることにより調節に関与している。三次元的な観察では，毛様体の三つの筋肉は筋線維で互いに連絡し全体として網状の構造をなす[31]（図1-25）。

毛様体筋は隅角線維柱帯と直接連絡し，その間には上皮によるバリアーがないことから，房水はぶどう膜線維柱帯から直接毛様体筋間隙を通り毛様体・脈絡膜上腔に流出し，強膜を経て眼球外へ流出する[32,33]。これを房水のぶどう膜強膜流出という。毛様体筋の細胞外基質としてはⅠ，Ⅲ，Ⅳ型コラーゲン，ラミニン，フィブロネクチン，エラ

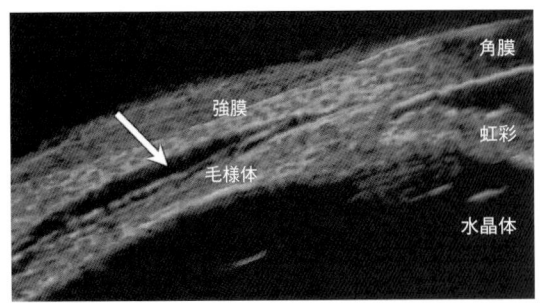
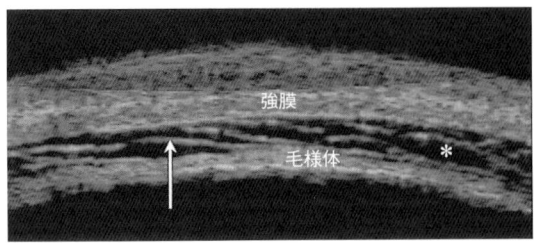

a. 毛様体縦走筋の最外層および毛様体上腔に層状の毛様体上腔液の貯留を認める(矢状断，矢印：毛様体脈絡膜剥離)。

b. 強膜と毛様体の間は筋線維と考えられる層状構造(矢印)により網目状に連絡している(冠状断，＊：毛様体上腔液)。

図1-26　UBMにより毛様体脈絡膜剥離として明らかになった毛様体・脈絡膜上腔(原田病)
毛様体剥離による毛様体前方回転により隅角の狭小化も観察される。

スチン，硫酸コンドロイチンが知られている[31]。プロスタグランジン $F_{2\alpha}$ およびその関連薬による眼圧下降は，蛋白分解酵素であるマトリックスメタロプロテイナーゼ1，2，3の増加，毛様体筋中のⅠ，Ⅲ，Ⅳ型コラーゲンの減少などにより説明されている[34-37]。

また，高濃度のピロカルピン前投与により，プロスタグランジン $F_{2\alpha}$ による眼圧下降作用は阻害されることから，毛様体筋の収縮はぶどう膜強膜流出を減少させ，逆に毛様体筋の弛緩はぶどう膜強膜流出を促進する可能性があるとされる[38]。交感神経 α_1 遮断薬による眼圧下降作用もぶどう膜強膜流出の促進によると考えられるが[39]，作用機序の詳細は不明である。

毛様体上腔

毛様体筋の縦走筋後方は，外側で強膜と色素に富む帯状の層構造をなす pigmented ribbon-like layer と呼ばれる色素に富む細かいコラーゲンシートにより結合している。このシートは，毛様体上板 supraciliary lamina，または脈絡膜上板 suprachoroidae の最表層である褐色板と呼ばれる組織[29]そのもので，毛様体筋縦走部から起こり強膜の接線方向に配列し，さまざまな角度で強膜に結合するが，網状の層構造であり毛様体上腔とも呼ばれる。この毛様体・脈絡膜上腔は強い細胞同士の接着構造をもたず，容易に毛様体脈絡膜剥離 ciliochoroidal detachment を起こす[40,41]。

毛様体脈絡膜剥離の際にも，強膜と毛様体をつなぐ層状にたたまれた結合組織は強膜と毛様体を結びつけている[10]ので，毛様体脈絡膜剥離は真の意味の剥離ではなく，毛様体上腔・脈絡膜上腔であるこの組織間隙および毛様体縦走筋間隙への液体の貯留であり，ciliochoroidal effusion と呼ぶのが適切であるとされる[41]。超音波生体顕微鏡(UBM)では，貯留した液体は強膜と毛様体最外層の間に網目状の層状構造で隔てられる低エコー域として観察される(図1-26)[42,43]。毛様体・脈絡膜剥離は眼内手術[44-46]，網膜[47]，毛様体扁平部[48]，虹彩[49]へのレーザー照射，虹彩毛様体炎，特に原田病[50]などによっても生じる。毛様体・脈絡膜剥離は毛様体の前方回転により続発性の隅角閉塞をきたすことがある一方，隅角閉塞を伴わない場合にはしばしば低眼圧を伴うが，これは房水のぶどう膜強膜流の増加が原因との説がある[51,52]。眼底検査で診断が困難な軽度の毛様体・脈絡膜剥離も，UBMを用いることにより診断される[53]。

emissary channel

このように隅角から毛様体筋間隙を経て毛様体・脈絡膜上腔に流入した房水は，強膜を通じて眼球外へ流出する。強膜には貫通する血管・神経として，後述する前毛様動静脈，渦静脈，長後毛様動脈，長毛様体神経，短後毛様動脈などがある。これらの血管，神経の貫通部位は強膜内外を粗な

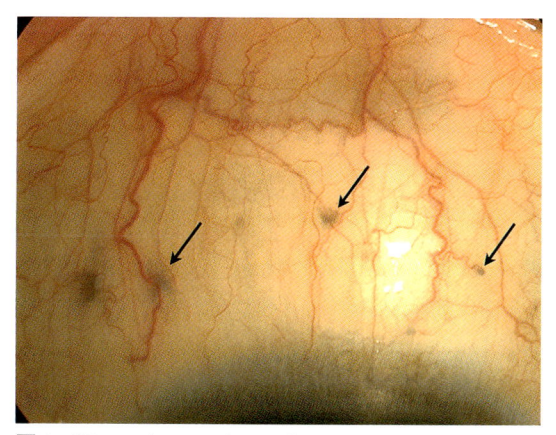

図1-27　emissary channels
前毛様動静脈の強膜貫通部に観察されるぶどう膜色素uveal pigment cuff（矢印）。

結合織で結び，毛様体上腔と強膜表層とを連絡している貫通構造 emissary channel をなし[10]，房水のぶどう膜強膜流出路としても重要である[54,55]。前毛様動静脈の emissary channel は，強膜表層からも血管周囲の細かいぶどう膜色素の存在で確認される（図1-27）[10]。強膜を貫通する毛様体血管・神経の周囲のチャンネル以外にも，摘出豚眼での検討によると，毛様体上腔から直接起始する脈管構造である強膜チャンネルが強膜を貫通して上強膜静脈系に還流し，房水のぶどう膜強膜流出の一部を成すことが示されている（図1-28）[56]。その他，前房から毛様体筋間隙に流出した房水の一部は，毛様体筋の毛細血管において再吸収され脈絡膜静脈から渦静脈へと還流するが，こうした流出とは呼べない房水の吸収は正常状態では眼圧に影響しない[57]。

毛様体の血管・神経

毛様体の動脈

毛様体を含むぶどう膜は内頸動脈の枝である眼動脈 ophthalmic artery から直接，別々に起始する2本の後毛様動脈（内側 medial および外側 lateralの posterior ciliary artery）により血液供給される。後毛様動脈はそれぞれの1本の内側 medial・外側 lateral 長後毛様動脈 long posterior ciliary artery と，合計約20本の短後毛様動脈 short posterior ciliary arteries に分岐する（図1-29）。2本の長後毛様動脈は視神経乳頭の3.5～4 mm 耳側および鼻側で強膜を貫通し，脈絡膜上腔を分枝せずに走行し[58]，毛様体に達して毛様体上腔から毛様体筋層に入り，毛様体前方で大虹彩動脈輪 major arterial circle of iris を形

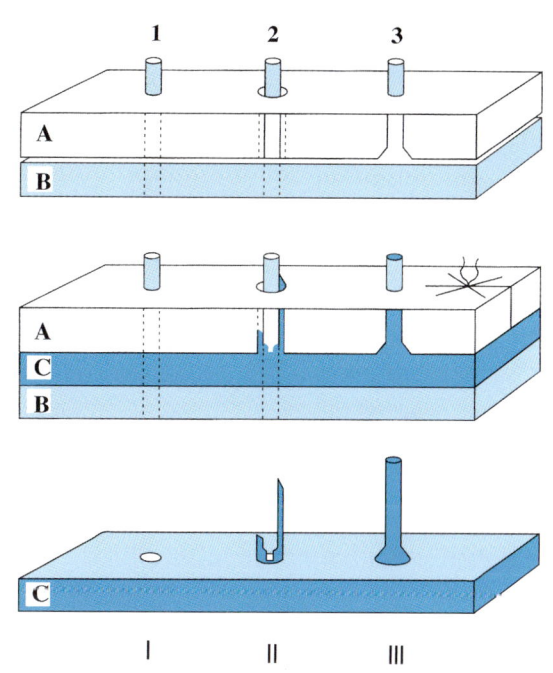

図1-28　脈絡膜上腔の鋳型標本の模式図
死亡，摘出されたヒト眼の脈絡膜上腔に直接メチルメタクリレートを注入し，眼球を水酸化ナトリウムで溶解し作製した脈絡膜上腔の鋳型標本を元に作成された図。
A：強膜，B：メチルメタクリレートが注入された脈絡膜上腔，C：脈絡膜
Ⅰ：鋳型を貫く穴，Ⅱ：鋳型を貫く穴に接して不規則な枝，Ⅲ：鋳型の表面から立ち上がる滑らかな円柱
1：脈絡膜上腔を通過する血管，2：血管周囲結合織に囲まれる脈絡膜上腔を通過する血管，3：脈絡膜上腔から直接起始する強膜チャンネル
(Krohn J, Bertelsen T : Corrosion casts of the suprachoridal space and uveoscleral drainage routes in the pig eye. Acta Ophthalmol Scand 75 : 35, 1997 より)

大動脈 → 内頸動脈 → 眼動脈 ophthalmic arterty
内側後毛様動脈 medial posterior ciliary artery
　内側長毛後様動脈 medial long posterior ciliary artery
　短後毛様動脈 short posterior ciliary arteries
外側後毛様動脈 lateral posterior ciliary artery
　外側長毛後様動脈 lateral long posterior ciliary artery
　短後毛様動脈 short posterior ciliary arteries
　　　　　　　　　　　　　　　　　　　　　吻合

図1-29　後毛様動脈の分岐

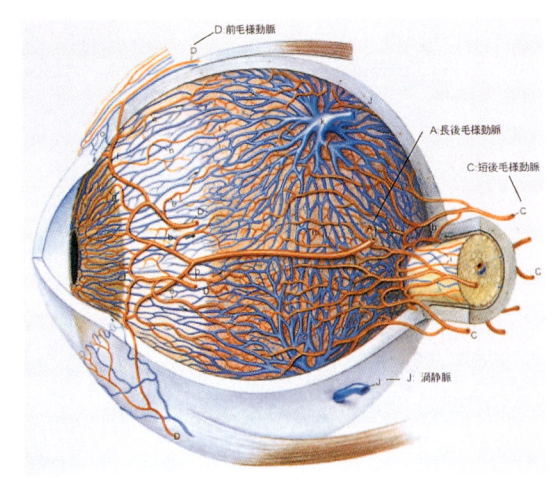

図1-30 ぶどう膜を灌流する血管
強膜，角膜の一部を除いたスケッチ。長後毛様動脈，短後毛様動脈および前毛様動脈の眼球への進入位置を示す。
(Hogan MJ et al : Histology of the human eye, 3rd ed, 326, WB Saunders, 1989 より)

成する。この大虹彩動脈輪からの枝が毛様体突起，毛様体筋の前方および虹彩を灌流する。

　毛様体を灌流するもう一つの大きな動脈系は，やはり眼動脈から直接起始する外眼筋への動脈 muscular artery である。これらのうち四つの直筋を灌流する動脈はさらに前方へ枝を伸ばし，前毛様動脈 anterior ciliary arteries と名前を変えて毛様体を灌流する（図1-30）。前毛様動脈は通常外直筋では1本，他の3直筋では各2本ずつである。前毛様動脈は，角膜輪部を還流する上強膜動脈 episcleral artery と角膜輪部近くで枝分かれし，大穿通枝 major perforating artery として強膜を貫通し，毛様体前部において大虹彩動脈輪より表層に位置する，別の動脈輪である intramuscular circle（直訳すると毛様体筋内動脈輪）を形成する[59]（図1-31a）。

　このように，長後毛様動脈は大虹彩動脈輪から毛様体突起および毛様体筋の前方を，前毛様動脈は intramuscular circle から毛様体筋を灌流するが，大虹彩動脈輪と intramuscular circle とは互いに枝を出し合っているため，この棲み分けは完全なものではない[60]。このようにヒトを含む霊長類において，毛様体は長後毛様動脈と前毛様動脈の二つの動脈系により灌流されるが，他の哺乳類では長後毛様動脈系のみで灌流される[61]。

毛様体の静脈

　毛様体突起を形作る毛細血管は，虹彩からの静脈 iris vein とともに脈絡膜静脈 choroidal vein へ吻合する。一方，毛様体筋の血流は前毛様動脈に近接して強膜を貫通する episcleral efferent vein へと還流し，さらに上強膜静脈 episcleral vein と合流し前毛様静脈 anterior ciliary vein として，強膜表層を前毛様動脈と平行して走行する。前毛様静脈は通常4本である。静脈においても脈絡膜静脈と前毛様静脈との棲み分けは完全ではなく，毛様体筋からは脈絡膜静脈へも一部還流している。また輪部強膜内ではシュレム管からの房水，角膜輪部の血流を還流する深層強膜静脈叢 deep scleral plexus および強膜内静脈叢 intrascleral plexus があり，互いに吻合しているが毛様体筋からの静脈もこれらの静脈叢と連絡している[62]（図1-31b）。

毛様体の神経支配

■知覚神経

　第5脳神経・三叉神経 trigeminal nerve の第1枝である眼神経 ophthalmic nerve は眼窩内容，前頭部，鼻腔の知覚を司る。毛様体には角膜，虹彩とともに眼神経の枝である鼻毛様体神経 nasociliary nerve の，さらに枝である長毛様体神経 long ciliary nerve が分布する。眼球，眼窩のすべての知覚は三叉神経系が司っている[63]。

■交感神経

　上頸神経節 superior cervical ganglion を経て瞳孔散大筋 dilator muscle，脈絡膜へ分布する交感神経は毛様体筋にもわずかながら分布する（サル毛様体筋の神経末端の1〜2%）[64]。毛様体の細動脈周囲には，交感神経末端が副交感神経とともに存在する。毛様体の血流は α_1 および α_2 アドレナリンレセプターの作動薬で減少する[61]。一方，頸交感神経切断によっても調節は影響を受けないことから，毛様体筋への交感神経の関与は少ないとの考えもある[62]。

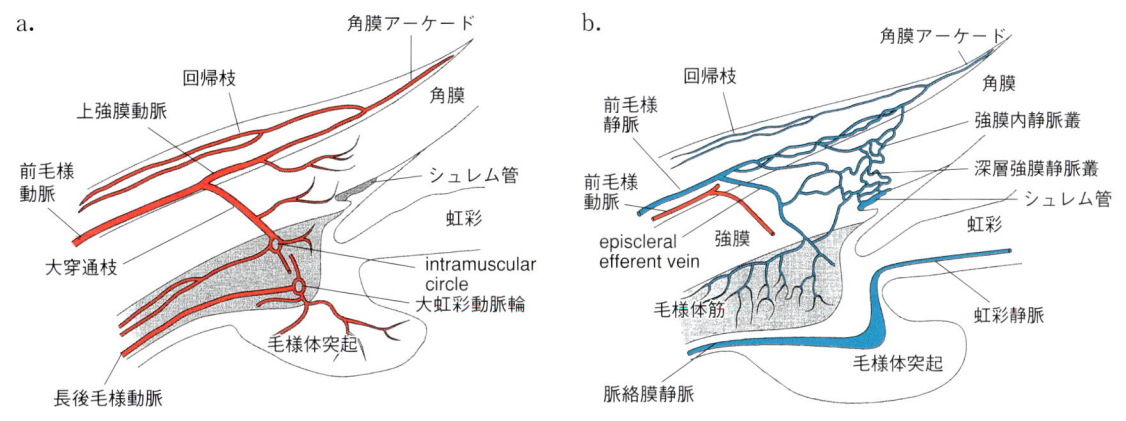

図 1-31　毛様体・輪部の動脈(a)と静脈(b)
(Oyster CW : The human eye : structure and function, 261, Sinauer Associates, 1999 より改変)

■副交感神経

ともに調節に関わる虹彩の瞳孔括約筋と毛様体筋は，副交感神経による支配を受ける。動眼神経の下枝うち一部の線維は毛様体神経節 ciliary ganglion でシナプス交換し，短毛様体神経 short ciliary nerves として毛様体に分布する。ヒト眼毛様体筋が神経末端を豊富に含むことは，1962年に Ishikawa により報告された[22]。短毛様神経は毛様体筋内で毛様体神経叢 ciliary body plexus を形成し一部は瞳孔括約筋へ，大部分は(97%)毛様体筋に神経末端を分布させる[63]。副交感刺激により毛様体筋は収縮し血流は増加する[61]。

■毛様体筋内神経節細胞

毛様体は上記のような眼外から神経支配のほかに，毛様体筋内に神経節細胞をもち神経網を構築している。これを内因性神経節による神経網 intrinsic ganglionic network と呼ぶ[64]。この神経節細胞は毛様体縦走筋前方には欠如しており，輪状筋，斜走筋に存在する。これらの神経節細胞は一酸化窒素(NO)合成酵素およびNADPH-diaphorase 陽性の細胞が存在し，NO作動性に毛様体筋を弛緩させ調節からの復帰 disaccommodation に関係すると推測されている[65]。

毛様小帯

チン小帯，第三次硝子体 tertiary vitreous とも呼ばれる毛様小帯 ciliary zonules は，毛様体無色素上皮内境界膜および水晶体囊の二つの基底膜を結びつける細い線維で，扁平部および皺襞部から(大半の線維は扁平部から)起始する[66]。皺襞部では大突起を避けるように突起間の谷 ciliary valley を通過し，また突起の側方や谷の毛様体上皮から起始する線維 tension fiber[67]と合流し，十数本から数十本の細線維からなる直径 6～25μm の線維束として水晶体赤道部へ向かう[68]。また，前部硝子体膜に連なる小線維によって連絡しながら前部硝子体膜と平行に走行し，毛様体突起部から水晶体前面へ向かう線維と水晶体後面に向かう線維があり[69]，ウイガー靱帯の一部をなすという[70]。

UBM においても扁平部から皺襞部へ向かう線維，皺襞部から水晶体赤道部へ向かう線維，扁平部から水晶体後面へ向かう線維が確認できる(図 1-32)。毛様小帯の細線維は直径 10～12 nm のミクロフィブリル microfibrils が束状に集合する構造で，さらにミクロフィブリルはフィブリリン fibrillin 蛋白から構成されている。フィブリリンには 15q15-21 に存在するヒトフィブリリン-1 遺伝子(FBN-1)にコードされるフィブリリン-1 と，5q23-31 に存在するヒトフィブリリン-2 遺

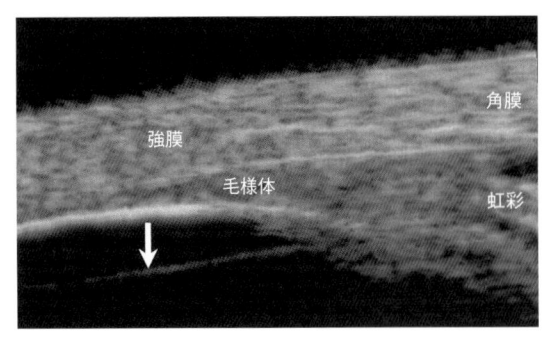

a. 毛様体扁平部から毛様体皺襞部へ向かう小体線維束

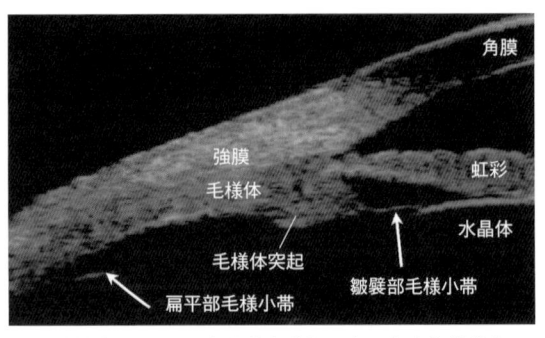

b. 毛様体皺襞部から水晶体赤道部へ向かう小体線維束

図1-32 毛様小体の超音波生体顕微鏡(UBM)像(矢状断)

伝子(FBN-2)にコードされるフィブリリン-2が存在するが，毛様小帯を構成するフィブリリンはほとんどすべてフィブリリン-1である[71]。水晶体偏位を特徴とするMarfan症候群はFBN-1の異常[72]がその本態であり，FBN-1の変異による毛様小帯の異常により水晶体偏位は説明される。

毛様体の加齢変化

形態

ヒト毛様体の組織標本による検討では，毛様体筋は加齢とともに長さが減少し，縦走筋，網状筋の断面積も減少するが輪状筋の断面積は増加する。毛様体筋の形態は強膜側を底辺とする丈の低い三角形であるが，その頂点は加齢とともに強膜岬側へ移動し，毛様体突起は前方へ偏位する[73]。前房は加齢とともに浅くなるが，日本人の浅前房眼においても毛様体突起の前方偏位と毛様溝の消失を認める[74]。こうした特徴はプラトー虹彩形状に見られる特徴[75]と同様である。

組織

毛様体筋線維が減少し，筋束間の結合組織が増加[76]しヒアリン化[77]する。また毛様体筋先端において，筋束を包む結合組織中にSD-プラークsheath-derived plaque materialが増加するが，原発開放隅角緑内障眼においても同じ変化が認められる[77,78]。毛様体突起でも実質にPAS(periodic acid Schiff)染色およびアルシアン青染色性の

ヒアリン化が見られ，無色素上皮細胞の基底膜の肥厚，基底陥入の減少，窓 fenestrationsの増加，ミトコンドリアの増加，色素の増加が見られる[79]。色素上皮細胞では色素顆粒が加齢とともに減少し，内境界膜および外境界膜は加齢により厚みが増加する。

毛様体囊胞

毛様体囊胞 ciliary body cystsは毛様体の皺襞部，扁平部いずれにも認められUBMにより生体での観察が容易となった[80]。多発性の皺襞部囊胞(虹彩-毛様体囊胞ともいう)は，続発閉塞隅角緑内障の発症に関係するとの報告がある[81,82]。一方で，UBMを用いた研究では皺襞部囊胞は正常者においても約半数に認められ若年者に多く，年齢とともに減少する[83]。また，ほとんどの皺襞部囊胞では隅角の閉塞は範囲が狭く，通常臨床上問題にならないとされる[84]。扁平部囊胞も正常者に見られ，250眼の剖検例の解析によると，加齢とともにその発症頻度は増加し，40歳以上で24%である[85]。無色素上皮内に存在し[86]，内容にヒアルロン酸と考えられる酸性ムコポリサッカライドを含む[87]。高齢者に見られるこうした扁平部囊胞に病的意義は少ないが，多発性骨髄腫で1/3の症例に見られる扁平部囊胞を鑑別する必要がある。多発性骨髄腫の扁平部囊胞は内容にγ-グロブリンを含む[88](図1-33)。

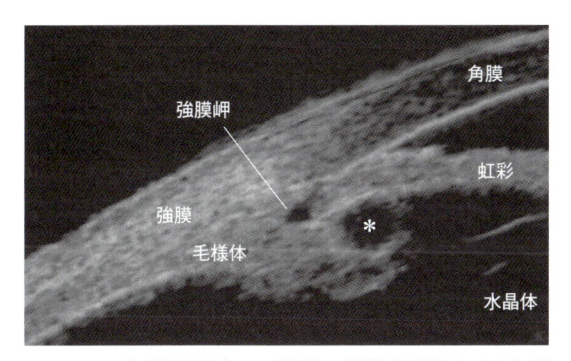

a. UBM，矢状断（暗室にて撮影）：皺襞部嚢胞（＊）が虹彩裏面の毛様体突起にあり虹彩を持ち上げ，部分的な隅角閉塞をきたしている。

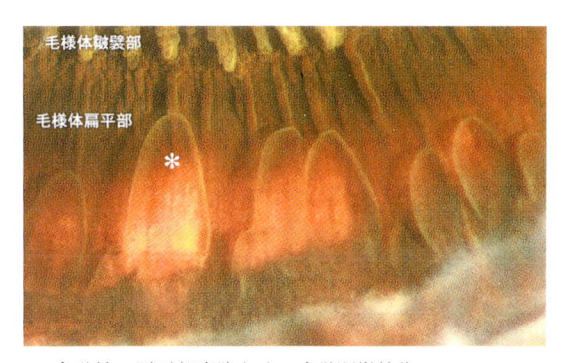

c. 多発性の扁平部嚢胞（＊）の光学顕微鏡像
（Eagle RC：Eye pathology an atlas and basic text, WB Saunders, 163, 1999 より改変）

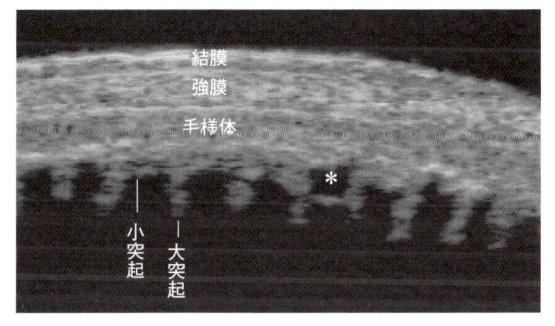

b. UBM，冠状断：毛様体突起の間にある皺襞部嚢胞（＊）

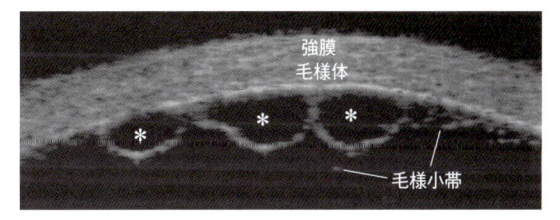

d. UBM，冠状断：毛様小体線維束断面での多発性の扁平部嚢胞（＊）

図1-33　毛様体嚢胞

毛様体基礎研究の展望

近年の毛様体基礎研究は，毛様体の今まで知られていない機能を明らかにしつつある。

■プロスタノイド

ラタノプロストの優れた眼圧下降作用により，プロスタグランジンによる毛様体筋を中心とするぶどう膜強膜流出路が注目を集めている。最近，プロスタグランジンの点眼により，毛様体筋でコラーゲンの減少に加えてミオシリンの減少も報告されている[89]。今後，毛様体筋の細胞外マトリックスの発現機構，マトリックスメタロプロテナーゼ matrix metalloproteinase（MMP）およびそのインヒビターの発現の調節機構が，さらに明らかにされると思われる。また，シクロオキシゲナーゼ（COX）1, 2 がヒト毛様体無色素上皮に発現し，末期のヒト原発開放隅角緑内障眼で COX2 の発現がほぼ消失していることも報告されている[90]が，内因性のプロスタグランジンによる眼圧の調整機構が存在している可能性を示す研究であり，今後さらに研究が進展すると予想される。

■成長因子など

血管内皮成長因子（VEGF）はウサギ前眼部虚血モデルで前房水中の濃度が上昇すること[91]，毛様体上皮で VEGF のメッセンジャーRNA が発現していることが報告されており，血管新生緑内障の原因も前眼部虚血による毛様体上皮からの VEGF の産生がその原因ではないかと想定されている[92]。変換成長因子 transforming growth factor（TGF）-β_2 は原発開放隅角緑内障の[93,94]，TGF-β_1 は落屑緑内障の[95]前房水中濃度が高いことが示されているが，TGF も虹彩および毛様体上皮細胞により産生されることが知られてい

る[96-98]。また毛様体において，発生段階および出生後のマウス毛様体上皮に高レベルで発現している神経栄養因子 brain-derived neurotrophic factor（BDNF），neurotorophin-3 も房水を介して線維柱帯，毛様体の機能の調節を行っていると想定されている[99]。今後，毛様体から房水中に分泌される各種成長因子，神経栄養因子の緑内障発症との関係がさらに研究されると思われる。

■神経幹細胞

一部の魚類，両生類では毛様体に存在する神経幹細胞から新しい網膜細胞が生涯にわたって誕生している。哺乳類も同様に，網膜に分化しうる幹細胞が成長した毛様体扁平部に存在することが明らかになり[100,101]，ヒトの眼球再生を目指す細胞工学の発展が期待される。

（酒井　寛・澤口昭一）

文　献

1) 今井良平：毛様体の解剖. 日本眼科全書第19巻葡萄膜疾患第1冊虹彩毛様体疾患, 41-64, 金原出版, 1933
2) Barany EH : The immediate effect on outflow resistance of intravenous pilocarpine in the vervet monkey, Cercopithecus ethiops. Invest Ophthalmol 6 : 373-380, 1967
3) Kaufman PL, Barany EH : Loss of acute pilocarpine effect on outflow facility following surgical disinsertion and retrodisplacement of the ciliary muscle from the scleral spur in the cynomolgus monkey. Invest Ophthalmol 15 : 793-807, 1976
4) Kaufman PL, Barany EH : Subsensitivity to pilocarpine of the aqueous outflow system in monkey eyes after topical anticholinesterase treatment. Am J Ophthalmol 82 : 883-891, 1976
5) Bill A : The aqueous humor drainage mechanism in the cynomolgus monkey (macaca irus) with evidence for unconventional routes. Invest Ophthalmol Vis Sci 4 : 911-919, 1965
6) Nilsson SF : The uveoscleral outflow routes. Eye 11 : 149-54, 1997
7) Smith RS : Fine structure and function of ocular tissues. The ciliary body. Int Ophthalmol Clin 13 : 157-167, 1973
8) Bron AJ, Tripathi RC, Tripathi BJ : The eyeball and its dimensions. In : Wolff's anatomy of the eye and orbit 8th ed, 211-232, Chapman & Hall Medical, London, 1997
9) 工藤正人, 沖坂重邦, 樋渡正五：アイバンク提供眼123眼における周辺部眼底の形態的観察及び眼球の計測. 日眼会誌 86 : 1206-1212, 1982
10) Hogan MJ, Alvarado JA, Weddell JE : Histology of the human eye, WB Saunders, Philadelphia, 1971
11) Fine BS, Yanoff M : The uveal tract. In : Ocular histology : A text and atlas 2nd ed, 195-247, Harper and Row, Hagerstown, 1979
12) Oyster CW : Blood vessels inside the eye, Vignette 6.2. In : The human eye : structure and function, 280-281, Sinauer Associates, Massachusetts, 1999
13) Hara K, Lutjen-Drecoll E, Prestele H et al : Structural differences between regions of ciliary body in primates. Invest Ophthalmol Vis Sci 6 : 912-924, 1977
14) Raviola G : The structural basis of blood-ocular barriers. Exp Eye Res 25 (suppl) : 27-63, 1977
15) 塩瀬芳彦, 小栗正己：血液網膜柵及血液房水柵に関する電子顕微鏡的研究. 日眼会誌 73 : 1606-1622, 1969
16) Krupin T, Civan MM : Physiologic Basis of Aqueous Humor Formation. In : Rich R, Shields MB, Krupin T ed : The Glaucomas 2nd ed, 251-280, Mosby, St Louis, 1996
17) Mishima H, Sears M, Bausher L et al : Ultracytochemistry of cholera-toxin binding sites in ciliary processes. Cell Tissue Res 223 : 241-53, 1982
18) Maren TH : The development of topical carbonic anhydrase inhibitors. J Glaucoma 4 : 49-62, 1995
19) N Pfeiffer : Carbonic Anhydrase : Pharmacology and Inhibition. In : Orgul S, Flammer J ed : Pharmcotherapy in Glaucoma, 137-141, Velag Hans Huber, Bern, 2000
20) 宇賀茂三：毛様体筋の特性に関する電子顕微鏡組織学的研究. 第2報ヒト毛様体筋の前方終着部の微細構造について. 日眼会誌 72 : 1019-1025, 1968
21) Duke-Elder SS : The eye in evolution. In : Duke-Elder S ed : System of ophthalmology vol 1, Henry Kimpton, London, 1958
22) Ishikawa T : Fine structure of the human ciliary muscle. Invest Ophthalmol Vis Sci 1 : 587-608, 1962
23) Kivela T, Uusitalo M : Structure : Development and function of cytoskeletal elements in non-neuronal cells of the human eye. Prog Retin Eye Res 17 : 385-428, 1998
24) Rohen J : The histological structure of the chamber angle in primates. Am J Ophthalmol 52 : 529-539, 1961
25) 宇賀茂三：毛様体筋の特性に関する電子顕微鏡組織学的研究. 第2報 ヒト毛様体筋の前方終着部の微細構造について. 日眼会誌 72 : 1019-1025, 1968
26) Kaufman PL : Aqueous humor dynamics following total iridectomy in the cynomolgus monkey. Invest Ophthalmol Vis Sci 18 : 870-875, 1979
27) Armaly MF, Burian HM : Changes in the tonogram during accommodation. Arch Ophthalmol 60 : 60-69, 1958
28) Kaufman PL : Accommodation and presbyopia : Neuromuscular and biophysical aspects. In : Hart WM ed : Adler's physiology of the eye 9th ed, 391-411, Mosby-Year Book, St Louis, 1992

29) 中井凖之助, 大江規玄, 森富, 他：解剖学辞典, 朝倉書店, 1984
30) Lutjen-Drecoll E : Anatomy of uveoscleral outflow. In : Alm A, Weinreb R ed : Uveoscleral outflow, biology and clinical aspects, 7-23, Mosby-Wolfe Medical Communications, London, 1998
31) Lindsey JD, Weinreb RN : Effects of prostaglandins on uveoscleral outflow. In : Alm A, Weinreb R ed : Uveoscleral outflow, biology and clinical aspects, 41-55, Mosby-Wolfe Medical Communications, London, 1998
32) Inomata H, Bill A, Smelser GK : Unconventional routes of aqueous humor outflow in cynomolgus monkey (*Macaca irus*). Am J Opthalmol 73 : 893-907, 1972
33) 猪俣 孟：眼の組織・病理アトラス, 房水の経ぶどう膜強膜流出路. 臨眼 53 : 1422-1423, 1999
34) Lindsey JD, To HD, Weinreb RN : Induction of c-fos by prostaglandin F2α in human ciliary smooth muscle cells. Invest Ophthalmol Vis Sci 35 : 242-250, 1994
35) Lindsey JD, Kashiwagi K, Boyle D, et al : Prostaglandins increase proMMP-1 and proMMP-3 secretion by human ciliary smooth muscle cells. Curr Eye Res 15 : 869-875, 1996
36) Lindsey JD, Kashiwagi K, Kashiwagi F et al : Prostaglandins alter extracellular matrix adjacent to human ciliary muscle cells in vitro. Invest Ophthalmol Vis Sci 38 : 2214-2223, 1997
37) Sagara T, Gaton DD, Lindsey JD et al : Topical prostaglandin F2α treatment reduces collagen type I, III, and IV in the monkey uveoscleral outflow pathway. Arch Ophthalmol 117 : 794-801, 1999
38) Crawford K, Kaufman PL : Pilocarpine antagonizes prostaglandin F2 alpha-induced ocular hypotension in monkeys. Evidence for enhancement of Uveoscleral outflow by prostaglandin F2 alpha. Arch Ophthalmol 105 : 1112-1116, 1987
39) 大鹿哲郎, 新家 真：塩酸ブナゾシン点眼による正常人眼眼圧及び房水動態の変化. 日眼会誌 94 : 762-768, 1990
40) Brubaker RF, Pederson JE : Ciliochoroidal detachment. Surv Ophthalmol 27 : 281-289, 1983
41) Fekrat S, Green WR : Ciliochoroidal effusion. In : Transman W, Jaeger EA ed : Duan's clinical ophthalmology on CD-ROM vol 4, chap 52, Lippincott Williams & Wilkins, Philadelphia, 1999
42) Pavlin CJ, Foster FS : Ciliochoroidal effusion. Ultrasound biomicroscopy of the eye, 78-81, Springer-Verlag, New York, 1995
43) Pavlin CJ, Easterbrook M, Harasiewicz K et al : An ultrasound biomicroscopic analysis of angle-closure glaucoma secondary to ciliochoroidal effusion in IgA nephropathy. Am J Ophthalmol 116 : 341-345, 1993
44) Martinez-Bello C, Capeans C, Sanchez-Salorio M : Ultrasound biomicroscopy in the diagnosis of supraciliochoroidal fluid after trabeculectomy. Am J Ophthalmol 128 : 372-375, 1999
45) 杉本浩多, 伊藤邦夫, 江崎弘治, 他：トラベクレクトミー術後早期の毛様体上腔液. 日眼会誌 105 : 766-770, 2001
46) 丸山康弘, 結城尚, 南部真一, 他：網膜剥離手術後の毛様体剥離. 臨眼 50 : 1543-1548, 1996
47) 結城尚, 木村保孝, 南部真一, 他：糖尿病網膜症への光凝固に続発する毛様体脈絡膜剥離. 臨眼 50 : 1527-1534, 1996
48) Liu GJ, Mizukawa A, Okisaka S : Mechanism of intraocular pressure decrease after contact transscleral continuous-wave Nd : YAG laser cyclophotocoagulation. Ophthalmic Res 26 : 65-79, 1994
49) 酒井 寛, 佐喜眞孝子, 仲村佳巳, 他：レーザー虹彩切開術後の Ciliochoroidal Effusion の1例. あたらしい眼科 18 : 237-240, 2001
50) Gohdo T, Tsukahara S : Ultrasound biomicroscopy of shallow anterior chamber in Vogt-Koyanagi-Harada syndrome. Am J Ophthalmol 122 : 112-114, 1996
51) Pederson JE, Gaasterland DE, MacLellan HM : Experimental ciliochoroidal detachment. Effect on intraocular pressure and aqueous humor flow. Arch Ophthalmol 97 : 536-541, 1979
52) Bellows AR, Chylack LT Jr, Hutchinson BT : Choroidal detachment : clinical manifestation, therapy and mechanism of formation. Ophthalmology 88 : 1107-1105, 1981
53) Taniguchi T, Kitazawa Y : The view to the future. In : Alm A, Weinreb R ed : Uveoscleral outflow, biology and clinical aspects, 87-94, Mosby-Wolfe Medical Communications, London, 1998
54) Inomata H, Bill A : Exit sites of uveoscleral flow of aqueous humor in cynomolgus monkey eyes. Exp Eye Res 25 : 113-118, 1977
55) 猪俣 孟：眼の組織・病理アトラス 房水の経ぶどう膜強膜流出路. 臨眼 53 : 1422-1423, 1999
56) Krohn J, Bertelsen T : Light microscopy of uveoscleral drainage routes after gelatine injections into the suprachoroidal space. Acta Ophthalmol Scand 76 : 521-527, 1998
57) Pederson JE, Gaasterland DE, MacLellan HM : Uveoscleral aqueous outflow in the rhesus monkey : importance of uveal reabsorption. Invest Ophthalmol Vis Sci : 16 : 1008-1017, 1977
58) Duke-Elder S, Wybar K : The anatomy of the visual system. In : Duke-Elder S, Wybar K ed : System of Ophthalmology, vol II, 131, 339, CV Mosby, St Louis, 1961
59) Funk R, Rohen JW : Scanning electron microscopic study on the vasculature of the human anterior eye segment, especially with respect to the ciliary processes. Exp Eye Res 51 : 651-661, 1990
60) Morison JC, Fahrenbach WH, Bacon DR et al : Microvasuculature of the ocular anterior segment. Microscopy Reserch and Technique 33 : 480-489, 1996
61) Morison JC, Freddo TF : Anatomy, microcirculation

and ultrastructure of the ciliary body. In : Ritch R, Shields MB, T Krupin ed : The glaucomas 2nd ed, Basic sciences, 125-138, Mosby, St Louis, 1996
62) Oyster CW : Blood supply and drainage. The human eye : structure and function, 247-289, Sinauer Associates, Massachusetts, 1999
63) Bron AJ, Tripathi RC, Tripathi BJ : The posterior chamber and ciliary body. Wolff's anatomy of the eye and orbit, 8th ed, 335-370, Chapman & Hall Medical, London, 1997
64) Oyster CW : The Nerves of the Eye and Orbit. In : The human eye : structure and function, 191-246, Sinauer Associates, Massachusetts, 1999
65) Tamm ER, Lutjen-Drecoll E : Origin and function of nitrergic nerves in the human eye : Morphological aspects. In : Kashii S, Akaike A, Honda Y ed : Nitric oxide in the eye, 31-65, Springer-Verlag, Tokyo, 2000
66) Bron AJ, Tripathi RC, Tripathi BJ : The lens and zonules. Wolff's anatomy of the eye and orbit 8th ed, 411-442, Chapman & Hall Medical, London, 1997
67) Rohen JW : Scanning electron microscopic studies of the zonular apparatus in human and monkey eyes. Invest ophthalmol Vis Sci 18 : 133-144, 1979
68) 西田祥蔵：人眼およびサル眼の毛様体小体の走査型電子顕微鏡による研究．日眼会誌 83 : 1284-1294, 1979
69) 西田祥蔵：サル眼毛様体小体の走査型電子顕微鏡による研究．日眼会誌 83 : 1284-1294, 1980
70) 猪俣 孟，千々岩妙子：眼の組織・病理アトラス，チン小帯．臨眼 55 : 134-135, 2001
71) Ashworth JL, Kielty CM, McLeod D : Fibrillin and the eye. Br J Ophthalmol 84 : 1312-1317, 2000
72) Lee B, Godfrey M, Vitale E et al : Linkage of Marfan syndrome and a phenotypically related disorder to two different fibrillin genes. Nature 25 : 330-334, 1991
73) Tamm S, Tamm E, Rohen JW : Age-related changes of the human ciliary muscle. A quantitative morphometric study. Mech Ageing Dev 62 : 209-221, 1992
74) 丸山康弘，結城尚，南部真一, 他：狭隅角眼での毛様突起の位置と形態．臨眼 51 : 1341-1346, 1997
75) Pavlin CJ, Ritch R, Foster FS : Ultrasound biomicroscopy in plateau iris syndrome. Am J Ophthalmol 113 : 390-395, 1992
76) 西田祥蔵：眼の老化，眼組織の老化と調節．日眼会誌 94 : 93-119, 1990
77) Rohen JW, Lutjen-Drecoll E : Age change in the morphology of anterior segment of the eye. The fundamental aging processes of the eye. In : Fundazione Giorgio Ronchi LX, 47-57, Tipografia Baccini & Chiappi, Firenze, 1987
78) Lutjen-Drecoll E, Shimizu T, Rohrbach M et al : Quantitative analysis of 'plaque material' between ciliary muscle tips in normal- and glaucomatous eyes. Exp Eye Res 42 : 457-465, 1986
79) Raviola G, Raviola E : Intercellular junctions in the ciliary epithelium. Invest Ophthalmol Vis Sci 17 : 958-981, 1978
80) Pavlin CJ, McWhae JA, McGowan HD et al : Ultrasound biomicroscopy of anterior segment tumors. Ophthalmology 99 : 1220-1228, 1992
81) Vela A, Rieser JC, Campbell DG : The heredity and treatment of angle-closure glaucoma secondary to iris and ciliary body cysts. Ophthalmology 91 : 332-337, 1984
82) Tanihara H, Akita J, Honjo M et al : Angle closure caused by multiple, bilateral iridociliary cysts. Acta Ophthalmol Scand 75 : 216-217, 1997
83) Kunimatsu S, Araie M, Ohara K et al : Ultrasound biomicroscopy of ciliary body cysts. Am J Ophthalmol 127 : 48-55, 1999
84) Fine N, Pavlin CJ : Primary cysts in the iridociliary sulcus : ultrasound biomicroscopic features of 210 cases. Can J Ophthalmol 34 : 325-329, 1999
85) Okun E : Gross and microscopic pathology in autopsy eyes. part 4 pars plana cysts. Am J Ophthalmol 51 : 1221-1228, 1961
86) Yanoff M, Fine BS : Ocular Pathology 4th ed, 307-309, Mosby-Wolfe, London, 1988
87) Eagle RC : Eye Pathology an atlas and basic text, 163, WB Saunders, Philadelphia, 1999
88) Knapp AJ, Gartner S, Henkind P : Multiple myeloma and its ocular manifestations. Surv Ophthalmol 31 : 343-351, 1987
89) Lindsey JD, Gaton DD, Sagara T et al : Reduced TIGR/myocilin protein in the monkey ciliary muscle after topical prostaglandin F(2alpha)treatment. Invest Ophthalmol Vis Sci 42 : 1781-1786, 2001
90) Maihofner C, Schlotzer-Schrehardt U, Guhring H et al : Expression of cyclooxygenase-1 and -2 in normal and glaucomatous human eyes. Invest Ophthalmol Vis Sci 42 : 2616-2624, 2001
91) Tanaka T, Matsuo T, Ohtsuki H : Aqueous vascular endothelial growth factor increases in anterior segment ischemia in rabbits. Jpn J Ophthalmol 42 : 85-89, 1998
92) Tawara A, Kubota T, Hata Y et al : Neovascularization in the anterior segment of the rabbit eye by experimental anterior ischemia. Graefes Arch Clin Exp Ophthalmol 240 : 144-53, 2002
93) Tripathi RC, Li J, Chan WF et al : Aqueous humor in glaucomatous eyes contains an increased level of TGF-beta 2. Exp Eye Res 59 : 723-727, 1994
94) Inatani M, Tanihara H, Katsuta H et al : Transforming growth factor-beta 2 levels in aqueous humor of glaucomatous eyes. Graefes Arch Clin Exp Ophthalmol. 239 : 109-113, 2001
95) Schlotzer-Schrehardt U, Zenkel M, Kuchle M et al : Role of transforming growth factor-beta 1 and its latent form binding protein in pseudoexfoliation syndrome. Exp Eye Res 73 : 765-780, 2001
96) Helbig H, Kittredge KL, Coca-Prados M et al : Mammalian ciliary-body epithelial cells in culture pro-

duce transforming growth factor-beta. Graefes Arch Clin Exp Ophthalmol 229 : 84–87, 1991
97) Knisely TL, Bleicher PA, Vibbard CA et al : Production of latent transforming growth factor-beta and other inhibitory factors by cultured murine iris and ciliary body cells. Curr Eye Res 10 : 761–771, 1991
98) Tripathi RC, Li J, Borisuth NS et al : Trabecular cells of the eye express messenger RNA for transforming growth factor-beta 1 and secrete this cytokine. Invest Ophthalmol Vis Sci 34 : 2562–2569, 1993
99) Bennett JL, Zeiler SR, Jones KR : Patterned expression of BDNF and NT-3 in the retina and anterior segment of the developing mammalian eye. Invest Ophthalmol Vis Sci 40 : 2996–3005, 1999
100) Reh TA, Levine EM : Multipotential stem cells and progenitors in the vertebrate retina. J Neurobiol 36 : 206–220, 1998
101) Ahmad I, Tang L, Pham H : Identification of neural progenitors in the adult mammalian eye. Biochem Biophys Res Commun 13 ; 270 : 517–521, 2000

3 房水の生理

房水 aqueous humor は眼球組織，特に無血管組織である角膜，水晶体への栄養補給に欠かせず，これらの組織にとっては唯一の物質交換の担い手である。また房水は産生され続け，抵抗のある流出路を通過し眼外へ排出されるが，そのことによって眼球内圧は常にほぼ一定に保たれる。これにより網膜は一定に伸展し，張りのある歪みのない像が網膜に結像する。また房水は眼内を還流することで眼内の有害な物質の排除，あるいは免疫応答においても重要な役割を果たしていることが明らかとなってきている。すなわち房水は，①眼内無血管組織への酸素，栄養の補給，②眼内圧の維持による眼球形態，眼内容物の保護，③眼内有害物質の除去，眼免疫応答への役割を果たしている[1]。

房水の循環

房水は毛様体上皮（無色素上皮）で産生される。産生された房水は後房，瞳孔，隅角線維柱帯の間隙，シュレム管を通過して眼外へ排出される経シュレム管路と，ぶどう膜強膜流出路から眼外へ排出という二つの通過ルートが知られている。経シュレム管路の房水の流出は眼圧にある程度依存しており，眼圧が高くなると流出量も増加する。一方，ぶどう膜強膜流出路は眼圧に依存せず常に一定の流出量である。少量ではあるが，虹彩で吸収され眼外へ出るルートも存在する（図1-34）。

房水の産生

房水は一定の早さで毛様体上皮で産生される。この房水産生には日内変動があり，日中の房水産

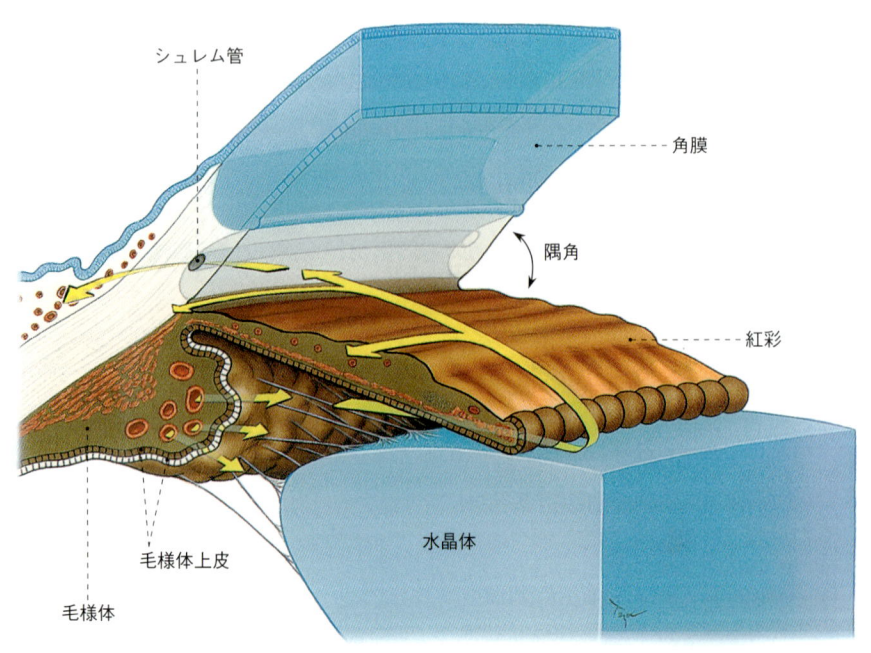

図1-34　房水の産生と排出路

生量は約 3.1 μl/分，夜間就寝中は 1.6 μl/分で，夜間は日中の約半分となる[2]。また前房容積は正常人眼では約 0.25 ml であり，100 分程で房水はすべて入れ替わる計算になる。毛様体への血流は前毛様動脈，長後毛様動脈からの流入であり，毛様体血管から血漿成分が有窓構造 fenestration を通過して毛様体実質へ出てくる。この血漿成分は次いで 2 層の毛様体上皮に取り込まれ，最終的に後房へ排出される。

血液-房水柵

 血漿から房水への物質の移動には機能的なバリアーがある。このため血漿の蛋白濃度が 6 g/dl なのに対し，前房水の蛋白濃度は 25 mg/dl ときわめて低濃度である[3]。このバリアーは毛様体の無色素上皮の tight junction にあり，無色素上皮は上・側方で互いにこの tight junction でぴったりと接着している。この接着装置により大きな分子量の物質の通過は制限され，一方イオンや低分子量分子は比較的自由に出入りできる。

房水の組成

 房水の組成は血漿とはかなり違いがあり，単純に血漿が濾過されたものでない。また水晶体，虹彩，角膜などが房水の組成に影響を与えている。それぞれの構成成分について述べる（**表 1-1**）。

■房水中の蛋白

 正常の血液-房水柵は血漿から房水への蛋白の流入を抑制し，このため分子量の大きい蛋白（β-リポ蛋白，免疫グロブリンなど）はほとんど房水中には観察されず，一方，小分子量のアルブミン，β-グロブリンが観察される。このバリアーの孔の大きさは 10.5 nm 程度と推定される。免疫グロブリンの中では IgG が房水中に検出されるが，それ以外の IgD，A，M は検出されない。また補体の C2，C6，C7 の活性が認められる。これらの濃度，活性は，外傷やぶどう膜炎などでバリアーが障害されると高値となる。房水にはまた，多くの成長因子を含めた重要なサイトカインが含まれている。一次房水には凝固系や線溶系に関す

表 1-1 人（猿）の血漿と前房水における有機物質の濃度

物質	前房水	血漿
蛋白（g/dl）	0.024	7.0
尿素（μmol/ml）	6.1	7.3
グルコース（μmol/ml）	2.8	5.9
乳酸（μmol/ml）	4.5	1.9
アスコルビン酸（μmol/ml）	1.06	0.04

るシステムはほとんど含まれていないが，二次房水には血液-房水柵の障害に伴う凝固系，線溶系に関する要素が出現する[4]。

■房水中の脂質

 脂質は分子量の大きいリポ蛋白に接着しているため，毛様体上皮の分子篩いを通過できないため，前房水中の濃度はきわめて低い。ウサギの前房水中の脂質の濃度は血漿の 3/10 程度であり，またリン脂質の濃度も血漿に比べきわめて低濃度である[5]。

■房水中のアスコルビン酸

 人を含めて房水のアスコルビン酸濃度は，血漿からの能動輸送によりきわめて高値である。ウサギでは血漿の濃度が 0.35 mg/dl であるのに対して，後房水では 22.9 mg/dl，また前房水では 16.9 mg/dl であることが報告されている[6,7]。人ではバラツキがあるが約 100 mg/dl で，血漿中の約 20～30 倍程度であり，開放隅角緑内障ではいっそう高値であることが報告されている[8]。

■房水中のアミノ酸

 遊離アミノ酸は房水にいろいろな濃度で存在する[9]。また血漿より高濃度のアミノ酸が存在することから，アミノ酸輸送にも能動輸送の機構が働いている[10]。さらに水晶体，角膜に利用されるため，血漿に比べ濃度の低いアミノ酸もある[9]。

■房水の酸素分圧

 房水の酸素分圧はおおよそ 13～80 mmHg であり，酸素透過性の悪いコンタクトレンズの使用やエピネフリン点眼でも，この酸素分圧は低下す

る[11-13]。酸素を消費する組織では，活性酸素が一方で産生される。生体の防御機構，たとえば酵素や活性酸素のスカベンジャーは，このような毒性の高い物質の中和や産生を抑制する。内因性のfree radicalは房水には存在しないが，過酸化水素は0.024～0.069 mMの濃度で房水に存在する[14, 15]。この過酸化水素は非酵素的に還元型アスコルビン酸と酸素分子が反応し，酸化型アスコルビン酸と過酸化水素が産生されることにより生じる。

一般にfree radicalや活性酸素を中和する細胞内酵素は房水中には存在せず，細胞外の非酵素的酸化還元機構の存在が提唱されている[9]。房水中の過酸化水素とアスコルビン酸濃度には直接的な関係がある[16]。過酸化水素は毛様体上皮，角膜内皮，水晶体上皮からの拡散や能動輸送で房水に出現する還元型グルタチオンによって水に分解される。房水中のアスコルビン酸濃度は種々の酵素に影響される。

■房水のpH

房水のpHは重炭酸イオンの量によって決まる。ウサギでは血液に比べややアルカリ寄りであるが，一方人では塩素濃度が高く，また重炭酸イオンが少ないため酸性寄りとなっている。

■房水の電解質組成

房水中の電解質には特徴があり，Na^+とCl^-は血漿よりも高濃度であり，毛様体における能動輸送の結果と考えられる。HCO_3^-は毛様体無色素上皮に高濃度に存在し，Na^+とともに房水産生に重要である。炭酸脱水酵素は$H_2O + CO_2 = H^+ + HCO_3^-$を触媒・促進する酵素である。房水産生には$Na^+-K^+-ATPase$の関与が重要であり，この際の反応でATP依存性に$Na^+$が後房に分泌されるが，このイオンバランスのために$HCO_3^-$が同時に分泌される(**表1-2**)。

房水の輸送・産生機構

毛様体における房水の輸送に関しては基本的な機構として，①拡散：濃度勾配により物質の移動が起こる，②限外濾過：血液の静水圧と毛様体の浸透圧による圧勾配で，受動的に水や水溶性の物質が細胞膜を非酵素的に通過する，③分泌：能動的なエネルギー消費を伴うもの，の三つの移動があげられる。また物質の移動には，細胞間を通過する移動(paracellular)と，細胞を通過する移動(transcellular)の二つの機構がある。房水産生に関しては房水の組成から，受動的な限外濾過は房水産生の主要な機構ではなく，むしろ能動輸送が房水産生の主要経路であると推定されている。

■拡散説

20世紀初頭には，房水は血漿が前房に染み出たものであり，房水は循環せずに前房内に留まっていると考えられていた。すなわち血管内圧と眼圧の差，あるいは毛細血管の浸透圧と房水の浸透圧の差から，房水は血漿の浸透したものであるとされていた。房水が循環しているという概念は，房水静脈の発見によって提唱された[17]。その後多くの実験的データから，房水は血漿が単に半透膜を通過したものではないことが次々に証明された[18-20]。

■分泌説

毛様体毛細血管から液が後房に出てくるが，逆には行かないことが明らかにされ，ここに代謝，エネルギーを伴う機構が存在することが示唆され，同時に毛様体上皮と実質の間に230 mVの電位差があることが示された[18, 21, 22]。さらに放射性同位元素を用いた研究により，房水が毛様体で産生・分泌され常に入れ替わっていることが示され

表1-2 人(猿)の血漿と前房水における無機物質(イオン)の濃度

無機物質	前房水	血漿
ナトリウム(Na)(μmol/ml)	152	148
塩素(Cl)(μmol/ml)	131	107
二酸化炭素(CO_2)(μmol/ml)	22	26
カリウム(K)(μmol/ml)	3.9	4.0
カルシウム(Ca)(μmol/ml)	2.5	4.9
マグネシウム(Mg)(μmol/ml)	1.2	1.2
リン酸(PO)(μmol/ml)	0.6	1.1
水酸化イオン(OH)(pH)	7.21	7.40

た[23,24)]。Naポンプにより房水が高張となり，次いで浸透圧差により水が拡散してくることが証明された[25)]。

■限外濾過説

かつて血漿と毛様体の静水圧較差から，房水の70％は血漿から受動的に移動してくるものと考えられた[26,27)]。しかしこの限外濾過は，全身血圧を実験的に上昇させても房水産生に影響がなかったこと[28)]，限外濾過とは無関係のNaポンプを遮断することで，房水産生が70〜80％減少すること[29,30)]や，毛様体毛細血管圧が限外濾過による房水産生に必要な圧にはきわめて不十分なことが相次いで証明され[29,31,32)]，房水産生には能動的な力（能動輸送）がより重要であることが示唆された。限外濾過は一般的には大きな役割を果たしていないが，血液-房水柵の破綻した状態（炎症，手術など）では房水の出入りに大きな役割を果たしている。

イオンチャンネル

多くの他の上皮のように毛様体上皮も，エネルギーを必要とする多くのイオンチャンネルを有している。この中でも特に毛様体上皮の$Na^+/K^+/2Cl^-$イオンチャンネルは非常に重要な働きをしていることが確認された[33-35)]。毛様体無色素上皮のこのチャンネルでは，Ca^{2+}やプロテインキナーゼAで機能が増強することも確認されており[36,37)]，現在のところこのチャンネルがNa^+，K^+，Cl^-の毛様体-房水間の移動に関して，中心的な役割を果たしていることが推定されている（図1-35）。Na^+/アスコルビン酸チャンネルは，房水におけるアスコルビン酸の濃度の増加に関与している。

眼圧下降と毛様体，房水：房水産生への重炭酸と炭酸脱水酵素の役割

重炭酸濃度と炭酸脱水酵素（CA）の活性が毛様体による房水の産生に大きく影響し，このため炭酸脱水酵素の活性をコントロールし，重炭酸イオンの産生を制御して眼圧コントロールへ結びつけ

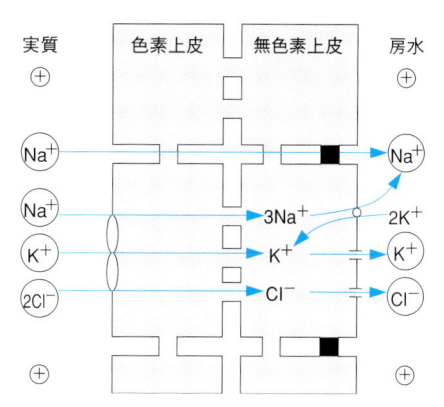

図1-35 房水産生におけるイオン輸送の模式図
ナトリウムは細胞間隙を通過する経路がある。
Na・K/Clイオンチャンネルの能動輸送が房水産生に重要である。
（Bill A：Physiol Rev 55：383-417, 1975より）

る可能性が示唆されていた。CAはCO_2の水和や炭酸の脱水を可逆的に触媒する酵素である。この酵素は全身に分布しているが，毛様体では毛様体無色素上皮およびその膜に存在し，また毛様体上皮に近接した毛細血管内皮にも検出された[38-40)]。

現在までに14種類のアイソザイム（CA-1〜14）が報告され，このうちCA-2はこれまでのところ，唯一毛様体上皮で検出されている[39,41,42)]。CA-2は毛様体無色素上皮の細胞質と基底部細胞膜に強く免疫染色され，一方，毛様体色素上皮では基底部細胞膜にわずかに陽性所見を認めている。またCA-1は毛様突起の毛細血管内皮細胞に存在している。膜結合性のCA-4は毛様体無色素上皮の表層に存在する。

1952年，利尿作用のあるスルホンアミド・アセタゾラミドにCAの阻害作用があることと，毛様体にCAが存在していることから使用され，眼圧を下げる効果があることが示された[43,44)]。1955年にはウサギにアセタゾラミドを投与し，房水中の重炭酸イオンが減少することが明らかにされた[45)]。アセタゾラミドがCA-2を抑制して眼圧を下降させることは，先天的にCA-2が欠損している常染色体劣性遺伝の患者にこの薬剤を投与しても，眼圧が下降しなかったことから証明された[46)]。またCA-2の特異的な阻害薬の点眼が眼

圧を下降させ，緑内障治療薬として臨床に応用された[47]。いくつかの仮説が，この炭酸脱水酵素阻害薬と重炭酸イオンの機構に関して報告されているが，重炭酸イオンと眼圧の関係についてはいまだに明らかでない部分も多い。

房水産生に関するシグナル伝達系

房水産生抑制による眼圧下降には，①毛様体上皮の細胞膜に存在する受容体の抑制，②後房に水や水溶性物質を輸送する機構の直接的な抑制，③物質輸送に関する細胞表面に存在するシグナル伝達系を調節する，という三つの考え方がある。低浸透圧にすると細胞はいったん腫脹し，次いで元の体積に戻るが，この反応 regulatory volume decrease（RVD）は毛様体無色素上皮にも観察される[48, 49]。

パッチクランプを用いた検討では，このとき K^+ と Cl^- が $K^+=Cl^-$ チャンネルから放出される[49, 50]。この細胞腫脹後の $K^+=Cl^-$ チャンネルの活性化は多くの細胞に観察されるが，それぞれの活性化の経路は異なっている。毛様体無色素上皮では Ca^{2+}[51]，プロテインキナーゼ C（PKC）[52]，シクロオキシゲナーゼ[53]，アラキドン酸代謝物[53, 54]がこの経路に関与している。$K^+=Cl^-$ チャンネル経路以外にも PKC は直接この反応に関与し，PKC の活性を上昇させる（リン酸化の亢進）と RVD は低下し，一方 PKC 活性を低下させると反応は増強する。すなわち，PKC によるリン酸化は RVD に強く関与している。Ca^{2+} は RVD に何らかの作用を有しており，細胞外あるいは細胞内 Ca^{2+} の減少はともにこの RVD を減弱する。しかし Ca^{2+} の作用は原因ではなく，むしろ RVD の過程を修飾する程度であると言われている。

細胞の体積をコントロールする3番目の経路にはアラキドン酸とその代謝物が関与し，アラキドン酸代謝のシクロオキシゲナーゼ経路，特にエポキシゲナーゼ経路が重要である。シクロオキシゲナーゼ経路が重要であることは，その産物の PGE_2 の投与で RVD は増強し，一方，この経路をブロックするインドメタシンで RVD が減弱することからも明らかである[52]。さらにエポキシゲナーゼの抑制で RVD は完全に消失する。しかし，エポキシゲナーゼで産生されるどの代謝産物がこの RVD に関与しているのかは明らかでない。

水チャンネル

房水の産生に関しては，最近水チャンネルが注目されてきている[55]。初めて同定された水チャンネル分子の CHIP 28 は赤血球の膜に存在し，この分子が存在する膜構造では浸透圧によって水のみが移動し，電解質や微小分子は通過しないことが確かめられた[56]。さらに腎臓においてもこの分子はネフロンの細胞の apical と basolateral に分布し，腎糸球体を通過あるいは再吸収される水の細胞内通過に関与していることが明らかにされた。

CHIP はその後，分泌や吸収に関する多くの組織の上皮に分布していることが明らかにされ，毛様体においてもその存在・分布が確認・報告された。その後多くの同様の機能を有する水の輸送に関与する分子種が同定され，これらはアクアポリン apuaporin（AQP）と総称され，現在まで5種類が確認されている[57]。この AQP のうち AQP1, 2, 3, 4, 5 がラット眼球で検討され，AQP2 を除く4種類が分布していることが明らかにされた[55, 57]。毛様体には AQP1 が主に発現しており，AQP4 がわずかに存在していることが RT-PCR で確認されている（図 1-36）[55, 57]。

PKC を活性化させる種々の薬剤は AQP4 のリン酸化を促進し，AQP4 の活性を抑制する[58]。また一方で，PKC は AQP1 のリン酸化の亢進，AQP1 の分布の再構築を促進し，活性化する[59]。また AQP1 のメッセージをブロックすると毛様体無色素上皮経由の水の移動が一部障害されることや，この AQP1 のノックアウトマウスでは眼圧が低下するという報告があり[60, 61]，眼圧と AQP 分子の今後の研究が新しい房水の研究の重要なテーマとなる可能性がある。

毛様体の複雑な房水産生機構はようやく解明されつつある。基本的には血漿中の電解質が能動輸

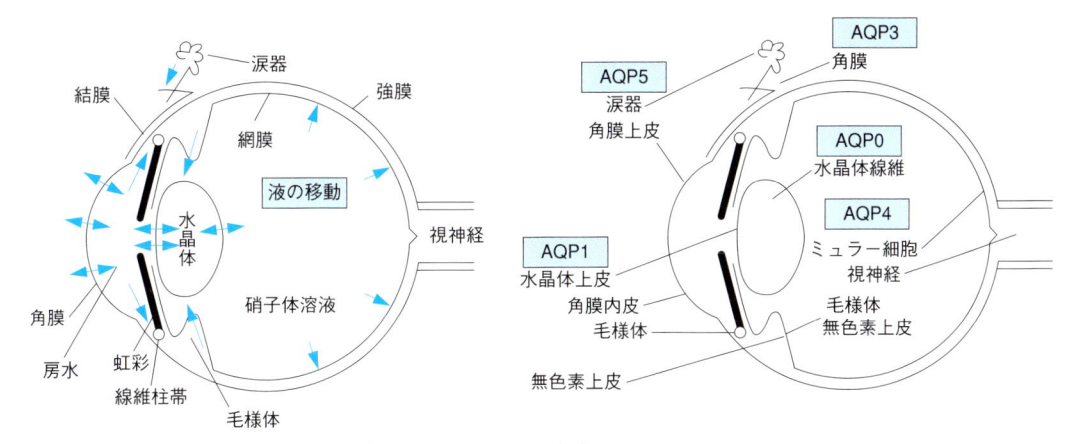

図1-36 水チャンネルのアイソザイムの眼における分布
房水産生に関係する毛様体無色素上皮にはAQP1,4が分布している。
(Hoffmann EK：Curr Top Membr Transp 30：125-180, 1987より)

送で毛様体から分泌され，水がそれとともに受動的に通過していき，房水となる。この電解質の輸送はほとんどが細胞内を通過していき，少数が細胞間を通過する。例外は細胞外のNa^+であり，電位勾配によって毛様体上皮細胞間を通過する。毛様体上皮の$Na^+/K^+/Cl^-$輸送機構はこれらの細胞がこのイオンを保持する機構として重要である。

毛様体色素上皮と毛様体無色素上皮は，gap junctionでつながっており，$Na^+/K^+/Cl^-$が無色素上皮へ通過してくる。またCl^-チャンネルによるCl^-の分泌は房水産生の律速段階を規定している重要な要素と考えられている。最近の研究で，これらのチャンネルの働きは内因性PKCの抑制，Ca^{2+}/カルモジュリンによる刺激，あるいはアラキドン酸のエポキシゲナーゼ代謝産物によって増強することが明らかにされた。これらのデータは浸透圧バランスの異常がある場合のものであったが，最近，等浸透圧下でCl^-チャンネルがPKCをブロックし，このチャンネルの活性を上昇することが証明された。毛様体における水チャンネルの役割は今後の研究課題である。すでに多くの水チャンネルの分子が遺伝子レベル，蛋白レベルで同定され，またその一部は毛様体にも存在が確認されている。これらの分子の調節が房水の産生に変調を与えることができれば，新たな治療方法へとつながる可能性がある。

(澤口昭一)

文献

1) Krupin T, Civan MM : Physiologic basis of aqueous humor formation. In : Ritch R, Shield MB, Krupin T ed : The glaucomas I, 2nd ed, 251-280, Mosby, 1996
2) Reiss GR, Lee DA, Topper JE et al : Aqueous humor flow during sleep. Invest Ophthalmol Vis Sci 25 : 776-779, 1984
3) Krause U, Raunio V : Proteins of the normal aqueous humor. Ophthalmologica 159 : 179-185, 1969
4) Pandolfi M, Neillsson IM, Martinsson G : Coagulation and fibrinolytic components in primary and plasmoid aqueous humor of rabbit. Acta Ophthalmol (Copenh) 42 : 820-825, 1964
5) Kim JO, Cotlier E : Phospholipid distributions and fatty acid composition of lysophosphatidylcholine and phosphatidylcholine in rabbit aqueous humor, lens, and vitreous. Exp Eye Res 22 : 569-576, 1976
6) Kinsey VE : Comparative chemistry of aqueous humor in posterior and anterior chambres of rabbit eye (its physiologic significance AMA). Arch Ophthalmol 50 : 401-417, 1953
7) Socci RR, Delamere NA : Characteristics of ascorbate transport in the rabbit iris-ciliary body. Exp Eye Res 46 : 853-861, 1988
8) Lee PF, Lam KW, Lai MM : Aqueous humor ascorbate concentration and open angle glaucoma. Arch Ophthalmol 95 : 308-310, 1977
9) Riley MV : The chemistry of the aqueous humor. In : Anderson RE ed : Biochemistry of the eye, Am Academy of Ophthalmology, San Francisco, 1983
10) Reddy DV, Rosenberg C, Kinsey VE : Steady-state distribution of free amino acids in the aqueous

humors, vitreous body and plasma of rabbit. Exp Eye Res 1 : 175-181, 1961
11) Kleinstein RN, Kwan M, Fatt I et al : In vivo aqueous humor oxygen tension : As estimated from measurements on bare stroma. Invest Ophthalmol Vis Sci 21 : 415-421, 1981
12) Stefansson E, Wolbarsht ML, Landers MB : The corneal contact lens and aqueous humor hypoxia in cats. Invest Ophthalmol Vis Sci 24 : 1052-1954, 1983
13) Stefansson E, Robinson D, Wolbarsht ML et al : Effects of epinephrine on pO_2 in an anterior chamber. Arch Ophthalmol 101 : 636-629, 1983
14) Spector A, Garner WH : Hydrogen peroxide and human cataract. Exp Eye Res 33 : 673-681, 1981
15) Saarri KM, Aine E, Parviainen MT : Determination of protein content in aqueous humor by high performance gel filtration chromatography. Acta Ophthalmol (Copenh) 61 : 611-617, 1983
16) Giblin FJ, McCready JP, Kodama T et al : A direct correlation between the levels of ascorbic acid and H_2O_2 in aqueous humor. Exp Eye Res 38 : 87-93, 1984
17) Ascher KW : The aqueous veins I. Physiological importance of the visible elimination of intraocular fluid. Am J Ophthalmol 25 : 1174-1209, 1942
18) Friedenwald JS, Pierce HF : Circulation of the aqueous I. Rate of flow. Arch Ophthalmol 7 : 538-557, 1932
19) Adler FH : Is the aqueous humor a dialysate ? Arch Ophthalmol 10 : 11-19, 1933
20) Hodgson TH : The chloride content of blood serum and aqueous humor. J Physiol 94 : 118-123, 1938
21) Friedenwald JS, Pierce HF : Circulation of the aqueous. II. Mechanism of reabsorption of fluid. Arch Ophthalmol 8 : 9-23, 1932
22) Freidenwald JS, Stiehler RD : Circulation of the aqueous. VII. A mechanism of secretion of the intraocular fluid. Arch Ophthalmol 20 : 761-786, 1938
23) Kinsey VE, Grant WM, Cogan DG : Water movement and the eye. Arch Ophthalmol 27 : 242-252, 1942
24) Kinsey VE, Grant WM, Cogan DG et al : Sodium, chloride and phosphorus movement and the eye. Arch Ophthalmol 27 : 1126-1131, 1942
25) Kinsey VE : Ion movement in the eye. Circulation 21 : 968-987, 1960
26) Davson H, Duke-Elder WS, Maurice DM : Changes in ionic distribution following dialysis of aqueous humour against plasma. J Physiol 109 : 32-40, 1949
27) Pederson JE, Green K : Aqueous humor dynamics : experimental studies. Exp Eye Res 15 : 277-297, 1973
28) Bill A : The role of ciliary body blood flow and ultrafiltration in aqueous humor formation. Exp Eye Res 16 : 287-298, 1973
29) Cole DF : Secretion of the aqueous humor. Exp Eye Res 25 (suppl) : 161-176, 1977
30) Cole DF : Effects of some metabolic inhibitors upon the formation of the aqueous humour in rabbits. Br J Ophthalmol 44 : 739-750, 1960
31) Green K, Pederson JE : Contribution of secretion and filtration to aqueous humor formation. Am J Physiol 222 : 1218-1226, 1972
32) Bill A : Blood circulation and fluid dynamics in the eye. Physiol Rev 55 : 383-417, 1975
33) Coca-Prados M, Anguita J, Chalfant ML et al : PKC-sensitive Cl^- channels associated with ciliary epithelial homlogue of plCln. Am J Physiol (Cell Physiol) 37 : 572-579, 1995
34) Edelman JL, Sachs G, Adorante JS : Ion transport asymmetry and functional coupling in bovine pigmented and nonpigmented ciliary epithelial cells. Am J Physiol 266 : 1210-1221, 1994
35) Xu JC, Lytle C, Zhu TT et al : Molecular cloning and functional expression of the bumetanide-sensitive Na-K-Cl cotransporter. Proc Natl Acad Sci USA 91 : 2201-2205, 1994
36) Mito T, Delamere NA, Coca-Prados M : Calcium dependent regulation of cation transport in cultured human nonpigmented ciliary epithelial cells. Am J Physiol 264 : 519-526, 1993
37) Crook RB, Polansky JR : Stimulation of Na^+, K^+, Cl^- cotransport by forskolin-activated adenyl cyclase in fetal human nonpigmented epitheial cells. Invest Ophthalmol Vis Sci 35 : 3374-3383, 1994
38) Wistrand PJ : Carbonic anhydrase in the antreior uvea of the rabbit. Acta Physiol Scand 24 : 144-148, 1951
39) Kumpulainen T : Immunohistochemical demonstration of carbonic anhydrase isozyme C in the epithelium of human ciliary processes. Histochem 77 : 281-284, 1983
40) Lutjen Drecol E, Lonnerholm G, Eichhorn M : Carbonic anhydrase distribution in the human and monkey eye by light and electron microscopy. Graefes Arch Clin Exp Ophthalmol 220 : 285-291, 1983
41) Dodgson SJ : The carbonic anhydrases : overview of their importance in cellular physiology and in molecular genetics. In : Dodgson SJ, Tashian RE, Gros G et al ed : The carbonic anhydrases : cellular physiology and molecular genetics, Plenum press, New York, 1991
42) Wistrand P, Garg LC : Evidence of a high-activity C type of carbonic anhydrase in human ciliary processes. Invest Ophthalmol Vis Sci 18 : 802-806, 1979
43) Mann T, Keilin D : Sulphanilamide as a specific inhibitor of carbonic anhydrase. Nature 146 : 164-165, 1940
44) Becker B : Decrease in intraocular pressure in man by a carbonic anhydrase inhibitor, Diamox : a preliminary report. Am J Ophthalmol 37 : 13-15, 1954
45) Becker B : The effects of carbonic anhydrase inhibitor, acetazolamide, on the composition of the

aqueous humor. Am J Ophthalmol 40 : 129-133, 1955
46) Krupin T, Sly WS, Whyte MP et al : Failure of acetazolamide to decrease intraocular pressure in patients with carbonic anhydrase II deficiency. Am J Ophthalmol 99 : 396-399, 1985
47) The MK-507 clinical study group : Long term glaucoma treatment with MK-507, a topical optical carbonic anhydrase inhibitor. J Glaucoma 4 : 6-10, 1995
48) Farahbakhsh NA, Fain GL : Volume regulation of nonpigmented cells from ciliary epithelium. Invest Ophthalmol Vis Sci 28 : 934-944, 1987
49) Yantorno RE, Krupin T, Civan MM : Volume regulation of cultured, transformed, nonpigmented cells from human ciliary body. Exp Eye Res 49 : 423-437, 1989
50) Yantorno RE, Carre DA, Coca-Prados M et al : Whole-cell patch clamping of ciliary epitheial cells during anisosmotic swelling. Am J Physiol 262 : 501-509, 1992
51) Civan MM, Peterson-Yantorno K, Coca-Prados M et al : Regulatory volume decrease by cultured nonpigmented ciliary epithelial cells. Exp Eye Res 54 : 181-191, 1992
52) Civan MM, Coca-Prados M, Yantorno PK : Pathways signaling the regulatory volume decrease of cultured nonpigmented ciliary epithelial cells. Invest Ophthalmol Vis Sci 35 : 2876-2886, 1994
53) Hoffmann EK, Simonsen LO, Lambert IH : Cell volume regulation : intracellular transmission. In : Lang F, Haussinger D ed : Interaction of cell volume and cell function, Springer, Heidelberg, 1993
54) Hoffmann EK : Volume regulation in cultured cells. Curr Top Membr Transp 30 : 125-180, 1987
55) Verkman AS : Role of aquaporin water channels in eye function. Exp Eye Res 76 : 137-143, 2003
56) Agre P, Preston GM, Smith BL et al : Aquaporin CHIP : the archetypal molecular channel. Am J Physiol 265 : 463-476, 1993
57) Patil RV, Saito I, Yang X et al : Expression of aquaporins in the rat ocular tissue. Exp Eye Res 64 : 203-209, 1997
58) Han Z, Wax MB, Patil RV : Regulation of aquaporin-4 water channels by phorbol ester-dependent protein phosphorylation. J Biol Chem 273 : 6001-6004, 1998
59) Han Z, Patil RV : Protein kinase A-dependent phosphorylation of aquaporin-1. Biochem Biophys Res Commun 24 : 273-277, 2000
60) Patil RV, Han Z, Yiming M et al : Fluid transport by human nonpigmented ciliary epithelial layers in culture : a homeostatic role for aquaporin-1. Am J Physiol Cell Physiol 281 : 1139-1145, 2001
61) Zhang D, Vetrivel L, Verkman AS : Aquaporin deletion in mice reduces intraocular pressure and aqueous fluid production. J Gen Physiol 119 : 561-569, 2002

4 視神経乳頭の構造と機能

視神経乳頭部の基本構造

　ヒト視神経乳頭部は検眼鏡的に黄斑部の鼻側約3 mm(2.5～4.0 mm)，やや下方(0.1～0.3 mm)に位置し，垂直方向にわずかに楕円形を呈した部位として認められる[1]。大きさや形状に関しては臨床的，組織学的に多くの研究があり，直径の平均は1.5～1.9 mm，乳頭面積は1.67～2.94 mm^{2}と報告されている[2-6]。乳頭の大きさは男性で女性より若干大きめで性差がある[5,6]。また，黒人は白人に比して大きく人種差がある[6]。年齢や屈折度による差は認められない[6]。視神経乳頭の大きさと形状には著しい個体差があり，乳頭面積で黒人では0.90～6.28 mm^{2}と約7倍，白人では1.15～4.94 mm^{2}と約4倍もの差がみられたとの報告がある[2]。各個体で乳頭の大きさの左右差を比較すると99％で1 mm^{2}以下であり，左右眼ではほぼ近似している[6]。ヒト眼では約70～80％で，視神経乳頭に陥凹 cup が認められる[8-10]。

組織学的構造

　視神経は眼球を出て視交叉に達する40～50 mmをさす[1,9]。視神経はいわゆる末梢神経ではなく，中枢神経の神経路に属し，その微細構造は脳や脊髄の白質に類似している[8-10]。
　視神経は一般に，①眼内部 intraocular portion，②眼窩内部 intraorbital portion，③視神経管内部 intracanalicular portion，④頭蓋内部 intracranial portion の四つの部位に分けられる[9]（表1-3）。このうちの眼内部を組織学的に視神経乳頭部と呼ぶ。この部の長さは約1 mmで，前面（硝子体側）の直径はほぼ1.5 mm，後面（球後側）の直径はほぼ3 mmの，後面が大きい円錐形または円柱形を呈している。ここを視神経線維が通過していく。この管は強膜管 scleral canal と呼ばれる[7]。視神経乳頭部には視神経線維，グリア細胞，血管細胞などさまざまな要素の細胞が集合し形態学的にみても複雑な組織を形成している。ヒト眼，サル眼の視神経乳頭に関して，岡村は以下のような特徴をあげている[10]。

　(1) 視神経線維は，網膜神経線維層から視神経に移行するこの部位で直角に走行を変える。
　(2) 視神経線維が眼圧という外部からの圧力が加わる部位から，眼外の圧力の少ない部位に移行する。
　(3) この部の途中で視神経線維は無髄から有髄に変わる。
　(4) この部で視神経線維は神経線維束に分かれる。
　(5) 網膜中心動脈から栄養を受けていたものが，眼動脈の他の分枝の栄養を受けるようになる。
　(6) 視神経の中で最も複雑な構造が見られる。

　組織学的に視神経乳頭部は硝子体側から，①表層神経線維層 surface nerve fiber layer[8,11]，②前篩状板部 prelaminar layer[8,11]，③篩状板部 lamina cribrosa[8,12]，④後篩状板部 postlaminar layer[8,11,13,14]の4層に分けられる（図1-37～39）[12,13]。

表層神経線維層

　網膜神経節細胞 retinal ganglion cell を起源とする軸索＝視神経線維は，網膜神経線維層を放射

表1-3　視神経の長さ

眼内部 intraocular	1 mm
眼窩内部 intraorbital	25 mm
視神経管内部 intracanalicular	10 mm
視索 optic tract	30 mm

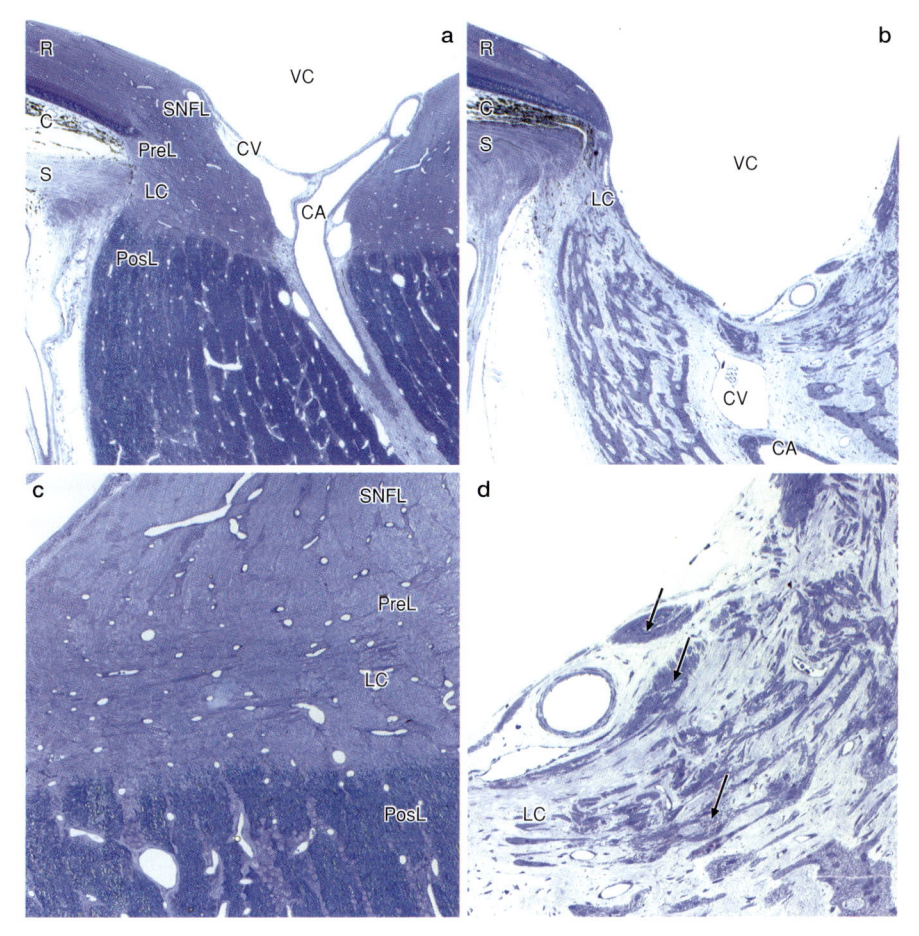

図1-37　サル眼の正常眼，実験緑内障眼の視神経乳頭・光学顕微鏡所見
正常の視神経乳頭部は組織学的に，①表層神経線維層 surface nerve fiber layer(SNFL)，②前篩状板部 prelaminar layer(PreL)，③篩状板部 lamina cribrosa(LC)，④後篩状板部 postlaminar layer(PosL)に分けられる。
R：網膜，C：脈絡膜，S：強膜，VC：硝子体
a，c：正常眼　b，d：実験緑内障眼　著明な視神経乳陥凹を形成している。篩状板は後方に向かって屈曲・彎曲している。視神経線維はほぼ脱落し，篩状板の規則正しい配列は完全に失われている。神経線維の消失した部位はグリア細胞によって充填されている(矢印)。

状に視神経乳頭に向かって走行し，屈曲，角度を変えながら乳頭内に進入し視神経を形成する。網膜の周辺部から発した視神経線維は網膜神経線維層の下層を通過して乳頭の辺縁部へ，後極部から発した視神経線維は表層を通過して乳頭のより中央部に進入すると考えられている(図1-40)[15-17]。全網膜からの網膜神経節細胞軸索が集合するため，乳頭周辺部は軽度に隆起している。中央部からやや耳側には陥凹が見られ，視神経乳頭陥凹 optic disc cup という。この陥凹のほぼ中央部から，網膜中心動脈・静脈 central retinal artery, vein が硝子体面に現れる。ヒト眼や霊長類の網膜神経節細胞軸索は，網膜から視神経乳頭まで無髄で走行して乳頭内へ進入し，篩状板の後端で有髄神経に移行する。視神経線維は網膜内では主にミュラー Müller 細胞により支持されるが，乳頭縁付近でミュラー細胞は消失し，代わってアストロサイトが神経線維を取り囲む。

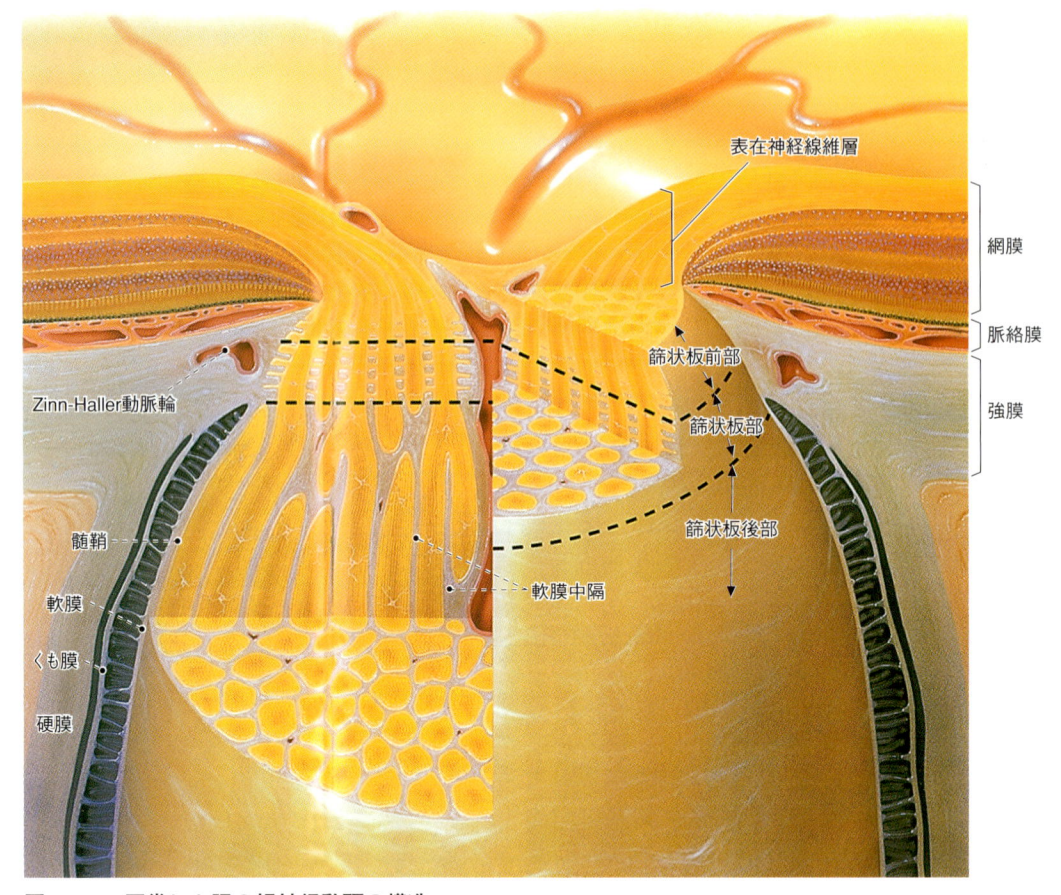

図 1-38　正常ヒト眼の視神経乳頭の構造
(北澤克明, 監：目で見る緑内障, メディカルレビュー社, 1999 より)

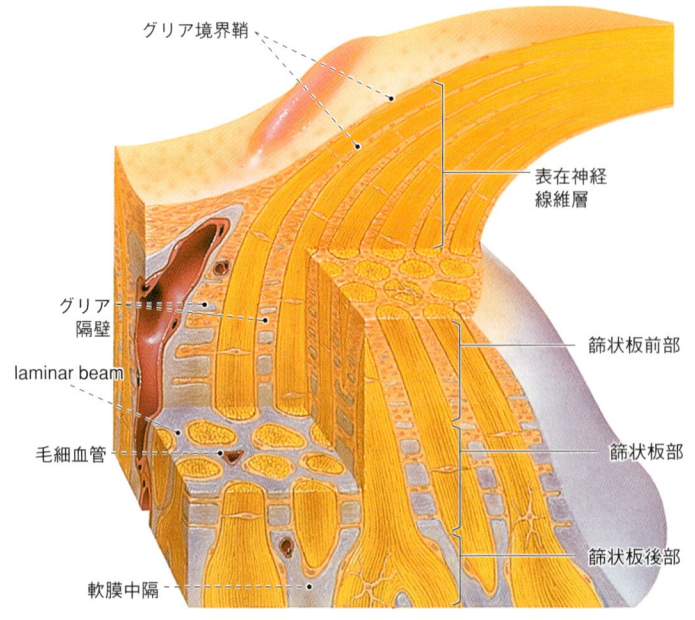

図 1-39　前篩状板部, 篩状板部, 後篩状板部の詳細

網膜・表在神経線維層を走行してきた視神経線維は, 無髄神経線維で前篩状板部でアストロサイトの隔壁(グリア隔壁, グリア柱 glial column)によって束状に分けられる。前篩状板部で毛細血管はこのグリア柱内を走行している。篩状板部に到達するとコラーゲン線維, 弾性線維, 線維芽細胞, 毛細血管を含む結合組織(篩状板ビーム)が現れる。篩状板ビームとアストロサイトによる層が交互に層状構造を成し, 篩状板を形成する。後篩状板部で視神経は有髄化し, オリゴデントロサイトによる髄鞘によって取り囲まれる。篩状板の結合組織は後篩状板部で後方の軟膜中隔と連続している。
(北澤克明, 監：目で見る緑内障, メディカルレビュー社, 1999 より)

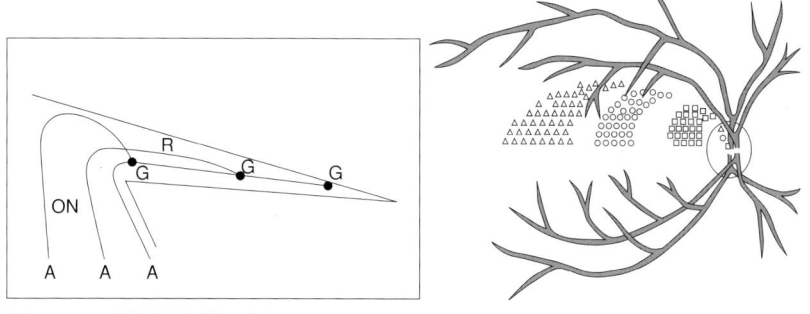

図1-40　視神経線維の走行
一般に網膜の周辺部から発した神経線維は，網膜神経線維層の下層を通過して乳頭の辺縁部へ，後極部から発した神経線維は表層を通過して乳頭のより中央部に進入すると考えられている．
(Minckler DS : Arch Ophthalmol 98 : 1630-1636, 1980 より)

視神経線維の数は人眼では一般に73～170万本，平均120万本といわれている[18-20]．また，軸索の直径は0.3～2.0μmで，鼻側の軸索は耳側に比較して直径が大きい[21,22]．視神経乳頭の硝子体側表面には網膜のような内境界膜はなく，Elschnigの内境界膜 internal limiting membrane of Elschnigと呼ばれる一層のアストロサイトによる薄い膜が見られる[8]．この層はしばしば生理的陥凹部にアストロサイトの厚い集合体を形成し，これはKuhntの中心陥凹 central meniscus of Kuhntと呼ばれる[8]．硝子体とは視神経乳頭周囲で固い癒着が認められるが，視神経乳頭上では癒着していない[8,11]．

前篩状板部

前篩状板部で視神経線維は，アストロサイトによって構成されるグリア柱 glial columnによって，約300～400の視神経線維束に分けられる（図1-38, 39）．アストロサイトは互いに突起を出して結合しており，細胞間は gap junctionが存在している．血管はグリア柱内に限局し，血管と視神経線維の間にはグリア細胞の突起が介在している[11]．

乳頭周囲の視神経線維と神経網膜，網膜色素上皮細胞と接する部分はKuhntの境界組織 border tissue of Kuhnt[8]，脈絡膜と接する部分はElschnigの境界組織 border tissue of Elschnigと呼ばれる[8]．脈絡膜血管には fenestrationがあるため，この部を介した視神経乳頭部への物質の移動は比較的自由である．つまり視神経乳頭部に関して，血管脳関門 blood-brain barrier(BBB)は存在しない．一方，グリア柱内の血管はグリア細胞間のgap junctionでブロックされるため，BBBが存在する[8,11]．

篩状板部

前篩状板部のからほぼ強膜のレベルに達すると，主に細胞成分のみによるグリア柱に連続して，結合組織成分の層が出現する．この部が篩状板部にあたる[12]（図1-38, 39）．篩状板は強膜の内層約2/3に連続し，コラーゲン線維，弾性線維を中心とした結合組織性の板状構造（篩状板ビームと称する）が10数層重なって構成されている（図1-41）．各層板の間はアストロサイトを主とするグリア細胞によって埋められている[23]．篩状板の厚さは約237μmと報告されている[24]．

篩状板のビームは横方向には強膜に連続し，強膜孔を横切る．また，後方には軟膜中隔に連続している．各篩状板層板の孔は連続してトンネルを形成し，ここを視神経線維束が通過していく．篩状板のトンネルは均一ではなくさまざまな大きさのトンネルが篩状板内で癒合・離開して神経線維束を作っている[25]．神経線維束の表面はアストロサイトの突起で覆われ，グリア境界鞘を形成している．一方，篩状板の表面もアストロサイトで覆われ，その境界にはアストロサイトの基底膜が

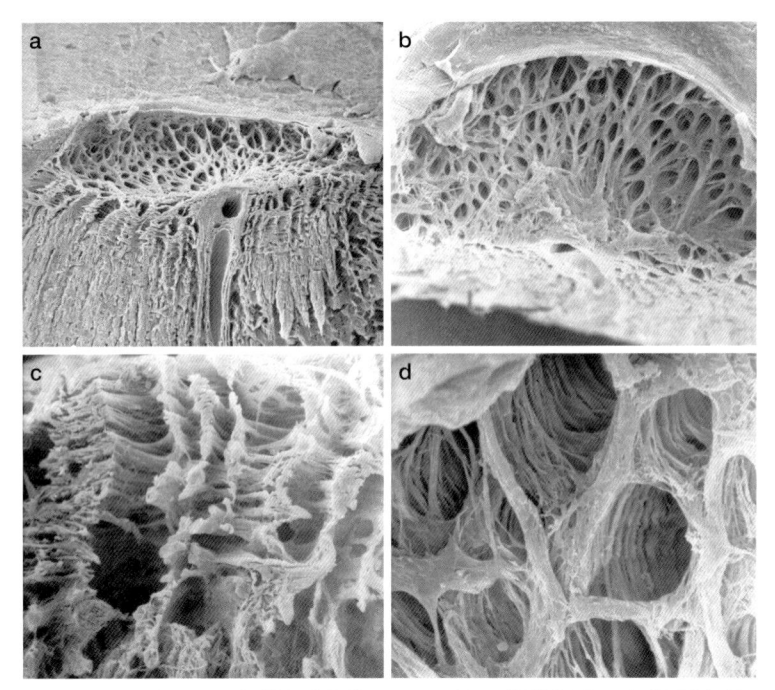

図1-41 正常ヒト眼視神経乳頭部のトリプシン消化標本の走査型電子顕微鏡所見

a, c：篩状板は強膜と連続し，結合組織性の板状構造が十数層連続して構成されている。b, d：硝子体側から観察すると，篩状板には円〜楕円形の孔が開いており，この部を神経線維束が走行していく。

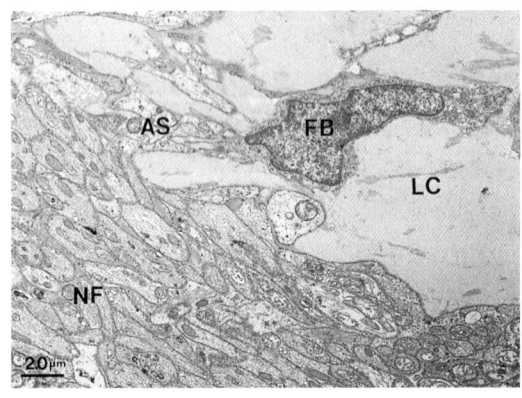

a. 正常眼の篩状板は比較的均一なコラーゲン線維が集合し，篩状板ビームを構成している。多くの弾性線維も観察される。

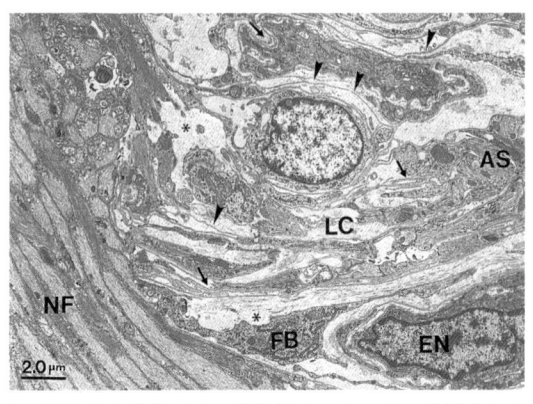

b. 実験緑内障眼では，篩状板のコラーゲン線維束によって構成されたビームが壊れ，小さい空間が各所に観察できる（＊）。基底膜様構造が延長（矢頭），多層化（矢印）している。

図1-42 サル眼篩状板を透過型電子顕微鏡で観察した所見（バーはいずれも 2.0μm）
NF：神経線維束　LC：篩状板　EN：血管内皮細胞　AS：アストロサイト　FB：線維芽細胞

存在している（図1-42, 43）[26]。篩状板のより前部では結合組織性の各層は比較的薄く，後部では厚い。この部を灌流する血管は篩状板内に限局し，血管と神経線維との間には必ずアストロサイトと篩状板の結合組織が介在する[8, 12]。

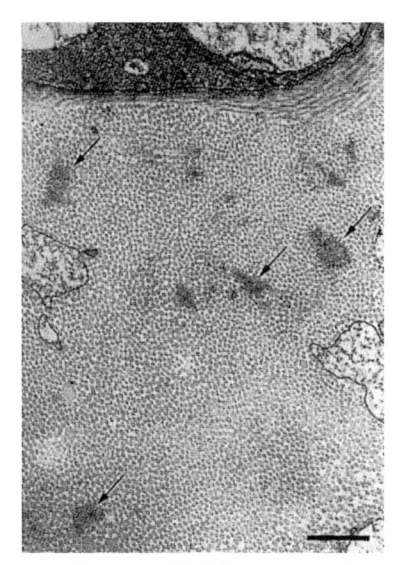

a. 正常サル眼の篩状板のビームは主に比較的均一なコラーゲン線維と豊富な弾性線維(矢印)で構成されている。弾性線維は周囲のコラーゲン線維と密着している。

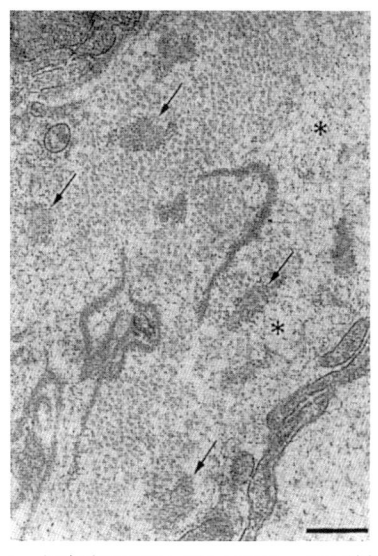

b. 緑内障眼ではしばしばコラーゲン線維同士の隙間が空き，しばしば線維状物質が沈着した空間が認められる(＊)。弾性線維(矢印)はしばしば周囲のコラーゲン線維から遊離した状態で存在している。

図1-43 篩状板の透化型電子顕微鏡所見（バーはいずれも 0.5μm）

■篩状板の性状と機能

視神経乳頭は限られた領域であるにも関わらず，全網膜を発した網膜神経節細胞の軸索が集合し，方向を変えて通過する。ヒト眼などの眼球外壁は角膜，強膜というコラーゲン線維を主体とした厚い，比較的強靭な結合組織で構成され，守られている。しかし強膜孔は神経線維が通過するため，眼球外壁のうち最も結合組織成分が粗な部分である。視神経乳頭部は機能的に重要な部位であるにも関わらず，構造的には脆弱な部位ということになる。特に篩状板は硝子体側からみると最初に出現する結合組織性構造で，恒常的に眼圧という機械的なストレスにさらされている。また篩状板と強膜の接合部は，眼球運動による動的なストレスを恒常的に受けている。篩状板の性状は，視神経線維の形態が保持され機能が保護されるかを決める重要な要素と考えられる[27,28]。Quigleyら[29]はヒト緑内障眼の病理組織を詳細に観察した結果から，視神経乳頭部，特に篩状板部付近を緑内障における視神経障害の初発部位と推定している。

ヒト眼やサル眼の篩状板を，トリプシンや水酸化ナトリウムによって細胞成分を消化し，細胞外マトリックスのフレームのみを残した状態で観察すると，その立体構築がよく理解できる（図1-41）[24,30-32]。硝子体側からみると，篩状板には500～600の孔 laminar pore が開口し，ここを神経線維束が通過していく。一般に pore の大きさは篩状板の上下方向で大きく，鼻側耳側で小さい。したがって特に上下方向では，結合組織によるフレームが比較的疎ということになり，典型的な緑内障による視神経障害が上下方向で先行する理由ではないかと考えられている[31,33]。緑内障による視神経障害メカニズムの一つの鍵を握ると考えられる篩状板における細胞外マトリックスについては，数多くの研究によってその特殊性が明らかにされてきた[34-39]。

篩状板にはⅠ，Ⅲ，Ⅳ，Ⅴ，Ⅵ，Ⅷ型コラーゲン，弾性線維を構成するエラスチン，フィブリリン，細胞接着性糖蛋白であるラミニン，フィブロネクチン，テナスチン[40]，ビトロネクチン，トロンボスポンジン[41]，またコンドロイチン・デルマ

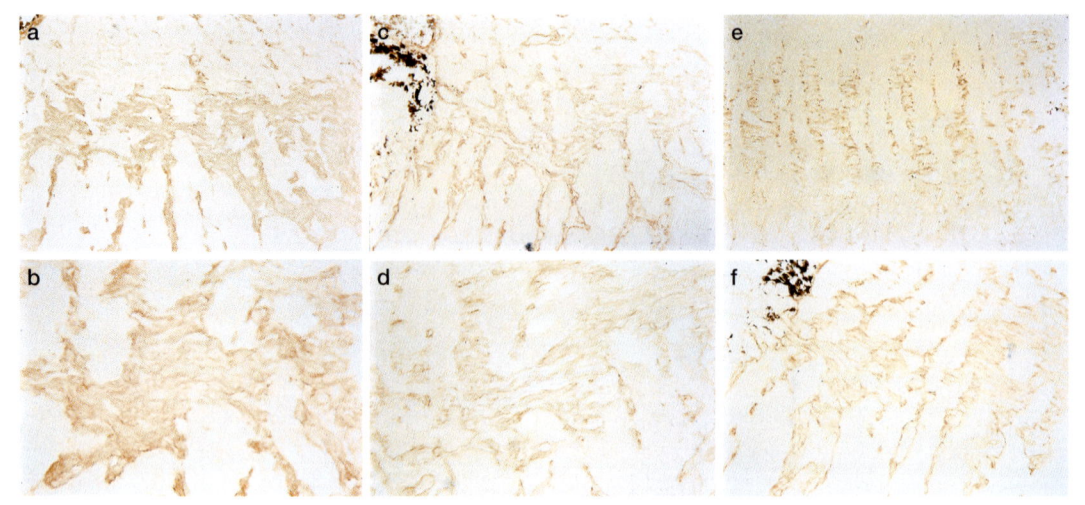

図1-44　サル眼の視神経乳頭部の細胞外マトリックスの分布
a, b：Ⅲ型コラーゲン　c, d：Ⅳ型コラーゲン　e：エラスチン　f：ラミニン
篩状板のビームの内部はⅠ型，Ⅲ型コラーゲン（a, b）などの間質系コラーゲンを中心に構成され，その周囲を取り巻くようにⅣ型コラーゲンやラミニン（c, d, f）などの基底膜成分が分布している。篩状板内には弾性線維の成分であるエラスチンに対する染色が豊富にみられる（e）。

タン硫酸，ヘパラン硫酸などのプロテオグリカン[26,42-44]などが分布している（図1-44）。たとえばビーム内のコラーゲン線維に伴ってⅠ，Ⅲ，Ⅴ，Ⅵ型などの間質性コラーゲンやコンドロイチン・デルマタン硫酸，プロテオグリカン，ビームを取り巻くアストロサイトの基底膜や，ビーム内の血管基底膜に伴ってⅣ型コラーゲン，ラミニン，ヘパラン硫酸プロテオグリカンなどが分布している。

篩状板は連続する強膜や軟膜中隔と同じ結合組織性組織であるにもかかわらず，その構成は異なっており，たとえば篩状板のコラーゲン線維は強膜，軟膜中隔のそれに比較して，より細く均一である。また，篩状板では弾性線維が豊富で方向性も統一が取れているのに対して，強膜ではわずかで方向性がない，軟膜中隔でも疎である[45]。篩状板には弾性線維によるネットワークが張りめぐらされ，その緊張がよく保たれている[46]（図1-45）。結果的に篩状板は層板構造が重層化し圧力を吸収しやすい形態をしていることとあわせて，眼圧や眼球運動などに対する変形から組織を守るのに適した構造をしている（図1-43）。また，糖蛋白の分布（表1-4）[41]をみると，テナスチンが篩状板と軟膜中隔に分布するのに対し強膜ではほとんど検出されず，トロンボスポンジンが強膜と篩状板に分布するのに対し，軟膜中隔にはみられない。発生学的背景とあわせて考えると，アストロサイトをはじめとするグリア細胞によって作られた中枢神経系結合組織としての要素と，強膜細胞が延長してきて作られた間質系結合組織の要素を，合わせもった組織と理解することができる。

後篩状板部

篩状板部からさらに後方に向かうと，視神経線維束の隔壁は主に結合組織による軟膜中隔 pial septum へと移行し，後篩状板部となる（図1-38, 39）。視神経の直径も3〜4 mmと，視神経乳頭部の約2倍になる。ヒトや霊長類では，網膜神経節細胞の軸索は篩状板の後縁で，無髄神経線維から有髄神経線維となる。この部では神経線維束は800〜1,200となる。後篩状板部の視神経は，眼球外のそれより後方の，いわゆる球後視神経と組織学的に同一である。視神経の髄鞘は末梢神経のシュワン細胞ではなく，他の中枢神経同様にオリ

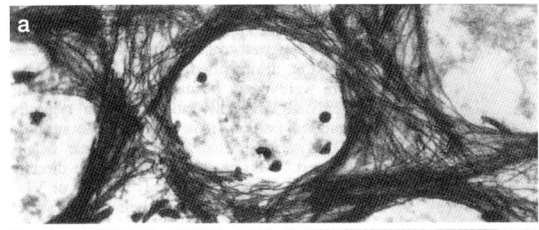

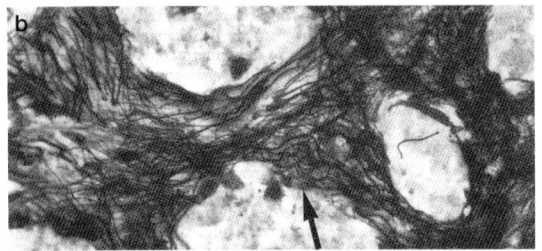

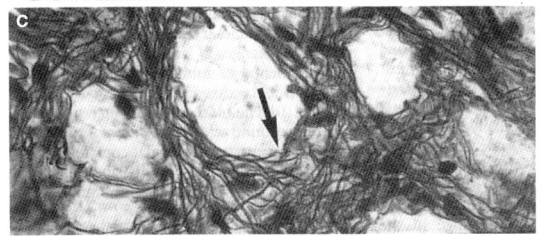

図1-45 ヒト緑内障眼における篩状板ビーム内弾性線維の変化
a：正常眼　b：軽度障害眼　c：重度障害眼
正常の篩状板内ではエラスチンは均等，かつ直線的にネットワークを作っており，よく緊張を保っている(a)。緑内障眼では軽度から重度になるにしたがって，エラスチン線維は直線ではなく次第に屈曲している(b, c；矢印)。おそらく弾性線維の緊張は緩んでおり，有効に働くことができないと考えられる。
(Quinglev HA et al：Br J Ophthalmol 75：552-557, 1991 より)

トの突起が完全に包んでグリア境界鞘を形成している。

強膜の外層1/3は篩状板後端のレベルで約90度方向を変え，視神経を包むように硬膜dura materに連続する。視神経の表面は軟膜pia materで取り囲まれており，硬膜と軟膜の間にはくも膜arachnoid membraneがある。硬膜とくも膜の間には硬膜下腔subdural space，くも膜と軟膜の間はくも膜下腔subarachnoid spaceといい，頭蓋内の同名の腔へと連続している(図1-38)。ここには脳脊髄液があり，その前端は篩状板後端のレベルで盲端として終わっている。軟膜中隔はコラーゲン線維を主体とした結合組織で構成され，トリプシンや水酸化ナトリウムによる消化標本を走査型電子顕微鏡で観察すると，側面にしばしば孔が形成されている[47]。中心部は網膜中心動脈・静脈を取り囲む中心結合組織に転属している。この部の視神経に分布する血管は，軟膜および軟膜中隔内に限局している[8, 13]。

傍乳頭網脈絡膜萎縮

傍乳頭網脈絡膜萎縮 parapapillary chorioretinal atrophy[48-50]は乳頭周囲に一般的に認められる所見で，一種の加齢変化と考えられてきた。しかし，緑内障眼で頻度が高いこと，緑内障の進行に伴って拡大傾向が見られることなどから，何らかの形で視神経障害に関わる因子の一つと考えられている。Jonasら[50]は，検眼鏡的に乳頭周囲の色素沈着の異常部位をZone α，その内側の強膜や脈絡膜血管が透見される部分をZone βに分類した。組織学的にZone αは網膜色素上皮細胞層が不規則となっている部分に，Zone βは網膜

ゴデンドロトサイトで形成されている。軸索の周囲はオリゴデンドロサイトの突起でらせん状に取り囲まれ，髄鞘板層膜を形成する。多数の有髄・無髄線維が束を形成し，その外面をアストロサイ

表1-4 細胞接着性グリコプロテインの分布

	篩状板	軟膜中隔	強膜	染色パターン
ラミニン	+	+	(+)	線状，基底膜
フィブロネクチン	+	+	+	びまん性
テナスチン	++	+	−	びまん性，線状に強調
ビトロネクチン	++	+	+	短く細かい線維状
トロンボスポンディン	+	−	+	びまん性
エンタクチン／ニドゲン	+	+	(+)	線状，基底膜

(+)：血管の基底膜に伴って+

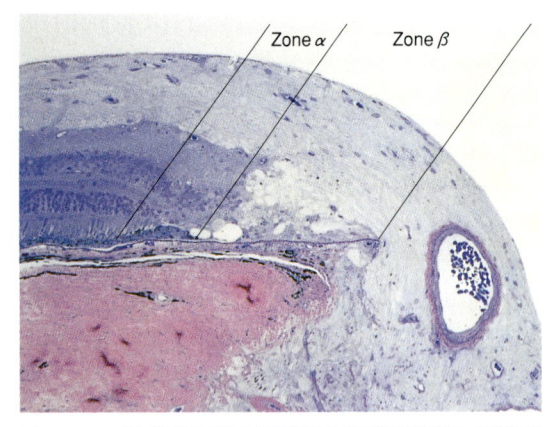

図1-46　正常眼圧緑内障眼例の傍乳頭萎縮の組織所見
zone α は異常な網膜色素上皮細胞が見られる部分に，zone β は網膜色素上皮細胞，脈絡膜の萎縮した部位に相当する。

色素上皮細胞層が完全に消失し，視細胞層も不規則に消失している部分を指している（図1-46）。

視神経乳頭のアストロサイト

視神経乳頭部に分布するグリア細胞の主体はアストロサイト[23,51-53]で，前篩状板部ではグリア柱を形成し，篩状板部では篩状板の層板の表面を被い，かつ層板間を埋める。また後篩状板部では軟膜中隔の表面に分布しグリア境界膜を形成している[23,52]。視神経に分布しているアストロサイトは type 1, 2 に分けられる。type 1 は視神経全体に，type 2 は有髄性の視神経にのみ見られる。さらに type 1 は glial fibrillary acidic protein (GFAP), neural cell adhesion molecule (N-CAM) のうち，GFAP にのみ陽性の type A と，両者ともに陽性の type B に分けられる。視神経乳頭部では type 1B が優位である。type 1A は主に軸索の構造的支持に働き，type 1B は生理的環境の維持に働くといわれている。

中枢神経系でさまざまな神経障害の病態に，反応性アストロサイト reactive astrocyte が関わっていることが推測されている。反応性アストロサイトは GFAP の発現上昇，細胞の肥大化，酵素活性の変化，サイトカイン・増殖因子・細胞外マトリックスの産生，細胞表面分子の変化として特徴付けられており，緑内障における視神経乳頭陥凹の形成や，視神経障害のメカニズムに密接に関わっている可能性が高いと考えられている[23,51-53]。視神経乳頭部のアストロサイトが TGF-β などの増殖因子[54-56]，ニューロトロフィンやそのレセプター[57,58]を発現していることが示されている。また，ヒト緑内障眼や実験緑内障眼で，前篩状板部から篩状板部のアストロサイトによる誘導型一酸化窒素合成酵素（NOS-2）の発現上昇がみられることが示されている[59-62]。

軸索輸送

軸索輸送という生理学現象はすべての神経細胞に普遍的な現象で，周辺部の軸索を維持するために発達した機能と考えられている。軸索輸送はきわめて繊細で，容易にさまざまな障害を受ける。視神経線維すなわち網膜神経節細胞の軸索は，網膜の細胞体から外側膝状体までをつなぎ，中枢神経系でも特に長い走行をもっている。そのため，その走行の各所でさまざまな障害を受ける危険性がある。下垂体腫瘍による圧迫性病変はその代表であり，緑内障眼でも視神経乳頭部で軸索輸送が障害されていることが明らかにされている。

軸索輸送には細胞体から軸索末端に向かう順行性輸送と，反対に軸索末端から細胞体に向かう逆行性輸送の2種類がある[63]。順行性軸索輸送は少なくとも三つの速度に分けられ，遅い輸送（0.5～5 mm/24 h），中間の輸送（5～400 mm/24 h），速い輸送（400～1,000 mm/24 h）がある。遅い輸送ではさまざまなタイプの蛋白を輸送しており，主に軸索膜の維持に働いている。より遅いクラスの遅い輸送（SCa）は 0.2～1 mm/24 h で，主にチュブリンなどの細胞骨格系蛋白を輸送している。遅い輸送の中の速い成分（SCb）は 2～8 mm/24 h で，アクチンやミオシンなどの蛋白を輸送している。ミトコンドリアはこの過程で輸送されている。速い輸送はさまざまな細胞内小器官を輸送しており，おそらくシナプス機能の保持に働いている。中間の輸送に関しては，いまだに特殊な機能は明らかにされていない。

軸索輸送の速度の違いは速い輸送のキニジン，

遅い輸送のダイニンという，輸送蛋白の違いに関係している可能性がある．一方，逆行性輸送は順行性輸送の中間から早い輸送のほぼ半分の速度（50〜260 mm/24 h）で，その目的は物質の再利用と考えられるが，この過程は増殖や成長の際のシナプス末端と細胞体との特殊な連絡を提供している可能性も考えられている．

視神経乳頭の発生

　発生学的に視神経は三つの起源から構成される．つまり神経外胚葉細胞 neuroectodermal cell は，①網膜神経節細胞とその突起（軸索），および②グリア組織を構成する．③神経堤細胞 neural crest cell は軟膜，くも膜，硬膜の視神経鞘，強膜を形成する[64,65]．

　胎生第 4 週頃，眼胞 optic vesicle が形成され，その近位部は細い管状を形成する．これが眼杯茎 optic stalk である．胎生第 6 週末頃，網膜表層の神経（節）細胞から出た突起は，網膜の最表層に入って網膜神経線維層を形成し，視神経乳頭に向かって集合し，眼杯茎内に進入，外側膝状体に向かう．眼杯茎内層の神経外胚葉細胞はグリア細胞へと分化し，胎生第 8 週の間にグリア性篩状板が形成される．眼杯茎を取り巻く神経堤細胞は胎生第 7 週頃より分化し，軟膜，くも膜，硬膜を形成する．線維性篩状板はグリア性篩状板内に神経堤細胞が進入して形成され，胎生 7 か月頃に確認される．軸索は早期には急激にその数が増加し，胎生第 10〜12 週頃には約 190 万本，16 週頃には 370 万本となるが，胎生第 33 週までに成人と同様な 110 万本程度まで減少する[66]．髄鞘化は胎生 7 か月頃に視交叉側から始まって眼球に向かい，生後約 1 か月頃に篩状板直後で停止する[67]．

視神経乳頭部の血管構築

　前部視神経の動脈系は基本として，内頸動脈 internal carotid artery の分枝である眼動脈 ophthalmic artery から分かれた網膜中心動脈 central retinal artery と，後毛様動脈 posterior ciliary artery の 2 本から供給される[68-71]．特に視神経乳頭部に関しては，後毛様動脈が主体である．後毛様動脈は眼窩部後方で眼動脈から 1〜5 本分岐し，典型的には 2〜4 本の後毛様動脈が前方へ向かい，眼球直後の視神経周囲で 10〜20 本の短後毛様動脈 short posterior ciliary artery を分岐する[72,73]．ときに後毛様動脈は，短後毛様動脈を分岐する前に内後毛様動脈と外後毛様動脈に分かれる．長後毛様動脈 long posterior ciliary artery は，後毛様動脈の分枝で眼球の外壁を伝って前方へ向かい，強膜を貫通し，虹彩や毛様体，前部脈絡膜に血流を供給する[69,71]．短後毛様動脈は眼球の後極部で眼球を貫通し，乳頭周囲の脈絡膜と前部視神経の大部分を灌流している．

　半数以上のヒト眼には，傍視神経強膜内に動脈性の環状構造があり，一般に Zinn-Haller 動脈輪と呼ばれている．Zinn-Haller 動脈輪は前部視神経，脈絡膜，軟膜組織に多数の血管を供給している[69-71]．

　一方，眼動脈は人眼では眼球後方約 5〜12 mm の位置で，下内側から軟膜組織を伴いながら視神経内に進入し，網膜中心動脈となる[65-68]．網膜中心動脈[74]は視神経内でほとんど分岐しないが，まれに後篩状板部でごく小さい枝が分かれ，軟膜組織内に進入し毛様動脈系と吻合している．網膜中心動脈は構造上小さな筋型動脈で，内皮細胞・内弾性板，中膜の平滑筋細胞，外膜結合組織からなる．明確な外弾性板はない．網膜中心静脈には内皮細胞の外側に平滑筋細胞がある．網膜中心動脈と中心静脈は視神経内では中心結合組織に包まれ，互いに併走している（図 1-37〜39, 47, 48）．

表層神経線維層

　表在神経線維層は，乳頭周囲の網膜中心動脈の分枝から血液の供給を受けている[69,71,75,76]．乳頭表層の毛細血管（上乳頭血管 epipapillary capillaries）は，乳頭周囲の網膜の毛細血管で放射状の長い走行を示す radial peripapilalry capillaries と連続した血管系である[76,77]．また，乳頭表層の毛細血管の大半は静脈性で，網膜中心静脈またはその分枝に還流している．このほか，短後毛様動脈の

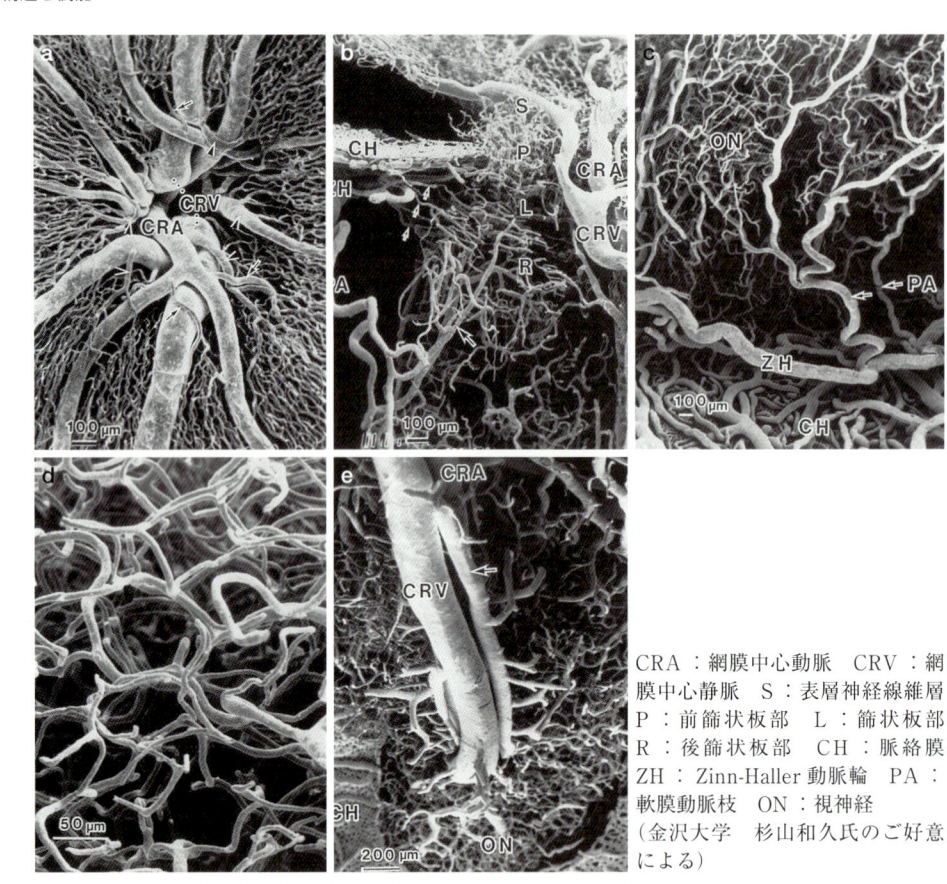

CRA：網膜中心動脈　CRV：網膜中心静脈　S：表層神経線維層　P：前篩状板部　L：篩状板部　R：後篩状板部　CH：脈絡膜　ZH：Zinn-Haller動脈輪　PA：軟膜動脈枝　ON：視神経
（金沢大学　杉山和久氏のご好意による）

図1-47　サル眼視神経乳頭部の血管鋳型標本の走査型電子顕微鏡所見

a．硝子体側から視神経乳頭を観察。乳頭表層の毛細血管は，乳頭周囲網膜の毛細血管で放射状の長い走行を示す radial peripapillary capillaries と連続した血管系である。（矢印：動脈枝，矢頭：静脈枝）

b．視神経乳頭の縦断面。大きい矢印は，軟膜動脈枝が視神経に対して求心性の枝を出し，後篩状板部と篩状板部を栄養している部分を示している。小さい矢印はZinn-Haller動脈輪からの小分枝が篩状板部を栄養している部位を示している。

c．眼球後方から視神経を観察。Zinn-Haller動脈輪からの分枝が逆行性に視神経軟膜に分布し，ここから視神経内に求心性の小分枝を出している。

d．篩状板の横断面。篩状板の毛細血管は篩状板のビーム内を走行する。したがって篩状板の形態と同じく polygonal pattern を示す。

e．視神経内部の静脈系。後篩状板部では網膜中心静脈と集合細静脈（矢印）が視神経の中心部を通過し，後方へ向かう部位で多くの細静脈枝を受けている。集合静脈は網膜中心静脈に合流する。

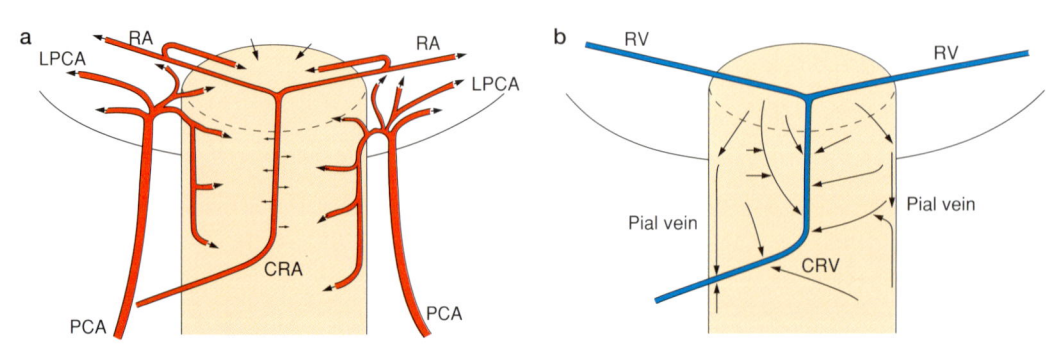

図1-48　視神経乳頭部における動脈系経路（a）と静脈系経路（b）（杉山原図を改変）

枝で網膜に分布する毛様網膜動脈により，分節的に栄養されている。この血管から出た毛細血管は乳頭縁の網膜血管や前篩状板部の視神経内の血管と吻合を形成している。この部位への脈絡膜血管，脈絡膜毛細血管の直接の関与はみられない。

前篩状板部および篩状板部

前篩状板部から篩状板部は脈絡膜から強膜のレベルにあたり，基本的には短後毛様動脈の枝とZinn-Haller動脈輪からの枝が供給されている。Zinn-Haller動脈輪がよく発達した眼では，ここから前篩状板部，篩状板部への動脈枝の供給がみられる[69,70,75,78]。乳頭周囲の脈絡膜から前篩状板部や篩状板部へ向かう血管が観察されるが，これらは実は脈絡膜から出たものではなく単に通り抜けてきたもののようで，脈絡膜からの直接の供給はほとんど見られない[69,75,78]。

後篩状板部

後篩状板部の血管も基本的には前篩状板部，篩状板部と同様で，短後毛様動脈とZinn-Haller動脈輪の枝で構成されている[69,75]。この部位ではこれらの血管に加えて，軟膜動脈系の血管が前方へと向かい，後篩状板部の血管と連続している。この軟膜動脈系の毛細血管は眼動脈が視神経内に進入する直前に分枝を出し，視神経周囲から軟膜組織に供給したものである。この部の血管は軟膜中隔内に限局している。

以上のように，前部視神経では動脈系の供給が多彩なのに対して，一般に静脈系の排出経路は網膜中心静脈のみで，いずれの動脈系から毛細血管系へ入ってきた血流もすべてここを介して流出する[75,79]（図1-48）。

緑内障による視神経乳頭部の組織学的，細胞生物学的変化

視神経乳頭部の組織学的変化

Quigleyによると緑内障による視神経乳頭陥凹は，主に視神経乳頭の結合組織（特に篩状板）が眼圧に対して反応し，圧縮，伸展，再配置した結果として生ずる[24]。篩状板の層板は互いにつぶれて癒合し，後方へ移動している。進行した症例では篩状板はBruch膜の後方に位置していて，後方かつ外方へ著明な弓状を呈している（図1-37, 49）。

一方，初期の緑内障眼では，組織学的に前篩状

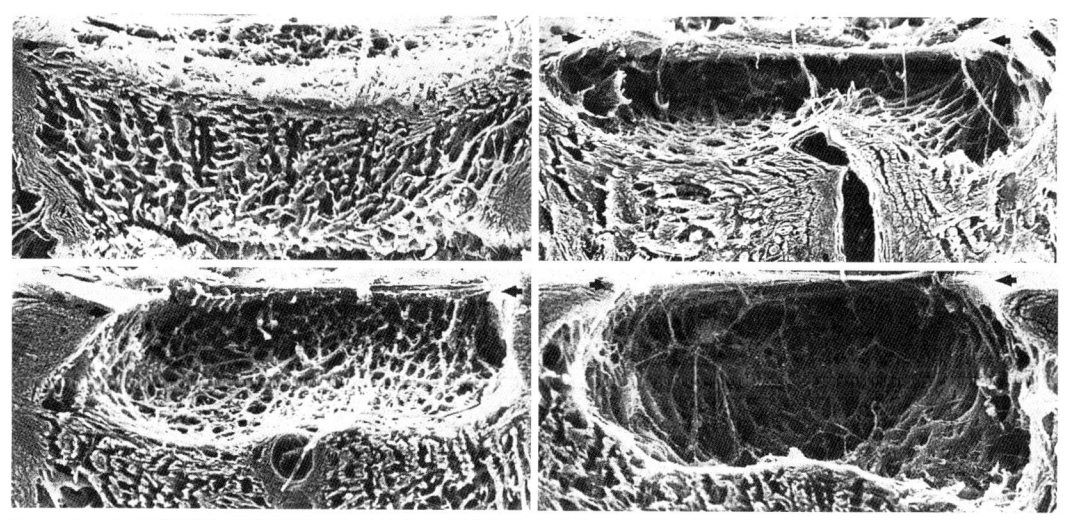

図1-49　ヒト眼視神経乳頭部のトリプシン消化標本の走査型電子顕微鏡所見
a：正常成人眼，b, c：中等度進行した緑内障眼，d：既に失明した緑内障眼。
篩状板は緑内障の進行に伴って後方へ彎曲していく。特に周辺部は外後方に向かって著明に彎曲していく。
（Quigley HA et al：Arch Ophthalmol 99：137-143, 1981 より）

a	b
c	d

板部の神経線維の消失が乳頭陥凹の主体である。それとともにグリア柱と神経線維束の正常形態はほとんど失われる。視神経線維が消失した部位はグリア組織で補填されるが，他の原因による視神経萎縮に比較して緑内障眼ではその程度は弱い。グリア柱の形態が変化すること，篩状板の形態変化と再配置が起こることから，当然のことながら進行した緑内障眼の前篩状板部や篩状板部では，神経組織の消失だけでなく血管構築も変化している。

視神経乳頭部における軸索輸送障害

緑内障眼では，視神経乳頭部に軸索輸送障害が生じていることが示されている。おそらく急性緑内障眼では，眼圧による急激な圧迫で篩状板の層板が互いに横ずれし，また慢性緑内障眼では長期間にわたる篩状板のremodeling（再構築）により変形し，篩状板孔が屈曲・蛇行する[24,31,32,80,81]。そのため視神経線維はこの部で横方向の力を受け，いわゆる軸索輸送障害を生ずると考えられている（図1-50, 51）[22,82-86]。緑内障眼で最終的には網膜神経節細胞はアポトーシスの過程を経て消失することが明らかにされているが，軸索輸送障害がどのように網膜神経節細胞死につながるかは明らかにされていない。ヒト緑内障眼，実験緑内障モデルの視神経乳頭部では，軸索輸送障害に伴うと考えられる異常な形態のミトコンドリアの集積が観察されている[87]。また，脳由来神経栄養因子 brain-derived neurotrophic factor（BDNF）などは視神経の維持に重要と考えられているが，その一部はシナプス末端から取り込まれ受容体と結合し，軸索輸送によって細胞体に運ばれる。軸索輸送障害によってBDNFの供給も低下すると考えられる[58,88]。いずれも，緑内障-軸索輸送障害-アポトーシスを介した網膜神経節細胞死につながる現象の可能性がある。

篩状板の細胞外マトリックス変化とそれを調節する因子

緑内障による視神経乳頭変化の特徴の一つに篩状板の細胞外マトリックス変化があげられる[26]。篩状板ではコラーゲン線維束の崩壊，弾性線維の変化，基底膜成分の沈着，プロテオグリカンの変化，ヒアルロン酸の沈着などがみられる（図1-42, 43, 45）[26,34,36,45,46,89-94]。特に弾性線維の変化は顕著である[34,36,45,46,89,91,93,94]。正常眼の篩状板では，弾性線維は篩状板ビーム内で縦横にネットワークを形成し，その緊張はよく保たれている[46,91]。緑内障眼では弾性線維の緊張は緩み，これはより進行した眼で著しい（図1-43, 45）。したがって緑内障眼では，篩状板の弾性は著しく低下していると考えられる。これらの知見の多くは，緑内障による視神経乳頭陥凹が単純な後方への圧迫によって生ずるのではなく，神経線維の脱落，篩状板の崩壊と修復，そして後方へ向かってのその繰り返しによるremodelingによって形成されていくことを示している。

また，この動的なremodelingを調節する因子として，細胞外マトリックスを消化するいくつかの基質分解酵素と抑制因子，増殖因子があげられる。基質分解酵素と抑制因子の代表としてマトリックスメタロプロテナーゼ matrix metalloproteinase（MMP）とその抑制因子 tissue inhibitor of metalloproteinase（TIMP），増殖因子の代表とし

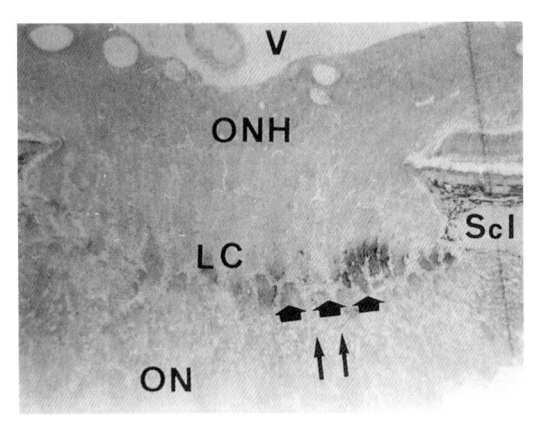

図1-50 サル実験緑内障眼（急性眼圧上昇眼）の視神経乳頭における速い軸索輸送の障害
前房内にカテーテルを刺入し，短時間の高眼圧を付加し急性実験緑内障眼を作製した。硝子体内に放射性同位元素でラベルしたアミノ酸を注入，1日後に抜眼した組織オートラジオグラフィ所見。篩状板部に一致して強い感光銀粒子の集積が見られる。順行性高速軸索輸送の停滞所見である。

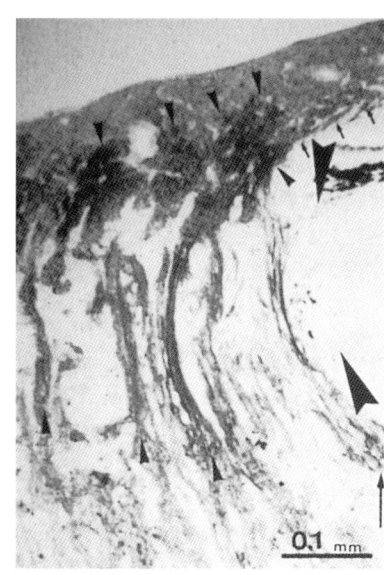

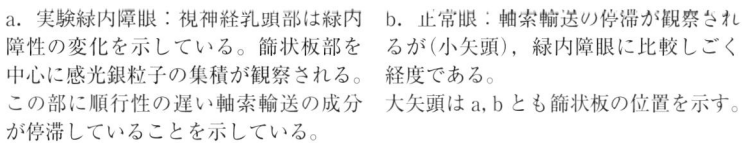

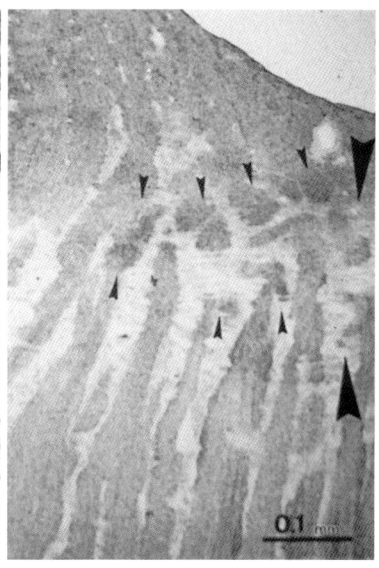

a. 実験緑内障眼：視神経乳頭部は緑内障性の変化を示している。篩状板部を中心に感光銀粒子の集積が観察される。この部に順行性の遅い軸索輸送の成分が停滞していることを示している。

b. 正常眼：軸索輸送の停滞が観察されるが（小矢頭），緑内障眼に比較しごく軽度である。
大矢頭はa, bとも篩状板の位置を示す。

図1-51 サル実験緑内障眼（慢性眼圧上昇眼）の視神経乳頭における遅い軸索輸送の障害
慢性眼圧上昇眼を作製し，その硝子体内に放射性同位元素でラベルしたアミノ酸を注入，3日後に抜眼した組織オートラジオグラフィ所見。

て変換増殖因子 transforming growth factor (TGF)-β がある。ヒト緑内障眼，実験緑内障眼の視神経乳頭部でMMP, TIMPとも発現が増加し，おそらくそのバランスは乳頭陥凹の形成を調節している[95,96]。また，TGF-β に関してはヒト緑内障眼，実験緑内障眼の視神経乳頭部で発現が亢進し，remodelingに関わる重要な因子であることが推測されている（図1-52）[51,52]。これらの酵素，抑制因子，増殖因子は主に視神経乳頭部のアストロサイトによって産生・調節されていると考えられ[23,56,97]，緑内障における視神経乳頭陥凹，視神経障害への密接な関わりが示唆されている。

正常眼圧緑内障における視神経乳頭の変化

以上に述べたような原発開放隅角緑内障（POAG）眼や実験緑内障眼にみられた変化は，基本的に眼圧上昇の影響を強く受けた結果と考えられる。それに対して，正常眼圧緑内障（NTG）では，視神経の脆弱性や眼圧による物理的圧力によるだけでなく，それ以外のメカニズムも関わっている可能性が疑われる。

NTGの病理組織学的所見についてはBrownsteinら[98]，Bennettら[39]，Iwataら[99]の報告がある。いずれも結論として"POAG眼や実験緑内障モデル眼に生じている変化に類似している"と述べられている。違いをあげるとすると，①篩状板がより貧弱であること，②シュナーベル空洞状変性と呼ばれる所見が視神経乳頭のあらゆる部位でより顕著にみられることなどがあげられる[99]（図1-53）。

貧弱な篩状板という所見は，元々，支持力の弱い眼にNTGが生じた可能性と，篩状板におけるremodelingの際の分解系がより強く，再生系が微弱であった可能性のいずれもが考えられる。またシュナーベル空洞状変性は，一般に神経線維が崩壊した所見であるが，組織の固定条件によっては軸索腫脹所見をみていた可能性がある。POAG眼や実験緑内障眼にもみられる所見だが，NTG

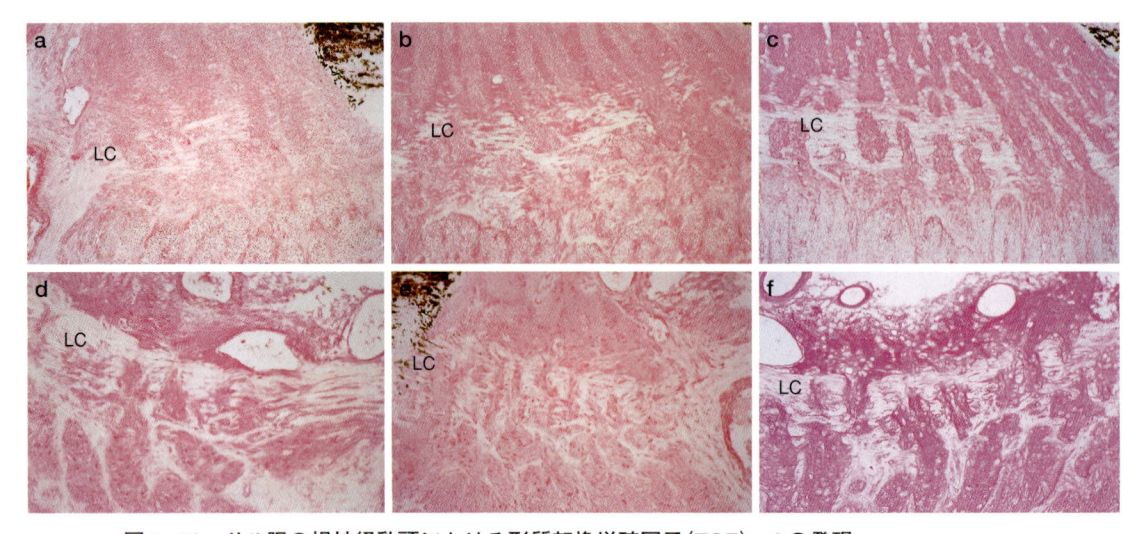

図 1-52 サル眼の視神経乳頭における形質転換増殖因子（TGF）-βの発現
細胞外マトリックス代謝に関わる増殖因子の一つに TGF-β がある。サル正常眼（a, b, c）と実験緑内障眼（d, e, f）の視神経乳頭における TGF-β_1（a, d），TGF-β_2（b, e），そのレセプターの一つ TGF-β RⅡ（c, f）の発現を比較すると，実験緑内障眼の篩状板部，前篩状板部で発現が亢進している。篩状板の remodeling に関わる因子の一つと考えられる。LC：篩状板

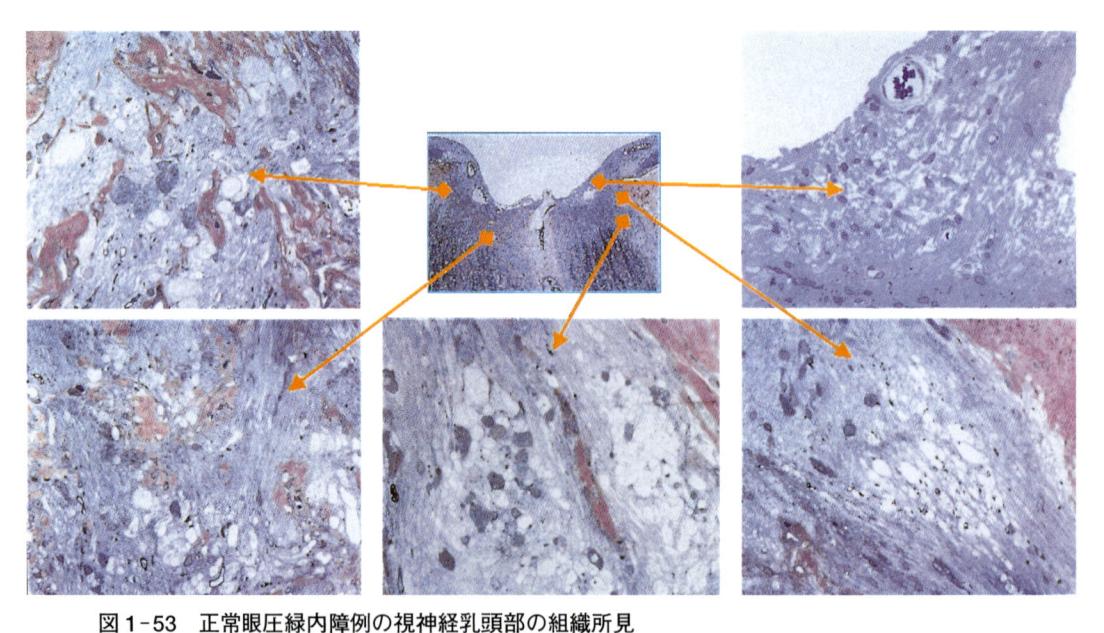

図 1-53 正常眼圧緑内障例の視神経乳頭部の組織所見
トルイジンブルー，サフラニンによる染色。前篩状板部から後篩状板部の広い範囲の各所に軸索の腫脹とシュナーベル空洞状変性が認められた。軸索の腫脹は軸索輸送の停滞を，空洞化変性はそれに続発する神経線維の脱落巣を意味していると考えられる。

例ではより顕著である。

　Waxら[96,100]はいくつかの興味深い報告をしている。詳細な臨床経過が残されたNTGの1例について組織学的検索をしたところ，上記と同様な所見に加えて，網膜，視神経乳頭内に正常眼ではほとんど見られないIgG, IgAの沈降が認められ，NTGへの自己免疫機構の関与を疑う一つの所見ではないかと述べている[100]。さらにYanら[90]はMMP，腫瘍壊死因子tumor necrosis factor (TNF)-αの発現をPOAG眼，NTG眼，正常眼で比較して，①NTG眼でより著しい篩状板の変形，②NTG眼で著明なシュナーベル空洞状変性，③緑内障眼の視神経乳頭部におけるアストロサイトで，MMP-2，MMP-3の発現増加（特に正常眼＜POAG眼＜＜NTG眼），TNF-α，TNFα受容体1の発現増加，などの所見が見られたと報告している。視神経乳頭のMMPは篩状板のremodelingに直接関わる酵素であり，TNF-αは神経細胞死に直接関わる増殖因子として注目される。

　　　　　　　　　　　（福地健郎・上田　潤）

文献

1) Varma R, Minckler R : Anatomy and pathophysiology of the retina and optic nerve. In : Ritch R, Shields MB, Krupin T ed : The glaucomas 2nd ed, 139-175, Mosby, St Louis, 1996
2) Airaksinen PJ, Drance SM : Neuroretinal rim area and retinal nerve fiber layer in glaucoma. Arch Ophthalmol 103 : 203-204, 1985
3) 石井光一：日本人視束乳頭径に就いて．日眼会誌 55 : 242-248, 1951
4) Jonas JB, Gusek GC, Guggenmoos-Holzmann I et al : Size of the optic nerve, scleral canal and comparison with intravital determination of optic disc dimensions. Grafes Arch Clin Exp Ophthalmol 226 : 213-215, 1988
5) Quigley HA, Brown AE, Morriosn JD et al : The size and shape of the optic disc in normal human eyes. Arch Ophthalmol 108 : 51-57, 1990
6) Varma R, Tielsch JM, Quigley HA et al : Race-, age-, gender-, and refractive error-related differences in the normal optic disc. Arch Ophthalmol 112 : 1068-1076, 1994
7) Airaksinen PJ, Tuulonen A, Werner EB : Clinical evaluation of the optic disc and retinal nerve fiber layer. In : Ritch R, Shields MB, Krupin T ed : The glaucomas 2nd ed, 617-657, Mosby, St Louis, 1996
8) Hogan, MJ, Alverado JA, Weddell JE : Optic nerve. In : Hogan MJ, Alverado JA, Weddell JE ed : Histology of the human eye, 532-606, WB Saunders, Philadelphia, 1971
9) Hogan MJ, Zimmernan LE : Ophthalmic pathology. An atlas and textbook, 57-86, WB Saunders, Philadelphia, 1962
10) 岡村良一：視神経の解剖・組織．眼科 Mook 30 : 1-29, 1986
11) Anderson DR, Francisco S : Ultrastructure of the optic nerve head. Arch Ophthalmol 83 : 63-73, 1970
12) Anderson DR, Francisco S : Ultrastructure of human and monkey lamina cribrosa and optic nerve head. Arch Ophthalmol 82 : 800-814, 1969
13) Anderson DR, Hoyt WF, Francisco S : Ultrastructure of intraorbital portion of human and monkey optic nerve. Arch Ophthalmol 82 : 506-530, 1969
14) Anderson DR, Francisco S : Ultrastructure of meningeal sheaths. Arch Ophthalmol 82 : 659-674, 1969
15) Minckler DS, MacLean IW, Tso MOM : Distribution of axonal and glial elements in the rhesus optic nerve head studied by electron microscopy. Am J Ophthalmol 82 : 179-87, 1976
16) Minckler DS : The organization of nerve fiber bundles in the primate optic nerve head. Arch Ophthalmol 98 : 1630-1636, 1980
17) Radius RL, Anderson DR : The course of axons through the retina and optic nerve head. Arch Ophthalmol 97 : 1154-1158, 1979
18) Balaszi AG, Rootman J, Drance SM et al : The effect of age on the nerve fiber population of the human optic nerve. Am J Ophthalmol 97 : 760-766, 1984
19) Repka MX, Quigly HA : The effect of age on normal human optic nerve fiber number and diameter. ophthalmology 96 : 26-32, 1989
20) Jonas JB, Schmidt AM, Muller-Bergh JA et al : Human optic nerve count and optic disc size. Invest Ophthalmol Vis Sci 33 : 2012-2018, 1992
21) Mikelberg FS, Drance SM, Schulzer M et al : The normal human optic nerve. Axon count and axon diameter distribution. Ophthalmology 96 : 1325-1328, 1989
22) Minckler DS : Correlations between anatomic features and axonal transport in primate optic nerve head. Trans Am Ophthalmol Soc 84 : 429-52, 1986
23) Trivino A, Ramirez JM, Salazar JJ et al : Immunohistochemical study of human optic nerve head astroglia. Vision Res 36 : 2015-2028, 1996
24) Quigley HA, Hohman RM, Addicks EM et al : Morphologic changes in the lamoina cribrosa correlated with the neural loss in open-angle glaucoma. Am J Ophthalmol 95 : 673-691, 1983
25) Mogan JE, Jeffery G, Foss AJ : Axon deviation in the human lamina cribrosa. Br J Ophthalmol 82 : 680-683, 1998
26) Fukuchi T, Sawaguchi S, Yue BYJT et al : Sulfated proteoglycans in the lamina cribrosa of normal mon-

key eyes and monkey eyes with laser-induced glaucoma. Exp Eye Res 58 : 231-244, 1994
27) Fechtner RD, Weinreb RN : Mechanisms of optic nerve damage in primary open angle glaucoma. Surv Ophthalmol 39 : 23-42, 1994
28) 岩田和雄:低眼圧緑内障および原発開放隅角緑内障の病態と視神経障害の機構. 日眼会誌 96 : 1501-1531, 1992
29) Quigley HA, Addicks W, Green R et al : Optic nerve damage in human glaucoma II. The site of injury and susceptibility of damage. Arch Ophthalmol 99 : 653-649, 1981
30) Emery JM, Landis D et al : The lamina cribrosa in normal and glaucomatous human eyes. Trans Am Acad Ophthalmol Otolaryngol 78 : 290-297, 1974
31) Quigley HA, Addicks EM : Regional differences in the structure of the lamina cribrosa and their reaction to glaucomatous nerve damage. Arch Ophthalmol 99 : 137-143, 1981
32) Sawaguchi S, Yue BYJT, Fukuchi T et al : Collagen fibrillar network in the optic nerve head of normal monkey eyes and monkey eyes with laser-induced glaucoma - A sccaning electron microscopic study. Curr Eye Res 18 : 143-149, 1999
33) Dondona L, Quigley HA, Brown AE et al : Quantitative regional structure of the normal human lamina cribrosa. Arch Ophthalmol 108 : 393-398, 1990
34) Fukuchi T, Sawaguchi S, Hara H et al : Extracellular matrix changes of the optic nerve lamina cribrosa in monkey eyes with experimentally chronic glaucoma. Graefe's Arch Clin Exp Ophthalmol 230 : 421-427, 1992
35) Hernandez MR, Luo XX, Igoe F et al : Extracellular matrix of the human lamina cribrosa. Am J Ophthalmol 104, 567-576, 1987
36) Hernandez MR, Yang J, Ye H. : Activation of elastin mRNA expression in human optic nerve heads with primary open-angle glaucoma. J Glaucoma 3 : 214-225, 1994
37) Morrison JC, Jerden JA, L'Hernaut NL et al. The extracellular composition of the monkey optic nerve head. Invest Ophthalmol Vis Sci 29 : 1141-1150, 1988
38) Morrison JC, L'Hernault NL, Jerdan JA et al : Ultrastructural localization of extracellular matrix components in the optic nerve head. Arch Ophthalmol 107 : 123-129, 1989
39) Bennet SR, Alward WLM, Folberg R : An autosomal dominant form of low-tension glaucoma. Am J Ophthalmol 108 : 238-244, 1989
40) Pena JD, Varela HJ, Ricard CS et al : Enhanced tenascin expression associated with reactive astrocytes in human optic nerve heads with primary open angle glaucoma. Exp Eye Res 68 : 29-40, 1999
41) Fukuchi T, Sawaguchi S, Ueda J et al : Cell adhesion glycoproteins in the normal human optic nerve heads. Jap J Ophthalmol 45 : 363-367, 2001
42) Caparas VL, Cintron C, Hernandez-Neufeld MR : Immunohistochemistry of proteoglycans in human lamina cribrosa. Am J Ophthalmol 112 : 489-495, 1991
43) Morrison JC, Rask P, Johnson C et al : Chondroitin sulfate proteoglycan distribution in the primate optic nerve head. Invest Ophthalmol Vis Sci 35 : 838-845, 1994
44) Sawaguchi S, Yue BYJT, Fukuchi T et al. Sulfated proteoglycans in the human lamina cribrosa. Invest Ophthalmol Vis Sci 33 : 2388-2398, 1992
45) Quigley HA, Dorman-Pease ME, Brown AE : Quantitative study of collagen and elastin of the optic nerve head and sclera in human and experimental monkey glaucoma. Curr Eye Res 9 : 877-888, 1991
46) Quigley HA, Brown A, Dorman-Pease ME : Alteration in elastin of the optic nerve head in human and experimental glaucoma. Br J Ophthalmol 75 : 552-557, 1991
47) Sawaguchi S, Yue BYJT, Abe H et al : The collagen fibrillar network in the human pial septa. Curr Eye Res 13 : 819-824, 1994
48) Airaksinen PJ, Juvala PA, Tuulonen A et al : Changes of peripapillary atrophy in glaucoma. In : Krieglstein GK, ed : Glaucoma update III, 97-102, Springer-Verlag, Berlin, 1987
49) Fantes FE, Anderson DR : Clinical histologic correlation of human peripapillary atrophy. Ophthalmology 96 : 20-25, 1989
50) Jonas BJ, Fernandez MC, Naumann GOH : Glaucomatous parapapillary atrophy. Occurrence and correlations. Arch Ophthalmol 110 : 214-222, 1992
51) Hernandez MR, Pena JDO : The optic nerve head in glaucomatous optic neuropathy. Arch Ophthalmol 115 : 389-395, 1997
52) Mogan JE : Optic nerve head structure in glaucoma : astrocyte as mediators of axonal damage. Eye 14 : 437-444, 2000
53) Varela HJ, Hernandez MR : Astrocyte responses in human optic nerve head with primary open-angle glaucoma. J Glaucoma 6 : 303-313, 1997
54) Fukuchi T, Ueda J, Hanyu T et al : Changes in transforming growth factor-β and platelet-derived growth factor in the optic nerve head in monkey experimental glaucoma. Jpn J Ophthalmol : 45, 592-599, 2001
55) Pena JDO, Taylor AW, Ricard CS aet al : Transforming growth factor β isoform in human optic nerve heads. Br J Ophthalmol 83 : 209-218, 1999
56) Lambert W, Agarwal R, Clark AF et al : Expression of TGF-β isoforms and their receptors mRNAs in cultured human lamina cribrosa cells. Invest Ophthalmol Vis Sci 38 : S162, 1997
57) Lambert W, Agarwal R, Howe W et al : Neurotrophin and neurotrophin receptor expression by cells of the human lamina cribrosa. Invest Ophthalmol Vis Sci 42 : 2315-2323, 2001

58) Pease ME, McKunnon SJ, Quigley HA et al : Obstructed axonal transport of BDMF and its receptor Trk B in experimental glaucoma. Invest Ophthalmol Vis Sci 41 : 764-774, 2000
59) Lui B, Neuferd AH : Expression of nitric oxide synthase-2 (NOS-2) in reactive astrocytes of the human glaucomatous optic nerve head. Glia 30 : 178-86, 2000
60) Neufeld AH, Hernandez MR, Gonzalez M : Nitric oxide synthase in the human glaucomatous optic nerve head. Arch Ophthalmol 115 : 497-503, 1997
61) Neufeld AH, Sawada A, Becker B : Inhibition of nitric-oxide synthase 2 by aminoguanidine provides neuroprotection of retinal ganglion cells in a rat model of chronic glaucoma. Proc Natl Acad Sci 96 : 9944-9948, 1999
62) Shareef S, Sawada A, Neuferd AH : Isoforms of nitric oxide synthase in the optic nerve of rat eyes with chronic moderately elevated intraocular pressure. Invest Ophthalmol Vis sci 40 : 2884-2891, 1999
63) Bruce SM, Grafstein B : Fast and slow components in axonal transport of protein. J Cell Biol 38 : 494-508, 1968
64) 溝口史郎：視覚器の発生．眼科 Mook 38, 眼の発生と加齢, 1-17, 金原出版, 1989
65) Radius RL : The normal posterior segment. I Anatomy and emblyology of the optic nerve. In : Kaufman PL, Mittag TW ed : Textbook of Ophthalmology 7. Glaucoma, 2. 1-2. 19, Mosby, St Louis, 1994
66) Provis JM, van Driel D, Billson FA et al : Human fetal optic nerve : overproduction and elimination of retinal axons during development. J Comp Neurol 238 : 92-100, 1985
67) Rimmer S, Keating C, Chou T et al. Growth of the human optic disk and nerve during gestation, childhood, and early adulthood. Am J Ophthalmol 116 : 748-753, 1993
68) Anderson DR : Vascular supply to the optic nerve of primates. Am J Ophthalmol 70 : 341-351, 1970
69) Cioffi GA, Van Buskirk EM : Vasculature of the anterior optic nerve and peripapillary choroid. In : Ritch R, Shields M. B, Krupin T eds : The Glaucomas 2nd ed, 177-188, Mosby, St Louis, 1996
70) Onda E, Cioffi GA, Bacon DR et al : Microvasculature of the human optic nerve. Am J Ophthalmol
71) 杉山和久：循環．新家 真, 編：新図説臨床眼科講座 4. 緑内障, 58-59, メディカルビュー社, 1998
72) Hayreh SS : The orbital vessels of rhesus monkeys. Exp Eye Res 3 : 16-34, 1964
73) Olver JM, Spalton DJ, McCartney AC : Microvascular study of the retrolaminar optic nerve in man : the possible significance in anterior ischemic optic neurophathy. Eye 4 : 7-24, 1990
74) Hayreh SS : The central artery of the retina : its role in the blood supply of the optic nerve. Br J Ophthalmol 47 : 651-664, 1963
75) Lieberman MF, Maumenee AE, Green WR : Histologic studies of the vasculature of the anterior optic nerve. Am J Ophthalmol 82 : 405-423, 1976
76) Sugiyama K, Cioffi GA, Bacon DR et al : Optic nerve and peripapillary choroidal microvasculature in the primate. J Glaucoma 3 (suppl 1) : S45-S54, 1994
77) Sugiyama K, Haque SR, Tomita G et al : Sectorial blood supply to the monkey optic disc surface from the cilioretinal artery. Jap J Ophthalmol 38 : 382-387, 1994
78) Stee EJ, Blunt MJ : The blood supply of the optic nerve and chiasm in man. J Anat 90 : 486-502, 1956
79) Anderson DR, Braverman S : Reevaluation of the optic disk vasculature. Am J Ophthalmol 82 : 165-174, 1976
80) Iwata K, Sawaguchi S, Kurosawa A : Changes in the lamina cribrosa in experimental glaucoma in monkeys. In : Krieglstein GK ed : Glaucoma update III, 36-39, Springer-Verlag, Berlin, 1987
81) 澤口昭一, 岩田和雄：正常眼圧緑内障の視神経乳頭の病理．新家 真, 谷原秀信, 編：正常眼圧緑内障, 212-221, 金原出版, 2000
82) Anderson DR, Hendrickson A : Effect of interocular pressure on rapid axoplasmic transport in monkey optic nerve. Invest Ophthalmol Vis Sci 13 : 771-783, 1974
83) Gaasterland D, Tanishima T, Kuwabara T : Axoplasmic flow during chronic experimental glaucoma 1. Light and electron microscopic studies of the monkey optic nerve head during development of glaucomatous cupping. Invest Ophthalmol Vis Sci 17 : 828-846, 1978
84) Hayreh SS, March W, Anderson DR : Pathogenesis of block of rapid orthograde axonal transport by elevated intraocular pressure. Exp Eye Res 28 : 515-523, 1979
85) Shirakashi M : The effect of IOP elevation on optic nerve head axonal transport in the monkey. Acta Ophthalmologica 68 : 37-43, 1990
86) 沢口昭一, 阿部春樹, 福地健郎, 他：実験サル緑内障眼における遅い軸索輸送の検討．日眼会誌 100 : 132-138, 1996
87) Ueda J, Fukuchi T, Hanyu T et al : Involvement of mitochondriasl disruption in apoptosis of rat glaucoma model. Invest Ophthalmol Vis Sci 40 : S671, 1999
88) Quigley HA, McKunnon SJ, Zack DJ et al : Retrograde axonal transport of BDMF in retinal ganglion cells is blocked by acute IOP elevation in rats. Invest Ophthalmol Vis Sci 41 : 3460-3466, 2000
89) 福地健郎, 沢口昭一, 原 浩昭, 他：サル実験緑内障眼の篩状板における微細構造変化．日眼会誌 99 : 1222-1229, 1995
90) Hernandez MR, Andrzejewska W, Neufeld AH : Changes in the extracellular matrix of the human optic nerve head in primary open-angle glaucoma. Am J Ophthalmol 109 : 180-188, 1990
91) Hernandez MR : Ultrastructural immunocytochemical analysis of elastin in the human lamina cribrosa.

Invest Ophthalmol Vis Sci 33 : 2891-2903, 1992
92) Hernandez MR, Ye H, Roy S : Collagen type VI gene expression in human optic nerve heads with primary open angle glaucoma. Exp Eye Res 59 : 41-52, 1994
93) Pena JD, Netland PA, Vidal I et al : Elastosis of the lamina cribrosa in glaucomatous optic neuropathy. Exp Eye Res 67 : 517-524, 1998
94) Pena JDO, Agapova O, Gabelt B et al : Increased elastin expression in astrocytes of the lamina cribrosa in response to elevated intraocular pressure. Invest Ophthalmol Vis Sci 42 : 2303-2314, 2001
95) Emi K, Sawaguchi S, Yue B et al. Increased levels of matrix metalloproteinase in the optic nerve head of monkey eyes with laser-induced glaucoma. Invest Ophthalmol Vis Sci 35 (suppl): S1283, 1994.
96) Yan X, Tezel G, Wax MB et al : Matrix metalloproteinases and tumor necrosis factor α in glaucomatous optic nerve head. Arch Ophthalmol 118 : 666-673, 2000
97) Agapova OA, Ricard CS, Salvador-Silva M et al : Expression of matrix metalloproteinases and tissue inhibitors of metalloproteinases in human optic nerve head astrocytes. Glia 33 : 205-216, 2001
98) Brownstein S, Font RL, Zimmerman LE et al : Nonglaucomatous cavernous degeneration of the optic nerve. Report of two cases. Arch Ophthalmol 98 : 354-358, 1980
99) Iwata K, Fukuchi T, Kurosawa A : The histopathology of the optic nerve in low-tension glaucoma. Glaucoma Update IV, 120-124, Spring-Verlag, Berlin, Heidelberg, 1991
100) Wax MB, Tezel G, Edward D : Clinical and ocular histopathological findings in a patient with normal-pressure glaucoma. Arch Ophthalmol 116 : 993-1001, 1998

基礎研究の進歩

1 アポトーシス

アポトーシスの概念

アポトーシス apoptosis は，ネクローシス necrosis と対比されて用いられる言葉であり，炎症反応を伴わない"静かな細胞の死"のことで，形態学的変化と生化学的変化によって定義されている。形態学的には細胞の縮小，核内のクロマチンの凝縮，核の断片化，アポトーシス小体の形成などの特徴をもつ。また，細胞質中の細胞内小器官や細胞膜は，ほぼ正常に保たれるため，細胞の内容物はほとんど漏出せず，ネクローシスでみられるような炎症反応は起こらない。これはアポトーシスが高度に制御された自殺機構であることを示している。生化学的には，アポトーシスは，カスパーゼ caspase と呼ばれる特定の蛋白質群の活性化と，それに引き続いて起こるエンドヌクレアーゼ endonuclease による，核 DNA のヌクレオソーム nucleosome 単位での分解が特徴的である。

緑内障性視神経障害におけるアポトーシスの意義

緑内障とアポトーシスの関係については，1995年にサル眼での実験緑内障モデルにおいて，網膜神経節細胞の細胞死がアポトーシスによることが電子顕微鏡を用いた観察で証明されたのが始まりであった[1]。同じく 1995 年には，輪部静脈焼灼によるラット眼緑内障モデルでも，アポトーシス検出の代表的手法である TUNEL 染色によって，網膜神経節細胞でアポトーシスが起こっていることが指摘されている[2]。実際に原発開放隅角緑内障眼で，TUNEL 陽性の網膜神経節細胞が健常眼よりも有意に高い頻度で，しかも緑内障の病期に関連して検出されており，緑内障でアポトーシスが視神経障害に関係していることが証明された[3]。

また，続発緑内障患者や正常眼圧緑内障患者の網膜神経節細胞からも，TUNEL 陽性細胞が検出されており[4,5]，多様な病型の緑内障患者における網膜神経節細胞の細胞死に，アポトーシス機序が関与していると考えられる。したがってアポトーシスは，緑内障のさまざまな病型に共通してみられる，網膜神経節細胞死の普遍的な機序であるとみなすべきである。

緑内障性視神経障害におけるアポトーシスのメカニズム

アポトーシスのカスケード系は，誘導(情報伝達)機構，決定機構，実行機構の三段階を進行していくことで完成される。緑内障性視神経障害において，誘導(情報伝達)機構に対する因子として，①逆行性の神経栄養因子の不足，②グルタミン酸

などの興奮性アミノ酸による細胞障害，③一酸化窒素(NO)による神経毒性，などが考えられている[6-8]。

神経栄養因子と緑内障

■軸索輸送障害に起因する神経栄養因子の欠乏

緑内障で生じる特徴的な篩状板の後方彎曲による網膜神経節細胞の軸索流障害が，緑内障性視神経障害の機序であると，以前より考えられていた[9-12]。神経栄養因子は，神経系の発生過程における神経細胞の細胞増殖・分化に必要な生理活性因子であり，神経変性を防ぐ作用がある[13]。神経細胞が生存していくためには，シナプスを介した神経栄養因子の供給が必要であり，神経栄養因子の不足は細胞死をもたらす[14]。

ラットの外側膝状体に，horse radish peroxidase(HRP)を注入すると，逆行性の軸索輸送によって網膜に到達するが，このときラット眼の眼圧を上昇させると，この逆行性の軸索輸送が抑制される[15]。さらに，放射性同位元素でラベルした脳由来神経栄養因子 brain-derived neurotrophic factor(BDNF)と，その受容体であるTrk Bを実験緑内障(ラット，サル)の上丘に投与すると，緑内障眼では正常眼よりも網膜への到達は有意に低下していた[16,17]。このように緑内障モデル眼では，神経栄養因子の逆行性の軸索輸送が障害されることが知られている。

■神経栄養因子と神経保護

BDNFは in vitro の実験で，ストレス負荷を与えられた網膜神経節細胞の生存率を上げる[18,19]。さらに in vivo 実験系では，ラット眼やネコ眼の視神経切断モデルにおいて，BDNFを硝子体に投与することで網膜神経節細胞のアポトーシスが抑制された[20-22]。ラット眼の虚血再還流モデルやグルタミン酸受容体リガンドである N-methyl-D-aspartate(NMDA)注入による網膜障害モデルで，BDNFの硝子体投与で網膜神経節細胞のアポトーシスが抑制された[23,24]。BDNFと同じくNGFファミリーの一つである neurotrophin-4/5(NT4/5)でも，in vitro で網膜神経節細胞の生存率を上げることが報告されているが，その保護効果はBDNFに劣るとされている[25,26]。

別の神経栄養因子としては，毛様体神経栄養因子 ciliary neurotrophic factor(CNTF)も，視神経切断モデル[20]，虚血再還流モデル[23]，NMDAおよびkainic acid(KA)による網膜障害モデル[27]に，神経保護効果があることが知られている。また，pigment epithelium-derived factor(PEDF)[28]，lens epithelium-derived growth factor(LEDGF)[29]も，in vitro で神経保護作用がみられている。しかし，神経栄養因子がどの程度あれば網膜神経節細胞が生理的に生存できるのか，神経栄養因子の不足によってどのような分子メカニズムで網膜神経節細胞のアポトーシスが起こるのかについては，不明な点が多い。

グルタミン酸と緑内障

■グルタミン酸代謝異常による神経細胞死

近年の神経科学の進歩により，興奮性アミノ酸，特にグルタミン酸の過剰分泌が神経細胞死を誘導することが知られ，Huntington病，筋萎縮性側索硬化症，AIDS痴呆症などとの関連が示唆されている。これらの知見から，神経変性・細胞死に共通する経路としてのグルタミン酸誘導性の神経細胞死が注目され，網膜障害においても同様の研究が進められるきっかけになった。実際に網膜でも，グルタミン酸の過剰分泌が神経細胞死を起こすことが知られていた[30,31]。

その後，DreyerらによってヒトР緑内障眼およびサル実験緑内障眼の硝子体で，グルタミン酸濃度が健常眼の約2倍に上昇しており，このような上昇は網膜神経節細胞の細胞死を誘導するのに十分であることが報告された[32,33]。さらに，サルの実験緑内障モデルでの免疫組織学的検討で，グルタミン酸の前駆体であるグルタミンの染色性がミュラー細胞で上昇していることが報告された[34]。ニワトリの自然発症の緑内障様異常モデルでも，硝子体中のグルタミン酸濃度の上昇がみられた[35]。

このように，緑内障とグルタミン酸代謝異常の

関連を強く示唆する研究が展開され，グルタミン酸受容体を阻害することで，神経保護治療に結びつけようとする大きな研究の流れが形成された。しかし後日，Dreyer らの緑内障眼硝子体中のグルタミン酸濃度に関するデータについては，実際に測定した形跡がなく捏造されたものではないかという強い疑義が呈示されて，Dreyer は以後 10 年間にわたって政府研究費を取得できないという厳しい罰則を受けた[36]。この Dreyer 事件により，緑内障の病態解釈において，グルタミン酸代謝異常をどのように解釈するかは意見の分かれるところであるが，一連の緑内障モデル眼を用いた動物実験は，グルタミン酸受容体阻害薬の神経保護効果が存在することを示しており，なんらかの形で間接的には影響を与えている機構の一つであることは間違いない。

一酸化窒素と緑内障

■一酸化窒素の生理活性

一酸化窒素(NO)は神経伝達物質としての作用，殺菌・抗腫瘍作用，血管拡張作用などさまざまな生理活性作用をもつガス状ラジカルである[37,38]。NO はアルギニンから NO 合成酵素(NOS)によって産生される。NOS は神経細胞で主に発現している神経型(nNOS)，マクロファージなど主に炎症細胞で誘導される誘導型(iNOS)，血管内皮細胞に発現している内皮型(eNOS)の三つのアイソフォームがあることが知られている[39,40]。培養細胞を用いた研究や組織学的な研究により，nNOS は網膜神経節細胞，視細胞，双極細胞，アマクリン細胞に[41,42]，eNOS は血管内皮細胞，ミュラー細胞に[43]，iNOS はリポポリサッカライド(LPS)やサイトカイン刺激によって虹彩上皮細胞，網膜色素上皮細胞やミュラー細胞で誘導される[44,45]ことが示されている。

■一酸化窒素と神経保護

神経細胞で起こるグルタミン酸の放出に伴うアポトーシスは，NMDA 型受容体を介する nNOS の活性化による NO 産生によるとされている[46]。nNOS および eNOS ノックアウトマウスの硝子体に NMDA を注入したところ，eNOS ノックアウトマウスではコントロールと比較して網膜障害の程度が変わらなかったのに対し，nNOS ノックアウトマウスでは網膜障害が軽減され，NMDA による網膜障害に nNOS が深く関与していることが示された[47]。さらに，ラット緑内障モデルの免疫組織学的検討で，外側膝状体における神経細胞死にも nNOS が関与している可能性が考えられている[48]。

■一酸化窒素誘導の緑内障性視神経障害への関与

nNOS に加えて，iNOS も緑内障視神経障害に関連していると考えられている。Neufeld らは，ラットの慢性緑内障モデルの視神経乳頭アストロサイトで iNOS が発現していることと[49]，iNOS 阻害薬の投与によって視神経障害が軽減されることを示した[50]。さらに緑内障患者の視神経アストロサイトでも，iNOS の発現が亢進していることを報告した[51,52]。また *in vitro* の実験系でも，ヒト視神経アストロサイトの培養細胞に水圧負荷をかけると iNOS が誘導されることが証明された[53]。iNOS によって産生される NO によるアポトーシスのメカニズムとしては，NO から生じる ONOO⁻ の強い酸化力によって起こる酵素の活性化，不活性化や脂質過酸化，およびそれに伴う DNA 障害が考えられている[54]。

このように，緑内障の病態において多様な形での NOS の誘導が指摘されており，引き続き産生された NO による神経細胞の障害が緑内障の進行と完成に関連する可能性が考えられている。

〔古賀貴久・谷原秀信〕

文 献

1) Quigley HA, Nickells RW, Kerrigan LA et al : Retinal ganglion cell death in experimental glaucoma and after axotomy occurs by apoptosis. Invest Ophthalmol Vis Sci 36 : 774-786, 1995
2) Garcia-Valenzuela E, Shareef S, Walsh J et al : Programmed cell death of retinal ganglion cells during experimental glaucoma. Exp Eye Res 61 : 33-44, 1995
3) Kerrigan LA, Zack DJ, Quigley HA et al : TUNEL-positive ganglion cells in human primary open-angle glaucoma. Arch Ophthalmol 115 : 1031-1035, 1997

4) Okisaka S, Murakami A, Mizukawa A et al : Apoptosis in retinal ganglion cell decrease in human glaucomatous eyes. Jpn J Ophthalmol 41 : 84-88, 1997
5) Wax MB, Tezel G, Edward PD : Clinical and ocular histopathological findings in a patient with normal-pressure glaucoma. Arch Ophthalmol 116 : 993-1001, 1998
6) Osborne NN, Ugarte M, Chao M et al : Neuroprotection in relation to retinal ischemia and relevance to glaucoma. Surv Ophthalmol 43 (suppl 1) : S102-S128, 1999
7) Haefliger IO, Dettmann E, Liu R et al : Potential role of nitric oxide and endothelin in the pathogenesis of glaucoma. Surv Ophthalmol 43 (suppl 1) : S51-S58, 1999
8) Naskar R, Dreyer EB : New horizons in neuroprotection. Surv Ophthalmol 45 (suppl) : S250-S255, 2000
9) Anderson DR, Hendrickson A : Effect of intraocular pressure on rapid axoplasmic transport in monkey optic nerve. Invest Ophthalmol 13 : 771-783, 1974
10) Minckler DS, Bunt AH, Johanson GW : Orthograde and retrograde axoplasmic transport during acute ocular hypertension in the monkey. Invest Ophthalmol Vis Sci 16 : 426-441, 1977
11) Quigley HA, Addicks EM : Chronic experimental glaucoma in primates II. Effect of extended intraocular pressure elevation on optic nerve head and axonal transport. Invest Ophthalmol Vis Sci 19 : 137-152, 1980
12) Quigley HA, Addicks EM, Green WR et al : Optic nerve damage in human glaucoma II. The site of injury and susceptibility to damage. Arch Ophthalmol 99 : 635-649, 1981
13) Snider WD, Johnson EM Jr : Neurotrophic molecules. Ann Neurol 26 : 489-506, 1989
14) Lewin GR, Barde YA : Physiology of the neurotrophins. Annu Rev Neurosci 19 : 289-317, 1996
15) Johansson JO : Inhibition of retrograde axoplasmic transport in rat optic nerve by increased IOP in vitro. Invest Ophthalmol Vis Sci 24 : 1552-1558, 1983
16) Pease ME, McKinnon SJ, Quigley HA et al : Obstructed axonal transport of BDNF and its receptor TrkB in experimental glaucoma. Invest Ophthalmol Vis Sci 41 : 764-774, 2000
17) Quigley HA, McKinnon SJ, Zack DJ et al : Retrograde axonal transport of BDNF in retinal ganglion cells is blocked by acute IOP elevation in rats. Invest Ophthalmol Vis Sci 41 : 3460-3466, 2000
18) Johnson JE, Barde YA, Schwab M et al : Brain-derived neurotrophic factor supports the survival of cultured rat retinal ganglion cells. J Neurosci 6 : 3031-3038, 1986
19) Meyer-Franke A, Kaplan MR, Pfrieger FW et al : Characterization of the signaling interactions that promote the survival growth of developing retinal ganglion cells in culture. Neuron 15 : 805-819, 1995
20) Mey J, Thanos S : Intravitreal injections of neurotrophic factors support the survival of axotomized retinal ganglion cells in adult rats in vivo. Brain Res 602 : 304-317, 1993
21) Mansour-Robaey S, Clarke DB, Wang YC et al : Effects of ocular injury and administration of brain-derived neurotrophic factor on survival and regrowth of axotomized retinal ganglion cells. Proc Natl Acad Sci USA 91 : 1632-1636, 1994
22) Chen H, Weber AJ : BDNF enhances retinal ganglion cell survival in cats with optic nerve damage. Invest Ophthalmol Vis Sci 42 : 966-974, 2001
23) Unoki K, LaVail MM : Protection of the rat retina from ischemic injury by brain-derived neurotrophic factor, ciliary neurotrophic factor, and basic fibroblast growth factor. Invest Ophthalmol Vis Sci 35 : 907-915, 1994
24) Kido N, Tanihara H, Honjo M et al : Neuroprotective effects of brain-derived neurotrophic factor in eyes with NMDA-induced neuronal death. Brain Res 884 : 59-67, 2000
25) Cohen A, Bray GM, Aguayo AJ : Neurotrophin-4/5 (NT-4/5) increases adult rat retinal ganglion cell survival and neurite outgrowth in vitro. J Neurobiol 25 : 953-959, 1994
26) Kashiwagi F, Kashiwagi K, Iizuka Y et al : Effects of brain-derived neurotrophic factor and neurotrophin-4 on isolated cultured retinal ganglion cells : evaluation by flow cytometry. Invest Ophthalmol Vis Sci 41 : 2373-2377, 2000
27) Honjo M, Tanihara H, Kido N et al : Expression of ciliary neurotrophic factor activated by retinal Müller cells in eyes with NMDA- and kainic acid-induced neuronal death. Invest Ophthalmol Vis Sci 41 : 552-560, 2000
28) Cao W, Tombran-Tink J, Chen W et al : Pigment epithelium-derived factor protects cultured retinal neurons against hydrogen peroxide-induced cell death. J Neurosci Res 57 : 789-800, 1999
29) Singh DP, Ohguro N, Chylack LT Jr et al : Lens epithelium-derived growth factor : increased resistance to thermal and oxidative stresses. Invest Ophthalmol Vis Sci 40 : 1444-1451, 1999
30) Lucas DR, Newhouse JP : The toxic effect of sodium-L-glutamate on the inner layers retina. Arch Ophthalmol 58 : 193-201, 1957
31) Sisk DR, Kuwabara T : Histologic changes in the inner retina of albino rats following intravitreal injection of monosodium L-glutamate. Graefes Arch Clin Exp Ophthalmol 223 : 250-258, 1985
32) Dreyer EB, Zurakowski D, Schumer RA et al : Elevated glutamate levels in the vitreous body of humans and monkeys with glaucoma. Arch Ophthalmol 114 : 299-305, 1996
33) Vorwerk CK, Lipton SA, Zurakowski D et al : Chronic low-dose glutamate is toxic to retinal gan-

34) Carter-Dawson L, Shen F, Harwerth RS et al : Glutamine immunoreactivity in Müller cells of monkey eyes with experimental glaucoma. Exp Eye Res 66 : 537-545, 1998
35) Dkhissi O, Chanut E, Wasowicz M et al : Retinal TUNEL-positive cells and high glutamate levels in vitreous humor of mutant quail with a glaucoma-like disorder. Invest Ophthalmol Vis Sci 40 : 990-995, 1999
36) Dalton R : Private investigations. Nature 411 : 129-130, 2000
37) Schmidt HH, Walter U : NO at work. Cell 78 : 919-925, 1994
38) Knowles RG, Moncada S : Nitric oxide synthases in mammals. Biochem J 298 : 249-258, 1994
39) Nathan C, Xie QW : Regulation of biosynthesis of nitric oxide. J Biol Chem 269 : 13725-13728, 1994
40) Marletta MA : Nitric oxide synthase : aspects concerning structure and catalysis. Cell 78 : 927-930, 1994
41) Haverkamp S, Eldred WD : Localization of nNOS in photoreceptor, bipolar and horizontal cells in turtle and rat retinas. Neuroreport 9 : 2231-2235, 1998
42) Darius S, Wolf G, Huang PL et al : Localization of NADPH-diaphorase/nitric oxide synthase in the rat retina : an electron microscopic study. Brain Res 690 : 231-235, 1995
43) Haverkamp S, Kolb H, Cuenca N : Endothelial nitric oxide synthase (eNOS) is localized to Müller cells in all vertebrate retinas. Vision Res 39 : 2299-2303, 1999
44) Jacquemin E, de Kozak Y, Thillaye B et al : Expression of inducible nitric oxide synthase in the eye from endotoxin-induced uveitis rats. Invest Ophthalmol Vis Sci 37 : 1187-1196, 1996
45) Liversidge J, Grabowski P, Ralston S et al : Rat retinal pigment epithelial cells express an inducible form of nitric oxide synthase and produce nitric oxide in response to inflammatory cytokines and activated T cells. Immunology 83 : 404-449, 1994
46) Bonfoco E, Krainc D, Ankarcrona M et al : Apoptosis and necrosis : Two distinct events induced, respectively, by mild and intense insults with N-methyl-D-aspartate or nitric oxide/superoxide in cortical cell cultures. Proc Natl Acad Sci USA 92 : 7162-7166, 1995
47) Vorwerk CK, Hyman BT, Miller JW et al : The role of neuronal and endothelial nitric oxide synthase in retinal excitotoxicity. Invest Ophthalmol Vis Sci 38 : 2038-2044, 1997
48) Wang X, Sam-Wah TS, Ng YK : Nitric oxide, microglial activities and neuronal cell death in the lateral geniculate nucleus of glaucomatous rats. Brain Res 878 : 136-147, 2000
49) Shareef S, Sawada A, Neufeld AH : Isoforms of nitric oxide synthase in the optic nerves of rat eyes with chronic moderately elevated intraocular pressure. Invest Ophthalmol Vis Sci 40 : 2884-2891, 1999
50) Neufeld AH, Sawada A, Becker B : Inhibition of nitric-oxide synthase 2 by aminoguanidine provides neuroprotection of retinal ganglion cells in a rat model of chronic glaucoma. Proc Natl Acad Sci USA 96 : 9944-9948, 1997
51) Liu B, Neufeld AH : Expression of nitric oxide synthase-2 (NOS-2) in reactive astrocytes of the human glaucomatous optic nerve head. Glia 30 : 178-186, 2000
52) Yuan L, Neufeld AH : Activated microglia in the human glaucomatous optic nerve head. J Neurosci Res 64 : 523-532, 2001
53) Liu B, Neufeld AH : Nitric oxide synthase-2 in human optic nerve head astrocytes induced by elevated pressure in vitro. Arch Ophthalmol 119 : 240-245, 2001
54) Lipton SA, Choi YB, Pan ZH et al : A redox-based mechanism for the neuroprotective and neurodestructive effects of nitric oxide and related nitrosocompound. Nature 364 : 626-632, 1993

2 分子遺伝学的研究

緑内障と遺伝

　緑内障は一般的に，多因子性 multifactorial の眼疾患であると認識されている。緑内障の発症・進行には，眼圧に加えて虚血，屈折，全身疾患，そして遺伝など多様な危険因子があることが知られている。緑内障に遺伝性因子が有意に影響していることがよく知られており，原発開放隅角緑内障の患者の数%～約半数の頻度で緑内障家族歴陽性であると言われる。たとえば Tielsch ら[1]は，原発開放隅角緑内障と診断された患者の16%は，家族歴陽性であると報告している。またフィンランドの双生児調査では，一方に緑内障が発症しているともう一人にも10%の確率で緑内障を発症するという[2]。さらに明確に遺伝性疾患としての緑内障には，古典的なメンデル遺伝法則に従う緑内障家系も知られており，Axenfeld-Rieger 症候群，無虹彩症，Lowe 症候群などの中に多数の存在が知られている[3]。

　このように，その浸透度の程度には差があるものの，緑内障に遺伝因子が関与していることは疑いえない事実であるが，さらに家族内集積のみられた緑内障を解析していくことで，緑内障原因遺伝子の単離と，その診断面での応用にまで発展しつつある。さらに近年は，前述したようにアポトーシスに関係した研究の進歩により，分子機構にまで踏み込んだ緑内障視神経障害の機序が解明されつつある。これらの知見を合わせることで，遺伝子診療の対象疾患として緑内障が意識されるようになり，国際的に研究が進められている。

緑内障遺伝子の発見に関する経緯

　緑内障に対する分子遺伝学的研究の突破口になったのは，Iowa 大学による緑内障家系の解析である。Johnson ら[4]は，常染色体優性遺伝形式で発症がみられる緑内障の家系を報告した。この家系の緑内障の特徴として，正常外観の開放隅角を有し，若年発症型(30歳までに発症)であり，全身奇形を伴わず，著しい高眼圧を示すことを記述している。この家系を連鎖解析で解析したところ，原因遺伝子が1番染色体長腕に局在していることが解明された[5]。臨床上の特徴は，通常の原発(もしくは若年性)開放隅角緑内障と診断されるものであり，これにより，緑内障の病態理解が大きく変貌するきっかけになった。

　1番染色体に局在する上記の緑内障原因遺伝子は，GLC1A と命名された。その後，同様に緑内障原因遺伝子が多数発見されており，開放隅角緑内障では GLC1A～GLC1F の6種類，先天緑内障では，GLC3A，GLC3B の2種類が発見されている。それ以外にも，Rieger 症候群，隅角異発生，色素性散布性緑内障などでも原因遺伝子の局在が同定されている。GLC1A はその後，ミオシリン/TIGR(trabecular meshwork inducible glucocorticoid response)遺伝子変異であることが解明されて，大きな注目を集めることになった[6]。

ミオシリン/TIGR 遺伝子

遺伝子の名称

　前項で説明した Iowa 大の報告した緑内障家系の原因遺伝子が，1番染色体長腕にあることを取っ掛かりにして，連鎖解析により，特定の遺伝子マーカー間の狭い染色体域に限定されることになった[7]。その後 Stone ら[6]らは，同染色体領域に位置することが判明していた遺伝子群を候補として遺伝子スクリーニングを行い，TIGR 遺伝子変異が原因遺伝子であることを証明した。TIGR は

その名が示すとおり，線維柱帯細胞でステロイド応答性に発現誘導される蛋白質として発見されていたが，1番染色体に局在することがわかっていたのである[8]。

Stoneら[6]は，家族歴のない原発開放隅角緑内障(POAG)患者の一部にも，遺伝子変異があることを指摘した。その後慶応大の研究グループが，眼特異的遺伝子の検索をするための研究の過程で発見していたミオシリンが，このTIGRと同一遺伝子であることが判明し，遺伝子研究に関する命名を取り扱うHuman Genome Organizationにより，GLC1Aの名称としてミオシリンmyocilin(MYOC)が採用され，国際的にも統一されつつある[9]。ミオシリン遺伝子変異は，わが国の緑内障家系にもみられ，世界的に共通した現象であると考えられる[6,10]。

ミオシリン/TIGR遺伝子の構造，特徴

ミオシリンmRNAのサイズは2.37 kb[9,11-14]，504アミノ酸[15]で構成されている。ウエスタンブロット解析によると，52，56 kDaの二つのバンドが得られた[8,9,11,16]。

ミオシリン遺伝子は，N端にミオシン類似領域myosin-like domain，C端にオルファクトメジン類似領域olfactomedin-like domainを有している。種間の相同性を見ると，C端のオルファクトメジン領域の方が高い。オルファクトメジンはカエルの嗅覚神経から同定されたものであるが，哺乳類ではオルファクトメジン関連糖蛋白として脳内に分布し，最近線維柱帯にも存在することが明らかになった[17]。またこれとは別にロイシンジッパーモチーフleucine zipper motifと呼ばれる特殊な構造をもっており，117～166まで7アミノ酸ごとにロイシンが8回繰返し，コイル状の構造をなしている。このような遺伝子の特徴は，ミオシリンが転写因子として，DNAに結合する可能性があることを意味している。またこのロイシンジッパーは，二量体形成にも関与していることが示唆される。

ノーザンブロット解析により，ミオシリン遺伝子発現は，線維柱帯，強膜，虹彩で強く，脈絡膜，角膜，毛様体，網膜にも認められている[12,13,18]。免疫染色による蛋白質レベルでの発現局在では，強角膜のコラーゲン線維の間の細胞外間質や角膜内皮・上皮が染まり，線維柱帯ではぶどう膜網と角強膜網の両者に染色が認められている[16]。同様に水晶体では上皮，毛様体や虹彩では平滑筋が染まった。網膜内では内顆粒層，外顆粒層，網膜神経節細胞層などに免疫染色性が観察された。視神経では，篩状板とともにその前後が染まり，篩状板のアストロサイトが染色される[19]。*In situ*ハイブリダイゼーションを用いたマウス眼での遺伝子発現局在の解析では，免疫染色と同様に線維柱帯，毛様体，虹彩，強膜，網膜神経節細胞，視細胞に発現している[20]。ヒト眼を用いた*in situ*ハイブリダイゼーションでは，線維柱帯，シュレム管内皮，強膜岬，強膜，角膜実質，毛様体，虹彩の平滑筋などに陽性反応がみられている[19]。

ミオシリン/TIGR遺伝子変異と緑内障

ミオシリン遺伝子は三つのエキソンからなり，第1番染色体に存在している。そして，この座位はGLC1Aの局在領域でもあり[21-23]，GLC1A-関連緑内障の患者の中にミオシリン遺伝子の変異が，世界中から次々に報告されるようになった[10,24-26]。アメリカ中西部の，若年発症型開放隅角緑内障も含めたPOAG患者の3％に，ミオシリン遺伝子変異が発見された[6,27]。

最近，Iowa，Australia，Canadaの白人，NYのAfrican American，日本人1,703人の緑内障患者を解析したところ，ミオシリン/TIGR遺伝子の異変の割合は同じく2～4％であったと報告されている[28]。同定されている緑内障原因遺伝子である遺伝子変異の90％が，オルファクトメジン類似領域に認められ，その中で最も多いのがGln 368 Stopである。この遺伝子変異では，オルファクトメジン類似領域の約半分が欠損するわけであるが，この変異では眼圧上昇は軽度で，40歳以降に発症する晩期発症型であり，点眼で十分コントロールができることが多い[29]。このタイプの変異が緑内障の発症に関与するメカニズムとして，二量体形成障害，他の蛋白質への相互関係

の障害などの仮説が言われている。その他現在までに Tyr 437 His, Ile 477 Asn など数多くの変異が見つかっているが，正常群と比べ緑内障患者群に有意に多くみられる変異は少ない。

ミオシリン/TIGR 遺伝子変異と眼圧上昇機序

ミオシリン遺伝子変異の症例は，通常の開放隅角緑内障より高眼圧であり，経過も重篤であることは初期から報告されていた。しかしミオシリン遺伝子変異が，どのような形で緑内障発症につながるのかという機序は不明である。デキサメタゾンを付加した trabecular meshwork 培養細胞で，ミオシリン遺伝子発現が誘導されることから[8,11]，ミオシリンとステロイド緑内障の関連に関心が集まった。実際にデキサメタゾン3日投与した後，ノーザンブロット解析でミオシリン遺伝子が90倍発現したとの報告がある[13]。

また，器官培養やシュレム管内皮細胞の培養実験においても，同様にステロイドによるミオシリン発現誘導が確認されている[30-32]。また，電顕でもステロイド緑内障と若年発症型開放隅角緑内障の線維柱帯の異常基底膜の構造が似ているとの報告がある[33-35]。しかし，ステロイド緑内障におけるミオシリン遺伝子変異の出現頻度には有意な差はみられず，またステロイド緑内障にミオシリンが直接関与しているという証拠はない。

Lutjen-Drecoll ら[36]は POAG，正常眼圧緑内障(NTG)，落屑症候群などの隅角標本で，ミオシリンがαBクリスタリンとともに過剰に蓄積していることを示した。変換増殖因子 transforming growth factor(TGF)-β は緑内障眼の房水で上昇していることが知られているが[37,38]，POAGで TGF-β の投与により，αBクリスタリンとともにミオシリンも誘導されることがわかった[13]。ただし緑内障眼で，ミオシリンの隅角における過剰な貯留が，緑内障における眼圧上昇の原因であるのか，房水流出障害に伴う二次的な現象であるのか，眼圧上昇による線維柱帯への負荷により二次的に発現上昇しているのか，などの可能性が考えられるが，詳細は現時点では不明である。

また POAG の切除線維柱帯で，in situ ハイブリダイゼーションを行ったところ，ミオシリン mRNA の発現は，対照眼とほぼ同様であり，蛋白質の発現データとパラレルでないという結果も得られている[30]。

ミオシリンが房水流出にどのように関与しているかについて直接知るには，トランスジェニック動物やノックアウト動物の研究が待たれるところである。現時点で行われた他のアプローチとして，灌流下で前眼部を器官培養した実験が報告されている。Fautsch ら[39]は，ヒト眼を灌流下で培養したものに，ミオシリン遺伝子産物を加えると，房水の流出抵抗が95%上昇し，眼圧が正常化するまで48〜72時間必要であったことを報告した。コントロールとしてウシ血清アルブミンを加えたものは，12%の上昇しかしなかった。これに対してBorras ら[40]は，アデノウイルスを用いた遺伝子導入により，ミオシリンを線維柱帯に強制発現させたところ，対照実験と比較して房水流出抵抗の増加は見られなかったと報告した。

この両者の研究成果の違いは不明であるが，一つの理由として前者の蛋白は大腸菌で作られたものであり，糖鎖修飾などの転写以後のプロセスに生体内と相違があり，機能的な差が生じている可能性がある。また後者は，アデノウイルスが他の蛋白質を誘導した可能性もある。いずれにせよ，ミオシリンと緑内障発症機序の関係を知るためには，さらに詳細な研究が待たれる。

ミオシリン以外の緑内障遺伝子

CYP1B1

チトクロム P4501B1(CYP1B1)はチトクロム P450 ファミリーの一つであり，薬物や基質の酸化にかかわる。Stoilov ら[41]は，GLC3Aと命名されていた常染色体劣性遺伝型先天緑内障の，疾患原因遺伝子の染色体座位(第2番染色体短腕における特定の遺伝子領域)に CYP1B1 遺伝子が局在することから，候補遺伝子アプローチで GLC3A が CYP1B1 遺伝子変異によることを証明した。その後世界中の先天緑内障家系で，同様のCYP1B1 遺伝子変異による患者が発見されるよ

うになった[42-49]。日本人の緑内障家系にも，CYP1B1遺伝子変異が発見されている[50,51]。たとえば，多数の日本人症例を調べた研究としてMashimaら[52]は，多施設から集めた先天緑内障家系を遺伝子解析して，65家系中13家系（20％）にCYP1B1遺伝子変異を認めたことを報告した。

Optineurin

Rezaieら[53]は，GLC1Eと命名されていた緑内障原因遺伝子の局在から，オプチニューリン optineurinを候補遺伝子として解析し，POAGやNTGの原因遺伝子がオプチニューリンの遺伝子変異であることを証明した。オプチニューリンは元々，FIP-2，NRPなどとも呼ばれていた分子であり，Huntington病，転写因子ⅢA，RAB 8などの関連蛋白質として発見されていた。彼らは，少なくとも1例はNTGである常染色体優性緑内障家系54家系を遺伝子解析したところ，本遺伝子の変異が緑内障発症に有意に関連することを認めた。ヒトオプチニューリンの遺伝子発現は，心臓，脳，胎盤，肝臓，骨格筋，腎臓などの多臓器で確認されている。オプチニューリンがどのような機序で，NTGの視神経脆弱性と関連しているのかは不明であるが，初めて直接的に緑内障に関連した視神経脆弱性の分子機構に迫る突破口になるものと期待される。

緑内障遺伝子診療の可能性

本項で明瞭なように，緑内障遺伝子研究は，従来の臨床像からは正確に把握できなかった遺伝子病としての緑内障の存在を強調することになった。これにより緑内障の遺伝子診断は，世界的に普及した。遺伝子病としての緑内障家系は，上記のように決して多いものではないが，まれであるというほどでもない。今後は，まだ解明されていない緑内障原因遺伝子が同定されるにつれて，緑内障遺伝子診断の意義はさらに増すものと考えられる。

また，遺伝子診療のもう一つの可能性として，遺伝子治療がある。たとえば，線維柱帯細胞への遺伝子操作技術はすでに確立されており，緑内障発症分子機構の詳細が解明されれば，次のステップとしては，その分子機構を遺伝子操作で修飾することが目指されている[54-56]。このように，遺伝子レベルで緑内障という眼疾患を見直すことで，新しい知見が急速に集められつつある。

（木村　章・谷原秀信）

文　献

1) Tielsch JM, Katz J, Sommer A et al : Family history and risk of primary open-angle glaucoma. Arch Ophthalmol 112 : 69-73, 1994
2) Teikari JM, : Genetic factors in open-angle (simple and capsular) glaucoma : a population-based twin study. Acta Ophthalmol 65 : 715-720, 1987
3) Netland PA, Wiggs JL, Dreyer EB : Inheritance of glaucoma and genetic counseling of glaucoma patients. Int Ophthalmol 33 : 101-120, 1993
4) Johnson AT, Drads AV, Kwitek AE et al : Clinical features and linkage analysis of a family with autosomal juvenile glaucoma. Ophthalmology 100 : 524-529, 1993
5) Sheffield VC, Stone EM, Alward WL et al : Genetic linkage of familial open angle glaucoma to Chromosone 1q21-q31. Nature Genet 4 : 47-50, 1993
6) Stone EM, Fingert JH, Alward WL et al : Identification of a gene that causes primary open angle glaucoma. Science 275 : 668-670, 1997
7) Michels-Rautenstrauss KG, Mardin CY, Budde WM et al : Juvenile open angle glaucoma : fine mapping of the TIGR gene to 1q24.3-q25.2 and mutation analysis. Hum Genet 102 : 103-106, 1998
8) Polansky JR, Fauss DJ, Chen P et al : Cellular pharmacology and molecular biology of the trabecular meshwork inducible glucocorticoid response gene product. Ophthalmologica 211 : 126-139, 1997
9) Kubota R, Noda S, Wang Y et al : A novel myosin-like protein (myocilin) expressed in the connecting cilium of the photoreceptor : molecular cloning, tissue expression, and chromosomal mapping. Genomics 41 : 360-369, 1997
10) Suzuki Y, Shirato S, Taniguchi F et al : Mutations in the TIGR gene in familial primary open-angle glaucoma in Japan. Am J Hum Genet 61 : 1202-1204, 1997
11) Nguyen TD, Chen P, Huang WD et al : Gene structure and properties of TIGR, an olfactomedin-related glycoprotein cloned from glucocorticoid-induced trabecular meshwork cells. J Biol Chem 273 : 6341-6350, 1998
12) Ortego J, Escribano J, Coca-Prados M et al : Cloning and characterization of subtracted cDNAs from a human ciliary body library encoding TIGR, a protein involved in juvenile open angle glaucoma with

homology to myosin and olfactomedin. FEBS Lett 413 : 349-353, 1997
13) Tamm E, Russell P, Epstein DL et al : Modulation of myocilin/TIGR expression in human trabecular meshwork. Invest Ophthalmol Vis Sci 40 : 2577-2582, 1999
14) Fingert JH, Ying L, Swiderski RE et al : Characterization and comparison of the human and mouse GLC1A glaucoma genes. Genome Res 8 : 377-384, 1998
15) Kubota R, Kudou J, Mashima Y et al : Genomic organization of the human myocilin gene (MYOC) responsible for primary open angle glaucoma (GLC1A). Biochem Biophys Res Commun 242 : 396-400, 1998
16) Karali AP, Russell P, Stefani FH et al : Localization of myocilin/trabecular meshwork-inducible glucocorticoid response protein in the human eye. Invest Ophthalmol Vis Sci 41 : 729-740, 2000
17) Caballero M, Rowlette LL, Borras T : Altered secretion of a TIGR/MYOC mutant lacking the olfactomedin domain. Biochim Biophys Acta 1502 : 447-460, 2000
18) Adam MF, Belmouden A, Binisti P et al : Recurrent mutations in a single exon encoding the evolutionarily conserved olfactomedin-homology domain of TIGR in familial open-angle glaucoma. Hum Mol Genet 6 : 2091-2097, 1997
19) Clark AF, Kawase K, English-Wright S et al : Expression of the glaucoma gene myocilin (MYOC) in the human optic nerve head. Faseb J 15 : 1251-1253, 2001
20) Takahashi H, Noda S, Imamura Y et al : Mouse myocilin (Myoc) gene expression in ocular tissues. Biochem Biophys Res Commun 248 : 104-109, 1998
21) Swiderski RE, Ross JL, Fingert JH et al : Localization of MYOC transcripts in human eye and optic nerve by in situ hybridization. Invest Ophthalmol Vis Sci 41 : 3420-3428, 2000
22) Wiggs JL, Haines JL, Paglinauan C et al : Genetic linkage of autosomal dominant juvenile glaucoma to 1q21-q31 in three affected pedigrees. Genomics 21 : 299-303, 1994
23) Richards JE, Lichter PR, Boehnke M et al : Mapping of a gene for autosomal dominant juvenile-onset open-angle glaucoma to chromosome Iq. Am J Hum Genet 54 : 62-70, 1994
24) Stoilova D, Child A, Brice G et al : Identification of a new 'TIGR' mutation in a family with juvenile-onset primary open angle glaucoma. Ophthalmic Genet 18 : 109-118, 1997
25) Angius A, De Gioia E, Loi A et al : A novel mutation in the GLC1A gene causes juvenile open-angle glaucoma in 4 families from the Italian region of Puglia. Arch Ophthalmol 116 : 793-797, 1998
26) Richards JE, Ritch R, Lichter PR et al : Novel trabecular meshwork inducible glucocorticoid response mutation in an eight-generation juvenile-onset primary open-angle glaucoma pedigree. Ophthalmology 105 : 1698-1707, 1998
27) Alward WL, Fingert JH, Coote MA et al : Clinical features associated with mutations in the chromosome 1 open-angle glaucoma gene (GLC1A). N Engl J Med 338 : 1022-1027, 1998
28) Fingert JH, Heon E, Liebmann JM et al : Analysis of myocilin mutations in 1703 glaucoma patients from five different populations. Hum Mol Genet 8 : 899-905, 1999
29) Allingham RR, Wiggs JL, De La Paz MA et al : Gln368STOP myocilin mutation in families with late-onset primary open-angle glaucoma. Invest Ophthalmol Vis Sci 39 : 2288-2295, 1998
30) Wang X, Johnson DH : mRNA in situ hybridization of TIGR/MYOC in human trabecular meshwork. Invest Ophthalmol Vis Sci 41 : 1724-1729, 2000
31) Stamer WD, Roberts BC, Howell DN et al : Isolation, culture, and characterization of endothelial cells from Schlemm's canal. Invest Ophthalmol Vis Sci 39 : 1804-1812, 1998
32) O'Brien TE, Metheney CD, Polansky JR et al : Immunofluorescence method for quantifying the trabecular meshwork glucocorticoid response (TIGR) protein in trabecular meshwork and Schlemm's canal cells. Curr Eye Res 19 : 517-524, 1999
33) Rohen JW, Witmer R : Electrn microscopic studies on the trabecular meshwork in glaucoma simplex. Graefes Arch Klin Exp Ophthalmol 183 : 251-266, 1972
34) Johnson D, Gottanka J, Flugel C et al : Ultrastructural changes in the trabecular meshwork of human eyes treated with corticosteroids. Arch Ophthalmol 115 : 375-383 : 1997
35) Furuyoshi N, Furuyoshi M, Futa R et al : Ultrastructural changes in the trabecular meshwork of juvenile glaucoma. Ophthalmologica 211 : 140-146, 1997
36) Lutjen-Drecoll EC, May CA, Polansky JR et al : Localization of the stress proteins alpha B-crystallin and trabecular meshwork inducible glucocorticoid response protein in normal and glaucomatous trabecular meshwork. Invest Ophthalmol Vis Sci 39 : 517-525, 1998
37) Tripathi RC, Li J, Chan WF et al : Aqueous humor in glaucomatous eyes contains an increased level of TGF-beta 2. Exp Eye Res 59 : 723-727, 1994
38) Inatani M, Tanihara H, Katsuta H et al : Transforming growth factor-$\beta 2$ levels in aqueous humor of glaucomatous eyes. Graefes Arch Clin Exp Ophthalmol 239 : 109-113, 2001
39) Fautsch MP, Bahler CK, Jewison DJ et al : Recombinant TIGR/MYOC increases outflow resistance in the human anterior segment. Invest Ophthalmol Vis Sci 41 : 4163-4168, 2000
40) Borras T, Rowlette LL, Erzurum SC et al : Adenovi-

ral reporter gene transfer to the human trabecular meshwork does not alter aqueous humor outflow. Relevance for potential gene therapy of glaucoma. Gene Ther 6 : 515-524, 1999
41) Stoilov I, Akarsu AN, Sarfarazi M : Identification of three different truncating mutations in cytochrome P4501B1(CYP1B1) as the principal cause of primary congenital glaucoma(Buphthalmos) in families linked to the GLC3A locus on chromosome 2p21. Hum Mol Genet 6 : 641-647, 1997
42) Vincent AL, Billingsley G, Buys Y et al : Digenic inheritance of early-onset glaucoma : CYP1B1, a potential modifier gene. Am J Hum Genet 70 : 448-460, 2002
43) Jansson I, Stoilov I, Sarfarazi M et al : Effect of two mutations of human CYP1B1, G61E and R469W, on stability and endogenous steroid substrate metabolism. Pharmacogenetics 11 : 793-801, 2001
44) Michels-Rautenstrauss KG, Mardin CY, Zenker M et al : Primary congenital glaucoma : three case reports on novel mutations and combinations of mutations in the GLC3A(CYP1B1) gene. J Glaucoma 10 : 354-357, 2001
45) Martin SN, Sutherland J, Levin AV et al : Molecular characterisation of congenital glaucoma in a consanguineous Canadian community : a step towards preventing glaucoma related blindness. J Med Genet 37 : 422-427, 2000
46) Bejjani BA, Stockton DW, Lewis RA et al : Multiple CYP1B1 mutations and incomplete penetrance in an inbred population segregating primary congenital glaucoma suggest frequent de novo events and a dominant modifier locus. Hum Mol Genet 9 : 367-374, 2000
47) Plasilova M, Stoilov I, Sarfarazi M et al : Identification of a single ancestral CYP1B1 mutation in Slovak Gypsies(Roms) affected with primary congenital glaucoma. J Med Genet 36 : 290-294, 1999
48) Stoilov I, Akarsu AN, Alozie I et al : Sequence analysis and homology modeling suggest that primary congenital glaucoma on 2p21 results from mutations disrupting either the hinge region or the conserved core structures of cytochrome P4501B1. Am J Hum Genet 62 : 573-584, 1998
49) Bejjani BA, Lewis RA, Tomey KF et al : Mutations in CYP1B1, the gene for cytochrome P4501B1, are the predominant cause of primary congenital glaucoma in Saudi Arabia. Am J Hum Genet 62 : 325-333, 1998
50) Ohtake Y, Kubota R, Tanino T et al : Novel compound heterozygous mutations in the cytochrome P4501B1 gene(CYP1B1) in a Japanese patient with primary congenital glaucoma. Ophthalmic Genet 21 : 191-193, 2000
51) Kakiuchi T, Isashiki Y, Nakao K et al : A novel truncating mutation of cytochrome P4501B1(CYP1B1) gene in primary infantile glaucoma. Am J Ophthalmol 128 : 370-372, 1999
52) Mashima Y, Suzuki Y, Sergeev Y et al : Novel cytochrome P4501B1(CYP1B1) gene mutations in Japanese patients with primary congenital glaucoma. Invest Ophthalmol Vis Sci 42 : 2211-2216, 2001
53) Rezaie T, Child A, Hitchings R et al : Adult-onset primary open-angle glaucoma caused by mutations in optineurin. Science 295 : 1077-1079, 2002
54) Budenz DL, Bennett J, Alonso L et al : In vivo gene transfer into murine corneal endothelial and trabecular meshwork cells. Invest Ophthalmol Vis Sci 36 : 2211-2215, 1995
55) Borras T, Tamm ER, Zigler JS Jr : Ocular adenovirus gene transfer varies in efficiency and inflammatory response. Invest Ophthalmol Vis Sci 37 : 1282-1293, 1996
56) Hangai M, Tanihara H, Honda Y et al : Introduction of DNA into the rat and primate trabecular meshwork by fusogenic liposomes. Invest Ophthalmol Vis Sci 39 : 509-516, 1998

3 細胞外マトリックス

細胞外マトリックスの概念

　細胞外マトリックスは，細胞が集合して組織として機能するために，細胞と細胞との間隙を埋める支持組織として存在し，さらに細胞接着の足場となることで，細胞間情報伝達を媒介するなど細胞の増殖，移動，分化，形質発現など多様な細胞応答に関与している。細胞外マトリックスの量や組成，合成，分解などは，さまざまなサイトカインにより，パラクリン，オートクリン機序により調節されている。組織や器官の病理学的変化もまた，細胞外マトリックスの生合成や分解の調節の変化に関連している。細胞外マトリックスは，線維成分と細胞外高分子からなる。

房水流出路における細胞外マトリックスとその受容体

線維柱帯における細胞外マトリックスの局在

■コラーゲン

　線維柱帯は正常房水流出の大部分を調節していると考えられており，緑内障において房水流出抵抗の主因をなすと考えられている。

　線維柱帯組織でⅠ, Ⅲ, Ⅳ, Ⅴ, Ⅵ, Ⅷ型コラーゲンは，その蛋白もしくはmRNAが見つかっている[1-6]。Ⅰ, Ⅲ型コラーゲンは，trabecular beam 核の直線コラーゲン原線維，trabecular beam の基底膜，傍シュレム管組織でみられる[7]。Ⅴ型コラーゲンは trabecular core の直線線維周囲に細ネットワークを形成し，基底膜の結合要素として存在している。免疫染色でも線維柱帯組織にⅠ, Ⅲ, Ⅳ, Ⅴ, Ⅵ, Ⅷ型コラーゲンが存在していることが判明している。Ⅳ型コラーゲンは線維柱帯の基底膜に限局して存在するのに対し，さまざまな型のコラーゲンがシュレム管の内壁や外壁にみられ，ぶどう膜網では角強膜網や傍シュレム管組織に比べ粗いⅤ型コラーゲンが多く存在している。Dietlein ら[8]は，免疫組織学的にⅥ型コラーゲンが trabecular beam の中心部に存在し，ぶどう膜網で最も強く発現すると報告している。

■プロテオグリカン

　プロテオグリカン分子は，Barany が 1950 年代に摘出牛眼で，精巣のヒアルロニダーゼを前房内に環流させたところ，房水流出抵抗が減少したと報告して以来，房水流出抵抗の維持に関係しているとされている。コンドロイチン硫酸を動物の目に注入したところ眼圧が上昇し[9,10]，グリコサミノグリカン分解酵素であるコンドロイチナーゼ ABC の導入により，眼圧が低下するという報告もある[11,12]。線維柱帯では主にコンドロイチン硫酸，デルマタン硫酸，ヘパラン硫酸プロテオグリカンが存在する[13,14]。ヒアルロン酸や，少量のケラタン硫酸プロテオグリカンの存在も報告されている[2,15,16]。

■加齢・緑内障による線維柱帯細胞外マトリックスの変化

　加齢により線維柱帯では，正常眼，緑内障眼でコラーゲン関連のコンドロイチン/デルマタン硫酸プロテオグリカンが減少傾向にある[13]。ヒアルロン酸の減少や未確認の硫酸物質の増加が，緑内障に関係している可能性がある。加齢によるグリコサミノグリカンの減少，それに伴う陰性荷電の減少はおそらく物理化学的流体力学上の重要性を有し，コラーゲン原線維の癒着や他の蛋白質の吸着を引き起こすと推測されている[13]。また線維柱帯におけるそれぞれのグリコサミノグリカンの相対量では，コンドロイチン/デルマタン硫酸

が最も多く，ヒアルロン酸は全体の約10〜20%を占める[16, 17]。生化学的分析でも培養線維柱帯細胞で，同様の型のプロテオグリカンが生成されていることが示されている。体外組織培養でヒアルロン酸の増加が観察されるが，その細胞が培養状況に適応すると，ヒアルロン酸は10〜20%のレベルに戻ると報告されている[17-20]。

Dietleinら[21]は，ラミニンのシュレム管周囲の分布ならびに，正常眼と緑内障眼での比較に関して検討している。ラミニン1，ラミニン2，サブユニットα_2，β_1，β_2，gammal，nidogenはぶどう膜網や角強膜網に比べ，シュレム管内壁下の傍シュレム管組織において最も免疫活性が強く，ラミニンの発現形式や強さに関して，正常眼と緑内障眼では相違はなかったとしている。フィブロネクチンは線維柱帯ではtrabecular beamや基底膜に存在する[7, 22]。線維柱帯培養において，抗フィブロネクチンによる免疫反応で，250 kDaのサブユニットが観察されている[23]。ノーザンブロット分析で，7.8 kDaのフィブロネクチン特異的mRNAも発見されている[24]。Gongら[1]やUmihiraら[25]は，エラスチンが線維柱帯の弾性線維に存在することを報告している。

■ 細胞外マトリックスの線維柱帯における修飾と分解

細胞外マトリックスは，酵素やプロテアーゼ阻害により周辺の細胞から絶えず修飾を受ける。その酵素は細胞外マトリックス組成のリモデリングやターンオーバーに関与し，プラスミノゲンアクチベータ／プラスミンやマトリックス・メタロプロテイナーゼ（MMP）ファミリーを含む。両方の酵素，プラスミノゲンアクチベータ1の阻害物質（TIMP）が線維柱帯で見つかっている[26-29]。Alexanderら[30]は，増殖因子やサイトカインがMMPやTIMP発現の調節に関与し，房水流出に影響を及ぼしていることを報告した。さらにブタ眼の線維柱帯細胞で，腫瘍壊死因子tumor necrosis factor（TNF）-αによるMMPとTIMP変化にプロテインキナーゼC（PKC）が関与する可能性を指摘した[31]。

線維柱帯細胞のステロイド応答

デキサメタゾンのようなグルココルチコイドの影響により，ヒトやウサギで眼圧上昇が生じる[32-34]。Clarkら[35]はヒト眼の灌流培養でデキサメタゾンにより眼圧上昇を生じ，細胞外マトリックスの集積が見られたとしている。さらに組織培養では，グルココルチコイドによりグリコサミノグリカン，エラスチン，フィブロネクチンの増加がみられる[23, 36, 37]。I型コラーゲンとラミニンは変化しないが，組織プラスミノゲンアクチベータ（tPA）やストロメライシンは減少する。また，さまざまなインテグリン発現も変化をきたす[39]。

Zhouら[24]はウシ組織培養において，線維柱帯でフィブロネクチンとIV型コラーゲンは増加したが，ラミニンとI型コラーゲンは影響を受けなかったと報告している。器官培養細胞においてもI型コラーゲンが増加した以外は同様の結果であったとしている。Engelbrecht-Schnurら[40]は，in vitro実験で，デキサメタゾン処理によりヒアルロン酸合成の減少がみられることを報告して，同様のことが生体内でも生じるならば，房水流出路の機能障害が起こるであろうと指摘している。

線維柱帯細胞にステロイドを加えて培養すると産生される蛋白質の一つは，Polanskyらによって，TIGR（trabecular meshwork-induced glucocorticoid response）蛋白質と命名されたが，その後ミオシリン（MYOC）と同一であり，緑内障原因遺伝子であることが判明した[41, 42]。細胞外マトリックス中では，弾性線維や長周期コラーゲン，細顆粒物質に分布する[43, 44]。しかし，ミオシリンの緑内障発症機序に対する影響の詳細は不明であり，真に細胞外マトリックスとしての作用が本質的であるのかすらも解明されていない。

細胞外マトリックス研究の緑内障における意義

一部の研究者は，緑内障という眼疾患を"細胞外マトリックス病"であると位置づけた。緑内障

での眼圧上昇は，線維柱帯領域における細胞外マトリックスの異常沈着・代謝が関連しており，緑内障による視神経障害には，視神経細胞外マトリックスのリモデリングが深く関連しているからである[45-47]。これまでに，緑内障視神経乳頭で免疫組織化学的もしくは分子細胞学的に，コラーゲン，基底膜組成，グリコサミノグリカン，エラスチン，テネイシン，フィブリリンの細胞外マトリックスの高分子組成が変化していることが報告されている[48-61]。これらが，緑内障病態の本質に深くかかわるのか，単に現象論的に緑内障という眼疾患に二次的に生じたものにすぎないのかは，現時点では断定できるものではない。

細胞外マトリックス研究そのものが，進展著しい研究領域である。かつて単純に細胞外領域を埋めている物質としか理解されていなかった細胞外マトリックスは，近年の研究により，細胞の生存，遊走，分裂，接着，認識などに深く関わる重要な生理活性物質として理解されるようになった。たとえば緑内障性視神経障害の本態は，網膜神経節細胞の細胞死と軸索障害に帰結されるようになっているが，細胞外マトリックス（たとえばプロテオグリカン）は，網膜神経節細胞の生存，軸索伸長に深くかかわっている[62-68]。このように，細胞外マトリックスの緑内障における病的意義は，線維柱帯に加えて，網膜・視神経の神経細胞やグリア細胞との相互関係の重要な生理活性物質の一つとして，改めて見つめ直されることになるであろう。

（矢野　豪・谷原秀信）

文献

1) Gong H, Trinkaus-Randall V, Freddo TF et al : Ultrastructual immunocytochemical locarization of elastin in normal human trabecular meshwork. Curr Eye Res 8 : 1071-1082, 1989
2) Hernandez MR, Weinstein BI, Schwartz J et al : Human trabecular meshwork cells in culture : Morphology and extracellular matrix components. Invest Ophthalmol Vis Sci 28 : 1655-1660, 1987
3) Marshall GE, Konstas AG, Lee WR et al : Immunogold localization of type IV collagen and laminin in the aging human outflow system. Exp Eye Res 51 : 691-699, 1990
4) Marshall GE, Konstas AG, Lee WR et al : Immunogold ultrastructural localization of collagens in the aged human outflow system. Ophthalmology 98 : 692-700, 1991
5) Tamura Y, Konomi H, Sawada H et al : Tissue distribution of type VIII collagen in human adult and fetal eyes. Invest Ophthalmol Vis Sci 32 : 2636-2644, 1991
6) Tripathi BJ, Hansen M, Li J et al : Identification of type VI collagen in the trabecular meshwork and expression of its mRNA by trabecular cells. Exp Eye Res 58 : 181-187, 1994
7) Murphy CG, Yun AJ, Newsome DA et al : Localization of extracellular proteins of the human trabecular meshwork by indirect immunofluorescence. Am J Ophthalmol 104 : 33-43, 1987
8) Dietlein TS, Jacobi PC, Frie C et al : Immunohistochemical distribution of type VI collagen in normal and glacomatous human trabecula meshwork. Graefes Arch Clin Exp Ophthalmol 236 : 597-601, 1998
9) Fei PE, Yue BY, Tso MO et al : Effects of intracameral injection of chondroitin sulfate on cat eyes. Graefes Arch Clin Exp Ophthalmol 222 : 1-8, 1984
10) Yue BY, Lin CC, Fei PF et al : Effects of chondroitin sulfate on metabolism of trabecular meshwork. Exp Eye Res 38 : 35-44, 1984
11) Sawaguchi S, Yue BY, Yeh P et al : Effects of intracameral injection of chondroitinase ABC in vivo. Arch Ophthalmol 110 : 110-117, 1992
12) Sawaguchi S, Lam TT, Yue BY et al : Effects of glycosaminoglycan-degrading enzymes on bovine trabecular meshwork in organ culture. J Glaucoma 2 : 80-86, 1993
13) Gong H, Freddo TF, Johnson M et al : Age-related changes of sulfated proteoglycans in the normal human trabecular meshwork. Exp Eye Res 55 : 691-709, 1992
14) Tawara A, Varner HH, Hollyfield JG et al : Distribution and characterization of sulfated proteoglycans in the human trabecular tissue. Invest Ophthalmol Vis Sci 30 : 2215-2231, 1989
15) Azuma N, Hirakata A, Hida T et al : Histochemical and immunohistochemical studies on keratan sulfate in the anterior segment of the developing human eye. Exp Eye Res 58 : 277-286, 1994
16) Johnson DH, Knepper PA : Microscale analysis of the glycosaminoglycans of human trabecular meshwork in perfusion cultured eyes. J Glaucoma 3 : 58-69, 1994
17) Acott TS, Kingsley PD, Samples JR et al : Human trabecular meshwork organ culture : morphology and glycosaminoglycan synthesis. Invest Ophthalmol Vis Sci 29 : 90-100, 1988
18) Crean EV, Tyson SL, Richardson TM et al : Factors infuencing glycosaminoglycan synthesis by calf trabecular meshwork cell cultures. Exp Eye Res 43 : 365-374, 1986

19) Schachtschabel DO, Rohen JW, Werer J et al : Synthesis and composition of glycosaminoglycans by cultured human trabecular meshwork cells. Graefes Arch Clin Exp Ophthamol 218 : 113-117, 1982
20) Yue BY, Elvart JL : Biosynthesis of glycosaminoglycans by trabecular meshwork cells in vitro. Curr Eye Res 6 : 659-967, 1987
21) Dietlein TS, Jacobi PC, Paulsson M et al : Laminin heterogeneity around Schlemm's canal in normal humans and glaucoma patient. Ophthalmic Res 30 : 380-387, 1998
22) Floyd BB, Cleveland PH, Worthen DM et al : Fibronectin in human trabecular drainage channels. Invest Ophthalmol Vis Sci 26 : 797-804, 1985
23) Yue BY, Higginbotham EJ, Chang IL et al : Ascorbic acid modulates the production of fibronectin and laminin by cells from an eye tissue-trabecular meshwork. Exp Cell Res 187 : 65-68, 1990
24) Zhou L, Higginbotham EJ, Yue BY et al : Effects of ascorbic acid on levels of fibronectin, laminin and collagen type I in bovine trabecular meshwork in organ culture. Curr Eye Res 17 : 211-217, 1998
25) Umihira J, Nagata S, Nohara M et al : Localization of elastin in the normal and glacomatous numan trabecular meshwork. Invest Ophthalmol Vis Sci 35 : 486-494, 1994
26) Alexander JP, Samples JR Van Buskirk EM et al : Expression of matrix metalloproteinases and inhibitor by human trabecular meshwork. Invest Ophthalmol Vis Sci 32 : 172-180, 1991
27) Park JK, Tripathi RC, Tripathi BJ et al : Tissue plasminogen activator in the trabecular endothelium. Invest Ophthalmol Vis Sci 28 : 1341-1345, 1987
28) Samples JR, Alexander JP, Acott TS et al : Regulation of the levels of human trabecular matrix metalloprotenases and inhibitor by interleukin-1 and dexamethasone. Invest Ophthalmol Vis Sci 34 : 2286-95, 1993
29) Shuman MA, Polansky JR, Merkel C et al : Tissue plasminogen activator in clutured human trabecular cells : predominance of enzyme over plasminogen activator inhibitor. Invest Ophthalmol Vis Sci 29 : 401-405, 1988
30) Alexander JP, Samples JR, Acott TS et al : Growth factor and cytokine modulation of trabecular meshwork matrix metalloproteinase and TIMP expression. Curr Eye Res 17 : 276-285, 1998
31) Alexander JP, Acott TS : Involvement of protein kinase C in TNF α regulation of trabecular matrix metalloproteinases and TIMPS. Invest Ophthalmol Vis Sci 42 : 2831-2838, 2001
32) Palmberg PF, Mandell A, Wilensky JT et al : The reproducibility of the intraocular pressure response to dexamethasone. Am J Ophthalmol 80 : 844-856, 1975
33) Knepper PA, Collins JA, Frederick R et al : Effect of dexamethasone, progesterone on IOP and GAGs in the rabbit eye. Invest Opthalmol Vis Sci 26 : 1093-1100, 1985
34) Pantieleva VM, Shapkina AM : Glucocorticoids and intraocular pressure : an experimental study. Ophthalmology 199 : 303-310, 1976
35) Clark AF, Wilson K, de Kater AW et al : Dexamethasone-induced ocular hypertension in perfusion cultured human eyes. Invest Ophthalmol Vis Sci 36 : 478-489, 1995
36) Hando I, Sawaguchi S, Yue BY et al : Lipoproteins in the human trabecular meshwork. Invest Ophthalmol Vis Sci 35 (suppl) : 1846, 1994
37) Snyder RW, Stamer WD, Kramer TR et al : Corticosteroid treatment and trabecular meshwork proteases in cell and organ culture supernatants. Exp Eye Res 57 : 461-468, 1993
38) Russell P, Epstein DL : Protein analysis of monkey aqueous humor. Curr Eye Res 11 : 1239-1243, 1992
39) Schwartz MA : Transmembrane signaling by integrins. Trends Cell Biol 2 : 304-308, 1992
40) Engelbrecht-Schnur S, Siegner A, Prehm P et al : Dexamethasone treatment decreases hyaluronanformation by primate trabecular meshwork cells in vitro. Exp Eye Res 64 : 539-543, 1997
41) Polansky JR, Fauss DJ, Chen P et al : Cellular pharmacology and molecular biology of the trabecular meshwork inducible glucocorticoid response gene product. Ophthalmologica 211 : 126-139, 1997
42) Kubota R, Noda S, Wang Y et al : A novel myosin-like protein (myocilin) expressed in the connecting cilium of the photoreceptor : molecular cloning, tissue expression, and chromosomal mapping. Genomics 41 : 360-369, 1997
43) Ueda J, Wentz-Hunter KK, Cheng EL et al : Ultrastructual localization of myocilin in human trabeculaar meshwork cells and tissue. J Histochem Cytochem 48 : 1321-1330, 2000
44) Tawara A, Okada Y, Kubota T et al : Immunohistochemical localization of MYOC/TIGR protein in the trabecular tissue of normal and glaucomatous eyes. Curr Eye Res 21 : 934-943, 2000
45) Yan X, Tezel G, Wax MB et al : Matrix metalloproteinases and tumor necrosis factor alpha in glaucomatous optic nerve head. Arch Ophthalmol 118 : 666-73, 2000
46) Agapova OA, Ricard CS, Salvador-Silva M et al : Expression of matrix metalloproteinases and tissue inhibitors of metalloproteinases in human optic nerve head. Glia 33 : 205-216, 2001
47) Yuan L, Neufeld AH : Activated microglia in the human glacomatous optic nerve head. J Neurosci Res 64 : 523-532, 2001
48) Fukuchi T, Sawaguchi S, Hara H et al : Extracellular matrix changes of the optic nerve lamina cribrosa in monkey eyes with experimental choronic glaucoma. Graefes Arch Clin Exp Ophthalmol 230 : 421-427, 1992

49) Fukuchi T, Sawaguchi S, Yue BY et al : Sulfated proteoglycans in the lamina cribrosa of normal monkey eyes and monkeys with laser-induced glaucoma. Exp Eye Res 58 : 231-244, 1994
50) Hernandez MR, Andrzejewska WM, Neufeld AH et al : Changes in the extracellular matrix of the human optic nerve head in primary open-angle glaucoma. Am J Ophthalmol 109 : 180-188, 1990
51) Hernandez MR, Yang J, Ye H et al : Activation of elastin mRNA expression in human optic nerve heads with primary open-angle glaucoma. J Glaucoma 3 : 214-225, 1994
52) Hernandez MR, Ye H, Roy S et al : Collagen type IV gene expression in human optic nerve heads with primary open-angle glaucoma. Exp Eye Res 59 : 41-52, 1994
53) Hernandez MR, Pena JD : The optic nerve head in glaucomatous optic neuropathy. Arch Ophthalmol 115 : 389-395, 1997
54) Morrison JC, L'Hernault NL, Jerdan JA et al : Ultrastructural location of extracellular matrix components in the optic nerve head. Arch Ophthalmol 107 : 123-129, 1989
55) Morrison JC, Dorman-Pease ME, Dunkelberger GR et al : Optic nerve head extracellular marix in primary optic atrophy and experimental glaucoma. Arch Ophthamol 108 : 1020-1024, 1990
56) Pena JD, Roy S, Hernandez MR et al : Tropoelastin gene expression in optic nerve heads of normal and glaucomatous subjects. Matrix Biol 15 : 323-330, 1996
57) Pena JD, Netland PA, Vidal I et al : Elastosis of the lamina cribrosa in glaucomatous optic neuropathy. Exp Eye Res 67 : 517-524, 1998
58) Pena JD, Varela HJ, Ricard CS et al : Enhanced tenascin expression associated with reactive astrocytes in human optic nerve heads with primary open angle glaucoma. Exp Eye Res 68 : 29-40, 1999
59) Pena JD, Taylor AW, Ricard CS et al : Transforming growth factor beta isoform in human optic nerve heads. Br J Ophthalmol 83 : 209-218, 1999
60) Pena JD, Agapova O, Gabelt BT et al : Increased elastin expression in astrocytes of the lamina cribrosa in response to elevated intraocular pressure. Invest Ophthalmol Vis Sci 42 : 2303-2314, 2001
61) Quigley HA, Dorman-Pease ME, Bown AE et al : Quantitative study of collagen and elastin of the optic nerve head and sclera in human and experimental glaucoma. Curr Eye Res 10 : 877-888, 1991
62) Inatani M, Tanihara H, Oohira A et al : Identification of a nervous tissue-specific chondroitin sulfate proteoglycan, neurocan, in developing rat retina. Invest Ophthalmol Vis Sci 40 : 2350-2359, 1999
63) Inatani M, Tanihara H, Oohira A et al : Spatiotemporal expression patterns of 6B4 proteoglycan/phosphacan in the developing rat retina. Invest Ophthalmol Vis Sci 41 : 1990-1997, 2000
64) Inatani M, Tanihara H, Oohira A et al : Upregulated expression of neurocan, a nervous tissue specific proteoglycan, in transient retinal ischemia. Invest Ophthalmol Vis Sci 41 : 2748-2754, 2000
65) Inatani M, Tanihara H, Oohira A et al : Neuroglycan C, a neural tissue-specific transmembrane chondroitin sulfate proteoglycan, in retinal neural network formation. Invest Ophthalmol Vis Sci 41 : 4338-4346, 2000
66) Inatani M, Honjo M, Otori Y et al : Inhibitory effects of neurocan and phosphacan on neurite outgrowth from retinal ganglion cells in culture. Invest Ophthalmol Vis Sci 42 : 1930-1938, 2001
67) Inatani M, Honjo M, Oohira A et al : Spatiotemporal expression patterns of N-syndecan, a transmembrane heparan sulfate proteoglycan, in developing retina. Invest Ophthalmol Vis Sci 43 : 1616-1621, 2002
68) Inatani M, Tanihara H : Proteoglycans in retina. Prog Retin Eye Res 21: 429-447, 2002

4 眼血流と緑内障

　緑内障という眼疾患を，眼圧を含む多数の危険因子により進行する多因子疾患と理解するのが現在の考え方である。危険因子の中でも，特に注目されている一つは虚血要因である。緑内障性視神経障害と視神経血流障害の両者には，有意な関連があると推測されている。したがって視神経乳頭局所の循環を，非侵襲的・定量的に再現性をもって計測することは重要である。

視神経乳頭における血流

　視神経乳頭は表在神経線維層，篩状板前部，篩状板部，篩状板後部の四つの部位に分けられる。表在神経線維層は乳頭周囲の網膜中心動脈 central retinal artery（CRA）の分枝から血液供給を受けている。乳頭表層毛細血管は，放射状乳頭前毛細血管と連続した血管系である。このほか，短後毛様動脈 short posterior ciliary artery（PCA）の枝で，網膜に分布する毛様網膜動脈により分節的に栄養されることもある。篩状板前部の血管は，PCAにより栄養される乳頭周囲脈絡膜からの細動脈枝と，篩状板経由のPCAの分枝より血液供給を受けている。篩状板部の血管系はZinn-Haller動脈輪からの分枝，またはPCAからの直接の分枝により栄養されている。また乳頭周囲脈絡膜の軟膜動脈枝からも，血液供給を受けている。静脈系は網膜中心静脈，または視神経の中心部を縦走する集合細静脈に灌流する。また一部渦静脈にも灌流している。篩状板後部はPCA由来の軟膜動脈枝により栄養されている。CRAは分枝を出し，血液供給の一部を担っている。

　ヒトの視神経乳頭部の動脈循環は，表在神経線維層から篩状板後部に至るまで，視神経の周辺部から中心部に向かう血流方向を示している。視神経乳頭表層ではCRAが，それ以外の部位ではPCAが血液供給源である。一方静脈灌流は，視神経の中央を縦走する網膜中心静脈に向かう血流である。

眼血流測定法

眼血流測定法の種類

　現在，緑内障患者の臨床で用いることができる眼血流の測定方法には，視神経乳頭部および網膜の血流を測定する方法として，レーザースペックル法，レーザードップラ法，色素希釈法があげられる。また球後の血流を測定する方法として，超音波カラードップラ法がある。

レーザースペックル法

　レーザー光を表面の粗な物体に照射すると，その反射散乱光に干渉が生じて，スペックルパターンと呼ばれるランダムな模様を形成する。その光強度は，散乱物体の動きに応じて変化する。多数の血球の流れる血管にレーザー光を照射すると，散乱してスペックルパターンを形成する。このパターンは，血流が速くなると変動が速くなり，パターンのぶれが大きくなる。

　スペックル強度（I）の時間平均（$\langle I \rangle$）とIの時間変動の標準偏差（δ）との比$\langle I \rangle / \delta$を，スペックルパターンのblurringと呼ぶ。$\langle I \rangle / \delta$は血流速度と相関する。したがってblurringを算出することで，組織の血流速度を解析することができる。normalized blur（NB値）とは，blurringの程度を数値化したものである。生体眼では，Tamaki, Araieらが，虹彩，脈絡膜，網膜，視神経の末梢循環および網膜血管内の血流量を測定できる装置を開発した[1]。問題点としては，NB値は相対的な値であるため個体間の測定値はまだ比較できないこと，視神経乳頭は個体差があるため，乳頭の

どの部分の血流を指標とするか決まっていないことなどがあげられる。

この装置を使用した解析では，カルシウム拮抗薬(ニカルジピン，ニルバジピン，プラニジピン)の投与で，いずれの薬剤でも網膜，脈絡膜の循環が改善し，ニルバジピン，プラニジピンで視神経乳頭の循環改善がみられたとの報告がある[2,3]。また正常眼への点眼で，チモロールは視神経乳頭の循環に変化はなく，ベタキソロールでは薬剤点眼側のみで視神経乳頭の循環が増加し，カルテオロールでは，実薬，基剤側ともに視神経乳頭の循環が約15%増加と報告した。正常眼圧緑内障(NTG)患者のニルバジピン内服では，血圧，眼圧に影響せずに，視神経乳頭の循環が約20%増加したと報告した[3,4]。またこの装置を使用して，トラベクレクトミーとニードリングの視神経乳頭への血流動態への影響を解析した報告もある[5]。

レーザードップラ法

■ Laser Doppler velocimetry (LDV)

視神経乳頭にレーザー光を照射すると，動いている赤血球からドップラ偏位を生じる。これを解析して血流速度を求める方法がLDVである。乳頭における脈絡膜と網膜両方の循環状態を反映しているとされる。初期のころは，弱いレーザー光を網膜血管に照射し，ドップラ偏位した散乱光を一方向で受光解析し，血流の相対速度を測定していた[6]。その後Fekeらが同時に二方向から散乱光を受光し，周波数解析する方法(bidirectional LDV)へと進展させ，その後，眼球運動の影響を除去できる眼球追跡装置を備えた新しい装置へと進化させた。日本では，吉田らが眼底観察系，血流測定系，血管追跡系の3系統からなる装置を開発している[7]。この装置では，675nmのダイオードレーザーを血管に照射して，ドップラ偏位した散乱光を2方向の光電子増倍管で受光し，周波数解析を行うことで，絶対血流速度を測定できる。問題点としては，レーザーの深達度は1mmではあるが，PCAからの血流をとらえるのは困難ではないかという指摘がある。また眼底カメラを使用しているため，中間透光体の混濁は解析結果に影響を与える。

この装置を使用し，Hamardらは原発開放隅角緑内障(POAG)，NTG患者の視神経乳頭毛細血管の血流速度を測定し，低下していることを報告した[8]。

■ Scanning laser Doppler flowmetory (SLDF)

レーザードップラフローメトリー法と，走査型レーザー検眼鏡 scanning laser ophthalmoscope (SLO)を組み合わせた測定法がSLDFである。レーザー光で眼底を走査し，組織中に流れる赤血球からの反射光の強度，時間的変化(ドップラシフトパワースペクトル)より，単位のない三つの血流パラメーター，volume(測定部位の総赤血球数)，flow(赤血球の単位時間あたりの移動距離)，velocity(flowをvolumeで除したもの)を求める。装置としては，Heidelberg Retina Flowmeter (HRF；Heidelberg Engineering)がある。この装置は無散瞳で，非侵襲的に眼底の任意の部位の血流を測定できる。HRFは開発後徐々に改善され，またその有用性についてサル眼などでも検討されているが[9]，測定自体の安定性は検者の技術に依存している部分が多く，まだ汎用性を獲得するまでには至っていない。また各パラメーターは単位のない値であり，その解釈のためにはデータの集積が必要である。

SLDFを用いたPOAGの解析では，乳頭辺縁と傍乳頭網膜の血流が低下していたという報告[10,11]や，篩状板と上耳側乳頭周囲網膜で血流が低下していたとの報告[12]や，未治療POAGと高眼圧症(OH)で比較を行い，篩状板と耳側乳頭辺縁で血流低下が指摘された報告[13]などがある。NTGでは，乳頭周囲網膜の血流が低下していたとの報告[14]がある。SLDFを用いた薬剤の評価としては，ジピベフリンに関する報告[15]，チモロールに関する報告[16]，カルシウム拮抗薬であるニルバジピンに関する報告[17]などがある。

■ 色素希釈法

色素としてフルオレセンナトリウムを用い，網膜血管内の色素濃度の変化を蛍光強度の変化とし

てとらえることで，循環路における血流動態を解析する方法である．変化をとらえる方法として，連続記録された蛍光眼底造影像を用いる方法と，フルオロフォトメーターを用いる方法がある．

色素希釈法の評価は，ある1本の網膜動脈に流入した色素は，すべて伴走する網膜静脈に還流するという仮定で，一対の網膜動静脈間での色素濃度の変化を指標とする．このうち網膜動静脈平均循環時間差は，網膜平均循環時間 retinal mean circulation time(MCT)と定義され，動静脈を結ぶ毛細血管床全体の血流を反映していると考えられている[18]．また伴走する動静脈の血管径の二乗の和は，灌流する区域の血液容量に比例し，その和をMCTで除した値は網膜区域血流量 retinal segmental blood flow(SBF)とし，網膜循環を評価する一つの指標とされている[19]．最近はSLOを用いて蛍光眼底造影をビデオに記録し，外部コンピュータシステムと接続し，動静脈の蛍光充盈曲線を解析することで，各血管の蛍光輝度のピーク時間，動静脈ピーク時間差，充盈曲線の時定数を同定する試みがなされている．

色素希釈法の問題点としては，撮影時の血圧など全身の影響がでることや，中間透光体の影響がでること，造影剤を使用するために頻回の検査には向かないことなどがあげられる．

色素希釈法を用いて Wolf らは，POAG では正常眼に比較して，網膜循環に遅延があると報告した[20]．Duijim らは，網膜循環は POAG では遅延しているが，NTG では正常眼と差はなく，脈絡膜循環は POAG では正常眼と差はなく NTG で遅延していたと報告している[21]．

■ 超音波カラードップラ法(CDI)

視神経乳頭を灌流する球後の眼動脈 ophthalmic artery(OA)，短後毛様動脈(PCA)，網膜中心動脈(CRA)などの血管内の血球からのドップラ信号を処理し，血流の方向と平均血液速度を表示する．ドップラシフト周波数を高速フーリエ変換して，血流速度を時間経過表示する．収縮期最高流速値 peak-systolic velocity(PSV：Vmax)，拡張期最低流速値 end-diastolic velocity(EDV：Vmin)，時間平均流速値(Vmean)が求められる．また，乳頭循環を構成する毛細血管床の抵抗である末梢血管抵抗を，PI(pulsatility index) = (Vmax − Vmin)/Vmean あるいは RI(resistance index) = (Vmax − Vmin)/Vmax で表す．問題点としては，血流速度は測定できるが血流量は測れない，技術的に向上して PCA は測定できるようになってはきたが手技的に熟練を要すること，視神経の血流の主役である PCA は球後に10～20本存在し，走行も複雑で個人差が大きく，どのPCA を測定しているかの判定は不可能であること，機種によっては Vmin が測定できないなどがあげられる．

CDI を使用した病型別報告では，POAG では血流速度の低下，血管抵抗の上昇を指摘している報告が多く認められる[22-25]．また OH と POAG の球後血流を比較した報告もある[26]．NTG では PCA，CRA，OA で最低血流速度の低下と血管抵抗の上昇が報告されている[27,28]．慢性閉塞隅角緑内障(CACG)では，眼圧コントロールの良好な患者で CRA と耳側 PCA の EDV が低下し，また球後血流の悪化の程度と視野障害の程度は相関を認めたとの報告がある[29]．

水晶体落屑症候群と落屑緑内障では，正常眼と比較して，水晶体落屑症候群では CRA と耳側 PCA で血流速度の低下と血管抵抗の上昇を認め，落屑緑内障ではすべての測定血管の血流速度の低下と血管抵抗の上昇を認めたとの報告がある．水晶体落屑症候群と落屑緑内障の比較では，落屑緑内障で OA と鼻側 PCA で著明に血流速度が低下していたとの報告がある[30,31]．また CDI を用いて，加齢による球後血流の検討[32]や，高度近視を伴う緑内障眼での検討の報告もある[33]．

CDI を用いた薬物の球後血流に関する評価も，数多くなされている．POAG 患者に抗緑内障薬を投与した報告としては，チモロール，ベタキソロール，カルテオロール，レボブノロールを使用し比較している報告[34]，ベタキソロール，ドルゾラミド，アプラクロニジンを使用し比較している報告[35]，ドルゾラミドとチモロールの合剤とチモロールを比較した報告[36]，チモロールとベ

タキソロールを比較した報告[37]，非選択性β遮断薬を長期に使用した報告[38]，ドルゾラミド使用の報告[39]，ラタノプロストとチモロールを比較した報告[40]などがある。NTG患者に抗緑内障薬を投与した報告としては，ベタキソロール，チモロールを投与した報告[41]，ベタキソロールを投与した報告[42]，各種カルシウム拮抗薬を投与した報告[17,43-66]などがある。

緑内障の病態の一部に，視神経およびその近傍の血流障害が関連していることは，上記の文献からも示唆される。また臨床上も，視神経血流改善による神経保護治療がすでに応用されはじめている。今後は，さらに再現性と定量性に富む測定手法を確立して，真に臨床上有効な指標として治療指針を決定することを目指すことになるのであろう。

（有村和枝・谷原秀信）

文献

1) Tamaki Y, Araie M, Kawamoto E et al : Non-contact, two-dimensional measurement of tissue circulation in choroid and optic nerve head using laser speckle phenomenon. Exp Eye Res 60 : 373-383, 1995
2) 王置泰裕, 川本英三, 新家 眞, 他：Ca拮抗薬の家兎網膜末梢循環に及ぼす影響. 日眼会誌 98：240-244, 1994
3) Tomita K, Araie M, Tamaki Y et al : Effects of nilvadipine, a calcium antagonist, on rabbit ocular circulation and optic nerve head circulation in NTG subjects. Invest Ophthalmol Vis Sci 40 : 1144-1151, 1999
4) 新家 眞, 王置泰裕, 永原 幸, 他：レーザースペックル法による生体眼循環測定―装置と眼科研究への応用. 日眼会誌 103：871-909, 1999
5) Tamaki Y, Araie M, Hasegawa T et al : Optic nerve head circulation after intraocular pressure reduction achieved by trabeculectomy. Ophthalmology 108 : 627-632, 2001
6) Riva CE, Grunwald JE, Sinclair SH et al : Blood velocity and volumetric flow rate in human retinal vessels. Invest Ophthalmol Vis Sci 26 : 1124-1132, 1985
7) Fujio N, Yoshida A, Ogasawara H et al : The new laser Doppler velocimetry for the measurement of retinal circulation and its clinical application. Hokkaido Igaku Zasshi 71 : 757-769, 1996
8) Hamard P, Hamard H, Dufaux J et al : Optic nerve head blood flow using a laser Doppler velocimeter and haemorheology in primary open angle glaucoma and normal pressure glaucoma. Br J Ophthalmol 78 : 449-453, 1994
9) Wang L, Cull G, Cioffi GA : Depth of penetration of scanning laser Doppler flowmetry in the primate optic nerve. Arch Ophthalmol 119 : 1810-1814, 2001
10) Michelson G, Langhans MJ, Groh MJ : Perfusion of the juxtapapillary retina and the neuroretinal rim area in primary open angle glaucoma. J Glaucoma 5 : 91-98, 1996
11) Michelson G, Langhans MJ, Harazny J et al : Visual field defect and perfusion of the juxtapapillary retina and the neuroretinal rim area in primary open-angle glaucoma. Graefes Arch Clin Exp Ophthalmol 236 : 80-85, 1998
12) Nicolela MT, Hnik P, Drance SM : Scanning laser Doppler flowmeter study of retinal and optic disk blood flow in glaucomatous patients. Am J Ophthalmol 122 : 775-783, 1996
13) Kerr J, Nelson P, O'Brien C : A comparison of ocular blood flow in untreated primary open-angle glaucoma and ocular hypertension. Am J Ophthalmol 126 : 42-51, 1998
14) Chung HS, Harris A, Kagemann L et al : Peripapillary retinal blood flow in normal tension glaucoma. Br J Ophthalmol 83 : 466-469, 1999
15) Groh MJ, Michelson G, Harazny J et al : Changes in retinal blood flow by topical administration of 0.1% dipivefrin. Ophthalmologe 96 : 706-710, 1999
16) Lubeck P, Orgul S, Gugleta K et al : Effect of timolol on anterior optic nerve blood flow in patients with primary open-angle glaucoma as assessed by the Heidelberg Retina Flowmeter. J Glaucoma 10 : 13-17, 2001
17) Tomita G, Niwa Y, Shinohara H et al : Changes in optic nerve head blood flow and retrobular hemodynamics following calcium-channel blocker treatment of normal-tension glaucoma. Int Ophthalmol 23 : 3-10, 1999
18) Hickam JB, Frayser R : A photographic method for measuring the mean retinal circulation time using fluorescein. Invest Ophthalmol 4 : 876-884, 1965
19) Bulpitt CJ, Dollery CT : Estimation of retinal blood flow by measurement of the mean circulation time. Cardiovasc Res 5 : 406-412, 1971
20) Wolf S, Arend O, Sponsel WE et al : Retinal hemodynamics using scanning laser ophthalmoscopy and hemorheology in chronic open-angle glaucoma. Ophthalmology 100 : 1561-1566, 1993
21) Duijm HF, van den Berg TJ, Greve EL : A comparison of retinal and choroidal hemodynamics in patients with primary open-angle glaucoma and normal-pressure glaucoma. Am J Ophthalmol 123 : 644-656, 1997
22) Kaiser HJ, Schoetzau A, Stumpfig D et al : Blood-flow velocities of the extraocular vessels in patients

with high-tension and normal-tension primary open-angle glaucoma. Am J Ophthalmol 123 : 320-327, 1997
23) Butt Z, O'Brien C, McKillop G et al : Color Doppler imaging in untreated high- and normal-pressure open-angle glaucoma. Invest Ophthalmol Vis Sci 38 : 690-696, 1997
24) Liu L, Yuan S, Yang W : The relationship between ophthalmic nerve lesion in glaucoma and ocular and systemic haemodynamic disturbance. Zhonghua Yi Xue Za Zhi 79 : 260-263, 1999
25) Schumann J, Orgul S, Gugleta K et al : Interocular difference in progression of glaucoma correlates with interocular differences in retrobulbar circulation. Am J Ophthalmol 129 : 728-733, 2000
26) Nicolela MT, Walman BE, Buckley AR et al : Ocular hypertension and primary open-angle glaucoma : a comparative study of their retrobulbar blood flow velocity. J Glaucoma 5 : 308-310, 1996
27) Harris A, Sergott RC, Spaeth GL et al : Color Doppler analysis of ocular vessel blood velocity in normal-tension glaucoma. Am J Ophthalmol 118 : 642-649, 1994
28) Kondo Y, Niwa Y, Yamamoto T et al : Retrobulbar hemodynamics in normal-tension glaucoma with asymmetric visual field change and asymmetric ocular perfusion pressure. Am J Ophthalmol 130 : 454-460, 2000
29) Cheng CY, Liu CJ, Chiou HJ et al : Color Doppler imaging study of retrobulbar hemodynamics in chronic angle-closure glaucoma. Ophthalmology 108 : 1445-1451, 2001
30) Yuksel N, Karabas VL, Arslan A et al : Ocular hemodynamics in pseudoexfoliation syndrome and pseudoexfoliation glaucoma. Ophthalmology 108 : 1043-1049, 2001
31) Yuksel N, Karabas VL, Demirci A et al : Comparison of blood flow velocities of the extraocular vessels in patients with pseudoexfoliation or primary open-angle glaucoma. Ophthalmologica 215 : 424-429, 2001
32) Harris A, Harris M, Biller J et al : Aging affects the retrobulbar circulation differently in women and men. Arch Ophthalmol 118 : 1076-1080, 2000
33) Galassi F, Sodi A, Ucci F et al : Ocular haemodynamics in glaucoma associated with high myopia. Int Ophthalmol 22 : 299-305, 1998
34) Altan-Yavcioglu R, Turker G, Akdol S et al : The effects of beta-blockers on ocular blood flow in patients with primary open angle glaucoma : a color Doppler imaging study. Eur J Ophthalmol 11 : 37-46, 2001
35) Avunduk AM, Sari A, Akyol N et al : The one-month effects of topical betaxolol, dorzolamide and apraclonidine on ocular blood flow velocities in patients with newly diagnosed primary open-angle glaucoma. Ophthalmologica 215 : 361-365, 2001
36) Harris A, Jonescu-Cuypers CP, Kagemann L et al : Effect of dorzolamide timolol combination versus timolol 0.5% on ocular blood flow in patients with primary open-angle glaucoma. Am J Ophthalmol 132 : 490-495, 2001
37) Evans DW, Harris A, Cantor LB : Primary open-angle glaucoma patients characterized by ocular vasospasm demonstrate a different ocular vascular response to timolol versus betaxolol. J Ocul Pharmacol Ther 15 : 479-487, 1999
38) Evans DW, Harris A, Chung HS et al : Effects of long-term hypotensive therapy with nonselective beta-blockers on ocular hemodynamics in primary open-angle glaucoma. J Glaucoma 8 : 12-17, 1999
39) Martinez A, Gonzalez F, Capeans C et al : Dorzolamide effect on ocular blood flow. Invest Ophthalmol Vis Sci 40 : 1270-1275, 1999
40) Nicolela MT, Buckley AR, Walman BE et al : A comparative study of the effects of timolol and latanoprost on blood flow velocity of the retrobulbar vessels. Am J Ophthalmol 122 : 784-789, 1996
41) Harris A, Spaeth GL, Sergott RC et al : Retrobulbar arterial hemodynamic effects of betaxolol and timolol in normal-tension glaucoma. Am J Ophthalmol 120 : 168-175, 1995
42) Turacli ME, Ozden RG, Gurses MA : The effect of betaxolol on ocular blood flow and visual fields in patients with normotension glaucoma. Eur J Ophthalmol 8 : 62-66, 1998
43) Niwa Y, Yamamoto T, Harris A et al : Relationship between the effect of carbon dioxide inhalation or nilvadipine on orbital blood flow in normal-tension glaucoma. J Glaucoma 9 : 262-267, 2000
44) Yamamoto T, Niwa Y, Kawakami H et al : The effect of nilvadipine, a calcium-channel blocker, on the hemodynamics of retrobulbar vessels in normal-tension glaucoma. J Glaucoma 7 : 301-305, 1998
45) Cellini M, Possati GL, Caramazza N et al : The use of flunarizine in the management of low-tension glaucoma : a color Doppler study. Acta Ophthalmol Scand 224(suppl) : S57-S58, 1997
46) Wilson RP, Chang WJ, Sergott RC et al : A color Doppler analysis of nifedipine-induced posterior ocular blood flow changes in open-angle glaucoma. J Glaucoma 6 : 231-236, 1997

5 房水の生理活性物質

　房水は眼内の無血管組織の代謝機能を支えており，免疫反応においても重要な働きをもっている。これらの機能に大きく影響しているのが，種々の生理活性物質である。一般に生理活性物質とは，生命現象に微量で関与する有機物質および無機イオンを総称し，ビタミン，補酵素，ホルモン，神経伝達物質，サイトカイン，増殖因子などが含まれるが，これらは房水においてもきわめて重要な役割を担っている。これらの生理活性物質についての知見を深めることは，眼内生理を分子レベルで理解することにとどまらず，眼疾患の病因や疾患に伴う眼内環境の変化を理解することにつながり，その知識を治療に応用することが期待できる。近年，生化学的な手法の発達とともに，その存在と働きが徐々に明らかになってきている。

増殖因子

TGF-β

■ TGF-β の種類と作用

　変換増殖因子 transforming growth factor (TGF)-β は，分子量4万の潜在型 latent form として合成され，活性型 mature form は分子量1.2〜1.5万のペプチドが2量体を構成した蛋白質として存在する。生物活性は上皮細胞の増殖抑制と，細胞外マトリックスの産生促進がよく知られているが，免疫や内分泌反応への関与も認められる。ヒトではアミノ酸配列で70〜80％の類似性をもつアイソフォームが，TGF-β_1, β_2, β_3 と3種類見つかっている。房水では，TGF-β_2 が TGF-β_1 と比較して高い濃度で存在する[1-3]。房水中の TGF-β_3 についてはきわめて報告が少ない。房水中 TGF-β は，免疫抑制および線維柱帯の細胞外マトリックスに関与していると考えられている。前者は，眼内が免疫学的に特異な場所 immune privileged site であること，後者は緑内障における房水流出抵抗について TGF-β が関与していることを示唆している。

■ 緑内障の病態における房水中 TGF-β の意義

　TGF-β_1, β_2 の mRNA は線維柱帯，虹彩，毛様体で発現・分泌されているが[4,5]，その受容体は線維柱帯細胞に存在し[6]，さらに TGF-β_1, β_2 によって TGF-β の発現は活性化される[7]。これらの知見は TGF-β がオートクリン，パラクリン的に房水流出抵抗に関連する可能性を示唆する。また TGF-β は線維柱帯での細胞外マトリックス蛋白の合成を促進し，房水流出抵抗を増加させていると推測されている。その機序について Welge-Lussen ら[8]は，TGF-β_1, β_2 が線維柱帯の tissue transglutaminase を誘導することを報告している。tissue transglutaminase はフィブロネクチンを重合させることから，房水中の TGF-β_1, β_2 の増加は不可逆的な細胞外マトリックス蛋白質の増加をきたすことが考えられる。また Li ら[9]は，線維柱帯細胞で TGF-β_1, β_2 がフィブロネクチンの pre-mRNA の alternate splicing pattern を修飾し，その合成と分泌を濃度依存的に促進することを報告している。

　実際の緑内障眼で Tripathi ら[10]は，ヒト房水中における total TGF-β 濃度が，原発開放隅角緑内障（POAG）眼（2.70±0.76 ng/ml）で白内障眼（1.48±0.68 ng/ml）と比較して有意に高値を示したことを報告している。Inatani ら[11]は，total TGF-β 濃度については病型ごとに有意な差は認められなかったものの，mature TGF-β_2 濃度は POAG で原発閉塞隅角緑内障，落屑症候群および続発緑内障よりも高値であり，また白内障手術の既往および，炭酸脱水酵素阻害薬の使用とも相関していたと報告している。Picht ら[12]は

POAGのほぼ半数と発達緑内障のほとんどでコントロールと比較しTGF-β_2が高値を示したとしている。さらにTGF-β_2の値と濾過胞の瘢痕化について検討しているが，直接的な相関は認められていない。

これらの臨床的な報告は，房水中のTGF-βが細胞外マトリックスを介して緑内障の病因に関与しているという，基礎的研究による仮説を支持するものと考えられる。

VEGF

■ VEGFの作用

血管内皮成長因子 vascular endothelial growth factor（VEGF）は，分子量3.4～4.6万の2量体構造をもった蛋白質で，その構造から血小板由来増殖因子 platelet-derived growth factor（PDGF）ファミリーに属すると考えられている。低酸素状態，PDGFなどの刺激により血管内皮細胞や近隣細胞より分泌され，強力な血管新生作用を有し重要な血管新生促進因子と考えられている。房水中のVEGFについては，主に糖尿病網膜症など虚血性眼疾患との関連で研究されている。

■ 緑内障の病態における房水中VEGFの意義

房水中VEGF濃度について，Tripathiら[13]は血管新生緑内障眼（29.267±7.350 ng/ml）が白内障眼（0.257±0.043 ng/ml）またはPOAG眼（0.726±0.204 ng/ml）と比較して高値を示すと報告している。またPOAG眼と白内障眼との比較においても有意差を認めた。Huら[14]はより多くのサンプル数を対象に，より高感度の手法で計測し，緑内障眼（146.7±51.8 pg/ml）が白内障眼（102.4±29.7 ng/ml）と比較して有意に高値を示すことを確認している。この中でPOAG，閉塞隅角緑内障，落屑緑内障の間で有意差を認められなかった。これらの報告から，血管新生緑内障や続発緑内障で新生血管の形成に関連しているのみならず，その他の緑内障病態でもVEGFの関与が示唆されている。緑内障による障害が原因となった虚血，低酸素，活性酸素が，房水中VEGF濃度の上昇を導いている可能性も推測されるが，その真偽は不明である。

HGF

■ HGFの作用

肝細胞増殖因子 hepatocyte growth factor（HGF）は，肝再生因子として同定された分子量8.2～8.5万の蛋白質だが，肝細胞以外の多くの細胞に対して増殖，細胞運動，形態形成を促進することがわかり，現在では損傷を受けた組織の修復・再生因子と考えられている。また神経保護効果もあることがわかっている。

■ 緑内障の病態における房水中HGFの意義

Huら[15]は房水中HGF濃度が，白内障眼（563.3±178.8 pg/ml）に対し緑内障眼（967.1±514.7 pg/ml）で高値を示したと報告している。病型別では落屑緑内障眼（1425.5±586.7 pg/ml）で閉塞隅角緑内障眼（759.4±511.4 pg/ml），POAG眼（855.0±341.5 pg/ml）と比較して優位に高値であった。閉塞隅角緑内障と開放隅角緑内障で差がなかったことと，この2群の緑内障による視神経障害が同等であったことから，HGF濃度の上昇は緑内障の原因ではなく，障害に対する反応と考えられている。落屑緑内障眼では偽落屑物質による細胞傷害が，HGF産生をさらに増加させたと推測している。

サイトカイン

IL

■ ILの作用

インターロイキン interleukin（IL）は，サイトカインのうち免疫担当細胞の産生する蛋白質性の生理活性物質の総称で，呼称のもとになった白血球間のシグナル伝達を担うだけでなく，種々の細胞から産生されさまざまな細胞に対し広い活性をもつ。眼内でILは主に炎症反応に関与し，ぶどう膜炎関連の多くの報告がある。

■ 緑内障の病態における房水中ILの意義

Chenら[16]は，白内障眼（26.4±21.8 pg/ml）を

対照群として，網膜中心静脈閉塞症眼の房水中IL-6濃度を調べ，虹彩新生血管を伴わない群（15.6±0.9 pg/ml），網膜光凝固により虹彩新生血管が消退した群（234.3±154.6 pg/ml），虹彩新生血管を伴う群（1,532±221.1 pg/ml）の順に有意に高値を示すことを報告している。かれらは同じ炎症性サイトカインであるIL-2，腫瘍壊死因子 tumor necrosis factor（TNF）-αについても前房内濃度を調べているが，対照群との差を認めなかった。前房内IL-6と虹彩新生血管，緑内障との直接的な関与は明らかになっていないが，非虚血性炎症性疾患で血管新生緑内障が認められることはよく知られており，IL-6が多くの器官や腫瘍などで血管新生を促すことも確認されている。

さらにIL-6が強い血管新生作用をもつVEGF発現を誘導すること[17]も考えると，IL-6の活動性を正常化することが，虹彩新生血管を抑制する可能性がある。またIL-1とレーザー線維柱帯形成術に関する報告はTNF-αの項で述べる。

TNF-α
■TNF-αの作用

抗腫瘍性のサイトカインとして同定されたTNFファミリーの一員で，カケクチンともよばれている。活性化マクロファージより産生される分子量1.7万の蛋白質で，抗腫瘍活性以外に発熱，マクロファージや好中球の活性化，線維芽細胞の増殖，IL-1，IL-6の誘導，プロスタグランジン合成促進などに関与し，眼内においても炎症反応に関与する。

■緑内障の病態における房水中TNF-αの意義

AcottのグループのImplantation実験によると，TNF-αはIL-1とともにレーザー線維柱帯形成術での眼圧下降機序の一部を担っている。レーザー照射による傷害がこれらのサイトカインを誘導し[18]，メタロプロテイナーゼ組織インヒビターの減少に伴うマトリックスメタロプロテイナーゼの発現を誘導し，線維柱帯での房水流出抵抗を減少させ，眼圧を正常化させると考えられている[19]。

オータコイド
一酸化窒素（NO）
■NOの作用

NOはL-アルギニンを基質として，一酸化窒素合成酵素（NOS）によって合成される，半減期が数秒と短いラジカル分子である。内皮由来血管弛緩因子として同定されたが，強力な血管拡張作用の他に，マクロファージの抗微生物作用，抗腫瘍作用，記憶の形成，シナプス伝達効率やアポトーシスにも関与していることが報告されている。

■緑内障の病態における房水中NOの意義

NOSは毛様体筋，線維柱帯，シュレム管，集合管に強く発現しており，眼内で産生され前房に放出されたNOは可溶性グアニル酸シクラーゼを活性化し，これにより合成されたcGMPの生理活性が線維柱帯か毛様体筋，またはその両方を弛緩させることによってoutflowを増加させ，眼圧調節に関与していると考えられている[20]。このL-アルギニン-NO-cGMP経路を利用した亜硝酸化合物により，眼圧下降効果があることが動物実験で確かめられており[21-23]，網膜血流を増加させることも期待できることから，緑内障に対する治療薬として研究が進められている。

房水中NO濃度についてChangら[24]は，緑内障眼（39.7±1.5 μmol）が白内障眼（35.5±1.3 μmol）に対し有意に高値であったと報告している。彼らは緑内障の病型ごとにさらに解析しており，発達緑内障眼で低値，急性閉塞隅角緑内障および血管新生緑内障眼で高値を示すとしている。同グループのTsaiら[25]の報告では，白内障眼に対してPOAG眼，慢性閉塞隅角緑内障眼も有意に高値であった。

房水中NO濃度測定は，NOの半減期の短さと測定法の特異性に問題があると考えて，NOのマーカーとしてNOの最終代謝産物である亜硝酸塩の房水中濃度を測定した報告もある。Kotikoskiら[26]は，白内障眼に比べ緑内障患者で有意差を認めなかったが，落屑緑内障眼で低値を示し，

さらにこの患者群ではcGMPは高値を示していたことを報告している。これと異なりDoganayら[27]は，亜硝酸塩の濃度は緑内障眼で低値であったと報告している。これらの報告は緑内障の病態とNOが関連していることを示唆しているが，濃度変化が緑内障の原因なのか結果なのかということも含めて，その機序は明らかではない。

エンドセリン

■エンドセリンの作用

エンドセリンは強力な血管収縮ペプチドで，多様な細胞内シグナル伝達系を活性化することが知られている。前房内では眼圧を下降させる作用があり，その機序は毛様体無色素上皮細胞のNa^+/K^+-ATPaseを阻害して房水産生を低下させるとともに，毛様体平滑筋の収縮による房水流出を促進させると考えられている[28]。

■緑内障の病態における房水中エンドセリンの意義

房水中エンドセリン濃度についてNoskeら[29]は，白内障患者（15.8±1.6 pg/ml）に対しPOAG患者（20.5±1.8 pg/ml）が有意に高値を示したと報告している。Källbergら[30]はイヌ房水に関し同様の有意差を報告し，エンドセリン濃度は眼圧とは相関がなく網膜障害の程度と相関していたとしている。エンドセリンは視神経に対してはグリオーシス，NOSの誘導，軸索輸送の変化，網膜血流低下に作用し，結果として神経障害を起こすと考えられている[31]。眼圧上昇により誘導されたエンドセリンが，眼圧を下げることで前房内のホメオスターシスを保つ一方で，神経障害をもたらす可能性が考えられ，緑内障の病態を考える上で興味深い知見である。

プロスタグランジン（PG）

■PGの種類と作用

PGはアラキドン酸のようなエイコサポリエン酸から合成される，一群の不飽和脂肪酸である。分子構造によりA～J群および1～3群がそれぞれ区別され，PGF_2のように表記される。生成の各段階で特異的な酵素が働き，その酵素の局在によって組織に応じたPGが作られる。中でもPG合成酵素ともよばれるシクロオキシゲナーゼ（COX）は，グルタミン酸からPGG_2を産生する反応を触媒し，主要なPG合成の律速酵素である。

PGは平滑筋の弛緩や収縮，血小板凝集，炎症反応などに関与するが，その作用は各PGによって異なる。房水中のPGは眼内の炎症反応に深く関わっているが，ぶどう膜強膜経路からの房水流出を増加させることによって，生理的な房水流出の調節にも関与している可能性が報告されている[32-34]。

■緑内障の病態における房水中PGの意義

毛様体におけるCOX-2の発現はPOAGおよびステロイド緑内障で低下しており，発達緑内障と閉塞隅角緑内障では不変であったと報告されている[35]。このCOX-2の発現低下は，病型によって選択的なことと早期のPOAGでも認められることから，眼圧上昇の結果ではなく，POAGおよびステロイド緑内障の病因に関与していると推測されている。ステロイドがCOX-2の発現を阻害することはよく知られており，線維柱帯の形態的・機能的変化が，POAGとステロイド緑内障で共通する点が多いことも考えると，理屈に合った結果といえる。

さらに房水中PGE_2濃度は白内障眼（48.9±7.6 ng/ml）に対してPOAG眼（34.3±17.6 ng/ml），ステロイド緑内障眼（25.5±2.5 ng/ml）で有意に低値を示していた。このことは，毛様体におけるCOX-2発現の低下を反映していると考えられる。同時に$PGF_{2\alpha}$濃度も測定されているが，全例4 pg/ml未満であり有意差を認めなかった。$PGF_{2\alpha}$が眼圧を下降させることは，そのアナログであるラタノプロストが緑内障治療に応用されていることから考えても明らかであるが，その機序は$PGF_{2\alpha}$によるPGE_2の誘導にも貢献しているのではないかと考察されている。またラタノプロスト点眼によって，サル毛様体筋のTIGR/ミオシリン蛋白の発現が低下するという報告[36]もあり，各PGと緑内障の病因との関与も今後さら

房水中生理活性物質の作用で現在最も注目されているのは，線維柱帯への細胞外マトリックスの関与である．多くの開放隅角緑内障の眼圧上昇要因の主座である，この領域の房水流出抵抗増加の機序を分子レベルで解明することは，眼圧下降治療における大きなブレイクスルーにつながる可能性がある．またこれらの生理活性物質は，濾過胞の瘢痕化や視神経のアポトーシスにも大きく関わっており，緑内障の研究でさらに幅広くとらえていく必要がある．また生理活性物質はネットワークを形成しており，一つの生理活性物質が別の生理活性物質の存在下では異なる作用を示すこともあるため，その研究にあたっては相互作用を常に考慮に入れることが重要であろう．

多様な病型の緑内障に，それぞれどのような影響を与えるのかについては，さらに研究を進めていく必要がある．

（井上俊洋・粟井麻衣子・谷原秀信）

文献

1) Jampel HD, Roche N, Stark WJ et al : Transforming growth factor-beta in human aqueous humor. Curr Eye Res 9 : 963-969, 1990
2) Hayasaka K, Oikawa S, Hashimoto E et al : Antiangiogenic effect of TGFbeta in aqueous humor. Life Sci 63 : 1089-1096, 1998
3) Cousins SW, McCabe MM, Danielpour D et al : Identification of transforming growth factor beta as an immunosuppressive factor in aqueous humor. Invest Ophthalmol Vis Sci 32 : 2201-2211, 1991
4) Tripathi RC, Li J, Borisuth NS et al : Trabecular cells of the eye express messenger RNA for transforming growth factor-beta 1 and secrete this cytokine. Invest Ophthalmol Vis Sci 34 : 2562-2569, 1993
5) Tripathi RC, Chan WF, Li J et al : Trabecular cells express the TGF-beta 2 gene and secrete the cytokine. Exp Eye Res 58 : 523-528, 1994
6) Wordinger RJ, Clark AF, Agarwal R et al : Cultured human trabecular meshwork cells express functional growth fsctor receptor. Invest Ophthalmol Vis Sci 39 : 1575-1589, 1998
7) Li J, Tripathi BJ, Chalam KV et al : Transforming growth factor-beta 1 and -beta 2 positively regulate TGF-beta 1 mRNA expression in trabecular cells. Invest Ophthalmol Vis Sci 37 : 2778-2782, 1996
8) Welge-Lussen U, May CA, Lutjen-Drecoll E : Induction of tissue transglutaminase in the trabecular meshwork by TGF-beta 1 and TGF-beta 2. Invest Ophthalmol Vis Sci 41 : 2229-2238, 2000
9) Li J, Tripathi BJ, Tripathi RC : Modulation of pre-mRNA splicing and protein production of fibronectin by TGF-beta2 in porcine trabecular cells. Invest Ophthalmol Vis Sci 41 : 3437-3443, 2000
10) Tripathi RC, Li J, Chan WF et al : Aqueous humor in glaucomatous eyes contains an increased level of TGF-beta2. Exp Eye Res 59 : 723-727, 1994
11) Inatani M, Tanihara Katsuta H et al : Transforming growth factor-beta 2 levels in aqueous humor of glaucomatous eyes. Graefes Arch Clin Exp Ophthalmol 239 : 109-113, 2001
12) Picht G, Welqe-Luessen U, Grehn F et al : Transforming growth factor-beta 2 levels in the aqueous humor in different types of glaucoma and the relation to filtering bleb development. Graefes Arch Clin Exp Ophthalmol 239 : 199-207, 2001
13) Tripathi RC, Li J, Tripathi BJ et al : Increased level of vascular endothelial growth factor in aqueous humor of patients with neovascular glaucoma. Ophthalmology 105 : 232-237, 1998
14) Hu DN, Ritch R, Liebmann J et al : Vascular endothelial growth factor is increased in aqueous humor of glaucoma eyes. J Glaucoma 11 : 406-410, 2002
15) Hu DN, Ritch R : Hepatocyte growth factor is increased in the aqueous humor of glaucomatous eyes. J Glaucoma 10 : 152-157, 2001
16) Chen KH, Wu CC, Roy S et al : Increased interleukin-6 in aqueous humor of neovascular glaucoma. Invest Ophthalmol Vis Sci 40 : 2627-2630, 1999
17) Cohen T, Nahari D, Cerem LW et al : Interleukin-6 induces the expression of vascular endothelial growth factor. J Biol Chem 271 : 736-741, 1996
18) Bradley JM, Anderssohn AM, Colvis CM et al : Mediation of laser trabeculoplasty-induced matrix metalloproteinase expression by IL-1β and TNFα. Invest Ophthalmol Vis Sci 41 : 422-430, 2000
19) Alexander JP, Acott TS : Involvement of the Erk-MAP kinase pathway in TNFα regulation of trabecular matrix metalloproteinases and TIMPs. Invest Ophthalmol Vis Sci 44 : 164-169, 2003
20) Becquet F, Courtois Y, Goureau O : Nitric oxide in the eye : multifaceted roles and diverse outcomes. Surv Ophthalmol 42 : 71-82, 1997
21) Nathanson JA : Nitric oxide and nitrovasodilators in the eye. J Glaucoma 2 : 206-210, 1993
22) Schuman JS, Erickson K, Nathanson JA : Nitrovasodilator effects on intraocular pressure and outflow facility in monkeys. Exp Eye Res 58 : 99-105, 1994
23) Kotikoski H, Alajuuma P, Moilanen E et al : Comparison of nitric oxide donors in lowering intraocular pressure in rabbits : role of cyclic GMP. J Ocul Pharmacol Ther 18 : 11-23, 2002
24) Chang CJ, Chiang CH, Chow JC et al : Aqueous humor nitric oxide levels differ in patients with def-

ferent types of glaucoma. J Ocul Pharmacol Ther 16 : 399-406, 2000
25) Tsai DC, Hsu WM, Chou CK et al : Significant variation of the elevated nitric oxide levels in aqueous humor from patients with different types of glaucoma. Ophthalmologica 216 : 346-350, 2002
26) Kotikoski H, Moilanen E, Vapaatalo H et al : Biochemical markers of the L-arginine-nitric oxide pathway in the aqueous humor in glaucoma patients. Acta Ophthalmol Scand 80 : 191-195, 2002
27) Doganay S, Evereklioglu C, Tukoz Y et al : Decreased nitric oxide production in primary open-angle glaucoma. Eur J Ophthalmol 12 : 44-48, 2002
28) Yorio T, Raghu K, Prasanna G : Endothelin : Is it a contributor to glaucoma pathology? J Glaucoma 11 : 259-270, 2002
29) Noske W, Hensen J, Wiederholt M : Endothelin-like immunoreactivity in aqueous humor of patients with primary open-angle glaucoma and cataract. Graefes Arch Clin Exp Ophthalmol 235 : 551-552, 1997
30) Källberg ME, Brooks DE, Garcia-Sanchez GA et al : J Glaucoma 11 : 105-109, 2002
31) Orgul S, Cloffi GA, Bacon DR et al : An endothelin-1-induced model of chronic optic nerve ischemia in rhesus monkeys. J Glaucoma 5 : 135-138, 1996
32) Bito LZ, Camras CB, Gum G et al : The ocular hypotensive effects and side effects of prostaglandins on the eyes of experimental animals. Prog Clic Biol Res 312 : 349-368, 1989
33) Miyake K, Shirasawa E, Hikita M : Active transport system of prostaglandins : Clinical implications and considerations. J Cataract Refract Surg 18 : 100-105, 1992
34) Kaufman PL : Prostaglandins and cholinomimetics. Arch Ophthalmol 115 : 911-913, 1997
35) Maihöfner C, Schlotzer-Schrehardt U, Guhring H et al : Expression of cyclooxygenase-1 and -2 in normal and glaucomatous human eye. Invest Ophthalmol Vis Sci 42 : 2616-2624, 2001
36) Lindsey JD, Gaton DD, Sagara T et al : Reduced TIGR/myocilin protein in the monkey ciliary muscle after topical prostaglandin F(2alpha)treatment. Invest Ophthalmol Vis Sci 42 : 1781-1786, 2001

6 緑内障と免疫

　緑内障で視神経障害は，網膜視神経節細胞の細胞死とともに神経軸索が障害されていく。これに応じて，多様な細胞外マトリックスや生理活性因子などの構成が変化する。局所的な炎症反応や細胞応答を惹起して，相互的に影響しあうことで複雑な緑内障の病態を形成することになる。近年，緑内障患者の一部には，全身的な免疫応答異常が存在することが示唆されており，これは何らかの形で視神経障害に関連することが考えられる。特に，眼圧以外の危険因子が重要な役割を果たすと考えられている正常眼圧緑内障では，免疫が危険因子の一つである可能性は否定できない。しかし進行する緑内障視神経障害の結果として，免疫応答が惹起される可能性も否定できない。

緑内障における自己抗体

ウェスタンブロット解析による自己抗体の解析

　自己免疫疾患で生体内の自己抗原を認識する抗体，すなわち自己抗体の血中抗体価が上昇することが経験されている。このように，特定の疾患に対する自己免疫反応の関与は，血中や組織中の自己抗体出現という事象で示されることがある。緑内障で一部に血中自己抗体の出現が発見され，自己免疫という観点から本疾患を研究してきたのが，Wax らの研究グループである。

　Wax らのグループは，正常眼圧緑内障の患者血清とロドプシン蛋白を用いたウェスタンブロット解析により，40 kD の自己蛋白（ロドプシン）に対する自己抗体が，緑内障患者血清中に存在することを報告した。さらに抗ロドプシン抗体価は，正常眼圧緑内障と原発開放隅角緑内障の患者群で健常対照と比較して有意に高く，その自己抗体はロドプシンの C 末端ペプチドを認識していることを報告した[1,2]。

　また同じ研究グループの Tezel ら[3]は，ヒトの視神経乳頭破砕懸濁液と緑内障患者血清を用いたウェスタンブロット解析により，患者血清中にコンドロイチン硫酸とヘパリン硫酸を含む，グリコサミノグリカンに対する自己抗体が存在することを明らかにしている。抗グリコサミノグリカン抗体価を解析すると，正常眼圧緑内障患者では健常対照群や原発開放隅角緑内障よりも高いことを報告した。さらに正常眼圧緑内障患者の視神経乳頭で，グリコサミノグリカン発現が増強していることを免疫染色で明らかにした。ウシ網膜由来蛋白と緑内障患者血清を用いた二次元ウェスタンブロット解析により，29 kD の自己抗原蛋白を同定し，この蛋白が glutathione S-transferase (GST) であることも明らかにしている。ウェスタンブロット解析によると，65 例中 34 例（52%）の緑内障患者で抗 GST 抗体が検出されたのに対して，健常対照群では 25 例中 5 例（20%）しか検出できなかった（$p < 0.05$）。また，患者群の抗体価が有意に健常対照群より高かったことを報告した[4]。

　さらに別のグループからも，ウェスタンブロット解析による自己抗原同定の報告もある。また，Kremmer ら[5]は正常眼圧緑内障患者血清中の抗リン脂質抗体価が，原発開放隅角緑内障（POAG）や健常対照に比較して高いことを報告した。

ストレス応答蛋白質に対する自己抗体

　Tezel ら[3,6]は αB-クリスタリンと hsp27 を含むストレス応答蛋白に対する抗体価が，正常眼圧緑内障患者群では，原発開放隅角緑内障患者や健常対照群に比較して高く，この hsp27 に対する抗体を培養網膜細胞に加えることにより，この細胞にアポトーシスを誘導できることを報告した。さらに hsp27 と αB-クリスタリン，ヒトおよび細菌の hsp60 に対する抗体価が，日本とアメリ

カの緑内障患者で健常対照群に比較して高かったが，抗体価と視神経乳頭の所見には相関がなかったという報告もある[7]。αB-クリスタリンはPOAG，正常眼圧緑内障，落屑緑内障の摘出眼球の線維柱帯に発現が増加していることも報告されている[8]。また Salvador-Silva ら[9]は視神経乳頭の星状細胞を高圧下で培養するとαB-クリスタリンと hsp27 の発現が増加することを明らかにしており，緑内障眼では視神経乳頭でストレス応答蛋白発現が増強し，自己免疫応答の標的となりうる可能性を示している。

日本における緑内障患者の自己抗体

日本でも Maruyama[10]，Ikeda[11]らは，緑内障患者血清と網膜可溶分画成分を用いたウェスタンブロット解析により，50 kD の自己抗原を同定している。この自己抗原に対する自己抗体は，79 例中 20 例（25.3％）に認められたのに対して，健常対照では 12％しか認めなかった。この自己蛋白はγ-エノラーゼであった。緑内障患者血清から分離した抗γ-エノラーゼ IgG を用いて網膜神経節細胞を染色すると，POAG や正常眼圧緑内障では染色陽性の頻度が高かった。また，抗γ-エノラーゼ IgG と抗γ-エノラーゼ血清をラット眼硝子体腔に注入すると，網膜電図の b 波の減弱が生じた。これらの実験結果を総合して，緑内障性視神経障害に自己抗体による免疫反応が関係していることが示唆される。

緑内障患者の自己抗体に関する解釈

緑内障患者血清中に健常対照と比較して多くの自己抗体が出現しているということは，自己の蛋白質に対する免疫学的寛容が破綻していることを意味する。この自己抗体の出現が一次的なものなのか，あるいは組織破壊に伴う二次的な現象なのかは，現時点では不明としかいえない。もし緑内障性視神経障害の発生・進行にとって，原因論的に関与する一次的なものであれば，ある種のサブタイプの緑内障（おそらくは正常眼圧緑内障の一部）では，眼圧以上に重要な危険因子であるかもしれない。また，仮に視神経障害に続発する二次的な現象であるとしても，その自己免疫反応が緑内障の網膜視神経障害を進展させるものであると仮定するならば，その反応を抑制することにより現在行われている治療とは別のアプローチによる治療が可能であると推測される。

今後は同定された自己抗体，自己抗原が緑内障の病態といかに関わっているかの詳細な解析とともに，緑内障の病態と深く関わっている新しい有力な自己抗原をさらに同定することが必要と考えられる。

免疫応答と緑内障視神経障害に対する神経保護

免疫応答は，生体内のさまざまな現象に深く関わっている。特に最近注目されているのが，イスラエルの Schwartz らの研究グループが行っている神経保護を目指す研究である。これは，視神経由来の抗原蛋白やペプチドを免疫することによって，緑内障視神経障害を抑制・回避しようとするものである。たとえば，多発性硬化症の動物モデルである experimental autoimmune（allergic）encephalomyelitis（EAE）では，炎症を惹起できる自己蛋白質，ペプチドが同定されている。その中にはミエリン鞘を構成する蛋白である proteolipid protein（PLP）や myelin oligodendrocyte glycoprotein（MOG）が知られており，この蛋白由来のペプチドを免疫することによる神経保護が動物実験で試みられている。

視神経障害後，網膜神経節細胞にアポトーシスが生じることが知られている。PLP と MOG を免疫後に視神経障害を加えると EAE 発症後まだ軽症であるときには，対照群と比較して免疫群の網膜視神経節細胞が多く生存していた。また，損傷を与えた視神経への T 細胞の浸潤を免疫群と対照群とで比較したが，これについては差はみられなかった[12]。これらの結果は，自己蛋白質の免疫による網膜視神経保護の可能性を示唆しているが，炎症を惹起してしまうという欠点もあり，PLP や MOG 以外のより有効な自己抗原の同定が必要と考えられる。

そこでSchwartzらは，EAEを抑制できるペプチドとして知られている合成ペプチドcopolymer 1(Cop-1)を用いて同様の実験を行っている。硝子体中にグルタミン酸を注入することによって，網膜視神経に障害を与えることができるが，MOGペプチドの免疫と，MOGと同様にEAEの抗原として知られているミエリン塩基性蛋白に特異的なT細胞の移入では，RGCsの保護はできなかった。しかしCop-1ペプチドの免疫とCop-1ペプチド特異的なT細胞の移入によって，対照と比較して有意に網膜視神経節細胞を保護できた。しかし N-メチル-D-アスパラギン酸の硝子体中への注入による，網膜視神経節細胞のアポトーシスは防げなかった。ラットの上強膜静脈へのレーザー照射による慢性眼圧上昇モデルでは，網膜視神経節細胞障害が確認されているが，レーザー照射直後と10日後にCop-1ペプチドの免疫を行うと，その両方でRGCsの減少が対照群と比較して少なかった[13,14]。彼らはCop-1ペプチド免疫では，MOGペプチドなどの免疫と異なり自己免疫反応による炎症が生じず，神経保護に有効であるとしている。

網膜視神経蛋白に対する自己免疫応答は，緑内障すべての患者に共通する現象ではないかもしれないが，視神経障害に何らかの関与があるものと考えられる。Schwartzらが目指しているように，ワクチン治療による神経保護が可能になれば，緑内障のみならず，多様な神経変性疾患に対しての画期的な治療となるかもしれない。

これらの研究はまだ歴史が浅い。ヒトにおける緑内障の病態に深く関わる自己抗原の同定，動物モデルにおけるワクチン治療による神経保護の確立は，ともに今後の重要なテーマであり，最終的にこの二つの研究が重なりあうとき初めて新しい治療法が生まれるものと期待される。

（山田和博・谷原秀信）

文献

1) Romano C, Barrett DA, Li Z et al : Anti-rhodopsin antibodies in sera from patients with normal-pressure glaucoma. Invest Ophthalmol Vis Sci 36 : 1968-1975, 1995
2) Romano C, Li Z, Arendt A et al : Epitope mapping of anti-rhodopsin antibodies from patients with normal pressure glaucoma. Invest Ophthalmol Vis Sci 40 : 1275-1280, 1999
3) Tezel G, Edward DP, Wax MB et al : Serum autoantibodies to optic nerve head glycosaminoglycans in patients with glaucoma. Arch Ophthalmol 117 : 917-924, 1999
4) Yang J, Tezel G, Patil RV et al : Serum autoantibody against glutathione S-transferase in patients with glaucoma. Invest Ophthalmol Vis Sci 42 : 1273-1276, 2001
5) Kremmer S, Kreuzfelder E, Klein R et al : Antiphosphatidylserine antibodies are elevated in normal tension glaucoma. Clin Exp Immunol 125 : 211-215, 2001
6) Tezel G, Siegel GM, Wax MB : Autoantibodies to small heat shock proteins in glaucoma. Invest Ophthalmol Vis Sci 39 : 2277-2287, 1998
7) Wax MB, Tezel G, Kawase K et al : Serum autoantibodies to heat shock proteins in glaucoma patients from Japan and the United States. Ophthalmology 108 : 296-302, 2001
8) Lutjen-Drecoll E, May CA, Polansky JR et al : Localization of the stress proteins alpha B-crystallin and trabecular meshwork inducible glucocorticoid response protein in normal and glaucomatous trabecular meshwork. Invest Ophthalmol Vis Sci 39 : 517-525, 1998
9) Salvador-Silva M, Ricard CS, Agapova OA et al : Expression of small heat shock proteins and intermediate filaments in the human optic nerve head astrocytes exposed to elevated hydrostatic pressure in vitro. J Neurosci Res 66 : 59-73, 2001
10) Maruyama I, Ohguro H, Ikeda Y : Retinal ganglion cells recognized by serum autoantibody against gamma-enolase found in glaucoma patients. Invest Ophthalmol Vis Sci 41 : 1657-1665, 2000
11) Ikeda Y, Ohguro H, Maruyama I : Two cases of primary open angle glaucoma with serum autoantibody against retinal ganglion cells. Jpn J Ophthalmol 44 : 648-652, 2000
12) Fisher J, Levkovitch-Verbin H, Schori H et al : Vaccination for neuroprotection in the mouse optic nerve : implications for optic neuropathies. J Neurosci 21 : 136-142, 2001
13) Kipnis J, Yoles JE, Porat Z et al : T cell immunity to copolymer 1 confers neuroprotection on the damaged optic nerve : possible therapy for optic neuropathies. Proc Natl Acad Sci USA 97 : 7446-7451, 2000
14) Schori H, Kipnis HJ, Yoles E et al : Vaccination for protection of retinal ganglion cells against death from glutamate cytotoxicity and ocular hypertension : implications for glaucoma. Proc Natl Acad Sci USA 98 : 3398-3403, 2001

2. Clinical Science

検査法

1 眼圧検査

歴史的背景

　眼圧 intraocular pressure(IOP)が生理的にも，また緑内障などの病理の面でも非常に重要であることは古くから知られていたことである。最初に眼圧の上昇が記載されたのは，10世紀のアラビアにおいてであるが，生体眼の眼圧を定量的に測定することが可能になったのは，19世紀後半からである(表2-1)。

　基本的に眼圧は何らかの機序で眼球を変形させることによって測定されるが，眼圧計は圧入と圧平式に大別される(後述)。臨床的に眼圧の定量を最初に広く可能にしたのは，Schiötzが1905年に発表した圧入眼圧計である。それまで，触診でしか測定が不可能であった眼圧を定量的に測定することが可能となった。一方，圧平眼圧計の基本概念はこれよりもやや早くMaklakovが唱えているが[1]，現在最も広く用いられているGoldmann圧平眼圧計の登場は，1959年まで待たなければならない[2,3]。圧入眼圧計は臨床的には早くから導入されたが，眼球硬度の影響を受けやすいため，その後，Friedenwaldにより1948年と1955年に換算表が作成された[4,5]。その後の追試では1948年の換算表が正確であるとされている[6,7]。

　その後，Schiötz圧入眼圧計の模倣品が多く作られたが，これらの製品は精度に問題があり，測定眼圧値のバラつきが大きかった。このため，American Academy of Ophthalmology and Otolaryngologyの規格化委員会が，1954年に規格基準を作成した。したがって圧入眼圧計によって眼圧を測定する場合は，この基準を満たした眼圧計を用いる必要がある。Schiötz眼圧計は小型で安価であり，管理使用法を遵守すれば耐久性も良好ではあるが，理論的に測定精度に問題を有するため，その後は圧平眼圧計が主流となった。

　圧平眼圧計には圧入力を一定にして，圧平された面積から眼圧を計測する方法と，一定面積を圧平するのに要する力から眼圧を測定する2種類の方法がある。Maklakov型眼圧計は前者で，Gold-

表2-1 眼圧測定の歴史

1885年	Maklakov 圧平眼圧計を発表
1905年	Schiötz 圧入眼圧計の発表
1948年	Friedenwald が圧入眼圧計に対する最初の眼圧換算表発表
1954年	American Academy of Ophthalmology and Otolaryngology の規格化委員会が圧入式眼圧計に関する規格基準を作成
1955年	Friedenwald が圧入眼圧計に対する眼圧換算表の改良版発表
1959年	Goldmann 圧平眼圧計の発表
1959年	MacKay と Marg 電気式の圧平眼圧計を発表
1965年	Perkins 電池式の携行型圧平眼圧計を発表
1967年	Draeger 電動式の携帯型圧平眼圧計を発表
1972年	Grolman 非接触型の空気式圧平眼圧計を発表
1988年	Fisher ら携行型の空気式圧平眼圧計を発表
1998年	Fresco 閃光現象を利用した眼圧計を発表

mann 型圧平眼圧計は後者である．現在用いられているほとんどの圧平眼圧計は後者の方法を用いている．これらはいずれも大型で，細隙灯顕微鏡に備え付ける必要があるなど，携帯性に問題があり，また座位での測定のみが可能であった．携帯性に優れ，仰臥位でも測定が可能な圧平眼圧型が求められた結果，Perkins が 1965 年に電池式の携行型眼圧計を[8]，また 1966 年，Draeger が電動式の携帯型圧平眼圧計を発表した[9]．これらはいずれも Goldmann 圧平眼圧計の携行型で，仰臥位でも眼圧の測定が可能であるが，操作にやや習熟が必要とされる．

一方，1959 年 MacKay と Marg は従来の機械的圧平眼圧計とは違う，電気式の圧平眼圧計を発表している[10]．そして彼らの理論に基づきその後 1970 年代に入ると，Tono-Pen®を代表とする電気式携行型圧平眼圧計が開発された．これらはいずれも，マイクロプロセッサーを用いた電子回路(internal logic program)を搭載しており，従来の電気式眼圧計より正確な眼圧値の測定が可能となっている．

これらの眼圧計はいずれも角膜に接触するため，感染や角膜への障害などが起こる可能性があり，非接触型の眼圧計が求められていたが，Grolman らによって 1972 年，MacKay-Marg 理論に基づき，非接触型の空気式圧平眼圧計が開発され[11]，さらに Fisher らによって，携行型の空気式圧平眼圧計(Pulsair®)が開発された[12]．

以上のような眼圧測定機器の発達により，眼圧の定量的測定が可能になった．しかし，眼圧は日内変動をはじめとして経時的に変化することが知られており，連続的眼圧の測定が求められ，コンタクトレンズ[13,14]や強膜バックル[15]にセンサーを装着した眼圧計が開発されてきたが，いずれもまだ臨床で満足するものにはなっていない．また，患者自らが測定することが可能な眼圧計の必要性も求められ，近年家庭眼圧計の開発も進んでいるが，いまだ実用性から普及には至っていない[16,17]．また最近，加圧による閃光現象を利用した眼圧型 Proview®が発表されている[18]．この眼圧計では眼瞼上から眼圧の自己測定が可能であるが，まだ評価は確定していない．

圧入眼圧計

すべての眼圧計は眼球を変形させて，変形が起こる前の眼圧を測定する点では同等であるが，圧入眼圧計は眼球の変形度が圧平眼圧計や他の眼圧計よりも大きく，その結果，測定結果が眼球硬度により大きく影響を受ける．圧入眼圧計の代表は Schiötz 眼圧計である．前述したように当初，Schiötz 眼圧計は Schiötz の指導の元，ノルウエーで製造されていたが，やがて多くの模倣品が作られたため，American Academy of Ophthalmology and Otolaryngology の規格化委員会が 1954 年に検定基準を作成した．ここではこの規格に則り，圧入眼圧計につき記載する．

Schiötz 眼圧計

Schiötz 眼圧計は図 2-1 に示すように，把握部と角膜に接する足板，可動杆 plunger，指針と目盛りからなる，重量 16.5 g と小型軽量で，安価な眼圧計である．原理は，角膜上に乗せた可動杆が角膜を圧入し，この圧入の深さが指針を介し目盛りで判読されるものである．0.05 mm 杆が可動すると，1 目盛り移動するように調節されている．この目盛りから換算表を用い，眼圧を測定する．足板部の半径は 15 mm，杆の太さは 3 mm，目盛りは 20 まであり，杆のエッジは角膜障害を防ぐために半径は 0.025 mm である．眼圧の測定

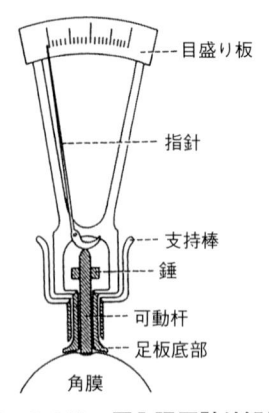

図 2-1 Schiötz 圧入眼圧計外観模式図

は圧入の程度が眼球内圧に反比例するという測定理論によるが，この理論が成立するためには，眼球硬性と角膜曲率半径が一定であることが必要である。

Schiötz眼圧計では，眼球硬性がその測定結果に特に影響するが，Friedenwaldは測定値から眼圧値への換算基準の作成に尽力した。彼は，1948年と1955年に換算表を発表した[4,5]。眼球硬性は当初0.024に設定されていたが，後に0.0215とされた。また，角膜曲率半径を7.8mmと仮定して換算した。表2-2に示す1955年版の換算表が普及しているが，その後の研究で，1948年版の換算表の方がGoldmann圧平眼圧計と相関が良好であるという報告もある[6,7]。いずれにしても，Schiötz眼圧計で実際に眼圧を計測する際は，個々の症例ごとに，眼球硬性と角膜曲率半径に注意する必要がある。特に眼球硬性は測定値に影響を与えることがあり，眼球硬度に問題があると疑われる症例では，後述するような方法で眼球硬度を確認する必要がある。

さらに，眼圧計を角膜に乗せた際の眼内血管床の反応も測定値に影響することも考えられるなど，Schiötz眼圧計は多くの誤差要因を有しており，測定精度は高いとは言えないことを銘記すべきである。

■眼圧計の点検

可動杵を上げて把握部を持って，水平状態からゆっくり傾けて，25度以内で可動杵が滑らかに落ち，可動杵が円滑に可動することを確認する。さらに，指針と目盛り板に摩擦がないかも確認する。ついで，眼圧計をテストブロックに乗せ，指針が0を示していることを異なる重さの重錘を用いて確認する。

■測定方法

被検者を仰臥位とし，表面麻酔薬(0.4%塩酸オキシジプロカイン)を点眼する。患者に静かに呼吸をさせ緊張を解き，両眼を開き，まっすぐ天井を見るように指示する。上下の眼瞼を眼球に圧力をかけないように軽く広げ，静かに眼圧計を垂直に角膜の中央に載せる。この際，患者が眼球を上転させないように，また睫毛が角膜と足板に挟まらないように注意する。眼圧計の指針は心拍に伴って振れるが，角膜上に乗せたあと2～3秒間のうちに振れの中間値を記録する。記録する際は，重錘の重さも記載することを忘れないようにする。もし5.5gの重錘で目盛りが4以下の場合は，さらに重い重錘を用いて，指針が4以上を示すようにして計測する。後述するように，高度近視や角膜浮腫の例など眼球硬性に問題があると疑われる症例では，2種類(5.5gと10gもしくは7.5gと15g)の組み合わせで行うようにする。また測

表2-2 1955年版眼圧換算表(mmHg)

目盛りの読み	Plunger load			
	5.5 g	7.5 g	10.0 g	15.0 g
0.0	41.38	59.14	81.65	127.45
0.5	37.78	54.21	75.11	117.87
1.0	34.52	49.76	69.27	109.28
1.5	31.61	45.76	63.96	101.44
2.0	28.97	42.12	59.10	94.32
2.5	26.56	38.80	54.66	87.99
3.0	24.38	35.76	50.62	81.78
3.5	22.38	32.97	46.86	76.20
4.0	20.55	30.39	43.38	71.30
4.5	18.86	28.01	40.18	66.23
5.0	17.30	25.81	37.19	61.75
5.5	15.88	23.78	34.40	57.55
6.0	14.57	21.89	31.82	53.61
6.5	13.35	20.14	29.40	49.94
7.0	12.23	18.52	27.16	46.46
7.5	11.20	17.01	25.06	43.22
8.0	10.24	15.61	23.09	40.17
8.5	9.36	14.31	21.26	38.13
9.0	8.54	13.10	19.55	34.56
9.5	7.79	11.97	17.96	32.02
10.0	7.10	10.94	16.48	29.61
10.5	6.46	9.98	15.10	27.37
11.0	5.87	9.09	13.81	25.26
11.5	5.34	8.28	12.62	23.27
12.0	4.85	7.51	11.50	21.42
12.5	4.39	6.82	10.48	19.69
13.0	3.96	6.18	9.53	18.05
13.5		5.59	8.64	16.53
14.0		5.04	7.83	15.12
14.5		4.54	7.08	13.70
15.0		4.09	6.40	12.57
15.5			5.76	11.43
16.0			5.19	10.38
16.5			4.66	9.41
17.0			4.17	8.50
17.5				7.67
18.0				6.92
18.5				6.21
19.0				5.57
19.5				4.87
20.0				4.45

定を繰り返す場合は，眼球マッサージ効果で眼圧が下降してしまうのを防ぐために，5分程度は間隔をおいて測定するようにする。正確に測定するためには，被検者の緊張を十分に解き，検者が眼球を圧迫しないように注意すること，また眼圧計を垂直に置くことなどが重要である。記録した目盛りを換算表から，mmHgに換算する。

■使用後の手入れ

可動杆の円滑な可動性を維持するために，眼圧測定直後毎回，手入れをする必要がある。可動杆を含め，眼圧計を分解し十分に清掃する。可動杆は蒸留水もしくはエーテルで清拭し，可動杆が通過する円筒部はパイプクリーナーで清拭する。最後に，70％アルコールに浸し乾燥する。複雑な機械部品が少ないため，管理次第では非常に長期間使用することが可能である。

■Schiötz眼圧計の問題点と利点

Schiötz眼圧計は基本的に多くの誤差要因を有しているため，測定された眼圧は必ずしも精度の高いものではない。すなわち，角膜厚が薄い場合や角膜曲率半径が大きい場合，眼圧は低めに表示される。また逆に角膜厚が厚い場合や，角膜曲率半径が小さい場合は高めに表示される。ただし，角膜浮腫により角膜厚が厚い場合はこの限りではない。また，眼球マッサージ効果を受けやすく，そのため眼圧値が低く表示されることがある。分解掃除が測定ごとに必要で測定に時間がかかる，被検者の恐怖心が強いなどの問題点もある。しかし，持ち運びが容易で安価であること，仰臥位でも測定できること，感染症患者の測定をしても十分な消毒が可能なことなどの利点もあり，現在でもその使用状況によっては十分に有効な眼圧計である。

■differential tonometry

Schiötz眼圧計での値を用いて，眼球硬性を測定する方法である。Friedenwaldは眼内容積（V_c）と初期眼圧（P_0），加圧後眼圧（P_t），眼球硬性（E）の間には$\log P_t = \log P_0 + E \times V_c$の関係があると

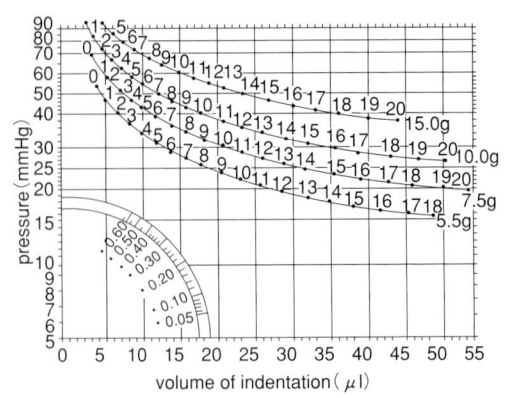

a. 異なる重さの重錘を用いたときの眼圧計の読みから，眼球硬性を求めるノモグラム

図2-2 Friedenwaldの眼球硬性を求めるためのノモグラム

し，眼球硬性を求めるためのノモグラムを作成した[5]。図2-2aにノモグラム示す。二つの異なる重錘で測定した際の，Schiötz眼圧計の目盛りを結ぶ直線と平行な線を交点から引いたときの値もしくは，一つの重錘で得られたSchiötz眼圧計の目盛りと，圧平眼圧計で測定した眼圧値（y軸）を結ぶ直線と平行な線を交点から引いたときの値が眼球硬性を示すものである。図2-2b, cには，異なる重杆（5.5gと10g，もしくは7.5gと15g）を用いたときの換算表を示す。しかし多くの誤差要因をもつことから，このノモグラムによって得られた眼球硬性は，必ずしも正確ではないことを銘記しておくべきである。

圧平眼圧計

圧平眼圧計の眼圧測定理論はImbert-Fickの公式[19]に基づいている。すなわち，内圧をもつ球を平面により圧平したときに，圧平力Wと，圧平面積A，内圧P_tの間には，$W = P_t \times A$という関係が成り立つというものである。ただし，この法則が成り立つためには，球の壁が無視できるほど薄く，かつ柔軟であることが条件として必要になる。眼球にはこの条件は当てはまらないため，圧平眼圧計では可能な限りこれに近似させた条件が設定されている。圧入眼圧計との大きな違いは，眼球体積に対する影響が非常に小さいことであ

眼球硬性換算表

	6.0	6.5	7.0	7.5	8.0	8.5	9.0	9.5	10.0	10.5	11.0	11.5	12.0	12.5	13.0	13.5	14.0	14.5	15.0
3.0	.0904	.0536	.0353	.0244	.0173	.0124	.0088	.0063	.0049	.0027	.0015								
	6	13	19	23	26	29	31	33	34	35	36								
3.5		.0877	.0526	.0350	.0244	.0176	.0127	.0094	.0068	.0048	.0033	.0021	.0011						
		7	12	17	21	24	27	29	31	32	33	34	35						
4.0			.0870	.0523	.0349	.0245	.0177	.0132	.0098	.0073	.0053	.0038	.0026	.0016					
			5	10	15	19	22	25	27	29	30	31	32	33					
4.5				.0517	.0346	.0244	.0180	.0135	.0102	.0076	.0057	.0042	.0030	.0020	.0012				
				9	14	18	21	23	25	27	28	29	30	31	32				
5.0					.0511	.0342	.0246	.0182	.0137	.0104	.0080	.0061	.0046	.0034	.0024	.0016			
					8	12	16	19	21	24	25	26	28	29	29	30			
5.5						.0498	.0341	.0245	.0182	.0138	.0106	.0082	.0063	.0049	.0037	.0027	.0019	.0013	
						7	11	15	18	20	22	24	25	26	27	28	28	29	
6.0							.0493	.0336	.0242	.0181	.0139	.0107	.0084	.0066	.0051	.0039	.0030	.0022	
							6	10	13	16	19	21	22	24	25	26	26	27	
6.5								.0486	.0332	.0240	.0181	.0139	.0109	.0085	.0067	.0053	.0042	.0032	
								5	9	12	15	17	19	21	22	23	24	25	
7.0									.0475	.0325	.0237	.0179	.0139	.0109	.0086	.0069	.0055	.0044	
									5	8	11	14	16	18	20	21	22	23	
7.5											.0320	.0233	.0178	.0138	.0109	.0086	.0070	.0056	
											7	10	13	15	17	19	20	21	
8.0												.0313	.0230	.0176	.0137	.0109	.0087	.0071	
												7	10	12	14	16	18	19	
8.5													.0307	.0226	.0173	.0136	.0108	.0088	
													6	9	11	13	15	17	
9.0														.0300	.0222	.0171	.0135	.0108	
														6	8	11	13	14	

(左軸：5.5 g，上軸：10.0 g)

図2-2 b．5.5 g と 10 g の重杵を用いたときの眼球硬性の換算表

眼球硬性換算表

	6.5	7.0	7.5	8.0	8.5	9.0	9.5	10.0	10.5	11.0	11.5	12.0	12.5	13.0	13.5	14.0	14.5	15.0
3.0	.1145	.0705	.0480	.0393	.0252	.0189	.0143	.0108	.0082	.0061	.0044	.0031	.0020	.0011				
	8	16	23	29	34	37	40	43	44	46	47	48	49	50				
3.5		.1146	.0707	.0481	.0345	.0256	.0194	.0148	.0114	.0087	.0067	.0050	.0037	.0026	.0016			
		6	14	21	26	31	34	37	39	41	43	44	45	46	49			
4.0			.0710	.0481	.0347	.0259	.0197	.0152	.0118	.0092	.0071	.0055	.0041	.0031	.0021	.0014		
			12	18	24	28	32	34	37	39	40	42	43	44	44	45		
4.5				.0705	.0482	.0347	.0260	.0199	.0155	.0122	.0096	.0075	.0059	.0046	.0035	.0026	.0018	
				10	16	21	25	29	32	34	36	38	39	40	41	42	43	
5.0					.0705	.0480	.0347	.0261	.0201	.0157	.0124	.0099	.0079	.0063	.0049	.0038	.0029	
					8	14	19	23	27	30	32	34	35	37	38	39	40	
5.5						.0701	.0475	.0345	.0260	.0201	.0159	.0126	.0101	.0082	.0065	.0052	.0042	
						7	12	17	21	24	27	30	32	33	35	36	37	
6.0							.0694	.0472	.0343	.0259	.0202	.0160	.0127	.0102	.0083	.0068	.0055	
							6	11	15	19	23	26	28	30	32	33	34	
6.5								.0479	.0346	.0262	.0204	.0161	.0130	.0105	.0086	.0070		
								9	14	17	21	24	26	28	30	38		
7.0									.0462	.0337	.0257	.0200	.0160	.0129	.0105	.0086		
									8	13	16	19	22	24	26	25		
7.5										.0458	.0334	.0254	.0199	.0159	.0129	.0109		
										7	11	15	18	21	23	21		
8.0											.0453	.0330	.0252	.0198	.0159	.0126		
											6	10	14	17	19	21		
8.5												.0446	.0326	.0249	.0196	.0158		
												6	9	13	15	18		
9.0													.0440	.0322	.0248	.0194		
													5	8	12	14		

(左軸：7.5 g，上軸：15.0 g)

図2-2 c．7.5 g と 15 g の重杵を用いたときの眼球硬性の換算表

る。したがって圧平眼圧計では，眼球体積の変化による内圧の変化や眼球硬度をほとんど無視することができる。

いずれにしても上記の公式によると，内圧を求めるには圧平力を一定にして圧平面積を求めるか，圧平面積を一定にして圧平力を求める二つの方法がある。前者による眼圧測定法がMaklakov[20]，Posner-Inglima[21]，Halberg[22] の各眼圧計である。Maklakov は 19 世紀終わりにこの理論から眼圧を測定することを報告しているが，この方法では，一定面積を圧平する圧平眼圧型よりも眼球硬度の影響が強く，測定値を換算して眼圧を計算することが必須であった。換算表も作成され[20]，ロシアをはじめとする一部の地域では用いられてきたが，世界的にはあまり広くは普及していない。Posner-Inglima や Halberg 型眼圧計も Maklakov 眼圧計同様に測定精度に問題があり，あまり用いられていない。一方，圧平面積を一定にして圧平する圧力を測定するのが，現在最も広く用いられている Goldmann 圧平眼圧計に代表される圧平眼圧計である。

Goldmann 圧平眼圧計

1959 年に Goldmann と Schmidt により発表された圧平眼圧計は，現在臨床において最も信頼性が高い眼圧計である[2,3]。しかし測定間や検者間の差があることも報告されており[23,24]，実際には 2 mmHg 程度の誤差が出ることも認識しておくべきである。

■測定原理

角膜後面に一定の圧平面積 A_i を作るには，図 2-3 に示すような力が働き合う。すなわち，平面に角膜を押す力 W とそれに対する眼内圧 P_t，さらに涙液による表面張力 s，さらに眼球硬性 b である。Goldmann 圧平眼圧計では圧平面積 A_i が 15.09 mm²（直径 3.06 mm）で，圧平時の眼内容積の変化が約 0.5 μl と非常に小さく，内眼圧への影響は約 3% であり，眼球硬性 b がほとんど影響を受けない。また圧平面積が 15.09 mm² の場合，眼球硬性 b は涙液による表面張力 s とほぼ

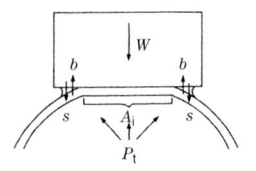

W：圧平する力　A_i：角膜後面の圧平面積　P_t：眼圧
s：涙液の表面張力　b：眼球硬性
図 2-3　角膜圧平時に作用する力

同等になるため，結果的に Imbert-Fick の法則を該当させることができる。ただし Stepanik によると，人では圧平面積が 17.40 mm²（3.53 mm）の方が眼圧との相関がよいと報告している[25]。Goldmann らは，圧平面積が 9.86 mm²（直径 2.0 mm）～19.72 mm²（直径 4.0 mm）で，涙液による表面張力と眼球硬性が相殺されることを確認したが，圧平面積を 15.09 mm²（直径 3.06 mm）にすると，1 g の加重が 10 mmHg として換算できること，また人の瞼裂の影響を受けにくい大きさであることから，最終的に圧平面積を 15.09 mm²（直径 3.06 mm）に決定している。

■測定機構

Goldmann 圧平眼圧計（図 2-4）は角膜を圧平する圧平プリズム，その支持枠とアーム，さらにコイルスプリングと直結したドラムを内蔵した本体部からなる。圧平プリズムの中には，分離線をはさみ 3.06 mm 視野がずれるように，1 対のプリズムが内蔵されている。細隙灯顕微鏡に装着して使用し単眼で観察測定する。

■眼圧計の点検

通常 1 か月に一度程度は付属の加圧検定器で精度を点検する。バランス棒をまず中心線（加重圧 0 mmHg）に合わせ，眼圧表示ドラムを 0 に合わせる。このとき，アームが前後に抵抗なく揺れることを確認する。さらに同様に中心側黒線（加重圧 20 mmHg），もしくは外側黒線（加重圧 60 mmHg）にて，それぞれの表示眼圧にドラムを合わせた際にアームが前後に抵抗なく揺れることを確認する（図 2-5）。

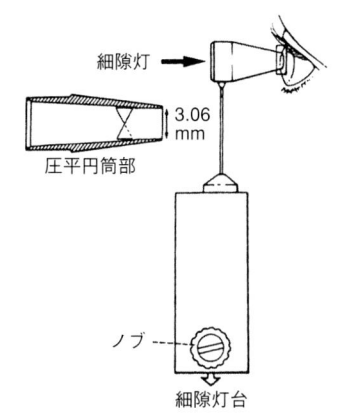

図2-4 Goldmann圧平眼圧計の模式図

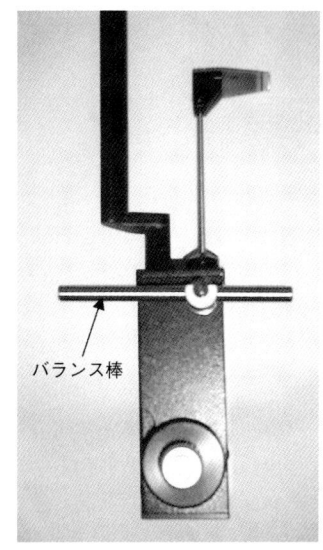

図2-5 Goldmann圧平眼圧計の点検法

■測定方法
(1)圧平プリズムをプリズム支持枠に付け，プリズムの目盛り0度を支持枠の白線に合わせる。ただし，3D以上の角膜乱視がある場合は，乱視の弱主経線の角度を支持枠の赤線に合わせることが必要である[26]。

(2)表面点眼薬(0.4％塩酸オキシブプロカイン)を点眼し，フルオレセイン紙を湿らせ，下眼瞼結膜に軽く触れる。このとき，大量にフルオレセインをつけないようにする。

(3)被検者に楽に両眼を開瞼し正面を注視するように指示する。開瞼が不十分な場合は，検者の指で，眼球を圧迫しないように軽く眼瞼を広げる。

(4)ブルーフィルターを通し細隙を全開にする。このとき，光束は60°付近から入光させる。

(5)圧平プリズムが角膜中央に位置するように細隙灯顕微鏡を操作し，ゆっくり圧平プリズムを角膜に近づけていく。ドラムの目盛りは1gにしておく。

(6)圧平プリズムが角膜に接触した瞬間に，角膜輪部付近が明るくなる。これ以後，接眼レンズから観察する。

(7)上下に緑色の半円が観察されるが，上下の半円を同程度の大きさにし，それぞれ半円の内縁が接触するようにドラムを回転させる。心拍による脈動を示す場合は，動きの中間値をend-pointとして採用する。

(8)測定値の記載はmmHgとし，測定時刻も記載する。

(9)眼圧測定は接触感染源になる可能性があり，圧平プリズムの消毒，管理には特に注意が必要である。圧平プリズムの消毒に関しての詳細は後述するが(眼圧計の感染，109頁)，測定前には圧平プリズムの先端を，0.05％ヒビテン液か70％エタノール液で清拭することが必要である。感染症が疑われる被検者を測定した後は，圧平プリズムは，20％グルタルアルデヒド液(ステリハイド®液に浸潤する。ディスポーザルの圧平プリズムや圧平プリズムシールドの使用は感染予防には有効で，これらの使用による眼圧は通常の圧平プリズムに比べやや高いが，両者の相関は良好であると報告されている[27,28]。

■測定上の注意
(1)被検者の緊張を和らげることが重要である。開瞼は眼球に圧力を加えない範囲で十分に行い，瞼縁や睫毛に圧平プリズムが触れないように注意する。

(2)図2-6に細隙灯顕微鏡での見え方を示すが，aは加圧が不良，cは過剰である。bが適正な加圧でend pointとする見え方である。

(3)フルオレセインの量は適量とし，半円の幅が広がりすぎたり，狭すぎたりしないようにする。

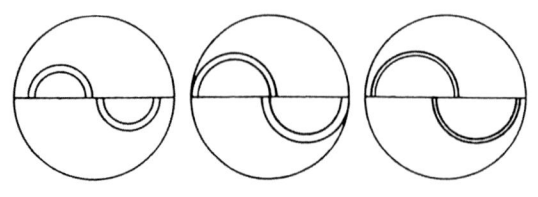

図 2-6 圧平プリズム観察像と適切な合わせ方
適切に圧平プリズムを加圧すると二つの半円の内縁が接するが(b), 圧平の加圧が不足していると半円の内縁は離れて(a), 過剰に加圧すると二つの半円は大きく重複する(c)。

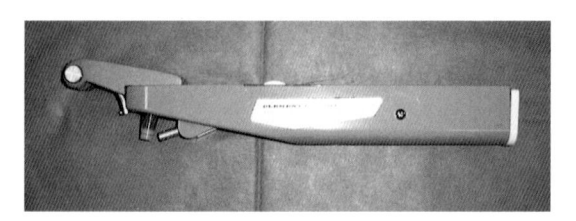

図 2-7 Perkins 眼圧計

適切な幅は約 0.2 mm 程度で, 圧平直径の約 1/10 程度である[2]。幅が広すぎると眼圧を高く計測し, また狭すぎると低く計測するので, 注意が必要である。

(4) Goldmann 圧平眼圧計による眼圧測定は, 角膜の性状によって大きく影響される。たとえば, 瘢痕角膜などでは正確な測定が困難になる。特に角膜厚は計測に強く影響する。コラーゲン線維の増加による厚い角膜は実際値よりも高い値を示すが[29-32], 浮腫による角膜厚の増加は実際上の眼圧値よりも低く示される[31,33,34]。また, 角膜圧が薄い場合は眼圧値は低く測定される[35]。

(5) 長時間にわたる測定や繰り返し測定は, 眼圧値を低く示すことがある[26,36]。角膜の流動変形が起こり, 実際値よりも低くなる。一方, 極端に短時間(数秒以内)では角膜の応力緩和が起こらず, 高めに測定されることがある。

(6) 涙液量が多すぎる場合も実際値よりも高く測定されることがあるので, 涙液量は適量にする必要がある[2]。

(7) 半円の大きさが上下で異なる場合, 正確な測定が困難になる。

(8) 角膜曲率半径が 3 D 増すと, 1 mmHg 高く測定されると報告されている[37]。その機序として, 圧平プリズム周辺の涙液層が厚くなるためと考えられている。

Maklakov 圧平眼圧計

圧平面積を一定にして測定する Goldmann 圧平眼圧計に対し, 圧入力を一定にして, 圧平される面積から眼圧を測定する眼圧計の代表的なものである。測定原理は前述した Imbert-Fick の法則に則り, 古く 19 世紀末に Maklakov により発表された。内圧 (P) は $P = W/\pi r^2$ の式から計算される。ここで, W は圧入力, r は圧平面積の半径である。水銀柱 (mmHg) への換算は, 得られた P 値を 136 で除すか, 換算表[38,39]を用いて行う。ただし, Goldmann 圧平眼圧計に比べ, 眼球硬度や角膜張力, 涙液張力などが大きく影響するため補正が必要である[20]。Maklakov 圧平眼圧計に代表される, 圧平力を一定にして圧平面積から眼圧を測定する圧平眼圧計は, 眼球硬度などの影響因子が測定精度に強く作用するため, 現在あまり普及してはいない。

携帯型圧平眼圧計

Goldmann 圧平眼圧計は座位でしか眼圧が測定できず, また携帯性が不良であった。この欠点を補うために, Perkins 圧平眼圧計[8]と Draeger 圧平眼圧計[9]に代表される, 体位に関わらず眼圧測定が可能で, 携帯性の高い圧平眼圧計が開発された。

■ Perkins 圧平眼圧計(クレメントクラーク社)

測定原理は Goldmann 圧平眼圧計と同様で, 圧平プリズムも同じものが装着された携帯圧平眼圧計である(図 2-7)。カウンターバランスが内蔵されているため, 体位に関わらず眼圧測定が可能である。眼圧測定は手動で, 内蔵されたカウンターバランスを動かし行う。光源は電池式で, 軽量で携帯性が良好である。測定は暗室で行うが内蔵光源は暗いので, 不十分な場合はブルーフィルターを通した倒像鏡の明かりを補助光源として用いる。0.4%塩酸オキシブプロカイン点眼麻酔後, フルオレセイン紙で涙液を染色, 十分に開瞼させ

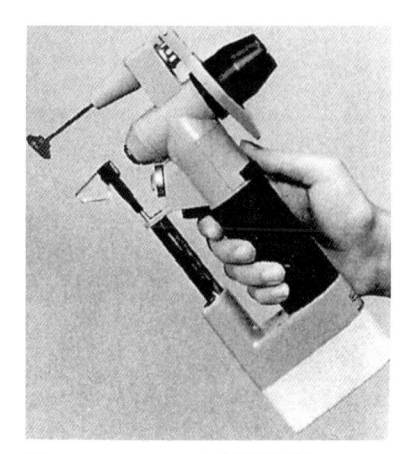

図2-8 Draeger 圧平眼圧計

睫毛や眼瞼縁に触れないようにして，角膜に圧平プリズムを接触させる。接眼レンズから観察しGoldmann 圧平眼圧計と同様に，二つの半円の内縁が接するように，加圧回転板を手動で回転させる。

■ Draeger 圧平眼圧計（EPSa 社）

Perkins 圧平眼圧計同様，測定原理や圧平プリズムは Goldmann 圧平眼圧計と同じであり，カウンターバランスを内蔵しているため，体位に関わらず眼圧測定が可能である（図2-8）。Perkins 圧平眼圧計が手動で加圧回転板を動かすのに対し，Draeger 圧平眼圧計は電動モーターで加圧操作を行う。このため，操作が Perkins 圧平眼圧計よりも容易である。ただし外部電源が必要なため，携帯性は Perkins 圧平眼圧計よりやや劣る。眼圧の測定手順は Perkins 圧平眼圧計と全く同様である。また，最近自己測定型の眼圧計も登場している（Ocuton S®）。

■ 携帯型圧平眼圧計による測定上の注意点

一般的注意点は Goldmann 圧平眼圧計と同様であるが，操作により慣れを要するので十分に習熟する必要がある。幼児の眼圧測定も可能であるが，この際は催眠薬を内服させ，十分な睡眠が得られた後に測定する。催眠薬は通常トリクロホスナトリウム（トリクロリール®にして，体重1 kg あたり0.7 ml 程度）を用いるが，効果が不十分な場合は初期投与量の約1/2 程度を追加するか，抱水クロラール（エスクレ座薬®を体重1 kg あたり30〜50 mg 程度）を追加する。幼児の場合，瞼裂幅が小さいため，圧平プリズムの使用が困難な場合がある。また催眠薬の効果が不十分で，やむを得ず開瞼器の使用を行うこともある。したがって，得られた眼圧値は必ずしも精度が高くないことを認識する必要がある。特に瞼裂幅が小さい場合は，後述の Mackey-Marg 型眼圧計など他の測定形式による眼圧計も併用する必要がある。

さらに仰臥位では，座位よりも生理的に高くなる可能性がある[40,41]。したがって，仰臥位で得られた眼圧値を座位で得られた値と比較する際は注意が必要である。また，全身麻酔時の眼圧は覚醒時の眼圧と異なる（小児の緑内障，285頁参照）。一般的に，笑気ガスやハロセンなどの全身麻酔薬の眼圧に対する影響は少ないが，気管内挿管により眼圧は上昇する[42-45]。このため眼圧測定は気管内挿管前に行うか，挿管後の眼圧の解釈には注意が必要である。

MacKay-Marg 型眼圧計

圧平眼圧計の一種であるが，圧平用の可動杵の動きを電気的に感知し眼圧を測定する方法である。基本原理の発表は古く1950年代であるが，オリジナルは現在製造されていない。その後感知部や解析部にマイクロプロセッサーが搭載され，広く臨床に用いられるようになった。角膜接触部が Goldmann 圧平眼圧計などに比べ，小さく携行性が良好で，体位に関わらず眼圧の測定が可能である。

MacKay-Marg 眼圧計

角膜を圧平するときのセンサー部の可動杵の動きを電気刺激に変換し，その電位変化から眼圧を測定する。図2-9にその測定原理を示す。センサーは直径1.5 mm の可動杵がラバー製の外套内に内蔵された構造をしており，可動杵は外套から10 μm 突出している。可動杵が角膜に接触し移動すると，直線的な電位変化が起こる。直径

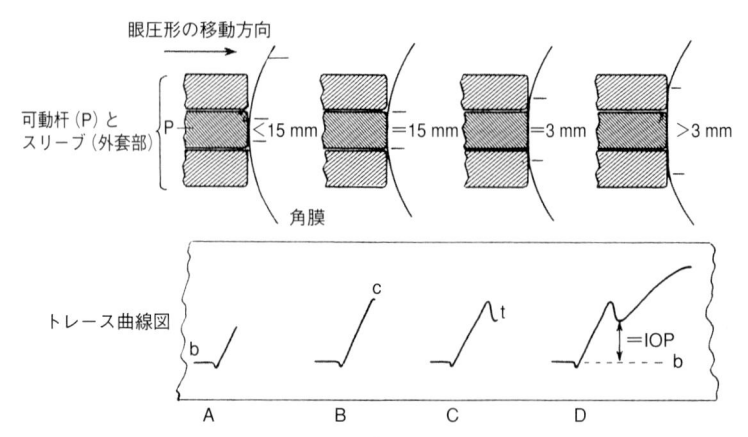

図 2-9 MacKay-Marg 眼圧計の測定原理
可動杆が角膜に接触，陥入を開始する（A）。このとき可動杆は一定の速度で運動し，可動杆の内径（1.5 mm）分角膜が圧平されるまでトレースは直線的に移動する（B）。さらに角膜を圧平すると外套部に角膜が接し，外套との接触面が直径 3 mm になるまで角膜の変形圧力は外套に加わるために，可動杆の動きが低下しトレース曲線は陥凹を示す（C）。さらに角膜を圧平すると眼圧がこれにより上昇し，再びトレース曲線は上昇する（D）。トレース曲線の基礎値（b）と，陥凹値から眼圧を測定する。
（Shields MB : Textbook of glaucoma 3rd ed, Williams & Wilkins, 1992 より改変）

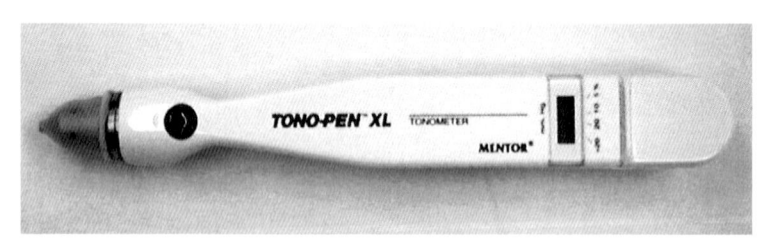

図 2-10 Tono-Pen 眼圧計

1.5 mm の角膜を圧平すると，角膜が外套に接触するため可動杆の動きが変化する。このとき電位は頂点を形成した後わずかに減少する。さらにセンサー部が角膜を圧平すると，可動杆は外套ごと移動し角膜をさらに圧迫する。そのために眼内圧の上昇を来し，結果としてさらなる電位変化が起こる。この一連の過程において，電位基準と外套と角膜の接触時における電位の低下との差から眼圧を測定する。

MacKay-Marg 眼圧計による眼圧測定は，瞬間的眼圧値であるため，脈動による測定誤差を内在している。このため測定は複数回行い，平均値を採用する必要がある。眼圧値は Goldmann 圧平眼圧計と一般的にはよく相関するが，やや高いとの報告もある[46]。圧平面積が小さいこともあり，瘢痕化や浮腫を伴ったり表面が不整な角膜でも，比較的正確に眼圧を測定できる[33,47]。

Tono-Pen（Oculab 社）

MacKay-Marg 理論に基づく電気式圧平眼圧計である（図 2-10）。全長が 18 cm，重さが 64 g と小型軽量化されており，内臓電池により測定が可能なため非常に携帯性が良好である。また，マイクロプロセッサーによる眼圧の自動判定プログラムを内蔵しており，精度の高い眼圧の測定が可能になった。体位に関わらず測定が可能である。

■ 測定方法

（1）キャリブレーションは，バッテリー交換時や予期しない測定値が得られたときに行い，測定

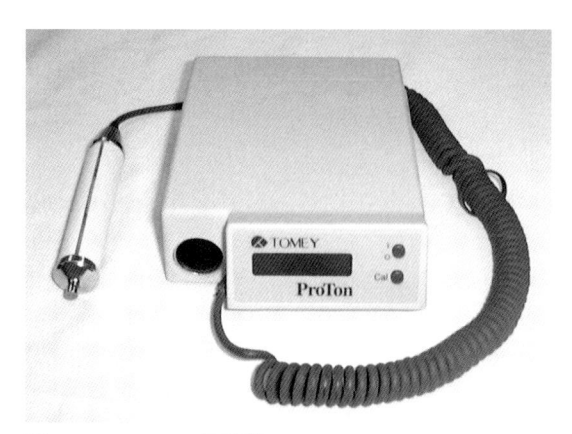

図 2-11 Proton 眼圧計

ごとに行う必要はない。本体をまっすぐ下向きに把持し，アクチベーションスイッチを 2 回連続で押す。ブザー音がなり，表示板に-UP-が表示されたら，すばやく本体を上向きに把持する。表示板に GOOD が示されたらキャリブレーションは問題ないが，上記操作を 2 回行い確認を行う。

(2) 測定器先端に，ディスポーザブルのキャップ（オキュフィルム®）をかぶせる。被検者に表面麻酔点眼薬（0.4％塩酸オキシブプロカイン）を点眼し，被検者には楽に両眼を開瞼し正面を注視するように指示する。開瞼が不十分な場合は，検者の指で眼球を圧迫しないよう軽く眼瞼を広げる。測定の際，フルオレセインは不要である。

(3) 角膜の中央に軽く垂直に接触させる。正しく角膜に接触した場合電子音が鳴り，4 回の測定が終了するとビープ音とともに，表示部に平均眼圧値と，5％，10％，20％，20％以上の 4 段階に分けられた誤差率がバー表示される。

■特徴

測定は比較的容易で，再現性は良好である。死体眼を用いた検討では，正確に眼圧が測定されることが報告されており[48]，Goldmann 圧平眼圧計との相関は，特に正常眼圧域において良好であるが[48-50]，高眼圧領域では過小評価し[51]，低眼圧領域では過大評価するという報告もある[50,52]。先端にディスポーザブルのキャップを付けるため，眼圧測定による感染症を防ぐことができる。圧平面積が小さいので，瞼裂幅の小さい被検者や涙液の多い被検者に有効である。また，角膜の浮腫や瘢痕化などの性状による測定値の影響が少ないことや[53]，ソフトコンタクトレンズ上からでも比較的正確な測定が可能であることも特徴である[54]が，これに関しては反論もある[55]。硝子体手術後の空気置換眼で，Goldmann 圧平眼圧計と眼圧の相関は良好である[56]。

その他の MacKay-Marg 型眼圧計

Tono-Pen®のように，マイクロプロセッサーを内蔵した MacKay-Marg 理論に基づく電気式眼圧計として幾つかの眼圧計が発表されているが，いずれも測定精度に問題があるなどして，現在一般臨床使用はされていない。ただし Proton®（トーメー社；図 2-11）は，Goldmann 圧平眼圧計と眼圧の高い相関をもつことが報告されている[57,58]。

空気式圧平眼圧計

ガスを用い，角膜を一定面積圧平した際の圧平力から眼圧を測定する，圧平眼圧計の一種である（図 2-12a）。当初はフロンガスを用いていたが，環境問題から現在は圧搾空気を用いている。Goldmann 圧平眼圧計との相関は高いが，同時に眼圧値が高いとも報告されている[59,60]。Goldmann 圧平眼圧計に対し角膜圧平面が 4.5 mm と大きく，そのため眼球硬度の影響を受けやすく，このことが眼圧値をやや高くする原因として考えられる。

■測定機構

測定理論としては MacKay-Marg 型眼圧計と同等であるが，空気式眼圧計の場合，可動杵の動きが空気圧を介して電気的に調整されていることである。図 2-12b に示すように，角膜圧平用のプローブは先端が脱着可能なシリコン膜で覆われている。角膜によりシリコン膜が圧平されたときのプローブ内圧は眼圧と等しくなるが，このときのプローブ内圧は電気信号にコンバートされ記録される。電気的解析により，5 波形分の平均値が

眼圧として表示される。

■特徴

利点としては，取り扱いが比較的簡便で，体位に関わらず眼圧の測定が可能であり，また眼圧の計測が電気的に行われるため，眼圧脈波の記録を含め，眼圧の測定結果が記録紙に自動的に記録されることである。また，圧入眼圧計を用いて測定した場合とは直接比較はできないが，房水流出率の測定が可能である。さらに瘢痕化や浮腫を伴う角膜，また表面が不整な角膜でも有用な眼圧計である[61]。ソフトコンタクトレンズ上からも測定が可能であるが[61]，含水率や屈折力による差があるため，補正表の使用が必要である[62]。

■測定方法

(1) 測定プローブを水平にし，ガス噴出をオンにしてゼロ点調節を行う。次いで，加圧器で 10 mmHg または 20 mmHg に調整されたキャリブレーション用のマノメーター付き模擬眼上に測定プローブを垂直に設置し，測定値が正しく表示されているように調節ダイアルを調整する。このとき，プローブ先端付近にある可動性接合部に示されてある 2 本の表示線の間に，外套の位置表示線が位置するように注意する。

(2) 測定プローブの先端のシリコン膜をアルコール面で清拭した後に，被検者に表面麻酔点眼薬 (0.4%塩酸オキシジプロカイン) を点眼し，被検者に楽に両眼を開瞼し正面を注視するように指示する。開瞼が不十分な場合は，検者の指で眼球を圧迫しないよう軽く眼瞼を広げる。測定の際，フルオレセインは不要である。

(3) 測定スイッチを入れた後，測定プローブを角膜中央に角膜に対し垂直に軽く当てる。測定スイッチが入ると記録紙に測定値が連続的に記録されるとともに，適切にプローブが角膜に当たると電子音が鳴る。適切と判断された 5 波形が測定されると，デジタル表示板に平均眼圧の標準偏差 (BIO-RAD 社製品の場合) が表示される。

非接触型眼圧計

接触型眼圧計はいずれのタイプも角膜と接触し，角膜を変形させて眼圧を測定するのに対し，非接触型眼圧計は角膜に直接接触せずに眼圧が測定可能である。噴射された空気により，角膜を圧平させて眼圧を測定する。圧平に要する時間もしくは圧から眼圧を換算する。現在，数社から発売されている (図 2-13)。

■測定機構と測定原理

測定器は大きく，管状空気を角膜頂点に対し発射する管状空気発射部，空気発射部に対し対称の位置に設置される角膜頂点に対して発射される平行光の光源発射部と，その角膜頂点から反射され

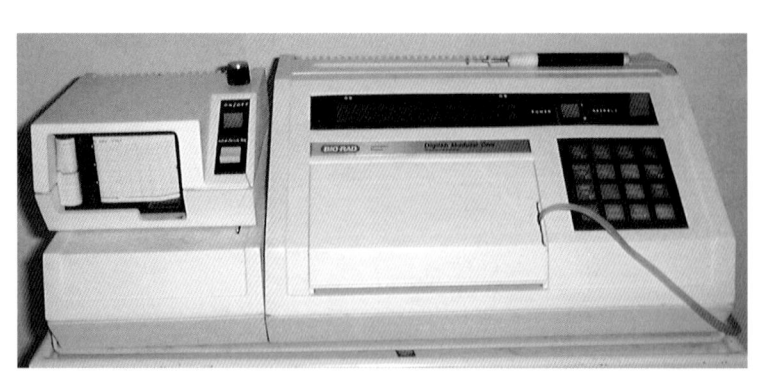

a. 外観 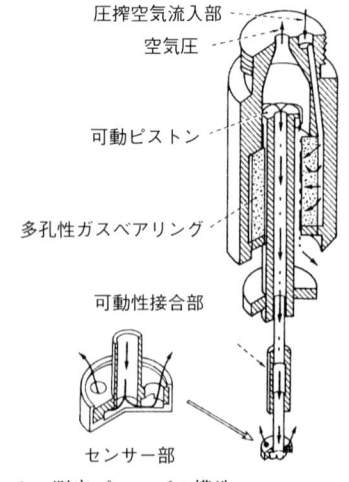　　　　　　　　　　　　　　　　　　　b. 測定プローブの構造

図 2-12　空気式圧平眼圧計

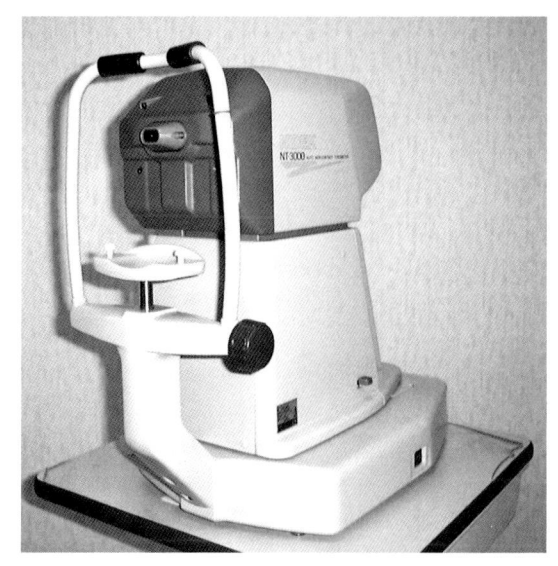

図2-13 非接触型眼圧計の外観

た光のうち，平行光のみをとらえ感知する受光部，管状空気発射から最大受光までの時間を計測するタイマーからなる。光源発射部からは平行光が角膜先端に発射され，受光部に入光する反射光は，空気噴射前は角膜の曲率のために発射光の一部であるが，噴射空気によって角膜先端が圧平化されると受光部に入行する平行光が増加し，角膜が適切に圧平されたとき入光量は最大となる（図2-14）。これまでに要した時間が眼圧値に相当し，換算された眼圧値が表示される[11,63]。Pulsair®非接触型眼圧計（キーラー社）など一部の眼圧計では，圧平に要する最小瞬間圧から眼圧値を換算する[12,64]。

■ 測定方法

(1) 測定前被検者に，わずかな音とともに圧搾空気が角膜に噴射されることを知らせ，緊張を和らげておく。

(2) 被検者は無麻酔で機器に顔を乗せ，前方を固視するか，固視点を固視する。このとき瞬目は避ける。

(3) 検者は眼瞼や睫毛が検出光の光路に障害にならないように注意し，なると判断された場合は眼球を圧迫しないように軽く開瞼させる。

(4) モニター上で角膜位置のアライメントを調節する。自動設定の場合は，調整されると自動的に圧搾空気が噴出される。手動の場合は，アライメントが調整されて時点で圧搾空気を発射する。

(5) 眼圧の測定は最低3回以上測定し，測定誤差が3 mmHg以内ならば，平均値を眼圧値として採用する。

■ 特徴

(1) 1回の測定に要する時間は1〜3 msecであり，心拍間隔よりもはるかに短い。したがって，脈波による眼圧の影響が避けられない。脈波は眼

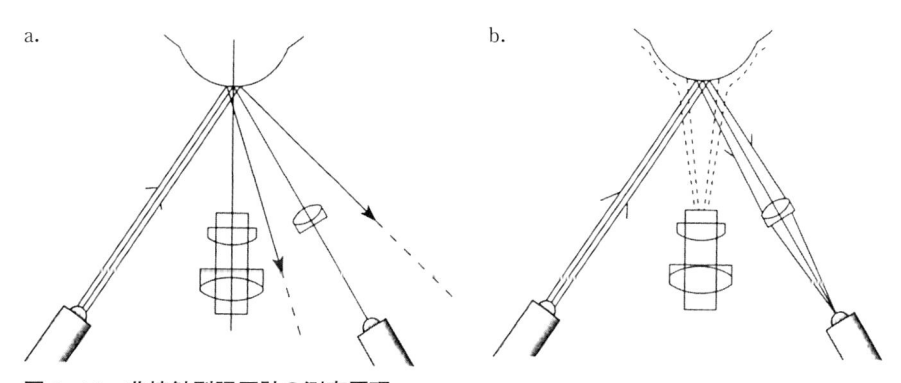

図2-14 非接触型眼圧計の測定原理
光源発射部から角膜先端に反射される平行光のうち，受光部に入光する反射光は，管状空気発射部よりの空気噴射前は角膜の曲率のために発射光の一部であるが(a)，噴射空気によって，角膜先端が圧平化されると，受光部に入行する平行光が増加し，角膜が適切に圧平されたとき，入光量は最大となる(b)。
(Grolman B : Am J Ophtom and Arch Am Acad Optom 49 : 646, 1972より改変)

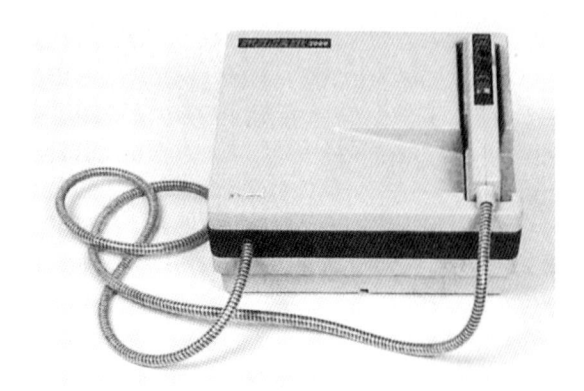

図2-15　Pulsair 眼圧計

圧変動の主因であり，接触型眼圧計では脈波により1〜3 mmHg の眼圧が変動する[65]。したがって，非接触型眼圧計により眼圧を測定する場合は，必ず3回以上測定を繰り返す必要がある。

(2) 正常眼圧域では精度が高いが，異常眼圧域では精度が低下する。一般的に高眼圧域では低めに，低眼圧域では高めに測定される[66,67]。

(3) 瘢痕化や浮腫のある角膜，また固視不良の被検者では正確な測定が困難である[65]。

(4) 非接触性のため点眼麻酔が不要で，感染や角膜への障害の可能性が低い。

(5) 測定が容易で非接触性のため，コメディカルなどによる測定が可能である。

(6) 圧平面積が小さいため，眼球硬度の影響を受けにくい。

(7) Goldmann 圧平眼圧計に比べ角膜弾性の影響を強く受けるため，厚い角膜ほど高めに測定される[68,69]。

■ 携帯型非接触型眼圧計

携帯が可能な非接触型眼圧計で，基本原理は上記非接触型眼圧計と同様であるが，Pulsair®眼圧計(キーラー社，図2-15)による眼圧測定は，角膜の圧平に必要な最低の瞬間圧を測定し，眼圧に換算している。眼圧測定操作部が携帯可能であり，仰臥位での測定や座位の測定など，体位に関係なく眼圧の測定が可能である。測定精度に関しては臨床的使用では良好という報告と[12,67]，やや精度に問題があるという報告があり，特に高眼圧領域

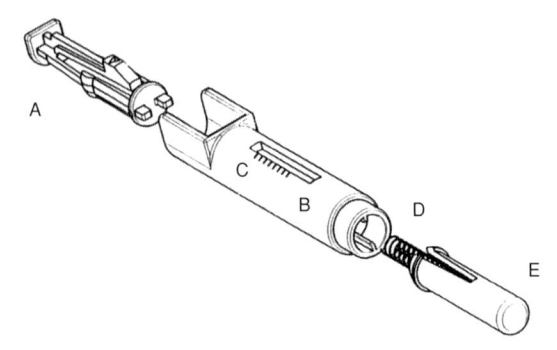

図2-16　Proview 構造図
下方視した被検者は，プローブを閉瞼した眼瞼の上から眼球に当て，A を手指にて閃光が内視されるまで圧迫する。閃光が確認されたときの圧が眼圧を示す。A. 圧入部，B. 本体，C. 圧力目盛り，D. ばね，E. プローブ
(Fresco BB : Ophthalmology 105 : 2123-2126, 1998 より改変)

で低めに測定するという報告がある[66,70]。しかし20 mmHg 前後は正確なので，現状ではスクリーニングに用いるべきと考えられる[71,72]。また他の携帯型眼圧計同様，体位変動による眼圧値の変化を考慮に入れるべきである。さらに経時的に機器の劣化が起こるために，定期的なキャリブリレーションが推奨されている[73]。

連続測定型眼圧計

眼圧は常に変動するため，眼圧値に影響を与えないで，連続的に眼圧を測定する眼圧計が必要である。コンタクトレンズにセンサーを付けた装置[13,14]，強膜バックルにセンサーを付けた装置[15]などが考案されたが，まだに実用的なものはない。

その他の眼圧計

(1) Impact tonometer は，角膜へ測定用プローブが軽く衝突した際の，衝突の時間や減速速度から眼圧を測定する眼圧計である。プローブの動きは電圧変化として測定され，眼圧に換算される。携帯型で，点眼麻酔なしに眼圧を測定できる点が特徴である[74,75]。

(2) Pressure phosphene tonometer (Proview®, ボシュロム社，図2-16)は，眼球圧迫時の閃光現

象を利用して眼圧を測定する眼圧計である。携帯型で，電池なしで測定することができる。眼瞼上から強膜部を圧迫し，眼圧を自己測定する自覚的測定を行う眼圧計である[18]。

(3) Ocular blood flow tonograph は，空気式眼圧計と同じ測定機序をもつ眼圧計で，眼圧測定と同時に眼血流拍出量，心拍数などの眼循環に関連する情報を得ることができ，細隙灯顕微鏡に設置可能なタイプも開発されている[76-78]。

(4) Contact lens tonometer はコンタクトレンズ型の眼圧計で，点眼麻酔後角膜上に装着し，細隙灯顕微鏡で観察しながら眼圧を測定する。この機器は眼圧測定と同時に，脈波の測定やトノメトリーを細隙灯顕微鏡で観察しながら測定することが可能である[79]。

このように多くの新しい眼圧計が開発・研究されているが，装置の複雑性，価格などの問題から，いまだ眼圧測定の中心的装置とはなっていない。

家庭用眼圧計

被検者もしくはその家族が自ら眼圧を測定することは，緑内障など眼圧管理が重要な疾患においては非常に重要なことで，そのような観点から家庭眼圧計の開発も進んでいる[16, 17, 64, 80-82]。主に用いられている眼圧計は非接触型の眼圧計である。その他，その精度や有用性に関しては確定していないが，前述した眼瞼上から強膜部を圧迫し，閃光現象を利用して眼圧を自己測定する Pressure phosphene tonometer[18] の利用も検討されている。

眼圧測定の注意点

手技上の注意点

眼圧測定にはすでに記載してきたように多くの方法や機器があるが，いずれも原理的に誤差要因を有している。これらの誤差要因以外にも，測定手技は眼圧値に大きく影響する。以下に測定手技上の注意点を記載する。

ほとんどの眼圧計は眼前で操作が行われるために，被検者に恐怖心からくる緊張を強いることが多い。それにより眼窩内圧の亢進，血圧上昇などを生じ，眼圧は実際値よりも高く測定される。したがって，測定にあたっては被検者の緊張を解くことが重要であり，検査の方法や安全性などにつき，十分に説明を行ってから検査を開始する。

Pressure phosphene tonometer を除く眼圧測定器は，いずれも角膜を介する眼球の変形を利用して眼圧を測定する。したがって，適切な開瞼が必要である。不十分な場合，接触型眼圧計では眼瞼縁により眼圧が低く測定されることがあったり，非接触型眼圧計では測定困難であったり，測定値のバラツキが大きくなる。十分な開瞼が得られないときは，手指などによる開瞼を行い眼圧を測定するが，このとき眼球内圧を上昇させてしまうことがあるため，注意が必要である。

圧平眼圧計を用いた測定で，フルオレセイン染色を過剰に行うと眼圧値は高く示され，過小な場合は逆に低く示される。圧平円の幅がプリズム直径の直径の約1/10程度になるように，フルオレセイン量を調整する。圧平眼圧計，空気式眼圧計の場合，睫毛が測定チップと角膜の間に入ると正確な測定が困難になる。また非接触型眼圧計の場合も，正確な測定が不可能になる。さらに，最近のコンピュータ管理された非接触型眼圧計では，角膜中心に測定点がない場合，測定は開始されず問題は起きにくいが，その他の眼圧計の場合，周辺角膜での眼圧測定は眼圧値を高く表示することがある。

接触型眼圧計の場合，測定に要する時間により眼圧値が影響を受けやすい。長時間にわたる連続測定の場合，トノメトリー効果（眼球マッサージ効果）と角膜の流動形態化が起こり，眼圧値が低下する。一方，数秒以内と非常に短時間で測定した場合，角膜の応力緩和 stress relaxation が起こる前に眼圧測定が終了するために，眼圧が高く測定される。したがって，正確な眼圧測定は適切な時間内で行う必要がある。

測定値に影響する因子

種々の因子が測定値に影響するが，持続性に影

響する因子と一過性に影響する因子が指摘されている。

■ 持続的に影響する因子

加齢により，特に40歳以上で眼圧が上昇すると欧米での疫学調査では報告されているが[83]，わが国では逆に加齢により眼圧が低下すると報告されており[84,85]，加齢そのものが眼圧に影響するのか，後述するような因子が加齢により変化するため間接的に影響するのか，結論が得られていない。血圧と眼圧値が正の相関を示す報告や[86]，逆に負の相関を示す報告[87]があり，血圧と眼圧の関係はまだ統一された解釈はない。わが国では，肥満が眼圧に影響するとの報告もある[85]。性差の影響は不確定であるが中年期，特に閉経後は女性の眼圧が上昇することが報告されている[83]。

遺伝的背景は不明であるが，これまで多くの疫学調査により，眼圧に人種差があることが報告されている。Israeli Jews で行われた調査では，アジアやアフリカ系住民の方が，アメリカ，ヨーロッパ系住民よりも眼圧が高かった[88]。しかし一方，Baltimore Eye Survey では黒人と白人の正常眼圧値は類似していた[89]。わが国で行われた大規模疫学調査の結果では，従来報告されている白人の眼圧値よりも低い値が報告された[84]。各疫学調査で眼圧測定法が異なるため，単純な比較は困難であるが，日本人と欧米人では正常者の平均眼圧値や加齢に伴う眼圧値の変化は異なることが指摘されている[90]。さらに，同胞などを用いた研究により眼圧値に遺伝的要因が関与することや[91,92]，近視や眼軸長と眼圧の間に正の相関が報告されている[93,94]。

眼圧値が季節によって影響を受け，夏に低く，冬高くなることも報告されている[95-97]。

以上のように，多くの因子の関与が報告されているが，その内容は必ずしも一致していない。眼圧値を評価する際にこれらの因子の関与を理解しておく必要があるが，一般的にその影響はあまり大きくないのが現状である。

表2-3 一過性に眼圧測定に影響する因子

上昇因子	低下因子
仰臥位	立位，座位
喫煙	運動
カフェイン	アルコール
飲水	性ホルモン（プロゲステロン，エストロゲン）
グルココルチコイド	
成長ホルモン	
瞳孔作動薬	
心理ストレス	

■ 一過性に影響する因子（表2-3）

(1) 体位：体位による眼圧変動の機序は，上強膜静脈圧の変化に伴うと考えられているが[98]，確立していない。仰臥位は座位に比べ眼圧が高くなるとの報告が多いが，その違いは数mmHgの範囲内で報告によりバラツキが大きい[40,41,99]。

(2) 運動：短期的もしくは定期的[100]な運動により眼圧が一時的に低下することが知られており[101-103]，血液浸透圧の増加によると考えられている[103,104]。

(3) 喫煙：喫煙は一過性の眼圧の上昇をきたすことが報告されている[105,106]。正常眼よりも，緑内障眼で上昇の程度は強い[105]。

(4) カフェイン：大量の摂取によって眼圧は上昇するが，通常量の摂取では眼圧への影響は小さい[107]。

(5) 大量の飲水：血液浸透圧を低下させるため房水産生を促進する。その結果，眼圧を上昇させる[108]。

(6) アルコール：アルコールの摂取は眼圧を下降させるが[108,109]，多量に摂取した場合，大量の飲水と同じ効果が出る可能性がある。

(7) 薬物：一部の薬物は眼圧に影響する。グルココルチコイド，成長ホルモン，ACTHなどは眼圧を上昇させるが，プロゲステロン，エストロゲンなどの性ホルモンは眼圧を低下させることがある。瞳孔作動薬も症例によって眼圧値に影響を与える。

(8) その他：心理的ストレスは眼圧を上昇させる[106]。読書も上昇させる[110]。

その他の注意点

■前房深度

前房深度は通常は測定値に影響しないが，極端に浅い眼では Goldmann 圧平眼圧計，空気式圧平眼圧計，Tono Pen の測定精度は低下する[111]。

■角膜移植眼

角膜移植後に正確な眼圧を測定することは，角膜弾性の変化，不整乱視の存在など種々の要因があり容易ではない。Goldmann 圧平眼圧計は圧平面積が比較的大きく，また角膜移植眼ではフルオレセインが均等にならないこともあり，MacKay-Marg 型眼圧計の方が測定に適しているとの報告もある[112]。また Tono-Pen® は Goldmann 圧平眼圧計よりも高めに測定されるという報告がある[113]。移植角膜上皮が脆弱であることを考えると非接触型眼圧計が望ましいが，精度に問題がある[113]。Menage らは，小型化した測定圧平プリズムを用いた Goldmann 圧平眼圧計が最も正確な測定が可能であったことを，摘出眼を用いて報告している[114]。

■屈折矯正手術眼

屈折矯正手術は従来放射状角膜切開 (RK) が多く行われており，RK により眼圧が低く測定されると報告されていたが[115]，近年エキシマレーザーによる角膜切除術 photorefractive keratectomy (PRK)，もしくは laser in situ keratomileusis (LASIK) による屈折矯正手術が普及している。どちらの術式も術後の眼圧が低く測定されることが報告されており[116-120]，特に Goldmann 圧平眼圧計は MacKay-Marg 型眼圧計よりもより低く測定される[117]。一方，術後の眼圧低下は臨床的には問題ないとの報告や[118]，家兎眼を用いた研究では，PRK や LASIK は眼圧測定には影響しないとの報告もある[121, 122]。現在，屈折矯正手術が眼圧測定に与える臨床的意義は確立されていないが，術後長期間にわたるステロイド点眼を行うため眼圧測定は重要である。

これら屈折矯正手術を受けた症例の眼圧を正確に測定するには，周辺角膜を用いた MacKay-Marg 型眼圧計が良いとの報告もある[116]。最近，屈折矯正手術後の眼圧値を正確に測定するための補正プログラムが報告されている[123]。また，塩素消毒をした Goldmann 圧平眼圧計の圧平プリズムによる術後角膜障害も報告されているので，注意が必要である[124]。

■眼圧計による感染

接触型眼圧計の場合，測定により接触感染を起こすことがあり注意が必要である。涙液中には病原体が存在しており，B 型肝炎ウイルスは多くの保因者の涙液に確認されている[125, 126]。後天性免疫不全症候群 (AIDS) の原因である HIV ウイルスが涙液や角膜に存在することも報告されているが，感染力は非常に低いとされている[127, 128]。また，1 型ヘルペスウイルスは圧平プリズムに 8 時間以上生存し[129]，エンテロウイルス 70 は乾燥した圧平プリズムに 6 時間，一方アデノウイルスは 11 日間感染力を有している[130]。従来行われている清拭綿による圧平プリズムのふき取りでは，感染は防ぐことはできない。70％アルコールや過酸化水素を含む脱脂綿などで圧平プリズムをふき取ることで，一般的には対応が可能であるが，必ずしも接触感染を防ぐのに十分ではない。より確実な圧平プリズムの消毒には，3％の過酸化水素水，70％イソプロピルアルコール，もしくは 10 倍希釈の水酸化ナトリウム液に 5 分間浸潤することが推奨される。ただしこの場合でも，アカントアメーバには有効性が低い。

このようなケースや 1 日の診療終了後には，3％過酸化水素水もしくは 20％グルタールアルデヒド液 (ステリハイド®) 液に 2 時間浸潤するとよい。また眼圧測定による感染を防ぐためには，使い捨てのプリズムかプリズムカバーを用いることも有用である[131]。使い捨てのプリズムは，通常の圧平プリズムと良好な相関を示すとされる[27]。またプリズムカバーはやや瞼裂が狭い症例には使いにくく，カバー非装着時に比べ眼圧がやや高くなるが，相関は高いため[28]，感染を防ぐためには有用な方法である。

■小児の眼圧測定

　小児の正確な眼圧を測定することは困難である。ほとんどの場合，点眼麻酔のみでは泣いたり緊張して眼瞼を強く閉鎖してしまい，正確な測定が不可能である。外来で測定する場合は，前述したように(101頁)，催眠薬を用いて十分に入眠させる必要がある。小児は瞼裂が小さいため，開瞼器を用いる必要があるが，この際も眼窩内圧を上昇させないように注意が必要である。圧平面積の小さな携帯型圧平眼圧計などによる測定が有効であるが，いずれも測定精度に問題があるため，複数の眼圧計を用い測定した方がよい。ただし長時間にわたる連続測定は眼圧値の低下を招くため，避けるべきである。

これからの眼圧測定

　以上のように，これまでさまざまな理論を用いた眼圧計が開発・使用されてきた。すべての眼圧計は利点と問題点をもち，現在最も信頼され標準として用いられているGoldmann圧平眼圧計も，前述したようないくつかの問題点がある。眼圧測定は眼生理を理解するうえで，また緑内障をはじめとする眼疾患を診断・治療するうえで必須のものである。今後は非接触性でより測定精度の高いもの，連続測定が可能なもの，被検者自ら，もしくは自動測定が可能なものが必要と考えられる。また，緑内障など長期的眼圧管理を必要とする疾患の場合，眼圧データの管理が問題となるが，患者家庭で測定された眼圧を診療機関に転送し，眼圧管理を行うtelemedicineも検討されており[132]，このようなシステムは今後ますます必要性が増大すると考えられる。

眼圧値

正常眼圧値

　疫学調査を基に統計的に眼圧の正常範囲を求めた研究は多くあるが，現在最も広く用いられているのは，Leydheckerが約2万眼を対象に報告した結果を基準としたものである[133]。この検討によると，眼圧の平均値は15.5mmHgで眼圧が正規分布を示した場合，全体の約95%が含まれる2標準偏差(SD)を正常域と設定し，眼圧の上限値が21mmHgであるとしている(実際の眼圧値の分布は正規分布ではなく，高い値に対し歪みを示す)。

　一方，わが国で1988〜1989年にかけてShioseらを中心に行われた大規模全国疫学調査では，日本人の平均眼圧値は13.5mmHgと報告された[84]。最近多治見市で行われた眼科検診の結果によると，日本人の非緑内障眼における平均眼圧値は14.4〜14.5mmHg程度であり，Leydheckerの報告よりも約1mmHg低い。Leydheckerは，欧米人を対象としSchiötz眼圧計で測定しているのに対し，Shioseらは非接触型眼圧計を用い座位で測定し，多治見市の調査はGoldmann圧平眼圧計を用いて座位で測定している。したがって，単純にこれらの報告を比較できないが，日本人は欧米人よりも眼圧が低いと考えられる。Shioseらの報告によると，平均値±2SDを正常域とすると，日本人の正常眼圧値の上限は約18mmHg程度であり，多治見検診の結果からは正常眼圧値の上限は19.6〜19.7mmHgとなる。

　図2-17に眼圧の分布と視野障害率を示すが，視野異常率は18mmHg程度から徐々に増加し，20mmHg程度を境にして急激に増加している。また本検討では，開放隅角緑内障に占める正常眼圧緑内障の比率が約2/3と高く，21mmHgを正常眼圧上限値とした場合，眼圧値による緑内障患者検出力は20%程度であることが判明した。多治見検診の結果では，さらに開放隅角緑内障に占める正常眼圧緑内障が約91.8%と非常に高かった。眼圧の正常範囲に関しては今後再検討の必要性があると同時に，緑内障治療の絶対的評価としての正常眼圧値の臨床的意義は低下し，緑内障患者のスクリーニングや診断基準，また治療の目安程度と考えられるに至っている。

健常眼圧と目標眼圧

　正常眼圧は健常人に対し疫学的手法を用いて決定されたが，必ずしも緑内障の診断に有用でないことが判明した。また，眼圧が正常範囲内にコン

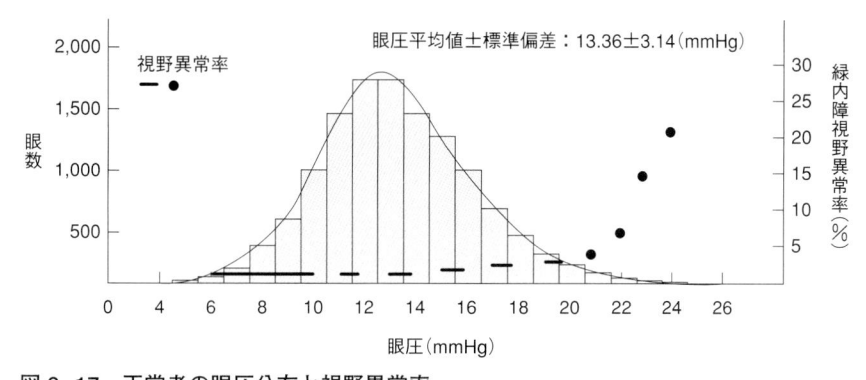

図2-17 正常者の眼圧分布と視野異常率
(Shiose Y et al: Jpn J Ophthalmol 35: 133-135, 1991 より改変)

トロールされているにも関わらず，緑内障性視神経障害が進行する症例が存在すること，疫学調査で多くの正常眼圧緑内障患者が存在すること，また逆に眼圧が正常上限を超えていても緑内障を発症しない症例が存在することなどから，緑内障性視神経障害をきたさない眼圧として，今日健常眼圧という概念が注目されている。この概念はすでに1949年Friedenwaldによって唱えられているが[134]，健常眼圧値はその概念から絶対的数値を示すものではなく，個々の症例ごと，さらには視神経障害の程度によって変動すると考えられるため，その値の決定はしばしば困難であり，時に長期にわたる経過観察を必要としたり，経過中に変更される可能性も有する眼圧値である。

また現在，緑内障治療では視神経障害の進行をきたさないことを目標として設定される，目標眼圧値という概念が広く提唱されている[135, 136]。目標眼圧の概念は1950年代にChandlerによってすでに提唱されていたが，健常眼圧の上限値と同義であると考えられる。

眼圧日内変動

眼圧が日内変動を示すことは古くから報告され，1898年に指圧法により緑内障患者で報告されたのが最初とされている[137]。1904年にMaslenikovはMaklakov眼圧計を用い，初めて定量的に眼圧日内変動を測定した[138]。眼圧は通常の生活環境では，生理的に約24時間のサイクルで変動する。変動の機序はまだ十分明らかではないが，視交叉上核にあると考えられている眼圧調節中枢が制御しているとの考え方が有力である[139, 140]。しかし詳細はまだ不明である。正常人の日内変動幅値は5mmHg以内の報告が多いが[141, 142]，緑内障患者の場合は変動幅が大きい症例があり，特に眼圧値が高い症例ほど変動幅が大きくなる傾向を認める[143]。しかし，正常者でも大きな日内変動を示す場合が少なくないことも報告されている[144]。

日内変動のパターンは，眼圧値のピークが早朝にあり昼から夜にかけ低下する朝型，昼にピークがあり最低値が夕方から夜にある昼型，深夜にピークのある夜型，さらに明らかなピークのない平坦型に分けられるが，正常者では朝型が多いことが報告されている[141,142,144]。一方緑内障患者では，ピークの出現時間は正常者よりもバラツキが大きいが，必ずしも各報告は一致していない[141,142,144]。眼圧日内変動は緑内障で特徴的変化を示すのか，またその場合の機序がどうなっているかに関しては，多くは不明である。

現在の眼圧日内変動の臨床的意義は，正常眼圧緑内障の診断，外来診察時以外での眼圧上昇の検出，さらに眼圧下降治療の有効性の確認などである。眼圧21mmHgをcut off値として緑内障を分類することの意義は，現在疑問視する声もあるが，この基準に従って正常眼圧緑内障を診断するためには，日内変動測定は必須となる。しかしYamagamiらは，外来平均眼圧が16mmHgを超えている場合のみ日内変動を測定すれば，正常眼圧緑内障の鑑別には十分であると報告してい

る[145]。日内変動測定の意義は，むしろ外来眼圧測定では通常検出できない早朝や夜間の眼圧上昇を検出し，緑内障の発症や進行の診断補助として用いることである。

　また一部の緑内障治療薬は夜間の眼圧下降量が低下することが報告されており，特にβ遮断薬でこの傾向は著明である[146]。緑内障治療ではこれらの薬剤特性を理解すること，また眼圧は単回測定だけではなく日内変動の結果を参考にするなどして，24時間にわたる眼圧管理を検討する必要性が唱えられている。

（柏木賢治）

文　献

1) Maklakov A : L'ophthalmotonometrie. Arch Ophthalmol (Paris) 5 : 159-165, 1885
2) Goldmann H, Schmidt T : Uber Applanations-Tonometrie. Ophthalmologica 134 : 221-242, 1957
3) Schmidt T : The use of the Goldmann applanation tonometer. Trans Ophthalmol Soc UK 79 : 637-650, 1959
4) Friedenwald JS : Standardization of tonometers decennial report. Trans J Ophthalmol Otolaryngol 58 : 117, 1954
5) Friedenwald JS : Tonometer calibration : an attempt to remove discrepancies found in the 1954 calibration scale for Schiotz tonometers. Trans Am Acad Opthalmol Otolaryngol 61 : 108-123, 1957
6) Anderson DR, Grant WM : Re-evaluation of the Schiotz tonometer calibration. Invest Ophthalmol 9 : 430-446, 1970
7) Bayard WL : Comparison of Goldmann applanation and Schiotz tonometry using 1948 and 1955 conversion scales. Am J Ophthalmol 69 : 1007-1009, 1970
8) Perkins ES : Hand-held applanation tonometer. Br J Ophthalmol 49 : 591-593, 1965
9) Draeger J : Simple hand applanation tonometer for use on the seated as well as on the supine patient. Am J Ophthalmol 62 : 1208-1210, 1966
10) MacKay RS, Marg E : Fast, automatic, electronic tonometers based on exact theory. Acta Ophthalmol (Copenh) 37 : 495-507, 1959
11) Grolman B : A new tonometer system. Am J Ophtom and Arch Am Acad Optom 49 : 646-660, 1972
12) Fisher JH, Watson PG, Spaeth G : A new handheld air impulse tonometer. Eye 2 : 238-242, 1988
13) Greene ME, Gilman BG : Intraocular pressure measurement with instrumented contact lenses. Invest Ophthalmol 13 : 299-302, 1974
14) Cooper RL, Beale DG, Constable IJ : Passive radiotelemetry of intraocular pressure in vivo : calibration and validation of continual scleral guard-ring applanation transensors in the dog and rabbit. Invest Ophthalmol Vis Sci 18 : 930-938, 1979
15) Wolbarsht ML, Wortman J, Schwartz B et al : A scleral buckle pressure gauge for continuous monitoring of intraocular pressure. Int Ophthalmol 3 : 11-17, 1980
16) Zeimer RC, Wilensky JT, Gieser DK et al : Evaluation of a self tonometer for home use. Arch Ophthalmol 101 : 1791-1793, 1983
17) Wilensky JT, Gieser DK, Mori MT et al : Self-tonometry to manage patients with glaucoma and apparently controlled intraocular pressure. Arch Ophthalmol 105 : 1072-1075, 1987
18) Fresco BB : A new tonometer — the pressure phosphene tonometer : clinical comparison with Goldmann tonometry. Ophthalmology 105 : 2123-2126, 1998
19) Fick A : Ueber Messung des Druckes im Augu. Arch f Gesammte Physiologie die Menschen und Thiere. 42 : 86-90, 1888
20) Schmidt TF : Calibration of the Maklakoff tonometer. Am J Ophthalmol 77 : 740-746, 1974
21) Brisbane WN : A comparison of the Posner tonomat and the Mackay-Marg tonometers. Am J Optom Arch Am Acad Optom 46 : 795-797, 1969
22) Wind CA, Kaufman HE : Clinical evaluation of the Halberg hand applanation tonometer. Ann Ophthalmol 4 : 634-641, 1972
23) Moses RA, Liu CH : Repeated applanation tonometry. Am J Ophthalmol 66 : 89-91, 1968
24) Berry V, Drance SM, Wiggins RL et al : A study of the errors of applanation tonometry and tonography on two groups of normal people. Can J Ophthalmol 1 : 213-220, 1966
25) Stepanik J : Tonometry results using corneal applanation 3.53 mm in diameter. Klin Monatsbl Augenheilkd 184 : 40-41, 1984
26) Moses RA : The Goldmann applanation tonometer. Am J Ophthalmol 46 : 865-869, 1958
27) Desai SP, Sivakumar S, Fryers PT : Evaluation of a disposable prism for applanation tonometry. Eye 15 : 279-282, 2001
28) Maldonado MJ, Rodriguez-Galietero A, Cano-Parra J et al : Goldmann applanation tonometry using sterile disposable silicone tonometer shields. Ophthalmology 103 : 815-821, 1996
29) Whitacre MM, Stein RA, Hassanein K : The effect of corneal thickness on applanation tonometry. Am J Ophthalmol 115 : 592-596, 1993
30) Johnson M, Kass MA, Moses RA et al : Increased corneal thickness simulating elevated intraocular pressure. Arch Ophthalmol 96 : 664-665, 1978
31) Ehlers N, Bramsen T, Sperling S : Applanation tonometry and central corneal thickness. Acta Ophthalmol (Copenh) 53 : 34-43, 1975
32) Hansen FK : A clinical study of the normal human central corneal thickness. Acta Ophthalmol (Copenh)

49 : 82-89, 1971
33) McMillan F, Forster RK : Comparison of MacKay-Marg, Goldmann, and Perkins tonometers in abnormal corneas. Arch Ophthalmol 93 : 420-424, 1975
34) Simon G, Small RH, Ren Q et al : Effect of corneal hydration on Goldmann applanation tonometry and corneal topography. Refract Corneal Surg 9 : 110-117, 1993
35) Bhan A, Browning AC, Shah S et al : Effect of corneal thickness on intraocular pressure measurements with the pneumotonometer, Goldmann applanation tonometer, and Tono-Pen. Invest Ophthalmol Vis Sci 43 : 1389-1392, 2002
36) Motolko MA, Feldman F, Hyde M et al : Sources of variability in the results of applanation tonometry. Can J Ophthalmol 17 : 93-95, 1982
37) Mark HH : Corneal curvature in applanation tonometry. Am J Ophthalmol 76 : 223-224, 1973
38) Posner A : An evaluation of the Maklakov applanation tonometer. EENT J 41 : 377, 1962
39) Posner A : Practical problems in the use of the Maklakov tonometer. EENT J 43 : 88, 1963
40) Anderson DR, Grant WM : The influence of position on intraocular pressure. Invest Ophthalmol 12 : 204-212, 1973
41) Weber AK, Price J : Pressure differential of intraocular pressure measured between supine and sitting position. Ann Ophthalmol 13 : 323-326, 1981
42) Watcha MF, Chu FC, Stevens JL et al : Effects of halothane on intraocular pressure in anesthetized children. Anesth Analg 71 : 181-184, 1990
43) Dear GD, Hammerton M, Hatch DJ et al : Anaesthesia and intra-ocular pressure in young children. A study of three different techniques of anaesthesia. Anaesthesia 42 : 259-265, 1987
44) Ausinsch B, Rayburn RL, Munson ES et al : Ketamine and intraocular pressure in children. Anesth Analg 55 : 773-775, 1976
45) Joshi C, Bruce DL : Thiopental and succinylcholine : Action on intraocular pressure. Anesth Analg 54 : 471-475, 1975
46) Moses RA, Marg E, Oechsli R : Evaluation of the basic validity and clinical usefulness of the MacKay-Marg tonometer. Invest Ophthalmol 1 : 78-85, 1962
47) Kaufman HE, Wind CA, Waltman SR : Validity of Mackay-Marg electronic applanation tonometer in patients with scarred irregular corneas. Am J Ophthalmol 69 : 1003-1007, 1970
48) Hessemer V, Rossler R, Jacobi KW : Comparison of intraocular pressure measurements with the Oculab Tono-Pen vs manometry in humans shortly after death. Am J Ophthalmol 105 : 678-682, 1988
49) Minckler DS, Baerveldt G, Heuer DK et al : Clinical evaluation of the Oculab Tono-Pen. Am J Ophthalmol 104 : 168-173, 1987
50) Frenkel RE, Hong YJ, Shin DH : Comparison of the Tono-Pen to the Goldmann applanation tonometer. Arch Ophthalmol 106 : 750-753, 1988
51) Kooner KS, Cooksey JC, Barron JB et al : Tonometry comparison : Goldmann versus Tono-Pen. Ann Ophthalmol 24 : 29-36, 1992
52) Kao SF, Lichter PR, Bergstrom TJ et al : Clinical comparison of the Oculab Tono-Pen to the Goldmann applanation tonometer. Ophthalmology 94 : 1541-1544, 1987
53) Khan JA, Davis M, Graham CE et al : Comparison of Oculab Tono-Pen readings obtained from various corneal and scleral locations. Arch Ophthalmol 109 : 1444-1446, 1991
54) Khan JA, LaGreca BA : Tono-Pen estimation of intraocular pressure through bandage contact lenses. Am J Ophthalmol 108 : 422-425, 1989
55) Mark LK, Asbell PA, Torres MA et al : Accuracy of intraocular pressure measurements with two different tonometers through bandage contact lenses. Cornea 11 : 277-281, 1992
56) Hines MW, Jost BF, Fogelman KL : Oculab Tono-Pen, Goldmann applanation tonometry, and pneumatic tonometry for intraocular pressure assessment in gas-filled eyes. Am J Ophthalmol 106 : 174-179, 1988
57) Sachs H, Lohmann CP, Scherbauer M, Gabel VP : ProTon — a new portable tonometer. Initial experimental and clinical results. Ophthalmologe 92 : 574-576, 1995
58) Midelfart A, Wigers A : Clinical comparison of the ProTon and Tono-Pen tonometers with the Goldmann applanation tonometer. Br J Ophthalmol 78 : 895-898, 1994
59) Quigley HA, Langham ME : Comparative intraocular pressure measurements with the pneumatonograph and Goldmann tonometer. Am J Ophthalmol 80 : 266-273, 1975
60) Jain MR, Marmion VJ : A clinical evaluation of the applanation pneumatonograph. Br J Ophthalmol 60 : 107-110, 1976
61) Krieglstein GK, Waller WK, Reimers H et al : Intraocular pressure measurements on soft contact lenses. Albrecht Von Graefes Arch Klin Exp Ophthalmol 199 : 223-229, 1976
62) Draeger J : Applanation tonometry on contact lenses with high water content. Problems, results, correction factors. Klin Monatsbl Augenheilkd 176 : 38-43, 1980
63) Forbes M, Pico G Jr, Grolman B : A noncontact applanation tonometer. Description and clinical evaluation. Arch Ophthalmol 91 : 134-140, 1974
64) Stewart WC, Cascairo MA, Banta R : The use of a new portable noncontact tonometer in home tonometry. Ann Ophthalmol 23 : 377-382, 1991
65) Forbes M, Pico G Jr, Grolman B : A noncontact applanation tonometer. Sight Sav Rev 43 : 155-161, 1973

66) Moseley MJ, Evans NM, Fielder AR : Comparison of a new non-contact tonometer with Goldmann applanation. Eye 3 : 332-337, 1989
67) Rouhiainen H, Terasvirta M : Incidence of open-angle glaucoma and screening of the intraocular pressure with a non-contact tonometer. Acta Ophthalmol(Copenh)68 : 344-346, 1990
68) 松本拓也, 牧野弘之, 魚里博, 他：非接触眼圧計とGoldmann圧平眼圧計の測定値の相違 角膜厚及び角膜曲率の影響. 日眼会誌 104 : 317-323, 1999
69) Recep OF, Hasiripi H, Cagil N et al : Relation between corneal thickness and intraocular pressure measurement by noncontact and applanation tonometry. J Cataract Refract Surg 27 : 1787-1791, 2001
70) Sponsel WE, Kaufman PL, Strinden TI et al : Evaluation of the Keeler Pulsair non-contact tonometer. Acta Ophthalmol(Copenh) 67 : 567-572, 1989
71) Mackie SW, Jay JL, Ackerley R Walsh G : Clinical comparison of the Keeler Pulsair 2000, American Optical Mk II and Goldmann applanation tonometers. Ophthalmic Physiol Opt 16 : 171-177, 1996
72) Vernon SA, Jones SJ : Intraocular pressure asymmetry in a population tested with the Pulsair non-contact tonometer. Eye 5 : 674-677, 1991
73) Atkinson PL, Wishart PK, James JN et al : Deterioration in the accuracy of the pulsair non-contact tonometer with use : need for regular calibration. Eye 6 : 530-534, 1992
74) Kontiola AI : A new electromechanical method for measuring intraocular pressure. Doc Ophthalmol 93 : 265-276, 1996
75) Kontiola AI : A new induction-based impact method for measuring intraocular pressure. Acta Ophthalmol Scand 78 : 142-145, 2000
76) Chidlow G, Nash MS, Crowhurst C et al : The ocular blood flow tonograph : a new instrument for the measurement of intraocular pressure in rabbits. Exp Eye Res 63 : 463-469, 1996
77) Spraul CW, Lang GE, Ronzani M et al : Reproducibility of measurements with a new slit lamp-mounted ocular blood flow tonograph. Graefes Arch Clin Exp Ophthalmol 236 : 274-279, 1998
78) Rao VJ, Gnanaraj L, Mitchell KW et al : Clinical comparison of ocular blood flow tonometer, Tono-pen, and Goldmann applanation tonometer for measuring intraocular pressure in postkeratoplasty eyes. Cornea 20 : 834-838, 2001
79) Entenmann B, Robert YC, Pirani P et al : Contact lens tonometry--application in humans. Invest Ophthalmol Vis Sci 38 : 2447-2451, 1997
80) Kupin TH, Shin DH, Juzych MS et al : Use of a Tono-Pen for long-term home tonometry. Am J Ophthalmol 116 : 643-644, 1993
81) Boles Carenini B, Brogliatti B, Tonetto C et al : The Pulsair-Keeler non-contact tonometer in self-tonometry : preliminary results. Int Ophthalmol 16 : 295-297, 1992
82) Theofylaktopoulos I, Diestelhorst M, Krieglstein GK : Self-tonometry with the Ocuton S versus Goldmann tonometry. Graefes Arch Clin Exp Ophthalmol 237 : 720-724, 1999
83) Armaly MF : Age and sex correction of applanation pressure. Arch Ophthalmol 78 : 480-484, 1967
84) Shiose Y, Kitazawa Y, Tsukahara S et al : Epidemiology of glaucoma in Japan — a nationwide glaucoma survey. Jpn J Ophthalmol 35 : 133-155, 1991
85) Shiose Y : The aging effect on intraocular pressure in an apparently normal population. Arch Ophthalmol 102 : 883-887, 1984
86) Shiose Y, Kawase Y : A new approach to stratified normal intraocular pressure in a general population. Am J Ophthalmol 101 : 714-721, 1986
87) Schulzer M, Drance SM : Intraocular pressure, systemic blood pressure, and age : a correlational study. Br J Ophthalmol 71 : 245-249, 1987
88) David R, Zangwill L, Stone D et al : Epidemiology of intraocular pressure in a population screened for glaucoma. Br J Ophthalmol 71 : 766-771, 1987
89) Sommer A, Tielsch JM, Katz J et al : Relationship between intraocular pressure and primary open angle glaucoma among white and black Americans. The Baltimore Eye Survey. Arch Ophthalmol 109 : 1090-1095, 1991
90) Shiose Y : Intraocular pressure : new perspectives. Surv Ophthalmol 34 : 413-435, 1990
91) Levene RZ, Workman PL, Broder SW et al : Heritability of ocular pressure in normal and suspect ranges. Arch Ophthalmol 84 : 730-734, 1970
92) Armaly MF : The genetic determination of ocular pressure in the normal eye. Arch Ophthalmol 78 : 187-192, 1967
93) Parssinen O : Intraocular pressure in school myopia. Acta Ophthalmol(Copenh)68 : 559-563, 1990
94) Tomlinson A, Phillips CI : Applanation tension and axial length of the eyeball. Br J Ophthalmol 54 : 548-553, 1970
95) Klein BE, Klein R, Linton KL : Intraocular pressure in an American community. The Beaver Dam Eye Study. Invest Ophthalmol Vis Sci 33 : 2224-2228, 1992
96) Blumenthal M, Blumenthal R, Peritz E, Best M : Seasonal variation in intraocular pressure. Am J Ophthalmol 69 : 608-610, 1970
97) 逸見知弘, 山林茂樹, 古田仁志, 他：眼圧の季節変動. 日眼会誌 98 : 782-6, 1994
98) Friberg TR, Sanborn G, Weinreb RN : Intraocular and episcleral venous pressure increase during inverted posture. Am J Ophthalmol 103 : 523-526, 1987
99) Jain MR, Marmion VJ : Rapid pneumatic and Mackey-Marg applanation tonometry to evaluate the postural effect on intraocular pressure. Br J Ophthalmol 60 : 687-693, 1976
100) Passo MS, Goldberg L, Elliot DL et al : Exercise

100) training reduces intraocular pressure amang subjects suspected of having glaucoma. Arch Ophthalmol 109 : 1096-1098, 1991
101) Lempert P, Cooper KH, Culver JF et al : The effect of exercise on intraocular pressure. Am J Ophthalmol 63 : 1673-676, 1967
102) Shapiro A, Shoenfeld Y, Shapiro Y : The effect of standardised submaximal work load on intraocular pressure. Br J Ophthalmol 62 : 679-681, 1978
103) Stewart RH, LeBlanc R, Becker B : Effects of exercise on aqueous dynamics. Am J Ophthalmol 69 : 245-248, 1970
104) Marcus DF, Krupin T, Podos SM et al : The effect of exercise on intraocular pressure. I. Human beings. Invest Ophthalmol 9 : 749-752, 1970
105) Mehra KS, Roy PN, Khare BB : Tobacco smoking and glaucoma. Ann Ophthalmol 8 : 462-464, 1976
106) Brody S, Erb C, Veit R et al : Intraocular pressure changes : the influence of psychological stress and the Valsalva maneuver. Biol Psychol 51 : 43-57, 1999
107) Higginbotham EJ, Kilimanjaro HA, Wilensky JT et al : The effect of caffeine on intraocular pressure in glaucoma patients. Ophthalmology 96 : 624-626, 1989
108) Buckingham T, Young R : The rise and fall of intraocular pressure : the influence of physiological factors. Ophthalmic Physiol Opt 6 : 95-99, 1986
109) Houle RE, Grant WM : Alcohol, vasopressin, and intraocular pressure. Invest Ophthalmol 6 : 145-154, 1967
110) Mauger RR, Likens CP, Applebaum M : Effects of accomodation and repeated applanation tonometry on intraocular pressure. Am J Optom Physiol Opt 61 . 28, 1984
111) Wright MM, Grajewski AL : Measurement of intraocular pressure with a flat anterior chamber. Ophthalmology 98 : 1854-1857, 1991
112) Rootman DS, Insler MS, Thompson HW et al : Accuracy and precision of the Tono-Pen in measuring intraocular pressure after keratoplasty and epikeratophakia and in scarred corneas. Arch Ophthalmol 106 : 1697-1700, 1988
113) Geyer O, Mayron Y, Loewenstein A et al : Tono-Pen tonometry in normal and in post-keratoplasty eyes. Br J Ophthalmol 76 : 538-540, 1992
114) Menage MJ, Kaufman PL, Croft MA et al : Intraocular pressure measurement after penetrating keratoplasty : minified Goldmann applanation tonometer, pneumotonometer, and Tono-Pen versus manometry. Br J Ophthalmol 78 : 671-676, 1994
115) Faucher A, Gregoire J, Blondeau P : Accuracy of Goldmann tonometry after refractive surgery. J Cataract Refract Surg 23 : 832-838, 1997
116) Garzozi HJ, Chung HS, Lang Y et al : Intraocular pressure and photorefractive keratectomy : a comparison of three different tonometers. Cornea 20 : 33-36, 2001
117) Levy Y, Zadok D, Glovinsky Y et al : Tono-Pen versus Goldmann tonometry after excimer laser photorefractive keratectomy. J Cataract Refract Surg 25 : 486-491, 1999
118) Mardelli PG, Piebenga LW, Whitacre MM et al : The effect of excimer laser photorefractive keratectomy on intraocular pressure measurements using the Goldmann applanation tonometer. Ophthalmology 104 : 945-948 ; discussion 949, 1997
119) El Danasoury MA, El Maghraby A, Coorpender SJ : Change in intraocular pressure in myopic eyes measured with contact and non-contact tonometers after laser in situ keratomileusis. J Refract Surg 17 : 97-104, 2001
120) Chatterjee A, Shah S, Bessant DA et al : Reduction in intraocular pressure after excimer laser photorefractive keratectomy. Correlation with pretreatment myopia. Ophthalmology 104 : 355-359, 1997
121) Stahl J, Vold S : Effect of corneal thickness on the accuracy of intraocular pressure measurement in rabbits after excimer laser photoablation. J Cataract Refract Surg 26 : 736-743, 2000
122) Tuunanen TH, Hamalainen P, Mali M et al : Effect of photorefractive keratectomy on the accuracy of pneumatonometer readings in rabbits. Invest Ophthalmol Vis Sci 37 : 1810-1814, 1996
123) Lee DH, Seo S, Shin SG et al : Accuracy and predictability of the compensatory function of Orbscan II in intraocular pressure measurements after laser in situ keratomileusis. J Cataract Refract Surg 28 : 259-264, 2002
124) Maldonado MJ : Corneal epithelial alterations resulting from use of chlorine-disinfected contact tonometer after myopic photorefractive keratectomy. Ophthalmology 105 : 1546-1549, 1998
125) Gastaud P, Baudouin C, Ouzan D : Detection of HBs antigen, DNA polymerase activity, and hepatitis B virus DNA in tears : relevance to hepatitis B transmission by tears. Br J Ophthalmol 73 : 333-336, 1989
126) Moniz E, Feldman F, Newkirk M et al : Removal of hepatitis B surface antigen from a contaminated applanation tonometer. Am J Ophthalmol 91 : 522-525, 1981
127) Fujikawa LS, Salahuddin SZ, Palestine AG et al : Isolation of human T-lymphotropic virus type III from the tears of a patient with the acquired immunodeficiency syndrome. Lancet 2 : 529-530, 1985
128) Cantrill HL, Henry K, Jackson B et al : Recovery of human immunodeficiency virus from ocular tissues in patients with acquired immune deficiency syndrome. Ophthalmology 95 : 1458-1462, 1988
129) Ventura LM, Dix RD : Viability of herpes simplex virus type 1 on the applanation tonometer. Am J Ophthalmol 103 : 48-52, 1987
130) Hara J, Okamoto S, Minekawa Y et al : Survival and disinfection of adenovirus type 19 and enterovirus

70 in ophthalmic practice. Jpn J Ophthalmol 34 : 421-427, 1990
131) Smith CA, Pepose JS : Disinfection of tonometers and contact lenses in the office setting : are current techniques adequate? Am J Ophthalmol 127 : 77-84, 1999
132) Michelson G, Striebel W, Prihoda W et al : Telemedicine in the control of intra-ocular pressure. J Telemed Telecare 6 : S126-S128, 2000
133) Leydhecker W, Akiyama K, Neumann HG : Der intraokulare Druck gesunder menschlicher Augen. Klin Monatsbl Augenheilkd 133 : 662-670, 1958
134) Friedenwald JS : Symposium ; primary glaucoma, terminology, pathology and physiological mechanism. Trans Am Ophthalmol Soc 12 : 1909-1911, 1949
135) Hitchings R, Tan J : Target pressure. J Glaucoma 10 : S68-S70, 2001
136) Jampel HD : Target pressure in glaucoma therapy. J Glaucoma 6 : 133-138, 1997
137) Silder-Huguennin A : Die Spaterfolge der Glaukombehandlung bei 76 Privatpatienten von Prof Haab, Zurich. Beitr Z Augenheilkd 32 : 1, 1898
138) Maslenikov A : Ueber Tagesschwankungen des Intraokularen Druckes bei Glaukom. Z Augenheilkd 11 : 564, 1904
139) Stephan FK, Zucker I : Circadian rhythms in drinking behavior and locomotor activity of rats are eliminated by hypothalamic lesions. Proc Natl Acad Sci USA 69 : 1583-1586, 1972
140) Gallar J, Liu JH : Stimulation of the cervical sympathetic nerves increases intraocular pressure. Invest Ophthalmol Vis Sci 34 : 596-605, 1993
141) Drance SM : The significance of the diurnal tension variations in normal and glaucomatous eyes. Arch Ophthalmol 64 : 494, 1960
142) de Venecia G, Davis MD : Diurnal vatiation of intraocular pressure in the normal eye. Arch Ophthalmol 69 : 752-757, 1963
143) Zeimer RC : Circadian variations in intraocular pressure. In : Ritch R, Shields MB, Krupin T ed : The glaucomas, 429-445, Mosby, St Louis, 1996
144) Kitazawa Y, Horie T : Diurnal variation of intraocular pressure in primary open-angle glaucoma. Am J Ophthalmol 79 : 557-566, 1975
145) Yamagami J, Araie M, Aihara M et al : Diurnal variation in intraocular pressure of normal-tension glaucoma eyes. Ophthalmology 100 : 643-650, 1993
146) Orzalesi N, Rossetti L, Invernizzi T et al : Effect of Timolol, Latanoprost, and Dorzolamide on Circadian IOP in Glaucoma or Ocular Hypertension. Invest Ophthalmol Vis Sci 41 : 2566-2573, 2000

2 隅角検査

歴史

　隅角検査 gonioscopy の語源は，ギリシャの"角度をみる"という意味から始まっている。この gonioscopy という単語が初めて使用されたのは，1915年 Trantas のシュレム Schlemm 管に関する論文であるが，Trantas はこれ以前の1907年に，球状角膜症例の輪部を圧入して毛様体や前部網膜を観察する方法を考案し，外傷性隅角解離の裂隙を透見することが可能であったことから隅角の観察方法を発見している。1913年には水尾源太郎[1]が，下円蓋部に貯水したときに上方から隅角が観察できることを発見し，隅角検査の光学的原理を解明した。1914年には Salzmann[2] が，コンタクトレンズの使用により隅角検査が可能であることを示したが，Barkan[3] によれば1897年，Fick が初めてコンタクトレンズを使用して前房を直接観察し，Salzmann はその後観察技術を開発したとされている。

　Zeiss 社の細隙灯顕微鏡の開発とともに，1919年 Koeppe[4] による直接型コンタクトレンズが開発され，隅角の立体観察が可能となり，彼は緑内障眼における閉塞隅角や，シュレム管を含む線維柱帯の研究を行い，シュワルベ Schwalbe 線上の色素沈着を初めて観察した。また1936年になり Barkan[3] が，隅角所見から原発緑内障は開放隅角と閉塞隅角に分類できることを提唱し，これが現代の緑内障診断の基礎となった。そしてさらに1938年には Goldmann[5] によって，坐位のままで隅角全周の観察が可能である鏡面式コンタクトレンズが開発され，以降，隅角検査は眼科における基本的検査として普及することとなった[6]。

隅角検査の原理

　光が屈折力の高い側から低い側へ通過するとき，境界面への光の入射角が一定以上になると，光は境界面で全反射され屈折力の低い側へは通過しない。この角度を臨界角と呼ぶ。隅角からの光は房水を通過しわずかに屈折してまず角膜に入るが，この際前房水の屈折力(1.335)と角膜の屈折力が近似し，角膜の屈折力(1.376)が大きいため臨界角は問題とならない。これに対し角膜から眼外への光路では，角膜の屈折力に対して空気の屈折力(1.00)が小さいために臨界角が問題となる。

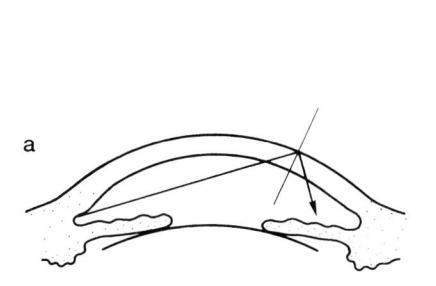

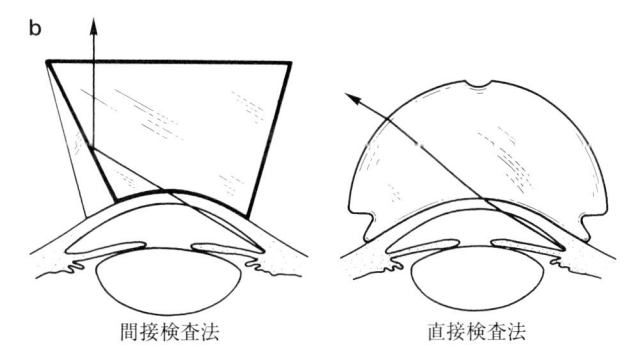

図2-18　隅角検査の原理
隅角からの光は角膜で全反射され眼外へは出ないため，眼外から隅角は見ることができない(a)。
このためコンタクトレンズを使用し光路を変えて，隅角からの光を眼外へ導く必要がある(b)。

計算上，臨界角は約46度37分であるが，隅角からの光が角膜表面に入射する角度は角膜の彎曲のため46〜49度となっており，ほとんどの部位で臨界角より大きく眼外に出ることができない（図2-18）。輪部付近で臨界角にほぼ一致する部もあるが，輪部の不透明部分に遮られ可視できない。そのため，隅角を眼外から観察するためには隅角，前房，角膜，眼外へと至る光路の変更が必要となる。隅角検査法はこの原理に基づいて，角膜上にコンタクトレンズを載せることによって眼外に光路を導き，隅角を観察する方法である。

隅角検査法

隅角検査は角膜上にコンタクトレンズを装着し，角膜から眼外に至る光路を変更することによって行われるが，直接型隅角検査法と間接型隅角検査法に分類される。前者はコンタクトレンズ表面の彎曲を強くすることによって，隅角からの光線の入射角を臨界角以下とし，光線を眼外へ誘導し隅角をそのままの方向から観察する方法である。後者はコンタクトレンズ壁面を鏡面にし，隅角の鏡面像を観察する方法である。また隅角底の観察が困難な狭隅角眼に対し，特殊な検査法として圧迫隅角検査法がある。

間接検査法

細隙灯顕微鏡を利用して検査できることから，日常臨床で最もよく用いられる（図2-19）。隅角からの反射光を鏡面を利用して観察するため，反射鏡は観察部隅角の反対側に位置する。すなわち12時方向に反射鏡が位置するとき，実際の観察部隅角は6時方向となる。また反射鏡の位置，高さ，角度などにより観察される隅角像が異なる。狭隅角眼を観察する場合，同じ高さから見る場合には隅角から近い位置，また同じ距離から見る場合には高い位置のほうが隅角底を観察しやすい（図2-20）。したがって，反射鏡の位置が瞳孔中心に近く，高さが高く，角度が大きいほど隅角を上から覗きこむことになり，虹彩根部によって隅角底が透見困難な狭隅角眼での隅角観察が容易となる。しかし一方では，隅角を線維柱帯の接線方向から覗きこむ形となるため，実際よりも隅角の丈が低く見えることになる。

■検査用レンズ

間接法に用いる隅角鏡はさまざまな種類があるが，基本構造はGoldmann一面鏡，あるいはGoldmann三面鏡の中の隅角用ミラーに代表されるものである（図2-21）。Goldmann一面鏡は三面鏡に比べて狭隅角眼の観察には優れている。これに対してGoldmann三面鏡は反射鏡が一面鏡に比べて水平で，虹彩面により水平な方向から隅角を観察することになるため，一面鏡に比べて線維柱帯の部分が幅広くみえる（図2-22）。

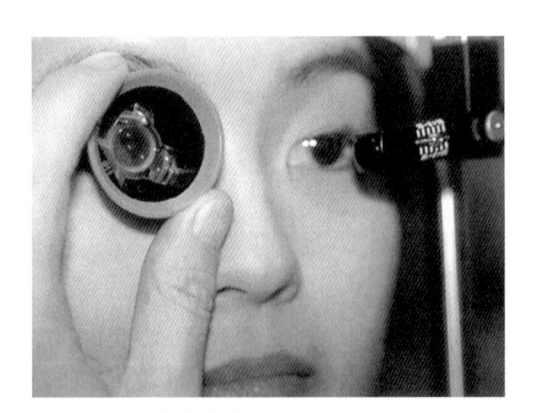

図2-19 間接検査法

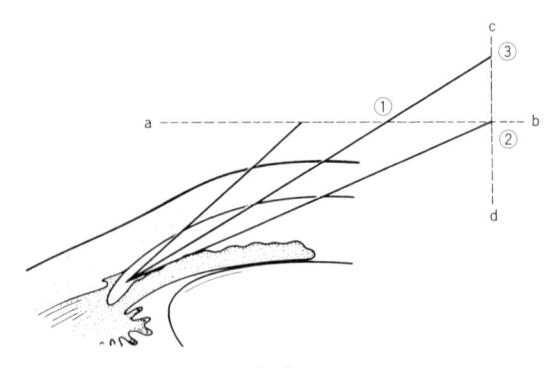

図2-20 狭隅角眼での観察
狭隅角眼の観察では，同じ高さから見る場合（a-b）は隅角から近い位置①の方が，同じ距離から見る場合（c-d）には，高い位置または観察角度が急な方③が，隅角底を観察しやすい。したがって反射位置が瞳孔中心に近く，反射鏡の高さが高く，角度が大きい方が観察しやすい。

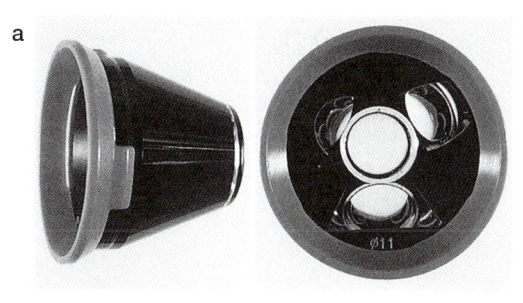

a. 三面鏡レンズ　　　　　　　　　　　　b. 一面鏡レンズ

図 2-21　Goldmann のレンズ

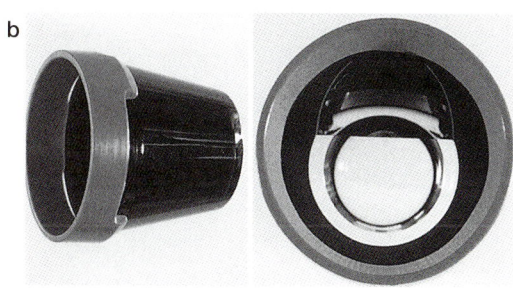

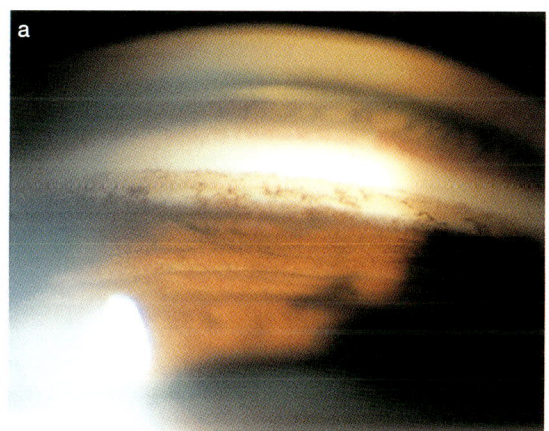

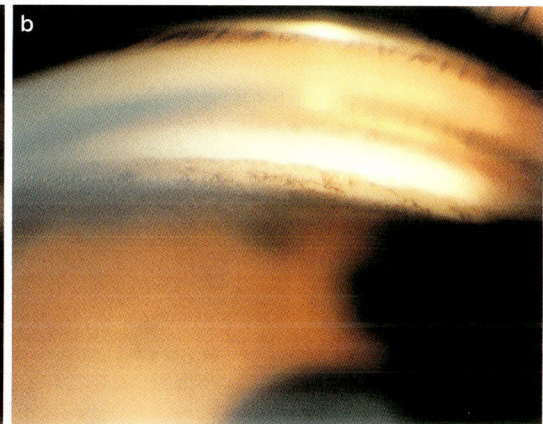

図 2-22　同一隅角（開放隅角）の Goldmann 三面鏡（a）および一面鏡（b）による観察
一面鏡では隅角を上から覗き込むことになるため，線維柱帯が狭く見える．

　その他，Goldmann 一面鏡を対称に配置した Goldmann 二面鏡，四面配置した PG レンズ（Tomey 社製）や，隅角鏡表面に小凸レンズを接着して観察倍率を上げ，アルゴンレーザートラベクロプラスティーなどでの隅角観察を容易にした Ritch レンズなどがある．
　また，間接隅角鏡の角膜接触面を縮小して，エチルセルロースなど粘弾性物質を使用せずに装着できる Posner 四面鏡（図 2-23），Sussmann 四面鏡，Zeiss 四面鏡などがある．これらはレンズ装着時の角膜圧迫により隅角が拡大しやすく，隅角の広狭の判定を誤る可能性があり，通常その圧迫力を利用した圧迫隅角検査（後述）に用いられる．

■**検査手技**
　点眼麻酔を行い，凹面側にエチルセルロースを滴下した隅角鏡を角膜に装着する．一般的には患

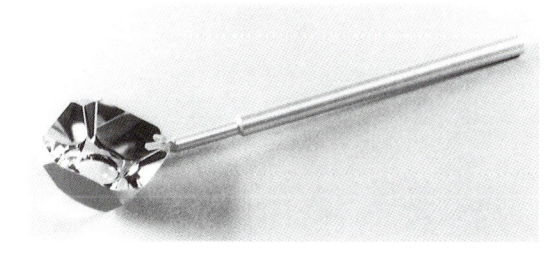

図 2-23　Posner レンズ

者の眼球を上転させ，下眼瞼を隅角鏡の端で少し押し下げながら下から眼球を被うように隅角鏡を装着するが，上転できない例や瞼裂幅の狭い症例では眼球を下転させ眼瞼を挙上して，上から眼球を被うように隅角鏡を装着するほうが容易なことがある．
　観察は細隙灯顕微鏡を用いて行うが，鏡面を利用した観察であるため，反射鏡の位置は観察している隅角の反対側に位置している．すなわち，反

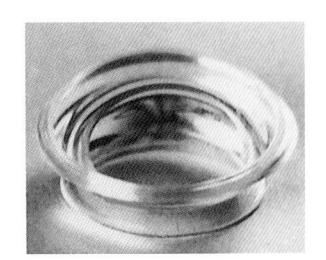

図 2-24　Koeppe レンズ

射鏡が下にあるときは上方隅角が，上にあるときは下方隅角が観察される。また鏡面像であるため左右は逆転しない。

観察は一般的に下方隅角より行う。これは下方隅角が最も広く隅角構造を把握しやすいことや，色素沈着・炎症物質などの病変を確認しやすいことなどによる。たとえば，下方隅角に毛様体の一部を観察できれば，その位置を基準として上方隅角の強膜岬の位置も容易に推測される。

細隙灯顕微鏡の光源と観察軸との関係から，上下方向の隅角に比べて耳側および鼻側方向の観察が困難となるが，その場合は観察光を横方向に倒し，細隙灯を斜めに前倒させることにより，スリット光が斜めに入るため観察が容易となる。

直接検査法

現在では日常診療においてはあまり用いられないが，隅角癒着解離術や隅角切開術などを行う際には必要で，習得すべき手技である。

■検査用レンズ

直接法で用いられる隅角鏡の代表的なものは，ケッペ（Koeppe）レンズである（図 2-24）。これはベースカーブが 50 D の外表面凸型レンズであり，素材はガラス製・プラスチック製の 2 種類がある。直径 17.0，18.0，19.0，22.5 mm の 4 種類があるので，それぞれに適したサイズのものを選択する。そのほか，隅角切開術や隅角解離術などの手術時に使用するためのレンズとして Barkan レンズ（図 2-25a），Worst レンズ（図 2-25b），Swan-Jacob レンズ，Thorpe レンズ（図 2-25c）などがある。

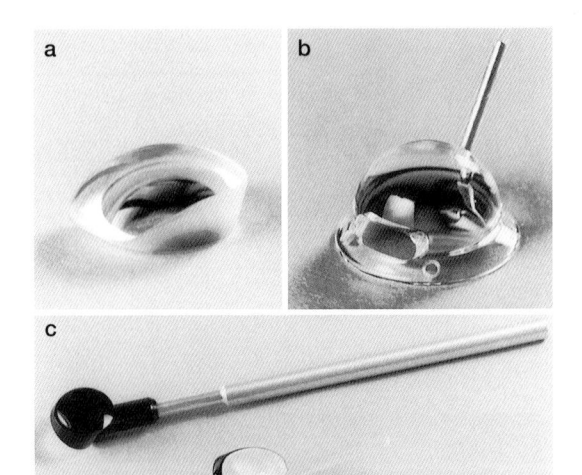

図 2-25　直接型隅角レンズ
a. Barkan レンズ　b. Worst レンズ　c. Swan-Jacob レンズ（上）と Thorpe レンズ（下）

■検査手技

患者を仰臥位にし，顎と前頭部を同じレベルに合わせ頭部を水平にする。点眼麻酔を行い，ケッペレンズでは凹面側にエチルセルロースを滴下してレンズを装着する。Barkan レンズなどの手術用直接型隅角レンズは角膜との接触面積を縮小化し，レンズ内面曲率を角膜曲率よりやや大きくすることで角膜表面とレンズの間に空気を入れない工夫がなされており，エチルセルロースなどを使用せず直接，眼球にレンズを装着することが可能となる。

観察には手持ち細隙灯顕微鏡（図 2-26）あるいは手術用顕微鏡を用いる。日常診療では，照明系と観察系が同じに備わった手持ち細隙灯顕微鏡がより適している。

間接検査法と直接検査法の比較

間接検査法の利点は，細隙灯顕微鏡による観察が可能な点である。日常診療において，眼圧測定後ならば新たな点眼麻酔なしで引き続き隅角検査を行うことが可能であり，この簡便さによって間接検査法は用いられる頻度が高い。また間接検査法の重要な利点は，隅角部の角膜と線維柱帯の境界部を明瞭に観察できる点である。スリット光の

幅をできるだけ細くし，角膜表面と角膜内皮側の光線が合致する点をシュワルベ線として把握できるため，周辺虹彩前癒着の高さを知るうえできわめて有用な手段である（図 2-27）。その反面，観察できる像は鏡面像であるため観察部位のオリエンテーションがつきにくく，観察可能な範囲も狭いという短所もある。隅角全周を把握するためには隅角鏡を回転しつつ鏡面像を合成しなければならず，習練を要する。また患者の視線が直線方向を向いていない，すなわち眼球位置が偏位した状態や，隅角鏡を眼球に押しつけ圧迫した状態では，隅角の広狭の判断に差が生じることとなる。しかし，隅角鏡を眼球に押しつけることで虹彩が後退し，隅角が実際よりも広くなることを利用して狭隅角眼の隅角を観察することも可能であるため，この点を理解して行えば利点ということになる。

一方，直接検査法の利点は隅角全体の観察像が直像であり，パノラマで観察することが可能であるため，オリエンテーションがつきやすいことである。さらに細隙灯顕微鏡を用いないため，坐位での細隙灯顕微鏡が困難な症例では仰臥位で検査可能であり，観察位置を自由に移動でき，狭隅角眼でも角度を変化させれば容易に隅角底を観察することができる。また検者が隅角鏡を支える必要がなく，両眼に隅角鏡を挿入したまま検査を行えるため，両隅角の比較を行う際には有用な検査法となる。しかし，検査時は仰臥位になるためベッドなどが必要となり，広いスペースがないと行えないという欠点がある。また日常診療では簡便性に欠けるという点でも間接検査法に劣る。

圧迫隅角検査法

狭隅角眼を観察する際，通常の隅角鏡では観察困難な隅角底を観察するときに行う方法で，隅角鏡により角膜を圧迫し房水を隅角へ押し，虹彩根部を押し下げることにより隅角を開大し観察する（図 2-28）。

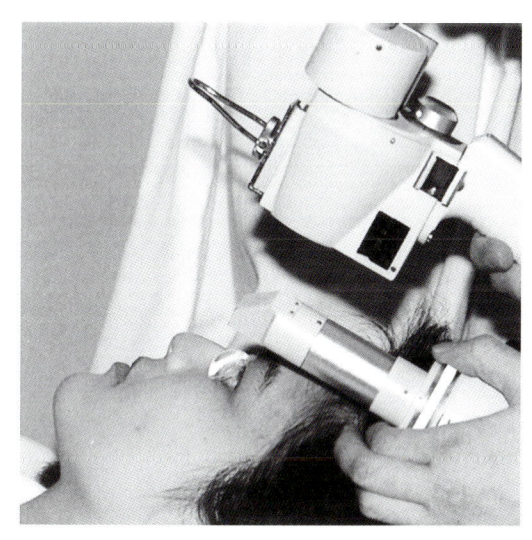

図 2-26　直接検査法

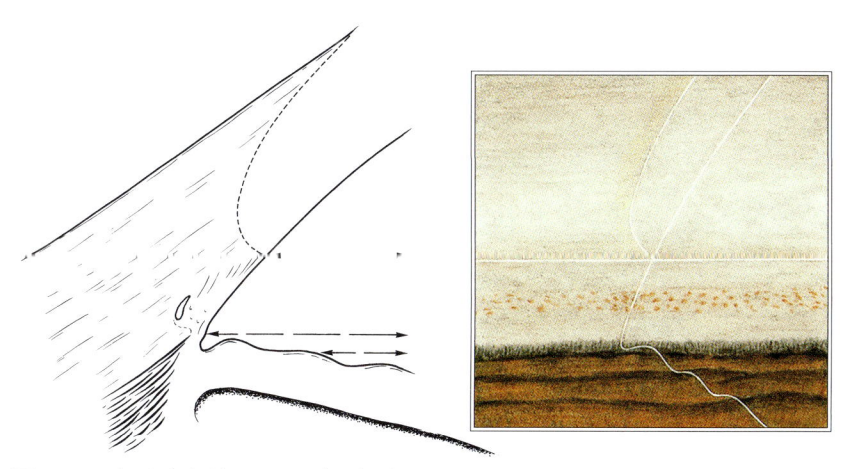

図 2-27　細隙光を利用した隅角の観察
角膜表面と内面の合致する点をシュワルベ線として把握できる利点がある。

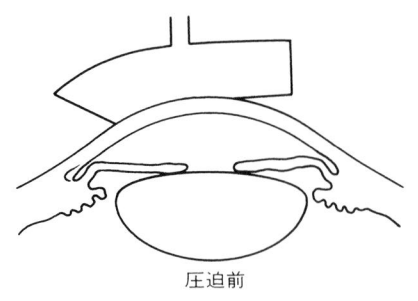

図 2-28　圧迫隅角検査の原理（直接型隅角鏡）

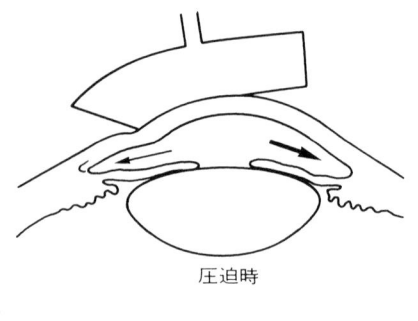

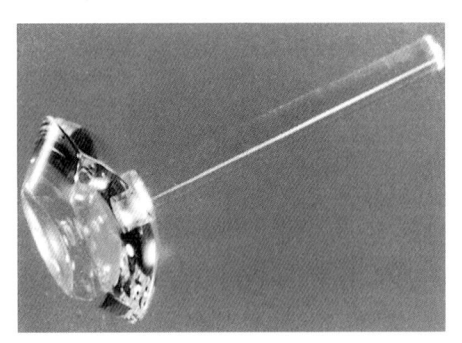

図 2-29　Kitazawa レンズ

■ 検査用レンズ

間接隅角鏡である Posner レンズ，Sussman レンズ，Zeiss レンズや，直接隅角鏡の Koeppe レンズを改良した Kitazawa レンズ（図 2-29）などが用いられる。

■ 検査手技

角膜を圧迫するため接触面積が小さく，間接隅角鏡や直接隅角鏡ともにエチルセルロースを使用せず直接，眼球にレンズを装着する。いずれの検査法でも角膜圧迫の際，押しすぎると患者は疼痛を訴え，また角膜に皺襞を生じるため観察が困難となるので注意を要する。

Ultrasound Biomicroscope（UBM）による隅角観察

超音波生体顕微鏡 ultrasound biomicroscope（UBM）は 50 MHz の高周波数超音波を用い，解像度の高い組織像を抽出することができる画像診断装置であり，経線方向の隅角断面を精密に描写できる。UBM の開発により従来の光学的な方法では観察困難であった虹彩の裏側，毛様溝，毛様突起，毛様体皺襞部・扁平部，毛様小体，水晶体赤道部，前部硝子体膜などの観察が可能になり，さらに隅角の角度，距離や面積などの隅角形状評価が可能となっている[7-11]。特に緑内障に関しては，原発閉塞隅角緑内障，続発緑内障，早発型発達緑内障など病型別の診断に有用な画像を得ることができる。たとえば，原発閉塞隅角緑内障の場合，従来の方法では原発閉塞隅角緑内障と診断できない狭隅角眼を含め，原発閉塞隅角緑内障の疑われる症例に対し，より早期の診断法となる可能性が示唆されている[11,12]。

また UBM の登場は隅角所見の動的変化の観察を可能とし，暗所で自然散瞳下での観察を行い，ついで対光反応による自然縮瞳下での観察を行うことにより，狭隅角眼での機能的隅角閉塞の発生状況や（図 2-30），原発閉塞隅角緑内障の隅角閉塞の発生機序に関する新しい多くの知見が得られている[13]。高解像度（50 MHz）UBM はわが国でも一時発売されていたが，現在は発売されていない。

正常隅角所見

隅角を理解するためには，まず前房の解剖を正しく把握する必要がある。そして病的所見を読みとるためには正常隅角所見を知ることが重要であるが，正常人の隅角にはさまざまなバリエーションがあるため，数多くの隅角検査を行い観察することが大切である。

隅角検査で観察可能な解剖学的構造は瞳孔縁・

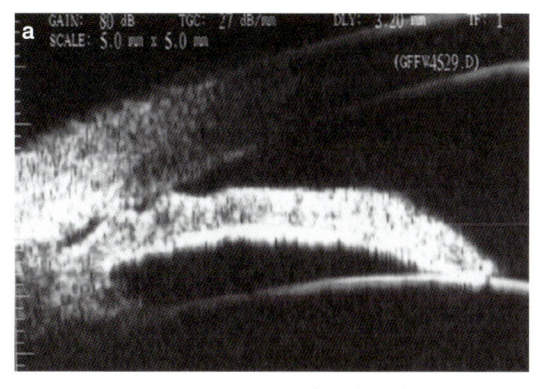

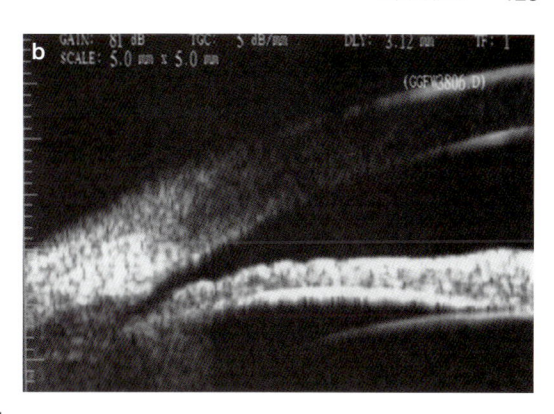

図2-30 UBMによる原発閉塞隅角緑内障眼隅角の観察
a. 暗室での散瞳時。シュワルベ線の高さまで虹彩根部が接触している。
b. 対光反応を利用した縮瞳時。隅角は開放している。

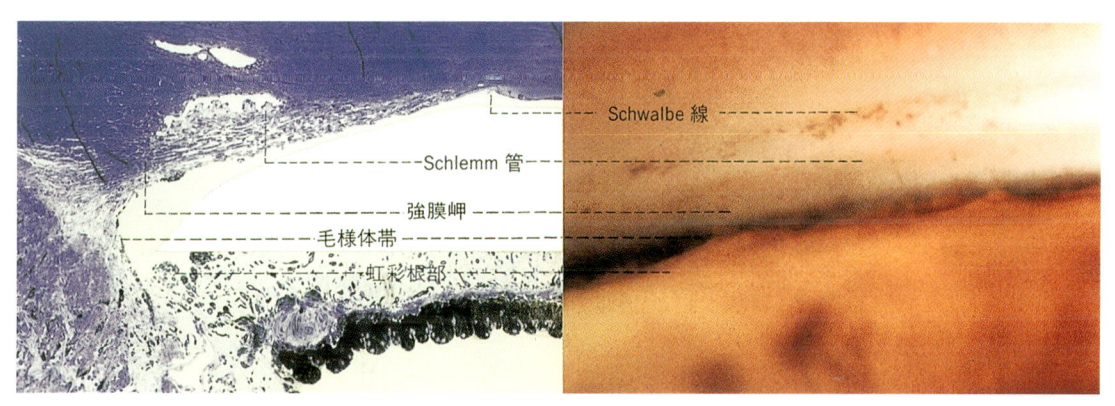

図2-31 隅角組織所見と隅角鏡所見の対比(布田龍佑氏提供)
虹彩組織の一部は，説明の都合上削除した。

虹彩・毛様体，強膜岬，線維柱帯，シュワルベ線・角膜後面であり，瞳孔領からは後房，水晶体前面，そして散瞳眼では水晶体赤道部，チン小体，毛様体突起までもが観察される。

観察を虹彩面から隅角側へたどると，黒～灰色の毛様体前房部が帯状に認められる。そして毛様体帯前部には不明瞭ながらやや白色の強い線として強膜岬が観察される。一方，角膜側からはデスメ膜が終わる部分でシュワルベ線が前房にわずかに隆起した線として見える。強膜岬とシュワルベ線の間が線維柱帯で，その中央部の裏側にはシュレム管が存在し，正常者でも色素沈着した帯として認められる(図2-31, 32)。

■シュワルベ線

シュワルベ線 Shwalbe's line はデスメ膜の最終

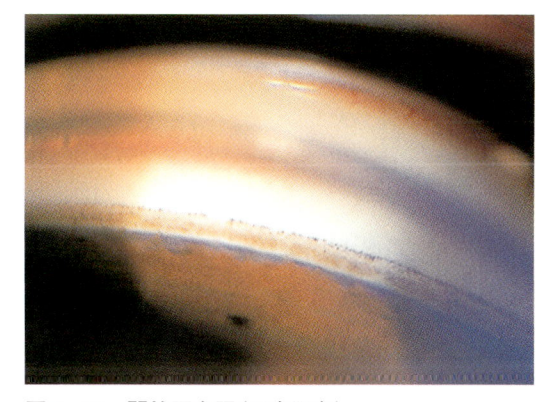

図2-32 開放隅角眼(下方隅角)
シュワルベ線上に一列に色素顆粒の沈着が見られる。線維柱帯上の色素沈着も中等度に強い。

端であり，隅角底から発した線維柱帯組織が収束し，隅角の前縁を形成する。一般に，シュワルベ線上に色素沈着を認めることはないが，加齢とと

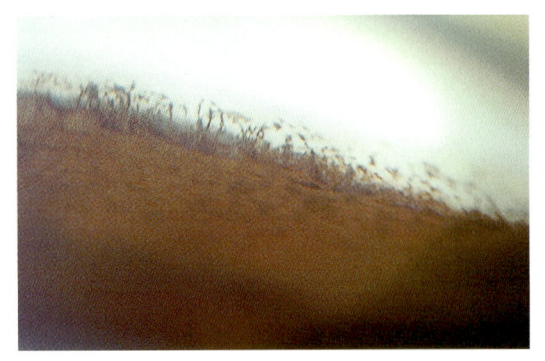

図 2-33　虹彩突起
毛様体帯を覆い隠す樹枝状の虹彩突起。

もに色素が沈着し，特に下方隅角ではしばしば黒茶色の細い線としてみられる．

■ **線維柱帯**

　線維柱帯 trabecular meshwork はシュワルベ線と強膜岬の間に存在し，強拡大下で観察すると表面一様な滑面ではなく，粗造な印象を受ける．線維柱帯の背面には，強膜岬前端付近から線維柱帯中央にかけてシュレム管がある．シュレム管は灰白色の帯状に見えることもあるが，通常は線維柱帯と区別しにくい．加齢とともに線維柱帯の後ろ1/2の部分を輪状に走る淡い色素帯 pigment ban として見えることが多い．この色素帯は線維柱帯における帯状の色素沈着部位をいい，その外方にシュレム管が存在する目安となる．また検査中，隅角鏡の縁で輪部を圧迫すると，血液がシュレム管内へ逆流して赤い帯として観察できる．この血液逆流は隅角鏡の圧迫を中止すると急速に消失し，正常眼では血液が前房内まで達することはない．

■ **強膜岬**

　強膜岬 scleral spur は，色素帯と毛様体帯の間に位置する白色の線である．線維柱帯の起始部に相当し，また後方には毛様体縦走筋が付着する．隅角底の形成が良好で，広い隅角では毛様体帯前縁に白色の線として観察できるが，隅角底の形成不良であったり，狭い隅角では線維柱帯との区別がつきにくく観察しがたい．

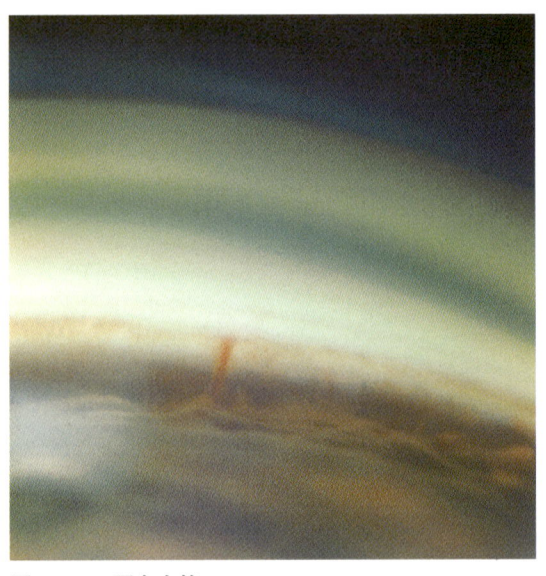

図 2-34　隅角血管
毛様体からシュレム管へと直線に走行する隅角血管．枝分かれのないことより，新生血管とは鑑別できる．

■ **毛様体帯**

　毛様体帯 ciliary band は強膜岬と虹彩根部の間に位置し，隅角底を形成する．毛様体前面の表面を覆うぶどう膜網を通して観察するため，日本人では濃い灰白色，青みがかった灰色，灰褐色などと表現される．隅角底の形成は生後1年で完成するため，新生児では毛様体帯がみられない．毛様体帯の幅は隅角底の形成状態，虹彩根部の付着部位により決定される．

■ **虹彩突起**

　虹彩突起 iris process は虹彩根部から強膜岬，線維柱帯面上に達する糸状，束状，樹枝状の突起である．その形態や量，密度などは個人差があるが，正常隅角眼でも高頻度にみられる．鼻側隅角に多く，強膜岬の高さまでのものがほとんどであるが，時に線維柱帯からシュワルベ線に達する（図2-33）．

　虹彩突起が多数高位に付着し，樹枝状あるいは帯状のものを見た場合は隅角形成異常を疑う必要がある．虹彩突起は臨床上，房水流出障害の原因とはならないと考えられており，周辺虹彩前癒着 peripheral anterior synechia（PAS）との鑑別が重

表 2-4　Shaffer 分類による隅角の広さとその臨床的意義

	角度	度数	臨床的意義
広隅角	30〜40	3〜4	隅角閉塞は生じない
狭隅角軽度	20	2	隅角閉塞が生じうる
狭隅角極度	10	1	将来隅角閉塞の可能性大
完全あるいは部分閉塞隅角	＜10	0	隅角閉塞がある

(Hoskins HD Jr, Kass M : Becker-Shaffer's diagnosis and therapy of the glaucomas 6th ed, CV Mosby, 1989 より引用)

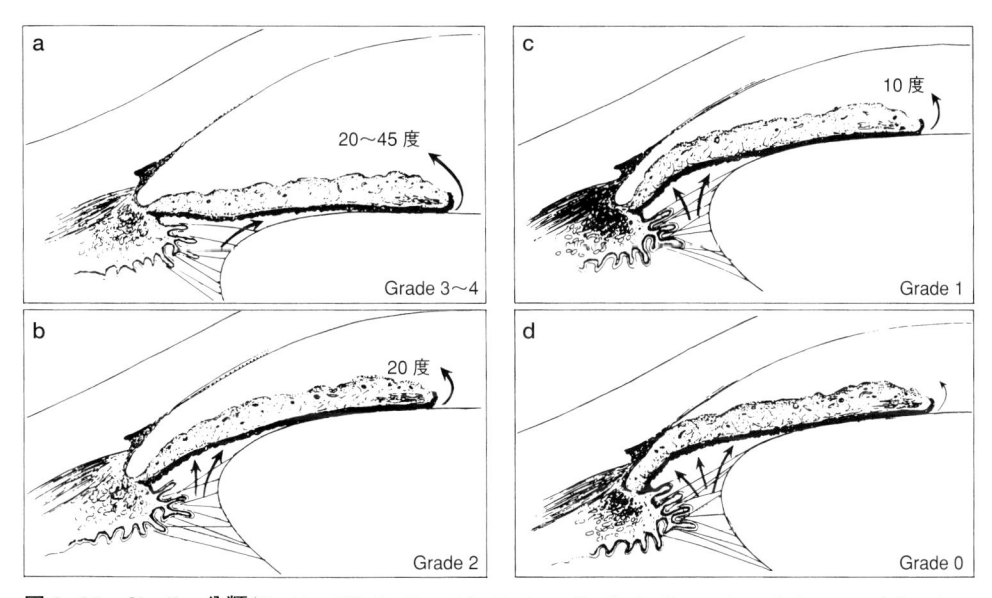

図 2-35　Shaffer 分類(Hoskins HD Jr, Kass M : Becker-Shaffer's diagnosis and therapy of the glaucamas 6th ed, CV Mosby 1989 より)

要である。

　その他に正常隅角の所見として，隅角に認められる血管があり，隅角血管は毛様体上，虹彩根部にみられるほか，虹彩根部から毛様体帯上を越え，線維柱帯中央部まで直線的に走行することがある(図 2-34)。正常人の約 4% に存在すると報告されている。新生血管との鑑別が必要となるが，正常隅角血管は枝分かれすることなく，造影剤を使用した検査でも漏出はみない。

隅角所見の解釈

隅角開大度分類

　隅角検査の目的の一つとして，隅角の広さおよび深さを測定し客観的に判定することがある。すなわち，隅角閉塞を起こしうるか否かを識別することであり，隅角線維柱帯と虹彩周辺部とのなす角度の判定を行う。これには隅角鏡を用いた評価が一般的で，隅角線維柱帯と周辺部虹彩のなす角度を観察し，広隅角または狭隅角かを判定するShaffer の分類[14]が広く用いられている(表 2-4, 図 2-35)。観察に際して隅角鏡を一定の角度に保持しなければならず，また被検眼や検者の眼の位置などに大きく影響されるためやや客観性に欠け，習熟しないと正確な評価が困難である欠点はあるが，手技が簡便で，隅角閉塞の有無の判定に有用であることから広く用いられている。

　また，隅角の深さを示す分類には Scheie の分類[15]がある。隅角構造の観察可能な部分によりWIDE(毛様体が幅広く見える)からⅣ度(シュワ

ルベ線も見えない)の5段階評価に分けられている(図2-36)。この方法も、用いる隅角鏡と観察角度によって観察できる隅角構造が変わるため、評価が安定しない。

いずれの方法も主観的要素が入りやすい評価法ではあるが、隅角閉塞の有無の判定は隅角検査によって確定するものであるから、隅角検査の習得にあたり、まずはその判定の習得を心掛けるべきである。

さらにShafferの隅角角度分類に、虹彩周辺部の形状と虹彩根部の見かけ上の付着部位による分類を加えたSpaethの分類がある[16](図2-37)。虹彩の形状から、①凹状の周辺虹彩 queer(q)、②普通の平坦な虹彩 regular(r)、③周辺虹彩の急峻な凸状形態 steep(s)の3群に分類し、さらに虹彩根部の付着位置から、A. シュワルベ線への癒着、B. シュワルベ線直下、C. 強膜岬への付着、D. 毛様体帯が見える、E. さらに深い前房、の5群に分類し、その組み合わせでの隅角分類を提唱している。q型は隅角発育異常眼や近視眼でみられることがあり、s型は一見中央の前房が深く見えたとしても、隅角線維柱帯と周辺虹彩が接着しやすい状況にあり、閉塞隅角緑内障を起こす危険性が高いプラトー虹彩の可能性がある。

また、隅角鏡を使用しないで隅角の開大度を推定する簡便法として van Herick 法[17]がある。被検者に正面視させ、細隙灯顕微鏡のスリット光を角膜輪部に垂直に照射し、スリット光と観察系の角度を60度として観察する(図2-38)。スリット照明上での角膜厚と角膜後面から虹彩表面までの距離を比較し、判定する(表2-5)。周辺部前房深度が角膜厚と同等かそれ以上であれば第Ⅳ度であり、隅角鏡検査では wide open とされている。この方法は、広隅角眼や高度の狭隅角眼の判定には役立つが、Ⅱ度前後の隅角の場合、隅角鏡検査での評価とは必ずしも一致しないとされているので、隅角鏡検査による確認が必要となる。

色素沈着の分類

隅角の色素沈着は正常若年者にはほとんどみられない所見であるが、加齢とともに増加する。色素沈着は通常下方隅角で著明であるため、部分別に判定を行う。色素沈着の程度分類にはScheieの分類[15]が広く用いられ、色素沈着を認めないものを NONE、ごくわずかに色素沈着を認めるものをⅠ度、高度に色素沈着を認めるものをⅣ度とし、段階ごとに0度からⅣ度まで分類されている(図2-39)。落屑緑内障や色素緑内障など種々の病型では特異的に色素沈着が強く、疾患の補助

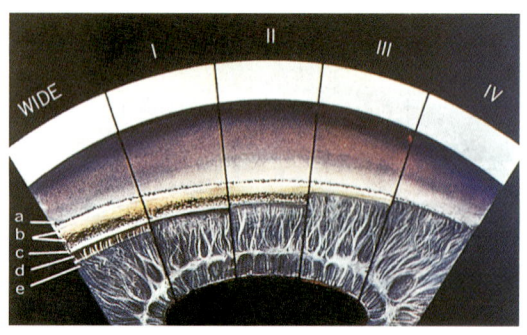

図2-36 Scheie 分類
隅角構造の観察可能範囲により WIDE からⅣ度までの5段階に分類される。
(Scheie H : Arch Ophthalmol 58 : 1957 より)

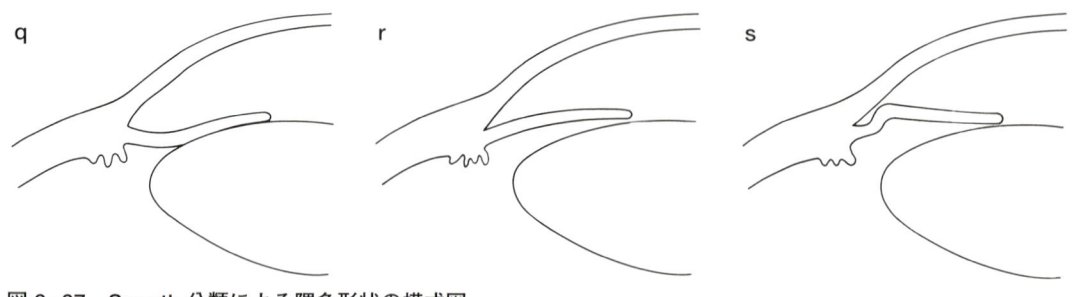

図2-37 Spaeth 分類による隅角形状の模式図
q：凹状(queer)　r：平状(regular)　s：急峻な凸状(steep)

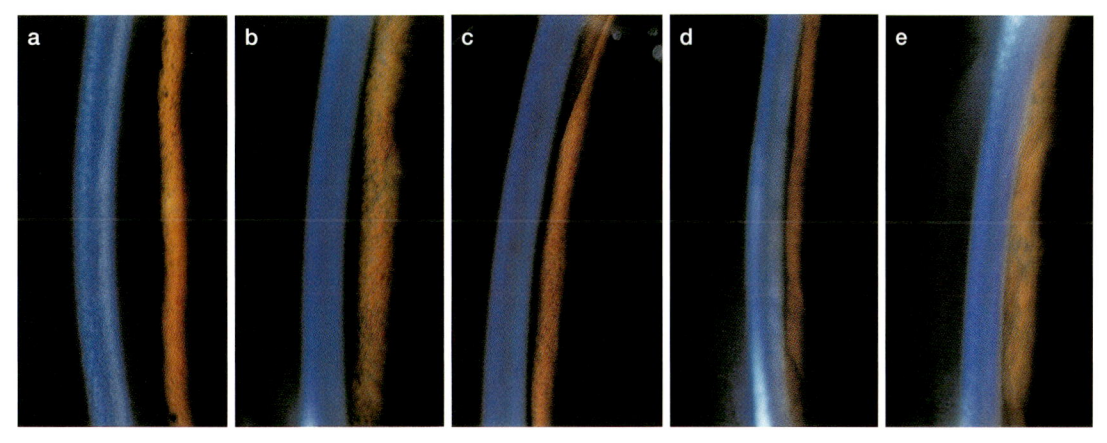

図 2-38　van Herick 法
a：Ⅳ度　b：Ⅲ度　c：Ⅱ度　d：Ⅰ度　e：0度

表 2-5　van Herick 法

隅角の広さ	周辺部における前房深度
Ⅳ	角膜厚に等しい
Ⅲ	角膜厚の 1/2～1/4
Ⅱ	角膜厚の 1/4
Ⅰ	角膜厚の 1/4 以下
0	前房なし

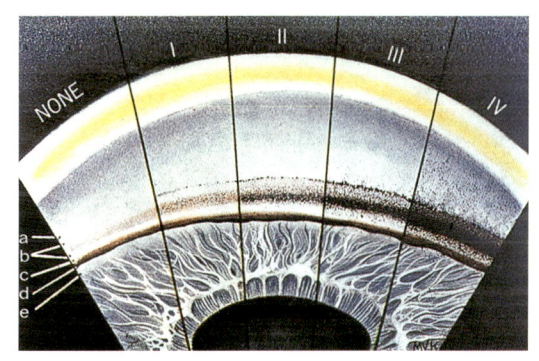

図 2-39　Scheie 分類（色素沈着）
隅角部の色素沈着の程度により，NONE～Ⅳ度の5段階に分類される。
（Scheie Ⅱ：Arch Ophthalmol 58：1957 より）

診断として有用である。

主な病的隅角所見(続発緑内障の項も参照)

■開大度

原発閉塞隅角緑内障の場合，狭隅角あるいは閉塞隅角であることが診断の必要条件である。しかし隅角の広さは多少部位により異なり，一般に下方隅角に比べ上方はわずかに隅角が狭い。上下の隅角開大度に明らかな差がある場合や部分的狭隅角例では，水晶体脱臼，虹彩後癒着，虹彩毛様体嚢腫などの局所病変を考える必要がある。

■周辺虹彩前癒着

周辺虹彩前癒着は隅角と周辺部虹彩の癒着であり，すべて病的な所見と考えてよい。しかし，正常眼でも虹彩突起などが類似した所見を呈する場合があり，また隅角への虹彩付着部位が一定の高さではないため，生理的な虹彩の前方癒着との鑑別には注意を要する。

続発緑内障では特徴的な周辺虹彩前癒着を生じることも多く，形態によりその原因疾患をある程度推測することができる場合もある（図 2-40）。

■色素沈着

隅角に沈着する色素は黒色もしくは黒褐色の細かい顆粒状である。色素沈着は下方隅角に多く，また加齢とともに増加することが知られている。色素沈着を生じやすい状態として，色素緑内障，落屑症候群，内眼手術後，レーザー虹彩切開術後，虹彩または毛様体嚢腫などが知られている。落屑緑内障などでシュワルベ線および，さらに角膜寄りに存在する波状の色素沈着は Sampaolesi 線と呼ばれる（図 2-41）。

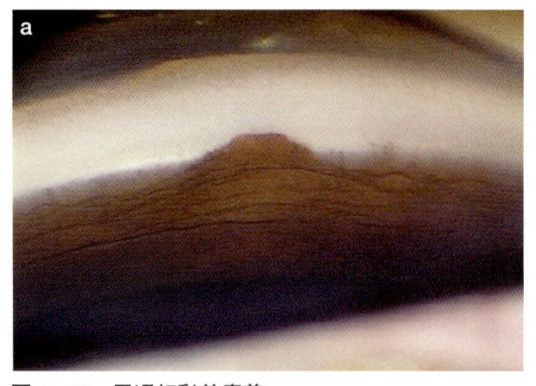

図 2-40 周辺虹彩前癒着
サルコイドーシスに特徴的な台形の周辺虹彩前癒着(a)と同一症例の強膜岬への
棘状周辺虹彩前癒着(矢印)，横に滲出物が付着している(b)。

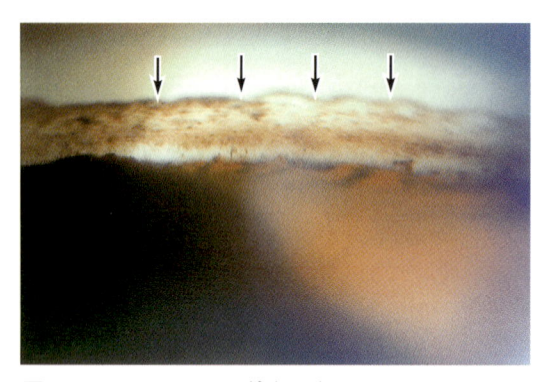

図 2-41 Sampaolesi 線(矢印)

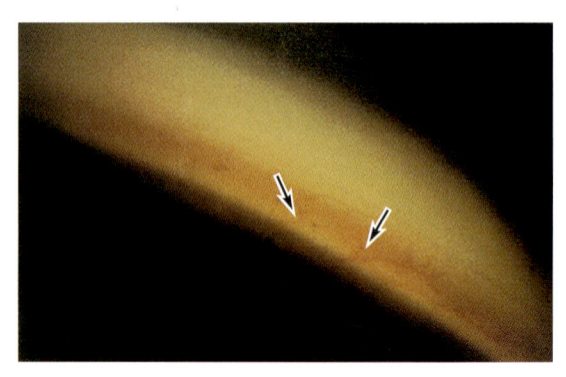

図 2-42 新生血管(糖尿病網膜症，矢印)

■新生血管

　生理的にも隅角に血管を認めることがあり，虹彩周辺部にあり線維柱帯と平行に同心円状に走るものと，毛様体前面を横切り子午線方向に走り，ときに線維柱帯に達する短い血管の2種類がある(図 2-34)。前者は毛様体の動脈輪の一部であり，後者は前毛様動脈の分枝とされる。日本人の場合，虹彩の色素が多いため，虹彩周辺部に線維柱帯と平行に走る血管を認めることはまれである。いずれも病的な血管に比較して径が太く，分枝を出すことはきわめてまれである。

　隅角における新生血管は眼内の虚血性病変に続発したものであり，すべて病的なものである。病的な新生血管の形態的な特徴として，規則的な走行はとらず，毛様体前面を立ち上がり線維柱帯色素帯付近まで達すること，多数分岐すること，周辺虹彩前癒着，さらにぶどう膜外反を伴うことが多いことがあげられる(図 2-42)。

■炎症性滲出物

　炎症性疾患により隅角に滲出性病変が認められる代表的な所見として，眼サルコイドーシスに認められる白色塊状の結節性病変があり，診断の契機となることがある(図 2-40，図 2-43)。また，Posner-Schlossman 症候群では，角膜後面沈着物と同様の白色の沈着物を，線維柱帯表面あるいは毛様体前面に認めることがある。隅角の滲出物は凸凹を見分けるのが難しく，その存在を念頭におきながら隅角検査を行わないと見落とすことがある。滲出性病変は間接照明で観察する方が判断しやすい。また前房蓄膿をきたしうる疾患で，細隙灯顕微鏡で確認できないような微量の前房蓄膿が隅角検査によって発見されることがある。

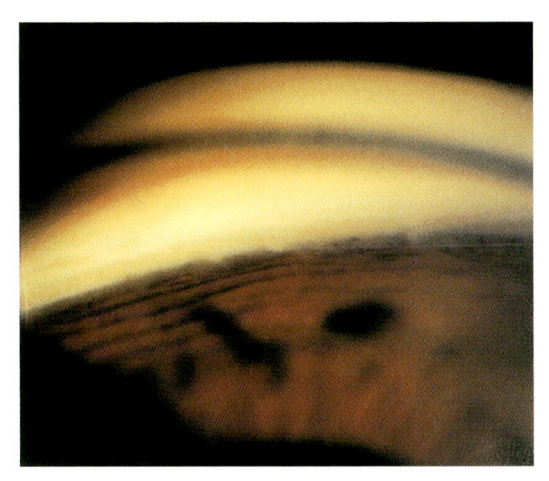

図2-43　隅角結節（サルコイドーシス）

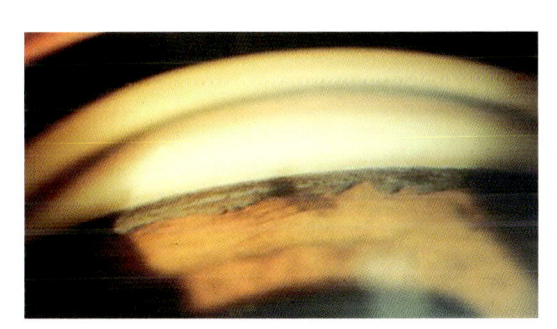

図2-44　隅角離開

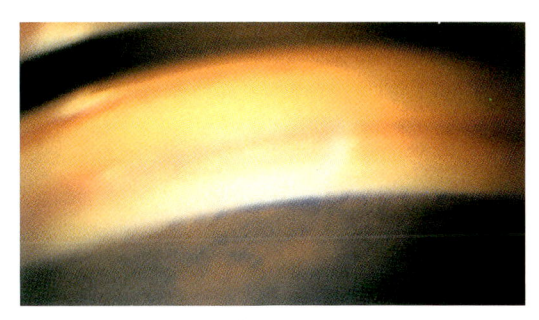

図2-45　虹彩高位付着を示す隅角

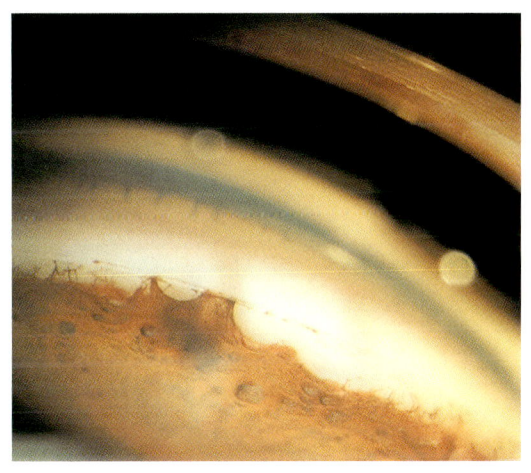

図2-46　Axenfeld-Rieger症候群の隅角

■隅角離開

　隅角離開 angle recession は鈍的眼外傷の代表的な所見である。毛様体前面が通常より幅広く、表面がスムーズではなくやや青みがかっている。また、隅角部部位によって毛様体前面の幅が異なることも特徴である（図2-44）。隅角離開が軽度な場合は、左右眼の比較により確認されることがある。隅角離開以外に、毛様体解離、線維柱帯の断裂、虹彩離断がある。

■分化不全

　早発型発達緑内障に認められる虹彩の高位付着 high insertion と、Axenfeld-Rieger症候群に認められる索状、あるいは膜状の虹彩組織の残存が代表的である（図2-45, 46）。遅発型発達緑内障では隅角底の形成不良により、毛様体帯が虹彩組織で覆われて観察できない例が多い。シュワルベ線の肥厚は以前は発達緑内障を示唆する所見と考

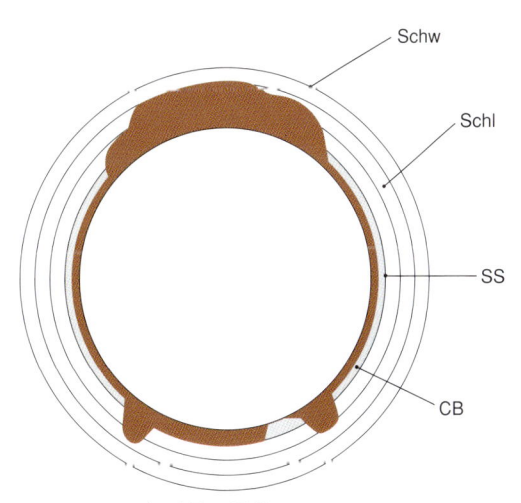

図2-47　隅角所見の記録
隅角を展開した図のスタンプを用い、周辺虹彩癒着などの高さ、色素沈着の程度、Shaffer分類による開大度などを記載する。
Schw：シュワルベ線　Schl：シュレム管　SS：強膜岬　CB：毛様体帯

えられていたが，正常眼でも多く見られることが知られている。

隅角所見の記録

隅角検査を行った場合，所見を図として記録しておくことが大切である。所見の記載には隅角を外側に展開した図形を用意し，部位別の隅角の広さと，色素沈着の程度，状態に加え，原発閉塞隅角緑内障や続発緑内障では周辺虹彩前癒着の高さと広がり，浸出物などを記入する（図2-47）。隅角写真は客観的所見記録として大切であるが，隅角鏡表面の反射のため，撮影には光量設定や撮影角度に習熟を要する。直接型隅角鏡による隅角撮影では手持ち眼底カメラ，あるいは手術用顕微鏡付属のカメラを用いる。間接型隅角鏡による撮影では前眼部撮影装置を用いるが，最近では細隙灯顕微鏡に組み込まれたデジタルビデオ記録からの取り込みも可能となっている。

（羽田麻以・白土城照）

文献

1) 水尾源太郎：前房隅角部ノ視診法．日眼会誌 17：507-522, 1913
2) Salzmann M : Die Ophthalmoskopie der Kammerbucht. Z Augenheilkd 31 : 1, 1914
3) Barkan O, Boyle SF, Maisler S : On the genesis of glaucoma. An improved method based on slitlamp microscopy of the angle of the anterior chamber. Am J Ophthalmol 19 : 209-215, 1936
4) Koeppe L : Die Mikroskopie des lebenden kammerwinkels im fokalen Lichte der Gullstrandschen Nernstlampe. Graefes Arch Ophthalmol 101 : 48, 1919
5) Goldmann H : Zur Technik der Spaltlampenmikroskopie. Ophthalmologica 96 : 90-97, 1938
6) Dellaporta A : Historical notes on gonioscopy. Surv Ophthalmol 20 : 137-149, 1975
7) Pavlin CJ, Harasiewicz K, Sherar MD et al : Clinical use of ultrasound biomicroscopy. Ophthalmology 98 : 287-295, 1991
8) Pavlin CJ, Harasiewicz K, Foster FS : Ultrasound biomicroscopy of anterior segment structures in normal and glaucomatous eyes. Am J Ophthalmol, 113 : 381-389, 1992
9) Pavlin CJ, Foster FS : Ultrasound biomicroscopy of the eye. Sprinter-Verlag, New York, 1994
10) 近藤武久：Ultrasound Biomicroscopy (UBM)による緑内障診断．あたらしい眼科 15：403-407, 1998
11) 石川 浩，宇治幸隆，江見和雄：Ultrasound Biomicroscopyを用いた新しい前房隅角評価法．あたらしい眼科 12：957-960, 1995
12) 山本哲也，澤田 明，佐久間毅，他：閉塞隅角緑内障におけるUltrasound Biomicroscopyの有用性．あたらしい眼科 14：391-394, 1997
13) 佐久間毅，山本哲也，北澤克明：Ultrasound biomicroscopyによる原発閉塞隅角緑内障の隅角の観察．日眼会誌 99：806-810, 1995
14) Shaffer RN : Stereoscopic atlas of gonioscopy. 34, CV Mosby, St Louis, 1962
15) Scheie HG : Width and pigmentation of the angle of the anterior chamber. Arch Ophthalmol 58 : 510-512, 1957
16) Spaeth GL : The normal development of the human anterior chamber : a new system of descriptive grading. Trans Ophthalmol Soc UK 91 : 709-739, 1971
17) Van Herick W, Shaffer RN, Schwartz A : Estimation of width of angle of anterior chamber. Incidence and significance of the narrow angle. Am J Ophthalmol 68 : 626-629, 1969

3 視神経乳頭の検査

視神経乳頭所見や網膜神経線維層障害の判定は，緑内障の診断・管理上重要な意義をもつ．緑内障では病期の判定が視野検査という自覚的検査に委ねられており，診断と経過観察が他覚的に行えるという点で，乳頭所見の判定が非常に大きな意味をもつ．緑内障診断における乳頭検査の意義をまとめると次のようになる．すなわち，①他覚的検査である，②緑内障をスクリーニングするうえでの検出感度が高い[1]，③緑内障ではしばしば臨床上検出可能な視野欠損の出現に先行して乳頭，網膜神経線維層変化が出現するため[2]，視神経乳頭検査でより早期発見が期待できる，という3点である．

視神経乳頭・網膜神経線維層の臨床検査法

検眼鏡

視神経乳頭（図2-48）の観察には十分な拡大が必要であり，そのための最も簡便な観察法は直像鏡を用いる方法である．事情が許す限り十分に散瞳し，十分な光量を用いて行う．視神経乳頭とともに後極部網膜の神経線維異常の有無にも注意する．中間透光体の混濁が強い場合を除き，14Dあるいは20Dのような倍率の低いレンズによる倒像鏡検査は，乳頭像が小さくなりすぎ観察には不向きである．

小瞳孔，角膜表面の不整，あるいは眼振や小児の患者で眼球の動きが強く，眼底の観察が難しいような場合，患者を仰臥位にしてケッペ型隅角鏡を用いて観察するのが有用である．本隅角鏡をのせることにより，持続的な開瞼，眼球の保持が可能になるとともに，隅角検査やより鮮明な眼底の観察が同時に行える．

細隙灯顕微鏡

視神経乳頭陥凹は本来三次元的な広がりをもっており，その形態を詳しく判定する際には立体的な観察が本来最も重要である．この場合，Goldmann隅角レンズを用いて細隙灯顕微鏡下に行うのがよい．スリットビームにて陥凹の広がりを強拡大で観察する．しかし本検査は接触検査であり，患者の負担，時間的負担もかかるのがやや難点である．78D，90Dなどのレンズを用いて行うのも有用であるが，この場合，像は倒像となるので注意する．ただ散瞳を行わない場合，90Dレンズでは乳頭の詳細が観察されにくくなるので注意を要する．

眼底写真撮影

視神経乳頭を含めた眼底の観察と経過の記録に最も有効な方法の一つは，写真撮影することである．写真に記録しておけば第三者に対しても正確なデータが提供できる．散瞳して同時立体写真を撮ることが最良であるが，無散瞳カメラを用いて

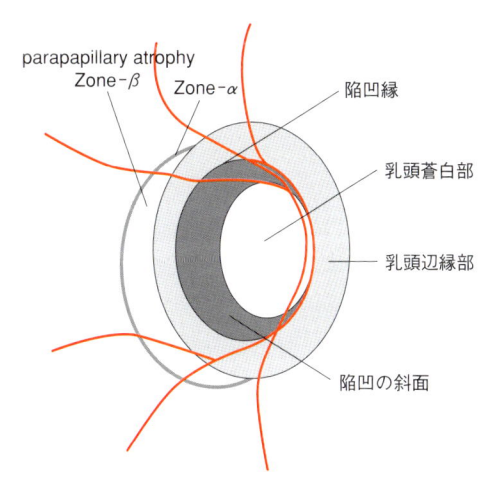

図2-48 視神経乳頭の構造

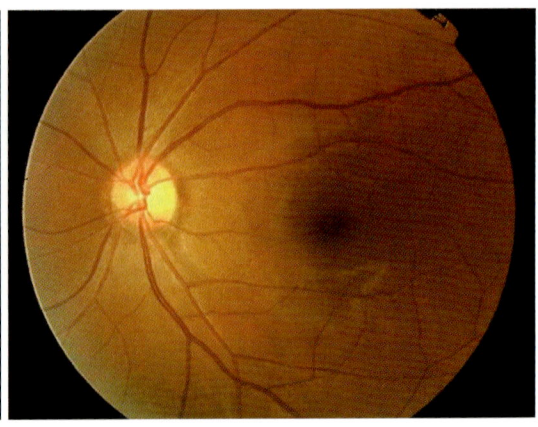

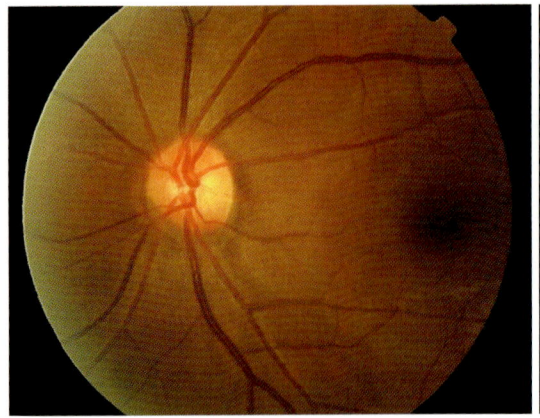

a. 30度で撮影した眼底写真　　b. 45度で撮影した眼底写真

図2-49　画角を変えた眼底写真
狭角は視神経乳頭の観察に有用であり，広角は網膜神経線維層の観察に有用である。

ポラロイド写真で記録しておくのも，何も記録しないよりははるかに勝り，その情報量も多い。撮影は乳頭を中心とし，乳頭そのものの記録のために画角30度程度と（図2-49a），網膜神経線維層変化も記録するための画角45～60度（図2-49b）の2種類で撮影を行うとよい。写真の管理は診療録とは別に独立して患者ごとにファイルできれば便利である。そうすることにより，仮に診療録の更新があったとしても写真は失われないため，後の経過観察に大変有用である。一方最近では，診療録の全コンピュータ化も進んでおり，眼底像をデジタル画像として保存することも行われるようになってきた。画像ファイリングシステムと一体化されれば，患者診察時に過去の眼底像をすぐに参照することができ大変有用と考えられる。ただ現時点では，デジタル画像は解像度の点で通常の写真画像に劣る。

無赤色眼底観察

日本人の眼底の場合，網膜神経線維層の観察はこれまで述べてきた方法で十分観察可能ではあるが，視神経線維層の小さな欠損の検出には無赤色光を用いるとよい。直像鏡の中には緑色フィルターが内蔵されており便利である。眼底が明るくて神経線維層がうまく観察できなかったり，さらに網膜神経線維層の詳しい観察を必要とする場合は，高解像度の白黒フィルムを使用し，無赤色光

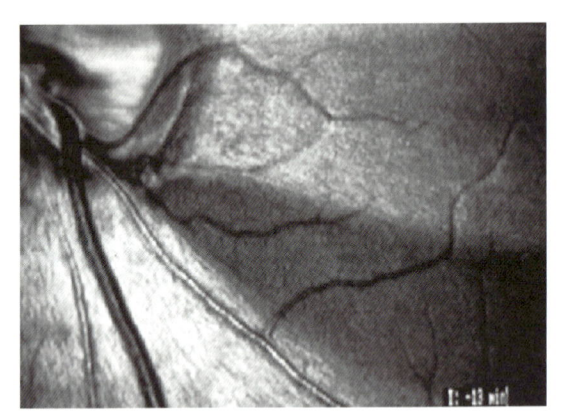

図2-50　網膜神経線維層束状欠損
走査レーザー検眼鏡のアルゴンブルーレーザーで観察。

で眼底撮影する。最近の眼底カメラには無赤色フィルターが付属していることが多いので，簡単なフィルターの切り替え操作で撮影可能である。もしそのような機構がない場合は，最大透過率が495 nm付近にあるフィルターを用いて撮影するとよい。また，走査レーザー検眼鏡のアルゴンブルーレーザーを用いることにより，非常に鮮明な高解像度の神経線維層の画像を得ることができるので，本装置を利用するのも大変によい（図2-50）。

眼底画像解析法

経時的な眼底変化を写真に記録することは有用なことではあるが，写真の整理，保存は繁雑な面

もあり，また時間を経るに従い画質の劣化も生じる。この点，先にも述べたが眼底像をデジタル画像としてコンピュータに記録・保存すれば画質の劣化は起こらず，データベースシステムを用いれば，過去の記録の検索も容易となる。これに加え，さらに画像解析プログラムを使用すれば，乳頭の経時変化をより客観的に把握することが可能となる。一部の画像解析装置は，普通瞳孔で十分眼底の撮影が可能であり，また操作が簡便化され，特別な訓練をしていない技術補佐員でも明瞭で，再現性のよい眼底計測が可能になってきている。しかし，その診断精度は向上してきたとはいえ，画像解析装置を用いた結果は絶対的なものではなく，あくまで臨床診断の参考として用いられるべきである。解析結果が異常を示したからといって現時点では軽率に緑内障と診断すべきではない。各画像解析装置の詳細については後述する。

眼血流動態測定

近年，緑内障性視神経障害の発症，進行に眼圧以外の要因の重要性が強調されており，緑内障における視神経乳頭，網膜の血流動態を評価することの重要性が再注目されている。視神経乳頭部の血流評価には，従来よりフルオレセインによる蛍光造影が行われているが，最近ではインドシアニングリーンによる乳頭近傍の脈絡膜造影の重要性も指摘されている。これらは視神経乳頭，網膜，脈絡膜の血流動態を判定するうえでしばしば重要な情報をもたらす。特に最近では，レーザー走査眼底鏡のアルゴンブルーレーザーや，赤外線レーザーを用いて蛍光造影を行うことも多くなっている。この場合，得られたビデオ眼底造影像をコンピュータに取り込み解析を行うことになる。ただしこれら眼底造影法は造影剤を用いるため，患者が過敏反応を示したときに備え，救急処置が速やかに行えるような配慮が必要である。また患者には十分な説明をした後，同意書を得ておくべきである。

蛍光眼底造影以外に，臨床的に眼循環動態が評価可能な手段としては，レーザードップラ組織血流測定法，レーザースペックル法，スキャニングレーザードップラ法，および超音波カラードップラ法などがある。

緑内障性視神経乳頭・眼底所見

眼底の緑内障性変化は典型例であれば診断は容易であるが，早期例になればなるほど正常のバリエーションとの判断が難しくなる面もある。視神経乳頭変化を表現するに際しては，以下のようなパラメーターが重要である。すなわち視神経乳頭の大きさ size と形，乳頭辺縁部 neuroretinal rim の幅，形と色調変化，視神経乳頭の大きさに関連した視神経乳頭陥凹の大きさ，乳頭陥凹の形態と深さ，乳頭陥凹径比 cup diameter to disc diameter ratio，乳頭陥凹面積比 cup area to disc area ratio，乳頭線条出血 splinter-shaped hemorrhage の有無と場所，傍乳頭網脈絡膜萎縮 parapapillary chorioretinal atrophy の存在の有無，形，大きさ，場所，および網膜神経線維層の束状欠損 bundle defect やびまん性萎縮 diffuse loss の存在，視認性などがあげられる。以下では，正常眼の所見を踏まえたうえで，緑内障性眼底変化の診断を具体的に解説する。

正常視神経乳頭・網膜神経線維層所見

■視神経乳頭の大きさ

視神経乳頭の大きさ，すなわち乳頭表面を面としてみた場合の面積は個人差が非常に大きく，小さい場合は約 $0.8\,mm^2$ から，大きい場合は $6\,mm^2$ までのバラツキがある[3-9]。視神経乳頭の大きさは，約 10 歳以降は年齢と相関しなくなる[3-8]。しかし性別，身長，体重，屈折異常との関連は報告によって分かれる。すなわち性別との関連は，男女で大きさに差はないという報告と[4,6,9]，男性の方が女性より 3.2% 大きかったという，オランダのロッテルダムにおける疫学調査による報告がある[7]。これと同じ疫学調査報告では，極端に背の低い人と高い人を除いた場合，10 cm 背が高くなると乳頭面積は $0.02\,mm^2$ 増加するとも報告している[7]。しかし規模は小さいが他の疫学調査報告では，身長，体重と乳頭面積とは相関しないと

の報告もある[10]。

　屈折との関連についてのこれまでの報告では，±5D以内では乳頭面積は屈折異常に相関しないとされている[4,6,9]。しかし前出のロッテルダムの疫学調査では，1D近視になるごとに，1.2%ずつ乳頭面積は直線的に大きくなると報告されている。ただしはっきりしていることは，近視眼では視神経乳頭は大きく，逆に5D以上の強度遠視眼では，通常の屈折値の乳頭に比べて小さい。

　一方，乳頭の大きさは人種によってもバラツキがある[9,11,12]。白人は比較的乳頭は小さく，ヒスパニック，アジア人，黒人の順で大きくなる。視神経乳頭の平均面積は，強度近視を除いた欧米での白人のそれは，立体写真によるプラニメトリー法において2.1〜2.8 mm^{2}と報告されている[6]。一方，最近のレーザー走査眼底鏡を用いた画像解析結果では，日本人正常眼の視神経乳頭面積の平均は，2.22 mmと報告されている[13]。しかしこれらの数値は測定法や測定値の補正法によっても少しずつ異なることは否めない。乳頭面積はほぼ正規分布を示すことから，その平均値より2標準偏差以上大きいもの（およそ>4.06 mm^2）は，巨大乳頭 macrodisc と呼ばれ，2標準偏差以上小さいもの（およそ<1.29 mm^2）は，microdisc と呼ぶことができる[6]。巨大乳頭は原発性のものと続発するものに分かれ，原発性のものでは，その大きさは年齢や屈折とは関連がなく，無症候性のこともあれば，朝顔症候群や先天乳頭小窩 optic pit などのような症候性疾患に伴うものもある[14]。続発性の巨大乳頭は，近視の進行する眼や眼圧コントロール不良の早発型発達緑内障などに伴って観察されることがある。

　視神経乳頭の大きさは，各眼の臨床的特徴とも関連することがある。すなわち，小さなサイズの乳頭は，視神経乳頭ドルーゼン[15]，偽視神経乳頭浮腫[16]，非動脈炎性の前部虚血性視神経症[17]などに多くみられ，大きなサイズの視神経乳頭では，より大きな乳頭辺縁面積をもち[6]，神経線維の数はより多く[18]，また篩状板孔はより大きく数も多いと報告されている[19]。さらに，大きなサイズの視神経乳頭では，網膜色素上皮細胞数，視細胞数，毛様網膜動脈の数なども多いことが知られている[20]。

■視神経乳頭の形状および生理的乳頭陥凹

　視神経乳頭の形状はさまざまであるが，通常やや縦長であり，縦径は横径に比べて7〜10%程度長い[6]。乳頭形状は年齢，性，体重，身長とは関連せず，角膜乱視の程度にのみ関連したと報告されている。これはおそらく長い眼軸長に伴う強度の乱視が関連するためであろうと推測される[21]。

　一方，8D以下の近視眼では，乳頭形状その他に正常眼との明らかな差は認めないが，特に12Dを越える眼では，縦長の程度が強くなると報告されている[21]。ただし，これらはすべて欧米人における調査データであり，わが国ではより近視型の乳頭形状をもつ眼が多い可能性も否定できない。これらの近視型の視神経乳頭は，上下に大きく広がった強い縦長の形状をもっているため，神経線維は乳頭部分で一部強く牽引あるいは伸張された状態になると思われ，このことが近視眼における緑内障発症の要因の一つになっている可能性がある[22]。

　視神経乳頭の中央は通常ややへこんでおり，生理的陥凹 physiologic cup と呼ばれる。この乳頭陥凹の大きさを表現するために，しばしば臨床的には陥凹乳頭径比 cup-to-disc ratio（C/D比）が用いられる。これは，乳頭陥凹の大きさをある経線上のエッジからエッジの距離で把握し，その同一経線上での乳頭径に対する比をとるものである。このC/D比は，陥凹の大きさを示す尺度として広く用いられている（通常横径で評価されるが，縦径の比の方が重要である）。直像鏡を用いて正常眼のC/D比を評価した報告では[23]，その分布は正規分布ではなく，多くの場合C/D比は0〜0.3以内であり，0.7を越えるものは全体の1〜2%であったとしている。しかし，立体視を用いて行われた評価では[24]，C/D比は正規分布しており平均0.4で，0.7以上は5%であったと報告されている。また，正常者では乳頭陥凹は左右眼で対称的で，水平C/D比の左右差が0.2を越

えることは，成人，乳幼児ともに正常者の3%以下にしか認められない。また，正常眼では生理的乳頭陥凹の深さも乳頭の大きさに比例し，大きな乳頭ほど深い陥凹を示す。

■乳頭辺縁部の大きさと形状

乳頭辺縁部 rim とは，検眼鏡的には乳頭陥凹の縁と乳頭縁 optic disc margin との間の部分であり，乳頭部に神経線維が存在する部位である。そのため，この部位に異常（神経線維の脱落現象）が存在するか否かということは，緑内障診断にとって非常に重要なポイントとなる。一般に大きな乳頭ほどリム全体の面積はより大きくなるが，これは大きな乳頭をもつ眼ほど神経線維の数が多く，篩状板孔の面積も数も多いことと関連する。このことは，大きな視神経乳頭ほどより多くの神経線維の余裕があるともいえる。しかしこれは一般的な傾向であり，実際には神経線維数，神経線維密度，篩状板の構築，グリア細胞の数の個人差により，乳頭辺縁部の大きさには多くの個人差が存在する。

一方，乳頭辺縁部の形態は一般的に正常の視神経乳頭形態がやや縦長であり，乳頭陥凹 optic disc cup の形態はやや横長であることから，乳頭辺縁の形状はこの乳頭陥凹の形態との関係でさまざまに変化する。一般的に乳頭辺縁部の一番広い部分は乳頭下方であり，次いで上方乳頭，鼻側乳頭の順で薄くなり，一番薄いのは耳側乳頭部分である。この乳頭辺縁部の非対称性の原因は，一部には視神経乳頭の中心が中心窩の水平位置になく，やや上方に存在することにあるのかもしれない。これらの理由から，視神経乳頭下方にはやや圧縮されたより多くの数の神経線維が集合することになり，乳頭耳下方の神経線維層の視認性は通常高い。

■網膜神経線維層

正常眼では，検眼鏡的に網膜神経線維層は耳下方で最も視認性が高く，次いで耳上側，鼻上側，鼻下側の順になる[25,26]。乳頭直上，直下，耳側，鼻側は検眼鏡での確認は難しくなる。この網膜神

表2-6 緑内障に特徴的な視神経乳頭変化

1. 陥凹の拡大 　1）全体的 　2）局所的 　3）垂直方向への拡大 　4）陥凹の左右差 　5）篩状板孔の透見	3. 血管変化 　1）鼻側偏位 　2）Bayoneting 　3）乳頭線状出血
2. 乳頭辺縁部の消失 　1）全体 　2）局所的	4. 乳頭周囲網脈絡膜萎縮

経線維層の視認性は年齢とともに減弱し，これは140万本近くある神経線維が加齢により減少（年間4,000～5,000本）することと一致する[27,28,29]。

緑内障性視神経乳頭・網膜神経線維層変化

■乳頭陥凹

緑内障では視神経乳頭に特徴的な変化が観察される[30,31]（表2-6）。よく知られているのは乳頭陥凹の三次元的な拡大である。正常眼では，乳頭はやや縦長の卵円形を示し，生理的陥凹は横長の卵円形を呈するため，C/D比は水平C/D比が垂直C/D比に比べて有意に大きい。正常眼で水平C/D比の方が大きい乳頭は，全体の7%にしか認められない[6]。このことは，緑内障眼を診断するうえで大変重要である。というのは，初期から中期にかけての緑内障性視神経乳頭変化では，垂直C/D比が急速に大きくなるからである。したがって，陥凹をC/D比で評価する場合は，慢性緑内障の初期には垂直C/D比の変化に注目すべきである。しかし，生理的に巨大な陥凹のみられる例もあり，緑内障性障害における乳頭陥凹拡大の特異性は必ずしも高くない（図2-51）。

また，陥凹の大きさの評価で注意すべき点は，陥凹の境界の設定に現在絶対的な基準はなく，設定の違いによりC/D比が大きく異なる可能性のあることである。検眼鏡的には，乳頭陥凹は乳頭内で血管が屈曲する部位から始まると定義されているが，各検者間でこの判断にバラツキが生じるのが欠点である[32]。したがって，C/D比の緑内障早期診断上の意義は，その絶対値よりも左右差にあるとするのが妥当である。また，陥凹の観察で特に注意すべきは，乳頭の蒼白部，いわゆる

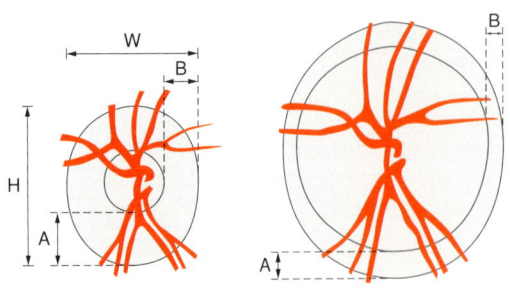

図 2-51 正常乳頭における乳頭サイズの違いと陥凹の大きさの違い
乳頭の大きさに比例して、生理的陥凹は大きくなる。

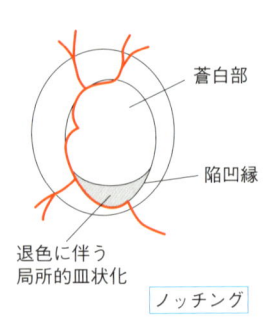

a. 陥凹の皿状化
b. 初期のノッチング形成

図 2-52 乳頭辺縁部

pallor を陥凹と見誤らないことである。蒼白部のみ注目していると、初期の陥凹の拡大である皿状化 saucerization を見落とす可能性があるので注意を要する（図2-52a）。

■乳頭辺縁部

　緑内障が進行し乳頭陥凹が拡大することは、病理組織学的には神経線維とグリア組織の消失によって辺縁部が菲薄化することにほかならない。緑内障眼では、まず陥凹は乳頭全周方向に浅く均一に拡大し、乳頭辺縁部 neuroretinal rim は狭小化する（皿状化）（図2-52a）。これは特に高眼圧緑内障の初期病変として重要である[33]。さらに進行すると浅く陥凹した部分は深みを増し、陥凹と辺縁部の境界はより明瞭になる。またこの時期には上耳側あるいは下耳側に向かって陥凹が拡大し、辺縁の局在性の菲薄化、すなわちノッチング notching が起こり、視野欠損が存在することを示唆する重要な所見となる[19]（図2-52b）。

　病期が進行すると初期病変として観察されたノッチング部はさらにその幅と深みを増し、血管は乳頭縁で強く屈曲し、いわゆる bayoneting を示す（図2-53）。さらに進行すると陥凹は最初のノッチング部と対側にあたる方向にも伸展し縦長となる。この時期になると視野障害は上下に弓状暗点を示すようになる。末期に至ると陥凹は乳頭全体に拡大し、視野は通常中心10度以内にも暗点が出現する。

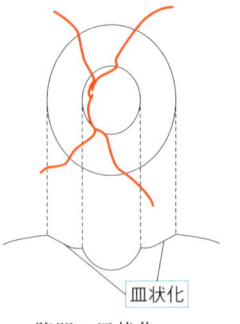

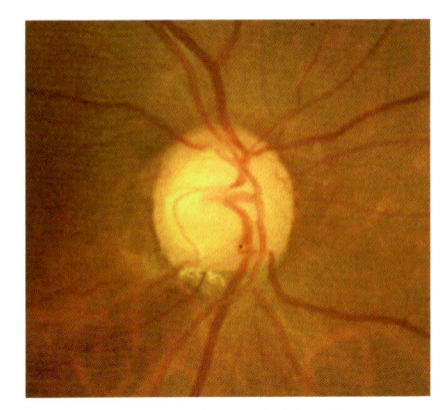

図 2-53 右眼緑内障性視神経乳頭
下方4〜7時、ならびに上方11時に乳頭辺縁萎縮 rim atrophy が観察され、同部では血管が屈曲して走行し、いわゆる bayoneting を示す。

■網膜神経線維層欠損

　乳頭周辺の網膜神経線維層に限局性の束状の欠損が生じることがあるが、これも初期緑内障の特徴的な所見である（図2-54）。視神経陥凹拡大や視野欠損に先行して生じる場合も多く、最も早期に生じる緑内障性眼底変化と言われている。網膜神経線維層欠損 retinal nerve fiber layer defect (RNFLD) は乳頭辺縁部の変化のみられる部位に多く観察され、さらにはこれに近接して、乳頭辺縁部から隣接する網膜上に及ぶ小出血（乳頭出血）の見られることがある（図2-55）。

■乳頭出血

　乳頭部の線状出血も、緑内障眼に比較的特徴的に観察される病態である。乳頭出血 disc hemor-

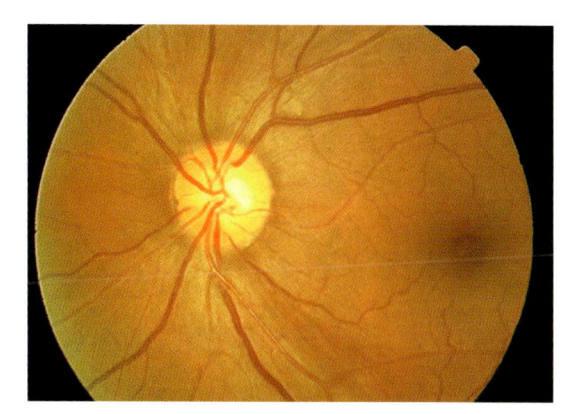

図 2-54 網膜神経線維層欠損
健康診断時に眼底写真で発見された。上下耳側に観察される。この段階ではまだ視野欠損の程度は極初期である。

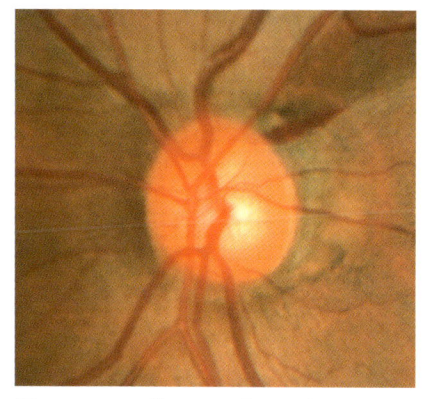

図 2-55 正常眼圧緑内障の視神経乳頭の一例
上耳側にノッチングが存在し、それに対応して神経線維層欠損、乳頭出血が観察される典型的な正常眼圧緑内障症例。乳頭出血は高頻度で線維層欠損部との境界部に出現する。

rhage(splinter-like hemorrhage, linear hemorrhage)の頻度は、他の緑内障眼に比して正常眼圧緑内障眼で高いと報告されている[34,35]。また、ノッチングや網膜神経線維束状欠損の存在する部と一致して出現しやすく[36,37]、乳頭出血の約80％は網膜神経線維層欠損部に一致するか、その近傍に観察された（図2-55）と報告されている[38]。これらの結果は、乳頭出血と乳頭の局所的障害の関連性を裏付けるものであるが、かならずしも正常眼圧緑内障眼に特徴的な所見とは言い切れない。というのは、乳頭出血は出現から消退まで8～12週と報告[35]されているが、眼圧が高い場合は、出血は小さく早めに停止し、眼圧が低い場合に比べて検出されにくいのかもしれないという議論は残るからである。とはいえ、乳頭出血はそれが観察された段階でリムノッチングや神経線維層欠損の存在を示唆しており、さらに乳頭出血が観察された症例ではそうでない例に比して、視野進行の割合が高いことも知られてきており[39]、臨床上重要な所見である。

■傍乳頭網脈絡膜萎縮

乳頭周囲の網脈絡膜萎縮 parapapillary chorioretinal atrophy（PPA）（図2-56）は、緑内障末期にみられるいわゆる glaucoma halo として従来知られていたものであるが、最近早期変化としての重要性が再認識され[40]、また循環障害を示すリ

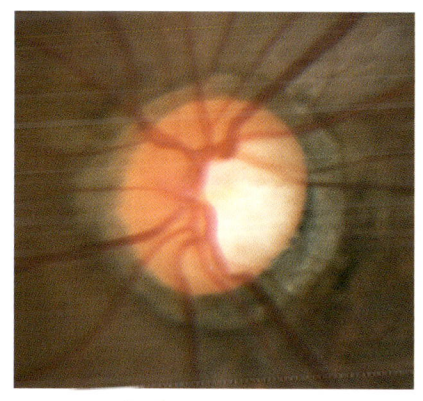

図 2-56 乳頭周囲の網脈絡膜萎縮
脈絡膜が萎縮して強膜の色が透見できる灰白色部分を Zone β と呼び、網膜と Zone β の境界部にみられる黒褐色部分は、脈絡膜色素上皮の変性を示し Zone α と呼ばれる。

スクファクターとも考えられている[41,42]。正常眼圧緑内障眼でPPAの面積をハイデルベルグレチナトモグラフ Heidelberg Retina Tomograph (HRT)を用いて計算し、視野指標との相関を検討した報告では[43]、51眼中43眼（84.3％）にPPAを認め、その面積は視野指標のMD値、CPSD値のいずれともよく相関した。PPAが生じる原因と緑内障の進行とが直接結び付いているか否かはまだ証明はされていない。しかし後述するように、緑内障性視神経乳頭の中には著明なPPAを伴う乳頭も多く、また乳頭部血流とPPA

表 2-7 視神経乳頭形態に基づいた緑内障のサブタイプ分け(典型例)

タイプ	眼圧	年齢	視野	陥凹形態
近視型	正常～高	50歳以下,男性に多い	深く,局所的で局在に上下差なし	同心性拡大,浅く傾斜,乳頭出血有
局所虚血型	正常～高	60歳前後,女性に多い	深く,局所的で傍中心暗点上方に多い	局所的に深く急峻,しばしば乳頭出血有
加齢性硬化型	正常～高	60歳以上,虚血心疾患,高血圧	比較暗点,びまん性	浅く皿型,同心性拡大,乳頭出血はまれ,PPAが顕著
全体的拡大型	通常高眼圧	40歳前後より	びまん性	同心性拡大,乳頭出血はまれ

PPA = 傍乳頭網脈絡膜萎縮 parapapillary chorioretinal atrophy

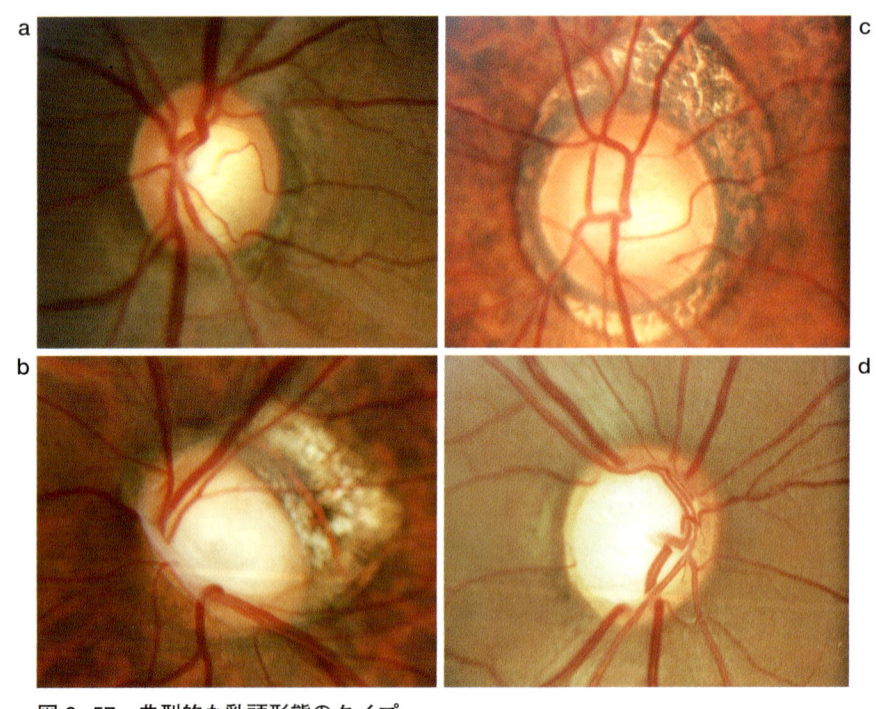

図 2-57 典型的な乳頭形態のタイプ
a. focal ischemic disc b. myopic glaucomatous disc c. senile sclerotic disc d. generalized enlargement of the optic cup disc

の面積との間に相関のあることが示唆されており[44]、緑内障性視神経乳頭障害に全く特異的な変化ではないとしても、視神経乳頭部の何らかの血流障害因子に関連した脆弱性を示唆する所見として重要である。

■乳頭形態の違いによる分類

緑内障性乳頭の形態は画一ではなく、いくつかの似た特徴をもつサブグループに分けることにより、臨床的特徴も異なっている可能性のあることが指摘されている。これに関しNicolelaら[45]は、緑内障、高眼圧症、およびその疑いのある眼の乳頭写真を評価し、その乳頭形態を四つに分類した(表2-7)。すなわち、①乳頭の上あるいは下極に局所的な組織欠損がみられ、他の部分は比較的正常である focal ischemic disc(図2-57a)、②耳側コーヌスを伴う近視性の傾斜乳頭で、これに乳頭の上あるいは下極に緑内障性の変化を伴った myopic glaucomatous disc(図2-57b)、③皿状に浅く広がる陥凹をもち、乳頭周囲に網脈絡膜萎縮

と脈絡膜硬化症がみられ，乳頭辺縁部の色調は通常蒼白である senile sclerotic disc（図 2-57c），そして④乳頭辺縁に局所的な変化はなく，陥凹は全体に拡大している generalized enlargement of the optic cup disc（図 2-57d）である。

その結果，myopic タイプと generalized タイプは他の2タイプより有意に平均年齢は若く，focal ischemic タイプは有意に女性の割合が高く，また偏頭痛の割合が他より 2.5 倍高く，senile sclerotic タイプでは，虚血性心疾患の割合が有意に高かったと報告した。眼圧は generalized タイプで有意に高く，視野変化は，focal ischemic および myopic タイプでは局所欠損型が多く，他の2群ではびまん性欠損型が有意に多かった。さらに超音波ドップラ血流測定で，senile sclerotic 群は有意に眼動脈，網膜中心動脈，短後毛様動脈の拡張期速度が遅く，抵抗指数が高かったと報告した。視野変化は，focal ischemic disc タイプでは固視点近傍の孤立暗点が特徴的で，特に視野の上方に見られやすい。myopic タイプでも局所的孤立暗点が多いが，視野の上下別ではそれほど差はみられない。他の2群ではびまん性でかつ比較暗点を示すことが多い。

このように，陥凹形態もいくつかの特徴のあるサブタイプに分けることができるが，すべての乳頭が完全にどれかのタイプに当てはまるわけではなく，いくつかのタイプにまたがるものも存在する。しかしそれぞれのタイプは前述したような特徴的な臨床所見を示すため，今後，緑内障性乳頭変化をタイプ別に分けて考えることは，治療上の参考にもなる可能性がある。

画像解析法を用いた乳頭変化の評価

近年コンピュータ技術の発達によって，眼科領域にもさまざまな画像解析装置が導入され普及してきている。経験のある者が眼底を観察して緑内障を診断する効率は高いが，各個人の眼底の評価には個人差が存在するため，乳頭変化を含めた緑内障性眼底変化を標準化された方法で評価・判定・記録することは容易でない。このような意味から，視神経乳頭を定量的に解析し判定する方法が確立されることは緑内障診療において重要であり，精度が高くまた扱いが容易なコンピュータ画像解析法は，有望な解決法の一つと考えられている。

これまで，臨床的に同時立体眼底像をコンピュータ画像解析する方法がとられてきたが[46-48]，近年ではレーザー走査技法を用いた解析装置が一般的である。これら解析装置は，散瞳を必要としないものもあり，外来診察中に行え，コントラストの高いデジタル画像を質的・量的に評価することが可能である。データ保存の簡易性，現像などの手間が省ける意味でも，日常の眼底カメラに変わりうる可能性さえももっている。また最新のプログラムでは，自動診断システムの試みが始まったことも注目される。しかし現時点では，個人差の多い視神経乳頭形態を数値的に完全にとらえることは容易ではなく，経験を積んだ緑内障専門医の最終判断が必要なことは銘記されるべきである。以下に，眼底の緑内障性変化の診断に関連した，これまでの画像解析法とその装置の概要とそれらの結果の解釈について解説する。

走査レーザー断層法

走査レーザー断層法 scanning laser tomography（Heidelberg retina tomograph, topographic scanning system）は，共焦点レーザー走査型検眼鏡をベースとして，コンピュータ制御により，焦点面を少しずつずらしながら，眼底の光学的断層像を得る方法であり，現在 HRT（Heidelberg Engineering GmBH），と topographic scanning system（TopSS, Laser Diagnostic Technologies）の二つの装置が使用できる。HRT では 670 nm，TopSS では 780 nm のダイオードレーザーを光源として用いている。256×256 画素の二次元イメージを眼球の垂直（Z軸）方向に走査させることにより，32 枚の断層像（計 65,536 画素）を作成し，その後三次元的に再構築し，種々の立体的な視神経乳頭パラメーターが得られる。これらの装置による測定再現性は良好であり（各画素ごとの測定変動の標準偏差の平均は 30 μm 以内），長波長の

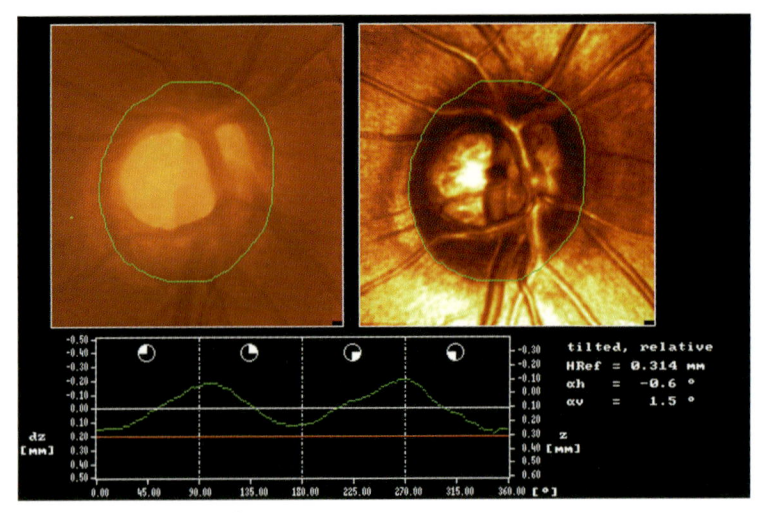

図 2-58 乳頭縁の決定
HRT で得られた乳頭画像に対して，乳頭縁を決定したところ。contour line の高低（乳頭縁における網膜表面の高低を示す）に応じたダイアグラムが下方に示される。

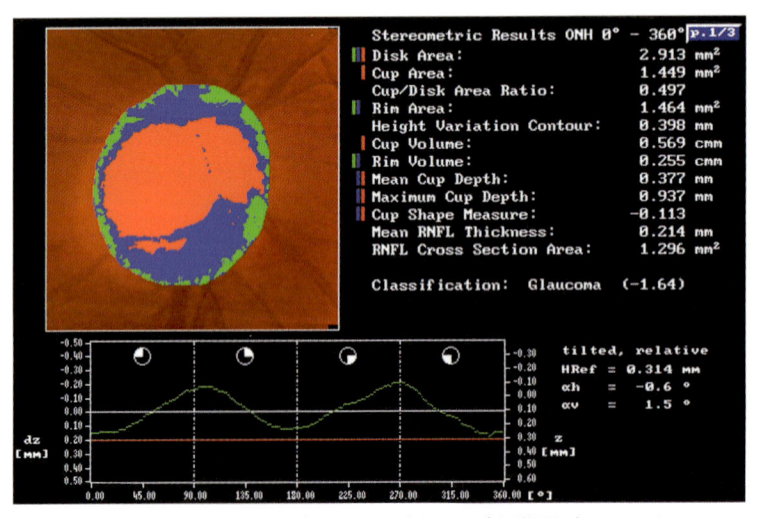

図 2-59 HRT で最終的に計算された解析マップと乳頭パラメーター

レーザー光源を用いているため，散瞳の必要はない。実際の画像獲得時間は 2 秒以内で，検者が視神経乳頭縁 contour line を決定した後，乳頭パラメーター解析がなされる（図 2-58, 59）。画像獲得から解析までの過程は数分以内に完了する。

なお HRT のソフトウェアには，緑内障判定プログラムが付属し自動診断の試みがなされており，さらにオプションで乳頭周囲網脈絡膜萎縮巣の面積測定プログラムも導入されている（図 2-60）。最近，汎用化を目的として，HRT を小型化した HRT II が開発され，HRT による眼底計測が簡略化され，よりスピーディな画像取得と解析が可能となってきた（図 2-61）。本装置による測定結果は従来の HRT とほぼ同等であり，価格もより廉価となっていることから，緑内障スクリーニングを目的とした使用が有望かもしれない。

HRT では検者が視神経乳頭縁を決定すると，その乳頭縁に沿った網膜表面（網膜神経線維層の表面）の凹凸がダイアグラム様に示される。これは，乳頭縁における網膜神経線維層高の変化を知

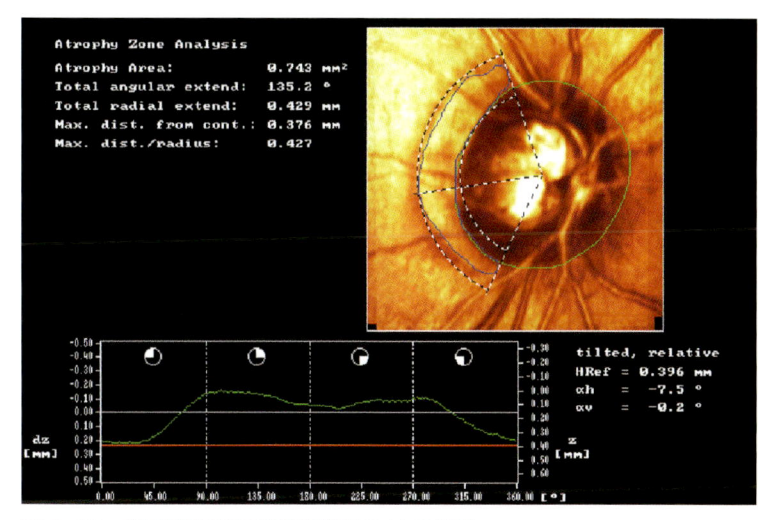

図2-60 乳頭周囲網脈絡膜萎縮(PPA)の解析
新しいHRTソフトウェアでは，PPAの解析が可能である。contour lineでPPAを囲んだのち，面積，広がりの角度，幅などが表示される。

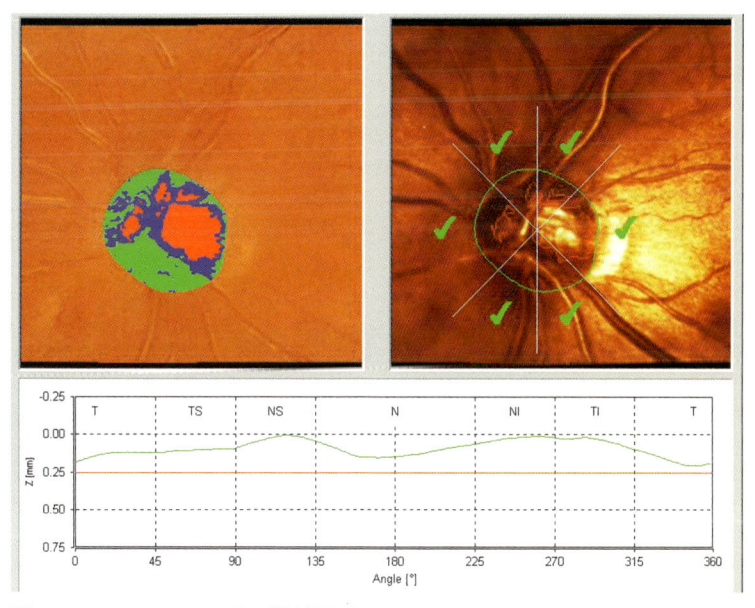

図2-61 HRT IIにおける解析画面
HRTに比べ結果の表示は簡素化されている。

る手掛かりとなる。正常眼では通常このダイアグラムは上下側で高く，耳鼻側で低い滑らかな二峰性を示す(**図2-62**)。しかし緑内障眼では，ダイアグラムは特に神経線維層欠損が存在する部で，局所的あるいは全体が低下して，正常眼でみられる二峰性パターンが消失していることが多く(**図2-63**)，また乳頭辺縁の幅は不均一で陥凹は拡大(乳頭内で黒く濃い色で示された部分)しているのが診断の手掛かりとなる[49]。これらの変化を観察することにより，観察者自身が診断できる可能性は80％近いとの報告がある[50]。

また，HRTの最新のソフトウェアには緑内障判定プログラムが付属し，自動診断の試みがなされている[51]。これは，正常眼と緑内障眼とを最

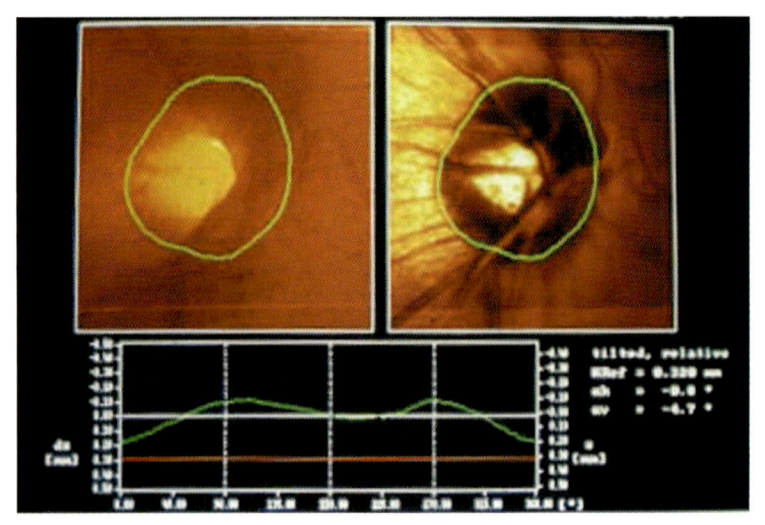

図 2-62 HRT における正常乳頭の解析例
乳頭縁にそった網膜表面高のダイアグラムは滑らかな二峰性を示す。

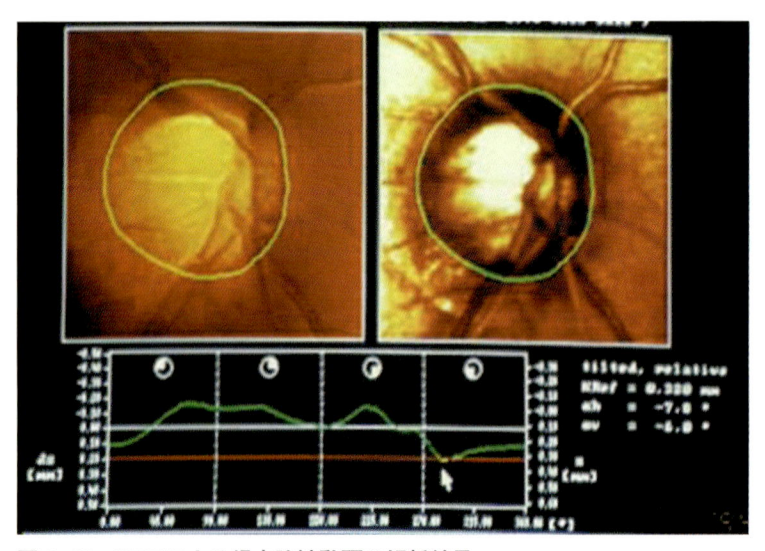

図 2-63 HRT による緑内障性乳頭の解析結果
緑内障眼における乳頭縁周囲の網膜神経線維層高のダイアグラムを示す。耳下側で神経線維層欠損が存在し、それに対応する部のダイアグラム（矢印）が低下しているのがわかる。

も鋭敏に分けると思われる三つの乳頭パラメーター（rim volume ; RV, cup shape measure ; CSM, height variation contour ; HVC）を用いて、視神経乳頭の緑内障性変化の有無を診断するものである（図2-64）。このプログラムを用いることによる早期緑内障眼診断の敏感度は80％、特異度は83％であったと報告されている[50]。しかし、これは他のすべての解析法についても同様であるが、HRTを用いた緑内障診断は、自動診断結果のみを鵜呑みにせず、得られた画像を検者自身がよく観察し、通常の検眼鏡所見とも比較し、総合的に判断すべきであり、そのようにすれば、単に検眼鏡のみで判断する場合よりもより早期に正確に診断を下せる可能性も大いにあると思われる。

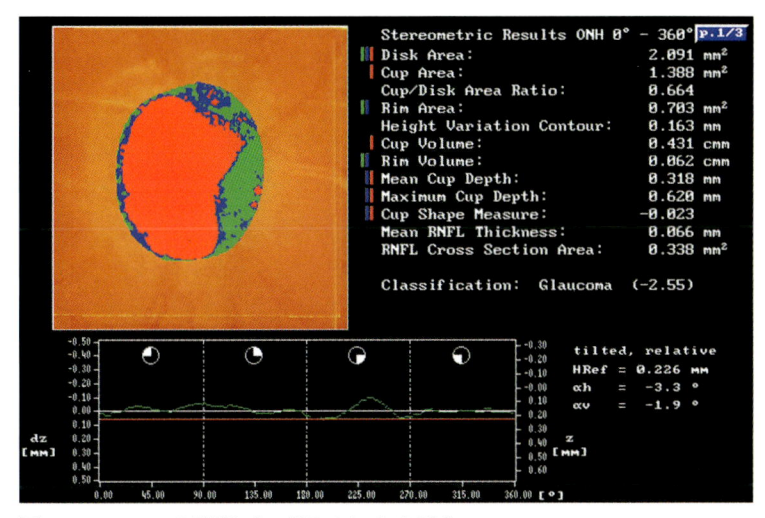

図2-64 HRTの診断プログラムによる判定
緑内障判定プログラムによる解析結果が提示される。図の症例は緑内障眼であるが，判定プログラムは"glaucoma"と正しく診断している。

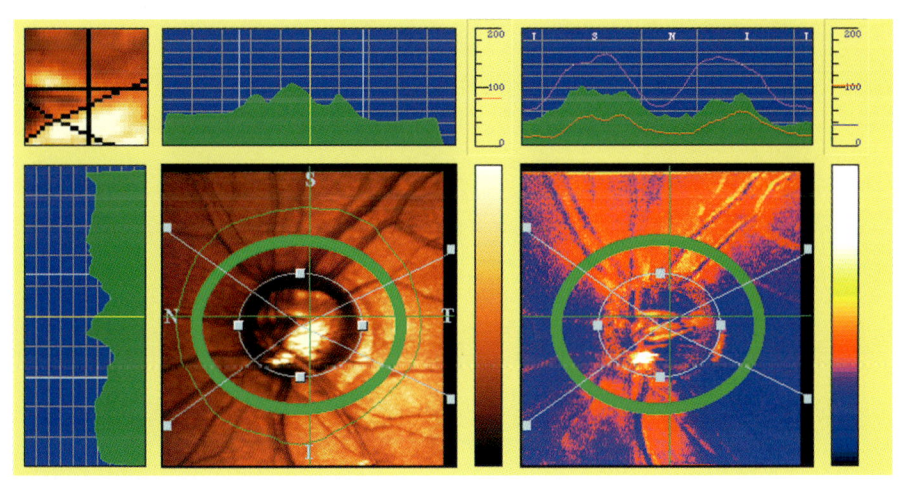

図2-65 GDxによる緑内障眼の解析
緑内障眼では，正常眼で見られる網膜神経線維層の二峰性が認められず，平坦化していることが多い。モニターに表示される画像自体でも神経線維の束状欠損などが観察される。

走査レーザーポラリメトリー

走査レーザーポラリメトリー法 scanning laser polarimetry (Nerve Fiber Analyzer GDx) に用いられるGDx (Laser Diagnostic Technologies) も，共焦点レーザー走査型検眼鏡の一つであり，780 nmのダイオードレーザーを光源として用いている。HRTが視神経乳頭内の定量的解析を主としているのに対し，GDxは乳頭周囲の網膜神経線維層 (NFL) の高さを測定する。原理的にはNFLに偏光ダイオードレーザー光を照射することにより，複屈折性をもつNFLから通過速度の異なる二つの反射光が得られる。この反射光が網膜を通過する時間差 retardation がNFLの厚さと正相関することから，NFLの厚さが計算される。眼の屈折系による像拡大に対する補正は必要なく，また基準面などを介して間接的に得られた値ではないことも利点である。画像は256×256画素の

断層像として得られ，検者が視神経乳頭縁を決定したのち，乳頭中心から 1.5〜2.0 乳頭径離れた部位の NFL 厚が測定される（**図 2-65**）。解析結果は耳側，上側，鼻側，下側の 4 象限に分割して示される。GDx でも，HRT における HRT II と同様に GDx Access という小型化装置が開発され（**図 2-66**），眼底検査による緑内障スクリーニングがどの程度まで可能になるのか，注目されている。

GDx で得られた NFL 厚は，HRT による網膜表面の高低差で示される所見と相似して，正常眼では滑らかな二峰性のプロフィールを示す。また緑内障眼では，この峰の局所的な低下が認められ

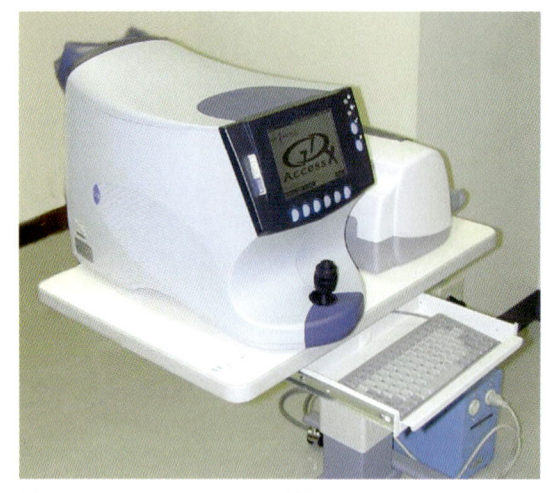

図 2-66　GDx Access の外観

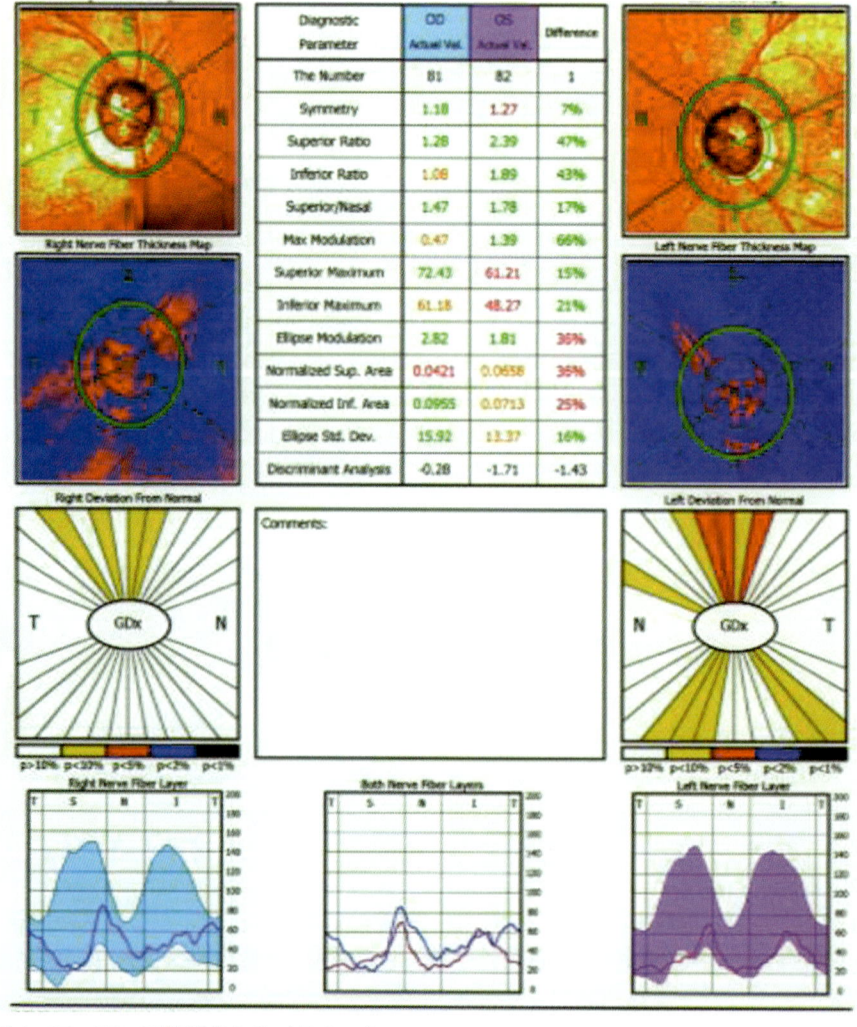

図 2-67　GDx で計算されるパラメーター

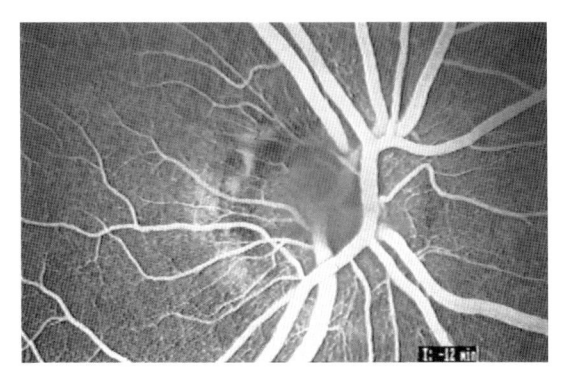

図2-68 SLOで得られた視神経乳頭部の蛍光造影像
リアルタイムにシャープな画像が得られるのが特徴である。

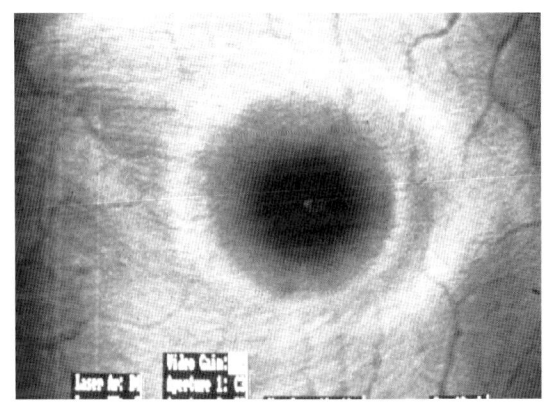

図2-69 SLOで得られた黄斑部の神経線維層走行
神経線維の細部の走行が明瞭に観察できる。

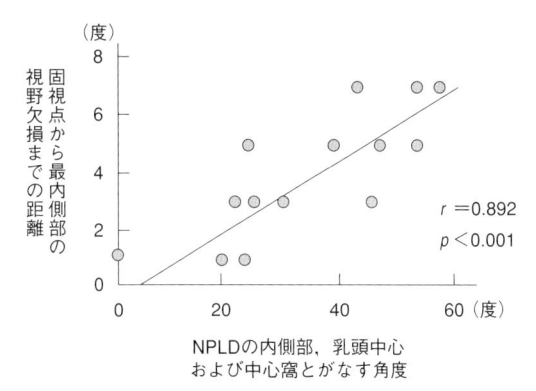

図2-70 網膜神経線維層欠損と中心窩までの距離と視野欠損部位との相関
線維層欠損の内側が中心窩に近いほど，視野欠損は固視点近傍まで及んでいる。

る。モニター画面でもNFLの束状欠損などの観察があわせて行え，解析結果との整合性のチェックにも有用である。GDxでは人種別，年齢別の正常人のデータベースを基に，緑内障性異常のスクリーニングが可能である。このプログラムでは，各象限ごとのNFL厚みの他にNFLの対称性や上側，下側と鼻側との比などをとったパラメーターを用いて異常の程度が確率表示される（図2-67）。早期緑内障診断の敏感度，特異度，診断力は，それぞれ84.6％，72.0％，80.4％であったと報告されている[52]。

しかし，本装置は，被検者の眼の位置などによって，角膜に存在する複屈折の影響が排除されず，測定が正確に行えない例のあることが指摘されている[53]。このことから，検眼鏡所見から通常考えられないような結果が得られた場合は，最終の判断を避け，他の方法を用いて確認するなどの配慮を必要とする。角膜の複屈折の影響が出ているか否かを判定する一助として，本装置を用いて黄斑部を中心として測定してみるとよい。通常は暗く平坦なイメージとして得られる同部が，明るい二峰性のプロフィールの画像として得られる場合は，角膜の影響を受けている可能性が高い[54]。ただし最近では，角膜の複屈折の影響を排除可能な改良型が報告されている[55]。

走査レーザー検眼鏡法

走査レーザー検眼鏡法 scanning laser ophthalmoscopy(scanning laser ophthalmoscope)，いわゆるSLO(Rodenstock GmBH)は，走査レーザー検眼鏡による眼底観察法の代名詞のような装置である。本装置は共焦点システムを利用し，弱出力のレーザー光で高速に眼底を走査することにより，リアルタイムに従来の眼底検査法に比べコントラストの高い画像が得られる。画像は毎秒30コマのビデオ装置に記録され，レーザー光源としてアルゴンレーザー（波長488 nm），ヘリウムネオンレーザー（波長633 nm），赤外レーザー（波長780 nm）を選択することができる。アルゴンレーザーを使用すると蛍光フィルターを用いることにより，フルオレセイン蛍光造影検査が良好な画質で行える（図2-68）。ヘリウムネオンレーザーでは網膜色素上皮や脈絡膜血管の観察が可能

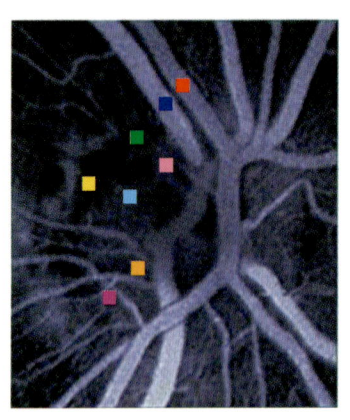

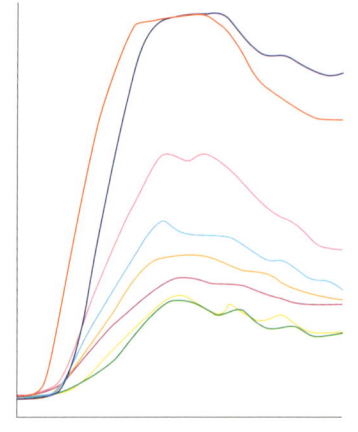

図 2-71 フルオレセイン蛍光眼底造影から得られた乳頭内各部の蛍光充盈曲線

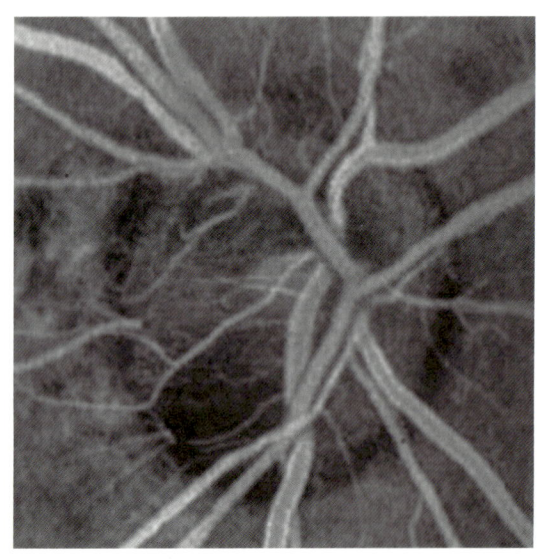

図 2-72 リムノッチング部に一致して観察された蛍光充盈欠損

であり，赤外レーザーを用いるとコントラストの高いインドシアニングリーン蛍光造影が可能である。

SLOのアルゴンレーザー（波長488 nm）を使用することにより，網膜神経線維層欠損の観察が黄斑部まで詳細に可能である（図2-69）。網膜神経線維層欠損と中心窩までの距離が視野欠損部位と有意に相関することが判明している[56]（図2-70）。共焦点式のため陥凹底を層別的，立体的に把握することも可能である。このような観察法により，乳頭篩状板の小孔が緑内障では変形しているものが多いことがわかる。一方，フルオレセイン蛍光眼底造影では，外部のコンピュータに接続することにより，蛍光の充盈曲線などを計算することができ，眼底血流動態の評価に用いられる（図2-71）。緑内障性視神経乳頭の造影所見として，視野欠損部に一致した充盈欠損や乳頭辺縁部からの蛍光漏出があげられ，同部の循環障害が示唆される所見とされている（図2-72）。

SLOは前述の画像解析装置に比べると結果の定量化を行うプログラムが付属していないという欠点はあるが，眼底検眼鏡として多彩なアプローチが可能である点が特徴である。

光干渉断層法

最近注目されている眼底計測装置として，光干渉断層法 Optical Coherence Tomography（Optical Coherence Tomograph ; OCT）があげられる。OCTは光学的干渉現象を利用しており，詳細な網膜断面構造を得ることができる。光による超音波Bモード画像のようなもの，と考えると理解しやすい。網膜神経線維層の断面構造の観察が可能になったことは画期的であり，緑内障診断への応用についても注目されている[57, 58]（図2-73）。

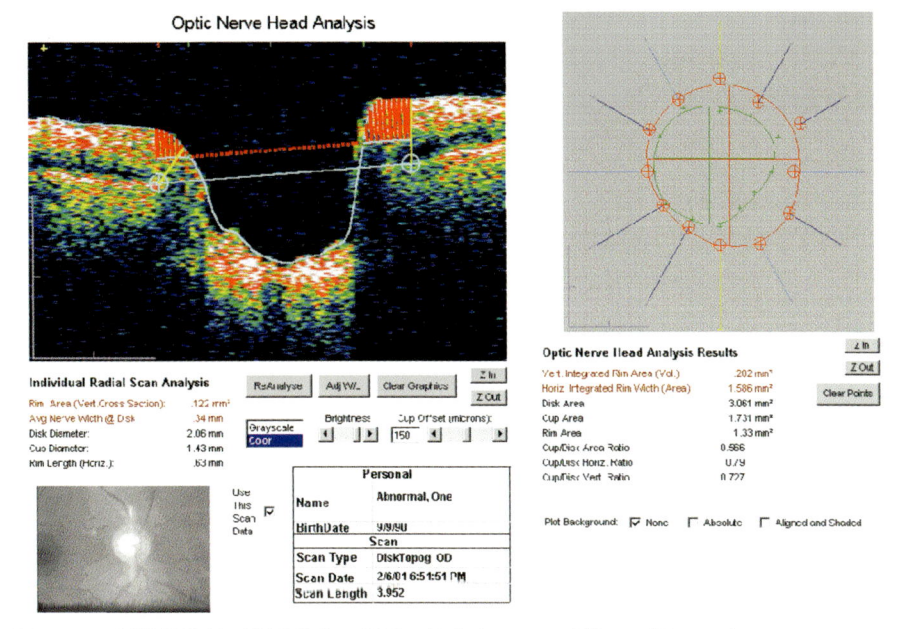

図 2-73 視神経乳頭の断面構造の解析に対する OCT の新しいパラメーター
リム部の断面積を測定することができる。

視神経乳頭部の血流評価

　緑内障患者には心・血管系の障害，糖尿病などの全身疾患の頻度が高く，さらに正常眼圧緑内障では偏頭痛や乳頭部線状出血の頻度が高いことなどが報告されており，緑内障発症に対し全身的もしくは局所的循環障害要因の関与が古くから指摘されている。このため，緑内障眼の乳頭循環動態を把握することは，その病態を解明する上でも診療上も重要と考えられる。しかし，現時点では緑内障眼の乳頭循環動態と病態との関連はほとんど解明されておらず，正常眼においてさえ眼内血流動態に関する知見はいまだ乏しい。これは視神経乳頭部の血流動態を，非侵襲的かつ安全で再現性，精度とも高く測定する確立された技法がいまだ存在しないことも一因となっている。現在試みられている各種の計測法はそれぞれ一長一短があり，今のところ臨床研究段階以上のものではない。

　すなわち，現時点では視神経乳頭部の循環測定の臨床的意義として，虚血性視神経症のような極端な乳頭部の血流障害性疾患を鑑別するという意味はあるが，緑内障を診断するという点ではいまだ確立された検査法ではない。したがって本項では，各種眼血流動態測定法についてその概略を述べるにとどめる。

フルオレセイン蛍光眼底造影法

　すでに触れたように，視神経乳頭のフルオレセイン蛍光眼底造影を行い，乳頭組織の蛍光充盈曲線や蛍光輝度の希釈速度などから組織灌流時間などを解析する方法が古くから行われてきた[59,60]。最近では，レーザー走査検眼鏡で得られたビデオ眼底造影像を解析することが多くなってきた。本法は眼底の血流動態が造影剤により直接視認できるという長所はあるが，造影剤を使用するため完全には非侵襲的ではないこと，造影画像をさらに画像解析しなければならず，時間がかかるなどの欠点も有する。

レーザースペックルフローグラフィー法

　レーザースペックルフローグラフィー法[61]は，レーザーを散乱粒子の集団に照射すると，反射散乱光が観察面で干渉しあい，スペックルパターン

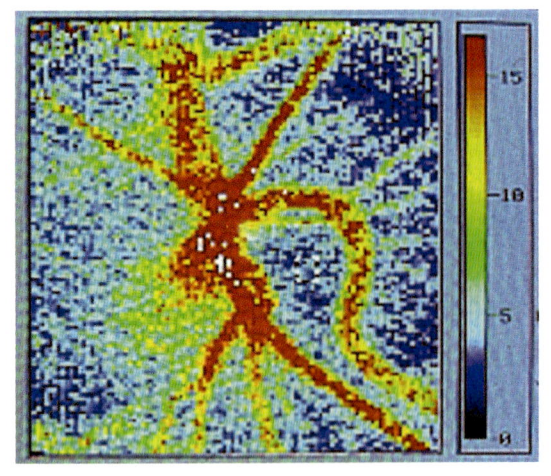

図2-74 レーザースペックルフローグラフィーを用いた視神経乳頭部組織血流の計測

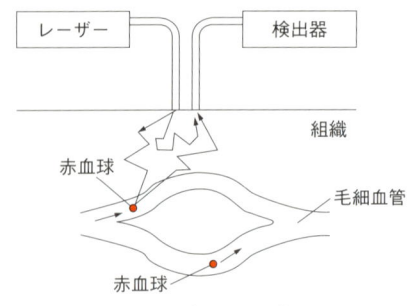

図2-75 レーザードップラフローメトリー法の原理

と呼ばれるランダムな模様を形成することを利用して，血流の評価を行うものである．眼底にレーザーを照射した場合，多数の血球によって散乱されたレーザー光が観察面でスペックルパターンを形成し，そのパターンは組織内で血球がさまざまな方向に移動しているため，刻々形を変化させる．すなわち，観察視野内に血流の早い部分が存在すると，その領域より発生するスペックルの変動が速くなり，逆に血流の遅いところがあると，パターンの変化も遅くなる．測定の再現性や水素ガスクリアランス法など，他の方法により測定した結果との相関性も良好であることがわかっている．本法は，眼底の広い範囲の末梢循環動態をリアルタイムに記録・解析できる特徴を有する（図2-74）．本法は，わが国で開発された眼底血流測定法であり，現在臨床的に汎用できる装置としての開発が進められている．

レーザードップラフローメトリー法

レーザードップラフローメトリー法[62]は，視神経乳頭にレーザースポット光を当てることにより，組織内に存在する赤血球の動きにより生じた反射波の強度の時間的変化（ドップラシフト）をとらえ，得られた信号強度・時間曲線をFourier解析することにより，ドップラシフトのパワースペクトルを計算し，これにより視神経乳頭の組織血流を反映する指標を得る方法である（図2-75）．組織血流は，ある一定の組織内に存在する平均赤血球速度，平均赤血球数，および赤血球数と速度を乗じた値（相対値）として示される．

スキャニングレーザードップラフローメトリー法

本法[63]はスキャニングレーザーシステム，すなわちレーザー走査眼底鏡と，上記のレーザードップラフローメトリーを組み合わせた測定法である．本装置では血流測定のために眼底に照射したレーザー光を走査することにより，より広い範囲の眼底の血流動態を一つのマップとして視覚的に観察することができるのが特徴である（図2-76）．本法による乳頭部末梢循環解析に使用される装置は，ハイデルベルグレチナフローメーター（Heidelberg Retina Flowmeter, Heidelberg Engineering GmBH）である．

測定原理は，基本的にはレーザードップラフローメトリーと同様である．HRFでは測定部位は64のラインに分割され，各ラインは256の測定点から構成される．レーザー走査眼底鏡では極短時間のうちに，測定レーザー光を一つの測定点から次の測定点に移動（走査）させることができるため，同一ライン上で測定を繰り返すことにより，各点それぞれでの信号強度・時間曲線が得られることになる．各ラインは約0.032秒の間に走査周波数4,000 Hzで128回計測される．これを64ラインについて行うと，すべてのラインの測定終了までに約2秒を要する．結果は測定されたすべての点（256×64個）で構成される血流のマップとして

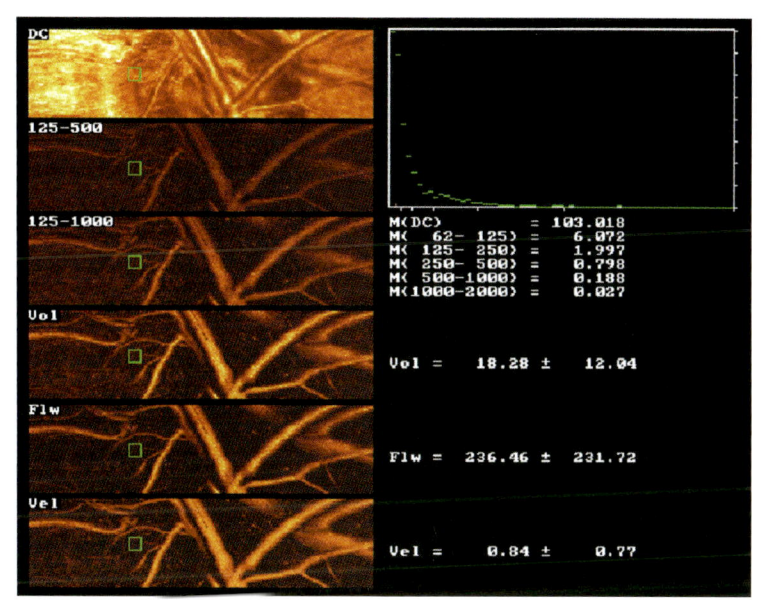

図2-76　スキャニングレーザードップラーフローメトリーで得られた眼底の血流マップ

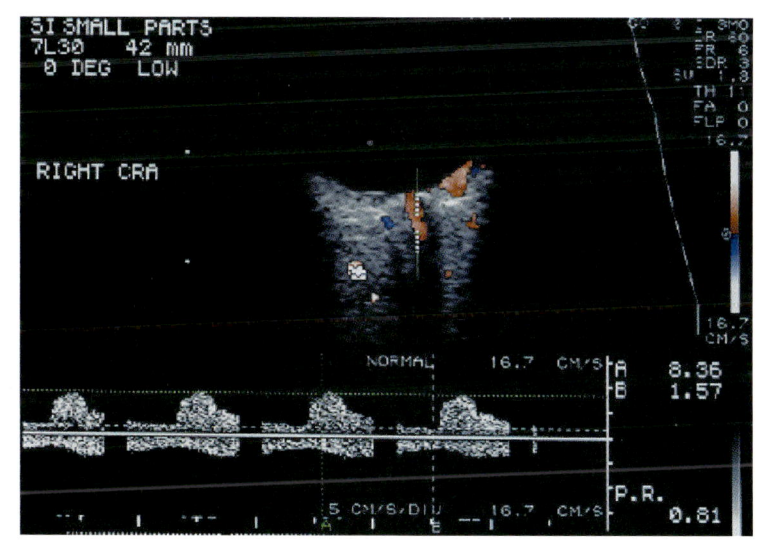

図2-77　超音波カラードップラ法による球後血管内血流速度の測定

示される。

超音波カラードップラ法

超音波カラードップラ法[64] Color Doppler Imaging(CDI)は，レーザードップラー法が光のドップラシフトを検出することにより血流を測定するのに対し，音のドップラシフトに基づいて血流速度を測定する方法である。Bモード断層像中に，眼球後極部とともに視神経乳頭を描出すると，画面上に血流が超音波プローブに向かっている部位は赤色，遠ざかっている部分は青色にカラー表示される。このカラー表示を見ながら測定対象の血管を同定し血流が連続してとらえられる部位を描出し，ドップラビームと血流のなす角度を求めた後，血流速度波形を記録する(図2-77)。

CDIでは得られた血流速度波形を検者がトレ

ースすることにより，収縮期最高血流速度，拡張期最低血流速度，および末梢血管抵抗指数などが算出される．

結果の読み方

　以上述べてきた五つの方法の中で，レーザードップラ法やレーザースペックル法による測定結果は相対値として示されるため，個体間での結果のバラツキが大きく，その評価は慎重を要する．すなわち，ある個体内での経時的な血流変化量を論じる場合には信頼性は高いが，個体間で比較する場合，その値に絶対的な基準がないため，ある個体の値と別の個体の値が同一であっても，両者の血流が必ずしも完全には同一でない可能性もあり，比較が難しいことを念頭に入れるべきである．しかし，たとえばCDI法の場合，得られる血流速度は実際の値ではあるが，血管径を知ることができないため，血流量を求めることができず，また血管抵抗値もそれに関連する値，すなわち指数としてしか求められない点は注意を要する．現段階ではいずれの方法においても，得られた結果より緑内障の臨床診断あるいは治療方針決定がなされるところまでには至っていないことは，よく理解しておかなければならない．

（富田剛司）

文　献

1) Shiose Y, Kitazawa Y, Tsukahara S et al : Epidemiology of glaucoma in Japan — a nationwide glaucoma survey. Jpn J Ophthalmol 35 : 133-155, 1991
2) Quigley HA, Katz J, Derick R et al : An evaluation of optic disc and nerve fiber layer examinations in monitoring progression of early glaucoma damage. Ophthalmology 99 : 19-28, 1992
3) Bengtsson B : The variation and covariation of cup and disk diameters. Acta Ophthalmol 54 : 804-818, 1976
4) Britton RJ, Drance SM, Schulzer MD et al : The area of the neuroretinal rim of the optic nerve in normal eyes. Am J Ophthalmol 103 : 497-504, 1987
5) Franceschetti A, Bock RH : Megalopapilla : A new congenital anomaly. Am J Ophthalmol 33 : 227-235, 1950
6) Jonas JB, Gusek GC, Naumann GOH : Optic disc, cup and neuroretinal rim size, configuration and correlations in normal eyes. Invest Ophthalmol Vis Sci 29 : 1151-1158, 1988
7) Ramrattan RS, Wolfs RC, Jonas JB et al : Determination of optic disc characteristics in a general population : The Rotterdam Study. Ophthalmology 107 : 1217-1219, 2000
8) Tomita G, Takamoto T, Schwartz B : Glaucoma like disks without increased intraocular pressure or visual field loss. Am J Ophthalmol 108 : 496-505, 1989
9) Varma R, Tielsch JM, Quigley HA et al : Race-, age-, gender-, and refractive error-related differences in the normal optic disk. Arch Ophthalmol 112 : 1068-1076, 1994
10) Jonas JB, Grundler AE, Papastathopoulos KI : Optic disk dimensions, body length and body weight. Br J Ophthalmol 82 : 197, 1998
11) Chi T, Ritch R, Stockler D et al : Racial differences in optic nerve head parameters. Arch Ophthalmol 107 : 836-839, 1989
12) Tsai CS, Zangwill L, Gonzales C et al : Ethnic differences in optic nerve head topography. J Glaucoma 4 : 248-257, 1995
13) Nakamura H, Maeda T, Suzuki Y et al : Scanning laser tomography to evaluate optic discs of normal eyes. Jpn J Ophthalmol 43 : 410-414, 1999
14) Brown GC : Differential diagnosis of the glaucomatous optic disc. In : Varma R, Spaeth GL, Parker KW ed : The optic nerve in glaucoma, Lippincott-Raven, Philadelphia, 1993
15) Jonas JB, Gusek GC, Guggenmoos-Holzmann I et al : Optic nerve head drusen associated with abnormally small optic discs. Int Ophthalmol 11 : 79, 1987
16) Jonas JB, Gusek GC, Guggenmoos-Holzmann I et al : Pseudopapilledema associated with abnormally small optic discs. Acta Ophthalmol Scand Suppl 66 : 190-193, 1988
17) Jonas JB, Gusek GC, Naumann GOH : Anterior ischemic optic neuropathy : nonarteric form in small and giant arteritis in normal sized optic discs. Int Ophthalmol 12 : 119-125, 1988
18) Jonas JB, Schmidt AM, Muller-Bergh JA et al : Human optic nerve fiber count and optic disc size. Invest Ohpthalmol Vis Sci 33 : 2012-2018, 1992
19) Jonas JB, Mardin CY, Schlotzner-Schrehardt U et al : Morphometry of the human lamina cribrosa surface. Invest Ophthalmol Vis Sci 32 : 401-405, 1991.
20) Panda-Jonas S, Jonas JB, Jakobczyk M et al : Retinal photoreceptor count, retinal surface area, and optic disc size in normal human eyes. Ophthalmology 101 : 519-523, 1994
21) Jonas JB, Papastahopoulos KI : Optic disc shape in glaucoma. Graefes Arch Clin Exp Ophthalmol 234 : S167-S173, 1996
22) Perkins ES, Phelps CD : Open-angle glaucoma, ocular hypertension, low-tension glaucoma and refraction. Arch Ophthalmol 100 : 1464-1467, 1982
23) Armaly MF : Genetic determination of cup/disc

ratio of the optic nerve. Arch Ophthalmol 78 : 35–43, 1967
24) Schwartz JT, Reuling FH, Garrison RJ : Acquired cupping of the optic nerve head in normotensive eyes. Br J Ophthalmol 59 : 216–222, 1975
25) Jonas JB, Nguyen NX, Naumann GOH : The retinal nerve fiber layer in normal eyes. Ophthalmology 96 : 627–632, 1989
26) Jonas JB, Schiro D : Normal retinal nerve fober layer visibility correlated to rim width and vessel caliber. Graefes Arch Clin Exp Ophthalmol 231 : 207–211, 1993
27) Balazsi AG, Rootman J, Drance SM et al : The effect of age on the nerve fiber population of the human optic nerve. Am J Ophthalmol 97 : 760–766, 1984
28) Jonas JB, Schmidt AM, Muller-Bergh JA et al : Human optic nerve fiber count and optic disk size. Invest Ophthalmol Vis Sci 33 : 2012–2018, 1992
29) Mikelberg FS, Drance SM, Schulzer M et al : The normal human optic nerve : Axon count and axon diameter distribution. Ophthalmology 96 : 1325–1328, 1989
30) Airaksinen PJ, Tuulonen A, Werner EB : Clinical evaluation of the optic disc and retinal nerve fiber. In : Ritch R, Shields MB, Krupin T ed : The glaucomas vol 1, Chap 22, 467–494, Mosby, St Louis, 1989
31) Jonas JB, Budde WM, Panda-Jonas S : Ophthalmoscopic evaluation of the optic nerve head. Surv Ophthalmol 43 : 293–320, 1999
32) Schwartz JT : Methodologic differences and measurement of cup-disc ratio. Arch Ophthalmol 94 : 1101–1105, 1976
33) Shields MB : Textbook of glaucoma 3rd ed, 87–94, Williams &Wilkins, Baltimore, 1992
34) Gloster J : Incidence of optic disc haemorrhages in chronic simple glaucoma and ocular hypertension. Br J Ophthalmol 65 : 452–456, 1981
35) Kitazawa Y, Shirato S, Yamamoto T : Optic disc hemorrhage in low-tension glaucoma. Ophthalmology 93 : 853–857, 1986
36) Airaksinen PJ, Tuulonen A : Early glaucoma changes in patients with and without an optic disc haemorrhage. Acta Ophthalmol 62 : 197–202, 1984
37) Jonas JB, Xu L : Optic disk hemorrhages in glaucoma. Am J Ophthalmol 118 : 1–8, 1994
38) Sugiyama K, Tomita G, Kitazawa Y et al : The association of optic disc hemorrhage with retinal nerve fiber layer defect and peripapillary atrophy in normal-tension glaucoma. Ophthalmology 104 : 1926–1933, 1997
39) Ishida K, Yamamoto T, Sugiyama K et al : Disk hemorrhage is a significantly negative prognostic factor in normal-tension glaucoma. Am J Ophthalmol 129 : 707–714, 2000
40) Jonas JB, Nguyen XN, Gusek GC et al : Parapapillary chorioretinal atrophy in normal and glaucoma eyes. I. Morphometric data. Invest Ophthalmol Vis Sci 30 : 908–918, 1989
41) Araie M, Sekine M, Suzuki Y et al : Factors contributing to the progression of visual field damage in eyes with normal-tension glaucoma. Ophthalmology 101 : 1440–1444, 1994
42) 早水扶公子, 宮本 智, 小出千鶴, 他：乳頭周囲網脈絡膜萎縮と緑内障との関連 第2報—正常眼の検討. 臨眼 49 : 995–997, 1995
43) Park KH, Tomita G, Liou SY et al : Correlation between peripapillary atrophy and optic nerve damage in normal-tension glaucoma. Ophthalmology 103 : 1899–1906, 1996
44) Tomita G, Park KH, Liou SY et al : Optic nerve head blood flow evaluated by scanning laser-Doppler flowmetry in normal-tension glaucoma with interocular asymmetric visual field loss. Invest Ophthalmol Vis Sci 37 (suppl) : 1996
45) Nicolela MT, Walman BZ, Buckley AR et al : Various glaucomatous optic nerve appearances. A color Doppler imagins study of retrobulbar circulation. Ophthalmology 103 : 1670–1679, 1996
46) Takamoto T, Schwartz B : Reproducibility of optic disk cup measurements. Invest Ophthalmol Vis Sci 26 : 814–817, 1985
47) Sogano S, Tomita G, Kitazawa Y : Changes in retinal nerve fiber layer thickness after reduction of intraocular pressure in chronic open-angle glaucoma. Ophthalmology 100 : 1253–1258, 1993
48) Nyman K, Tomita G, Raitta C, Kawamura M : Correlation of asymmetry of visual field loss with optic disc topography in normal-tension glaucoma. Arch Ophthalmol 112 : 349–353, 1994
49) 富田剛司, 迫 啓民, 北澤克明：レーザースキャンニングトモグラフィを用いた緑内障性視神経障害の診断. 臨眼 49・1701–5, 1995
50) 内田英哉, 富田剛司, 柴原聡子, 他：Heidelberg retina tomograph の緑内障判定プログラムによる緑内障性視神経障害の検出能力. 日眼会誌 102 : 333–339, 1998
51) Iester M, Mikelberg FS, Drance SM : The effect of optic disc size on diagnostic precision with the Heidelberg Retina Tomograph. Ophthalmology 104 : 545–548, 1997
52) Reyes RDC, Uchida H, Tomita G et al : Comparison of diagnostic ability to diagnose early glaucoma between the Heidelberg Retinal Tomograph and the Nerve Fiber Analyzer. Annual Meeting of the ARVO, May 10–May 15, Fort Lauderdale, USA, 1998
53) Vetrugno M, Maino A, Valenzano E et al : Retinal nerve fiber layer measurements using scanning laser polarimetry after photorefractive keratectomy. Eur J Ophthalmol 10 : 137–143, 2000.
54) Greenfield DS, Knighton RW, Huang XR : Effect of corneal polarization axis on assessment of retinal nerve fiber layer thickness by scanning laser polarimetry. Am J Ophthalmol : 129 : 715–722, 2000
55) Weinreb RN, Boed C, Zangwill LM : Glaucoma

detection using scanning laser polarimetry with variable corneal polarization compensation. Arch Ophthalmol 120 : 218-224, 2003.
56) Uchida H, Tomita G, Onda E et al : Relationship of nerve fiber defects and parafoveal visual field defects in glaucomatous eyes. Jpn J Ophthalmol 1995 40 : 548-553, 1995
57) Carpineto P, Ciancaglini M, Zuppardi E et al : Reliability of nerve fiber layer thickness measurements using optical coherence tomography in normal and glaucomatous eyes. Ophthalmology 110 : 190-195, 2003
58) Guedes V, Schuman JS, Hertzmark E et al : Optical coherence tomography measurement of macular and nerve fiber layer thickness in normal and glaucomatous human eyes. Ophthalmology 110 : 177-189, 2003
59) Riva CE, Feke GT, Ben-Sira I : Fluorescein dye-dilution technique and retinal circulation. Am J Physiol 234 : H315-322, 1978
60) Ben-Sira I, Riva CE : Fluorescein diffusion in the human optic disc. Invest Ophthalmol 14 : 205-211, 1975
61) 玉置泰裕, 冨田 憲, 新家 眞, 他：レーザースペックル現象を利用した人眼視神経乳頭および脈絡膜末梢血流連続測定機の試作. 日眼会誌 99 : 601-606, 1995
62) Riva CE, Harino S, Petrig BL et al : Laser Doppler flowmetry in the optic nerve. Exp Eye Res 55 : 499-506, 1992
63) Michelson G, Schmauss B, Langhans MJ et al : Principle, validity, and reliability of scanning laser Doppler flowmetry. J Glaucoma 5 : 99-105, 1996
64) Harris A, Sergott RC, Spaeth GL et al : Color Doppler analysis of ocular vessel blood velocity in normal-tension glaucoma. Am J Ophthalmol 118 : 642-649, 1994

4 視野検査

歴史的背景

　視野検査は，今日の緑内障診断，管理において欠かすことのできない重要な検査法である。この視野に関する歴史的記述は非常に古く，BC 5世紀にすでにHippocratesにより半盲の存在が示されている。視野測定に関する記述では，AC 150年ごろOpticsの著者であるClaudius Ptolemyが，初めて水平方向と垂直方向の視野の広がりについて詳しく述べたとされている。Opticsはすでに紛失しているが，彼の見解は4世紀にDamianにより伝えられている。Damianは，視野は中心部でより鮮明で周辺は不鮮明であることを示している。その後，中世の暗黒時代を経て1668年，Mariotteにより初めて視野における盲点の存在が発見された[1-3]。

　1800年に入り，Youngにより初めて正確な視野測定が行われた。そして1825年にはPurkinjeによる色視野の測定が行われた[1-3]。1856年にはvon Graefeにより臨床的な平面視野測定法が考案された[4]。そして1869年には，初めて進行した緑内障例の視野が報告された[5]。1862年にはAubertとForsterが半弓状視野計を開発し，周辺視野の測定に貢献した[6]。一方，1889年Bjerrumは，平面視野測定法を用い中心視野を測定することで，弓状暗点などより多くの緑内障性視野変化をとらえることができることを示した[7]。さらに鼻側階段を最初に記述したRönneにより，イソプタの概念が確立した[8]。

　1945年には，動的視野測定においてより操作性の優れるGoldmann視野計が開発され[9]，半世紀にわたり視野検査の標準器として世界中で広く用いられた。この動的視野測定に対しSloanらは，初めて視野の静的視野測定の重要性について指摘した[10]。そしてこの静的視野測定は，HarmsとAulhornにより開発されたTübinger視野計により多くの基礎研究がなされた[11]。その後60年代の後半からは，視野検査の自動化の研究が進められてきた。Lynnらは，コンピュータとモニターを用いた自動静的平面視野計を報告した[12]。1965年から1976年にかけて，FankhauserらによりH影式自動視野計Octopus 201の開発が行われ[13,14]，視野測定の自動化は確立し，臨床導入されるまでに至った。その後もグラスファイバーや発光ダイオードなどを用いた多くの自動視野計が各社より開発されたが，1982年Octopusと同じく投影式を採用したHumphrey Field Analyzer[15]が開発され，多くの施設で用いられるようになった。

動的視野測定と静的視野測定

　視野とは，一眼である外界の一点を固視し，そこに見える範囲内の視覚の感度分布である。言い換えれば，網膜から視中枢にいたる視覚伝導路の投影であるとも言える。視覚の視感度は固視点で最も感度が高く，周辺に向かうにつれ低下する。視野の視感度を高さにとり立体的に表現した場合，いわゆるTraquairの視野の島visual islandと呼ばれる形状を示す[16,17]。視野測定の目的は，この視覚の感度分布を定量的に計測し評価することである。

　視野測定法には，大きく分けて視標の輝度，サイズを固定し，視標を動かしてイソプタ（等感度曲線）を求める動的視野測定法と，視標の呈示位置を固定し輝度を変え測定点ごとの視感度を求める静的視野測定法の2種類がある（図2-78）。HumphreyやOctopusをはじめとする現在広く普及している自動視野計では，静的視野測定法が

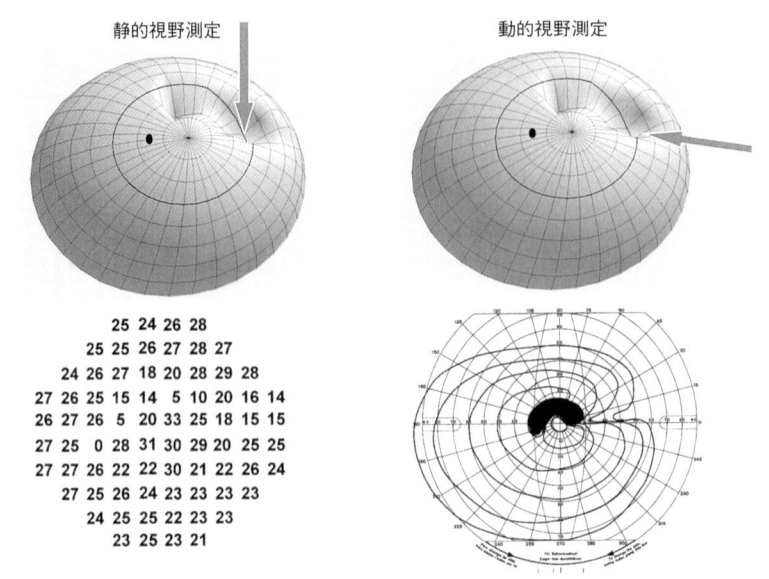

図 2-78 動的視野測定と静的視野測定

採用されている。静的視野測定法は，中心30度内の視感度分布の評価に優れ，さらに視感度が数字で得られるため，種々の統計解析，経過観察に適している。一方 Goldmann 視野計を用いた動的視野測定は，自動視野計が普及する以前は標準的な視野検査法であった。現在でも周辺視野を含めた視野全体の形状を評価するうえで重要であり，特に後期の視野障害の評価には不可欠である。現在一部の自動視野計には，静的視野測定に加え動的視野測定法の導入も試みられている。

視野検査で用いる各種単位

視野検査における視標と背景の明るさの単位には，アポスチルブ(asb)が広く用いられる。アポスチルブとは単一面積あたりの輝度の単位で，1 asb は $0.31831 (1/\pi)$ カンデラ/m^2 と規定されている。現在の自動視野計は，0.008〜10,000 asb の幅広い輝度の視標を呈示する。人間の感覚は，実際の刺激強度の物理量の和より積に比例にすることが知られている。もし視野の測定結果をそのまま asb で表現したなら，視野障害部位は数百 asb に，正常部位は数 asb にと非常に幅広く表示する必要が生じる。このように視野の障害部位で測定値が指数的に増加するのを避けるために，自動視野計では dB（デシベル）と呼ばれる対数表現を採用している。ある測定点の閾値の視標輝度を L(asb)，その視野計の呈示可能な視標の最高輝度を Lmax(asb)とすると，視感度(dB)は，

$$視感度(dB) = 10 \times \log(L\text{max}/L)$$

で算出される。Lmax は視野計により異なる。Humphrey 視野計では 10,000 asb，Octopus 101 視野計では 1,000 asb，Octopus 1-2-3 視野計では 4,000 asb，Octopus 301 視野計では 4,800 asb となっている。1dB の増加は，$10^{-0.1}$ 倍，すなわち透過率約 80% のフィルターを 1 枚入れたたことと等しくなる。dB 表示を用いた場合，正常部位では数値が大きく障害部位では数値が小さくなり，測定値を視感度として直感的に理解しやすくなる。

Goldmann 視野計

1945 年，スイス Bern 大学 Goldmann の考案で HAAG-STREIT 社が開発した視野計で（図 2-79)，人工照明，手動同時記録，固視監視望遠鏡

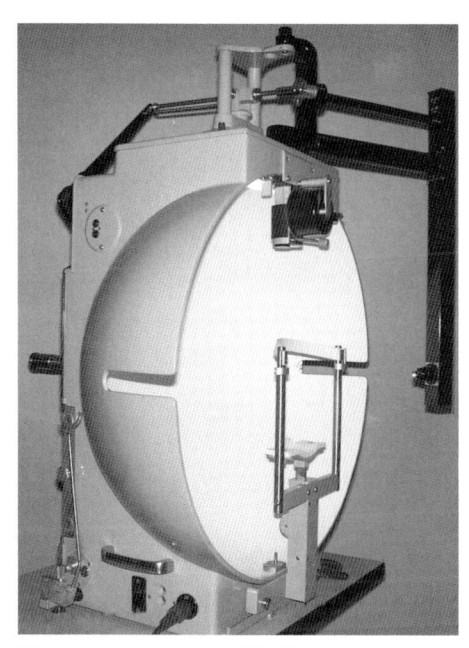

図 2-79　Goldmann 視野計

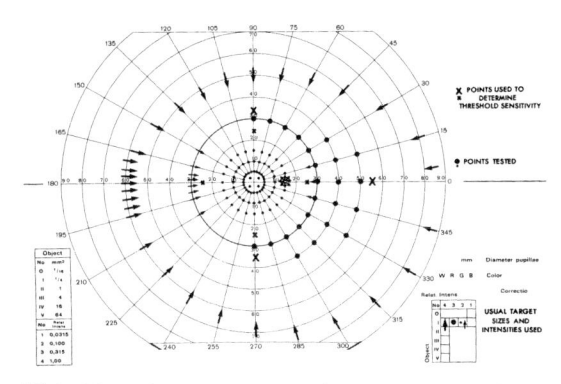

図 2-80　selective perimetry（Armaly-Drance 法）
（Drance SM：Trans new orleans academy ophthalmology, CV Mosby, 1975 より）

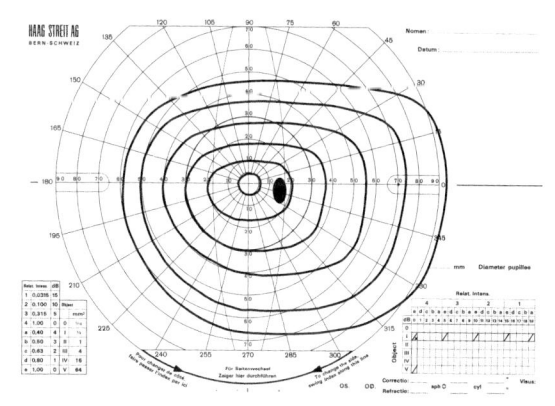

図 2-81　Goldmann 視野計による正常動的視野

を備えた投影式球面視野計である[9]。視標条件が 4 種のみの 510-K 型から始まり，改良された 940-ST 型では 60 種となり現在の形となっている。特に自動視野計が普及するまでは，視野計の標準器として世界中で幅広く使用されていた。最近の自動視野計の視標面積，輝度，背景輝度などの検査条件もこの Goldmann 視野計に準じている。動的視野測定に際しての検査視標は，視標輝度，視標面積の組み合わせとして，V4e，I 4e，I 3e，I 2e，I 1e を用いてイソプタを測定する方法が広く行われている。

　動的視野測定を主体とする視野計ではあるが，早期緑内障の検出は中心 30 度以内のイソプタ間に静的に視標を呈示し，注意深く暗点を探ることが重要である。また鼻側のイソプタで水平経線を挟み上下で測定し，鼻側階段の有無を評価することも大切である。Armaly により考案され Drance により改良された Armaly-Drance 法[18-20]（図 2-80）は，動的および静的測定を組み合わせた方法で，手動測定ながら一定の測定条件で，より確実に緑内障性の早期視野異常を検出する方法として有用である。図 2-81 に Goldmann 視野計を用いた右眼の正常視野を示す。固視点から 15 度耳側やや下方にマリオット盲点 blind spot がある。

　動的視野測定では，イソプタの基本的な広さは視標輝度，面積の組み合わせで決定される。さらに視標の移動スピード，年齢によってイソプタの範囲は変化する。一般的に視標スピードを早くすると，視野は狭く測定される。最近の自動動的視野計を用いた検討では，この傾向は特に中心 30 度内に強く認められる[21]。さらに，高齢者ほど視標の移動スピードに影響を受けやすいとされている[22]。このように動的視野測定では視標の移動スピードでイソプタの範囲が全体的に変化するため，むしろ視野の全体のパターンで障害を評価した方が臨床上有用である。

自動視野計

　近年コンピュータ技術の進歩とともに，検者の

技量に左右されず一定の測定条件で視野検査を行うことが可能な自動視野計が開発された。視野を自動で測定する研究は，投影式の自動視野計Octopus 201の開発[13]により確立し，さらに同じく投影式を採用したHumphrey Field Analyzer[15]が開発され，多くの施設で用いられるようになった。自動視野計の導入により従来のGoldmann視野計による手動の動的視野測定と異なり，決められた測定点配置における閾値測定，測定データの各種統計学的解析が可能であり，視野異常の診断，経時変化の客観的評価が行えるようになった。一方，自動視野計による静的視野測定には短期変動，長期変動，学習効果，偽陽性，偽陰性，固視不良など視野の変動，信頼性に関する多くの問題点も残している。これらに関する正しい知識をもって，視野測定ならびに測定結果の評価を行う必要がある。

自動視野計の種類

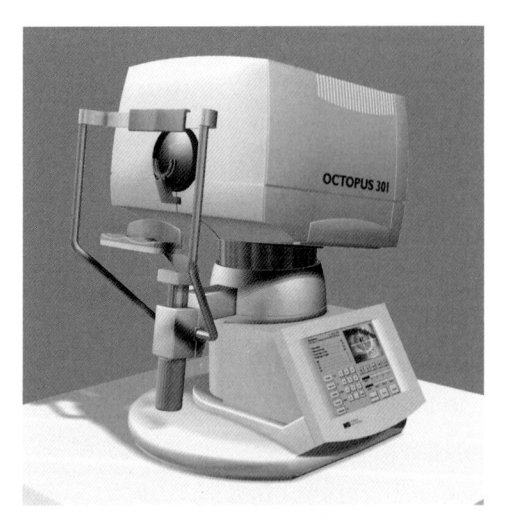

■ Octopus視野計

Octopus視野計（図2-82）[23,24]は1971年，Bern大学FankhauserらとInterzeag社により開発された初めての投影式静的自動視野計である[13]。初代モデルである201型（Big Octopus）において，現在広く普及している自動視野計の基本的なハードウェア機構，各種測定ストラテジー，測定点配置，年齢別正常値の概念，各種統計解析，信頼性パラメータなど，静的自動視野測定における論理的基礎が確立された。その後2000R型（1980年），500EZ型（1983年）が製造され，現行機種である1-2-3型（1989年），101型（1993年），301型，311型（2001年）となっている。

101型は投影式視標による全視野測定が可能で，制限はあるが動的視野測定も行える。1-2-3型，301型，311型はLED視標を用いたダイレクトプロジェクション法を採用しており，測定用ドームを有しない機構を採用している[25-27]。本体はオートレフラクトメーター程度に小型で，測定時の屈折矯正は遠用矯正のままで行う。測定可能範囲は30度内視野に限られる。301型，311型では固視監視法に従来のビデオカメラ法に加え，固視自動追尾法を導入しており，検査中の患者の頭位，顎の動きに伴うゆっくりとした眼位の変動に追従することができる。また311型ではblue on yellow視野の測定を行うことができる。1-2-3型，301型，311型ともLED視標を用いているため，オプションでフリッカー視野の測定が可能である。閾値測定法には従来の上下法のほかにTOP，Dynamicなどの時間短縮アルゴリズムを有する（後述）。

■ Humphrey視野計

現在世界的にも最も広く普及している自動視野

図2-82　Octopus視野計301型

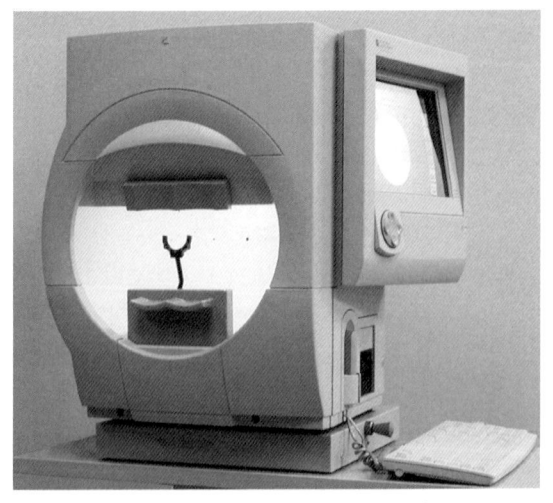

図2-83　Humphrey視野計700シリーズ

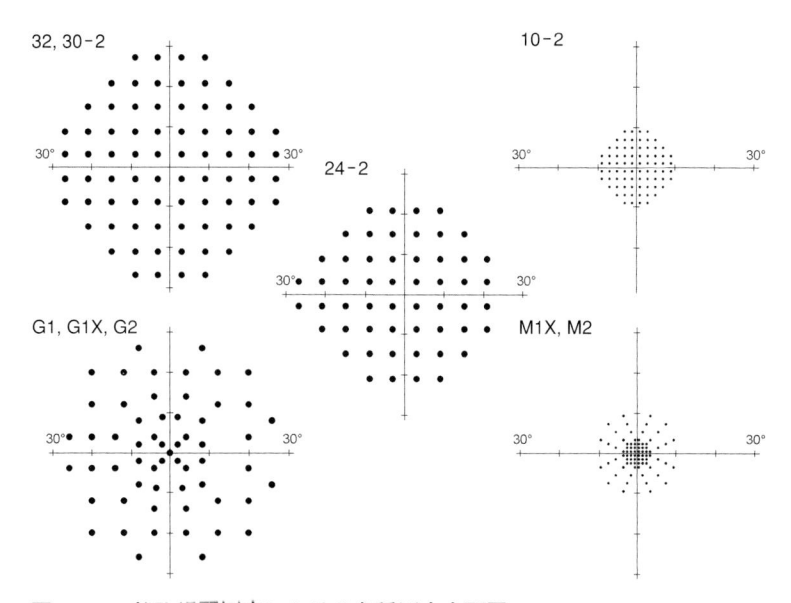

図2-84 静的視野測定における各種測定点配置
G1, G2ではさらに鼻側を含む中心30度外にスクリーニング法による測定点が配置されている。

計で(図2-83)[15]、初期の600シリーズ（Humphrey Field Analyzer）から、現在ではより小型化を図った700シリーズ（Humphrey Field Analyzer II）となっている。ドーム周辺部の曲率半径を変化させ、さらにそれに伴って変わる中心部と周辺部の視標サイズの誤差を調整することにより、コンパクトな形状ながら周辺視野まで測定可能となっている。固視監視はHeijl-Krakau法（後述）のほか、角膜反射を用いるゲイズトラック法（後述）が採用され、測定結果の下方に固視ずれの程度がスパイク波形としてプリントアウトされる。従来の閾値測定法のほかに、SITAなどの測定時間を短縮したプログラムが導入されている。オプションでblue on yellow視野や、まだ不十分ながら動的視野測定も可能となっている。正常者のみならず多数の緑内障症例をデータベースにもつ、豊富な視野解析プログラムを有する。

測定プログラム

■測定点配置

自動視野計における静的視野測定は、主に中心30度内視野をその検査対象としている。これは、周辺視野からのみ緑内障性視野障害が始まる症例が、全体の約10%以下と非常に少ないことによる[29-35]。さらに測定時間の制限からも、中心30度内が優先的に測定されている。現在、最も広く普及している測定点配置(図2-84)は、Octopus 201型でプログラムNo 32という名称で作成された中心30度内を格子状6度間隔に配列したものである。同様の測定点配置は後にHumphrey視野計にも採用され、30-2として広く普及するに至った。また変動の多い上下周辺部の測定点を除いた24-2も、広く用いられている。

一方、網膜の神経節細胞の分布は中心部により密度が高く、周辺に向かうにつれ疎となるため、単純に格子状に視標を配置することの問題点も指摘されている。しかし緑内障の場合、長期間にわたり経過を評価する必要があり、すでに20年以上の歴史とデータの集積がある30-2の格子状測定点配置を変更することは、なかなか困難であるとも言える。Octopus視野計は1985年以降、緑内障用のプログラムとしてG1, G1X, G2など中心部や鼻側にやや密に測定点を集め、全体の測定点を減らし、より効率的に緑内障性視野障害を検出可能な配置を標準で採用している[36,37]。さらに個々の測定点を診断上重要な点からステージとし

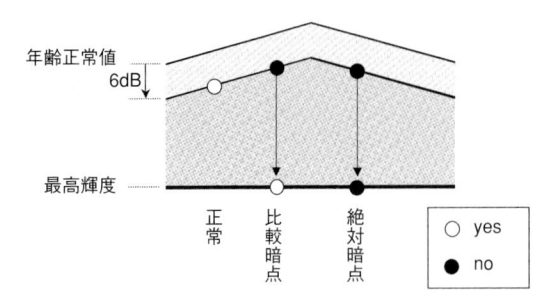

図2-85 スクリーニング法(3ゾーン法)

図2-86 知覚確率曲線

て分け，それぞれのステージで視野測定が完結するようにプログラムされている[27,38]。

一方，障害が進行した後期の視野では固視点近傍にのみ視感度が残存している症例も多く，このような場合には，より中心視野を密に測定するプログラムが必要となる。Humphrey 視野計では10-2，Octopus 視野計では M1X，M2 が中心10度内により多くの測定点を配置しており，固視点に迫った障害を評価する上で有用である[39,40]。

中心30度外の周辺視野に対し測定点配置をもつプログラムも存在する。しかし周辺視野では閾値の変動が大きく，必ずしも静的視野測定には適さない。周辺部視野の評価には，動的視野測定を行う方が効率的である場合が多い。

■測定アルゴリズム

視野の測定アルゴリズムには，大きく分けて視野異常の検出を目的にしたスクリーニングプログラムと，定量的に視感度を測定する閾値測定プログラムがある。

スクリーニング

スクリーニングプログラムの目的は短時間に視野の異常・正常を効率よく判定することである。スクリーニングプログラムにはいくつかのストラテジーがあるが，一般的には threshold related suprathreshold 法が用いられる(図2-85)。これは年齢別正常視感度に合わせ，それより6dB 明るい視標を呈示して正常異常の判定を行う。さらに異常点に最高輝度の視標を呈示し正常，比較暗点，絶対暗点の3段階に分類する方法(three-zone 法)や，比較暗点の閾値測定を行う方法(quantify defects 法)がある。現在では，次に述べる閾値測定も短時間に測定可能なストラテジーが開発され(SITA Fast，TOP など)，スクリーニングプログラムはこれらに置き換わりつつある。

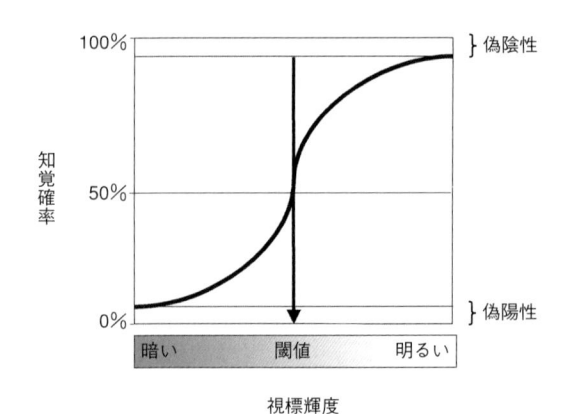

閾値測定

閾値とは：視野検査を含め心理物理学的な検査で得られる閾値は，一つの絶対的な値をとることはなく，ある一定の幅をもった値となる。同じ被検者に自動視野計による視野検査を数回繰り返すとわかるが，閾値が数dB 変動していることは常に認められることである。閾値は，一般に知覚確率曲線と呼ばれるS字型の心理測定関数を呈する(図2-86)。知覚確率曲線とは，刺激強度すなわち視標輝度をグラフの横軸で示し，各視標輝度において視標が見えたと判断される確率(知覚確率)を縦軸に示した曲線である。

たとえば，非常に暗く刺激強度が弱い視標を呈示した場合は，この知覚確率曲線の左方の状態にあたり，ほとんどの場合視標は見えず，知覚確率は0に近くなる。視標輝度を上げていくと"見えた"と判断される確率が増え，知覚確率曲線の右方の状態では，ほとんどの視標が見えるようになり知覚確率は1に近くなる。しかし一方，閾値測定においては輝度0の視標，すなわち光を全く呈示しなくてもある一定の確率で被検者は応答してしまうことが知られており，これを偽陽性率という。またどんなに明るい視標を呈示してもある一定の確率で被検者は応答しないことも知られてお

り，これを偽陰性率という．一般に視野検査での閾値は，この知覚確率曲線において知覚確率が50％における刺激条件をもって決定する．

上下法：Fankhauser，Bebie らが Octopus 視野計で採用し，Humphrey 視野計でも full threshold 法と呼ばれている方法で，現在の自動視野計における閾値測定の基本となっている[41]．4 dB ステップで輝度を変化させ，被検者の応答が変化したならば，次に逆方向に 2 dB ステップで輝度を変化させ，再び被検者の応答が変化した点で測定を終了する，4-2 dB ステップ間隔の上下法が広く採用されている（図 2-87）．輝度を上下しながら閾値を挟み込んでいくので，bracketing 法とも呼ばれている．1 点の閾値測定で測定中に閾値を 2 回通過することになる．実際の視野測定では複数の検査点の測定を並列して行うため，被験者は次にどのくらいの明るさの視標がどこに呈示されるのかを予想することはできない．閾値の最終値は Humphrey では最後に応答があった値，Octopus では最後に応答があった値から 1 dB 戻った値を採用している．この上下法は一般の視野検査では精度が高いとされているが，一般的な心理物理学で用いられている各種閾値測定法としては，まだ精度の低い方であることも理解しておく必要がある．4-2 dB ステップで行われる上下法の誤差は視野を 1 回測定した場合，1 点あたり最大約 2 dB にもなる．すなわち測定開始の輝度が偶数 dB の場合，最終閾値は偶数 dB に，奇数 dB の場合は最終閾値が奇数 dB になる．実際の視野検査では開始点の値が測定点ごとで異なるため，奇数，偶数が入りまじって現れているにすぎない．

上下法で閾値測定の時間短縮のためには，最初に呈示する視標輝度が被検者の本来の閾値に近いほど効率がよい．実際の静的視野測定では，大きく分けて年齢別正常視感度より閾値測定を始める方法と，視野の各象限の，はじめに決められた 4 点の閾値測定を行い，その閾値をもとに各象限の閾値測定を開始する方法がある．さらに個々の隣接する測定点の閾値は類似することが知られているため，隣の測定点の閾値を参考にして閾値測定

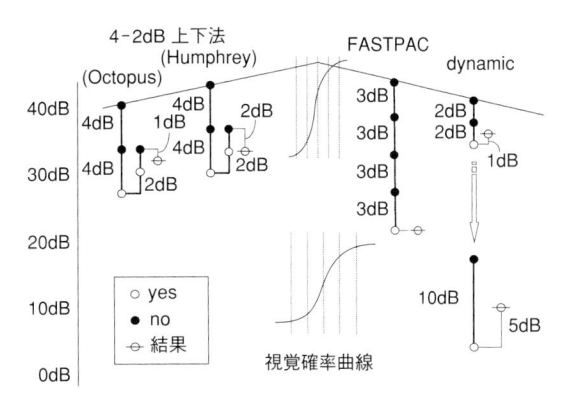

図 2-87 各種閾値測定法（4-2 dB 上下法，FASTPAC，Dynamic 法）

の開始輝度を決定していくと効率がよい．これは Krakau 視野計で最初に用いられた spread logic 法[42]と呼ばれる方法で，現在多くの自動視野計にその変法が導入されている．4-2 dB ステップ間隔の上下法では，一つの測定点の閾値決定に 4～5 回の視標呈示となるため，中心 30 度内視野の 70 点あまりの測定点を検査する場合，15～20 分の測定時間となる．現在では，測定時間をより短縮する目的で，次に示す種々のアルゴリズムが考案されている．

FASTPAC：Humphrey 視野計の FASTPAC と呼ばれる閾値測定法は，3 dB ステップで輝度を変化させて被検者の応答が変化した時点で検査を終了する（図 2-87）．厳密には上下法ではないが，測定時間の 25～30％の短縮が見込まれる．測定原理上，測定精度の低下は避けられないが[43-45]，高齢者や何らかの理由で視野検査を長時間続けることのできない症例でも，一通りの結果を得ることができる．現在では後に述べる SITA に置き換わりつつある．

dynamic strategy：Octopus 視野計では dynamic strategy と呼ばれる閾値測定法がある．これは Weber によって考案されたストラテジーで，視感度が低い部位では，知覚確率曲線の傾きがなだらかになることに着目し，上下法の間隔を視感度の低い部位ほど大きく設定している[46,47]．具体的には正常付近では 2 dB 間隔，最も感度の悪い部位で 10 dB 間隔とステップ幅を変えて測

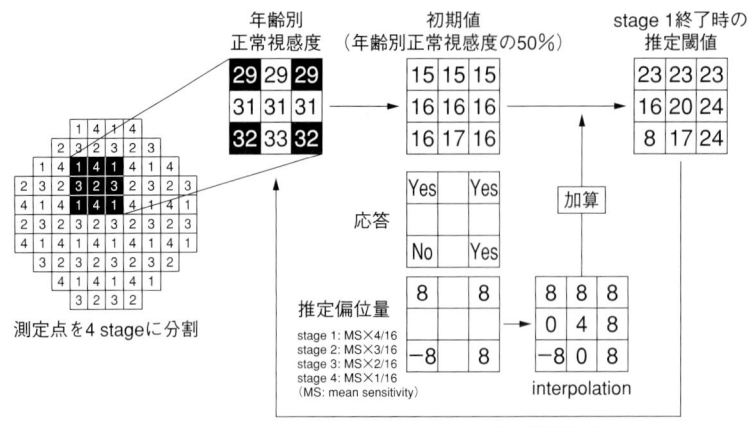

図2-88 tendency oriented perimetry(TOP)の原理

定を行う(図2-87)。測定精度を保ちながら視野障害が進行している症例ほど検査時間を大幅に短縮することができる[48]。一般的に上下法では，ステップ幅を大きくすると短期変動 short term fluctuation(SF)が上昇する傾向があるため，視野進行症例では dynamic strategy でも SF が上昇する傾向が認められる。

tendency oriented perimetry(TOP)：Octopus 視野計の TOP は，Rosa らによって考案されたアルゴリズムで，中心30度内の測定点を各点わずか1回の刺激のみで閾値の傾向を推定し，きわめて短時間に測定を行うことができる(図2-88)[48,49]。TOP は，空間的に隣接する測定点の閾値は類似することに着目し，測定点の閾値決定に複数の隣接点の測定結果を反映させている。実際の測定に際しては，まず全76点を四つの stage に分ける。さらに年齢別正常値から，推定偏位量のテーブルを用意する。第1 stage では年齢別正常視感度の1/2に相当する輝度の視標を呈示する。呈示された視標が認知できれば推定偏位量は mean sensitivity の4/16(stage 2 では3/16, stage 3 では2/16, stage 4 では1/16)上昇し，認知できなければ下降する。第1 stage 測定後推定偏位量のテーブルは interpolate され，年齢別正常値に加算され推定視感度とされる。以後第2〜4の stage で同様の測定を繰り返し閾値推定していく。すなわち1点の閾値決定に，周囲の測定点に対する視標刺激の応答を最大限に利用している。測定アルゴリズムの性格上，局所の深い暗点は浅目にやや広く検出される[50]。このような数学的なモデルでどこまで正確に閾値を推定しているかについてはさらに検討を要するが，各検査点わずか1回の視標呈示で，従来の閾値測定に比較的類似した測定結果を得ている。

Swedish interactive thresholding algorithm(SITA)：Humphrey 視野計 HFA II に採用されている SITA[51] は，閾値の推定に最尤法 maximum likelihood procedure を応用した方法である。最尤法では1回の視標呈示ごとに，被験者の応答に応じて閾値がどこにあるかを統計的に推定し，その推定した閾値の視標刺激を次に呈示する。これにより1回ごと視標呈示するにつれ推定値が改善されていき，ある収束条件を満たしたところで終了すれば，最後の推定値がそのまま閾値となるため非常に検査効率がよい。

最尤法では，尤度関数 likelihood function とよばれる関数が用いられる。これは閾値が推定された知覚確率曲線に従うとすると，各視標呈示で得られた応答が出る確率はどれくらいかを計算し，これまでの応答すべてに対してこの確率の積をとったもので，推定した分布が実際のデータと照らしてどれだけ似ているかの指標となる。尤度関数が最大になるようなパラメータを探すことにより，さらに改善された知覚確率曲線を得ることが

できる。1回の視標呈示ごとにかなりの計算量を要するので，実用化が困難であったが，視野測定としての基礎的研究がなされてきた。そして近年コンピュータの演算能力のめざましい向上により，ようやく実用化された[52-54]。最尤法の長所は，ある統計学的な収束条件を満たすところで測定が終了するため，従来同一測定点を複数回測定して得ていた短期変動（SF）を測定しなくても，理論的には測定終了時にすべての測定点がある一定の統計学的信頼性を有していることで，この点からも測定時間の短縮効果が得られる。

さらに SITA では視標が呈示されてから被検者が応答するまでの間隔を考慮し，応答反応に応じて視標呈示間隔を変更する smart pacing と呼ばれるアルゴリズムが採用されている。これは従来 Octopus 視野計にも採用されていた方法であるが，視標呈示間隔の変更幅をさらに拡大している。さらに SITA では偽陽性率において，本来被検者が応答できないタイミング（視標呈示後 50 msec 以内など）での応答をカウントすることでも，検査時間の短縮を行っている。SITA には，従来の Full threshold 法に対応する SITA Standard と，FASTPAC に対応する SITA Fast があり，測定精度を落とすことなく従来の閾値検査に比べそれぞれ約 1/2 の測定時間となっている[55-57]（図 2-89）。SITA と従来の上下法による閾値測定の結果を比較した場合，SITA の方が若干視感度が高く測定される傾向がある[58,59]。理由は明確ではないが測定アルゴリズムの違い，あるいは測定時間が短いため疲労による感度低下が生じにくいなどが，その理由として考えられている。

SITA の場合，その閾値決定に多数の正常者ならびに緑内障患者から得られた視野モデルを用いている。神経眼科疾患への応用も報告されているが[60]，原理からは基本的には緑内障専用のアルゴリズムと考えるべきである。また新しい測定アルゴリズム全般に言えることだが，これらの測定結果は統計学的各種処理を行う場合，従来の上下法とは同等に扱うことができない点にも注意をはらう必要がある。

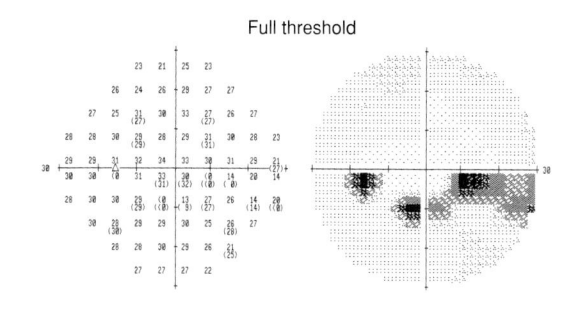

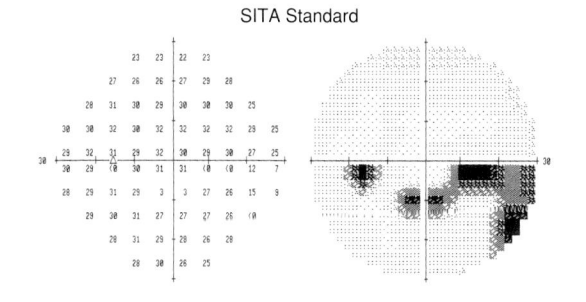

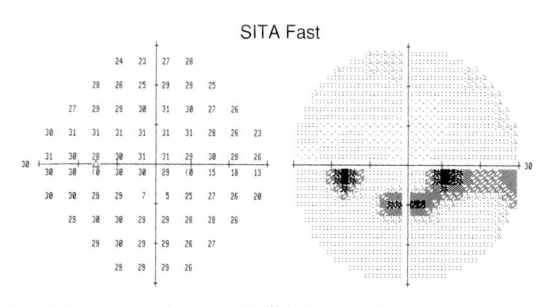

図 2-89 Full threshold 法と Swedish interactive thresholding algorithm（SITA）の比較
それぞれ測定時間は 13 分 40 秒，6 分 59 秒，4 分 14 秒と短縮している。

正常視野

自動視野計による静的視野測定では，臨床的診断価値の高い，中心 30 度内の視野測定が主体に行われている。静的視野測定では動的視野測定とは異なり，視覚の感度分布ができるだけ平坦な方が検査上都合がよい。このため視野の測定条件も，視覚の感度分布が比較的平坦になる測定条件が設定されている。自動視野計で測定された中心 30 度内の正常視野の形状は，固視点を頂点とする滑らかな丘状を呈する。固視点から 15 度耳側やや下方にマリオット盲点がある。

視感度は加齢により低下する。自動視野計により測定された視感度は，10年間に約0.4〜0.6 dB低下することが知られている[26,61,62)]。この加齢による視感度の低下は全年齢を通しては直線的ではなく，45歳付近を超えると増加するとの報告もある[63)]。またこの加齢の影響は，視野中心部より周辺部視野で大きい傾向がある。さらに，正常視野では各点の閾値は数 dB の変動を有する。この閾値の変動は視野中心ほど少なく，周辺にいくにつれ増大する[26,61-64)]。さらに同一年齢の正常被検者を測定した場合でも，それぞれの被検者によって測定結果にはバラツキが生じる。この個体間でのバラツキは視野の中心ほど小さく，周辺にいくにつれ増大する傾向がある。自動視野計の静的視野測定で，正常値を用い視野異常を評価する場合，加齢による感度低下に加えて，これら各種要因も考慮に入れて判定が行われている。

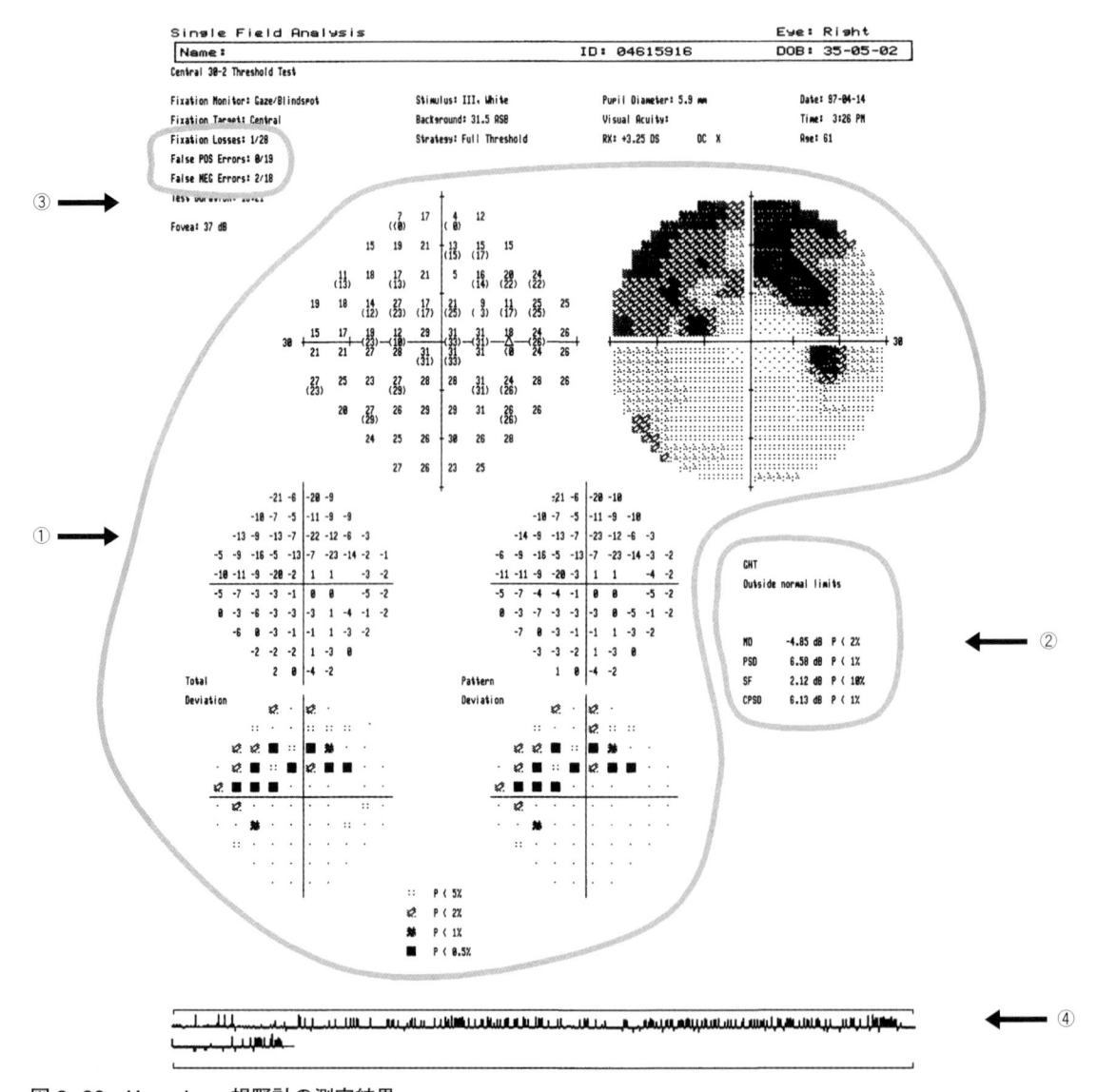

図 2-90　Humphrey 視野計の測定結果
視野を診断する場合，①視野障害のパターンとしての評価，②視野全体としての統計学的評価，③測定結果の信頼性評価の3項目について評価する。結果の最下方に④ゲイズトラック法による検査中の固視状態が表示されている。

静的視野の判定

測定結果を評価する場合，大きく分けて①視野障害のパターンとしての評価，②視野全体としての統計学的評価，③測定結果の信頼性評価の3項目について検討する必要がある（図2-90）。

■視野障害のパターンとしての評価

視野障害を本来の視野のパターンとして表現し評価する方法には，数値テーブル，グレイスケール，トータル偏差，パターン偏差などがある。

数値テーブル：実際の測定結果をそのまま dB 表示したものである。数値が大きいほど視感度が高いことを示し，以後すべての解析の元データとなる。

グレイスケール：数値表示をグラフィックスで濃淡表示したものがグレイスケールである。多くの視野計では，グレイスケールを作成するために，実際の測定点以外の部位の値を数学的に補完して表示している。測定結果を見たときに，最初に目に入るのがこのグレイスケールである。このグレイスケールで大まかな視野の障害パターンを把握することができる。しかし個々の測定点でより正確に障害を評価するためには，内蔵している正常値に基づく解析が必要となる。Octopus 視野計では CO グレイスケールと呼ばれる，年齢別正常値からの変化量を濃淡表示したものもある。

トータル偏差：個々の測定点に内蔵されている年齢別正常値から，どれだけ逸脱しているかを評価したテーブルである。測定点ごとに，正常から

表2-8 各種視野指標の算出式および臨床的意義

	視野指標	計算式	視野計	臨床的意義
MS	mean sensitivity	$MS = \sum_{i=1}^{I} X_i / I$	Octopus	視野の全体の平均視感度
MD	mean defect	$MD = \sum_{i=1}^{I} (N_i - X_i) / I$	Octopus	年齢別正常被験者との平均視感度の差
MD	mean deviation	$MD = \left\{ \frac{1}{I} \sum_{i=1}^{I} \frac{(X_i - N_i)}{S1_i^2} \right\} / \left\{ \frac{1}{I} \sum_{i=1}^{I} \frac{1}{S1_i^2} \right\}$	Humphrey	OctopusとHumphreyで符号が異なる
LV	loss variance	$LV = \frac{1}{I-1} \sum_{i=1}^{I} \{(N_i - MD) - X_i\}^2$	Octopus	視野の凹凸の程度を示す 局所的な感度低下により敏感に上昇 diffuseな障害では変化しない
PSD	pattern standard deviation	$PSD = \sqrt{\left\{\frac{1}{I}\sum_{i=1}^{I} S1_i^2\right\}\left\{\frac{1}{I-1}\sum_{i=1}^{I}\frac{(X_i - N_i - MD)^2}{S1_i^2}\right\}}$	Humphrey	
SF	short term fluctuation	$SF = \sqrt{\dfrac{\sum_{j=1}^{M}\sum_{r=1}^{R}(X_j - \overline{X_j})^2}{\dfrac{R-1}{M}}}$	Octopus	短期変動 1回の視野検査中に同一測定点を2回以上計測し求めた標準偏差でデータの再現性の指標となる。視感度の低い部位で上昇する。視野障害の初期で上昇することもある
		$SF = \sqrt{\left\{\frac{1}{10}\sum_{i=1}^{10} S2_i^2\right\} \times \left\{\frac{1}{10}\sum_{j=1}^{10}\frac{(X_{j_1} - X_{j_2})^2}{2 S2_j^2}\right\}}$	Humphrey	
CLV	corrected loss variance	$CLV = LV - SF^2 / I$	Octopus	LV, PSDよりSFの影響を差し引いた値
CPSD	corrected pattern standard deviation	$CPSD = \sqrt{PSD^2 - k \times SF^2}$	Humphrey	

Octopus 視野計
 I：測定点数，X_i：測定点iの視感度，N_i：測定点iの年齢別正常値，X_j：反復測定を行った測定点jの視感度，$\overline{X_j}$：反復測定で得た測定点jの平均視感度，r：測定回数，R：反復測定の回数，M：反復測定を行った測定点の数
Humphrey 視野計
 I：測定点数，X_i：測定点iの視感度，k：定数（30°視野：1.28，24°視野：1.14），N_i：測定点iの年齢別正常値，$S1_i$：測定点iの年齢別の正常標準偏差，$S2_j$：測定点jの年齢別の正常標準偏差，X_{j_1}：2回反復測定を行った測定点jの1回目の視感度，X_{j_2}：2回反復測定を行った測定点jの2回目の視感度

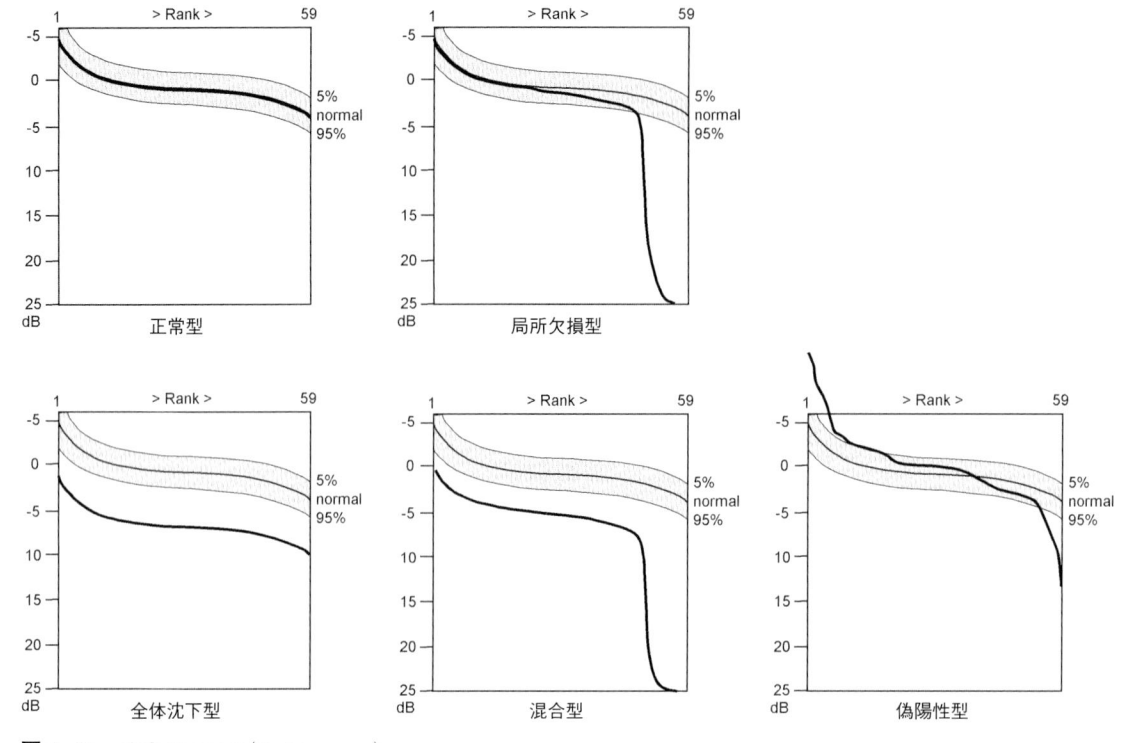

図 2-91 defect curve(Berbie curve)

の変化を把握することができる。実際の静的視野測定においては、視野の各部位によって正常値のバラツキが異なる。特に周辺視野は、中心視野に比べバラツキが大きく、これらを考慮に入れた解析が必要である。トータル偏差の確率表示では、その値が確率的にどの程度正常値から逸脱しているかを示し、この問題点に対応している。実際には各測定点で、5〜0.5%の4段階の確率による分類が表示される。臨床上では、この確率表示が最も役立つと考えられる[65-67]。

パターン偏差：数学的処理で視野を全体的にかさ上げし、diffuseな感度低下の成分を除いた結果が示されている。実際には測定点の中で周辺部を除いた(24-2の配置)の51点のうち、上から7番目に感度の高い点(85%値)を代表値とし、正常値からの偏位を求め、視野全体に加算する。白内障などの中間透光体の混濁や、縮瞳薬による全体的な視野の感度低下のため、本来の視野障害が評価しにくい場合に、局所的な視野障害をより強調することができる。また視野の病期分類、進行評価において、緑内障に非特異的なdiffuseな視感度低下の影響を除いて評価する目的にも用いられている[68,69]。

■ **視野全体としての統計学的評価**
視野指標

自動視野計を用いて長期にわたる視野の経過観察を行う場合や、特定の治療を行った症例群に対する統計学的評価を行う場合などは、視野としての本来のパターンの情報は捨てて、一つの視野の性状を一つの数値として算出し評価するほうが、解析上有益な場合がある。この視野指標 global index は、Flam-merらによりOctopus視野計を用い初めて考案され[70,71]、現在ではHumphreyをはじめ多くの自動視野計に取り入れられている。現在までにいくつかの種類の視野指標が考案されており、視野解析に広く用いられている。表2-8にそれぞれの視野指標の算出方法と、臨床的意義を示す。

defect curve(Bebie curve)

Bebie によって Octopus 視野計を用い考案された方法で，別名 Bebie curve とも呼ばれる（図2-91）[72]。個々の測定点における年齢別正常値からの変化量を，小さいものから大きいものへ順に並べた曲線で，視野の局所的な沈下，全体的な沈下を評価することができる。さらに偽陽性率が高いと左肩が正常値より大幅に上昇することで判断できる。

ボックスプロット

1回の視野検査で得られた各測定点の，正常値からの偏位をヒストグラムで描き，90度回転させてボックス状に簡略化して表示したものである（図2-92）。線の両端が最大値，最小値で，中央のボックスは，15〜85％の範囲を示す。ボックス中央の横線は中央値を示す。直線とボックスの形状で大まかに，局所性の感度低下か全体的な感度低下かを判定することができる。

緑内障半視野テスト

半視野テスト glaucoma hemifield test（GHT）は Humphrey 視野計に導入されている緑内障判定プログラムで，緑内障の特徴として上下視野の視感度に差が生じることに着目して，上下それぞれ五つのクラスター間で統計学的検討を行う。正常範囲外，境界閾，全体的感度低下，異常高感度，正常範囲の5種類の判定が行われる[73]。

■測定結果の信頼性の評価

視野検査は自覚検査のため，その評価にあたっては各種信頼性の指標を必ず確認する必要がある。

短期変動

測定中に同一点を複数回測定し得られた標準偏差を短期変動 short term fluctuation（SF）といい，再現性の指標となる[70,71,74]。Humphrey 視野計の full threshold 30-2 では10か所，Octopus 視野計の G2 では全点2回測定しており，これらの標準偏差が SF として用いられる。SITA や TOP など，1点につき2回閾値測定を行っていないアルゴリズムでは SF は算出されない。この短期変動は，閾値測定の知覚確率曲線の傾きとしても表

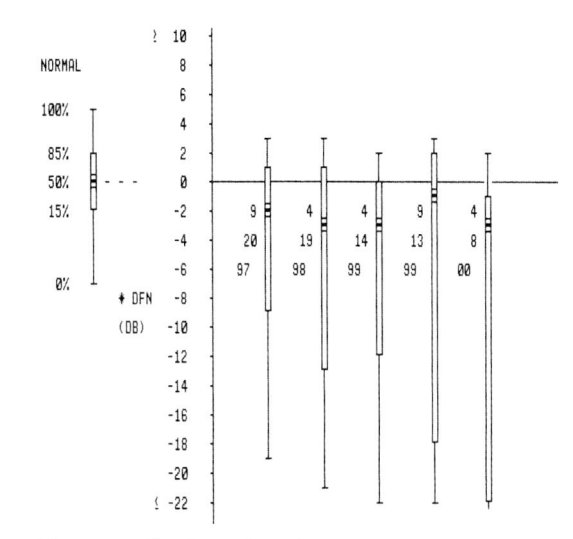

図2-92　ボックスプロット

現される。正常閾値付近では小さく，疾患によって感度が低下している部位では大きくなる傾向がある。視野計，プログラムによっても異なるが，正常範囲は 1.0〜2.5 dB とされている。

固視

視野検査の場合，被検者の検査中の固視状態は，結果の信頼性にとって重要な要因となる。Heijl-Krakau 法[75]は，マリオット盲点に定期的に検査視標を呈示して，応答があると固視不良とする方法で，20％までが正常範囲とされている。しかし正常者や緑内障患者多数の調査では，この基準はやや厳しく33％まで許容すべきであるとする報告もある[76-79]。Heijl-Krakau 法では検査中の固視の状態をすべて監視することができないため，Humphrey 視野計 HFA II ではゲイズトラック法と呼ばれる角膜反射を利用した固視モニターが導入されており，測定結果の下段に検査中の固視の状態を波形で表示することができる。上向きのスパイクが被験者の固視ずれ，下向きのスパイクが瞬目を示す（図2-90）。

Octopus 視野計では，201型からビデオカメラ法が採用されている。この方法はビデオカメラで瞳孔と虹彩のコントラストから眼球をモニターし，検査を中止したり再検査を行ったりする。Octopus 301 では固視の自動追尾機構が内蔵されており，顎や頭位ずれに伴うゆっくりとした大き

な眼位ずれを，自動的に補正することができる。

偽陽性，偽陰性

偽陽性率 false positive response とは，検査視標を呈示していないにもかかわらず間違って応答した割合をいう。正常者でもある一定の割合で発生するが，中には検査内容を理解せずに，あるいは精神的圧迫などからどんどんボタンを押してしまう trigger-happy とも呼べる被検者がいる。この場合，測定結果が本来の視感度よりもさらに高く評価されてしまう。偽陽性率が 20% を超える場合には，測定結果の信頼性が低い。defect curve を用いている場合は，曲線の左肩付近のデータが正常域を超え，異常に上昇することでも確認することができる（図 2-91）。SITA では偽陽性率を求める際に，被検者が本来応答できないタイミング（視標呈示後 50 msec 以内など）でボタンを押した応答をカウントすることで，検査時間の短縮を行っている。被検者の偽陽性率を減らすためには，検査視標の 50% は正常者でも見えないことを検査前に十分説明することが肝心である。

偽陰性率 false negative response は，視野検査中に一度応答のあった部位に高輝度の視標を呈示し答えなかった割合で，同様に約 20% を超える場合には患者が集中力を欠いたり，検査内容を理解していない可能性がある。ビデオ固視監視を行っていない視野計では，被検者が閉瞼していても検査が進行し，偽陰性率が上昇する場合がある。また，被検者の注意力が十分あっても視野障害部位では閾値が不安定なため偽陰性率が上昇することがある。さらに視野障害が進行した症例では，固視のわずかな変動で偽陰性率が上昇することもある。

これら偽陽性率，偽陰性率は検査中でもモニターできるので，視野検査の開始初期から現れた場合には，いったん検査を中止し，再度説明後に始めから測定をやりなおす配慮も重要である。

学習効果

初回の視野検査を行う場合，しばしば検査に不慣れなこともあり，視感度が本来の値より数 dB 低く測定されることがある。そしてその後の再検査で，本来の視感度を示すようになる。これは学習効果 learning effect とよばれ，特に早期のわずかな視野障害検出の妨げとなる[80-85]。さらに，視野進行を判定する場合のベースラインを決定するうえでも問題となる。この学習効果は，初回のみではなく数回続く場合もある。学習効果は視野中心部より周辺部に大きいといわれている。

また一般的に各種統計学的な評価を行う場合には，少なくとも 2 回目以降の検査データを採用する必要がある。ただし，学習効果は主に感度低下として現れるため，初回検査で正常視野が得られた場合には正常と判定してよい。学習効果は，blue on yellow 視野など視野測定の方法が大きく変わると再び現れることも報告されており[86]，それぞれの視野検査で再度考慮する必要がある。

疲労現象[87-90]

静的視野検査は，眼科の自覚検査のなかでも最も単調で時間のかかる検査である。そのため多くの被検者は検査による疲労を訴える。さらにこの疲労が，視感度に影響を及ぼすことも少なくない。この疲労による感度低下は，中心視野では中心部より周辺部に多くみられる。また疲労現象により，緑内障性視野障害がより強調されることもある。疲労現象は Octopus 視野計の G1X，G2 など同一測定点をすべて 2 回測定するプログラムでは，1 回目の視感度より 2 回目の視感度が低く現れることで確認できる。現在導入が進んでいる SITA，TOP，dynamic などの検査時間の短いプログラムは，この疲労現象が少ないと考えられる。

長期変動

視野検査を定期的に行い長期的な経過観察を行う場合，本来の疾病によらない数 dB の閾値変動を認める。これは長期変動とよばれ，視野進行・改善の判定上の問題となる。長期変動には大きく分けて視野全体に均一に影響する成分と，測定点ごとに異なる成分が存在するといわれている。長期的な経過観察を行う場合，短期変動のみならずこのような長期変動も念頭において評価する必要がある[62,74,91-97]。臨床的には少なくとも 2 回以上視野変化が確認されてから，治療方針などの変更を検討することが望ましい。

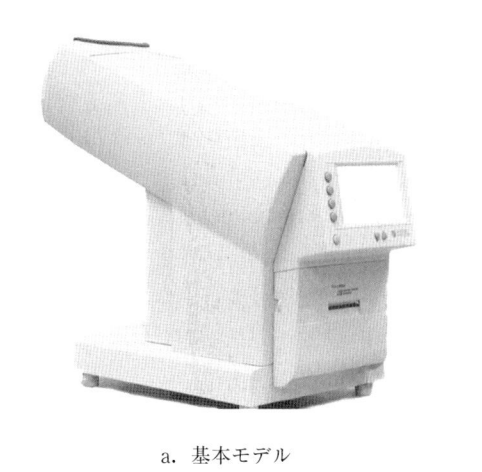

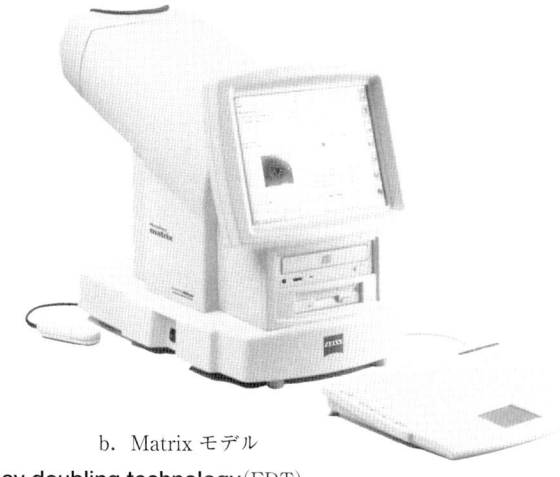

a. 基本モデル　　　　b. Matrix モデル

図 2-93　frequency doubling technology (FDT)

特殊な視野検査

frequency doubling technology (FDT)

本装置(図 2-93a)では，1 cycle/degree 以下の正弦波パターンを 15 Hz 以上の早い周波数で反転すると，平均輝度の灰色にはならず，2 倍の周波数の縞として見える(図 2-94)[98,99]。この現象は frequency doubling illusion と呼ばれ，網膜神経節細胞の M 細胞のサブセットがこの現象に関与すると考えられている[100]。しかし一方，この frequency doubling illvsion が M 細胞に特異的なものではなく，より中枢での現象とする報告もある[101]。FDT はこの錯視を視野検査に応用したもので，実際の測定では視角 5 度の 0.25 cycle/degree の低周波数正弦波パターンを 25 Hz で，中心視野 20 度以内の 17 か所に呈示し frequency doubling illusion を作成し，縞のコントラストを変え，コントラスト感度を測定する。さらに鼻側 20〜30 度に上下に視標を配置した，計 19 か所の検査プログラムもある。FDT には各点の閾値を測定するプログラムと，正常値からの低下量を確率区分でスクリーニングするプログラムがある。FDT は検査時間が短く，±7D 以内なら屈折の影響を受けにくいなどの点で，緑内障の早期診断，スクリーニングとして有用である[102-110]。

さらに，視標サイズを半分にし 30-2，24-2，10-2 の測定点が検査可能な Matrix と呼ばれる

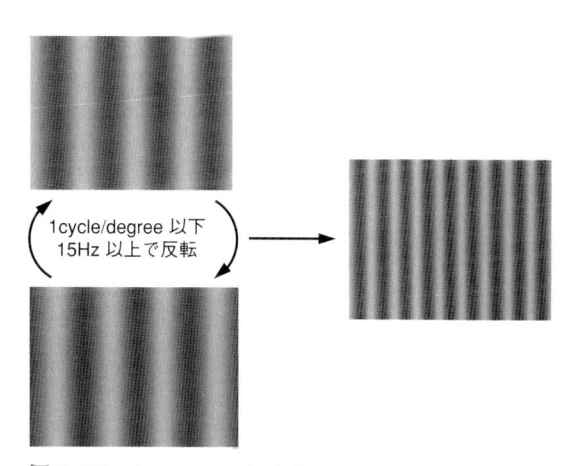

図 2-94　frequency doubling illusion

タイプも開発されている(図 2-93b)。30-2，24-2 では 0.5 cycle/degree の正弦波パターンを 18 Hz で，10-2 では，0.5 cycle/degree の正弦波パターンを 12 Hz で反転し呈示している。

FDT のように視標のコントラストを変化させて閾値を求める方法が，本来の frequency doubling illusion を十分反映しているのかという点についてはまだ不明な点もあるが，時間的に反転しない静止した縞視標とは明らかに異なり，25 Hz の単純なフリッカー視標と似た生理学的特性を示すとの報告もある[111]。FDT を測定した際に，後に測定した眼でやや視感度が低下することがある。これは順応が不完全なために生ずるとする報告がなされている[112]。FDT ではコントラスト感

blue on yellow 視野

高輝度の黄色背景(Humphreyの場合，100 cd/m^2：Schott OG 530 filter)に青色視標(Humphreyの場合，Omega 440 nm filter, 27 nm bandwidth)，サイズⅤ，刺激呈示時間200 msecで呈示し，視野測定を行う方法でshort-wavelength automated perimetry(SWAP)とも呼ばれる。高輝度の黄色背景を用いることにより，本来視感度の高い中波長(緑)，長波長(赤)系の機能を抑制し，短波長(青)系の機能を評価することができる。緑内障では主に，S-coneからの情報を受けるsmall bistratified 細胞の機能を反映するとされている。色視野の研究の初期には，白色背景に色視標を呈示していたが[113,114]，視標のみならず背景光にも色を用い，他の波長系を抑制する選択的色順応法が開発され[115]，より選択的に短波長系の視野測定が可能となった。その後，この短波長系を分離評価する多くの基礎的研究が行われてきたが[116-120]，自動視野計にこの原理が導入されより広く臨床的応用が可能となった[121-131]。

これら緑内障を対象とした多くの研究でblue on yellow 視野は，従来の視野検査に比べより鋭敏に異常を検出可能であることが示されてきた。さらに一般の視野検査よりも数年早く，緑内障性視野障害を検出できるとの報告もある[132,133]。また，blue on yellow 視野は眼圧に依存する緑内障で，より異常が検出されやすいとする報告もある[134-136]。

blue on yellow 視野の問題点として，青色視標を用いるため，加齢による水晶体の着色の影響を大きく受ける点があげられている[122,137]。初期の研究では，この水晶体の黄色化の影響を避ける目的で，視野測定結果にいくつかの補正を行っていた。しかしこの水晶体の特性で補正する方法は一般臨床に用いるには繁雑で，時間もかかり困難である[138]。現在のHumphrey視野計では補正なしに年齢別正常値を用い，統計学的に処理を行っている。この水晶体による感度低下はdiffuseなものであり，視野の上下を比較することで，黄色化の影響を受けずに高い特異度，敏感度をもって緑内障性視野障害を評価できるとの報告もある[139]。

blue on yellow 視野では視標サイズⅤを用いるので，従来のサイズⅢを用いた視野計に比べ屈折の影響を受けにくい。一般的には大きい視標サイズを用いると，白内障などの中間透光体の混濁の影響も受けにくくなるはずであるが，本検査では高輝度の背景光を用いるため，検査中は従来の視野検査より縮瞳状態になる。混濁が中心部に限局した白内障では，逆に視感度が低下する場合があるので注意が必要である[140]。またblue on yellow 視野は，従来の視野測定に比べ検査のバラツキが大きいことも報告されている[141,142]。現在，測定時間をより短縮可能なSITAアルゴリズムを用いた閾値測定法の導入が検討されている[143]。

フリッカー視野

視野の検査視標にフリッカー光を用いる視野測定法を，総称してフリッカー視野という。主にM細胞系の機能を反映するとされている。フリッカー視野には大きく分けて，各測定点のフリッカー融合頻度 critical fusion frequency(CFF)を測定する方法と，時間変調感度を測定する方法がある。われわれは，光がon・offを繰り返す不連続光を見ると，ちらつきを感ずる。このちらつきの周波数を速くしていくと，ついには融合して，もはやちらつきは感じられなくなる。この周波数をCFFまたはフリッカー値と呼ぶ。CFFを指標とするフリッカー視野では，フリッカー視標のコントラストを一定に保ち，周波数のみを変化させて測定を行うことになる。

Phillipsは，種々の眼疾患で初めて視野の各部位のCFFを測定した[144]。Milesは従来の静的測定法に加え，平面視野計でフリッカー周波数を一定に保った視標を動かして(実際には患者の固視点を移動させて)，CFFのイソプトメトリーを行う動的フリッカー視野測定を行った[145]。その後，Goldmann視野計を用いた動的・静的フリッカー視野測定が試みられてきた[146-148]。現在では自動視野計の普及に伴い，自動視野計によるフリッカ

一視野測定が試みられている。LED を検査視標にもつ OCTOPUS 1-2-3 型，301 型，311 型では，オプションでフリッカー視野を測定することが可能である[149]。フリッカー視野は，緑内障性視野障害を従来の方法より早期に検出可能であることが報告されている[150, 151]。

これら CFF を指標とするフリッカー視野では，被検者は静止した視標ではなく，ちらつきを感じる視標のみに応答する必要があるため，従来の明度識別視野検査に比べやや偽陽性が多くなる傾向がある。一方 Lachenmayr らは，多数の LED をドーム内に背景輝度の影響を受けないよう埋め込んで，フリッカー視野の平均輝度と背景輝度を一致させて測定を行っている[152]。被検者は，視標にちらつきなど何らかの変化が感じられれば応答すればよく，検査がより容易となっている。しかし装置の構造が複雑なため，普及するには至っていない。

一方，フリッカー視野の周波数を一定にして明暗のコントラストを変化させ，視野の各部位の時間変調感度を測定する方法がある。Tyler によって初めて報告されて以来[153]，自動視野計を用いたいくつかの報告がなされている[126, 154-156]。この方法は周波数を固定するため，CRT など垂直同期に制限のあるデバイスでも測定を行うことができる。いずれの方法でも緑内障性視野障害を，従来の明度識別視野検査に比べより鋭敏に検出可能であることが報告されている。特に CFF を視標とするフリッカー視野の特徴として，測定中の視標コントラストが一定のため，屈折異常のみならず白内障などの中間透光体の影響を受けにくいことが知られている[157, 158]。

high-pass resolution perimetry (HRP)

Frisén によって考案された視野計で，CRT 上にリング状の視標を呈示し，いわゆる解像度視野を測定する[159]。ランドルト環など解像度を検出する視標には，視標そのものが認知される detection threshold と，その切れ目の方向がわかる resolution threshold がある。視標の低空間周波成分を除くことにより，detection threshold と resolution threshold を一致させることができる[160]。このような視標を用いることにより，解像度を単に視標が見えたら応答するという方法で評価でき，視野検査にも応用できる。HRP では低空間周波成分を除いたリング状の視標を用いており，リング視野計とも呼ばれている。視力などの解像度は機能的な網膜神経節細胞の間隔と相関すると言われ，機能している神経節細胞数の割合を neural capacity index として算出することができるとしている[161]。

HRP は従来の明度識別視野に比べ，測定結果のバラツキが少ないことも報告されている[162, 163]。検査は比較的短時間で行うことができる。緑内障の検出や経過観察における HRP の評価はまちまちである。明度識別視野検査とほぼ同等かやや優れているとの報告がある一方[164-167]，やや劣るとする報告もある[168, 169]。HRP の結果は緑内障における網膜神経層の厚さと相関することが報告されている[170-172]。さらに視神経乳頭の rim 領域と相関することも報告されている[173]。しかし，逆に相関は弱いとする報告もある[174]。HRP では解像度視野を測定するため，中間透光体の影響を非常に大きく受ける[157]。

noise field campimetry

コンピュータのモニター上に，テレビの空きチャンネルにみられるような random noise を表示し，被検者に中央の固視点を凝視させる。緑内障患者では，視野異常部位がちらつきのない範囲として自覚される。これは Aulhorn により発見された方法で[175]，CRT を刺激画面にもつ Tübinger Electronic Campimeter (TEC) を用いて検査することができる[176, 177]。またわが国でも，家庭用テレビを用いて同様の検査が可能であることが報告されている[178-180]。FDT，フリッカー視野と同様に，M 細胞系の機能を反映すると考えられる。視野の定量的評価は困難であるが，緑内障スクリーニングや患者自身が自分の視野障害に対する病状を理解するうえで有用である。

oculo-kinetic perimetry(OKP)

　Damatoにより考案された簡単な紙の検査用紙を用いた視野検査法[181, 182]で，紙面上に書かれた番号の順に視点を動かしていき，中心部に描かれた点が見えるか見えないかを調べ，相対的に視野異常を検出していく。OKPにはいくつかの種類があるが，緑内障用としては26点からなるOKP緑内障スクリーナーがある。Aulhorn-Greve変法のⅢ期以上の症例では，100%の検出率が得られるとされている[183]。場所を選ばず高価な装置もいらないという点で，緑内障のスクリーニングに有用である。

眼底視野計

　眼底を直視下で観察しながら視野検査を行う方法で，1952年Trantasにより直像鏡を用いる方法が初めて報告された[184]。その後わが国では，Visuscope[185]や眼底カメラに視標呈示装置を組み込んで測定する方法が行われてきた[186-188]。最近では，走査型レーザー検眼鏡 scanning laser ophthalmoscope(SLO)に内蔵したユニットを用いることで，micro perimetryを行うことができる[189-192]。網膜神経線維層欠損など，眼底所見を確認しながら視野検査が可能である。ただし固視の問題，測定点配置，閾値測定アルゴリズムなどの面で自動視野計に比べまだ制限は多い。

他覚的視野検査

■瞳孔視野計

　視野検査は基本的には被検者の応答が必要な自覚検査である。そのため被検者の応答が測定結果に大きく影響する。一方，視野検査を他覚的に行う方法も古くから検討されてきた。瞳孔視野計はその一つで，光刺激に対する瞳孔反応をとらえることで視野測定を行う。対光反応を応用して他覚的に視野検査を行う試みは，1949年にすでにHarmsらによって報告されている[193]。これまでにGoldmann視野計などに電子瞳孔計を組み込んで行われた基礎研究から[194-198]，Octopus視野計，Humphrey視野計を用いた自動瞳孔視野測定などの試みがなされてきた[199-204]。コーワ視野計でも，オプションで瞳孔視野測定が可能となっている[205]。瞳孔視野測定で中心30度内での十分な視野のダイナミックレンジを確保するためには，視標サイズⅤを用いる必要がある。この条件ではマリオット盲点は検出されない。また検査中は被検者の中心固視ならびに十分な開瞼が必要であり，他覚検査とはいえ検者の協力は必要である。次に述べる多極所網膜電図の原理を応用した瞳孔視野測定も考案されている[206]。

■多局所網膜電図

　本検査 multifocal ERG は Sutter によって開発された方法で[207]，CRTの刺激画面を用いて網膜の複数の部位に対し，ランダム刺激を用いて同時刺激し，100部位以上の局所網膜電図を特殊な演算により算出する方法で，ERGの視野ともよべる結果を得ることができる。緑内障の場合，病変の主体が網膜神経節細胞にあるため，ERGでは基本的に異常をとらえることはできない。ただし波形の二次成分を解析することで，網膜神経節細胞由来の応答 optic nerve head component の記録が可能とする報告もある[208]。しかしこれに対しては反論もある[209]。

■多局所脳電図

　多局所網膜電図を視覚誘発電位に応用した方法を多局所脳電図 multifocal VEP といい，視細胞から第一次視中枢までのすべての病変を反映することができる。視中枢では解剖学的に黄斑部が対応する部位の比率が大きくなるため，VEPの成分の多くは黄斑部機能を反映することになる。多局所網膜電図と同様にCRT上に呈示された刺激画面を用い，VEPを測定し特殊な演算によりマッピングする[210-214]。VEPを用いた視野は，被検者を取り巻く種々の条件によって影響されやすく，まだ結果の安定性は不十分である。解析方法，判定基準などさらなる改良が期待される。

緑内障性視野変化

　緑内障治療の最終目標はその視機能の維持・改善にある。緑内障性視神経障害は，視神経乳頭，網膜神経線維層の形態学的変化として観察することが可能である。そして，これらの視神経の形態学的変化に対応する視機能障害を証明して，初めて緑内障性視神経障害と診断することができる。視野検査は緑内障における視機能障害の最も重要な評価法であり，単に視野変化の有無を検出するのみでなく，一定の測定条件で長期的に測定することにより，治療方針など緑内障管理においても不可欠な情報を提供する重要な検査法である。原発開放隅角緑内障を代表とする慢性の緑内障の視野障害は，基本的には視神経乳頭における神経線維束の障害によって起こるとされている。そして緑内障性視野障害は，明度識別視野検査で異常の出現しない極早期から，中心視野の消失した後期までさまざまな病期を呈する。

緑内障と網膜神経節細胞

　緑内障では，明度識別視野検査で異常が検出される時期は，すでに多くの視神経線維が障害されていることが知られている。QuigleyらはGoldmann視野計で異常が検出された時期には，すでに50%の視神経線維が障害されていることを報告している[215]。さらに自動視野計を用いた研究でも5 dBで20%，10 dBで40%の網膜神経節細胞が障害されているとしている[216]。自動視野計の計測が可能な訓練されたサルを用いた実験緑内障の研究でも，同様の傾向が報告されている[217]。これらのデータは人の視神経の余剰性を示す一方，明度識別視野検査による極早期緑内障検出の限界も示している。

　一方Quigleyらは，緑内障では太い神経線維が早期に障害されることを報告した[218-221]。網膜神経節細胞はその外側膝状体への投影により，機能的および形態学的に分類されてきた[222-225]。最も数の多い網膜神経節細胞は，外側膝状体のparvocellular layerに投影するP細胞系と呼ばれる

表 2-9　網膜神経節細胞の種類とその機能

網膜神経節細胞	軸索	外側膝状体	視機能検査
P細胞系(80%) (midget cell)	細い	parvocellular layer	視力 HRP
K細胞系(5%) (small bistratified cell)	太い	koniocellular layer	blue on yellow
M細胞系(15%) (parasol cell)	太い	magnocellular layer	flicker motion frequency doubling

もので，全体の80%にあたり，小型で軸索も細く，主に視力などの高い空間的解像度に関する機能に関与するとされている。視野検査ではHRPが，主にこのP細胞系の機能を評価していると考えられる。近年，短波長に関与する網膜神経節細胞は外側膝状体のkoniocellular layerに投影することが示され，K細胞系と呼ばれている[226]。このK細胞系は比較的大型で全体の5%にあたると考えられている。視野検査ではblue on yellow視野がこのK細胞系を評価していると考えられる。

　一方，外側膝状体のmagnocellular layerに投影する網膜神経節細胞は全体の15%ほどを占め，M細胞系とよばれ，大型で軸索も太く，比較的視野全体に均一に分布し，フリッカーなど高い時間周波数で変化するものに敏感に反応する。M細胞系は空間的な解像度は低い。視野検査ではFDT，フリッカー視野，motion perimetryなどがM細胞系の評価を行っていると考えられる。表2-9に網膜神経節細胞の種類と機能ならびに各種視野検査との対応関係を示す。このようにM細胞系，K細胞系は比較的神経線維が太く，またその数も少ない。臨床的にもFDT，フリッカー視野などM細胞系を反映する視野検査は，緑内障の早期検出に有用であることが報告されている。

　また，K細胞系の機能を反映するblue on yellow視野でも，緑内障性視野障害をより鋭敏に検出されることが報告されている。近年のサルを用いた実験緑内障での外側膝状体のリレーニューロンの検討では，P細胞系・M細胞系両方の障害

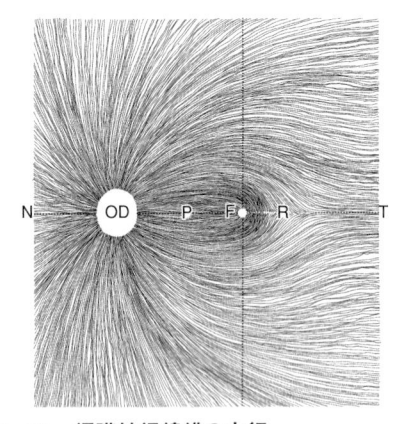

図2-95　網膜神経線維の走行
(Hogan MJ et al : Histology of the human eye, WB Saunders, 1971 より)

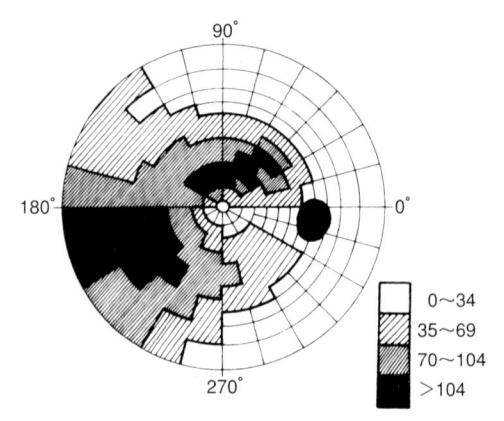

図2-96　Aulhorn 分類2期における絶対暗点の分布
(Aulhorn E et al : Doc Ophthalmol Proc Ser 14 : 75-83, 1977 より)

が観察され，さらにむしろM細胞系に比べ，P細胞系の障害が強いとの報告もある[227]。さらに，このような視野測定が緑内障をより鋭敏に検出できるのは，必ずしも緑内障において選択的な網膜神経節細胞が障害されるためではなく[228]，たとえ障害が全種類の細胞に及んでいても，数が少なく余剰性のない網膜神経節細胞の機能を選択的に検査することで，検出能力が上がるとする考え方もある[229]。一般の明度識別視野検査でも，小さい視標サイズを用いた方がより鋭敏に異常が検出されることが報告されており[230,231]，この場合でも小さな視標を用いる方がより少ない神経節細胞を刺激することになり，寄せ集めなどの余剰性が少ないことから説明される。

視野障害のパターン

さらに視神経の障害が進み，明度識別視野に異常が検出されるようになると，ある一定の類似したパターンで視野障害が出現してくるようになる。緑内障性視野障害を大きく分類すると，①Bjerrum領域の孤立暗点，②弓状暗点（Bjerrum暗点）[7]，③Rönneの鼻側階段[8]，④全体的沈下のいずれかまたはその組み合わせととらえることができる。さらに視野障害が進行すると輪状暗点，求心性視野狭窄へと進むが，これは弓状暗点が上下視野ともに進展した形と考えればよい。最終的には，視野は中心部と耳側周辺部の島状の部分に分断され，さらに進むと中心部が消滅するが，ときには耳側周辺部が先に消失することもある。このような特徴的な緑内障性視野障害は，網膜における網膜神経線維層の解剖学的構造に基づくものとされる（図2-95）[232]。

網膜上では網膜神経節細胞からの神経線維は，上方網膜と下方網膜で大きく分かれており，それぞれ黄斑部を上下に避けるように走行し，視神経乳頭の上極，下極へ入る。この際，視神経乳頭により近い網膜神経節細胞からの線維は，より乳頭の中央側に入ることが知られている（視神経乳頭の構造と機能，45頁参照）[233]。緑内障性視野障害は早期の孤立暗点から障害が進むにつれ，この神経線維走行に沿った弓状暗点を呈する。さらに視神経乳頭部位では上極，下極に分離している網膜神経線維が網膜上の耳側では水平経線を挟んで接しており，乳頭上での障害の上下差が耳側網膜では鼻側階段として現れることになる。さらにこのような上下網膜の解剖学的特徴は，上半視野と下半視野の視野障害の進行程度の差異としても現れる。これは緑内障性視野障害の大きな特徴でありHumphrey視野計でも，上下半視野の対応するクラスターの比較を統計的に行うことで診断を行う glaucoma hemifield test（GHT）[73] がある。

Aulhornによる早期緑内障400眼の解析によると，絶対暗点の部位は，図2-96に示すように視野上下いずれにも認められるが，下方では鼻側に

多く，上方では固視点により隣接し，これを囲む形で認められている[234]。またその後の報告では，上方視野のほうが下方視野より障害されやすいことも示されている[235-237]。一方，緑内障性視野障害を評価するにあたり，しばしば視野の全体的沈下を経験することがあるが[238-240]，この場合多くは局所的な感度低下とともに検出されることが多く，視野の全体的沈下のみを呈する症例は非常に少ない[241-243]。一般的に，視野の全体沈下は白内障などの中間透光体の混濁，屈折異常，縮瞳，疲労，検査の不慣れなどさまざまな原因で起こる場合が多いため，特異性に乏しく単独では診断的意義に欠ける。この場合片眼性，高眼圧あるいは乳頭陥凹比の大きい眼により著明であった場合，さらに再現性がある場合には緑内障性である可能性も考えてもよい。従来からSeidel暗点として，緑内障性視野変化の一つとして数えられてきたマリオット盲点からの上下方向への暗点の拡大は，現在では緑内障に特異的な変化とはされていない。

原発開放隅角緑内障と正常眼圧緑内障の視野

原発開放隅角緑内障に対し，正常眼圧緑内障も基本的には同様の視野障害の進行様式をとることが多い。Tübinger視野計やGoldmann視野計による報告では，原発開放隅角緑内障，正常眼圧緑内障ともに上半視野に変化が多く，両者の差異はなかったとしている[236,244,245]。しかし一方では，正常眼圧緑内障では，病期が進行してくると原発開放隅角緑内障に比べ下方視野が障害されやすい傾向があるとされている[246]。さらに正常眼圧緑内障では，中心5度以内に初期より深い暗点が検出されるとする報告が多い[247-249]。自動視野計を用いた研究では，原発開放隅角緑内障に比べ正常眼圧緑内障はより局所的視野変化が多く，逆に原発開放隅角緑内障では局所的視野障害に加え，視野の全体的沈下が混在するという報告もある[250,251]。さらにblue on yellow視野を用いた報告では，より眼圧依存性の高い原発開放隅角緑内障が，正常眼圧緑内障より異常が検出されやすいとする報告もある[134-136]。このことより，原発開放隅角緑内障と正常眼圧緑内障の視神経障害の発生機序に，相違があるとする考え方もある。

緑内障の病期分類

緑内障は一定の進行様式をとるため，しばしば進行程度に基づく緑内障の病期分類が行われている。この緑内障性視野障害の病期分類を行うことには，いくつかの理由がある。まず，その各病期により治療方針が異なることにある。たとえば，より進行した視野障害を有する症例では，より目標眼圧を低く設定する必要がある。また視野の病期を経時的に評価することで，視野進行判定の指標とすることができる。さらに，視野計をはじめとする各種診断機器の性能や各種緑内障治療の効果判定を行う際にも，同一病期の症例を対象とすることで，より精度の高い解析が行える。

緑内障性視野障害の病期分類の代表的なものとして，古くから用いられている方法にAulhorn分類[234]と湖崎分類[252,253]がある。Aulhorn分類は基本的に静的視野測定に基づく病期分類であり，中心視野における緑内障性変化を分類するのに適する。現在ではGreveらにより改変された分類法が用いられることが多い[254]（図2-97，表2-10）。一方，湖崎分類は主にGoldmann視野計を用いた動的視野測定に基づく慢性緑内障の病期分類であり，視野の病期を6期に分類している（図2-98，表2-11）。Aulhorn分類Greve変法の欠点として，上下半視野の所見により分類されるため，分類上では進行した視野異常を有する症例でも半視野がほとんど障害されていないことがあり，視野全体としての評価に問題がある。

近年では，自動視野計による解析で得られた各測定点の値や，各種視野指標を用いた病期分類が考案されている。比較的広く用いられている分類法にHodapp，Andersonらの方法がある[68,255]。この方法では視野をMD，パターン偏差を用いて3段階に病期分類している（表2-12）。また緑内障治療法と，その効果を検証したThe Advanced Glaucoma Intervention Study（AGIS），The Collaborative Initial Glaucoma Treatment Study

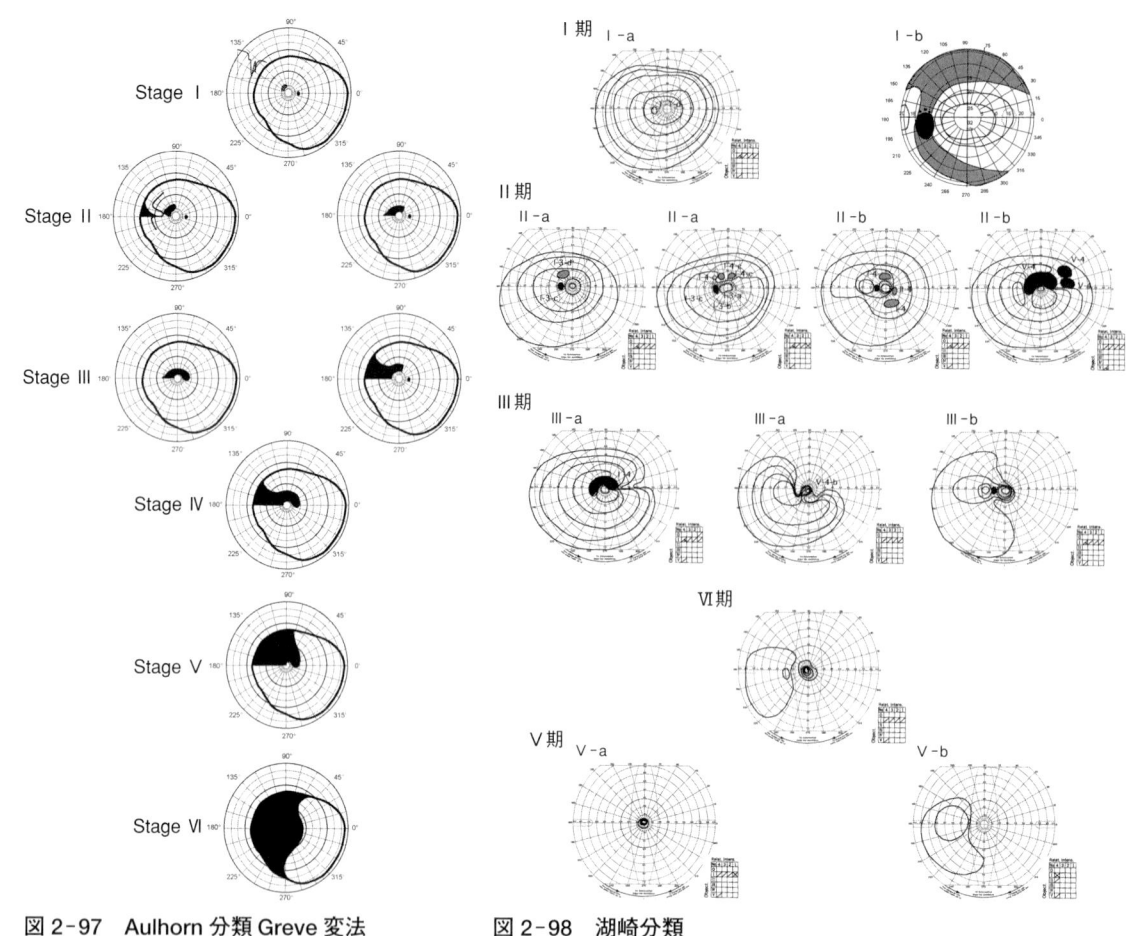

図 2-97　Aulhorn 分類 Greve 変法
(Greve EL et al : Doc Ophthalmol Proc Ser 35 : 35-42, 1983 より)

図 2-98　湖崎分類
(湖崎 弘, 他：眼科 17：1007-1022, 1975 より))

(CIGTS)では，それぞれ病期を 21 段階に分類し，視野の進行評価に用いている[256,257]（後述）。Brusini glaucoma staging system[258]は MD，CLV をスケールに合わせて分類するシンプルな方法である。また Humphrey 視野計のボックスプロットを用い，分類する方法もある[259]。

病期と視野検査法

　緑内障性視野障害はその病期によって障害程度が異なるため，自動視野計を用いた単一のプログラムでは，すべての病期を網羅することは困難である。明度識別視野で異常が検出されにくい早期の緑内障では，視神経乳頭，網膜神経線維欠損などの眼底所見，眼圧などの要因を十分考慮しながら，検出される視感度の低下が妥当なものかを評価しなければならない。これらの時期の感度低下は軽微であるため，学習効果，短期変動，長期変動などの視野変動要因の影響を受けやすい。よって 1 回の視野検査での判定は困難であり，複数回の検査結果を総合的に判定する必要がある。さらに FDT，フリッカー視野，blue on yellow 視野など，より早期に異常を検出できるとされる視野測定を試みることも有用である。明度識別視野検査で明確に異常が検出されるようになると，一般的に広く普及している中心 30 度内を静的に測定する 30-2，24-2，G2 などのプログラムが有用である。

　視野障害がさらに進み後期に入ると，中心 30

表2-10　Aulhorn分類 Greve変法（Greve 1982年）

Stage 0～I	0.6～1.0 log unit（6～10 dB）までの比較的小さな比較暗点を認める
Stage I	1.0 log unit（10 dB）以上の小さい比較暗点や絶対暗点を認める
Stage II	不完全な（Mariotte盲点から鼻側水平縫線に連続しない）弓状絶対暗点を認める
Stage III	完全な（Mariotte盲点から鼻側水平縫線に達する）弓状絶対暗点，または，鼻側穿破を伴う不完全な弓状絶対暗点を認める
Stage IV	1象限以内にとどまり，鼻側穿破を伴う完全な弓状絶対暗点を認める
Stage V	1象限以上を含み鼻側穿破を伴う完全な弓状絶対暗点，または輪状ないし半輪状の視野欠損を認め，中心視は残存する
Stage VI	耳側周辺視野のみ残存する

表2-11　湖崎分類（湖崎 1975）

I期	極早期緑内障で，Goldmann視野計による動的視野検査で異常が認められないもの
I-a	いかなる視野検査法でも異常の認められないもの
I-b	他の視野検査法で異常の認められるもの
II期	早期緑内障でGoldmann視野計のV-4イソプタに異常なく，I-4，I-3，I-2，I-1イソプタに異常の認められるもの
II-a	I-4イソプタ正常，他のイソプタに異常の認められるもの
II-b	I-4その他のイソプタに異常の認められるもの
III期	中期緑内障でGoldmann視野計によるV-4視野が狭窄し，それが1/2までのもの
III-a	V-4視野の狭窄が1/4までのもの
III-b	V-4視野の狭窄が1/4以上1/2までのもの
IV期	晩期緑内障でGoldmann視野計によるV-4視野が1/2以上狭窄するが，黄斑部視野が存在するもの
V期	晩期緑内障で
V-a	黄斑部視野のみ残存するもの
V-b	黄斑部視野が消失し，それ以外の視野が残存するもの
VI期	終末期緑内障で，Goldmann視野計による視野のないもの

表2-12　緑内障病期分類（Hodapp 1993, Anderson 1999）

早期視野欠損（次の3項目をすべて満たす場合）
MD＞－6 dB
pattern deviation：$p<5\%$が18点（25％）未満，かつ $p<1\%$が10点未満
中心5°内に15 dB未満の検査点がない
中等度視野欠損（次の4項目をすべて満たす場合）
6 dB≧MD≧－12 dB
pattern deviation：$p<5\%$が37点（50％）未満，かつ $p<1\%$が20点未満
中心5°以内に0 dBの検査点がない
中心5°以内に15 dB未満の検査点が，半視野のみ1点存在してもよい
重度視野欠損（次の4項目のいずれかを満たす場合）
MD＜－12 dB
pattern deviation：$p<5\%$が50％（37点）以上，あるいは$p<1\%$が20点以上
中心5°以内に0 dBの検査点がある
中心5°以内に15 dB未満の検査点が上下半視野ともに存在する

度内に0 dBの領域が増加するため，視野としての情報量が急速に少なくなる．そのため，このような場合は視標サイズを標準のサイズIIIからサイズVに変更し，視野としてのダイナミックレンジを大きくする方法が報告されている[260,261]．しかしサイズVを用いた正常値のデータは確立されておらず，さらにサイズIIIからの切り替え時期をどうするかなど，臨床上の問題点がある．後期の視野検査の意義は，残存した中心視野の評価，周辺視野の評価の2点になる．残存した中心視野の評価には，30-2などの6度間隔のプログラムでは非効率的であり，さらに測定点を中心部に密に配列した10-2，M2などが有用である[39,261]．一方周辺視野に関しては，元来視感度が低く変動も大きいため，自動視野計による静的視野測定は不向きである．一部の自動視野計では動的測定を導入し，周辺視野の評価に用いる試みがなされているが，現在のところまだ不完全なものが多い．現時点ではGoldmann視野計を用いた動的視野測定を行う方法が最も効率がよく，患者の負担も少なく現実的であると考えられる．

視野進行の評価

緑内障における視野検査の大きな目的の一つに，視野の経時的変化に対する解析がある．緑内障の管理上，視野進行の有無を評価することは，その後の治療方針を決定するうえにもきわめて重要である．Goldmann視野計を用いた手動による動的視野測定が主流であった時代は，イソプターの形状，面積などをもとに視野進行の評価が試み

表 2-13 緑内障視野進行判定基準 (Hodapp 1993)

新しい欠損の検出（次の3項目のいずれかを，連続2回の視野検査で満たす） 　　最周辺を除く隣接した3点が，それぞれベースラインから5dB以上悪化する 　　最周辺を除く1点が，ベースラインから10dB以上悪化する 　　最周辺を除く隣接した3点が，それぞれベースラインから $p<5\%$ レベルで悪化する
既存欠損の沈下（次の2項目のいずれかを，連続2回の視野検査で満たす） 　　最周辺を除く隣接した3点が，それぞれベースラインから10dB以上悪化する（この3点が連続した既存欠損の一部である場合，判定に用いる3点の組み合わせは複数通りある可能性がある） 　　最周辺を除く隣接した3点あるいは同一暗点内の3点が，それぞれベースラインから少なくとも5dB，かつ $p<5\%$ レベルで悪化する*（この3点が連続した既存欠損の一部である場合，または欠損が深くベースライン用のデータベースが存在しない点で分離されている場合，判定に用いる3点の組み合わせは複数通りある可能性がある）
既存暗点の拡大（次の2項目のいずれかを，連続2回の視野検査で満たす） 　　もともと正常であった中心15°内の2点，または中心15°外の3点がそれぞれ10dB以上悪化する 　　もともと正常であった中心15°内の2点，または中心15°外の3点がそれぞれベースライン用のデータベースから $p<5\%$ レベルで悪化する*
全体的な沈下（次の3項目のいずれかを満たす） 　　中間透光体や瞳孔径では説明できないMD (mean deviation) の低下を $p<1\%$ レベルで認める 　　CPSDが5回連続した視野検査で安定した傾向を示す 　　中間透光体や瞳孔径では説明できない視野全点における3dB以上の低下を連続2回の視野検査で認める

* Glaucoma change probability にて

られていた。しかし測定された視野そのものに検者の技量による影響が含まれるため，明確に視野進行を判定するには，かなり大きな視野変化が必要であった。決められた測定点を静的に測定する自動視野計の導入により，視感度をdBで定量的に測定できるようになり，視野進行を一定の基準でより客観的に評価することが可能となった。

しかし視野の経過観察を行う場合，本来の疾患による視感度の変化以外に短期変動，長期変動をはじめとする視野変動要因が多く存在する。さらに緑内障などにより視感度が下がっている部位では，正常部位に比べより変動が大きいこと[262,263]，緑内障による視感度低下は比較的ゆっくりと経過すること[264,265]などが解析上の大きな問題点となっている。さらに各種の視野進行判定法の妥当性を評価する場合，対象とする視野進行がわずかであればあるほど，基準となるべき真の視野進行をどう定義し評価するかという，根本的な問題に行き着いてしまうことにもなる。いままでに臨床的・研究的に用いられてきた視野進行の評価法は大きく分けて，①臨床的判断，②判定基準法，③ステージ分類法，④直線回帰解析，⑤Event解析などがある。

■臨床的判断

判定者が視野進行の有無を，各自主観的に評価する方法である。日常診療においても最も一般的に行われている方法で，簡便であるが客観性に欠け，バラツキも大きい。臨床的判断により信頼性を求める場合には，同等レベルの判定能力を有すると考えられる複数の診断者が，眼底など他の臨床所見を隠して判定を行い，総合評価することになる。これに対し，ニューラルネットワークを用い，診断者の判定を学習させる試みもなされている[266]。同じ学習を受けたニューラルネットワークを用いることにより，他施設でも同様の判定が可能となる。しかし判定能力は学習を行った診断者に依存し，これを超える判定は期待できない。

■判定基準法

Hodappらの方法[267]（表2-13）をはじめとし，あらかじめ視野進行の各種判定基準を決めておき，それに基づき判定を行う方法である。正常眼圧緑内障に対する治療効果を検証したNormal-tension Glaucoma Study[268]においても，類似の方法が採用されている。Normal-tension Glaucoma Studyでは，判定に用いる隣接点の組み合わせを上方視野あるいは下方視野に限っている。

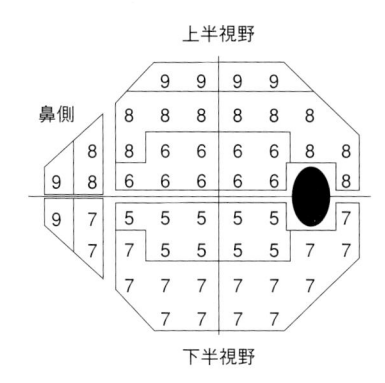

図 2-99 AGIS 判定テーブル
プログラム 24-2 トータル偏差を用いる。
部位により異なり 5～9 dB の感度低下を異常と判定する。

当然のことながら，判定基準法ではその基準の妥当性が重要となり，設定方法で評価は異なることになる。

■ステージ分類法

判定基準法をさらに発展させた方法で，視野を一定の基準でいくつかのステージに分類し，各ステージをまたがって視野が変化することにより，視野進行を判定する方法である。ステージの設定によりいくつかの方法がある。従来から Aulhorn 分類[234,254]，湖崎分類[250]を用いても行われてきたが，ステージの数が少なく，かなり大きな視野の悪化を認めないと進行とは判定できない。

The Advanced Glaucoma Intervention Study (AGIS)，The Collaborative Initial Glaucoma Treatment Study (CIGTS) では視野をクラスター単位で解析し，スコアを加算しさらに細分化したステージで視野進行を判定している[256,258]。AGIS では年齢別正常値からの視感度低下量をもとに，視野病期を 0～20 期に分類し，病期が 4 段階以上進行し，それが 2 回以上の検査で再現された場合進行と判定している（**図 2-99，表 2-14**）。CIGTS も同様に 0～20 期に分類するが，判定に視野の確率表示を用いている。3 段階以上進行し，それが 2 回以上の検査で再現された場合進行と判定している（**表 2-15**）。ステージ分類法を用いることにより，より一定の判断基準で進行を評価できる反面，各ステージ間が本当に直線的に推移するのか，緑内障の病態を反映しているのかに疑問が残る。

■直線回帰解析

1 回の視野検査で得られた各種パラメータを経時的に並べ，直線回帰解析を行う方法である。解析対象としては，各種視野指標（MS，MD），セクター，個々の測定点の値などが用いられる。視野指標のなかでは，MD を用いた回帰解析が広く用いられている（**図 2-100**）。一般的に MD の経時的変化は各検査の時間間隔も考慮して，MD スロープとして dB/年の単位で表現される。しかし MD は，あくまで視野の平均視感度の年齢別

表 2-14 AGIS 判定基準

使用プログラム：Humphrey 24-2 full-threshold（盲点 2 か所を除く 52 点）

判定手順
1. トータル偏差を用い，判定テーブルから測定点毎に異常判定する。
2. 鼻側，上下半視野の 3 部位に分け，下記基準でそれぞれスコア化する。
3. 各 3 部位のスコアの総計（0～20）を求める。

鼻側：（最大スコア 2）
  鼻側欠損：3 点以上の隣接した感度低下点（水平線をまたいでよい）
  鼻側階段：1 点以上の隣接した感度低下点（対側は 3 点とも正常）
  スコア 1　鼻側欠損かあるいは鼻側階段
  　　　2　12 dB 以上の感度低下点が 4 個以上

上下半視野：（各最大スコア 9）
3 点以上の隣接した感度低下点をすべて対象とする。
1. 対象測定点の数にてスコア分類する。
  スコア 1　測定点数　3～5
  　　　2　　　　　　6～12
  　　　3　　　　　　13～20
  　　　4　　　　　　21 以上
2. 対象測定点の半数が下記感度低下の場合，さらにスコアを加算する。
  スコア 1　感度低下 12 dB 以上
  　　　2　　　　　　16 dB 以上
  　　　3　　　　　　20 dB 以上
  　　　4　　　　　　24 dB 以上
  　　　5　　　　　　28 dB 以上

3 点以上の隣接した感度低下点がなく，2 点の隣接した感度低下点があり，少なくとも一つが 12 dB 以上の感度低下の場合，スコア 1 とする。
（隣接した点：上下，左右，斜め方向に接している測定点）
進行判定：連続した 3 回の視野で，4 点以上のスコア上昇があった場合

表 2-15　CIGTS 判定基準

使用プログラム：Humphrey 24-2 full-threshold（盲点 2 か所を除く 52 点）

判定手順
1. トータル偏差の確率レベルを用い $p<5\%$ 未満の異常点を対象とする。
2. 異常点の隣接点*が 2 点以上 $p<5\%$ 未満であった場合，最も障害の強い 2 点を選び計 3 点にて下記判定基準でスコアを算定する。判定は上下半視野それぞれ別々に行う。
3. 測定点のスコアの統計を 10.4 で割り，最終的に 0〜20 のスコアを算出する。

（*隣接点：上下，左右，斜め方向に接している測定点）

判定基準
スコア　対象点と隣接 2 点がすべて下記条件を満たす場合
　0　隣接点の 2 か所に感度低下がなかった場合
　1　$p \leqq 5\%$
　2　$p \leqq 2\%$
　3　$p \leqq 1\%$
　4　$p \leqq 0.5\%$

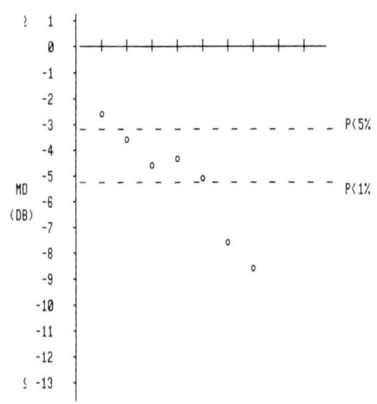

図 2-100　MD による線形解析
5 回以上の検査から表示され，MD スロープの統計学的判定が行われる。

正常値からの低下量であるため，視野の局所的変化を見逃してしまうことがある。このため視野の個々の測定点ごとの回帰解析も行われてきた[269-271]。

緑内障初期治療法としての薬物，レーザー手術療法の効果を比較検証した Primary Treatment Trial[272] では，PROGRESSOR[273] を用いた個々の測定点での直線回帰解析が採用されている。しかし測定点ごとの解析となるため，十分な敏感度と特異度を確保するためには，少なくとも 7〜8 回の視野結果が必要となる。一方，緑内障ではその網膜神経線維の解剖学的構造から，同じ 30 度内視野にも同時に障害されやすい測定点のグループ（セクター）が存在する。このセクター単位で回帰解析を行うと MD より局所的で，測定点ごとの解析よりは再現性の高い解析が行える可能性がある。セクター解析では，セクターそのものの決定方法が大きな鍵をにぎっており，より妥当性の高いセクター分類が必要となる。セクターの決定には網膜神経線維走行に基づく方法や，多数の実際の症例をもとに数学的解析で分類する方法などがある（図 2-101）[73, 263, 274-279]。

■ Event 解析

Humphrey STATPAC 2 の緑内障視野変化確率分析 glaucoma change probability analysis（図 2-102）で採用されている方法で，緑内障性視野障害の閾値変動を考慮に入れたモデルを使用する。2 回の視野検査の結果をベースラインとして解析し，毎回の視野に関してベースラインからの変動確率を測定点ごとに評価することができる。実際の解析では，視野変化検出の特異度を高めるため，複数の測定点で 2 回以上の感度変化が判定される必要がある。Early manifest glaucoma trial（EMGT）[70] では，GHT とパターン偏差を基準に改良された glaucoma change probability analysis が採用されており，3 点以上の測定点で 5% 以上の悪化が 3 回以上確認された場合を進行と判定している。現在の緑内障視野変化確率分析では，視野障害が進行した部位はデータベースがなく解析ができない。さらに適切なベースラインの設定が解析上きわめて重要となる。

視野解析用プログラム

視野解析用のプログラムは，各種自動視野計の導入とともに開発されてきた。Octopus では，自動視野計では初めての視野変化解析プログラムである，delta プログラム（Octopus 201）が用いられた。年齢別正常値を元にした単純な閾値解析，象限別解析，2 群間の視野の比較検定などが可能であった。その後，外部コンピュータに視野データ

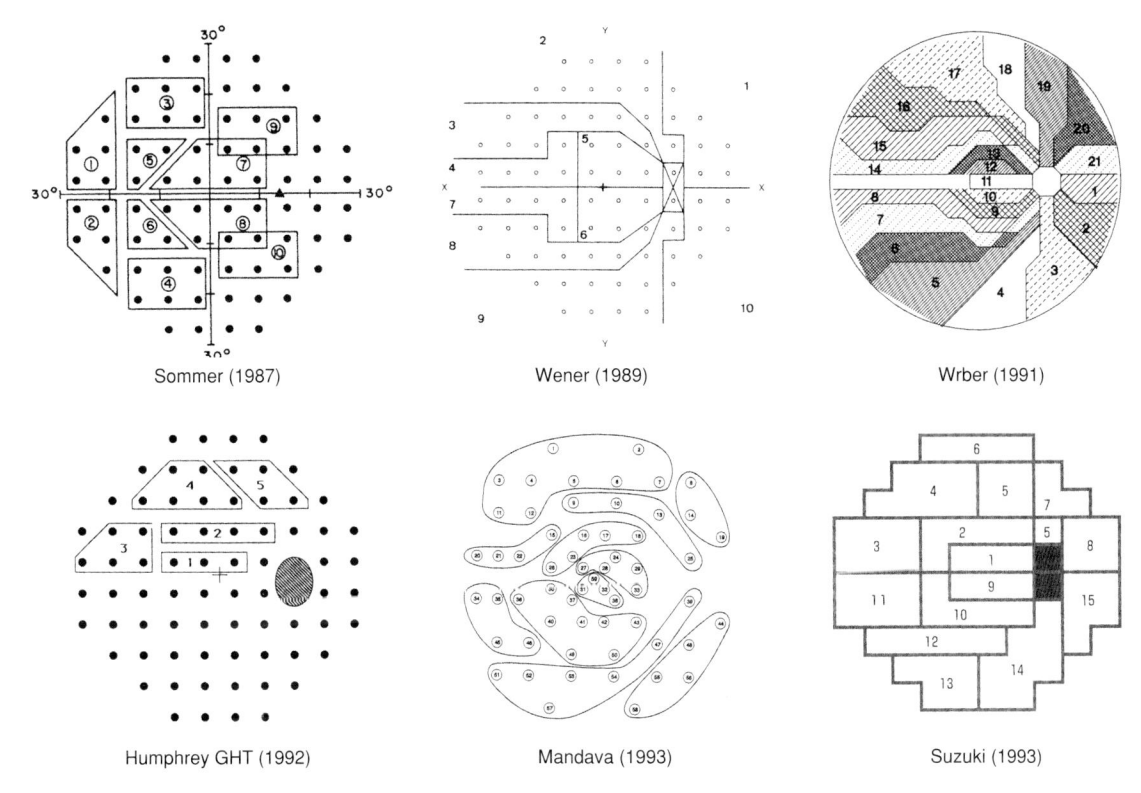

図2-101 各種セクター分類

を転送することで単一視野の解析，defect curve，視野指標の経時的変化の解析可能な Octsoft が作られた。さらに現在は，Windows 版の PeriTrend で各種統計解析がなされている。

一方 Humphrey は STATPAC から始まり，現行の STATPAC 2 を用いることで，単一視野解析のほか緑内障視野変化確率分析，線形解析が可能である。STATPAC for Windows で外部コンピュータへデータを転送し，同様の解析を行うことも可能である。

一方，Weber らによって開発された PeriData は，複数の視野計のデータ解析に対応しており（Octopus，Humphrey，Oculus，Rodenstock，HRP），コンピュータ上で多彩な視野解析を行うことができる。現在では Windows 版の PeriData for Windows となっている。Graphical Analysis of Topographical Trends（GATT）とよばれる方法で，視野悪化部位を水平線，改善部位を垂直線で組み合わせた独自の表示法を有する。Fitzke らは，PROGRESSOR[273] と呼ばれる視野進行解析プログラムを開発している。このプログラムの特徴は測定点ごとの線形解析が可能で，経時的変化をスロープの確率値で色分けした細かい棒グラフで，測定点ごとに評価することができる。現在では Windows 版の PROGRESSOR for Windows となっている。残念ながらいずれのプログラムを用いても，わずかな視野進行を短期間に確実に判定することはまだ困難であり，今後のさらなる改良が待たれる。

視野進行評価における留意点

まず基本事項として，学習効果の出やすい初回検査は評価から除く必要がある。さらに偽陽性，偽陰性，固視不良などの信頼性の低い視野は，判定精度を大きく悪化させる。信頼性が低い測定結果が得られた場合はそのまま放置せず，可能な限り患者の測定状態など原因を解明し，日を改めて再検査をすることが望ましい。どの判定基準も1

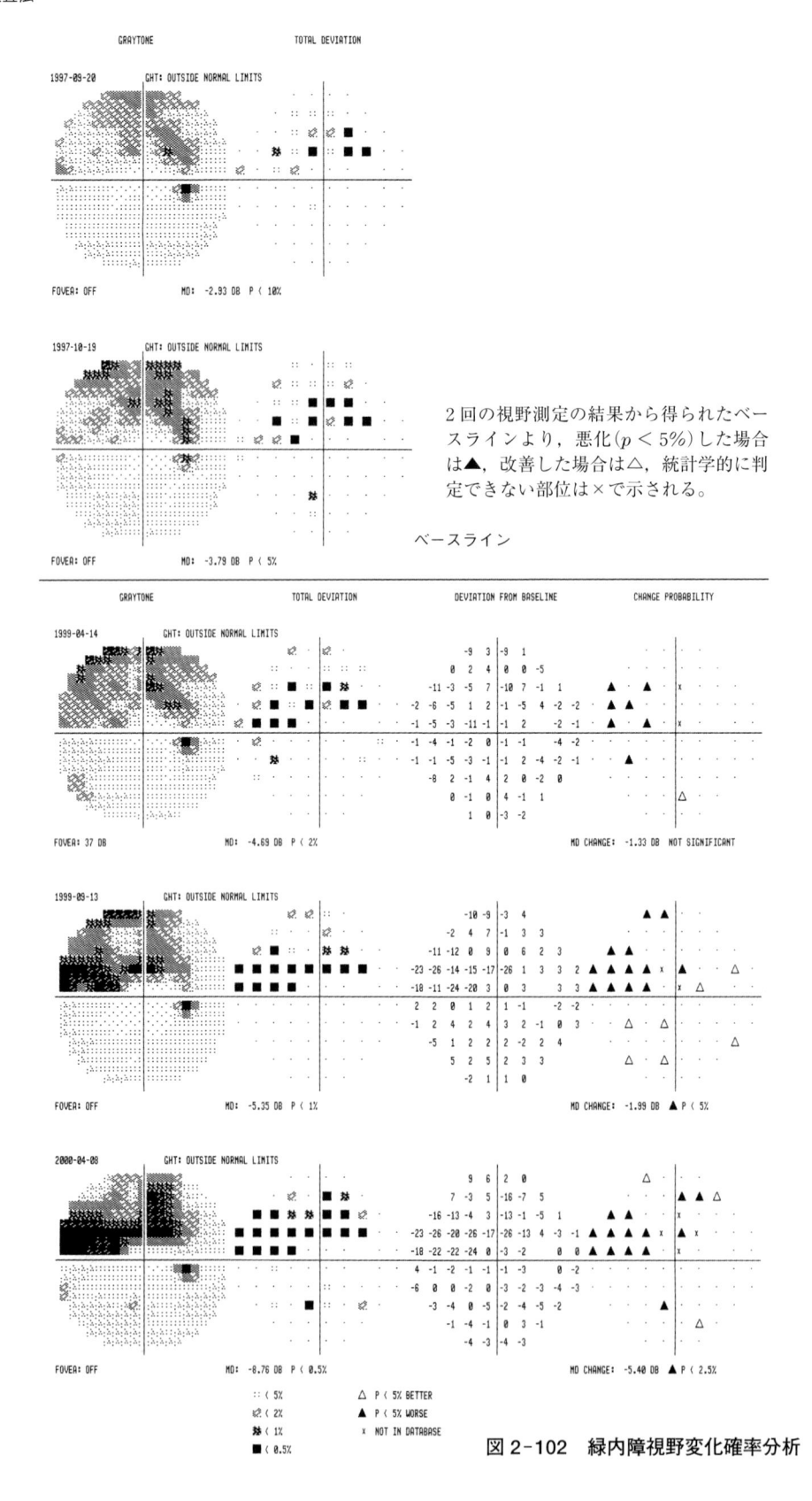

2回の視野測定の結果から得られたベースラインより，悪化($p<5\%$)した場合は▲，改善した場合は△，統計学的に判定できない部位は×で示される。

ベースライン

図2-102　緑内障視野変化確率分析

回の結果では進行判定は困難で，最低2回以上同等かそれ以上の悪化を認めて，初めて進行と判定できることも理解する必要がある．さらに長期に視野を経過観察する場合は中間透光体の混濁，瞳孔径など，見かけ上視野を悪化させる他の要因にも注意をはらわなければならない．予期しない急激な悪化など，視野進行の判定が不確実な状況では，異なった種類の視野計により再検査を行ってみることも必要となる．

いずれの場合にも眼底所見，眼圧など他の臨床所見とともに総合的な判断で評価を進めることが重要となる．そして，現在の自動視野検査が患者の応答に頼る自覚検査である以上，患者一人一人のその日の体調，疲労によっても閾値は大きく変動してしまう．検者側としても，できるだけ良いコンディションで視野検査に臨めるような環境作りに努める必要がある．

(松本長太)

文献

1) Lauber H : Das Gesichtsfeld-Untersuchungsrundlagen, Physiologie und Pathologie. In : Engelking E, Pillat A ed : Augenheilkunde der Gegenwart, Bergmann, Munchen, 1944
2) Dubois-Poulsen A : Le champ visuel, Masson & Cie, Paris, 1952
3) 松尾治亘：視野．市川 宏 編：新臨床眼科全書, 1-3, 金原出版, 1993
4) von Graefe A : Über die Untersuchung des Gesichtsfeldes bei amblyopischen Affectionen. Albrecht Von Graefes Arch Klin Exp Ophthalmol 2 : 258-298, 1856
5) von Graefe A : Beiträge zur Pathologie und Therapie des Glaucoms. Albrecht Von Graefes Arch Klin Exp Ophthalmol 15 : 108-152, 1869
6) Aubert H, Förster R : Beiträge zur Kenntnis des indirekten Sehens. Albrecht Von Graefes Arch Klin Exp Ophthalmol 3 : 1-37, 1857
7) Bjerrum J : Om en tilfojelse til den saedvanlige synsfeltundersögelse samt om synsfeltet ved glaukom. Nordisk Ophthalmol Tidsskr 2 : 141-185, 1889
8) Rönne H : Über das Gesichtsfeld beim Glaukom. Klin Monatsbl Augenheilkd 47 : 12-33, 1909
9) Goldmann H : Ein selbstregistrierendes Projektionskugelperimeter. Ophthalmologica 71-79, 1945
10) Feree CE, Rand G, Sloan LL : Selected cases showing the advantages of a combined tangent screen and perimeter. Arch Ophthalmol 10 : 166-184, 1933
11) Harmus H, Aulhorn E : Vergleichende Untersuchungen über den Wert der quantitativen Perimetrie, Skiaskotometrie und Verschmelzungsfrequenz für die Erkennug beginnender Gesichtsfeldstorungen beim Glaukom. Doc Ophthalmol 13 : 303-332, 1959
12) Lynn JR : Examination of the visual field in glaucoma. Invest Ophthalmol 8 : 76-84, 1969
13) Fankhauser F, Koch P, Roulier A : On automation of perimetry. Graefes Arch Klin Exp Ophthalmol 184 : 126-150, 1972
14) Zühlke G : Introduction into technique and clinical application of OCTOPUS perimetry. First international meeting on automated perimetry system octopus, Proceedings. 4-15, Interzeag AG, Schlieren, 1979
15) Heijl A : The Humphrey Field Analyzer, construction and concept. Doc Ophthalmol Proc Ser 42 : 77-84, 1985
16) Traquair HM : Perimetry in the study of glaucoma. Trans Ophthalmol Soc U K 585-599, 1931
17) Scott GI : Traquair's clinical perimetry, Henry Kimpton, London, 1957
18) Armaly MF : Ocular pressure and visual fields. A ten-years follow-up study. Arch Ophthalmol 81 : 25-40, 1969
19) Rock WJ, Drance SM, Morgan RW : Visual field screening in glaucoma. An evaluation of the Armaly technique for screening glaucomatous visual fields. Arch Ophthalmol 89 : 287-290, 1973
20) Drance SM : Visual field defects in glaucoma. Symposium of Glaucoma. Trans new orleans academy ophthalmology, 190-209, CV Mosby, St Louis, 1975
21) Wabbels B, Kolling G : Automated kinetic perimetry using different stimulus velocities. Ophthalmologe 98 : 168-173, 2001
22) Bettina K, Wabbels BK, Dingeldey C et al : Age-related influence of different stimulus velocities in automated kinetic perimetry. Invest Ophthalmol Vis Sci (suppl) 15 : S852, 2001
23) 大鳥利文：視野．オクトパス．眼科 MOOK 36 : 84-94, 1988
24) 松本長太：視野のすべて．Octopus 視野計．眼科診療プラクティス 28 : 160-166, 1997
25) Jenni A, Hirsbrunner HP : A comparison of cupola-free perimetry with conventional perimetry : preliminary results. Jpn J Ophthalmol 34 : 280-290, 1990
26) Okuyama S, Matsumoto C, Uyama K et al : Reappraisal of normal values of the visual field using the Octopus 1-2-3. In : Mills RP ed : Perimetry Update 1992/1993. 359-363, Kugler Publications, Amsterdam/New York, 1993
27) 奥山幸子, 松本長太, 宇山孝司, 他：OCTOPUS 1-2-3の使用経験．眼紀 44 : 59-64, 1993
28) Werner EB, Drance SM : Early visual field disturbances in glaucoma. Arch Ophthalmol 95 : 1173-1175, 1977
29) Werner EB, Beraskow J : Peripheral nasal field

30) Heijl A, Lundqvist L : The location of earliest glaucomatous defects documented by automatic perimetry. Doc Ophthalmol Proc Ser 35 : 153-158, 1983
31) LeBlanc RP, Lee A, Baxter M : Peripheral nasal field defects. Doc Ophthalmol Proc Ser 42 : 377-381, 1985
32) Caprioli J, Spaeth GL : Static threshold examination of the peripheral nasal visual field in glaucoma. Arch Ophthalmol 103 : 1150-1154, 1985
33) Wirtschafter JD : Examination of the peripheral visual field. Obligatory, helpful, or a waste of resources? Arch Ophthalmol 105 : 761-762, 1987
34) Seamone C, LeBlanc R, Rubillowicz M et al : The value of indices in the central and peripheral visual fields for the detection of glaucoma. Am J Ophthalmol 106 : 180-185, 1988
35) Miller KN, Shields MB, Ollie AR : Automated kinetic perimetry with two peripheral isopters in glaucoma. Arch Ophthalmol 107 : 1316-1320, 1989
36) Flammer J, Jenni F, Bebie H et al : The Octopus program G1. Glaucoma 9 : 67-72, 1987
37) Messmer C, Flammer J : Octopus program G1X. Ophthalmologica 203 : 184-188, 1991
38) Zeyen TG, Zulauf M, Caprioli J : Priority of test locations for automated perimetry in glaucoma. Ophthalmology 100 : 518-522, 1993
39) Weber J, Schultze T, Ulrich H : The visual field in advanced glaucoma. Int Ophthalmol 13 : 47-50, 1989
40) Zhang L, Drance SM, Douglas GR : Automated perimetry in detecting threats to fixation. Ophthalmology 104 : 1918-1920, 1997
41) Bebie H : Computerized techniques of threshold determination. In : Whalen WR, Spaeth GL ed : Computerized visual fields. What they are and how to use them, 31-44, SLACK, Thorofare, NJ, 1985
42) Heijl A, Krakau CE : An automatic perimeter for glaucoma visual field screening and control. Construction and clinical cases. Graefes Arch Klin Exp Ophthalmol 197 : 13-23, 1975
43) Flanagan JG, Wild JM, Trope GE : Evaluation of FASTPAC, a new strategy for threshold estimation with the Humphrey Field Analyzer, in a glaucomatous population. Ophthalmology 100 : 949-954, 1993
44) O'Brien C, Poinoosawmy D, Wu J et al : Evaluation of the Humphrey FASTPAC threshold program in glaucoma. Br J Ophthalmol 78 : 516-519, 1994
45) Schaumberger M, Schafer B, Lachenmayr BJ : Glaucomatous visual fields. FASTPAC versus full threshold strategy of the Humphrey Field Analyzer. Invest Ophthalmol Vis Sci 36 : 1390-1397, 1995
46) Zulauf M, Fehlmann P, Flammer J : Efficiency of the standard Octopus bracketing procedure compared to that of the "dynamic strategy" of Weber. In : Mills RP, Wall M ed : Perimetry Update 1994/1995, 263-264, Kugler, Amsterdam / New York, 1995
47) Weber J, Klimaschka T : Test time and efficiency of the dynamic strategy in glaucoma perimetry. Ger J Ophthalmol 4 : 25-31, 1995
48) Takada S, Matsumoto C, Okuyama S et al : Comparative evaluation of four strategies (standard, dynamic, TOP, 2-level) using the automated perimeter octopus 1-2-3. In : Wall M, Wild JM ed : Perimetry Update 1998/1999, 35-41, Kugler The Hague, 1999
49) Gonzalez de la Rosa M, Martinez A, Sanchez M et al : Accuracy of tendency oriented perimetry with the Octopus 1-2-3 perimeter. In : Mills RP ed : Perimetry Update 1996/1997, 119-123, Kugler, Amsterdam/New York, 1998
50) Morales J, Weitzman ML, Gonzalez de la Rosa M : Comparison between tendency-oriented perimetry (TOP) and octopus threshold perimetry. Ophthalmology 107 : 134-142, 2000
51) Bengtsson B, Olsson J, Heijl A et al : A new generation of algorithms for computerized threshold perimetry, SITA. Acta Ophthalmol Scand 75 : 368-375, 1997
52) Olsson J, Rootzén H, Heijl A : Maximum likelihood estimation of the frequency of false positive and false negative answers from the up-and-down staircases of computerized threshold perimetry. In : Heijl A ed : Perimetry update 1988/1989, 245-249, Kugler & Ghedini, Amsterdam, 1989
53) Olsson J, Åsman A, Rootzén H et al : Improved threshold estimates using full staircase data. In : Mills RP ed : Perimetry update 1990/1991, 245-251, Kugler, Amsterdam/New York, 1990
54) Olsson J, Heijl A, Bengtsson B et al : Frequency-of-seeing in computerized perimetry. In : Mills RP ed : Perimetry update 1992/1993, 551-556, Kugler, Amsterdam/New York, 1993
55) Bengtsson B, Heijl A : Evaluation of a new perimetric threshold strategy, SITA, in patients with manifest and suspect glaucoma. Acta Ophthalmol Scand 76 : 268-272, 1998
56) Bengtsson B, Heijl A : SITA Fast, a new rapid perimetric threshold test. Description of methods and evaluation in patients with manifest and suspect glaucoma. Acta Ophthalmol Scand 76 : 431-437, 1998
57) Bengtsson B, Heijl A, Olsson J : Evaluation of a new threshold visual field strategy, SITA, in normal subjects. Swedish Interactive Thresholding Algorithm. Acta Ophthalmol Scand 76 : 165-169, 1998
58) Bengtsson B, Heijl A : Inter-subject variability and normal limits of the SITA Standard, SITA Fast, and the Humphrey Full Threshold computerized perimetry strategies, SITA STATPAC. Acta Ophthalmol Scand 77 : 125-129, 1999
59) Bengtsson B, Heijl A : Comparing significance and magnitude of glaucomatous visual field defects using the SITA and Full Threshold strategies. Acta Ophthalmol Scand 77 : 143-146, 1999
60) Wall M, Punke SG, Stickney TL et al : SITA stan-

dard in optic neuropathies and hemianopias : a comparison with full threshold testing. Invest Ophthalmol Vis Sci 42 : 528-537, 2001
61) Haas A, Flammer J, Schneider U : Influence of age on the visual fields of normal subjects. Am J Ophthalmol 101 : 199-203, 1986
62) Heijl A, Lindgren G, Olsson J : Normal variability of static perimetric threshold values across the central visual field. Arch Ophthalmol 105 : 1544-1549, 1987
63) Iwase A, Kitazawa Y, Ohno Y : On age-related norms of the visual field. Jpn J Ophthalmol 32 : 429-437, 1988
64) Katz J, Sommer A : Asymmetry and variation in the normal hill of vision. Arch Ophthalmol 104 : 65-68, 1986
65) Schwartz P, Nagin P : Probability maps for evaluating automated visual fields. Doc Ophthalmol Proc Ser 42 : 39-48, 1985
66) Heijl A, Åsman P : A clinical study of perimetric probability maps. Arch Ophthalmol 107 : 199-203, 1989
67) Heijl A, Lindgren G, Olsson J et al : Visual field interpretation with empiric probability maps. Arch Ophthalmol 107 : 204-208, 1989
68) Hodapp E, Parrish IRK, Anderson DR : Clinical decision in glaucoma, 52-61, CV Mosby, St Louis, 1993
69) Leske MC, Heijl A, Hyman L et al : Early Manifest Glaucoma Trial : design and baseline data. Ophthalmology 106 : 2144-2153, 1999
70) Flammer J, Drance SM, Augustiny L et al : Quantification of glaucomatous visual field defects with automated perimetry. Invest Ophthalmol Vis Sci 26 : 176-181, 1985
71) Flammer J : The concept of visual field indices. Graefes Arch Clin Exp Ophthalmol 224 : 389-392, 1986
72) Bebie H, Flammer J, Bebie T : The cumulative defect curve : separation of local and diffuse components of visual field damage. Graefes Arch Clin Exp Ophthalmol 227 : 9-12, 1989
73) Åsman P, Heijl A : Glaucoma Hemifield Test. Automated visual field evaluation. Arch Ophthalmol 110 : 812-819, 1992
74) Bebie H, Fankhauser F, Spahr J : Static perimetry : Accuracy and fluctuations. Acta Ophthalmol 54 : 339-348, 1976
75) Heijl A, Krakau CE : An automatic static perimeter, design and pilot study. Acta Ophthalmol (Copenh) 53 : 293-310, 1975
76) Bickler-Bluth M, Trick GL, Kolker AE et al : Assessing the utility of reliability indices for automated visual fields. Testing ocular hypertensives. Ophthalmology 96 : 616-619, 1989
77) Nelson-Quigg JM, Twelker JD, Johnson CA : Response properties of normal observers and patients during automated perimetry. Arch Ophthalmol 107 : 1612-1615, 1989
78) Johnson CA, Nelson-Quigg JM : A prospective three-year study of response properties of normal subjects and patients during automated perimetry. Ophthalmology 100 : 269-274, 1993
79) Johnson CA, Keltner JL, Cello KE et al : Baseline visual field characteristics in the ocular hypertension treatment study. Ophthalmology 109 : 432-437, 2002
80) Wood JM, Wild JM, Hussey MK et al : Serial examination of the normal visual field using Octopus automated projection perimetry. Evidence for a learning effect. Acta Ophthalmol (Copenh) 65 : 326-333, 1987
81) Heijl A, Lindgren G, Olsson J : The effect of perimetric experience in normal subjects. Arch Ophthalmol 107 : 81-86, 1989
82) Wild JM, Dengler-Harles M, Searle AE et al : The influence of the learning effect on automated perimetry in patients with suspected glaucoma. Acta Ophthalmol (Copenh) 67 : 537-545, 1989
83) Kulze JC, Stewart WC, Sutherland SE : Factors associated with a learning effect in glaucoma patients using automated perimetry. Acta Ophthalmol (Copenh) 68 : 681-686, 1990
84) Werner EB, Krupin T, Adelson A et al : Effect of patient experience on the results of automated perimetry in glaucoma suspect patients. Ophthalmology 97 : 44-48, 1990
85) Heijl A, Bengtsson B : The effect of perimetric experience in patients with glaucoma. Arch Ophthalmol 114 : 19-22, 1996
86) Wild JM, Moss ID : Baseline alterations in blue-on-yellow normal perimetric sensitivity. Graefes Arch Clin Exp Ophthalmol 234 : 141-149, 1996
87) Heijl A : Time changes of contrast thresholds during automatic perimetry. Acta Ophthalmol (Copenh) 55 : 696-708, 1977
88) Heijl A, Drance SM : Changes in differential threshold in patients with glaucoma during prolonged perimetry. Br J Ophthalmol 67 : 512-516, 1983
89) Hudson C, Wild JM, O'Neill EC : Fatigue effects during a single session of automated static threshold perimetry. Invest Ophthalmol Vis Sci 35 : 268-280, 1994
90) González de la Rosa M, Pareja A : Influence of the "fatigue effect" on the mean deviation measurement in perimetry. Eur J Ophthalmol 7 : 29-34, 1997
91) Flammer J, Drance SM, Zulauf M : Differential light threshold. Short-and long term fluctuation in patients with glaucoma, normal controls, and patients with suspected glaucoma. Arch Ophthalmol 102 : 704-706, 1984
92) Flammer J, Drance SM, Schulzer M : Covariates of the long-term fluctuation of the differential light threshold. Arch Ophthalmol 102 : 880-882, 1984
93) Lewis RA, Johnson CA, Keltner JL et al : Variability of quantitative automated perimetry in normal observers. Ophthalmology 93 : 878-881, 1986

94) Parrish RK II, Schiffman J, Anderson DR : Static and kinetic visual field testing. Reproducibility in normal volunteers. Arch Ophthalmol 102 : 1497-1502, 1984
95) Brenton RS, Argus WA : Fluctuations on the Humphrey and Octopus perimeters. Invest Ophthalmol Vis Sci 28 : 767-771, 1987
96) Wilensky JT, Joondeph BC : Variation in visual field measurements with an automated perimeter. Am J Ophthalmol 97 : 328-331, 1984
97) Katz J, Sommer A : A longitudinal study of the age-adjusted variability of automated visual fields. Arch Ophthalmol 105 : 1083-1086, 1987
98) Kelly DH : Frequency doubling in visual responses. J Opt Soc Am 56 : 1628-1633, 1966
99) Kelly DH : Nonlinear visual responses to flickering sinusoidal gratings. J Opt Soc Am 71 : 1051-1055, 1981
100) Maddess T, Henry GH : Performance of nonlinear visual units in ocular hypertension and glaucoma. Clinical Vision Sciences 7 : 371-383, 1992
101) White AJ, Sun H, Swanson WH et al : An examination of physiological mechanisms underlying the frequency-doubling illusion. Invent Ophthalmol Vis Sci 43 : 3590-3599, 2002
102) Johnson CA, Samuels SJ : Screening for glaucomatous visual field loss with frequency-doubling perimetry. Invest Ophthalmol Vis Sci 38 : 413-425, 1997
103) Kondo Y, Yamamoto T, Sato Y et al : A frequency-doubling perimetric study in normal-tension glaucoma with hemifield defect. J Glaucoma 7 : 261-265, 1998
104) Quigley HA : Identification of glaucoma-related visual field abnormality with the screening protocol of frequency doubling technology. Am J Ophthalmol 125 : 819-829, 1998
105) Sponsel WE, Arango S, Trigo Y et al : Clinical classification of glaucomatous visual field loss by frequency doubling perimetry. Am J Ophthalmol 125 : 830-836, 1998
106) Johnson CA, Cioffi GA, Van Buskirk EM : Evaluation of two screening tests for frequency doubling technology perimetry. In : Wall M, Wild J ed : Perimetry update1998/1999, 103-109, Kugler, The Hague, 1999
107) Cello KE, Nelson-Quigg JM, Johnson CA : Frequency doubling technology perimetry for detection of glaucomatous visual field loss. Am J Ophthalmol 129 : 314-322, 2000
108) Iester M, Mermoud A, Schnyder C : Frequency doubling technique in patients with ocular hypertension and glaucoma : correlation with octopus perimeter indices. Ophthalmology 107 : 288-294, 2000
109) Soliman MA, de Jong LA, Ismaeil AA et al : Standard achromatic perimetry, short wavelength automated perimetry, and frequency doubling technology for detection of glaucoma damage. Ophthalmology 109 : 444-454, 2002
110) Allen CS, Sponsel WE, Trigo Y et al : Comparison of the frequency doubling technology screening algorithm and the Humphrey 24-2 SITA-FAST in a large eye screening. Clin Experiment Ophthalmol 30 : 8-14, 2002
111) Anderson AJ, Johnson CA : Mechanisms isolated by frequency-doubling technology perimetry. Invest Ophthalmol Vis Sci 43 : 398-401, 2002
112) Anderson AJ, Johnson CA : Effect of dichoptic adaptation on frequency-doubling perimetry. Optom Vis Sci 79 : 88-92, 2002
113) Feree CE, Rand G : Effect of brightness of preexposure and surrounding field on breadth and shape of the color fields for stimuli of different sizes. Am J Ophthalmol 7 : 843-850, 1924
114) Hedin A, Verriest G : Is clinical colour perimetry useful? Doc Ophthalmol Proc Ser 26 : 161-184, 1980
115) Stiles WS : Mechanisms of Color Vision, Academic Press, New York, 1978
116) Marre M : Clinical examination of the three color vision mechanisms in acquired color vision defects. Mod Probl Ophthalmol 11 : 224-227, 1972
117) Zisman F, King-Smith PE, Bhargava SK : Spectral sensitivities of acquired color defects analyzed in terms of color opponent theory. Mod Probl Ophthalmol 19 : 254-257, 1978
118) King-Smith PE, Lubow M, Benes SC : Selective damage to chromatic mechanisms in neuro-ophthalmic diseases I. Review of published evidence. Doc Ophthalmol 58 : 241-250, 1984
119) Hart WM, Gordon MO : Color perimetry of glaucomatous visual field defects. Ophthalmology 91 : 338-346, 1984
120) Kitahara K, Tamaki R, Noji J et al : Extrafoveal Stiles pi mechanisms. Doc Ophthalmol Proc Ser 35 : 397-404, 1982
121) Heron G, Adams AJ, Husted R : Central visual fields for short wavelength sensitive pathways in glaucoma and ocular hypertension. Invest Ophthalmol Vis Sci 29 : 64-72, 1988
122) Johnson CA, Adams AJ, Twelker JD et al : Age-related changes in the central visual field for short-wavelength-sensitive pathways. J Opt Soc Am[A]5 : 2131-2139, 1988
123) De Jong LA, Snepvangers CE, van den Berg TJ et al : Blue-yellow perimetry in the detection of early glaucomatous damage. Doc Ophthalmol 75 : 303-314, 1990
124) Sample PA, Weinreb RN : Color perimetry for assessment of primary open-angle glaucoma. Invest Ophthalmol Vis Sci 31 : 1869-1875, 1990
125) Sample PA, Weinreb RN : Progressive color visual field loss in glaucoma. Invest Ophthalmol Vis Sci 33 : 2068-2071, 1992
126) Casson EJ, Johnson CA, Shapiro LR : Longitudinal comparison of temporal-modulation perimetry with

white-on-white and blue-on-yellow perimetry in ocular hypertension and early glaucoma. J Opt Soc Am [A] 10 : 1792-1806, 1993
127) Sample PA, Taylor JD, Martinez GA et al : Short-wavelength color visual fields in glaucoma suspects at risk. Am J Ophthalmol 115 : 225-233, 1993
128) Johnson CA, Brandt JD, Khong AM et al : Short-wavelength automated perimetry in low-, medium-, and high-risk ocular hypertensive eyes. Initial baseline results. Arch Ophthalmol 113 : 70-76, 1995
129) Felius J, de Jong LA, van den Berg TJ et al : Functional characteristics of blue-on-yellow perimetric thresholds in glaucoma. Invest Ophthalmol Vis Sci 36 : 1665-1674, 1995
130) Sample PA, Johnson CA, Haegerstrom-Portnoy G et al : Optimum parameters for short-wavelength automated perimetry. J Glaucoma 5 : 375-383, 1996
131) Demirel S, Johnson CA : Isolation of short-wavelength sensitive mechanisms in normal and glaucomatous visual field regions. J Glaucoma 9 : 63-73, 2000
132) Johnson CA, Adams AJ, Casson EJ et al : Blue-on-yellow perimetry can predict the development of glaucomatous visual field loss. Arch Ophthalmol 111 : 645-650, 1993
133) Johnson CA, Adams AJ, Casson EJ et al : Progression of early glaucomatous visual field loss as detected by blue-on-yellow and standard white-on-white automated perimetry. Arch Ophthalmol 111 : 651-656, 1993
134) Yamazaki Y, Lakowski R, Drance SM : A comparison of the blue color mechanism in high- and low-tension glaucoma. Ophthalmology 96 : 12-15, 1989
135) Yamagami J, Koseki N, Araie M : Color vision deficit in normal-tension glaucoma eyes. Jpn J Ophthalmol 39 : 384-389, 1995
136) Lewis RA, Johnson CA, Adams AJ : Automated perimetry and short wavelength sensitivity in patients with asymmetric intraocular pressures. Graefes Arch Clin Exp Ophthalmol 231 : 274-278, 1993
137) Sample PA, Esterson FD, Weinreb RN et al : The aging lens : in vivo assessment of light absorption in 84 human eyes. Invest Ophthalmol Vis Sci 29 : 1306-1311, 1988
138) Teesalu P, Airaksinen PJ, Tuulonen A et al : Fluorometry of the crystalline lens for correcting blue-on-yellow perimetry results. Invest Ophthalmol Vis Sci 38 : 697-703, 1997
139) Sample PA, Martinez GA, Weinreb RN : Short-wavelength automated perimetry without lens density testing. Am J Ophthalmol 118 : 632-641, 1994
140) Moss ID, Wild JM, Whitaker DJ : The influence of age-related cataract on blue-on-yellow perimetry. Invest Ophthalmol Vis Sci 36 : 764-773, 1995
141) Wild JM, Cubbidge RP, Pacey IE et al : Statistical aspects of the normal visual field in short-wavelength automated perimetry. Invest Ophthalmol Vis Sci 39 : 54-63, 1998
142) Kwon YH, Park HJ, Jap A et al : Test-retest variability of blue-on-yellow perimetry is greater than white-on-white perimetry in normal subjects. Am J Ophthalmol 126 : 29-36, 1998
143) Bengtsson B : A new rapid threshold algorithm for short-wavelength automated perimetry. Invest Ophthalmol Vis Sci 44 : 1388-1394, 2003
144) Phillips G : Perception of flicker in lesions of the visual pathways. Brain 56 : 464-478, 1933
145) Miles PW : Flicker fusion fields. III. Findings in early glaucoma. Arch Ophthalmol 43 : 661-677, 1950
146) 中林正雄：等頻度測定法によるフリッカー視野の研究．眼紀 10 : 846-856, 1959
147) 大鳥利文, 中尾雄三：フリッカー視野検査とその意義．眼科 24 : 1489-1495, 1982
148) 宇山令司：静的フリッカー視野測定の早期緑内障の診断への応用について．近畿大医誌 12 : 557-592, 1987
149) Matsumoto C, Uyama K, Okuyama S et al : Automated flicker perimetry using the Octopus 1-2-3. In : Mills RP ed : Perimetry Update 1992/93, 435-440, Kugler, Amsterdam/New York, 1993
150) Matsumoto C, Okuyama S, Uyama K et al : Automated flicker perimetry in glaucoma. In : Mills RP, Wall M ed : Perimetry Update 1994/1995, 141-146, Kugler, Amsterdam/New York, 1995
151) Matsumoto C, Okuyama S, Iwagaki A et al : Automated flicker perimetry in glaucoma and retinal detachment patients. In : Wall M, Wild JM ed : Perimetry Update 1998/1999, 85-92, Kugler, The Hague, 1999
152) Lachenmayr BJ, Tothbacher H, Gleissner M : Automated flicker perimetry versus quantitative static perimetry in early glaucoma. In : Heijl A ed : Perimetry Update 1998/1989, 359-386, Kugler & Ghedini, Amsterdam, 1989
153) Tyler CW : Specific deficits on flicker sensitivity in glaucoma and ocular hypertension. Invest Ophthalmol Vis Sci 100 : 135-146, 1981
154) Casson EJ, Johnson CA : Temporal modulation perimetry in glaucoma and ocular hypertension. In : Mills RP ed : Perimetry Update 1992/1993, 443-450, Kugler, Amsterdam/New York, 1993
155) Casson EJ, Johnson CA, Nelson-Quigg JM : Temporal modulation perimetry : the effects of aging and eccentricity on sensitivity in normals. Invest Ophthalmol Vis Sci 34 : 3096-3102, 1993
156) Yoshiyama KK, Johnson CA : Which method of flicker perimetry is most effective for detection of glaucomatous visual field loss? Invest Ophthalmol Vis Sci 38 : 2270-2277, 1997
157) Lachenmayr BJ, Gleissner M : Flicker perimetry resists retinal image degradation. Invest Ophthalmol Vis Sci 33 : 3539-3542, 1992
158) Matsumoto C, Okuyama S, Iwagaki A et al : The

influence of target blur on perimetric threshold values in automated light-sensitive perimetry and flicker perimetry. In : Wall M, Heijl A ed : Perimetry Update 1996/1997, 191-200, Kugler, Amsterdam/New York, 1997

159) Frisén L : High-pass resolution targets in peripheral vision. Ophthalmology 94 : 1104-1108, 1987

160) Frisén L : Vanishing optotypes. New type of acuity test letters. Arch Ophthalmol 104 : 1194-1198, 1986

161) Frisén L : Acuity perimetry : estimation of neural channels. Int Ophthalmol 12 : 169-174, 1988

162) Chauhan BC, House PH : Intratest variability in conventional and high-pass resolution perimetry. Ophthalmology 98 : 79-83, 1991

163) Wall M, Lefante J, Conway M : Variability of high-pass resolution perimetry in normals and patients with idiopathic intracranial hypertension. Invest Ophthalmol Vis Sci 32 : 3091-3095, 1991

164) Frisén L : High-pass resolution perimetry. A clinical review. Doc Ophthalmol 83 : 1-25, 1993

165) Chauhan BC, LeBlanc RP, McCormick TA et al : Comparison of high-pass resolution perimetry and pattern discrimination perimetry to conventional perimetry in glaucoma. Can J Ophthalmol 28 : 306-311, 1993

166) Martinez GA, Sample PA, Weinreb RN : Comparison of high-pass resolution perimetry and standard automated perimetry in glaucoma. Am J Ophthalmol 119 : 195-201, 1995

167) Birt CM, Shin DH, McCarty B et al : Comparison between high-pass resolution perimetry and differential light sensitivity perimetry in patients with glaucoma. J Glaucoma 7 : 111-116, 1998

168) Lachenmayr BJ, Drance SM, Douglas GR et al : Light-sense, flicker and resolution perimetry in glaucoma : a comparative study. Graefes Arch Clin Exp Ophthalmol 229 : 246-251, 1991

169) Sample PA, Ahn DS, Lee PC et al : High-pass resolution perimetry in eyes with ocular hypertension and primary open-angle glaucoma. Am J Ophthalmol 113 : 309-316, 1992

170) Airaksinen PJ, Tuulonen A, Valimaki J et al : Retinal nerve fiber layer abnormalities and high-pass resolution perimetry. Acta Ophthalmol (Copenh) 68 : 687-689, 1990

171) Shirakashi M, Abe H, Sawaguchi S et al : Measurement of thickness of retinal nerve fiber layer by scanning laser polarimetry and high-pass resolution perimetry in patients with primary open-angle or normal-tension glaucoma. Acta Ophthalmol 75 : 641-644, 1997

172) Shirakashi M, Funaki S, Funaki H et al : Measurement of retinal nerve fiber layer by scanning laser polarimetry and high pass resolution perimetry in normal tension glaucoma with relatively high or low intraocular pressure. Br J Ophthalmol 83 : 353-357, 1999

173) Tomita G, Maeda M, Sogano S et al : An analysis of the relationship between high-pass resolution perimetry and neuroretinal rim area in normal-tension glaucoma. Acta Ophthalmol (Copenh) 71 : 196-200, 1993

174) Chauhan BC, LeBlanc RP, McCormick TA et al : Correlation between the optic disc and results obtained with conventional, high-pass resolution and pattern discrimination perimetry in glaucoma. Can J Ophthalmol 28 : 312-316, 1993

175) Aulhorn E, Kost G : Noise-field campimetry -A new perimetric method (snow campimetry). In : Heijl A ed : Perimetry Update 1988/1989, 331-336, Kugler and Ghedini, Amsterdam, 1989

176) 曽賀野茂世, 前田美保子, 松下央美, 他 : Noise-field campimeter による視野異常の検出. あたらしい眼科 8 : 1493-1496, 1991

177) 宇山孝司, 奥山幸子, 松本長太, 他 : 緑内障眼における Noise field campimeter の使用経験. あたらしい眼科 9 : 1035-1039, 1992

178) Shirato S, Adachi M, Hara T : Subjective detection of visual field defects using home TV set. Jpn J Ophthalmol 35 : 273-281, 1991

179) 安達 京, 白土城照 : 緑内障視野異常スクリーニング検査3法の比較. あたらしい眼科 10 : 1007-1009, 1993

180) Adachi M, Shirato S : The usefulness of the Noise-Field Test as a screening method for visual field defects. Jpn J Ophthalmol 38 : 392-399, 1994

181) Damato BE : Oculokinetic perimetry : a simple visual field test for use in the community. Br J Ophthalmol 69 : 927-931, 1985

182) Damato BE, Ahmed J, Allan D et al : The detection of glaucomatous visual field defects by oculo-kinetic perimetry : which points are best for screening? Eye 3 : 727-731, 1989

183) 岩瀬愛子 : OKP (Oculo-Kinetic Perimetry) 緑内障スクリーナーの使用経験. あたらしい眼科 9 : 1241-1244, 1992

184) Trantas NG : Applications et resultas d'un moyen simple d'examen de la photosensibilite de la retine. Bull Soc Ophtalmol Fr 55 : 499-513, 1955

185) 粟屋忍, 大橋武昭, 浅野俊樹 : Visuscope (Euthyscope) を用いた後極部網膜の暗点検査法. Spot scotometry (Awaya). 日眼会誌 75 : 1155-1163, 1971

186) Kani K, Eno N, Abe K et al : Perimetry under television ophthalmoscopy. Doc Ophthalmol Proc Ser 14 : 231-236, 1977

187) 稲富昭太 : 眼底視標による中心視野測定の試み. 眼臨 71 : 528-531, 1977

188) 太田安雄, 宮本 正, 原沢佳代子 : Fundus photo perimeter (眼底写真視野計) の試作とその応用. 眼紀 30 : 148-153, 1979

189) Timberlake GT, Mainster MA, Webb RH et al : Retinal localization of scotomata by scanning laser ophthalmoscopy. Invest Ophthalmol Vis Sci 22 : 91-97, 1982

190) Stuermer J, Schroedel C, Rapple W : Scanning laser ophthalmoscope for static fundus perimetry in glaucomatous nerve fiber bundle defects. In : Mills RP, Heijl A ed : Perimetry Update 1990/1991, 85-92, Kugler, Amsterdam/New York, 1991
191) Rohrschneider K, Fendrich T, Becker M et al : Static fundus perimetry using the scanning laser ophthalmoscope with an automated threshold strategy. Graefes Arch Clin Exp Ophthalmol 233 : 743-749, 1995
192) Orzalesi N, Miglior S, Lonati C et al : Microperimetry of localized retinal nerve fiber layer defects. Vision Res 38 : 763-771, 1998
193) Harms H : Grundlagen, Methodik und Bedeutung der Pupillenperimetrie fur die Physiologie und Pathologie des Sehorgans. Graefes Arch Klin Exp Ophthalmol 149 : 1-68, 1949
194) 杉田慶一郎：意識障害小児の視野計測法―赤外線テレビによる瞳孔反射計. 臨眼 24 : 517-523, 1969
195) 楢崎嗣郎, 野口順治：視野の他覚的測定に関する研究, 第1報. 日眼会誌 76 : 1639-1645, 1972
196) 儘田直久：他覚的視野計の試作, その1. 臨眼 27 : 607-616, 1973
197) 青山達也：Pupillographic perimetry. 日眼会誌 79 : 1247-1256, 1975
198) Jensen W : A description of a method for objective perimetry. Graefes Arch Klin Ophthalmol 201 : 183-191, 1976
199) Alexandridis E, Krastel H : Pupillographische Perimetrie mit dem "Octopus". Fortschr Ophthalmol 86 : 692-694, 1989
200) Kardon RH, Kirkali PA, Thompson HS : Automated pupil perimetry. Pupil field mapping in patients and normal subjects. Ophthalmology 98 : 485-495, 1991
201) Bergamin O, Turtschi S, Schötzau A et al : Pupil perimetry with the Octopus 1-2-3 : first experience. In : Mills RP, Wall M ed : Perimetry Update 1994/1995, 125-129, Kugler, Amsterdam/New York, 1995
202) 吉富健志, 松井孝子, 藤田哲：瞳孔視野計（Pupil Perimetry）による緑内障視野計測の試み. あたらしい眼科 12 : 833-836, 1995
203) Okuyama S, Matsumoto C, Iwagaki A et al : Pupil perimetry with the Octopus 1-2-3. In : Wall M, Heijl A ed : Perimetry Update 1996/1997, 51-58, Kugler, Amsterdam/New York, 1997
204) Hong S, Narkiewicz J, Kardon RH : Comparison of pupil perimetry and visual perimetry in normal eyes : decibel sensitivity and variability. Invest Ophthalmol Vis Sci 42 : 957-965, 2001
205) Yoshitomi T, Matsui T, Tanakadate A et al : Comparison of threshold visual perimetry and objective pupil perimetry in clinical patients. J Neuroophthalmol 19 : 89-99, 1999
206) Wilhelm H, Neitzel J, Wilhelm B et al : Pupil perimetry using M-sequence stimulation technique. Invest Ophthalmol Vis Sci 41 : 1229-1238, 2000
207) Sutter EE, Tran D : The field topography of ERG components in man. I. The photopic luminance response. Vision Res 32 : 433-446, 1992
208) Sutter EE, Bearse MAJ : The optic nerve head component of the human ERG. Vision Res 39 : 419-436, 1999
209) Klistorner AI, Graham SL, Martins A : Multifocal pattern electroretinogram does not demonstrate localised field defects in glaucoma. Doc Ophthalmol 100 : 155-165, 2000
210) Graham SL, Klistorner AI, Grigg JR et al : Objective VEP perimetry in glaucoma : asymmetry analysis to identify early deficits. J Glaucoma 9 : 10-19, 2000
211) Hood DC, Zhang X, Greenstein VC et al : An interocular comparison of the multifocal VEP : a possible technique for detecting local damage to the optic nerve. Invest Ophthalmol Vis Sci 41 : 1580-1587, 2000
212) Klistorner A, Graham SL : Objective perimetry in glaucoma. Ophthalmology 107 : 2283-2299, 2000
213) Bach M : Electrophysiological approaches for early detection of glaucoma. Eur J Ophthalmol 11(suppl 2) : S41-S49, 2001
214) Hasegawa S, Abe H : Mapping of glaucomatous visual field defects by multifocal VEPs. Invest Ophthalmol Vis Sci 42 : 3341-3348, 2001
215) Quigley HA, Addicks EM, Green WR : Optic nerve damage in human glaucoma. III. Quantitative correlation of nerve fiber loss and visual field defect in glaucoma, ischemic neuropathy, papilledema, and toxic neuropathy. Arch Ophthalmol 100 : 135-146, 1982
216) Quigley HA, Dunkelberger GR, Green WR : Retinal ganglion cell atrophy correlated with automated perimetry in human eyes with glaucoma. Am J Ophthalmol 107 : 453-464, 1989
217) Harwerth RS, Smith EL3, Chandler M : Progressive visual field defects from experimental glaucoma : measurements with white and colored stimuli. Optom Vis Sci 76 : 558-570, 1999
218) Quigley HA, Sanchez RM, Dunkelberger GR et al : Chronic glaucoma selectively damages large optic nerve fibers. Invest Ophthalmol Vis Sci 28 : 913-920, 1987
219) Quigley HA, Dunkelberger GR, Green WR : Chronic human glaucoma causing selectively greater loss of large optic nerve fibers. Ophthalmology 95 : 357-363, 1988
220) Glovinsky Y, Quigley HA, Dunkelberger GR : Retinal ganglion cell loss is size dependent in experimental glaucoma. Invest Ophthalmol Vis Sci 32 : 484-491, 1991
221) Dandona L, Hendrickson A, Quigley HA : Selective effects of experimental glaucoma on axonal transport by retinal ganglion cells to the dorsal lateral geniculate nucleus. Invest Ophthalmol Vis Sci 32 : 1593-1599, 1991

222) Lennie P : Parallel visual pathways : a review. Vision Res 20 : 561-594, 1980
223) Livingstone MS, Hubel DH : Psychophysical evidence for separate channels for the perception of form, color, movement, and depth. J Neurosci 7 : 3416-3468, 1987
224) Livingstone M, Hubel D : Segregation of form, color, movement, and depth : anatomy, physiology, and perception. Science 240 : 740-749, 1988
225) Shapley R : Visual sensitivity and parallel retinocortical channels. Annu Rev Psychol 41 : 635-658, 1990
226) Martin PR, White AJ, Goodchild AK et al : Evidence that blue-on cells are part of the third geniculocortical pathway in primates. Eur J Neurosci 9 : 1536-1541, 1997
227) Yucel YH, Zhang Q, Weinreb RN et al : Atrophy of relay neurons in magno- and parvocellular layers in the lateral geniculate nucleus in experimental glaucoma. Invest Ophthalmol Vis Sci 42 : 3216-3222, 2001
228) Sample PA, Bosworth CF, Weinreb RN : Short-wavelength automated perimetry and motion automated perimetry in patients with glaucoma. Arch Ophthalmol 115 : 1129-1133, 1997
229) Johnson CA : Selective versus nonselective losses in glaucoma. J Glaucoma 1 : S32-S44, 1994
230) Zalta AH, Burchfield JC : Detecting early glaucomatous field defects with the size I stimulus and Statpac. Br J Ophthalmol 74 : 289-293, 1990
231) Uyama K, Matsumoto C, Okuyama S et al : Influence of the target size on the sensitivity of the central visual field in patients with early glaucoma. In : Mills R ed : Perimetry Update 1992/1993, 381-385, Kugler, Amsterdam/New York, 1993
232) Hogan MJ, Alvarado JA, Weddell JE : Histology of the human eye, WB Saunders, Philadelphia, 1971
233) Minckler DS : The organization of nerve fiber bundles in the primate optic nerve head. Arch Ophthalmol 98 : 1630-1636, 1980
234) Aulhorn E, Karmeyer H : Frequency distribution in early glaucomatous visual field defects documented by automatic perimetry. Doc Ophthalmol Proc Ser 14 : 75-83, 1977
235) Hart WM, Becker B : The onset and evolution of glaucomatous visual field defects. Ophthalmology 89 : 268-279, 1982
236) Phelps CD, Hayreh SS, Montague PR : Visual fields in low-tension glaucoma, primary open angle glaucoma, and anterior ischemic neuropathy. In : Greve EL, Heijl A ed : Fifth international visual field symposium, 113-124, Dr W Junk, Hague, 1983
237) Heijl A, Lundqvist L : The frequency distribution of earliest glaucomatous visual field defects documented by automatic perimetry. Acta Ophthalmol (Copenh) 62 : 658-664, 1984
238) Anctil JL, Anderson DR : Early foveal involvement and generalized depression of the visual field in glaucoma. Arch Ophthalmol 102 : 363-370, 1984
239) Glowazki A, Flammer J : Is there a difference between glaucoma patients with rather localized visual field damage and patients with more diffuse visual field damage? Doc Ophthalmol Proc Ser 49 : 317-320, 1987
240) Drance SM : Diffuse visual field loss in open-angle glaucoma. Ophthalmology 98 : 1533-1538, 1991
241) Werner EB, Saheb N, Patel S : Lack of generalized constriction of affected visual field in patients with visual field defects in one eye. Can J Ophthalmol 17 : 53-55, 1977
242) Heijl A : Lack of diffuse loss of differential light sensitivity in early glaucoma. Acta Ophthalmol(Copenh) 67 : 353-360, 1989
243) Langerhorst CT, van den Berg TJ, Greve EL : Is there general reduction of sensitivity in glaucoma? Int Ophthalmol 13 : 31-35, 1989
244) Motolko M, Drance SM, Douglas GR : Visual field defects in low-tension glaucoma. Comparison of defects in low-tension glaucoma and chronic open angle glaucoma. Arch Ophthalmol 100 : 1074-1077, 1982
245) Greve EL, Geijssen C : Comparison of glaucomatous visual field defects in patients with high and low intraocular pressures. In : Greve EL, Heijl A ed : Fifth international visual field symposium, 101-105, Dr W Junk, The Hague, 1983
246) Araie M, Hori J, Koseki N : Comparison of visual field defects between normal-tension and primary open-angle glaucoma in the late stage of the disease. Graefes Arch Clin Exp Ophthalmol 233 : 610-616, 1995
247) Levene RZ : Low tension glaucoma : a critical review and new material. Surv Ophthalmol 24 : 621-664, 1980
248) Anderson S, Hitchings R : A comparative study of visual field of patients with low-tension glaucoma and those with chronic simple glaucoma. In : Greve EL, Heijl A ed : Fifth international visual field symposium, 97-99, Dr W Junk, The Hague, 1983
249) Caprioli J, Spaeth GL : Comparison of visual field defects in the low-tension glaucomas with those in the high-tension glaucomas. Am J Ophthalmol 97 : 730-737, 1984
250) Drance SM, Douglas GR, Airaksinen PJ et al : Diffuse visual field loss in chronic open-angle and low-tension glaucoma. Am J Ophthalmol 104 : 577-580, 1987
251) Caprioli J, Sears M, Miller JM : Patterns of early visual field loss in open-angle glaucoma. Am J Ophthalmol 103 : 512-517, 1987
252) 湖崎 弘, 井上康子：視野による慢性緑内障の病期分類. 日眼会誌 76 : 1258-1267, 1972
253) 湖崎 弘, 井上康子：慢性緑内障の新しい病期分類—視野による病期分類と他の症状との関連. 眼科 17 : 1007-1022, 1975

254) Greve EL, Geijssen HC : The relation between excavation and visual field in glaucoma patients with high and with low intraocular pressures. Doc Ophthalmol Proc Ser 35 : 35-42, 1983
255) Anderson DR, Patella VM : Automated static perimetry, CV Mosby, St. Louis, 1999
256) The Advanced Glaucoma Intervention Study Investigators : Advanced Glaucoma Intervention Study 2. Visual field test scoring and reliability. Ophthalmology 101 : 1445-1455, 1994
257) Katz J : Scoring systems for measuring progression of visual field loss in clinical trials of glaucoma treatment. Ophthalmology 106 : 391-395, 1999
258) Kocak I, Zulauf M, Bergamin O : Evaluation of the Brusini glaucoma staging system for typing and staging of perimetric results. Ophthalmologica 212 : 221-227, 1998
259) Shin YS, Suzumura H, Furuno F et al : Classification of glaucomatous visual field defects using the Humphrey Field Analyzer box plots. In : Mills RP, Heijl A ed . Perimetry update 1990/1991, 235-243, Kugler, Amsterdam / New York, 1991
260) Wilensky JT, Mermelstein JR, Siegel HG : The use of different-sized stimuli in automated perimetry. Am J Ophthalmol 101 : 710-713, 1986
261) Zalta AH : Use of a central 10 degrees field and size V stimulus to evaluate and monitor small central islands of vision in end stage glaucoma. Br J Ophthalmol 75 : 151-154, 1991
262) Heijl A, Lindgren A, Lindgren G : Test-retest variability in glaucomatous visual fields. Am J Ophthalmol 108 : 130-135, 1989
263) Werner EB, Petrig B, Krupin T et al : Variability of automated visual fields in clinically stable glaucoma patients. Invest Ophthalmol Vis Sci 30 : 1083-1089, 1989
264) Quigley HA, Tielsch JM, Katz J et al : Rate of progression in open-angle glaucoma estimated from cross-sectional prevalence of visual field damage. Am J Ophthalmol 122 : 355-363, 1996
265) Anderson DR, Drance SM, Schulzer M : Natural history of normal-tension glaucoma. Ophthalmology 108 : 247-253, 2001
266) Brigatti L, Nouri-Mahdavi K, Weitzman M et al : Automatic detection of glaucomatous visual field progression with neural networks. Arch Ophthalmol 115 : 725-728, 1997
267) Hodapp E, Parrish IRK, Anderson DR : Clinical decision in glaucoma, 84-126, CV Mosby, St Louis, 1993
268) Collaborative Normal-Tension Glaucoma Study Group : The effectiveness of intraocular pressure reduction in the treatment of normal-tension glaucoma. Am J Ophthalmol 126 : 498-505, 1998
269) Noureddin BN, Poinoosawmy D, Fietzke FW et al : Regression analysis of visual field progression in low tension glaucoma. Br J Ophthalmol 75 : 493-495, 1991
270) Fitzke FW, Crabb DP, McNaught AI et al : Image processing of computerised visual field data. Br J Ophthalmol 79 : 207-212, 1995
271) McNaught AI, Crabb DP, Fitzke FW et al : Visual field progression : comparison of Humphrey Statpac2 and pointwise linear regression analysis. Graefes Arch Clin Exp Ophthalmol 234 : 411-418, 1996
272) Hitchings RA, Migdal CS, Wormald R et al : The primary treatment trial : changes in the visual field analysis by computer-assisted perimetry. Eye 8 : 117-120, 1994
273) Fitzke FW, Hitchings RA, Poinoosawmy D et al : Analysis of visual field progression in glaucoma. Br J Ophthalmol 80 : 40-48, 1996
274) Wirtschafter JD, Becker WL, Howe JB et al : Glaucoma visual field analysis by computed profile of nerve fiber function in optic disc sectors. Ophthalmology 89 : 255-267, 1982
275) Sommer A, Enger C, Witt K : Screening for glaucomatous visual field loss with automated threshold perimetry. Am J Ophthalmol 103 : 681-684, 1987
276) Weber J, Ulrich H : A perimetric nerve fiber bundle map. Int Ophthalmol 15 : 193-200, 1991
277) Mandava S, Zulauf M, Zeyen T et al : An evaluation of clusters in the glaucomatous visual field. Am J Ophthalmol 116 : 684-691, 1993
278) Suzuki Y, Araie M, Ohashi Y : Sectorization of the central 30 degrees visual field in glaucoma. Ophthalmology 100 : 69-75, 1993
279) Suzuki Y, Kitazawa Y, Araie M et al : Mathematical and optimal clustering of test points of the central 30-degree visual field of glaucoma. J Glaucoma 10 : 121-128, 2001

診断と管理

1 原発開放隅角緑内障（広義）

　原発開放隅角緑内障 primary open-angle glaucoma（POAG）は，緑内障性視神経乳頭変化とそれに対応する緑内障性視野変化を有し，正常開放隅角，統計学的に規定された正常上限値を越える眼圧（研究者により異論があるが，通常 22 mmHg 以上）を示し，かつ視神経乳頭の緑内障様変化を惹起しうる局所的ならびに全身的疾患がない状態と定義される。正常眼圧緑内障 normal-tension glaucoma（NTG），normal-pressure glaucoma（NPG）は，高眼圧の存在を欠く以外は原発開放隅角緑内障と全く同様に定義される。高眼圧症 ocular hypertension（OH）は，正常上限値を越える眼圧を有しながら，視神経・視野に緑内障性異常を認めない正常開放隅角眼と定義される。

　原発開放隅角緑内障と正常眼圧緑内障の緑内障性視神経症には，質的な相違は存在しない。また，原発開放隅角緑内障と正常眼圧緑内障の両者において，眼圧は視神経症の発症進行に関与する主要な危険因子である[1-8]。さらに，原発開放隅角緑内障と正常眼圧緑内障は，臨床的には恣意的なカットオフ眼圧値のみで鑑別される。こうしたことから，両者は一連の疾患スペクトルに包括される，同一の疾患あるいは疾患群と考える方が妥当である。こうした考えに立脚し，日本緑内障学会制定の緑内障診療ガイドラインでは，原発開放隅角緑内障と正常眼圧緑内障を包括した疾患概念として「原発開放隅角緑内障（広義）」を提案している[9]。本書では，同ガイドラインに準拠し，原発開放隅角緑内障と正常眼圧緑内障を一括した概念として，原発開放隅角緑内障（広義）の術語を用いる。

歴史

　緑内障眼での眼球内圧の上昇は，西欧ではイギリスの Banister による報告（1622 年）を嚆矢とする。しかし，病因としての高眼圧と緑内障の関連が認知されるのは，1818 年の Demours の報告以降である。また眼圧の上昇を伴わない緑内障については 1857 年に，von Graefe が Amaurosis mit Sehnervenexkavation として，最初に報告している[10]。

　1938 年には Barkan[11] により緑内障が開放隅角緑内障と閉塞隅角緑内障に分類された。そして，1946 年には正常眼圧緑内障の報告がなされた[12]。正常眼圧緑内障に関連して，1948 年に Friedenwald[13] が健常眼圧（個々の視神経で緑内障を生じない眼圧）の概念を提唱するとともに，Blazar と Scheie[14] は 1950 年に視神経症の原因の特定可能な偽緑内障 pseudoglaucoma と，原因の特定できない低眼圧緑内障（正常眼圧緑内障に相当）があると提唱した。しかしその後も大多数の緑内障眼では眼圧上昇が随伴しており，正常眼圧緑内障はまれな疾患と考えられてきた。この誤った認識が変化し，正常眼圧緑内障がまれな疾患ではないこ

表2-16 疫学調査結果

調査場所・対象	年	対象年齢(歳)	対象人数(人)	POAG(%)	NTG(%)	PACG(%)	OH(%)
Ferndale (Wales)	1966	40〜47	4,231	0.31	0.17	0.08	0.40
Bedford (Great Britain)	1968	40<	5,941	0.71	0.05	0.17	―
Framingham (USA)	1977	52〜85	2,433	0.36	0.40	―	7.60
Dalby (Sweden)	1980	55〜70	1,511	0.33	0.53	0.13	7.30
Beaver Dam (USA)	1992	43<	4,926	1.44	0.67	0.04	―
Rotterdam (the Netherlands)	1994	55<	3,062	0.67	0.43	―	―
Crata (Greece)	1998	40<	1,107	2.53	0.27	―	6.58
Chinese resident (Singapore)	1998	40<	1,232	1.56		―	―
Andhara (India)	1997	40<	2,522	2.56		1.08	0.42
多治見 (日本)	2000〜2002	40<	3,021	0.32	3.60	1.12	0.81

表2-17 年齢別原発開放隅角緑内障の頻度(%)

	Wales	Framing-ham	Baltimore (白人)	Baltimore (黒人)
40〜49	―	―	0.92	1.23
50〜54	0.3	―		
55〜59	0.9	0.5	0.41	4.05
60〜64	0.5	0.7		
65〜69	1.1	0.9	0.88	5.51
70〜74	1.3	1.7		
75〜79	―	2.0	2.89	9.15
80〜85	―	4.4	2.16	11.26

とが明らかになるのは，眼圧と緑内障に関する疫学調査が行われるようになった1960年以降である[12]。

疫学

■有病率

2000〜2002年に日本緑内障学会が岐阜県多治見市で行った疫学調査（多治見スタディ）によると，40歳以上の緑内障（高眼圧症を除く）の有病率は5.78％であり，病型別では原発開放隅角緑内障0.32％，正常眼圧緑内障3.60％，原発閉塞隅角緑内障1.12％，その他の緑内障0.74％であった。また，高眼圧症の有病率は0.81％であった[15]。

世界各国で行われた代表的な緑内障疫学調査の有病率の結果を表2-16に示す[15-24]。欧米諸国と比較しわが国では，原発開放隅角緑内障に比べ正常眼圧緑内障の比率が高く，また高眼圧症の比率は低い。緑内障の有病率をみると各調査とも加齢とともに増加する傾向がある（表2-17）[16,18,25,26]。

■発症率

一般人コホートの長期間観察結果から緑内障の発症率を算出した報告は，実施が困難なため数は少ない。スウェーデンのDalby Study[19]は最初のコホートスタディであり，1年間の開放隅角緑内障の発症率を0.24％と報告している。また，Barbados Study[27]では，40歳以上のアフリカ系黒人の高眼圧を伴う開放隅角緑内障の4年間での発症率を2.2％と報告している。オーストラリアのメルボルンでの疫学調査では，開放隅角緑内障の5年間の発症率を0.5％，疑い例を含めると1.1％と報告している[28]。年齢別有病率から発症率を計算したFramingham Study[18]では，原発開放隅角緑内障の発症率は加齢とともに増加し，55〜60歳の年率0.2％から，70〜75歳では年率1.1％に増加すると推定している。

■眼圧

眼圧は緑内障発症または，進行の最も主要な因子であることは一般的に受け入れられている。多くの疫学調査でも，眼圧上昇に伴って緑内障有病率が増加すること[16,19,25]，眼圧が高いほど高眼圧症から原発開放隅角緑内障への移行頻度が高いこと（図2-103，表2-18）が報告されている[29-31]。1988〜89年にわが国で施行された7地区共同緑内障疫学調査[25]でも，眼圧が21mmHgを越えると緑内障性視野障害の頻度の大幅な上昇が認められており，多治見スタディでも同様の結果とな

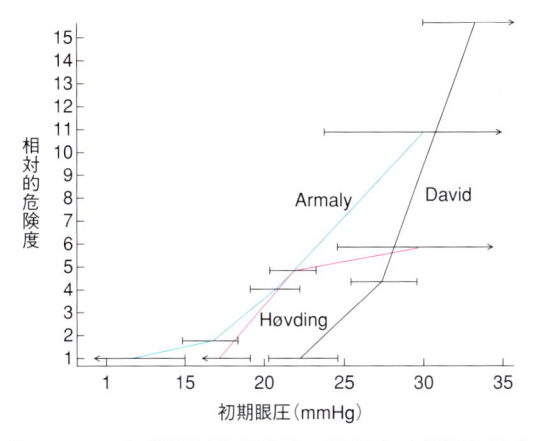

図2-103 初期眼圧と緑内障に移行する相対危険度との関係

表2-18 初期眼圧と緑内障発症率,相対危険度との関連

報告者	初期眼圧(mmHg)	緑内障発症率(％)	相対危険度
Armalyら	＜16	0.8	1.0
	16〜19	1.4	1.7
	20〜23	3.1	4.0
	≧24	8.4	10.5
Davidら	21〜25	2.7	1.0
	26〜30	12.0	4.4
	＞30	41.0	15.3
Høvdingら	≦20	8.0	1.0
	21〜24	36.8	4.6
	≧25	45.4	5.7

(Wilson MR, Martone JF : Epidemiology of chronic open angle glaucoma. The glaucoma 2nd ed, CV Mosby, 1996 より改変)

表2-19 年齢別の緑内障有病率(％:日本)[15]

年齢(歳)	40〜49	50〜59	60〜69	70以上	40以降全年齢
男性					
POAG	0	0.47	0.31	1.22	0.42
NTG	2.07	2.81	5.56	6.53	3.97
PACG	0	0.47	0.62	2.04	0.62
OH	0.89	0.23	0.31	1.22	0.6
女性					
POAG	0.22	0	0.56	0.29	0.24
NTG	1.57	1.88	4.72	6.86	3.44
PACG	0.22	0.56	1.94	4.29	1.57
OH	1.12	1.5	0.28	0.57	0.94

POAG:原発開放隅角緑内障　NTG:正常眼圧緑内障
PACG:原発閉塞隅角緑内障　OH:高眼圧症

っている。

しかし,眼圧が高いにもかかわらず緑内障を発症しない症例(高眼圧症)が高率に存在することや,眼圧が正常範囲であっても高頻度に緑内障が存在すること(表2-16)から,少なくとも絶対値で表現される眼圧の異常が,緑内障の唯一の危険因子ではないことは明らかである。また,健常眼圧(個々の眼において視神経障害を生じずにすむ限界眼圧値)は個々人で異なるため,統計学的手法から求められた眼圧正常値は,単なる目安にしか過ぎないことは十分に認識されるべきである。

■年齢,性差

多治見スタディの年齢別有病率(表2-19)によれば,原発開放隅角緑内障(広義)は加齢とともに有病率が増加する。諸外国の報告でも加齢とともに,開放隅角緑内障の有病率は上昇している(表2-17)。加齢に伴う緑内障頻度の上昇は子供や若年成人にも当てはまる[32,33]。性差は,海外では原発開放隅角緑内障は男性に多いという報告がある[34-36]。

■人種

原発開放隅角緑内障はアジア人,太平洋諸島の島民に少ないことが知られている[39-41]。日本人の原発開放隅角緑内障の有病率も0.32％[15]であり,欧米人に比べて低い。正常眼圧緑内障は日本人に多いが,白人では少ない。原発開放隅角緑内障は白人よりも黒人に多い[26]。また黒人はより若年例で発症し進行も早いこと[26,42,43],黒人は白人に比べてより眼圧が高く[36-38],より大きい乳頭陥凹径比であること[44]が報告されている。

■家族歴

原発開放隅角緑内障は,遺伝的要因が濃厚であることは古くから知られており,原発開放隅角緑内障の家族歴を有する人は有しない人よりも,原発開放隅角緑内障を発症する可能性が高い[30,45]。遺伝様式は単純でなく,多数の関連遺伝子の存在が知られている。原発開放隅角緑内障患者で本疾患の家族歴をもつ頻度は20〜25％であるという

報告[46]）や，原発開放隅角緑内障患者の一親等の親族が原発開放隅角緑内障を発症する確率は4～6%という報告もある[47-49]）。一卵性および二卵性双生児の研究では，原発開放隅角緑内障の遺伝の確率を13%と推定している[50]）。

■近視

近視と原発開放隅角緑内障には関連があることが知られている[51-55]）。オーストラリア人を対象としたBlue Mountains Eye Study[56]）は，近視と開放隅角緑内障との関係を解析し，開放隅角緑内障発症の相対危険度（オッズ比）を，弱度近視で2.3，中等度～強度近視で3.3と報告している。しかし，近視と原発開放隅角緑内障の関連が直接的なものか，あるいは近視と眼圧あるいは乳頭形態を介する間接的なものかはまだ明らかにされていない。

■全身疾患

糖尿病と原発開放隅角緑内障の関連について，Baltimore Eye Study[57]）では関連が認められないとされたが，Blue Mountains Eye Study[58]），Rotterdam Eye Study[59]），Beaver Dam Eye Study[60]）では強い関連が示唆されている。

高血圧症と原発開放隅角緑内障の関連については，Framingham Study[61]）とBaltimore Eye Study[62]）では関連は示されなかった。一方Rotterdam Eye Study[63]）では，高血圧と原発開放隅角緑内障との関連が示されたが，高血圧と正常眼圧緑内障との関連はないと報告されている。最近ではEgna-Neumarkt Glaucoma Study[64]）で，全身血圧と眼圧の間に正の相関が認められ，原発開放隅角緑内障と全身高血圧の間にも関連が認められたと報告されている。

片頭痛と開放隅角緑内障との関連が指摘されており，片頭痛で生ずる末梢血管の収縮を正常眼圧緑内障の視神経障害の危険因子と考える説もある[65-67]）。しかし原発開放隅角緑内障，正常眼圧緑内障ともに，片頭痛とは無関係であるとのわが国の報告[68]）もある。

基本病態

緑内障性視神経障害

原発開放隅角緑内障（広義）の基本病態は，視神経に認められる緑内障性変化である。視神経の緑内障性変化は，検眼鏡的には視神経乳頭辺縁部 rim の狭細化であり，乳頭陥凹拡大とも表現される。視神経の緑内障性変化は，病理組織学的には篩状板の変形・後方への彎曲，視神経線維 axon と視神経グリア細胞の並行する消失であり，毛細血管の消失を伴っている。

眼圧は，緑内障性視神経変化を惹起することが知られている最も重要で確実な危険因子である。このことは，臨床的には眼圧レベルと緑内障発症頻度の関連，眼圧下降治療による病状進行の停止，片眼高眼圧の続発緑内障の存在などで，また実験的にはサル眼などの実験緑内障などで証明されている。図2-103，表2-18に眼圧と緑内障発症の相対危険度を示したが，眼圧が20 mmHgを超えると緑内障の危険度が飛躍的に上昇する。しかし，眼圧以外の因子（乳頭出血，乳頭周囲網脈絡膜萎縮，血圧，家族歴，近視，糖尿病など）もまた，緑内障性視神経障害の悪化や視野欠損の進行に寄与していることが多数報告されている[64, 69-72]）。

原発開放隅角緑内障（広義）での視神経障害の成因として，視神経乳頭部にある篩状板が眼圧による機械的圧迫により後方に彎曲し，それにより篩状板孔 laminar pore を通過する神経線維束が絞扼圧迫されて axoplasmic flow が停滞し，その結果として網膜神経節細胞への神経栄養因子などの供給が止まり，網膜神経節細胞とその軸索である神経線維が障害されて緑内障性視神経障害が成立するという学説（機械説 mechanical theory）がある[73-75]）。一方，歴史的にはそれに対峙する学説として，視神経や網膜への循環動態の異常を重んじる血管説 vascular theory がある。原発開放隅角緑内障（広義）の成立に眼圧が主要な危険因子であることは間違いないが，眼圧のみで一元的に説明することは困難である。特に正常眼圧緑内障には，眼圧依存性と眼圧非依存性の二つのサブグル

表2-20 高眼圧症が緑内障へ移行する頻度

報告者	報告年	観察期間(年)	初期眼圧(mmHg)	対象者数(人)	緑内障発症例	頻度(%)
Linner[76]	1967	5	>20	152	3	2.0
Noskov[77]	1970	5	20〜24	136	1	0.7
Perkins[78]	1973	5〜7	>20	124	4	3.2
Wilensky[79]	1974	平均6	>21	50	3	6.0
Kitazawa[80]	1977	9.5	>21	75	7	9.3
Sørnsen[81]	1978	15	>19	46	3	6.5
Lundberg[82]	1987	20	>21	41	14	34.1
OHTS[8]	2002	5	21〜34	819	(無治療)	9.5
OHTS[8]	2002	5	21〜34	817	(治療)	4.4

OHTS : Ocular Hypertenision Treatment Study Group

ープないし,両者の混在する症例が存在する可能性がある。

　高眼圧症は,その個人の視神経障害を生じないですむ眼圧値(健常眼圧)が統計学的な正常値の上限を越えるために,眼圧が正常より高い値であっても,視神経症を生じないと解釈することも可能である。このような高眼圧症が原発開放隅角緑内障に移行する割合は,1年に1〜2%程度である(表2-20)[8,76-82]。たとえばOcular Hypertension Treatment Study(OHTS)では,無治療の高眼圧症が5年間に原発開放隅角緑内障に進展する確率を9.5%と報告している[8]。高眼圧症は緑内障発症の危険率の高いグループであるが,多くの高眼圧症患者が緑内障に進展しないことから,一部の症例を除き,高眼圧症が原発開放隅角緑内障の前駆状態ということはできない。高眼圧症が緑内障に伸展する危険因子として,高眼圧,高年齢,大きな陥凹乳頭径比,角膜厚の薄いことなどが知られている[8,83]。

眼圧上昇機序

　原発開放隅角緑内障の眼圧上昇の原因は,房水流出率の低下であると考えられている。また房水流出抵抗の主座は線維柱帯にあり,特に線維柱帯の傍シュレム管組織 juxtacanalicular connective tissue にあると考えられている[84]。傍シュレム管組織には細胞外物質であるムコポリサッカライドが豊富にあり,細胞の貪食能も最も高い[85]。また実験的にも線維柱帯内の圧が測定されており,線維柱帯の入口からシュレム管内壁に至るまでの抵抗圧は,7 mmHgから14 mmHgまで増加する[86]。

　原発開放隅角緑内障眼の房水流出に関する病理組織所見をまとめると,①trabecular beam にコラーゲンやエラスチンからなる electron-dense material が付着して,線維柱帯内の間隙が狭細化[87,88],②線維柱帯内皮細胞の減少[89,90]とそれに伴う貪食能の低下[91],③シュレム管内壁のgiant vacuole の減少[92],④シュレム管内壁内皮細胞の pore の大きさと密度の減少[93],⑤線維柱帯の細胞外物質の集積[94],⑥集合管の狭細化[95],⑦線維柱帯のアクチンフィラメントの減少[96]などがあげられる。原発開放隅角緑内障眼で,線維柱帯からシュレム管内壁に局在する房水流出抵抗が高くなる理由は,房水流出抵抗の主座である線維柱帯からシュレム管内壁に,上述した異常所見があるためと推定される。

　Armaly[97]と Becker[98]は,原発開放隅角緑内障はステロイドの点眼に反応して眼圧上昇しやすいこと,そしてその反応性が遺伝することを報告した。しかし,その後の研究でステロイド点眼に対する眼圧反応に再現性が少ないこと[99],遺伝性が以前考えられていたより少ないこと[100,101]が知られてきた。近年になり,若年発症の原発開放隅角緑内障や原発開放隅角緑内障の一部に関連した遺伝子変異(GLC1A)が報告された[102]。この遺伝子は当初,TIGR(trabecular meshwork inducible glucocorticoid response)遺伝子と呼ばれていたが,線維柱帯でグリコサミノグリカンや糖蛋白の代謝に関連する,glucocorticoid-inducible stress-response protein(ミオシリン myocilin 蛋白)の異常産生に関与することがわかってきた[103]。現在ではミオシリン(MYOC)遺伝子と呼ばれている。原発開放隅角緑内障において,ミオシリン遺伝子変異の認められる比率は2〜4%程度と,高くはないことが知られている。

　眼組織におけるミオシリンの存在・発現は,ウエスタンブロットにより,角膜,線維柱帯,篩状板,視神経乳頭,毛様体,硝子体に確認されている[104]。すなわち,ミオシリンは眼内のほとんどすべての組織に存在している。*in situ* ハイブリ

ダイゼーションによるミオシリンのRNAレベルの発現は，線維柱帯，シュレム管，強膜岬，毛様体筋に認められ，ミオシリンが房水流出に関与している可能性がある[105]。また，器官培養された前眼部において，合成ミオシリン蛋白投与が12時間以上も眼圧上昇を引き起こし，房水の排出抵抗を94%上昇させ，その合成ミオシリン蛋白は免疫染色で線維柱帯に存在したことが報告されている[106]。

臨床像

症状

原発開放隅角緑内障(広義)は慢性の経過をとる。視野欠損が唯一の自覚症状であるが，視野欠損の自覚は後期に至るまでないことがある。このため，視野欠損が自覚される頃にはかなり進行していることがある。1988～89年にわが国で行われた7地区共同緑内障疫学調査での新規発見患者の比率は，原発開放隅角緑内障で57.5%，正常眼圧緑内障では95.2%と高率であった[25]。またメルボルンで行われた疫学調査の報告[107]では，住民検診で発見された緑内障の半数は自覚症状を欠き，過去に緑内障と診断されたことがなかった。

頻度は少ないものの，原発開放隅角緑内障の若年者で時に急激な眼圧が認められ，そのときには角膜浮腫に伴う虹視haloを自覚することがある。起床時から午前中に多い。

前眼部

細隙灯顕微鏡検査では角膜は正常，前房は深く，細胞・フレアを認めず，水晶体の位置も正常である。眼圧が高く前眼部に異常を認める症例では，

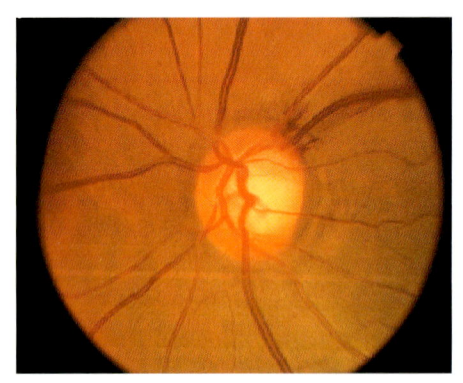

a. 視神経乳頭写真
1時と2時の乳頭出血を認め，その間に網膜神経線維層欠損を認める。

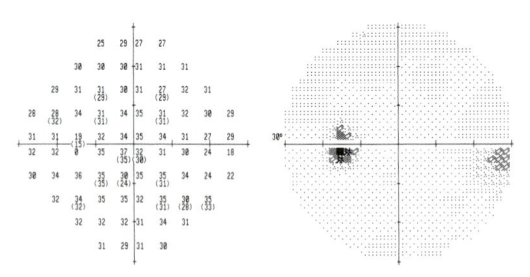

b. 視野図
網膜神経線維層欠損に対応した視野欠損を認める。

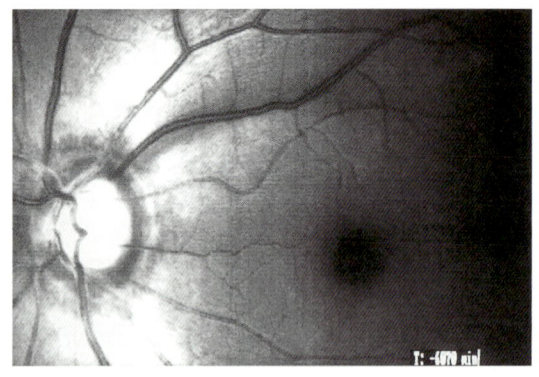

c. scanning laser ophthalmoscope画像
1時と2時の間に網膜神経線維層欠損を認める。

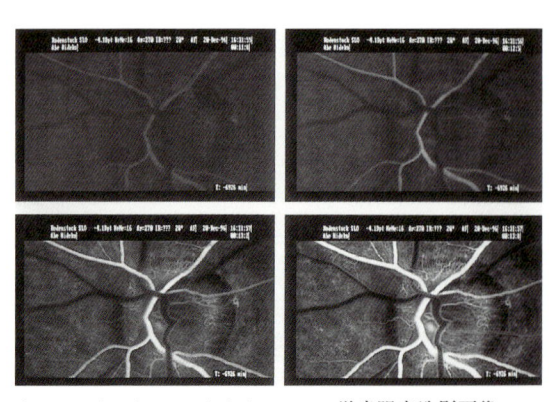

d. scanning laser ophthalmoscope蛍光眼底造影画像
早期像より視神経乳頭の1時と2時の間に毛細血管網の消失を認める。

図2-104　正常眼圧緑内障の初期症例

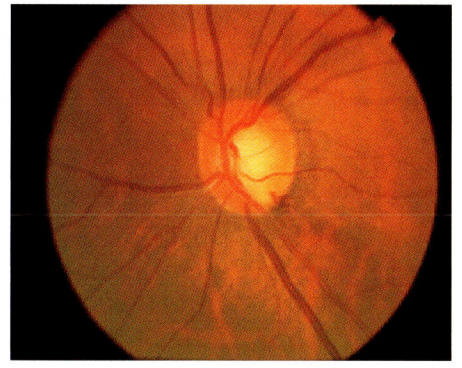

a. 視神経乳頭写真
視神経乳頭は5時と12時(軽度)にnotchを認め、5時に乳頭出血と網膜神経線維層欠損を認める。1〜5時のrimの狭細化が認められる。

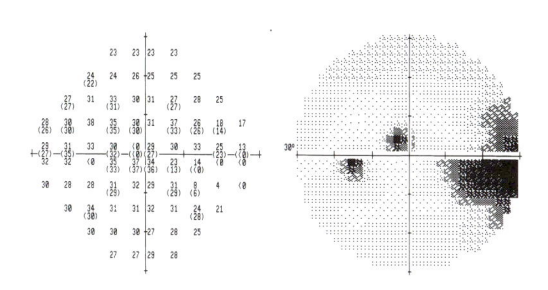

b. 視野図
Bjerrum暗点と鼻側階段を認める。

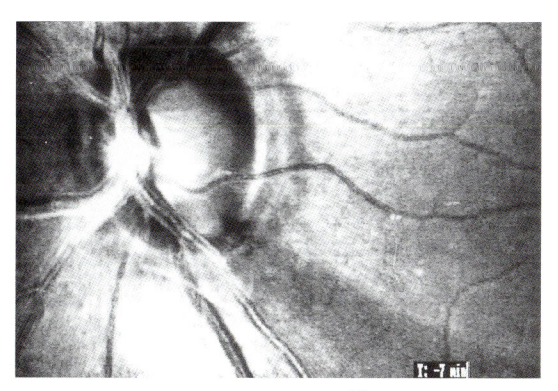

c. scanning laser ophthalmoscope 画像
5時にnotchに一致して著明な網膜神経線維層欠損を認める。乳頭出血はnotchの端に存在しており、網膜神経線維層欠損と比較的健常にみえる網膜との境界線上に存在している。

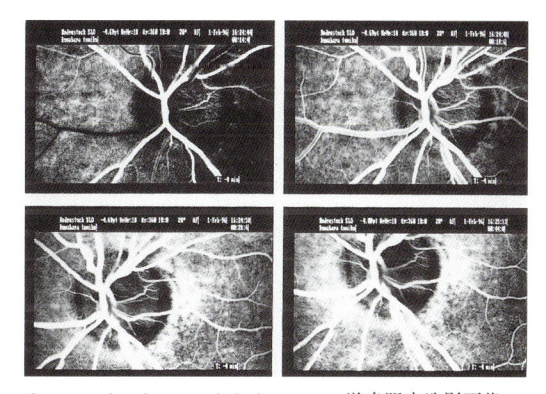

d. scanning laser ophthalmoscope 蛍光眼底造影画像
早期よりnotch部位の毛細血管網の消失を認める。

図2-105 正常眼圧緑内障の中期症例

続発緑内障を鑑別する必要がある。

隅角

原発開放隅角緑内障(広義)および高眼圧症は、隅角鏡検査で正常開放隅角を呈する。しかしながら、経年的な水晶体厚の増加とともに隅角が狭くなることはしばしば経験される。また隅角鏡検査による正常開放隅角は、必ずしも隅角機能の正常なことを意味するわけではない。

原発開放隅角緑内障に閉塞隅角機序の緑内障が合併することがある。原発開放隅角緑内障と原発閉塞隅角緑内障を合併したものを、混合緑内障と称する。

若年者の開放隅角緑内障には、隅角に全く異常所見を認めない若年発症の原発開放隅角緑内障 early onset primary open-angle glaucoma と、隅角に軽度の異常所見(Schwalbe線の肥厚、突出、前方偏位、虹彩の前方付着、隅角底の形成不全)を認める遅発型発達緑内障 late onset developmental glaucoma がある。

眼圧

原発開放隅角緑内障の眼圧は22〜40 mmHgの値を示すことが多いが、時に60 mmHg程度の高眼圧を示す症例もある。一方、正常眼圧緑内障の眼圧は定義から、日内変動も含めて常に統計学的

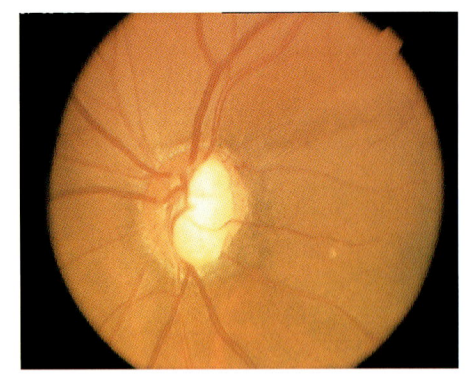

a. 視神経乳頭写真
視神経乳頭は蒼白で上耳側，下耳側に幅の広い網膜神経線維層欠損を認める。

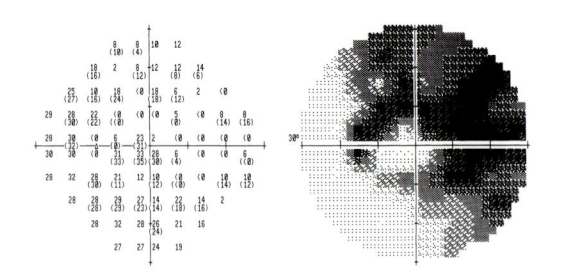

b. 視野図
上下視野に広汎な視野欠損を認める。

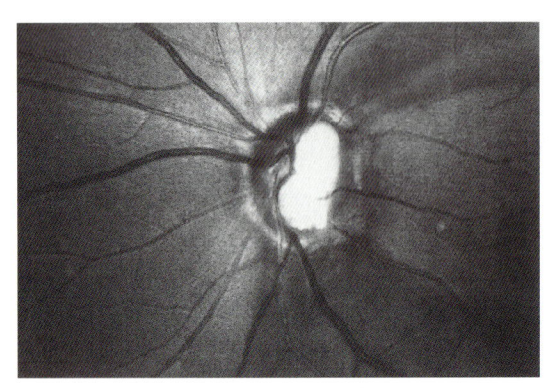

c. scanning laser ophthalmoscope 画像
上耳側，下耳側に幅の広い著明な網膜神経線維層欠損を認める。

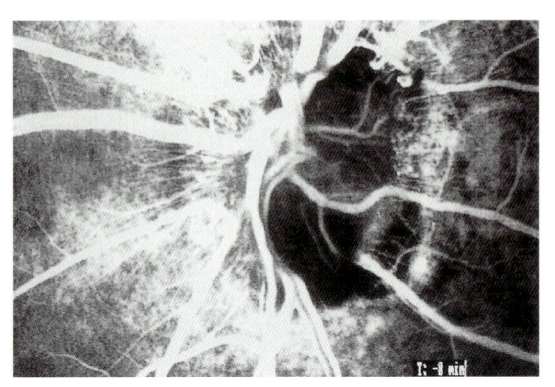

d. scanning laser ophthalmoscope 蛍光眼底造影画像
視神経乳頭の上耳側，下耳側の毛細血管網が完全に消失している。

図2-106　正常眼圧緑内障の後期症例

な正常範囲の上限以下である。眼圧は正常眼にも日内変動，日々変動，季節変動があることが知られており[108]，原発開放隅角緑内障では眼圧の日内変動がより大きい[109]。両眼の眼圧は正常者では同程度であるが，原発開放隅角緑内障ではしばしば左右差を認める。しかし眼圧の左右差が著明なときは，続発緑内障の可能性を考慮すべきである。

視神経乳頭・視野

原発開放隅角緑内障（広義）の視神経乳頭，視野所見は典型的な緑内障性変化を示す（視神経乳頭136頁，視野173頁参照）。原発開放隅角緑内障（広義）典型例の初期（図2-104），中期（図2-105），後期（図2-106）の視神経乳頭と視野の所見を示す。

緑内障性視神経障害の進行に伴い，視神経乳頭の辺縁部 neural rim の消失，陥凹 cup の拡大，網膜神経線維層欠損 nerve fiber layer defect (NFLD)の拡大が並行して生ずる。視神経乳頭表層の毛細血管網も消失する。視神経異常所見の出現は通常，視野異常に先行する（図2-106）。

正常眼圧緑内障と原発開放隅角緑内障の視野，視神経乳頭所見については，正常眼圧緑内障では限局性で感度低下の強い暗点が多い，固視点により近い暗点が多い，乳頭出血 disc hemorrhage が多い，acquired pit が多い，乳頭周囲網脈絡膜萎縮 peripapillary atrophy (PPA)が広いなどといわれている[110-112]。しかし，これらの差異は質的なものでなく，したがって本質的なものではないと理解すべきである。

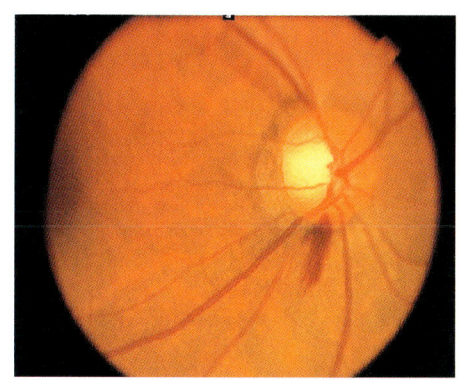

a. 割れた木の小破片に似た形の乳頭出血
b. 乳頭の陥凹底に丸い点状の出血

図2-107　乳頭出血

表2-21　病型別の視神経乳頭出血出現頻度

病型	頻度(症例)	頻度(眼)
正常眼圧緑内障	20.5	10.5
原発開放隅角緑内障	4.2	2.2
高眼圧症	0.5	0.2
原発閉塞隅角緑内障	0	0
正常者	0.4	0.2

(Kitazawa et al : 1986)

乳頭出血・乳頭周囲網脈絡膜萎縮

　原発開放隅角緑内障(広義),特に正常眼圧緑内障では視神経乳頭に小出血の生じることの多いことが知られている。乳頭出血は,乳頭の上または下耳側に生じることが多く,線状 linear, 火焰状 flame-shaped, あるいは割れた木の小破片に似た形 splinter などと形容される(図2-107a)。時に乳頭の陥凹底に丸い点状の出血の形をとることもある(図2-107b)。緑内障の乳頭出血は1889年に Bjerrum により最初に記載され[113],1970年には Drance ら[114]によって乳頭出血後に視野進行を認めた緑内障の症例が報告された。乳頭出血の頻度は Kitazawa ら[115]によれば,緑内障の各病型のうち正常眼圧緑内障で最も高く,原発開放隅角緑内障の約5倍の頻度であった(表2-21)。また,Airaksinen ら[116]は,乳頭出血の部位は上耳側と下耳側に多いと報告している(図2-108)。

　緑内障では,視神経乳頭部の障害の結果,網膜神経線維層欠損(NFLD)とそれに対応した視野欠損を生じる。乳頭出血は,NFLD や乳頭の notch-

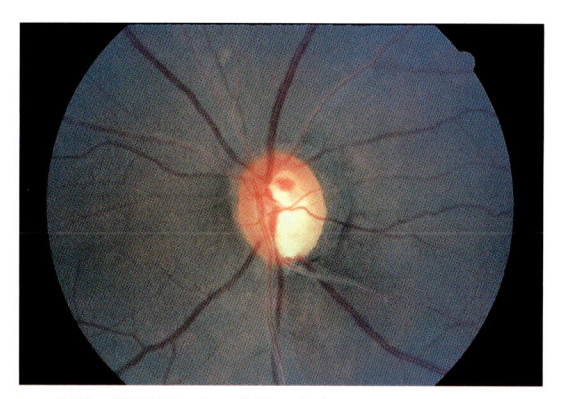

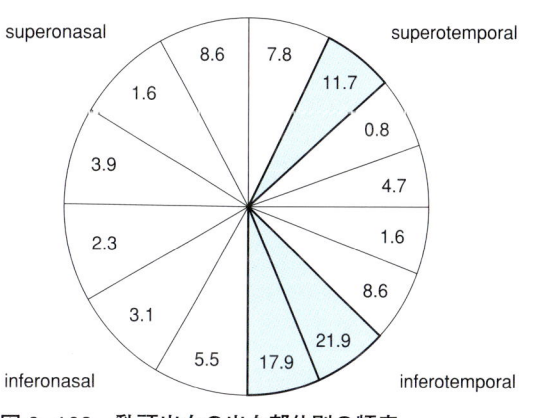

図2-108　乳頭出血の出血部位別の頻度
(Airaksinen PJ et al : Arch Ophthalmol 99 : 1795-1801, 1981)

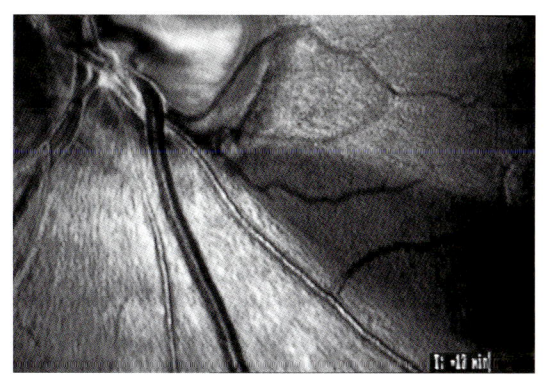

図2-109　局所性楔状の網膜神経線維層欠損
scanning laser ophthalmoscope 画像

ing と関連があるといわれている。Jonas らは局所性で楔形 wedge-shaped の NFLD(図2-109)を,緑内障各病型のうち正常眼圧緑内障に特に高

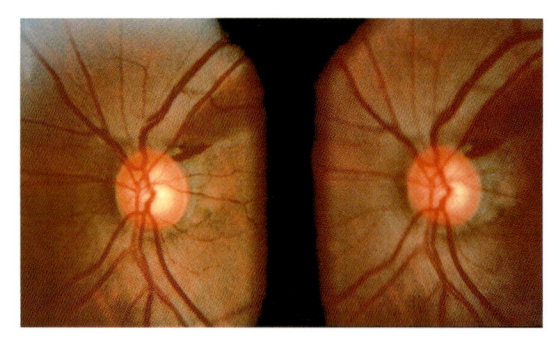

a. type 1：乳頭出血が網膜神経線維層欠損と比較的健常にみえる網膜との境界線上に存在する。

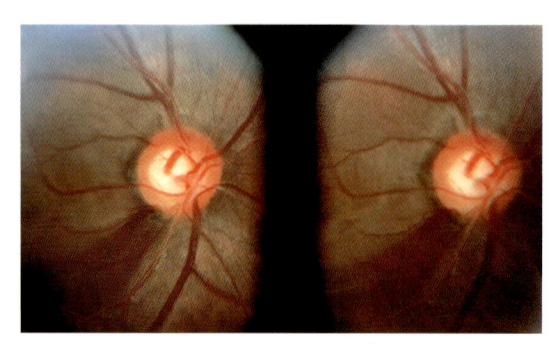

b. type 2：乳頭出血が境界線に接して網膜神経線維層欠損側に存在する。

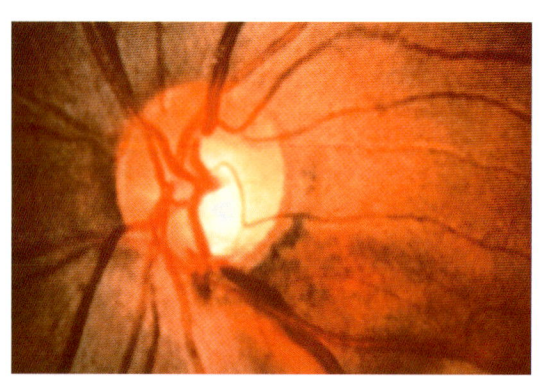

c. type 3：乳頭出血が境界線に接して比較的健常にみえる網膜側に存在する。

図2-110　乳頭出血と網膜神経線維層欠損の位置関係

表2-22　診断基準

1. 原発開放隅角緑内障
    a. 高眼圧（22 mmHg 以上）
    b. 正常開放隅角
    c. 少なくとも1眼に緑内障性視神経乳頭変化（網膜神経線維層欠損を含む）と，それに対応する緑内障性視野変化を有する
    d. 視神経乳頭の緑内障様変化を惹起しうる局所的・全身的疾患がない
2. 正常眼圧緑内障
    a. 眼圧日内変動測定を含めて眼圧が常に正常範囲（21 mmHg 以下）である
    b. 正常開放隅角
    c. 少なくとも1眼に緑内障性視神経乳頭変化（網膜神経線維層欠損を含む）と，それに対応する緑内障性視野変化を有する
    d. 視神経乳頭の緑内障様変化を惹起しうる局所的・全身的疾患がない
3. 高眼圧症
    a. 高眼圧（22 mmHg 以上）
    b. 正常開放隅角
    c. 視神経乳頭，視野に緑内障性異常がない

頻度に認めると報告した[117]。

正常眼圧緑内障患者では局所性楔状のNFLDを伴う頻度は，乳頭出血群の方が非出血群よりも有意に高いことが知られている[118]。また約80%の乳頭出血はNFLDと一致して存在し，またNFLDと一致した乳頭出血のほぼ全例がNFLDと比較的健常に見える網膜との境界線上および，その境界線近傍に存在していたと報告されている（図2-110）[119]。

乳頭周囲網脈絡膜萎縮（PPA）は緑内障に高頻度に伴うこと，また緑内障の危険因子である可能性が報告されている[119-125]。正常眼圧緑内障患者の乳頭出血の有無とPPAの形状との関係は，PPAの面積，広がり角度，PPA乳頭面積比のいずれも，乳頭出血群の方が非出血群よりも有意に大きい値と報告されている[119]。

診断

原発開放隅角緑内障（広義）の診断には，眼圧検査，隅角検査，視神経乳頭検査，視野検査が必須である（表2-22）。

眼圧値が22 mmHg 以上であれば，原発開放隅角緑内障の存在を疑うべきである。一方，眼圧が正常範囲にあることは，必ずしも原発開放隅角緑内障を否定する根拠にはならない。原発開放隅角緑内障の眼圧はしばしば著明な自発変動を示し，測定時にたまたま正常範囲にあることは珍しくない。こうした症例では眼圧の日々変動や，日中眼圧の日内変動の測定を外来で行い，それでも診断

がつかないときは，正常眼圧緑内障との鑑別の意味も含めて，眼圧の日内変動（2～3時間ごと24時間）を測定することも勧められる。

隅角検査により，正常開放隅角であることを証明する。狭隅角の症例では，眼圧上昇が隅角閉塞により生じているのではないことを示す必要がある。

視神経乳頭変化や網膜神経線維層欠損は視野変化に先行するため，視神経乳頭の所見は原発開放隅角緑内障（広義）の早期診断に重要である。乳頭陥凹の評価にあたっては，平面的に観察された色の違い（color contrast）だけでは不十分である。血管の陥凹縁での屈曲を参考にし，可能な限りGoldmann三面鏡，前置レンズなどで立体的に乳頭を観察して乳頭陥凹の境界部を把握する。乳頭陥凹の左右差やnotching，乳頭出血も重要な所見である。また網膜神経線維層の観察は，特に早期の症例や疑い症例に対して必須である（図2-109）。

視野検査は緑内障性視神経症の診断の決め手となるばかりでなく，治療方針決定のうえで最も重要な指針となる。早期視野変化検出には，自動視野計を用いた静的検査を必ず行うべきである（中心30度のプログラムなど）。鼻側階段の形で通常用いられる中心30度以内の視野測定部位以外に初発する症例もあることから[126]，視神経乳頭の12時あるいは6時に緑内障性変化の疑われる症例では，中心30度外の視野計測も必要である。

正常眼圧緑内障では，眼圧は常に正常範囲内にある。そのため，眼圧上昇の既往がないことを問診と眼科所見（隅角所見，細隙灯顕微鏡所見）で確認した後，24時間にわたり眼圧が正常範囲内にあることを確認する目的も含めて，眼圧日内変動測定を行うことが勧められる。視神経乳頭と視野検査は，原発開放隅角緑内障の場合と同様である。また特に視神経所見と視野所見に不一致のある症例，視野所見が典型的でない症例などでは，偽緑内障との鑑別のため頭部画像診断を行い，脳神経外科医，耳鼻咽喉科医の受診を含め，頭部，眼窩，副鼻腔に異常のないことを確認するのがよい。

鑑別診断

原発開放隅角緑内障（広義）は，前眼部所見，隅角所見，眼底所見などにより，他の緑内障病型（閉塞隅角緑内障，続発緑内障，発達緑内障）と鑑別する。またステロイド薬使用歴の聴取は，ステロイド緑内障の鑑別のために必要である。

乳頭陥凹は緑内障に特徴的ではあるが，虚血性視神経症でも生ずるという報告がある[127]。また，視神経の圧迫病変でも乳頭陥凹を生じたという報告があり[129]，特に正常眼圧緑内障では頭蓋内病変の除外は必要である。その他，近視乳頭，乳頭小窩，乳頭ドルーゼン，乳頭コロボーマなどの乳頭の先天異常が鑑別の対象となる。

緑内障に類似した視野欠損は種々の疾患で生じうる。たとえば強度近視，網膜色素変性症，網膜静脈分枝閉塞症，網膜動脈分枝閉塞症，虚血性視神経症，球後視神経炎，下垂体腫瘍，脳動脈瘤による視神経の圧迫，視路に影響を及ぼす脳血管障害や脳腫瘍などである。これらの疾患は鑑別の対象となる。

管理

原発開放隅角緑内障（広義）の管理には，眼圧検査，視神経乳頭検査，視野検査が必須である。診断と異なり隅角検査の意義は少ない。

眼圧は受診ごとに測定する。しかし現在，個々の眼で視神経障害を引き起こさずにすむ限界の眼圧値（健常眼圧）を知ることは不可能であるので，眼圧値の解釈には細心の注意を要する。

視神経乳頭検査（網膜神経線維層検査を含む）も受診ごとに行う。また，乳頭所見の記録のため，初診時および経過観察中に視神経乳頭の眼底写真（立体撮影が望ましい）を，1年に1回程度撮ることが勧められる。Heidelberg Retina Tomograph（HRT）などによる視神経乳頭形態の画像解析も，この目的に適っている。

自動静的視野計による視野検査をおよそ6か月ごとに行う。高眼圧症では1～2年に1回程度で

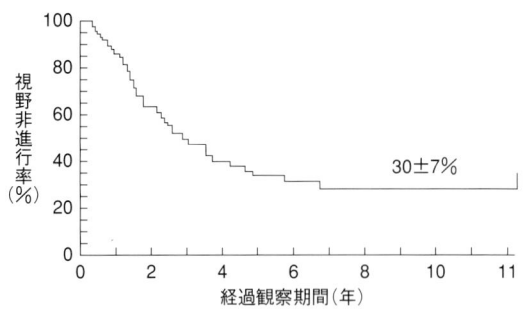

a. 個別点の基準での視野変化

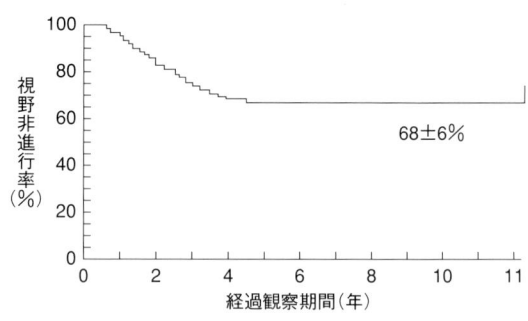

b. mean deviation の基準での視野変化

図 2-111　正常眼圧緑内障の視野障害の進行
(Ishida K et al : Am J Ophthalmol 129 : 707-714, 2000 より)

も良い。自動視野計には視野の経時変化を統計解析するソフトウェア(ハンフリー視野計 Statpac 2 など)があり，経過観察に有用である。

視野障害の進行

　高眼圧症については，無治療での長期間にわたる経過観察報告があり(表 2-20)，1 年につき約 1〜2％の割合で原発開放隅角緑内障に移行するとされる。原発開放隅角緑内障の視野欠損進行の自然経過については，倫理的問題もあり研究がほとんどされていない。

　正常眼圧緑内障については，北米を中心とした Collaborative Normal-tension Glaucoma Study Group の無治療例の報告[3,4,129]では，正常眼圧緑内障 160 例のうち約 1/3 の症例は 3 年以内に局所性の視野欠損の進行を認め，約半数の症例で 5〜7 年で局所性視野欠損の進行を認めた。しかし視野進行は一般的には小さく緩徐であり，mean deviation の年変化率での検出はしばしば難しいとされている[129]。国内の無治療の正常眼圧緑内障での視野障害の進行に関する検討[130]では，5 年間で 70％近い患者が局所性の視野進行を認め(図 2-111a)，約 30％が視野の全体的沈下を認めた(図 2-111b)と報告されている。一般的に正常眼圧緑内障の視野進行は緩徐で，局所性のものが多い[129]。また，長期間にわたって経過観察しても，視野障害が進行しない停在性とも呼ぶべき正常眼圧緑内障も，少なからず存在する可能性がある[3,4,129,130]。

病態・予後にかかわる因子

眼圧

　眼圧は原発開放隅角緑内障(広義)の最も重要な危険因子である。

　原発開放隅角緑内障(高眼圧タイプ)は，欧米で行われたいくつかの共同研究の結果により，眼圧がその発症および進行の危険因子であることが知られている。AGIS(Advanced Glaucoma Intervention Study)では，視野進行の生ずる率と眼圧が 18 mmHg 未満であった頻度，あるいは平均眼圧とが関連することが示され，経過観察中に常に眼圧が 18 mmHg 未満であった症例(平均眼圧 12.3 mmHg)では視野進行が認められなかった[5]。CIGTS(Collaborative Initial Glaucoma Treatment Study)では，眼圧を手術あるいは薬物療法で下降(手術群：27 mmHg → 14〜15 mmHg，薬物群：28 mmHg → 17〜18 mmHg)させることにより，平均の視野は 5 年間変化を認めなかった[6]。EMGT(Early Manifest Glaucoma Trial)でも，薬物あるいはレーザー治療群に視野進行が無治療群よりも少なかった[7]。さらに OHTS(Ocular Hypertension Treatment Study)により，眼圧下降率 20％を目標とした薬物療法が，高眼圧症から原発開放隅角緑内障へ進展する割合を減少させた[8]。

　正常眼圧緑内障の視神経症の発症にも眼圧が関

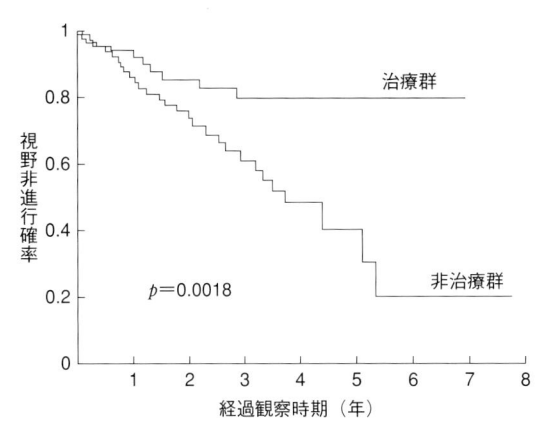

図2-112 正常眼圧緑内障における視野障害の進行
(Collaborative Normal-Tension Glaucoma Study, 1998より,白内障症例を除く)

与すると考えられる。視野障害に左右差のある正常眼圧緑内障では,視野障害の進行した眼の眼圧がより高いことが報告されている[1]。また,わが国でのCox比例ハザードモデルを用いた解析では,正常眼圧緑内障の視野進行の危険因子として眼圧があげられている[2]。正常眼圧緑内障患者の視野MDスロープ解析から,線維柱帯切除術後に有意に視野障害の進行速度が緩やかになったとする,わが国での研究[131, 132]もある。

欧米で行われたCollaborative Normal-tension Glaucoma Studyでは,正常眼圧緑内障に対する眼圧下降治療の有用性が検討され,視野は眼圧下降治療群の方が無治療群よりも有意に進行度が少なかった(図2-112)。この結果は,正常眼圧緑内障に対しても,積極的な眼圧下降治療が有効な治療であることを証明するものである。しかし,この研究では線維柱帯切除術は併発白内障を生じやすいこと,正常眼圧緑内障が,無治療の眼圧日内変動の最高値が24 mmHg未満で,無治療で10回測定した眼圧の中央値は21 mmHg未満のものと定義されていることから,結果の解釈と適応に問題点も残している。

眼圧以外の危険因子

眼圧が原発開放隅角緑内障(広義)の視神経障害の主な原因であることは間違いないが,濾過手術などで眼圧を十分に下降させたのもかかわらず,視野が進行する症例が存在することも事実である[131, 132]。Collaborative Normal-tension Glaucoma Study Groupの報告でも,正常眼圧緑内障で濾過手術を含めた治療により30%以上の眼圧下降が得られても,なお視野の進行を認める症例が20%存在する[4]。また無治療の正常眼圧緑内障患者の外来での平均眼圧が15 mmHg以下の正常眼圧緑内障患者では,15 mmHg以上の患者に比べて視野進行確率は低いものの,48か月の視野進行確率が約40%であったと報告されている[133]。また,進行性の正常眼圧緑内障に対する濾過手術の効果の検討では,術前眼圧が15 mmHg未満の正常眼圧緑内障症例では,15 mmHg以上の症例に比較して,手術後の眼圧下降による視野進行の抑制効果が少ないことが指摘されている[131]。

このように,原発開放隅角緑内障(広義)の視神経障害,視野障害進行には眼圧非依存性の要素が含まれている可能性が高い。特に眼圧が無治療時15 mmHg以下,あるいは眼圧12 mmHg以下で進行性の正常眼圧緑内障は,眼圧以外の病因の関与を考慮すべきである。

■大きな乳頭陥凹

原発開放隅角緑内障患者の視神経障害の進行,非進行の危険因子を5年以上経過観察した218例を対象として検討した研究では[134],平均経過観察期間約4年で34例(16%)が進行し,視野障害の進行には,陥凹乳頭径比の大きいことが有意に関与していたことが報告されている。

■乳頭出血

乳頭出血と視野進行との関連については,関連を認める報告と認めない報告があり,いまだ不明の点が多い[135-138]。

わが国での研究[130]によると,2年以上経過観察された正常眼圧緑内障で乳頭出血の既往のある症例が,乳頭出血のない症例に比し有意に視野障害の進行を示したと報告されている(図2-113)。また,2回以上乳頭出血の認められた眼ではすべての症例で視野障害が進行しており,さらに乳頭出血群で視野進行を認めた症例の65%に,視神

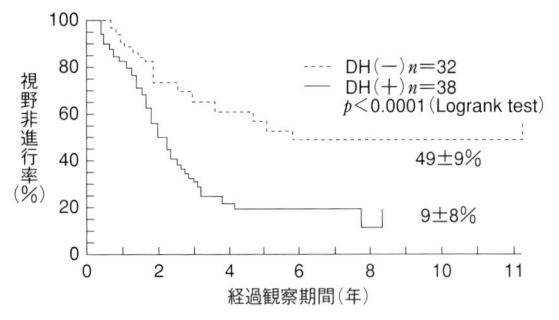

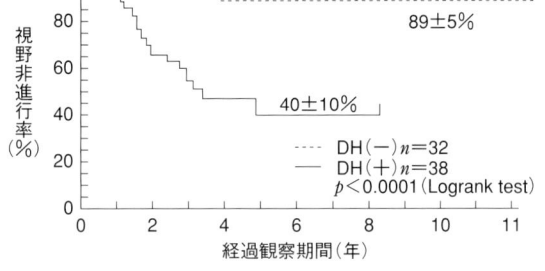

a. 個別点の基準　　　　　　　　　　　　　　　　b. mean deviation の基準

図 2-113　正常眼圧緑内障での乳頭出血の有無別視野変化
(Ishida K et al : Am J Ophthalmol 129 : 707-714, 2000)

経乳頭出血の位置と視野欠損進行部位との間に有意の関連があったとされている。国外にも，正常眼圧緑内障の乳頭出血群と非出血群の視野障害の進行を生命表解析で比較し，乳頭出血群の方が視野障害は進行しやすいとの報告がある[139,140]。さらに治療による眼圧下降により，高眼圧の緑内障では乳頭出血の頻度が減少するとの報告もある[141]。また，正常眼圧緑内障の線維柱帯切除術施行後，乳頭出血が有意に減少したとの報告がある[131]。

しかし，上述の乳頭出血と視野進行の有意の関連を否定する最近の報告[142]もある。それによれば，正常眼圧緑内障 34 例，原発開放隅角緑内障 68 例，高眼圧症 125 例につき平均 9 年間調査した結果，乳頭出血の有無による視野欠損率の差は認められなかったとされる。

■乳頭周囲網脈絡膜萎縮

緑内障と乳頭周囲網脈絡膜萎縮(PPA)の関連が，多くの研究者によって報告されている[122,143-151]。開放隅角緑内障患者では正常人に比べ PPA の頻度が高く，また面積がより広い[146,147,150,151]。また，PPA の大きさと視神経乳頭の緑内障性変化や視野障害の関係，PPA の位置と視野障害の場所の関係が研究されている。Anderson[152] は，PPA の位置と局所性の視神経乳頭障害，視野欠損との関連を示した。Jonas らは，PPA の zone β の面積と乳頭辺縁部面積，陥凹乳頭径比，網膜神経線維層欠損，視野の mean deviation とが相関することを報告している[146,147,153]。Park ら[123]

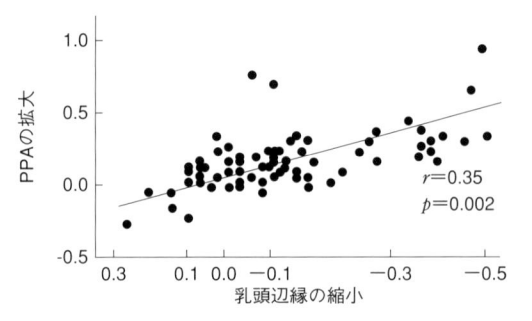

図 2-114　乳頭辺縁部の狭細化と乳頭周囲網脈絡膜萎縮(PPA)の拡大との関係
(Uchida H et al : Ophthalmology 105 : 1541-1545, 1998 より)

は HRT による乳頭の形態計測のパラメータが，視野障害の指標と有意に相関することを示した。また視神経乳頭や視野の進行性の緑内障性変化と，PPA の増大に関係があることも報告されている(図 2-114)[124]。

■その他

最近になりわが国のグループは，正常眼圧緑内障の視野障害進行に関与する眼圧以外の危険因子として乳頭出血，カルシウム拮抗薬を内服していないこと，乳頭周囲網脈絡膜萎縮の存在，緑内障の家族歴，寒冷刺激後皮膚温回復遅延，収縮期血圧が高いこと，拡張期血圧が低いことなどを指摘している[70,130,154,155]。また Drance ら，欧米のCollaborative Normal-Tension Glaucoma Study Group は，視野進行の危険因子として乳頭出血，片頭痛，女性であることを報告している[139]。その他の眼圧以外の危険因子として年齢，性差，人

種，緑内障の家族歴，近視，糖尿病，高血圧，片頭痛などがあげられるが，これらについては，本章の疫学の項を参照されたい．

治療

薬物治療

緑内障の薬物治療は緑内障の病型によって若干異なるが，多くの病型が原発開放隅角緑内障の薬物療法の原則に準じて行うことができる．また，正常眼圧緑内障も視神経症の発症進行に眼圧が関与していることが明らかであり[132,156]，眼圧下降の基本は原発開放隅角緑内障に準拠可能である．

■原発開放隅角緑内障

原発開放隅角緑内障では眼圧下降を目的とする薬物治療が適応となり，眼圧調整に必要最少限度の薬物治療を行うことが原則である．その際，治療の目標となる眼圧レベル（目標眼圧）は個々の眼の状況により決定される[157]．一般に乳頭，視野の変化が軽度（浅い比較暗点，rim saucerization 程度）であれば，眼圧を 18 mmHg 以下に維持することによって視野変化の進行は阻止できることが多い．一方，視神経，視野の変化が進行した眼は，眼圧をできるだけ低く（10-14 mmHg 以下）保つことが重要である[157,158]．しかし目標眼圧はあくまでも短期間の眼圧調整の目安にすぎないことを正しく理解することが必要であり，視野と視神経の進行程度の確認により眼圧調整の良否を判断することが目標眼圧達成よりも重要である．

薬物の選択に当たっては，眼圧下降作用，副作用，コンプライアンス，患者の全身状態を含めた薬剤耐用性を十分に検討する．1剤点眼で眼圧調整が困難なときは，薬物の種類を変更するか，2剤ないし3剤の併用療法を行う[159]．

薬物治療はまず点眼薬を用いる．薬物の眼圧下降効果は患者ごとに異なり，ある薬物ではよく眼圧が下降するが，他の薬物では眼圧がほとんど変化しないということはしばしばある．時間的に余裕があれば，まず視野・視神経のより進んだ片眼にのみ薬物を点眼し，点眼薬の眼圧下降効果をみたうえで点眼薬を選択することも勧められる．薬物治療は原則として単剤からはじめ，眼圧下降が不十分と判断される症例では，薬物を変更し，あるいは1剤ずつ増やしてゆく．これは各薬物の眼圧下降作用，副作用の発現が個々の症例により異なるためであり，同時に2剤以上の薬剤を追加すると，どの薬剤が効いているのか，またどの薬剤による副作用なのかが判断できなくなる．視神経・視野に余裕のあるときは，この基本原則に従って順次適切な薬剤を選択して多剤併用へと移行する．点眼での眼圧調整が不十分の場合は，炭酸脱水酵素阻害薬の点眼を内服に切り換えることも一つの方法である．

一方眼圧が著しく高く，視神経，視野の進行した例では，速やかに眼圧を下降させる必要があり，患者の耐容できる最大限の薬物投与を最初から行う．眼圧が十分に下降したら，まず炭酸脱水酵素阻害薬の内服を点眼に切り換えた後，順次点眼薬物の数を減らし，眼圧を視神経障害の進行を防ぐために必要な値に保つための必要最少量の薬物治療を決定する．

β 遮断薬は，長期間使用するとその眼圧下降効果が減弱することが知られている（long-term drift）[160]．このような場合は β 遮断薬をいったん休薬して，交感神経刺激薬であるジピベフリンを点眼すると，点眼再開後の β 遮断薬の眼圧下降効果がより回復しやすいことが報告されている[161]．

薬物治療によっても眼圧が意図したように調整できず，視神経乳頭，視野変化が進行する場合は薬物治療の限界であり，レーザー治療および減圧手術が適応となる．視機能障害が著しいほど，手術の必要性の有無を速やかに決定しなければならない．視野変化が軽度～中等度の例ではまずレーザートラベクロプラスティを行い，眼圧下降が不十分であれば減圧手術を行う．

■正常眼圧緑内障

正常眼圧緑内障の眼圧下降薬使用法は，原発開放隅角緑内障に準じて行う．正常眼圧緑内障の視野進行は比較的緩やかなことが多いので，視野，視神経，眼圧などのベースラインデータを十分に

集積した後に治療を開始しても遅くないことが多い。眼圧下降の目安には万人の認める見解はないが，十分な眼圧下降（10～12 mmHg以下，または眼圧下降率として20～30％）が必要であるとの意見が多い[156, 157]。

一部の正常眼圧緑内障の視野進行停止に，内服用カルシウム拮抗薬が有効であったとする報告がある[162-165]。Kitazawaら[163]は，内服用カルシウム拮抗薬の有効な正常眼圧緑内障の特徴として，若年者，初期例，眼圧の低い症例，薬物投与により血圧の下降しない症例，寒冷負荷試験での手指体温回復良好例をあげている。カルシウム拮抗薬は眼圧下降療法に代わる治療法ではなく，眼圧下降療法の併用が不可欠である。

■高眼圧症

高眼圧症が，診断直後から薬物治療の適応となることは少ない。本症の多くが少なくとも10年前後，視野変化を生じない良性の経過をたどることが知られている（表2-15）[8, 77-82]。また本症患者のうち将来，視神経異常，視野欠損を発症することになる患者を正確に同定することは現時点で不可能なので，本症の管理は視神経乳頭，網膜神経線維層，視野の所見を追跡することが第一である。frequency doubling technology視野計[166, 167]やblue on yellow視野計[168-172]は，より早期の視野欠損を検出する可能性があり，高眼圧症患者の管理に有用である。

眼圧下降薬は，Ocular Hypertension Treatment Study Groupの研究により眼圧下降が原発開放隅角緑内障への進展予防に役立つことが知られている。この研究によれば，眼圧下降薬で眼圧24 mmHg以下，かつ眼圧下降率20％以上の眼圧下降を図った場合，原発開放隅角緑内障に進展する割合（5年間）は，9.5％から4.4％へと約半分になるとされる[8]。しかし，高眼圧症の全例を薬物治療の対象とすべきか否かは議論の残るところである。高眼圧症が緑内障に進展する危険因子として知られている，緑内障家族歴，高眼圧，高年齢，大きな陥凹乳頭径比などを有する症例では，より積極的な薬物投与が考慮されるべきである[8, 83]。

レーザー療法

レーザートラベクロプラスティは，原発開放隅角緑内障（広義）の眼圧を下降させる。英国で初期治療として行われた薬物，レーザー，手術治療の比較研究では，薬物とレーザー治療の眼圧下降効果はほぼ同等とされた[173]。また，薬物療法とレーザー治療を比較した多施設共同研究でも，レーザー治療は薬物療法に比較して眼圧下降効果，視野保持効果とも若干良好であったことが報告されている[174]。しかし新規薬物の登場で，薬物治療の内容が実質的に変化した1990年代後半以降の薬物とレーザー治療の比較成績は知られていない。

手術治療

原発開放隅角緑内障（広義）の手術適応決定に重要なものとして，眼圧レベル，視神経の障害程度，視野・視力などの視機能などがあげられる。

原発開放隅角緑内障（広義）の各術式にはそれぞれ長所，短所があるので，その術式の特性を十分に考慮して選択しなければならない。たとえば若年患者では，線維芽細胞の活動性が高く創傷治癒機転が強く働くため，マイトマイシンC（MMC）や5-フルオロウラシル（5-FU）といった，線維芽細胞増殖抑制薬を併用しなければ線維柱帯切除術は奏効しがたい。さらに線維柱帯切除術には白内障，低眼圧黄斑症，濾過胞の晩期感染症[175, 176]などの併発症の問題があるため，同術式の適応決定は慎重にすべきである。コンタクトレンズ装着希望者や不同視などによるコンタクトレンズ適応者も，濾過胞の形成される線維柱帯切除術は選択しにくい。眼圧を当面10 mmHg台前半に下降させる必要がないと判断される症例には，線維柱帯切開術（トラベクロトミー）[177]を選択することも考慮すべきである。また患者が労働年齢のときは，その患者の労働環境，職業，患者が今後長年にわたって社会活動をする上での，"Quality of life"や"Quality of vision"も考慮して術式を選択すべきである。

高齢患者は白内障を有している場合が多いの

で，白内障と緑内障の同時手術を適応とする機会が多くなる．白内障と緑内障の双方に手術適応のある症例であっても，眼圧下降を第一に優先する症例では緑内障手術を先行させ，後で白内障手術をするという治療戦略もありうる．緑内障手術を先行させて後で白内障手術を行うか，同時手術を行うかは，症例ごとに慎重に判断すべきである．また高齢者では平均余命を考慮し，日常生活に必要なある程度の視機能を一生保持できると見込める症例では，あえて緑内障手術にふみきらないほうがよい場合もありうる．

　正常眼圧緑内障でも原発開放隅角緑内障と同様，眼圧下降により視野進行をくい止められることが報告されており[3,4]，手術による眼圧下降は有効な手段である．しかし，正常眼圧緑内障の視野欠損の進行は通常は緩徐であるので，手術の得失を十分考慮して，手術適応，術式を決定する必要がある．

　　　　　　　　　　　　（杉山和久・山本哲也）

文　献

1) Cartwright MJ, Anderson DR : Correlation of asymmetric damage with asymmetric intraocular pressure in normal-tension glaucoma (low-tension glaucoma) Arch Ophthalmol 106 : 888-890, 1988
2) Araie M, Sekine M, Suzuki Y et al : Factors contributing to the progression of visual field damage in eyes with normal tension glaucoma. Ophthalmology 101 : 1440-1444, 1994
3) Collaborative Normal-Tension Glaucoma Study Group : Comparison of glaucomatous progression between untreated patients with normal-tension glaucoma and patients with therapeutically reduced intraocular pressure. Am J Ophthalmol 126 : 487-497, 1998
4) Collaborative Normal-Tension Glaucoma Study Group : The effectiveness of intraocular pressure reduction in the treatment of normal-tension glaucoma. Am J Ophthalmol 126 : 498-505, 1998
5) The AGIS Investigators : The Advanced Glaucoma Intervention Study (AGIS) 7. The relationship between control of intraocular pressure and visual field deterioration. Am J Ophthalmol 130 : 429-440, 2000
6) Lichter PR, Musch DC, Gillespie BW et al ; The CIGTS Study Group : Interim clinical outcomes in the Collaborative Initial Glaucoma Treatment Study comparing initial treatment randomized to medications or surgery. Ophthalmology 108 : 1943-1953, 2001
7) Heijl A, Leske MC, Bengtsson B et al ; Early Manifest Glaucoma Trial Group : Results from the Early Manifest Glaucoma Trial. Reduction of intraocular pressure and glaucoma progression. Arch Ophthalmol 120 : 1268-1279, 2002
8) Kass MA, Heuer DK, Higginbotham EJ et al ; The Ocular Hypertension Treatment Study Group : The Ocular Hypertension Treatment Study. A randomized trial determines that topical ocular hypotensive medication delays or prevents the onset of primary open-angle glaucoma. Arch Ophthalmol 120 : 701-713, 2002
9) 日本緑内障学会：緑内障診療ガイドライン．日眼会誌 107 : 125-157, 2003
10) von Graefe A : Über die Iridektomie bei Glaucom und uber der glaucomatosen Prozess. Graefes Arch Klin Exp Ophthalmol 3 : 456-650, 1857
11) Barkan O, Boyle SF, Maisler S : On the genesis of glaucoma. An improved method based on slitlamp microscopy of the angle of the anterior chamber. Am J Ophthalmol 19 : 209, 1936
12) Shaffer RN : The centennial history of glaucoma (1896-1996). American Academy of Ophthalmology. Ophthalmology 103 (suppl) : S40-S50, 1996
13) Friedenwald JS : Symposium : Primary glaucoma I. Terminology, pathology, and physiological mechanisms. Trans Am Acad Ophthalmol Otolaryngol 53 : 169-174, 1949
14) Blazer HA, Scheie HG : Pseudoglaucoma. Arch Ophthalmol 44 : 499-513, 1950
15) Iwase A, Suzuki Y, Araie M et al : The prevalence and intraocular pressure of primary open-angle glaucoma in Japanese. The Tajimi Study. 投稿中
16) Hollows FC, Graham PA : Intraocular pressure, glaucoma and glaucoma suspects in a defined population. Br J Ophthalmol 50 : 570-586, 1966
17) Bankers JLK, Perkins ES, Tsolakis S et al : Bedford glaucoma survey. Br Med J 1 : 791-796, 1968
18) Leibowitz HM, Kreger DE, Maunder LR : The Framingham eye study monograph. Surv Ophthalmol 24 : 335-610, 1980
19) Bengtsson B : The prevalence of glaucoma. Br J Ophthalmol 65 : 46-49, 1981
20) Klein BEK, Klein R, Sponsel WE et al : Prevalence of glaucoma. The Beaver Dam Eye Study. Ophthalmology 99 : 1499-1504, 1992
21) Dielemans I, Vingerling JR, Wolf RGW et al : The prevalence of primary open angle glaucoma in a population-based study in the Netherlands. Ophthalmology 101 : 1851-1855, 1994
22) Kozobolis VP, Detorakis ET, Tsilimbaris M et al : Crete, Greece Glaucoma Study. J Glaucoma 9 : 143-149, 2000
23) Foster PJ, Oen FT, Machin D et al : The prevalence of glaucoma in Chinese residents of Singapore. Arch Ophthalmol 118 : 1105-1111, 2000
24) Dandona L, Dandona R, Srinivas M et al : Open-

angle glaucoma in an urban population in southern India. The Andhara Pradesh eye disease study. Ophthalmology 107 : 1702-1709, 2000
25) Shiose Y, Kitazawa Y, Tsukahara S et al : Epidemiology of glaucoma in Japan. A nationwide glaucoma survey. Jpn J Ophthalmol 35 : 133-155, 1991
26) Sommer A, Tielsch JM, Katz J et al : Relationship between intraocular pressure and primary open-angle glaucoma among white and black Americans. The Baltimore eye survey. Arch Ophthalmol 109 : 1090-1095, 1991
27) Leske MC, Connell AM, Wu SY et al : Incidence of open-angle glaucoma : the Barbados Eye Studies. Arch Ophthalmol 119 : 89-95, 2001
28) Mukesh BN, McCarty CA, Rait JL et al : Five-year incidence of open-angle glaucoma. The visual impairment project. Ophthalmology 109 : 1047-1051, 2002
29) Armaly MF, Krueger DE, Maunder L et al : Biostatistical analysis of the collaborative glaucoma study. Arch Ophthalmol 98 : 2163-2171, 1980
30) David R, Livingston DG Luntz MH : Ocular hypertension : a long-term follow-up of treated and untreated patients. Br J Ophthalmol 61, 668-674, 1977
31) Hovding G, Aasved H : Prognostic factors in the development of manifest open-angle glaucoma : a long-tern follow-up study of hypertensive and normotensive eyes. Acta Ophthalmol (Copenh) 64 : 601-608, 1986.
32) Goldwyn R, Waltman SR, Becker B : Primary open-angle glaucoma in adolescents and young adults. Arch Ophthalmol 84 : 529-582, 1970.
33) Mandel AI, Elferug J : Open-angle glaucoma in patients under 40 years of age. Perspect Ophthalmol 1 : 215, 1977.
34) Kahn HA, Milton RC : Alternative definitions of open-angle glaucoma. Effect on prevalence and associations in the Framingham eye study. Arch Ophthalmol 98 : 2172-2177, 1980
35) Leske MC, Connell AM, Schachat AP et al ; The Barbados Eye Study : Prevalence of open angle glaucoma. Arch Ophthalmol 112 : 821-829, 1994
36) Dielemans I, Vingerling JR, Wolfs RC et al : The prevalence of primary open-angle glaucoma in a population-based study in the Netherlands. The Rotterdam Study. Ophthalmology 101 : 1851-1855, 1994
37) Ekstrom C : Prevalence of open-angle glaucoma in central Sweden. The Tierp Glaucoma Survey. Acta Ophthalmol Scand 74 : 107-112, 1996
38) Leske MC, Connell AM, Wu SY et al : Risk factors for open-angle glaucoma. The Barbados Eye Study. Arch Ophthalmol 113 : 9189-24, 1995
39) Holmes WJ : Hawaii through the ophthalmoscope. Am J Ophthalmol 42 : 393-402, 1956
40) Holmes WJ : Glaucoma in the Central and South Pacific. Am J Ophthalmol 51 : 253-261, 1961
41) Foster PJ, Baasanhu J, Alsbirk PH et al : Glaucoma in Mongolia : Population-based survey in Hovsgol province, northern Mongolia. Arch Ophthalmol 114 : 1235-1241, 1996
42) Livingston D, Luntz MH : Ocular hypertensions : A comparative follow-up of white and black patients. Br J Ophthalmol 62 : 676-678, 1978
43) Martin MJ, Sommer A, Gold EB et al : Race and primary open-angle glaucoma. Am J Ophthalmol 99 : 383-387, 1985
44) Coulehan JL, Helzlsouer KJ, Rogers KD et al : Racial differences in intraocular tension and glaucoma survey. Am J Epidemiol 111 : 759-768, 1980
45) Grant WM, Burke JF Jr : Why do some people go blind from glaucoma? Arch Ophthalmol 89 : 991-998, 1982
46) Francois J, Heintz-DeBree C : Personal research on the heredity of chronic simple (open-angle) glaucoma. Am J Ophthalmol 62 : 1067-1071, 1966
47) Kolker AE : Glaucoma family study : Ten-year follow-up (preliminary report). Isr J Med Sci 81 : 1357, 1972
48) Leighton DA : Survey of first degree relatives of glaucoma patients. Trans Ophthalmol Soc UK 96 : 28-32, 1976
49) Miller SJ : Genetics of glaucoma and family studies. Trans Ophthalmol Soc UK 98 : 290-292, 1978
50) Teikari JM : Genetic factors in open-angle (simple and capsular) glaucoma : A population-based twin study. Acta Ophthalmol Scand 65 : 715-720, 1987
51) Podos SM, Becker B, Morton WR : High myopia and primary open-angle glaucoma. Am J Ophthalmol 62 : 1038-1043, 1966
52) Leske MC, Rosenthal J : Epidemiologic aspects of open-angle glaucoma. Am J Epidemiol 109 : 250-272, 1979
53) Daubs JG, Crick RP : Effect of refractive error on risk of ocular hypertension and open-angle glaucoma. Trans Ophthalmol Soc UK 101 : 121-126, 1981
54) Perkins ES, Phelps CD : Open-angle glaucoma, ocular hypertension, low-tension glaucoma, and refraction. Arch Ophthalmol 100 : 1464-1467, 1982
55) Mastropasqua L, Lobefalo L, Mancini A et al : Prevalence of myopia in open-angle glaucoma. Eur J Ophthalmol 2 : 33-35, 1992
56) Mitchell P, Hourihan F, Sandbach J et al : The relationship between glaucoma and myopia. The Blue Mountains Eye Study. Ophthalmology 106 : 2010-2015, 1999.
57) Tielsch JM, Katz J, Quigley HA et al : Diabetes, intraocular pressure, and primary open-angle glaucoma in the Baltimore Eye Survey. Ophthalmology 102 : 48-53, 1995
58) Mitchell P, Smith W, Chey T et al : Open-angle glaucoma and diabetes. The Blue Mountains Eye Study, Australia. Ophthalmology 104 : 712-718, 1997
59) Dielemans I, de Jong PT, Stolk R et al : Primary open-angle glaucoma, intraocular pressure, and diabetes mellitus in general elderly population. The

60) Klein BE, Klein R, Jensen SC : Open-angle glaucoma and older-onset diabetes. The Beaver Dam Eye Study. Ophthalmology 101 : 1173-1177, 1994
61) Kahn HA, Leibowitz HM, Ganley JP et al : The Framingham Eye Study. II. Association of ophthalmic pathology with single variables previously measured in the Framingham Heart Study. Am J Epidemiol 106 : 33-41, 1977
62) Tielsch JM, Katz J, Sommer A, Quigley HA et al : Hypertension, perfusion pressure, and primary open-angle glaucoma. A population-based assessment. Arch Ophthalmol 113 : 216-21, 1995
63) Dielemans I, Vingerling JR, Algra D et al : Primary open-angle glaucoma, intraocular pressure, and systemic blood pressure in the general elderly population. The Rotterdam Study. Ophthalmology 102 : 54-60, 1995
64) Bonomi L, Marchini G, Marraffa M et al : Vascular risk factors for primary open angle glaucoma : The Egna-Neumarkt Study. Ophthalmology 107 : 1287-1293, 2000
65) Corbett JJ, Phelps CD, Eslinger P et al : The neurologic evaluation of patients with low-tension glaucoma. Invest Ophthalmol Vis Sci 26 : 1101-1104, 1985
66) Phelps CD, Corbett JJ : Migraine and low-tension glaucoma. A case-control study. Invest Ophthalmol Vis Sci 26 : 1105-1108, 1985
67) Drance S, Anderson DR, Schulzer M ; Collaborative Normal-Tension Glaucoma Study Group : Risk factors for progression of visual field abnormalities in normal-tension glaucoma. Am J Ophthalmol 131 : 699-708, 2001
68) Usui T, Iwata K, Shirakashi M et al : Prevalence of migraine in low-tension glaucoma and primary open-angle glaucoma in Japanese. Br J Ophthalmol 75 : 224-226, 1991
69) 北澤克明 : 開放隅角緑内障の病態と管理. 日眼会誌 105 : 828-842, 2001
70) Drance S : Chronic open angle glaucoma : Risk factors in addition to intraocular pressure. Acta Ophthalmol Scand 79 : 545, 2001
71) Weih LM, Nanian M, McCarty CA et al : Prevalence and predictors of open-angle glaucoma : results from the visual impairment project. Ophthalmology 108 : 1966-1972, 2001
72) Palmberg P : Risk factors for glaucoma progression : Where does intraocular pressure fit in? Arch Ophthalmol 119 : 897-898, 2001
73) Quigley HA, Hohman RM, Addicks EM et al : Morphologic changes in the lamina cribrosa correlated with neural loss in open-angle glaucoma. Am J Ophthalmol 95 : 673-691, 1983
74) 福地健郎, 沢口昭一, 原浩昭, 他 : サル実験緑内障眼の篩状板における微細構造変化. 日眼会誌 99 : 1222-1229, 1995
75) 沢口昭一, 阿部春樹, 福地健郎, 他 : 実験サル緑内障眼における遅い軸索輸送の検討. 日眼会誌 100 : 132-138, 1996
76) Linner E, Stromberg U : Ocular hypertension. A five-year study of the total population in a Swedish town Skoevde. In : Leydhecker W ed : Glaucoma Symposium, Tutzing Castle, 187-214, Karger, Basel, 1967
77) Norskov K : Routine tonometry in ophthalmic practice II. Five year follow-up. Acta Ophthalmol (Copenh) 48 : 837-895, 1970
78) Perkins ES : The Bedford Glaucoma Survey I. Long-term follow-up of borderline cases. Br J Ophthalmol 57 : 179-185, 1973
79) Wilensky JT, Podos SM, Becker B : Prognostic indicators in ocular hypertension. Arch Ophthalmol 91 : 200-202, 1974
80) Kitazawa Y, Horie T, Aoki S et al : Untreated ocular hypertension. Arch Ophthalmol 95 : 1180-1184, 1977
81) Sorensen PN, Nielsen N, Norskov K : Ocular hypertension. A 15-year follow-up. Acta Ophthalmol (Copenh) 56 : 363-372, 1978
82) Lundberg L, Wettrell K, Linner E : Ocular hypertension. Prospective twenty-year follow-up study. Acta Ophthalmol (Copenh) 65 : 705-708, 1987
83) Gordon MO, Beiser JA, Brandt JD et al : The Ocular Hypertension Treatment Study. Baseline factors that predict the onset of primary open-angle glaucoma. Arch Ophthalmol 120 : 714-720, 2002
84) Bill A, Svedberg B : Scanning electron microscopic studies of the trabecular meshwork and the canal of Schlemm : An attempt to localize the main resistance to outflow of aqueous humor in man. Acta Ophthalmol 50 : 295-320, 1972
85) Fink AI, Felix MD, Fletcher RC : The anatomic basis for glaucoma. Ann Ophthalmol 10 : 397-411, 1978
86) Maepea O, Bill A : Pressures in the juxtacanalicular tissue and Schlemm's canal in monkeys. Exp Eye Res 54 : 879-883, 1992
87) Fine BS, Yanoff M, Stone RA : A clinicopathological study of four cases of primary open-angle glaucoma compared to normal eyes. Am J Ophthalmol 91 : 88-105, 1981
88) Lutjen-Drecoll E, Rohen JW : Morphology of the aqueous outflow pathways in normal and glaucomatous eyes. In : Ritch R, Schields MB, Krupin R ed : The glaucoma, vol 1 2nd ed, 89-123, Mosby, St Louis, 1996
89) Alvarado J, Murphy C, Juster R : Trabecular meshwork cellularity in primary open-angle glaucoma and nonglaucomatous normals. Ophthalmology 91 : 564-579, 1984.
90) Grierson I, Howers RC : Age-related depletion of the cell population in human trabecular meshwork. Eye 1 : 204-210, 1987
91) Rohen JW, van der Zypen E : The phagocytic activi-

ty of the trabecular meshwork endothelium : An electron microscopic study of the vervet. Graefes Arch Klin Exp Ophthalmol 175 : 143-160, 1968
92) Alvarado JA, Murphy CG : Outflow obstruction in pigmentary and primary open-angle glaucoma. Arch Ophthalmol 110 : 1769-1778, 1992
93) Allingham RR, de Kater AW, Ethier CR et al : The relationship between pore density and outflow facility in human eyes. Invest Ophthalmol Vis Sci 33 : 1661-1669, 1992
94) Knepper PA, Goossens W, Palmberg PF : Glycosaminoglycan stratification of the juxtacanalicular tissue in normal and primary open-angle glaucoma. Invest Ophthalmol Vis Sci 37 : 2414-2425, 1996
95) Grierson I : What is open-angle glaucoma? Eye 1 : 15-28, 1987
96) Tripathi RC, Tripathi BJ : Contractile protein alternation in trabecular endothelium in primary open-angle glaucoma. Exp Eye Res 31 : 721-724, 1980
97) Armaly MF : Inheritance of dexamethasone hypertension and glaucoma. Arch Ophthalmol 77 : 747-751, 1967
98) Becker B, Hahn KA : Topical corticosteroids and heredity in primary open-angle glaucoma. Am J Ophthalmol 57 : 543, 1964
99) Palmberg PF, Mandell A, Wilensky JT et al : The reproducibility of the intraocular pressure response to dexamethasone. Am J Ophthalmol 80 : 844-856, 1975
100) Schwartz JT, Reuling FH, Feinleib M et al : Twin study on ocular pressure following topically applied dexamethasone. II. Inheritance of variation in pressure response. Arch Ophthalmol 90 : 281-286, 1973
101) Schwartz JT, Reuling FH, Feinleib M et al : Twin study on ocular pressure after topical dexamethasone 1. Frequency distribution of pressure response. Am J Ophthalmol 76 : 126-136, 1973
102) Stone EM, Fingert JH, Alward WL et al : Identification of a gene that causes primary open angle glaucoma. Science 275 : 668-670, 1997
103) Polansky JR, Fauss DJ, Chen P et al : Cellular pharmacology and molecular biology of the trabecular meshwork inducible glucocorticoid response gene product. Ophthalmologica 211 : 126-39, 1997
104) Karali A, Russell P, Stefani FH et al : Localization of myocilin/trabecular meshwork-inducible glucocorticoid response protein in the human eye. Invest Ophthalmol Vis Sci 41 : 729-740, 2000
105) Swiderski RE, Ross JL, Fingent JH et al : Localization of MYOC transcripts in human eye and optic nerve by in situ hybridization. Invest Ophthalmol Vis Sci 41 : 3420-3428, 2000
106) Fautsch MP, Bahler CK, Jewison DJ et al : Recombinant TIGR/MYOC increases outflow resistance in the human anterior segment. Invest Ophthalmol Vis Sci 41 : 4163-4168, 2000
107) Wensor MD, McCarty CA, Stanislavsky YL et al : The prevalence of glaucoma in the Melbourne visual impairment project. Ophthalmology 105 : 733-739, 1998
108) Liu JH, Kripke DF, Twa MD et al : Twenty-four-hour pattern of intraocular pressure in the aging population. Invest Ophthalmol Vis Sci 40 : 2912-2917, 1999
109) Asrani S, Zeimer R, Wilensky J et al : Large diurnal fluctuations in intraocular pressure are an independent risk factor in patients with glaucoma. J Glaucoma 9 : 134-142, 2000
110) Levene RZ : Low tension glaucoma : A critical review and new material. Surv Ophthalmol 24 : 621-664, 1980
111) Caprioli J, Spaeth GL : Comparison of visual field defects in the low tension glaucomas with those in the high-tension glaucomas. Am J Ophthalmol 97 : 730-737, 1984
112) Geijssen HC : Studies on normal-pressure glaucoma. Kugler, New York, 1991
113) Bjerrum JP : Om en tilfojelse til saedvanlige synsfeltundersogelse samt om synfeltet ved glaukom. Nord Ophth Tidsskr(Kjobenh)2 : 144, 1889
114) Drance SM, Begg IS : Sector hemorrhage : A probable acute ischemic disc change in chronic simple glaucoma. Can J Ophthalmol 5 : 137-141, 1970
115) Kitazawa Y, Shirato S, Yamamoto T : Optic disc hemorrhage in low-tension glaucoma. Ophthalmology 93 : 853-857, 1986
116) Airaksinen PJ, Mustonen E, Alanko HI : Optic disc hemorrhages. Analysis of stereophotographs and clinical data of 112 patients. Arch Ophthalmol 99 : 1795-1801, 1981
117) Jonas JB, Schiro D : Localised wedge shaped defects of retinal nerve fibre layer in glaucoma. Br J Ophthalmol 78 : 285-290, 1994
118) Sugiyama K, Uchida H, Tomita G et al : Localized wedge-shaped defects of retinal nerve fiber layer and disc hemorrhage. Ophthalmology 106 : 1762-1767, 1999
119) Sugiyama K, Tomita G, Kitazawa Y et al : The associations of optic disc hemorrhage with retinal nerve fiber layer defect and peripapillary atrophy in normal-tension glaucoma. Ophthalmology 104 : 1926-1933, 1997
120) Jonas JB, Nguyen XN, Gusek GC et al : Parapapillary chorioretinal atrophy in normal and glaucoma eyes I. Morphometric data. Invest Ophthalmol Vis Sci 30 : 908-918, 1989
121) Jonas JB, Naumann GO : Parapapillary chorioretinal atrophy in normal and glaucoma eyes II. Correlations. Invest Ophthalmol Vis Sci 30 : 919-926, 1989
122) Buus DR, Anderson DR : Peripapillary crescents and halos in normal-tension glaucoma and ocular hypertension. Ophthalmology 96 : 16-19, 1989.
123) Park KH, Tomita G, Liou SY et al : Correlation between peripapillary atrophy and optic nerve dam-

age in normal-tension glaucoma. Ophthalmology 103 : 1899-1906, 1996
124) Uchida H, Ugurlu S, Caprioli J : Increasing peripapillary atrophy is associated with progressive glaucoma. Ophthalmology 105 : 1541-1545, 1998
125) Sugiyama K, Tomita G, Kawase K et al : Disc hemorrhage and peripapillary atrophy in apparently healthy subjects. Acta Ophthalmol Scand 77 : 139-142, 1999
126) Stewart WC, Shields MB : The peripheral visual field in glaucoma : Re-evaluation in the age of automated perimetry. Surv Ophthalmol 36 : 59-69, 1991
127) Quigley HA, Anderson DR : Cupping of the optic disc in ischemic optic neuropathy. Trans Am Acad Ophthalmol Otolaryngol 83 : 755, 1977
128) Portney GL, Roth AM : Optic cupping caused by intracranial aneurysm. Am J Ophthalmol 84 : 98-103, 1977
129) Anderson DR, Drance SM, Schulzer M : Natural history of normal-tension glaucoma. Ophthalmology 108 : 247-253, 2001
130) Ishida K, Yamamoto T, Sugiyama K et al : Disk hemorrhage is a significantly negative prognostic factor in normal-tension glaucoma. Am J Ophthalmol 129 : 707-714, 2000
131) Daugeliene L, Yamamoto T, Kitazawa Y : Effect of trabeculectomy on visual field in progressive normal-tension glaucoma. Jpn J Ophthalmol 42 : 286-292, 1998
132) Shigeeda T, Tomidokoro A, Araie M et al : Long-term follow-up of visual field progression after trabeculectomy in progressive normal-tension glaucoma. Ophthalmology 109 : 766-770, 2002
133) 白井久行, 佐久間毅, 曽賀野茂世, 他：低眼圧緑内障における視野障害の経過と視野障害進行因子. 日眼会誌 96 : 352-358, 1992
134) Stewart WC, Kolker AE, Sharpe ED et al : Factors associated with long-term progression or stability in primary open-angle glaucoma. Am J Ophthalmol 130 : 274-279, 2000
135) Bengtsson B, Holmin C, Krakau CE : Disc haemorrhage and glaucoma. Acta Ophthalmol(Copenh)59 : 1-14, 1981
136) Airaksinen PJ, Mustonen E, Alanko HI : Optic disc haemorrhages precede retinal nerve fibre layer defects in ocular hypertension. Acta Ophthalmol(Copenh)59 : 627-641, 1981
137) Tuulonen A, Takamoto T, Wu DC et al : Optic disk cupping and pallor measurements of patients with a disk hemorrhage. Am J Ophthalmol 103 : 505-511, 1987
138) Siegner SW, Netland PA : Optic disc hemorrhages and progression of glaucoma. Ophthalmology. 103 : 1014-1024 1996.
139) Drance S, Anderson DR, Schulzer M : Risk factors for progression of visual field abnormalities in normal-tension glaucoma. Am J Ophthalmol 131 : 699-708, 2001
140) Rasker MT, van den Enden A, Bakker D et al : Deterioration of visual fields in patients with glaucoma with and without optic disc hemorrhages. Arch Ophthalmol 115 : 1257-1262, 1997
141) Hendrickx KH, van den Enden A, Rasker MT et al : Cumulative incidence of patients with disc hemorrhages in glaucoma and the effect of therapy. Ophthalmology 101 : 1165-1172, 1994.
142) Rasker MT, van den Enden A, Bakker D et al : Rate of visual field loss in progressive glaucoma. Arch Ophthalmol 118 : 481-488, 2000
143) Wilensky JT, Kolker AE : Peripapillary changes in glaucoma. Am J Ophthalmol 81 : 341-345, 1976
144) Rockwood EJ, Anderson DR : Acquired peripapillary changes and progression in glaucoma. Graefes Arch Klin Exp Ophthalmol 226 : 510-515, 1988
145) Nevarez J, Rockwood EJ, Anderson DR : The configuration of peripapillary tissue in unilateral glaucoma. Arch Ophthalmol 106 : 901-903, 1988
146) Jonas JB, Nguyen XN, Gusek GC et al : Parapapillary chorioretinal atrophy in normal and glaucoma eyes I. Morphometric data. Invest Ophthalmol Vis Sci 30 : 908-918, 1989
147) Jonas JB, Naumann GO : Parapapillary chorioretinal atrophy in normal and glaucoma eyes II. Correlations. Invest Ophthalmol Vis Sci 30 : 919-926, 1989
148) Puska P, Raitta C : Peripapillary atrophy in unilateral capsular glaucoma. Graefes Arch Clin Exp Ophthalmol 231 : 642-646, 1993
149) O'Brart DP, de Souza Lima M, Bartsch DU et al : Indocyanine green angiography of the peripapillary region in glaucomatous eyes by confocal scanning laser ophthalmoscopy. Am J Ophthalmol 123 : 657-666, 1997
150) Hayakawa T, Sugiyama K, Tomita G et al : Correlation of the peripapillary atrophy area with optic disc cupping and disc hemorrhage. J Glaucoma 7 : 306-311, 1998
151) Sugiyama K, Tomita G, Kawase K et al : Disc hemorrhage and peripapillary atrophy in apparently healthy subjects. Acta Ophthalmol Scand 77 : 139-142, 1999
152) Anderson DR : Correlation of the peripapillary anatomy with the disc damage and field abnormalities in glaucoma. In : Greve EL, Heijl A ed : 5th International Visual Field Symposium, 1-10, Dr W Junk Publishers, Dordrecht, The Netherlands, 1982
153) Jonas JB, Fernandez MC, Naumann GO : Glaucomatous parapapillary atrophy. Occurrence and correlations. Arch Ophthalmol 110 : 214-22, 1992.
154) Ishida K, Yamamoto T, Kitazawa Y : Clinical factors associated with progression of normal-tension glaucoma. J Glaucoma 7 : 372-377, 1998
155) Daugeliene L, Yamamoto T, Kitazawa Y : Risk factors for visual field damage progression in normal-tension glaucoma eyes. Graefes Arch Clin Exp Oph-

thalmol 237 : 105-108, 1999

156) Daugeliene L, Yamamoto T, Kitazawa Y : Effect of trabeculectomy on visual field in progressive normal-tension glaucoma. Jpn J Ophthalmol 42 : 286-292, 1998

157) 岩田和雄：原発開放隅角緑内障と低眼圧緑内障―視神経障害の病態と機序. 日眼会誌 96 : 1501-1531, 1992

158) Shirakashi M, Iwata K, Sawaguchi S et al : Intraocular pressure-dependent progression of visual field loss in advanced primary open-angle glaucoma : A 15-year follow-up. Ophthalmologica 207 : 1-5, 1993

159) 北澤克明：診断と管理. 緑内障クリニック第3版, 124-126, 金原出版, 1996

160) Boger WP 3rd : Timolol : Short term "escape" and long term "drift". Ann Ophthalmol 11 : 1239-42, 1979

161) Gandolfi SA, Vecchi M : Serial administration of adrenergic antagonist and agonist("pulsatile therapy")reduces the incidence of long-term drift to timolol in humans. Invest Ophthalmol Vis Sci 37 : 684-688, 1996

162) Sawada A, Kitazawa Y, Yamamoto T et al : Prevention of visual field defect progression with brovincamine in eyes with normal-tension glaucoma. Ophthalmology 103 : 283-288, 1996

163) Kitazawa Y, Shirai H, Go FJ : The effect of Ca^{2+}-antagonist on visual field in low-tension glaucoma. Graefes Arch Clin Exp Ophthalmol 227 : 408-412, 1989

164) Netland PA, Chaturvedi N, Dreyer EB : Calcium channel blockers in the management of low-tension glaucoma and open-angle glaucoma. Am J Ophthalmol 115 : 608-613, 1993

165) Ishida K, Yamamoto T, Kitazawa Y : Clinical factors associated with progression of normal-tension glaucoma. J Glaucoma 7 : 372-377, 1998

166) Wu LL, Suzuki Y, Kunimatsu S et al : Frequency doubling technology and confocal scanning ophthalmoscopic optic disc analysis in open-angle glaucoma with hemifield defects. J Glaucoma 10 : 256-260, 2001

167) Bowd C, Zangwill LM, Berry CC et al : Detecting early glaucoma by assessment of retinal nerve fiber layer thickness and visual function. Invest Ophthalmol Vis Sci 42 : 1993-2003, 2001

168) Johnson CA, Adams AJ, Casson EJ : Blue-on-yellow perimetry can predict the development of glaucomatous visual field loss. Arch Ophthalmol 111 : 645-650, 1993

169) Johnson CA, Adams AJ, Casson EJ : Progression of early glaucomatous visual field loss as detected by blue-on-yellow and standard white-on-white automated perimetry. Arch Ophthalmol 111 : 651-656, 1993

170) Johnson CA : Diagnostic value of short-wavelength automated perimetry. Curr Opin Ophthalmol 7 : 54-58, 1996

171) Teesalu P, Airaksinen PJ, Tuulonen A : Blue-on-yellow visual field and retinal nerve fiber layer in ocular hypertension and glaucoma. Ophthalmology 105 : 2077-2081, 1998

172) Ugurlu S, Hoffman D, Garway-Heath DF et al : Relationship between structural abnormalities and short-wavelength perimetric defects in eyes at risk of glaucoma. Am J Ophthalmol 129 : 592-598, 2000

173) Migdal C, Gregory W, Hitchings R : Long-term functional outcome after early surgery compared with laser and medicine in open-angle glaucoma. Ophthalmology 101 : 1651-1657, 1994

174) Glaucoma Laser Trial Research Group : The glaucoma laser trial(GLT)and glaucoma laser trial follow-up study : 7. Results. Am J Ophthalmol 120 : 718-731, 1995

175) Mochizuki K, Jikihara S, Ando Y et al : Incidence of delayed onset infection after trabeculectomy with adjunctive mitomycin C or 5 fluorouracil treatment. Br J Ophthalmol 81 : 877-883, 1997

176) 末森央美, 岡部いづみ, 山本哲也, 他：緑内障手術後の低眼圧黄斑症―マイトマイシンC使用例における検討. 日眼会誌 99 : 312-317, 1995

177) Tanihara H, Negi A, Akimoto M et al : Surgical effects of trabeculotomy ab externo on adults eyes with primary open angle glaucoma and pseudoexfoliation syndrome. Arch Ophthalmol 111 : 1653-1661, 1993

②原発閉塞隅角緑内障

　原発閉塞隅角緑内障 primary angle-closure glaucoma（PACG）は，他の要因なく隅角閉塞が生じ，その結果眼圧が上昇し緑内障性視神経症を生じうる疾患と定義することができる。原発閉塞隅角緑内障はその眼圧上昇機序により，相対的瞳孔ブロックを伴うタイプと伴わないタイプに大別される。大多数の原発閉塞隅角緑内障は，相対的瞳孔ブロック relative pupillary block が隅角閉塞成立に重要な役割を果たしており，このため原発閉塞隅角緑内障の術語は，相対的瞳孔ブロックを伴う原発閉塞隅角緑内障と同義として使用されることもある[1]。しかし，この狭義の原発閉塞隅角緑内障にもプラトー虹彩の機序 plateau iris mechanism が関与していることは多いとされる。相対的瞳孔ブロックを伴わないタイプは，プラトー虹彩緑内障 plateau iris syndrome と呼ばれる。

　最近欧米では，原発閉塞隅角緑内障の用語を緑内障性視神経症を伴う症例のみ限定的に使用し，視神経症を伴わない症例を primary angle closure（PAC）（現時点で正式な邦訳なし）とするという意見[2,3]が，失明統計を重視する疫学者を中心に強くなりつつある。しかし，日本緑内障学会の制定した緑内障診療ガイドライン[1]では，本症の初期病態の場は隅角にあるという立場から，隅角に変化をきたしながら視神経症を発症していない初期例を含めて，原発閉塞隅角緑内障として扱うことにしている。本書においても同ガイドラインに準拠し，原発閉塞隅角緑内障を視神経症の有無にかかわらず用いる。

〈相対的瞳孔ブロックを伴う原発閉塞隅角緑内障〉

歴史

　1856年 von Graefe がベルリンで，前部ぶどう腫眼に対し外科的虹彩切除術を施行したところ，眼圧が非常に下降することを偶然に見出し，それにヒントを得て緑内障眼に対して虹彩切除術を施行し，その成果を発表した[4]。虹彩切除術は当初酷評されたが，急性緑内障を治癒に導きうる優れた治療法として，次第に認識されることとなった。その後，虹彩切除術は発作から時間の経過した急性緑内障や，非炎症性慢性緑内障に対しては効果がないことが明らかになった。

　レーザー虹彩切開術は，Meyer-Schwickerath が1956年，光凝固装置により施行したのが始まりである[5]。1970年までに，動物実験を経てレーザー虹彩切開術が臨床的に施行可能となった。間もなくアルゴンレーザー[6]がルビーレーザーに取って代わり，続いて Nd-YAG レーザー[7]が臨床応用された。

　薬物療法では，1876年 Laqueur[8]によるエゼリンおよび1877年 Weber[9]によるピロカルピンの導入により，縮瞳薬による治療が開始され，一定の治療効果が得られることとなった。1954年のアセタゾラミドの使用開始は，急性緑内障治療を大きく変えた[10]。アセタゾラミドは縮瞳薬との相加的な治療効果をもたらし，隅角の再開放に非常に有効であった。また1958年以降，さまざまな高浸透圧薬[11-13]による治療も発展した。

　一部の緑内障が虹彩切除術で治癒に導かれることが明らかにされた1856年以降も，原発閉塞隅角緑内障の病因は不明であった。隅角閉塞は組織

学的に 1858 年に Müller により発見されていたが，隅角閉塞緑内障の病因としての重要性について最初に述べたのは，1876 年の Knies[14] である。隅角閉塞の発現機序は，Knies[14-16]，Weber[17]，Panas[18] により提唱されたものの，閉塞隅角緑内障の発症機序は依然明らかでなかった。Smith[19] は急性閉塞隅角緑内障発作と浅前房，短眼軸長との関連性を 1891 年に初めて指摘した。Curran は，1920 年瞳孔ブロックの概念について述べ，虹彩切除術に理論的な根拠を与えた[20]。しかし，閉塞隅角緑内障の病因として瞳孔ブロックによる隅角閉塞の概念が一般化するのは，1950 年代以降であった。

隅角鏡による隅角検査は Trantas, Koeppe, Salzmann, Troncoso により 1930 年代頃までに広められた。1933 年 Barkan は，Koeppe 式直接型隅角鏡を臨床で初めて用いた。また彼は原発緑内障を，隅角鏡所見を基に浅前房型（狭隅角）と深い前房型とに分類した[21]。この分類は後に Sugar[22] により改良された。さらに 1968 年の眼科的超音波検査機器導入により，水晶体の位置，厚さや曲率が正確に測定可能となった[23-26]。Pavlin ら[27,28] により超音波生体顕微鏡が 1990 年代に臨床応用され，瞳孔ブロックによる原発閉塞隅角緑内障の病態把握に貢献することになった。

疫学

■有病率

わが国の原発閉塞隅角緑内障の有病率は，多治見スタディ（2000～2002 年）では 40 歳以上全人口の 1.12％，全国 7 地区共同疫学調査（1988～89 年）[29] では 0.34％と報告されている。二つの報告で差の生じた理由は明らかでないが，両者で原発閉塞隅角緑内障の定義が若干異なっていることには注意が必要である。すなわち多治見スタディでは原発閉塞隅角緑内障を，視神経・視野所見については考慮せず，①眼圧 21 mmHg 以上または周辺虹彩前癒着の存在，②隅角開大度は Shaffer 分類 Grade 0～2 とした。これに対して全国 7 地区共同疫学調査では，同様に視神経・視野所見は考慮しなかったものの，①眼圧 21 mmHg 以上，②隅角開大度は Shaffer 分類 Grade 0～I を原発閉塞隅角緑内障とした。

■年齢

相対的瞳孔ブロックを伴う原発閉塞隅角緑内障の有病率は，年齢とともに増加する。相対的瞳孔ブロックを伴う原発閉塞隅角緑内障は，ほとんどの症例が 40 歳以上の成人に生じると記載されている[30-36]。これは，加齢による水晶体厚の増加や，わずかな水晶体前方移動に伴う前房深度の減少[37-41]と関連している。

40 歳以下の患者に発症する閉塞隅角緑内障では，プラトー虹彩や他の二次的な原因について考慮すべきである。しかし，小児や若年者の閉塞隅角緑内障もまた報告されている[42-46]。

■性別

相対的瞳孔ブロックを伴う原発閉塞隅角緑内障は，男性より女性に 2～4 倍多く生じると報告されている[33,36,47-56]。女性の原発閉塞隅角緑内障の有病率の高さは，男性より浅い前房深度を反映していると考えられている[37,54]。南アフリカのバンツー系種族[53]の女性の有病率は男性の 2 倍であるが，アフリカ系アメリカ人では，男女同等であると報告されている[55]。

■人種

相対的瞳孔ブロックを伴う原発閉塞隅角緑内障の有病率は，人種により異なる。アジア人の有病率は白人とアフリカ系アメリカ人の中間に位置し，また慢性閉塞隅角緑内障の占める割合は，非常に多いとされている。原発閉塞隅角緑内障は，中国，マレーシア，ミャンマー，フィリピン，ベトナム，インド，スリランカなどほとんどの東あるいは南アジア諸国で有病率が高いと報告されている[56-60]。しかし日本人は，他のアジア諸国と比較し原発閉塞隅角緑内障が少ないと報告されている[29]。

米国あるいは西ヨーロッパ在住白人の原発閉塞隅角緑内障の有病率は，原発開放隅角緑内障の

1/4〜1/10程度である[30,61-64]。アフリカ系アメリカ人には急性原発閉塞隅角緑内障は少なく[53,55]むしろ，慢性閉塞隅角緑内障が多い傾向にある[55,65-69]。

瞳孔ブロックを伴う原発閉塞隅角緑内障の有病率が最も高い人種として知られているのが，イヌイットである[35,52,70-74]。Arkellら[74]は，40歳以上のイヌイットの原発閉塞隅角緑内障の有病率は2.65%であり，50歳以上では実に17%が閉塞する可能性のある隅角を有していたと報告している。しかし，デンマークに住むイヌイットに原発閉塞隅角緑内障の有病率は低く，環境による影響が推測されている[75]。またアマゾン在住インディアン部族も高い発症率を有する[76]。

■屈折

相対的瞳孔ブロックを伴う原発閉塞隅角緑内障の有病率は，遠視眼で高い[37]。遠視眼は前房深度が浅く，前房容積は小さい傾向にある[37]。ある近視家系の慢性隅角閉塞の報告があるが[77]，その家系は遺伝性水晶体亜脱臼による閉塞隅角緑内障であったことが後日判明している[78]。

■遺伝

相対的瞳孔ブロックを伴う原発閉塞隅角緑内障のほとんどは散発性である。一方，原発閉塞隅角緑内障の高い有病率をもった常染色体優性遺伝，あるいは常染色体劣性遺伝家系もいくつか報告されている[79,80]。Tornquist[81,82]は，前房形態はポリジーン遺伝によると推測している。浅前房や狭隅角は，原発閉塞隅角緑内障患者の親類によく認められる[75,82-85]。

François[86]は急性原発閉塞隅角緑内障発症の危険性を，1親等では2〜5%，2親等では1〜2.5%と計算した。イヌイットの1親等は3.5倍[52]であり，中国人では，急性原発閉塞隅角緑内障の家族歴を有すれば6倍であると報告されている[36]。

■季節発症率

相対的瞳孔ブロックを伴う原発閉塞隅角緑内障は冬に起こりやすいことが，多くの報告で示唆されている[87-89]。これは気候[90]や，日の当たる量が少ない[91,92]ことと関係しているとされている。

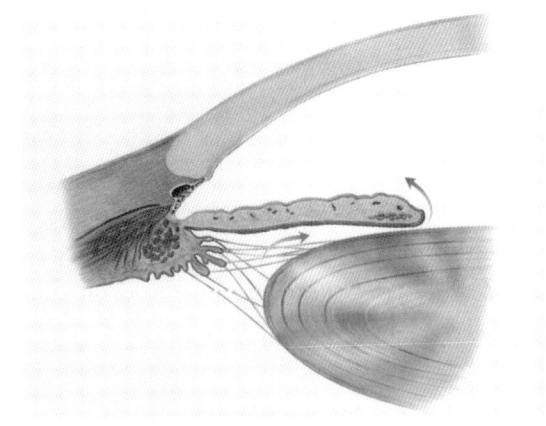

a. 通常では，房水は水晶体前面，瞳孔を通り，隅角に流入する。

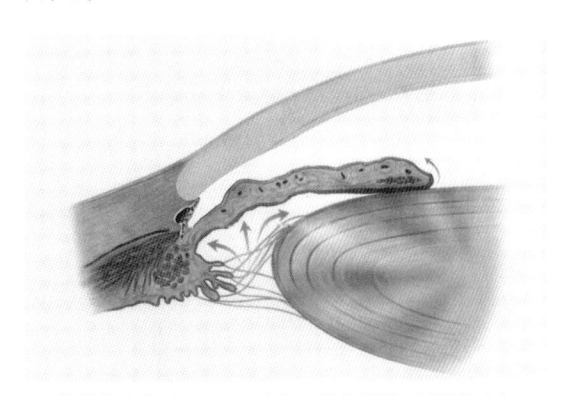

b. 相対的瞳孔ブロックにより，前後房間の圧差が生じる。

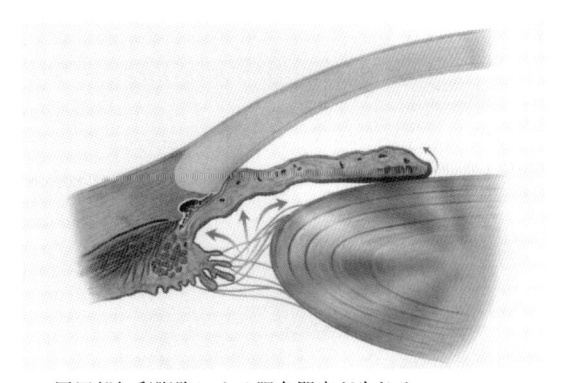

c. 周辺部虹彩膨隆による隅角閉塞が生じる。

図2-115　相対的瞳孔ブロック

病態生理

原発閉塞隅角緑内障の病因として，相対的瞳孔ブロックと呼ばれる機序が重要である。水晶体と虹彩の接触により生じる房水流出抵抗が，相対的瞳孔ブロックを起こす基本的な要因である。この房水流出抵抗は，虹彩中央部と水晶体前面が接触する際に瞳孔括約筋により生じる力学的なベクトルのうち，水晶体と虹彩を接触させる方向に働く後方へのベクトル成分により生ずる[93]。その結果，前後房間に圧差が生じ，後房圧が前房圧をわずかに上回る。前房の深い眼では，この圧差は小さいかほとんど0である。しかし，前房の浅い眼では，この圧差により虹彩に対する後房方向からの圧力が生じ周辺部虹彩は前方に膨らむ(図2-115, 116)。

瞳孔ブロックの大きさとともに，虹彩の伸展性が虹彩の前方への膨隆の程度に関係する。虹彩周辺部の前方膨隆の程度が軽い場合，隅角は閉塞しない。高齢者の虹彩は薄い傾向があり，膨隆しやすい。虹彩周辺部の前方膨隆の程度が強くなると，虹彩周辺部が線維柱帯と接触するほどまでに膨隆する。このため房水流出は阻害され，眼圧は上昇する[94]。眼圧および房水流出能は，狭隅角眼であっても隅角が開大していれば正常である。虹彩と線維柱帯の接触を認めた場合，隅角閉塞の範囲に相関して眼圧は上昇し，房水流出率は低下する[95]。この場合，眼圧上昇の程度は閉塞していない隅角の機能に依存する。

閉塞隅角緑内障を発症しやすい眼の解剖学的形態は多因子の影響下で遺伝し[24]，いくつかの特徴を有している(表2-23)。これらのすべての因子は虹彩と水晶体の接触を増強し，後房から前房への房水流入抵抗を増大し，相対的瞳孔ブロックを増強させる方向に作用する。水晶体厚/眼軸長比とレーザー虹彩切開術の必要性との強い相関性が報告されているものの[96]，現在のところ単独，複合を問わず，閉塞隅角緑内障発症を確実に予測しうる生体計測因子は知られていない。

相対的瞳孔ブロック発症に関与する因子

狭隅角

狭隅角眼を有する患者は，閉塞隅角緑内障を発症する危険性があり，高い危険性を有する患者には予防的治療が必要となる。一方危険性が低い場

表2-23 原発閉塞隅角緑内障を発症しやすい眼の解剖学的特徴

1. 小角膜径[26, 97-99]
2. 角膜前面曲率の増加(角膜前面曲率半径の減少)[26, 99]
3. 角膜後面曲率の増加(角膜後面曲率半径の減少)[81,100,101]
4. 中心[99, 102, 103]および周辺部[97, 103, 104]における浅前房
5. 前房容積の減少[105]
6. 水晶体厚の増加[23, 26, 99, 106, 107]
7. 水晶体前面の曲率増加[106]
8. 水晶体の前方への移動[99]
9. 短眼軸長[23, 26, 99, 103]
10. 毛様体への虹彩のより前方への付着

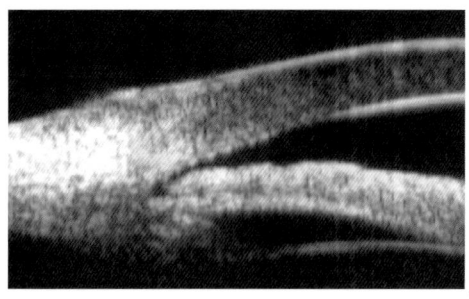

a．ペンライトによる縮瞳：相対的瞳孔ブロックは存在するものの，隅角は開大している。

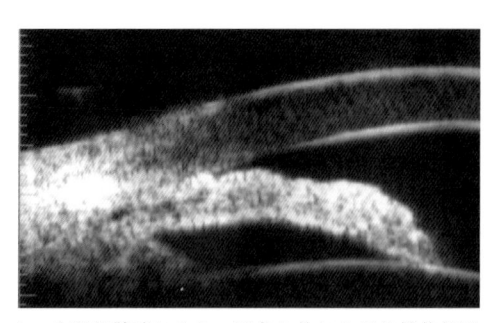

b．生理的散瞳により，隅角上位における機能的隅角閉塞が生じている(暗所における検査)。

図2-116 生理的散瞳による機能的隅角閉塞(超音波生体顕微鏡)

表 2-24 年齢別，屈折値別の隅角開大度頻度

年齢(歳)	屈折値＞1D		-1D≦屈折値≦+1D		屈折値＜-1D	
	Grade		Grade		Grade	
	1, 2 (%)	3, 4 (%)	1, 2 (%)	3, 4 (%)	1, 2 (%)	3, 4 (%)
0～19	0	100	0	100	0	100
20～39	0	100	0.7	99.3	0.2	99.8
40～59	2	98	1.0	99.0	0.3	99.7
＞60	3.5	96.5	2.0	98.0	0	100

(Lee DA et al : Arch Opthalmol 102 : 46-50, 1984 より改変)

合は経過観察を行うのみでよい。40歳以上人口のうち，2～6%は狭隅角疑い(Grade 2以下)であり，0.6～1.1%は，強度の狭隅角である(Grade 1以下)[108,109]。狭隅角は高齢，遠視の患者により，多く認められる[108]（表2-24）。

前房深度は，虹彩平面に耳側から斜めにライトを当てることで推測可能であるが[110]，不確実である。一般的に狭隅角眼は，細隙灯顕微鏡検査で浅い中心前房深度[111-113]および周辺前房深度[114]の観察により識別されているが，中心前房深度と隅角の広さとの相関は非常に弱い[115]。狭隅角を識別するうえで細隙灯顕微鏡検査を用いた有効な手段は，周辺部前房深度と角膜厚を比較することである。周辺前房深度が角膜厚の1/4以下であれば，隅角はきわめて狭い(van Herick test)[108]。

狭隅角眼を有する患者のほとんどは，閉塞隅角緑内障を発症しない。Shaffer分類 Grade 2以下の狭隅角眼のうち5～10%にしか閉塞隅角緑内障は発症しない。Patelら[116]は4,870名のボルチモア市民で，薬物散瞳は急性原発閉塞隅角緑内障を誘発しなかったと報告している。

瞳孔

相対的瞳孔ブロックは，中等度散瞳時(瞳孔径；3.0～4.5 mm)に最大となる[94,117]。瞳孔散大は暗所，散瞳薬などにより誘発される。極大散瞳の状態では水晶体と虹彩の接触はほとんどなく，相対的瞳孔ブロックは最小となる[118]。また，瞳孔ブロックは著しい縮瞳によっても増強する[118]。薬物散瞳は急速に生じ，また相対的瞳孔ブロックは瞳孔がゆっくり縮瞳する際大きくなる傾向にある。このことが，薬物による散瞳では急性緑内障発作がほとんど生じない一つの理由である。しかし，極大散瞳下では虹彩が隅角部に密集するため，隅角閉塞を生じる可能性がある(プラトー虹彩，244頁参照)。

年齢

加齢により生じる水晶体厚の増加[37,119]，水晶体前方偏位[119]，縮瞳により，相対的瞳孔ブロックは増強される傾向にある。中心前房深度は平均して年に0.01 mm減少しているとされている[37]。これらの加齢変化は虹彩と水晶体の接触を増加させ，相対的瞳孔ブロックを増強し，前房深度および容積を減少させる。

水晶体

水晶体前方移動は，相対的瞳孔ブロックを増強させる一つの要因となる。水晶体前方移動は読書，うつぶせなどさまざまな日常生活環境下で起こりうる。縮瞳薬投与はチン小帯を弛緩させ，水晶体前方移動，水晶体厚増加や曲率増大を生じる[118]。落屑症候群に合併する閉塞隅角緑内障ではチン小帯が脆くなり，このことが水晶体前方移動に関わっている[120]。一方，調節麻痺薬や高浸透圧薬投与は水晶体を後方移動させる。

虹彩

中等度散瞳下では，虹彩周辺部は弛んだ状態となり容易に前方に膨隆する。また虹彩構造のきめ細かさや厚みは，原発閉塞隅角緑内障発症に影響を与えるとされている[121]。高齢者や白人の色素の少ない虹彩は薄く，容易に弛む傾向がある。一方濃茶色の虹彩は厚く，容易には弛まない。これはアフリカ系アメリカ人に急性原発閉塞隅角緑内障発作が少ないことと関係している[122]。またピロカルピンや調節麻痺薬も，虹彩の伸展性に影響を与える。

促進因子

急性あるいは亜急性隅角閉塞緑内障症例の多くは，もともと浅前房などの素因をもつ個人に，相

対的瞳孔ブロックを誘発する感情的ストレス（悪い知らせ，痛み，恐怖など）や低照明下（映画館など）などのさまざまな因子により誘発される。感情的ストレスは，瞳孔散大筋に対する交感神経系の緊張増加により，瞳孔散大を引き起こす。一方低照明下の状態では，瞳孔括約筋に対する副交感神経系緊張減少により瞳孔は散大する。

また急性原発閉塞隅角緑内障は，素因をもつ個人への，さまざまな薬物の点眼投与，全身投与，経皮的投与により引き起こされる。これらの薬物にはトランキライザー，気管支拡張薬，血管収縮薬，抗パーキンソン病薬，風邪薬，抗悪心薬，鎮痙剤などがある[123-125]。これらの薬物の多くは，瞳孔括約筋に対する副交感神経系の抑制，あるいは瞳孔散大筋に対する交感神経系を介する効果により瞳孔を散大する可能性があるため，緑内障に対して禁忌とされるが，実際に緑内障発作の症例報告がなされている薬物は比較的少ない[125,126]。一方，極度の縮瞳をきたす薬物（コリンエステラーゼ抑制薬など）もまた，急性原発閉塞隅角緑内障を誘発する原因となりうる。眼瞼痙攣や麻痺性斜視治療に用いられるボツリヌス毒素[127]も，急性原発閉塞隅角緑内障を誘発する可能性がある。

臨床所見：急性型と慢性型

相対的瞳孔ブロックを伴う原発閉塞隅角緑内障は，臨床症状から急性型と慢性型に分類することが可能である。その中間型として，亜急性あるいは間欠性というカテゴリーをおく考え方もある。臨床症状の相違は，隅角の閉塞程度と閉塞速度がさまざまなため，眼圧上昇の時間経過が症例ごとに異なることに起因する。したがって，慢性型の急性型への転換，またその逆の変化はしばしば経験される。

急性原発閉塞隅角緑内障では，隅角があるときに広範囲にわたって完全に閉塞し，眼圧は急激に上昇する。急性型は緑内障発作とも呼ばれ，さまざまな自覚症状，他覚所見を呈する。これに対して，慢性原発閉塞隅角緑内障は，長期間にわたって徐々に隅角閉塞が生ずるため，眼圧上昇が緩徐で，原発開放隅角緑内障と同様の視機能異常を生ずる以外に自覚症状に乏しい。亜急性あるいは間欠性と呼ばれるものは，急性発作の症状が強くなる前に，明るい光あるいは睡眠による縮瞳などにより自然に寛解してしまうため，一過性の眼部不快感，軽い視力障害，虹輪視などを訴えるにとどまる症例である。いずれのタイプも基本病態は同一である。急性発作は片眼に生じることが多いが，その他のタイプを含めて浅前房や狭隅角などの所見は両眼でほぼ同等に認める。

急性原発閉塞隅角緑内障

■症状

緑内障発作の症状は急激で，著しい眼圧上昇の結果生じる。発作眼に急激に激しい疼痛が生じる。また視力低下，虹輪視，充血，眼瞼浮腫，嘔吐，悪心，発汗が起こる。疼痛は三叉神経第一枝領域に起こり，眼窩，前頭部，耳，上顎部，歯に放散することもある。疼痛などによる不快感は軽度なものから重度なものまで，症例によりさまざまである。また，その痛みの程度は，眼圧の絶対値よりも眼圧の上昇速度に関係するとされる[128]。

視力障害は，初めは角膜実質層状配列の乱れのために生じ，後には角膜上皮細胞浮腫の結果として生じる。虹輪視は角膜浮腫により，白色光がその構成色に分けられることにより生じる。中心部では青から緑色に，周辺部では黄色から赤色に見える[128]。

急性緑内障発作中の副交感神経系への刺激により，悪心，嘔吐，発汗，徐脈を認めることがある。時には，腹痛[129]や胸部痛などの全身的症状が優位で，診断が困難なことがある。急性隅角閉塞緑内障と下垂体卒中[130]，分娩[131]との関連性も報告されている。

急性原発閉塞隅角緑内障発作のほとんどは片眼性である。しかし，5～10％の症例では両眼同時に発症する[32]。急性発作に先立って，一過性の眼痛，視力障害，虹輪視を自覚した経験を有することがある。

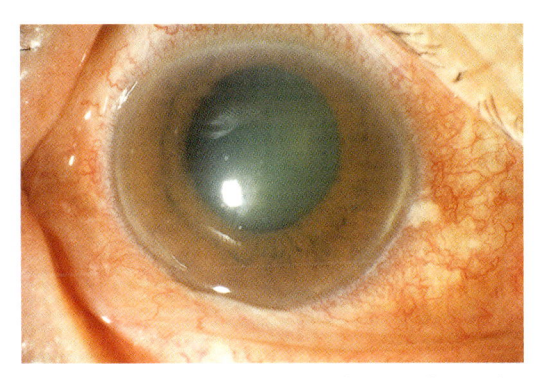

図 2-117　急性原発閉塞隅角緑内障前眼部所見（発作時）
角膜浮腫，散瞳，結膜充血を認める。

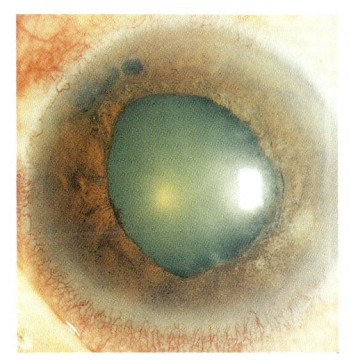

図 2-118　急性原発閉塞隅角緑内障前眼部所見（寛解後）
虹彩萎縮を認める。

■臨床所見

　急性原発閉塞隅角緑内障の診断は通常容易である。急激な視力低下が起こり，眼圧は通常 40～80 mmHg まで上昇する。眼瞼は浮腫状となり，角膜輪部付近により著明な結膜充血（毛様充血）を認める。角膜上皮は擦りガラス状の浮腫を呈し，時には角膜実質もその厚みを増す。瞳孔は中等度散大し，虚血による瞳孔括約筋不全麻痺[132-134]のため縦長の形状を呈する（図 2-117）。対光反応は全く消失するかあるいは鈍い。前房深度は中央部・周辺部ともに浅く，前房内には通常軽度から中等度の炎症所見を認める。重篤な症例や発作期間が長引いた症例は強い前房内炎症を伴い，前房蓄膿を認めることさえありうる[135,136]。しかし角膜後面沈着物を認めることはまれである。発作中のトノグラフィーでは，房水流出率は極度の低下を示す。

　発作時には隅角は閉塞している。しかし，急性閉塞隅角緑内障発作時には，角膜浮腫により隅角観察が難しいことがしばしばである。薬物治療によっても眼圧下降が得られず，隅角評価が依然困難な場合には，僚眼の狭隅角の確認は診断の一つの裏付けとなりうる。

　発作の早期には，視神経乳頭は充血し浮腫状を呈する。発作後の低眼圧時にも，視神経乳頭は浮腫状を呈することがある。網膜中心静脈閉塞症が，急性閉塞隅角緑内障により生じることもある[137,138]。

　発作後数日以上経過した症例の前眼部所見として，壊死による虹彩萎縮（図 2-118）や前囊下水晶体混濁 Glaukomflecken が重要で，陳旧例の緑内障発作既往の証左となりうる。また，発作中多量の虹彩色素が散布されるため，色素が虹彩表面，角膜内皮，線維柱帯などに付着する所見を認める。発作寛解後の視神経乳頭の所見は症例によりさまざまであり，軽症例であればほぼ正常乳頭に戻るが，重症例では辺縁部の色調は蒼白となる。原発開放隅角緑内障にみられるような緑内障性乳頭陥凹をきたすことは少なく，陥凹を認めた場合は，むしろ視神経乳頭変化をきたしていた慢性例の急性転化を考えるべきである。緑内障発作後の視野は特異性な変化はなく，全体的狭窄あるいは上方狭窄を示す[139,140]。発作寛解後，視野は正常に戻ることもある[140]。中心視力障害，マリオット盲点拡大や網膜神経線維層欠損を認めることもある[141,142]。

■鑑別診断

　急性原発閉塞隅角緑内障の鑑別診断の対象となる疾患として，膨隆白内障による閉塞隅角緑内障，小眼球症による閉塞隅角緑内障，水晶体脱臼による閉塞隅角緑内障，ぶどう膜炎による閉塞隅角緑内障（瞳孔ブロックによるもの），悪性緑内障，水晶体融解緑内障，血管新生緑内障，ぶどう膜炎による続発開放隅角緑内障などがあげられる。これらは，大幅な眼圧上昇，浅前房，前眼部炎症所見

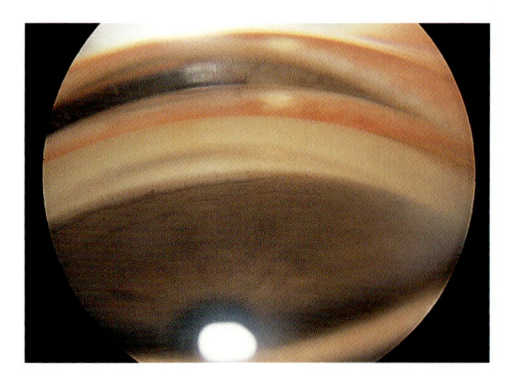

図2-119 慢性原発閉塞隅角緑内障の隅角所見
周辺虹彩前癒着を広範に認める。

など，急性原発閉塞隅角緑内障の主要所見の一部または全部を有する疾患群である。特に浅前房と眼圧上昇を伴う続発閉塞隅角緑内障と，基本的には浅前房でないものの，角膜や前房の混濁のために浅前房の判断しにくい水晶体融解緑内障，血管新生緑内障などが鑑別の要点となる。

細隙灯顕微鏡所見，隅角鏡所見などで鑑別を行うが，入念な問診，発症年齢，屈折値，眼圧脈波の大きさ，あるいは僚眼の所見などが鑑別の決め手となりうる。

慢性原発閉塞隅角緑内障

相対的瞳孔ブロックを伴う慢性原発閉塞隅角緑内障では，緩徐ながら進行性の周辺虹彩前癒着の形成により中等度の眼圧上昇が生じる。急性発作に見られるような自覚症状はない。前眼部には浅前房狭隅角以外の異常を認めない。緑内障性視神経乳頭変化，視野障害を伴うという点では，原発開放隅角緑内障に類似する。

長期間の機能的隅角閉塞は，徐々に周辺虹彩前癒着を形成する（図2-119）。周辺虹彩前癒着は通常は隅角上方から始まり，6時に向かって進展する[95,143,144]。早期の症例には機能的隅角閉塞は存在するものの，周辺虹彩前癒着はまだ形成されていない。次第に進行性の周辺虹彩前癒着が形成され，約2/3の隅角閉塞が生じると眼圧は上昇する。機能的隅角閉塞と周辺虹彩前癒着は圧迫隅角鏡検査により鑑別可能である[145]。眼圧上昇の程度は，隅角閉塞の範囲[95]および隅角開放部の房水流出能と関連している。慢性原発閉塞隅角緑内障で認められる周辺虹彩前癒着は，急性原発閉塞隅角緑内障に比較してテント状，マウンド状の幅の狭いものが多い[146,147]。

アジア人やアフリカ系アメリカ人など色調の濃い虹彩をもつ眼は，creeping angle closure[148-150]と呼称される隅角閉塞の型が主流を占める。隅角閉塞は全周性で，隅角深部より生じる。周辺虹彩前癒着は徐々に毛様体帯より強膜岬に達し，さらに線維柱帯まで覆うようになる。急性原発閉塞隅角緑内障発作眼の前房深度より，わずかながら深い。最終的には急性緑内障発作が生じるか，周辺虹彩前癒着形成とともに次第に眼圧が上昇する。

負荷試験

狭隅角眼の閉塞隅角緑内障発症予測を目的として，さまざまな負荷試験が考案されてきた。ほとんどの負荷試験は隅角閉塞が生じうる状況をシミレーションするものである。したがって，眼科医の指導下の迅速な治療が可能な状況で施行することを前提とする。

閉塞隅角緑内障の発症予測可能性をプロスペクティブに検討し，有用性の実証された負荷試験はない。多施設共同のプロスペクティブな研究結果が，暗室うつぶせ試験で報告されている[151]。負荷試験の最大の問題点は，試験が陰性でも原発閉塞隅角緑内障を発症しないことを保証できないことであり，このためもあり，現在負荷試験が実施されることは少なくなっている。

暗室試験

患者を60〜90分間暗環境下に置き，自発的な散瞳を生じさせる[152-154]。睡眠による縮瞳を防ぐため，患者に覚醒しているよう指示することは重要である。眼圧がベースラインより8mmHg以上上昇，かつ隅角鏡検査で隅角閉塞が確認されると陽性と考えられている。検査中の光への曝露は，隅角開大や眼圧下降を生じさせる[155]ため必要最小限とすべきである。この検査は50％程度の感度であると報告されている[154]。

散瞳試験

5%トロピカマイド（ミドリンM®：0.4%）などの短時間作用型の弱い副交感神経遮断薬，あるいは弱い交感神経刺激薬を用い片眼散瞳させる。瞳孔径が4～6mmに開いた後，眼圧測定および隅角鏡検査を再び施行する。この検査の陽性基準は暗室試験と同様である。散瞳薬や調節麻痺薬は，開放隅角眼にも眼圧を上昇させることがあるため，隅角鏡検査による隅角閉塞の確認は必要である[156,157]。

うつぶせ試験

患者に60分間うつぶせの状態をとらせる[160]。検査中の眼球への圧迫を避けるために，前額部の下にクッションや枕を当てる。患者が検査中覚醒していることを確認することも重要である。眼圧が8mmHg以上上昇し，隅角鏡検査により隅角閉塞が確認されれば陽性である。また暗室試験と併用して施行することも可能である[157]。

暗室試験，散瞳試験，うつぶせ試験の陽性率の比較検討報告[154]によれば，周辺虹彩切除術施行前の閉塞隅角緑内障76眼で，うつぶせ試験71%，散瞳試験58%，暗室試験48%の陽性率であり，うつぶせ試験が最も高い陽性率を示したとされている。

超音波生体顕微鏡検査

超音波生体顕微鏡 ultrasound biomicroscopy (UBM)は，解像度が50μm程度と高い，前眼部の撮影が可能，などの特徴を有しており，隅角の観察に適している[28]。隅角鏡検査では隅角の鳥瞰図を得ることができるのみであるが，超音波生体顕微鏡では隅角の経線方向の断層撮影が可能なため，特に狭隅角眼に威力を発揮する。相対的瞳孔ブロックの存在は，虹彩後面の凸状の形態により判断できる。隅角の閉塞は，周辺部虹彩と隅角の接触により判断できる。対光反応による縮瞳時には機能的隅角閉塞であれば周辺部虹彩と隅角は離れ，器質的隅角閉塞（周辺虹彩前癒着）であれば周辺部虹彩と隅角は離れないことから，縮瞳時と散瞳時の隅角所見を比較することで，両タイプの隅角閉塞を簡便に鑑別することができる[159,160]。超音波生体顕微鏡は狭隅角眼のうつぶせ時の隅角変化[161]の観察にも応用されている。超音波生体顕微鏡は，またプラトー虹彩形態 plateau iris configuration の観察，鑑別にもきわめて有用である。

治療

原発閉塞隅角緑内障の治療は，急性発作時の治療，相対的瞳孔ブロックの永続的な解除，レーザー虹彩切開術後の残余緑内障 residual glaucoma の治療の，三つに分けて考えるのが合理的である。

急性発作時の治療

眼圧を速やかに正常化させ，また隅角を再開放させることが急性発作治療の原則である。薬物治療を最初に行う。薬物治療で瞳孔ブロックが解消される場合もある。また圧迫隅角鏡，アプラネーションチップ，綿棒などを用い角膜中央部を圧迫すると，隅角の開放が得られ，眼圧が下降することもある[162]。

基本的薬物治療として，縮瞳薬および高浸透圧薬があげられる。ピロカルピンは縮瞳により機能的隅角閉塞を解除し，また高浸透圧薬は眼内の液体を眼外に移動させ，さらに硝子体体積の減少により水晶体虹彩隔膜を後方移動させることにより前房深度を深くし，急性発作の解消に働く。ピロカルピンは，以前は高濃度（3～4%）製剤頻回投与が施行されていたが，眼局所および全身的副作用軽減のため，最近は低濃度（1～2%）製剤の少ない回数の使用が推奨されるようになった[128,163,164]。ピロカルピンは瞳孔括約筋の収縮による虹彩緊張により，機能的な隅角閉塞を解除させるのであり，低濃度製剤でもその目的を達成することが可能である。高濃度ピロカルピンの使用に対する懸念として，水晶体厚の増加と浅前房化[165-169]，瞳孔ブロック増強[170]，コリン作動性毒性（下痢，頭痛など）があげられる。

高浸透圧薬投与は，緑内障発作に対する最も有効な眼圧下降手段の一つである。点滴用剤と内服用剤があるが，急性発作時には悪心や嘔吐を伴うことが多いので，点滴で使用されることが多い。20％マンニトールを約1〜2 g/kg，45〜60分かけて点滴静注する。あるいは，10％グリセロール（グリセオール®）を同様に投与する。眼圧が下降し始めれば，全量を投与する必要はない。内服の場合，50％グリセロールあるいは70％イソソルビド溶液を1.0〜1.5 g/kg投与する。糖尿病患者であれば，グリセロールは高カロリーであるためイソソルビド溶液を投与する。高浸透圧薬投与は循環血漿量を増加させるため，特に高齢の心血管系疾患を有する患者に，うっ血性心不全や肺水腫を引き起こすことがあるので，要注意である。

炭酸脱水酵素阻害薬も緑内障発作に有効である。急速に眼圧下降を得るためには，500 mgアセタゾラミドの点滴静注がより有効である。禁忌とする疾患がなければ，β遮断点眼薬は房水産生を減少させるために投与してよい。

前房内炎症軽減のため，ステロイド点眼薬投与が勧められる。痛み軽減，嘔吐抑制目的の治療は必要であれば行うべきである。

単に眼圧が正常レベルまで下降したのみで，急性原発閉塞隅角緑内障発作が収束したと考えるべきではない。眼圧下降が得られた状態で隅角検査を施行し，周辺虹彩前癒着の程度を調べる。閉塞隅角緑内障の急性発作後には，房水産生低下や低眼圧が生じることがある。周辺虹彩前癒着が広範囲にわたって存在すれば，毛様体の房水分泌機能が正常化する数時間〜数日後に眼圧は再上昇する。

発作眼に対して上述の薬物治療を施した後に，角膜浮腫が軽減しレーザー虹彩切開術が容易に実施できる状況であれば，レーザー虹彩切開術を行う。レーザー虹彩切開術が実施できず，発作も解消されていない状況では，レーザー隅角形成術により，一時的な隅角の開大を図るのが良い[171-173]。レーザー隅角形成術は前房炎症がかなり存在する場合にも施行可能であり，虹彩周辺部を平坦化し隅角を開大させる[171]。レーザー隅角形成術により相対的瞳孔ブロックが解除されるわけではないため，炎症が収まった時点でレーザー虹彩切開術を施行する必要がある。しかし，眼内炎症が収まるまでの数日間，眼圧を下降させることが可能である[163]。レーザー隅角形成術は，またプラトー虹彩緑内障の治療法の一つでもある。近年，急性発作に対する初期治療としての前房穿刺の有効性も報告されているが[174]，確立している治療法とは言いがたい。

相対的瞳孔ブロックの永続的な解除

相対的瞳孔ブロックによる原発閉塞隅角緑内障に対しては，診断確定後早期に，瞳孔ブロックを解消する外科的治療を行うことが原則である。外科的治療には，レーザー虹彩切開術と観血的周辺虹彩切除術があるが，レーザー虹彩切開術が基本的な治療法である。虹彩切開（切除）により，前後房間の圧差は消失する。術後，周辺前房深度は増加するが，中心前房深度は変化しない[97, 102, 175]。周辺虹彩前癒着が広範囲に及んだ症例では，虹彩切開術のみによる眼圧コントロールは不可能で，濾過手術などが必要となる。

現在，アルゴンなどの熱レーザーやNd-YAGレーザーによる虹彩切開術が，観血的虹彩切除術に取って代わっている[176, 177]。観血的虹彩切除術は比較的安全な術式ではあるが，術後に悪性緑内障や眼内炎などが生じることがある。現在では，観血的虹彩切除術は，角膜浮腫などによりレーザーで虹彩切開を得ることができない症例，レーザー切開孔が繰り返し閉じてしまう症例，角膜内皮障害が存在する症例に選択される。急性緑内障発作が薬物治療により寛解をみた場合，角膜浮腫や眼内炎症の状態によっては数日レーザー虹彩切開術施行を待つことは可能である。

相対的瞳孔ブロックによる急性原発閉塞隅角緑内障発作を発症した僚眼に対しても，レーザー虹彩切開術を施行することを原則とする。緑内障発作発症後5〜10年以内に，その僚眼の40〜80％に閉塞隅角緑内障が発症するとされている[178-183]。また発作後1年以内に，その僚眼に急性発作を発症することが多い[179, 184, 185]。縮瞳薬の長期投与に

よる発作予防は適切ではなく，周辺虹彩前癒着を形成し慢性閉塞隅角緑内障を引き起こす可能性がある。縮瞳薬使用下でも，5年以内に39％の僚眼に急性閉塞隅角緑内障が発症したと報告されている[179]。

狭隅角眼での原発閉塞隅角緑内障発症を，確実に予測することはできない。したがって，原発閉塞隅角緑内障を発症していない狭隅角眼に対するレーザー虹彩切開術の適応には議論があり，確定した見解はない。こうした予防的なレーザー虹彩切開術は，急性原発閉塞隅角緑内障発作眼の僚眼に加え，機能的隅角閉塞を数か所に認める症例，緑内障発作が発症した場合に早急な治療が困難な症例，定期的な経過観察が困難な患者，繰り返し散瞳検査が必要な患者，隅角閉塞を誘発する可能性のある薬物が必要とされる患者などで適応となる[128,186,187]。

レーザー虹彩切開術後の残余緑内障に対する治療

原発閉塞隅角緑内障の相対的瞳孔ブロック解消後の緑内障を，残余緑内障 residual glaucoma と称する。残余緑内障に対しては，原発開放隅角緑内障に準じて治療を行うのが原則である。レーザー虹彩切開術後の原発閉塞隅角緑内障に対する薬物選択は，原発開放隅角緑内障と同様でよい。薬物治療により眼圧をコントロールできない場合は，濾過手術を施行する。周辺虹彩前癒着範囲が180度以上の症例では隅角癒着解離術（通常は水晶体手術併用）を施行してもよい[188-190]。原発閉塞隅角緑内障に対する濾過手術は，悪性緑内障が発症する可能性が高い[191]ことは留意すべきである。レーザートラベクロプラスティが有効なことがある[192]。また，アルゴンレーザー隅角形成術の有効性も報告されている[193-195]。

長期経過

原発閉塞隅角緑内障に対する，虹彩切除術後の眼圧上昇は，数か月〜数年後にも起こる可能性があり，24〜72％に生じると報告されている[156,158,193-199]。眼圧上昇は広範な周辺虹彩前癒着を伴っている眼に多く認められるが，癒着形成のない眼にも生じる。眼圧上昇はまた，急性原発閉塞隅角緑内障発作眼の僚眼にも起こることがある[193-196,198,200]。このことは，虹彩線維柱帯間の間欠的な機能的隅角閉塞により房水流出路障害が生じる可能性や，狭隅角眼における元来の房水流出路障害の存在を示唆している[128]。

観血的虹彩切除後によく認められる合併症は白内障進行である[193-195,197,198,201-203]。急性閉塞隅角緑内障発作後には50％以上の症例で生じ，その僚眼に対しての予防的虹彩切除術後にも約30％の症例で生じる[193]。アルゴンおよび Nd-YAG レーザー虹彩切開術後の白内障による視力低下の頻度は，正常高齢者と変わらない[204,205]。またレーザー虹彩切開術後の悪性緑内障の報告がある[206-211]。

急性原発閉塞隅角緑内障発作後の，角膜内皮細胞密度減少についても報告されている[212-217]。角膜内皮細胞密度の減少は発作持続期間と相関し[212,216]，中には70％以上の角膜内皮細胞密度減少率を示す症例もある[212]。角膜内皮細胞密度減少はまた，緑内障性視野欠損の有無や0.5以上の視神経乳頭陥凹／乳頭径比（C/D 比）とも関連する[215]。角膜代償不全はもともと角膜内皮障害の存在する眼に生じる可能性がある[218-220]。レーザー虹彩切開術後の角膜内皮細胞障害の報告はわが国に多い。

〈プラトー虹彩緑内障〉

Barkan[221]は1954年，慢性原発閉塞隅角緑内障眼のうち20％は中央前房深度正常で，相対的瞳孔ブロックはあまり関与していないと報告した。この前眼部形態異常は，Shaffer および Chandler[222,223]により plateau iris と名付けられた。さらにその後1977年 Wand ら[224]により，プラトー虹彩形態 plateau iris configuration とプラトー虹彩緑内障 plateau iris syndrome の概念が示された。前者は周辺部虹彩の形状のみによる診断名であり，後者は相対的瞳孔ブロックのない

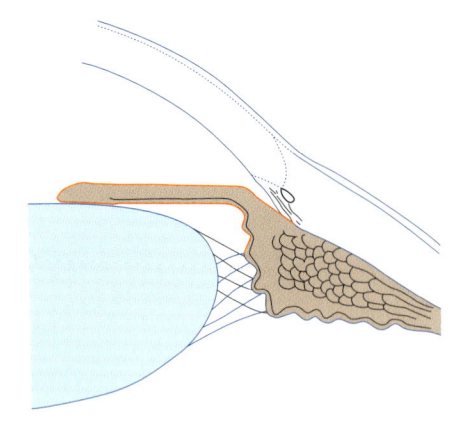

a. 前房深度は中央においては正常であるが，周辺部においてはきわめて狭い。

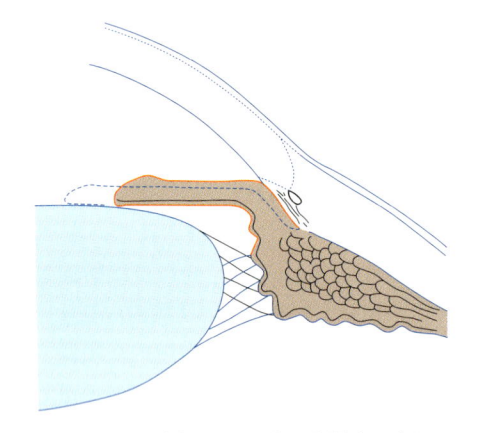

b. 薬物による散瞳などにより隅角閉塞が生じる。

図2-120 プラトー虹彩

状況下で，散瞳により周辺部虹彩が隅角を少なくとも部分的に閉塞することの証明が診断に必要とされる。この隅角閉塞機序をプラトー虹彩機序 plateau iris mechanism と称する（図2-120）。

プラトー虹彩形態

plateau iris configuration とは虹彩は瞳孔縁から線維柱帯近接部位までは平坦で，そこから後方に向かい急に屈曲する解剖学的形態を指す[138]。多くの症例で，虹彩根部は短く毛様体帯前方に付着している。そのため隅角周辺部は狭く，隅角閉塞が生じうる。しかし，中央前房深度は正常である。

超音波生体顕微鏡（UBM）で，前方偏位した毛様突起により周辺部虹彩が前方に押されている像を明瞭に観察することができる[225]。瞳孔散大が自発的あるいは薬物により生じると，周辺部虹彩が隅角に密集して線維柱帯を覆う像が観察される。

plateau iris configuration はまれでなく，相対的瞳孔ブロックを伴う原発閉塞隅角緑内障においても10～20%に認められる[221]。plateau iris configuration の存在する眼で相対的瞳孔ブロックを伴っている症例には，レーザー虹彩切開術は有効である。

プラトー虹彩緑内障

plateau iris syndrome は plateau iris configuration と同様の特異な周辺部虹彩形態（瞳孔縁から線維柱帯近接部位までは平坦であり，最周辺部で後方に向かい急に屈曲）を有し，散瞳により相対的瞳孔ブロックの機序がない状態で，隅角閉塞を生ずるまれな疾患である。自発的あるいは，薬物による散瞳が契機となって生じる。度重なる隅角閉塞による周辺虹彩前癒着形成のため，眼圧は次第に上昇する[226]。plateau iris syndrome は30～40歳代，女性に多い傾向がある。レーザー虹彩切開術施行前に，その特異な虹彩形態によりplateau iris syndrome を疑うことは可能であるが，大多数の症例ではレーザー虹彩切開術後に隅角閉塞および眼圧上昇の存在から診断が確定する。しかし，超音波生体顕微鏡の使用により，虹彩切開前の診断も可能である。

以前から plateau iris syndrome による隅角閉塞は，毛様突起前方回旋によると仮定されていたが[227,228]，超音波生体顕微鏡により実証されるに至った。Ritch and Lowe[229] は，隅角閉塞部位の高さにより plateau iris syndrome を"complete syndrome"と"incomplete syndrome"という二つのサブタイプに分類した。incomplete syndrome の，隅角閉塞は部分的であるため，散瞳後眼圧上昇は生じないものの，周辺虹彩前癒着形成は徐々に生じる。

plateau iris syndrome の治療として，隅角を開大させる目的でアルゴンレーザー隅角形成術が

施行される[173,230]。アルゴンレーザー隅角形成術のみで不十分な場合は，通常瞳孔散大を防ぐため縮瞳薬の長期投与が必要となる。加えて，眼圧コントロールのための薬物療法を必要に応じて行う。アルゴンレーザー隅角形成術および薬物治療によっても，眼圧コントロールが不十分なときには濾過手術を行う。

（澤田　明・山本哲也）

文献

1) 日本緑内障学会：緑内障診療ガイドライン．日眼会誌 107：125-157, 2003.
2) Foster PJ, Buhrmann R, Quigley HA et al : The definition and classification of glaucoma in prevalence surveys. Br J Ophthalmol 86：238-242, 2002
3) Foster PJ, Oen FT, Machin DS et al : The prevalence of glaucoma in Chinese residents of Singapore. A cross-sectional population survey in Tanjong Pagar district. Arch Ophthalmol 2118：1105-1111, 2000
4) von Graefe A : Über die Werkung der Iridectomie bei Glaucom und über den glaucomatosen Prozess. Graefes Arch Clin Exp Ophthalmol 3：456-555, 1857. 英訳：Iridectomy in glaucoma — The glaucomatous process. In : Ritch R, Caronia RM ed : Classic papers in glaucoma, Kugler, 1-27, The Hague, The Netherlands 2000
5) Meyer-Schwickerath G : La photocoagulation du fond d'oeil et l'iris. Ann Ocul 189：533-548, 1956
6) Pollack IP : Argon laser iridectomy. An experimental and clinical study. Ophthalmic Surg 7：22-30, 1976
7) Klapper RM : Q-switched neodymium-YAG laser iridotomy. Ophthalmology 91：1017-1021, 1984
8) Laqueur L : Über eine neue therapeutische Verwendung des Physostigmins. Zentralbl Med Wissenschr 24：421, 1876
9) Weber A : Das Calabar und seine therapeutische Verwendung. Graefes Arch Clin Exp Ophthalmol 23：1, 1877
10) Becker B : Decrease in intraocular pressure in man by a carbonic anhydrase inhibitor : Diamox. Am J Ophthalmol 37：13-15, 1954
11) Javid M : Urea-New use for an old agent. Surg Clin N Am 38：907-928, 1958
12) Weiss DI, Shaffer RN, Wise Bl : Mannitol infusion to reduce intraocular pressure. Arch Ophthalmol 68：341-347, 1962
13) Thomas RP : Glycerin : Orally effective osmotic agent. Arch Ophthalmol 70：625-628, 1963
14) Knies M : Über das Glaukom. Graefes Arch Clin Exp Ophthalmol 22：163-204, 1876
15) Knies M : Über das Glaukom. Graefes Arch Clin Exp Ophthalmol 23：62-78, 1877
16) Knies M : Über eine neue Behandlung des Glaukoms. Ber über die 23 Vers d Ophthalmol Ges Heidelberg 118-130, 1893
17) Weber A : Die Ursache des Glaucoms. Albrecht Graefes Arch Clin Exp Ophthalmol 23：1-91, 1877
18) Panas P : L'iridosclerotomie. Arch d'Ophtalmol 4：481-502, 1884
19) Smith P : On the pathology and treatment of glaucoma. Churchill, London, 1891
20) Curran EJ : A new operation for glaucoma involving a new principle in the aetiology and treatment of chronic primary glaucoma. Arch Ophthalmol 49：131-155, 1920
21) Barkan O : Glaucoma : classification, causes and surgical control. Am J Ophthalmol 24：763-778, 1938
22) Sugar HS : The mechanical factors in the etiology of acute glaucoma. Am J Ophthalmol 24：851-874, 1941
23) Lowe RF : Causes of shallow anterior chamber in primary angle-closure glaucoma : Ultrasonic biometry of normal and angle-closure eyes. Am J Ophthalmol 67：87-93, 1969
24) Lowe RF : Primary angle closure glaucoma : Inheritance and environment. Br J Ophthalmol 56：13-20, 1972
25) Lowe RF : Primary angle closure glaucoma : A review of ocular biometry. Aust J Ophthalmol 5：9-17, 1977
26) Delmarcelle Y, François J, Goes F et al : Biometrie oculaire clinique(oculometrie). Bull Soc Belge Ophtalmol 172：1-608, 1976
27) Pavlin CJ, Harasiewicz K, Foster S : Ultrasound biomicroscopy of anterior segment structures in normal and glaucomatous eyes. Am J Ophthalmol 113：381-389, 1992
28) Pavlin CJ, Foster S : Ultrasound Biomicroscopy of the Eye, Springer-Verlag, New York, 1994
29) Shiose Y, Kitazawa Y, Tsukahara S et al : Epidemiology of glaucoma in Japan : a nationwide glaucoma survey. Jpn J Ophthalmol 35：133-155, 1991
30) Lehrfeld L, Reber J : Glaucoma at the Wills Hospital. Arch Ophthalmol 18：712, 1937
31) Lowe RF : Angle-closure glaucoma : acute and subacute attacks : clinical types. Trans Ophthalmol Soc Aust 21：65, 1961
32) Hillman JS : Acute closed-angle glaucoma : An investigation into the effect of delay in treatment. Br J Ophthalmol 63：817-821, 1979
33) Hollows FC, Graham PA : Intraocular pressure, glaucoma and glaucoma suspects in a defined population. Br J Ophthalmol 50：570-586, 1966
34) Cox JE : Angle closure glaucoma among the Alaskan Eskimos. Glaucoma 6：135-137, 1984
35) Drance SM : Angle-closure among Canadian Eskimos. Can J Ophthalmol 8：252-255, 1973
36) Hu Z, Zhao JL, Dong FT et al : An epidemiologic

37) Fontana ST, Brubaker RF : Volume and depth of the anterior chamber in the normal aging human eye. Arch Ophthalmol 98 : 1803-1808, 1980
38) Grosvenor T : Reduction in axial length with age : an emmetropizing mechanism for the adult eye? Am J Optom Physiol Opt 64 : 657-663, 1987
39) Heim M : Photographische Bestimmung der Tiefe und des Volumens der menschlichen Vorderkammer. Ophthalmologica 102 : 193, 1941
40) 近藤武久, 三浦昌生, 今道正次：画像処理による前房容積測定法. 日眼会誌 89 : 1099-1103, 1985
41) Weekers R, Delmarcelle Y, Collignon J et al : Mesure optique de la profondeur de la chambre antérieure : Applications clinique. Doc Ophthalmol 34 : 413-434, 1973
42) Appleby RS Jr, Kinder RSL : Bilateral angle-closure glaucoma in a 14-year old boy. Arch Ophthalmol 86 : 449-450, 1971
43) Fivgas GD, Beck AD : Angle-closure glaucoma in a 10-year old girl. Am J Ophthalmol 124 : 251-253, 1997
44) Boase AJ : Acute glaucoma in an adolescent. Am J Ophthalmol 31 : 997, 1948
45) Brosnan JD : Primary chronic angle closure glaucoma in a young woman of 19 years. A case report. Can J Ophthalmol 8 : 157-160, 1973
46) Hallett M : Acute angle closure glaucoma in a young Negro boy. JAMA 215 : 293-294, 1971
47) Host JC : A statistical study of glaucoma. Am J Ophthalmol 30 : 1267, 1947
48) Posner A, Schlossman A : The clinical course of glaucoma. Am J Ophthalmol 31 : 915, 1948
49) Lemoine AN : Glaucoma. Am J Ophthalmol 33 : 1353-1373, 1950
50) Lowe RF : Comparative incidence of angle-closure glaucoma among different national groups in Victoria, Australia. Br J Ophthalmol 47 : 721-727, 1963
51) Smith R : The incidence of the primary glaucomas. Trans Ophthalmol Soc UK 78 : 245-259, 1958
52) Alsbirk PH : Primary angle-closure glaucoma. Oculometry, epidemiology, and genetics in a high risk population. Acta Ophthalmol 127 (suppl): S5-S31, 1976
53) Luntz MH : Primary angle-closure glaucoma in urbanized South African caucasoid and negroid communities. Br J Ophthalmol 57 : 445-456, 1973
54) Olurin O : Anterior chamber depths of Nigerians. Ann Ophthalmol 9 : 315-326, 1977
55) Alper MG, Laubach JL : Primary angle-closure glaucoma in the American Negro. Arch Ophthalmol 79 : 663-668, 1968
56) Congdon N, Wang F, Tielsch JM : Issues in the epidemiology and population-based screening of primary angle-closure glaucoma. Surv Ophthalmol 36 : 411-423, 1992
57) Dandona L, Dandona R, Mandal P et al : Angle-closure glaucoma in an urban population in southern India. The Andhra Pradesh eye disease study. Ophthalmology 107 : 1710-1716, 2000
58) Pararajasegaram R : Glaucoma pattern in Ceylon. Trans Asia Pac Acad Ophthalmol 3 : 274-278, 1968
59) Lim ASM : Primary angle-closure glaucoma in Singapore. Aust J Ophthalmol 7 : 23-30, 1979
60) Nguyen N, Mora JS, Gaffney MM et al : A high prevalence of occludable angles in a Vietnamese population. Ophthalmology 103 : 1426-1431, 1996
61) Barkan O : Primary glaucoma : pathogenesis and classification. Am J Ophthalomol 37 : 724-744, 1954
62) Hollows FC, Graham PA : The Ferndale glaucoma survey. In : Hunt LB ed : Glaucoma symposium, Churchill Livingstone, London, 1966
63) Bankes JLK, Perkins ES, Tsolakis S et al : Bedford glaucoma survey, BMJ 1 : 791-796, 1968
64) Norskov K : Primary glaucoma as a cause of blindness. Prevalence and causes of blindness on the Island of Falster. Acta Ophthalmol (Copenh) 46 : 853-859, 1968
65) Venable HP : Glaucoma in the Negro. J Natl Med Assoc 44 : 7-14, 1952
66) Sarkies JWR : Primary glaucoma amongst Gold Coast Africans. Br J Ophthalmol 37 : 615-620, 1953
67) Roger FC : Eye diseases in the African continent. Am J Ophthalmol 45 : 343-358, 1958
68) Neumann E, Zauberman H : Glaucoma survey in Liberia. Am J Ophthalmol 59 : 8-12, 1965
69) Buhrmann RR, Quigley HA, Barron Y et al : Prevalence of glaucoma in a rural East African population. Invest Ophthalmol Vis Sci 41 : 40-48, 2000
70) Lloyd JPF : A preliminary survey of 44 consective cases of congestive glaucoma. Trans Ophthalmol Soc UK 68 : 89, 1948
71) Alsbirk PH : Angle-closure glaucoma surveys in Greenland Eskimos. A preliminary report. Can J Ophthalmol 8 : 260-264, 1973
72) Alsbirk PH : Anterior chamber depth and primary angle-closure glaucoma II. A genetic study. Acta Ophthalmol (Copenh) 53 : 436-449, 1975
73) Van Rens GH, Arkell SM, Charlton W et al : Primary angle-closure glaucoma among Alaskan Eskimos. Doc Ophthalmol 70 : 265-276, 1988
74) Arkell SM, Lightman DA, Sommer A et al : The prevalence of glaucoma among Eskimos of northwest Alaska. Arch Ophthalmol 105 : 482-485, 1987
75) Alsbirk PH : Anterior chamber depth, genes and environment. A population study among long-term Greenland Eskimo immigrants in Copenhagen. Acta Ophthalmol (Copenh) 60 : 223-224, 1982
76) Allen HF : Amazonian ophthalmology. Am J Ophthalmol 71 : 426-430, 1971
77) Hagen JC III, Lederer CM Jr : Primary angle closure glaucoma in a myopic kinship. Arch Ophthal-

mol 103 : 363-365, 1985
78) Hagen JC III, Lederer CM Jr : Genetic spontaneous late subluxation of the lens previously reported as a myopic kinship with primary angle closure glaucoma. Arch Ophthalmol 110 : 1199-1200, 1992
79) Probert LA : A survey of hereditary glaucoma. Can Med Assoc J 66 : 563, 1952
80) Biro I : Notes upon the question of hereditary glaucoma. Ophthalmologica 122 : 228, 1951
81) Tornquist R : Chamber depth in primary acute glaucoma. Br J Ophthalmol 40 : 421-429, 1956
82) Tornquist R : Shallow anterior chamber in acute glaucoma : a clinical and genetic study. Acta Ophthalmol Scand 39 (suppl): S1-S74, 1953
83) Lowe RF : Primary angle-closure glaucoma : Family histories and anterior chamber depths. Br J Ophthalmol 48 : 191-195, 1964
84) Kellerman L, Posner A : The value of heredity in the detection and study of glaucoma. Am J Ophthalmol 40 : 681-685, 1955
85) Patterson G : Studies on siblings of patients with both angle-closure and chronic simple glaucoma. Trans Ophthalmol Soc UK 81 : 561-576, 1961
86) François J : Multifactorial or polygenic inheritance in ophthalmology. In : Henkind P ed : Twenty-fourth International Congress of Ophthalmology, JB Lippincott, Philadelphia, 1985
87) Pillat G : Statistisches zum primarren Glaukom in China. Grafes Arch Clin 129 : 299, 1933
88) Weinstein P : Über das Vorkommen des Glaukoms. Klin Monatsbl Augenheilkd 93 : 794, 1934
89) Sautter VH, Daubert K : Meterologische Studie uber das akute Glaukom. Ophthalmologica 129 : 381, 1955
90) Tupling MR, Junet EJ : Meteorological triggering of acute glaucoma attacks. Trans Ophthalmol Soc UK 97 : 185-188, 1977
91) Hillman JS, Turner JDC : Association between acute glaucoma and the weather and sunspot activity. Br J Ophthalmol 61 : 512-516, 1977
92) Teikari J, Raivio I, Nurminen M : Incidence of acute glaucoma in Finland from 1973 to 1982. Graefes Arch Clin Exp Ophthalmol 225 : 357-360, 1987
93) Mapstone R : Mechanics of pupil block. Br J Ophthalmol 52 : 19-25, 1968
94) Mapstone R : The mechanism and clinical significance of angle-closure. Glaucoma 2 : 249-254, 1980
95) Bhargava SK, Leighton DA, Phillips CI : Early angle-closure glaucoma. Distribution of iridotrabecular contact and response to pilocarpine. Arch Ophthalmol 89 : 369-372, 1973
96) Panek WC, Christensen RE, Lee DA et al : Biometric variables in patients with occludable anterior chamber angles. Am J Ophthalmol 110 : 185-188, 1990
97) Tornquist R : Peripheral chamber depth in shallow anterior chamber. Br J Ophthalmol 43 : 169-176, 1959
98) Alsbirk PH : Corneal diameter in Greenland Eskimos : Anthropometric and genetic studies with special reference to primary angle-closure glaucoma. Acta Ophthalmol (Copenh) 53 : 635-646, 1975
99) Tomlinson A, Leighton DA : Ocular dimensions in the heredity of angle-closure glaucoma. Br J Ophthalmol 57 : 475-486, 1973
100) Grieten J, Weekers R : Etude des dimensions de la chambre anterieure de l'oeil humaom : 3e partic. Dans le glaucome a angle ouvert. Ophthalmologica 143 : 409-422, 1962
101) Lowe RF, Clark BAJ : Posterior corneal curvature. Correlations in normal eyes and in eyes involved with primary angle-closure glaucoma. Br J Ophthalmol 57 : 464-470, 1973
102) Weekers R, Grieten J : La measure de la profondeuer de la chambre anterieure en clinique. Bull Soc Belge Ophtalmol 129 : 361-381, 1961
103) Clemmesen V, Luntz MH : Lens thickness and angle-closure glaucoma ; A comparative oculometric study in South African Negroes and Danes. Acta Ophthalmol (Copenh) 54 : 193-197, 1976
104) Aizawa K : Studies on the depth of the anterior chamber. Jpn J Ophthalmol 4 : 272-286, 1960
105) Lee DA, Brubaker RF, Ilstrup DM : Anterior chamber dimensions in patients with narrow angles and angle-closure glaucoma. Arch Ophthalmol 102 : 46-50, 1984
106) Lowe RF, Clark BAJ : Radius of curvature of the anterior lens surface. Correlations in normal eyes and in eyes involved with primary angle-closure glaucoma. Br J Ophthalmol 57 : 471-474, 1973
107) Gernet H, Jurgens V : Echographische Befunde beim primar-chronischen Glaukom. Graefes Arch Klin Exp Ophthalmol 168 : 419-422, 1965
108) Van Herick W, Shaffer RN, Schwartz A : Estimation of width of angle of anterior chamber. Incidence and significance of the narrow angle. Am J Ophthalmol 68 : 626-629, 1969
109) Spaeth GL : The normal development of the human anterior chamber angle : a new system of descriptive grading. Trans Ophthalmol Soc UK 91 : 709-739, 1971
110) Vargas E, Drance SM : Anterior chamber depth in angle-closure glaucoma. Clinical methods of depth determination in people with and without the disease. Arch Ophthalmol 90 : 438-439, 1973
111) Smith RJ : A new method of estimating the depth of the anterior chamber. Br J Ophthalmol 63 : 215-220, 1979
112) Jacobs IH : Anterior chamber depth measurement using the slit-lamp microscope. Am J Ophthalmol 88 : 236-238, 1979
113) Douthwaite WA, Spence D : Slit-lamp measurement of the anterior chamber depth. Br J Ophthalmol 70 : 205-208, 1986
114) Chan RY, Smith JA, Richardson KT : Anterior seg-

ment configuration correlated with Shaffer's grading of anterior chamber angle. Arch Ophthalmol 99 : 104-107, 1981

115) Makabe R : Comparative studies of the width of the anterior chamber angle using echography and gonioscopy. Klin Monatsbl Augenheilkd 194 : 6-9, 1989

116) Patel KH, Javitt JC, Street DA et al : Incidence of acute angle-closure glaucoma after pharmacologic mydriasis. Am J Ophthalmol 120 : 709-717, 1995

117) Lowe RF : Aetiology of the anatomical basis for primary angle-closure glaucoma. Biometrical comparisons between normal eyes and eyes with primary angle-closure glaucoma. Br J Ophthalmol 54 : 161-169, 1970

118) Epstein DL : Principles of primary angle-closure glaucoma. In : Epstein DL, Allingham RR, Schuman JS ed : Chandler and Grant's glaucoma, 235, Williams & Wilkins, Baltimore, 1997

119) Lowe RF : Anterior lens displacement with age. Br J Ophthalmol 54 : 117-121, 1970

120) Bartholomew RS : Psudoexfoliation and angle-closure glaucoma. Glaucoma 3 : 213, 1981

121) Kessler J : The resistance to deformation of the tissue of the peripheral iris and the space of the angle of the anterior chamber. Am J Ophthalmol 42 : 734-736, 1956

122) Ritch R, Lowe RF : Angle-closure glaucoma : Mechanisms and epidemiology. In : Ritch R, Shields MB, Krupin T ed : The glaucomas vol 2, 2nd ed, 801-819, Mosby, St Louis, 1996

123) Grant WM : Ocular complications of drugs. Glaucoma. JAMA 207 : 2089-2091, 1969

124) Grant WM : Toxicology of the eye 2nd ed, Charles C Thomas, Springfield, 1974

125) Mandelkorn RM : Nonsteroidal drugs and glaucoma. In : Ritch R, Shields MB, Krupin T ed : The glaucomas vol 2, 2nd ed, 1189-1204, Mosby, St Louis, 1996

126) 北沢克明, 白土城照 : 緑内障禁忌薬物. 石川哲, 宮田幹夫編 : 眼科 Q & A, 136-137, 金原出版, 1985

127) Corridan P, Nightingale S, Mashoudi N et al : Acute angle-closure glaucoma following botulinum toxin injection for blepharospasm. Br J Ophthalmol 74 : 309-310, 1990

128) Stamper RL, Lieberman MF, Drake MV : Angle-closure glaucoma with pupillary block. In : Becker-Shaffer's diagnosis and therapy of the glaucomas 7th ed, 216-246, Mosby, St Louis, 1999

129) Watson N, Kirkby GR : Acute glaucoma presenting with abdominal symptoms. BMJ 299 : 254, 1989

130) Goldey SH, Hamed LM, Sherwood MB et al : Pituitary apoplexy precipitating acute angle closure. Arch Ophthalmol 110 : 1687-1688, 1992

131) Kearns PP, Dhillon BJ : Angle closure glaucoma precipitated by labour. Acta Ophthalmol (Copenh) 68 : 225-226, 1990

132) Charles ST, Hamasaki DI : The effect of intraocular pressure on the pupil size. Arch Ophthalmol 83 : 729-733, 1970

133) Rutkowski PC, Thompson HS : Mydriasis and increased intraocular pressure I. Pupillographic studies. Arch Ophthalmol 87 : 21-24, 1972

134) Anderson DR, Davis EB : Sensitivities of ocular tissues to acute pressure-induced ischemia. Arch Ophthalmol 93 : 267-274, 1975

135) Friedman AH, Bloch R, Henkind P : Hypopyon and iris necrosis in angle-closure glaucoma. Report of two cases. Br J Ophthalmol 56 : 632-635, 1972

136) Zhang MY : Hypopyon and iris necrosis in acute angle-closure glaucoma. Report of two cases. Chin Med J 97 : 583-586, 1984

137) Sonty S, Schwartz B : Vascular accidents in acute angle closure glaucoma. Ophthalmology 88 : 225-228, 1981

138) Tornquist R : Angle-closure glaucoma in an eye with a plateau type of iris. Acta Ophthalmol (Copenh) 36 : 419-423, 1958

139) McNaught EI, Rennie A, McClure E et al : Pattern of visual damage after acute angle-closure glaucoma. Trans Ophthalmol Soc UK 94 : 406-415, 1974

140) Bonomi L, Marraffa M, Marchini G et al : Perimetric defects after a single acute angle-closure glaucoma attack. Graefes Arch Clin Exp Ophthalmol 237 : 908-914, 1999

141) Douglas GR, Drance SM, Schulzer M : The visual field and nerve head in angle-closure glaucoma : A comparison of the effects of acute and chronic angle closure. Arch Ophthalmol 93 : 409-411, 1975

142) Horie T, Kitazawa Y, Nose H : Visual field changes in primary angle-closure glaucoma. Jpn J Ophthalmol 19 : 108-115, 1975

143) Phillips CI : Closed-angle glaucoma : Significance of sectoral variations in angle depth. Br J Ophthalmol 40 : 136-143, 1956

144) Mapstone R : Partial angle closure. Br J Ophthalmol 61 : 525-530, 1977

145) Forbes M : Gonioscopy with corneal indentation : A method for distinguishing between appositional closure and synechial closure. Arch Ophthalmol 76 : 488-492, 1966

146) Inoue T, Yamamoto T, Kitazawa Y : Distribution and morphology of peripheral anterior synechiae in primary angle-closure glaucoma. J Glaucoma 2 : 171-176, 1993

147) 末森晋典, 井上隆夫, 山本哲也, 他 : 原発閉塞隅角緑内障における周辺虹彩前癒着の圧迫隅角鏡による観察. あたらしい眼科 12 : 949-952, 1995

148) Gorin G : Shortening of the angle of the anterior chamber in angle-closure glaucoma. Am J Ophthalmol 49 : 141-146, 1960

149) Lowe RF : Primary angle-closure glaucoma. A review of provocative tests. Br J Ophthalmol 51 : 727-732, 1967

150) Pollack IP : Chronic angle-closure glaucoma : diagno-

sis and treatment in patients with angles that appear open. Arch Ophthalmol 85 : 676-689, 1971
151) Wilensky JT, Kaufman PL, Frohlichstein D et al : Follow-up of angle-closure suspects. Am J Ophthalmol 115 : 338-346, 1993
152) Foulds WS : Observations on the dark-room test and its mechanism. Br J Ophthalmol 41 : 200-207, 1957
153) Tornquist R : Dark-room test on eyes with shallow anterior chamber. Acta Ophthalmol（Copenh）36 : 664, 1952
154) Friedman Z, Neumann E : Comparison of prone-position, dark-room and mydriatic test for angle-closure glaucoma before and after peripheral iridectomy. Am J Ophthalmol 74 : 24-27, 1972
155) Gloster J, Poinoosawmy D : Changes in intraocular pressure during and after the dark room test. Br J Ophthalmol 57 : 170-178, 1973
156) Galin MA, Obstbaum SA, Hung PT : Rethinking prophylactic peripheral iridectomy. Ann Ophthalmol 8 : 133, 1976
157) Harris LS, Galin MA : Prone provocative testing for narrow angle glaucoma. Arch Ophthalmol 87 : 493-496, 1972
158) Hyams SW, Friedman Z, Neumann E : Elevated intraocular pressure in the prone position. A new provocative test for angle-closure glaucoma. Am J Ophthalmol 66 : 661-672, 1968
159) Sakuma T, Sawada A, Yamamoto T et al : Appositional angle closure in eyes with narrow angles : An ultrasound biomicroscopic study. J Glaucoma 6 : 165-169, 1997
160) Sawada A, Sakuma T, Yamamoto T et al : Appositional angle closure in eyes with narrow angles. Comparison between the fellow eyes of acute angle-closure glaucoma and normotensive cases. J Glaucoma 6 : 288-292, 1997
161) Kondo T, Miyazawa D, Unigame K et al : Ultrasound biomicroscopic findings in humans with shallow anterior chamber and increased intraocular pressure after the prone provocation test. Am J Ophthalmol 124 : 632-40, 1997
162) Anderson DR : Corneal indentation to relieve acute angle-closure glaucoma. Am J Ophthalmol 88 : 1091-1093, 1979
163) Ritch R, Lowe RF : Angle-closure glaucoma : therapeutic overview. In : Ritch R, Shields MB, Krupin T ed : The glaucomas vol 3 2nd ed, 1521-1531, Mosby, St Louis, 1996
164) Liebmann J, Spaeth GL : Primary angle-closure glaucoma. In : Eid TM, Spaeth GL ed : The glaucomas, 125-139, Lippincott Williams & Wilkins, Philadelphia, 1999
165) Abramson DH, Chang S, Coleman DJ et al : Pilocarpine-induced lens changes. An ultrasonic biometric evaluation of dose response. Arch Ophthalmol 92 : 464-469, 1974
166) Abramson DH, Franzen LA, Coleman DJ : Pilocarpine in the presbyope. Demonstration of an effect on the anterior chamber and lens thickness. Arch Ophthalmol 89 : 100-102, 1973
167) Abramson DH, Coleman DJ, Forbes M et al : Pilocarpine. Effect on the anterior chamber and lens thickness. Arch Ophthalmol 87 : 615-620, 1972
168) Mapstone R : Acute shallowing of the anterior chamber. Br J Ophthalmol 65 : 446-451, 1981
169) Poinoosawmy D, Nagasubramanian S, Brown NA : Effect of pilocarpine on visual acuity and on the dimensions of the cornea and anterior chamber. Br J Ophthalmol 60 : 676-679, 1976
170) Wollensak J : Prophylaxis and treatment of narrow-angle glaucoma. Glaucoma 1 : 91, 1979
171) Ritch R : Argon laser treatment for medically unresponsive attacks of angle-closure glaucoma. Am J Ophthalmol 94 : 197-204, 1982
172) Shin DH : Argon laser treatment for relief of medically unresponsive angle-closure glaucoma attacks. Am J Ophthalmol 94 : 821-822, 1982
173) Ritch R, Liebmann JM : Argon laser peripheral iridoplasty. Ophthalmic Surg Lasers 27 : 289-300, 1996
174) Lam DS, Chua JK, Tham CC et al : Efficacy and safety of immediate anterior chamber paracentesis in the treatment of acute primary angle-closure glaucoma : A pilot study. Ophthalmology 109 : 64-70, 2002
175) Jacobs IH, Krohn DL : Central anterior chamber depth after laser iridectomy. Am J Ophthalmol 89 : 865-867, 1980
176) Abraham RK, Miller GL : Outpatient argon laser iridectomy for angle closure glaucoma : A two-year study. Trans Am Acad Ophthalmol Otolaryngol 79 : 529-537, 1975
177) Rivera AH, Brown RH, Anderson DR : Laser iridotomy vs surgical iridectomy. Have the indications changed? Arch Ophthalmol 103 : 1350-1354, 1985
178) Bain WES : The fellow eye in acute closed-angle glaucoma. Br J Ophthalmol 41 : 193-199, 1957
179) Lowe RF : Acute angle-closure glaucoma. The second eye : An analysis of 200 cases. Br J Ophthalmol 46 : 641, 1962
180) Ritzinger I, Benedikt O, Dirisamer F : Surgical or conservative prophylaxis of the partner eye after primary acute angle block glaucoma. Klin Monatsbl Augenheilkd 164 : 645-649, 1974
181) Snow TI : Value of prophylactic peripheral iridotomy on the second eye in angle-closure glaucoma. Trans Ophthalmol Soc UK 97 : 189-191, 1977
182) Wollensak J, Ehrhorn J : Angle block glaucoma and prophylactic iridectomy in the eye without symptoms. Klin Monatsbl Augenheilkd 167 : 791-795, 1975
183) Hyams SW, Friedman Z, Keroub C : Fellow eye in angle-closure glaucoma. Br J Ophthalmol 59 : 207-210, 1975

184) Edwards RS : Behaviour of the fellow eye in acute angle-closure glaucoma. Br J Ophthalmol 66 : 576-579, 1982
185) Mapstone R : The fellow eye. Br J Ophthalmol 65 : 410-413, 1981
186) Wilensky JT, Ritch R, Kolker AE : Should patients with anatomically narrow angles have prophylactic iridectomy? Surv Ophthalmol 41 : 31-36, 1996
187) American Academy of Ophthalmology : Preferred practice pattern : Primary angle-closure glaucoma. American Academy of Ophthalmology, San Francisco, 1996
188) Campbell DG, Vela A : Modern goniosynechialysis for the treatment of synechial angle-closure glaucoma. Ophthalmology 91 : 1052-1060, 1984
189) Shingleton BJ, Chang MA, Bellows AR et al : Surgical goniosynechialysis for angle-closure glaucoma. Ophthalmology 97 : 551-556, 1990
190) Tanihara H, Nishiwaki K, Nagata M : Surgical results and complications of goniosynechialysis. Graefes Arch Clin Exp Ophthalmol 230 : 309-313, 1992
191) Eltz H, Gloor B : Trabeculectomy in cases of angle closure glaucoma — successes and failures. Klin Monatsbl Augenheilkd 177 : 556-561, 1980
192) Shirakashi M, Iwata K, Nakayama T : Argon laser trabeculoplasty for chronic angle-closure glaucoma uncontrolled by iridotomy. Acta Ophthalmol (Copenh) 67 : 265-270, 1989
193) Krupin T, Mitchell KB, Johnson MF et al : The long-term effects of iridectomy for primary acute angle-closure glaucoma. Am J Ophthalmol 86 : 506-509, 1978
194) Williams DJ, Gillis JP Jr : Results of 233 peripheral iridectomies for narrow-angle glaucoma. Am J Ophthalmol 65 : 548-552, 1968
195) Floman N, Berson D, Landau L : Peripheral iridectomy in closed angle glaucoma : late complications. Br J Ophthalmol 61 : 101-104, 1977
196) Playfair TJ, Watson PG : Management of acute primary angle-closure glaucoma : A long-term follow-up of the results of pheripheral iridectomy used as an initial procedure. Br J Ophthalmol 63 : 17-22, 1979
197) Lowe RF : Primary angle-closure glaucoma. A review 5 years after bilateral surgery. Br J Ophthalmol 57 : 457-463, 1973
198) Bobrow JC, Drews RC : Long-term results of peripheral iridectomy. Glaucoma 3 : 319, 1981
199) Saraux H, Offre H : Long-term study of patients with iridectomy for angle-closure glaucoma. Glaucoma 1 : 149, 1979
200) Kirsch RE : A study of provocative tests for angle-closure glaucoma. Arch Ophthalmol 74 : 770-776, 1965
201) Murphy MB, Spaeth GL : Iridectomy in primary angle-closure glaucoma. Classification and differential diagnosis of glaucoma associated with narrowness of the angle. Arch Ophthalmol 91 : 114-122, 1974
202) Sugar HS : Cataract formation and refractive changes after surgery for angle-closure glaucoma. Am J Ophthalmol 69 : 747-749, 1970
203) Godel V, Regenbogen L : Cataractogenic factors in patients with primary angle-closure glaucoma after peripheral iridectomy. Am J Ophthalmol 83 : 180-184, 1977
204) Robin AL, Pollack IP : Argon laser peripheral iridotomies in the treatment of primary angle closure glaucoma. Long-term follow-up. Arch Ophthalmol 100 : 919-923, 1982
205) Maltzman BA, Agin M : Argon peripheral iridotomy and cataract formation. Ann Ophthalmol 20 : 28-30, 1988
206) Cashwell LF, Martin TJ : Malignant glaucoma after laser iridotomy. Ophthalmology 99 : 651-658, 1992
207) Brooks AM, Harper CA, Gillies WE : Occurrence of malignant glaucoma after laser iridotomy. Br J Ophthalmol 73 : 617-620, 1989
208) Fourman S : "Malignant" glaucoma post laser iridotomy. Ophthalmology 99 : 1751-1752, 1992
209) Hodes BL : Malignant glaucoma after laser iridotomy. Ophthalmology 99 : 1641-1642, 1992
210) Robinson A, Prialnic M, Deutsch D et al : The onset of malignant glaucoma after prophylactic laser iridotomy. Am J Ophthalmol 110 : 95-96, 1990
211) Geyer O, Rothkoff L, Lazar M : Malignant glaucoma after laser iridectomy. Br J Ophthalmol 74 : 576, 1990
212) Bigar F, Witmer R : Corneal endothelial changes in primary acute angle-closure glaucoma. Ophthalmology 89 : 596-599, 1982
213) Brooks AM, Gillies WE : Effect of angle closure glaucoma and surgical intervention on the corneal endothelium. Cornea 10 : 489-497, 1991
214) Malaise-Stals J, Collignon-Brach J, Weekers JF : Corneal endothelial cell density in acute angle-closure glaucoma. Ophthalmologica 189 : 104-109, 1984
215) Markowitz SN, Morin JD : The endothelium in primary angle-closure glaucoma. Am J Ophthalmol 98 : 103-104, 1984
216) Setala K : Corneal endothelial density after an attack of acute glaucoma. Acta Ophthalmol (Copenh) 57 : 1004-1013, 1979
217) Olsen T : The endothelial cell damage in acute glaucoma : on the corneal thickness response to intraocular pressure. Acta Ophthalmol (Copenh) 58 : 257-266, 1980
218) Hyams SW, Keroub C : Etiology of severe visual loss in glaucoma. Glaucoma 5 : 222, 1983
219) Krontz DP, Wood TO : Corneal decompensation following acute angle-closure glaucoma. Ophthalmic Surg 19 : 334-338, 1988
220) Pitts JF, Jay JL : The association of Fuchs corneal

endothelial dystrophy with axial hypermetropia, shallow anterior chamber and angle closure glaucoma. Br J Ophthalmol 74 : 601–604, 1990
221) Barkan O : Iridectomy in narrow angle glaucoma. Am J Ophthalmol 37 : 504–519, 1954
222) Shaffer RN : A review of angle-closure glaucoma. In : Newell FW ed : Glaucoma, Transactions of the first conference sponsored by the Josiah Macy Jr foundation, 11–80, Madison Printing, New Jersey, 1956
223) Shaffer RN : Primary glaucomas. Gonioscopy, ophthalmoscopy, and perimetry. Trans Am Acad Ophthalmol Otolaryngol 64 : 112–127, 1960
224) Wand M, Grant WM, Simmons RJ et al : Plateau iris syndrome. Trans Am Acad Ophthalmol Otolaryngol 83 : 122–130, 1977
225) Pavlin CJ, Ritch R, Foster FS : Ultrasound biomicroscopy in plateau iris syndrome. Am J Ophthalmol 113 : 390–395, 1992
226) Watson PG : Surgery of the glaucomas. Br J Ophthalmol 56 : 299–305, 1972
227) Chandler PA, Grant WM : Lectures on glaucoma, Lea & Febiger, Philadelphia, 1965
228) Slezak H : Zur Konfiguration der Hinterkammer glaukomanfalliger. Klin Monatsbl Augenheilkd 164 : 313–316, 1974
229) Ritch R, Lowe RF : Angle-closure glaucoma : clinical types. In : Ritch R, Shields MB, Krupin T ed : The glaucomas vol 2, 2nd ed, 821–840, Mosby, St Louis, 1996
230) Weiss HS, Shingleton BJ, Goode SM et al : Argon laser gonioplasty in the treatment of angle-closure glaucoma. Am J Ophthalmol 114 : 14–18, 1992

③ 続発緑内障—定義・分類

　続発緑内障は他の眼疾患，全身疾患あるいは薬物使用が原因となって眼圧上昇が生じる緑内障と定義される。日本緑内障学会制定の緑内障診療ガイドライン[1]では，続発緑内障を眼圧上昇機序により以下のように分類している。

A．続発開放隅角緑内障
　A-1．線維柱帯と前房の間に房水流出抵抗の主座のあるもの
　A-2．線維柱帯に房水流出抵抗の主座のあるもの
　A-3．シュレム管より後方に房水流出抵抗の主座のあるもの
　A-4．房水過分泌によるもの
B．続発閉塞隅角緑内障の眼圧上昇機序
　B-1．瞳孔ブロックによるもの
　B-2．水晶体より後方に存在する組織の前方移動によるもの
　B-3．瞳孔ブロックや水晶体より後方に存在する組織の前方移動によらない隅角癒着によるもの

　この分類による場合，同じ病因の続発緑内障であっても眼圧上昇機序が異なることがあり，さらに同一眼においても，眼圧上昇機序が時間経過とともに変化しうることに注意が必要である。本書では，続発緑内障を，①眼疾患と関連した緑内障，②全身疾患・薬物および外傷と関連した緑内障，③眼科手術と関連した緑内障の順に，病因別に記載する[2]。

（山本哲也）

文献

1) 日本緑内障学会：緑内障診療ガイドライン．日眼会誌 107：125-157, 2003
2) Ritch R, Shields MB : The secondary glaucomas. Mosby, St Louis, 1982

4 続発緑内障・1 眼疾患と関連した緑内障

ぶどう膜炎に伴う緑内障

　眼内の炎症はしばしば血液房水柵を破壊し，房水産生は低下[1]ないし亢進[2]することがある。炎症は，また房水流出路を障害することがある。この房水産生と流出能の変動のために，炎症眼ではしばしば大幅な眼圧変動を呈するので，緑内障が見逃される可能性がある。眼圧上昇はすべての炎症性疾患において起こりうる[3]。ぶどう膜炎に伴う緑内障の発症機序には種々のものがある（表2-25）[3]。わが国における各種ぶどう膜炎に伴う続発緑内障の頻度は，地域性も考慮すべきではあるが，表2-26のように近年報告されている[4]。

　ぶどう膜炎に伴う緑内障の治療は，炎症の程度・病因，眼圧上昇機序，眼圧値，視神経症の程度などにより，症例毎に変える必要がある。

　炎症に対しては，ステロイド薬（点眼，局所注射，全身投与），非ステロイド性抗炎症薬（点眼，全身投与），あるいは免疫抑制薬（メトトレキサート，アザチオプリン，クロラムブシルなど）を使用する。また毛様筋麻痺薬（アトロピンあるいはホマトロピン）が，安静および虹彩後癒着予防の目的で使用される。しかし，ステロイドによる眼圧上昇の可能性は常に考慮しなくてはならない。眼圧上昇に対しては，抗緑内障薬を使用する。副交感神経刺激薬は炎症を増悪させ，また周辺虹彩前癒着や瞳孔ブロックを促進するので避けるべきである。プロスタグランジン製剤は炎症を増悪させる可能性があり，使用の際には注意を要する。

　瞳孔ブロックによる続発緑内障では，レーザー虹彩切開術や観血的周辺虹彩切除術が適応となる。アルゴンレーザー線維柱帯形成術は，ぶどう膜炎による続発緑内障には禁忌である。

　活動性炎症時に施行された観血手術は奏効しないことが多い。濾過手術が必要な場合は，ステロイドを使用し可能な限り炎症を抑える。ぶどう膜

表2-25　ぶどう膜炎に伴う緑内障の病因

- ぶどう膜炎時の前房水の変化
    1. 房水中の炎症細胞
    2. 蛋白
    3. プロスタグランジン
    4. ケミカルメディエーター
- 前房隅角の形態学的変化
    1. 閉塞隅角
        - 瞳孔ブロック
        - 周辺虹彩前癒着
        - 毛様体の前方回旋
    2. 開放隅角
        - 房水分泌過多
        - 機械的閉塞
            - 漿液成分による線維柱帯の機械的閉塞
            - 線維柱帯への沈着物による機械的閉塞
        - 線維柱帯炎
        - 線維柱帯および内皮の二次的障害
        - ステロイド緑内障
    3. 混合メカニズム

表2-26　ぶどう膜炎患者における続発緑内障（南九州地区）
HTLV-1関連ぶどう膜炎の多いのは地域性と考えられる。

臨床病型	症例数	続発緑内障の頻度（％）
HTLV-1関連ぶどう膜炎	194	16
Vogt-小柳-原田症候群	107	16
眼トキソプラズマ症	85	12
サルコイドーシス	71	34
Behçet病	55	21
ヘルペス性前部ぶどう膜炎	22	30
HLA-B27関連急性前部ぶどう膜炎	21	20
Posner-Schlossman症候群	10	100
その他	92	16
原因不明	442	15
計	1099	18

(Takahashi T et al : Jpn J Ophthalmol 46 : 556-562, 2002 より改変)

炎では組織瘢痕が生じやすく，5-フルオロウラシルやマイトマイシンCを併用した線維柱帯切除術[3-5]，あるいは Ahmed, Molteno, Baerveldt など[3] を用いたインプラント手術を行う必要がある。こうした手術療法によっても眼圧コントロールが得られなければ，炎症を悪化させる危険性はあるものの，毛様体破壊術も考慮される[5,6]。

以下に，ぶどう膜炎関連で特に重要なサブタイプについて述べる。

glaucomatocyclitic crisis（Posner-Schlossman 症候群，緑内障性毛様体炎発症）

本症は1948年，Posner と Schlossman[7] により初めて臨床疾患単位として確立された。発症頻度は前部ぶどう膜炎全体の約2.4%とされる[8]。再発性の軽度の前房内炎症と，著しい眼圧上昇を特徴とする。炎症は一般的に片眼性であり，同一眼に繰り返す。時に両眼性の症例も認められ，両眼が同時にあるいは時期を異にして発症することがある。通常20〜50歳頃に発症し，60歳以上ではまれである[3,9]。発作は数時間〜数週間続き，一生涯に1, 2回しか発作を起こさない患者もいるし，何年にもわたって発作を繰り返す患者もいる。再発の頻度は加齢とともに減少する。

臨床所見として，発作時にわずかな毛様充血，中程度の散瞳あるいは瞳孔反応の低下，眼圧上昇（約40〜60 mmHg），軽度の視力低下，角膜上皮浮腫，開放隅角，房水流出能の低下[10]，わずかな前房内細胞や微塵，白色の角膜後面沈着物[7,11]などの所見を認める。虹彩後癒着は認めない。角膜後面沈着物は，眼圧上昇後2〜3日間は認められないこともある。隅角には周辺虹彩前癒着を認めず，また非発作時の隅角線維柱帯の色素は，健眼に比し減少していることが多い[12]。

眼圧上昇はプロスタグランジンが関与する線維柱帯の炎症によって生ずると考えられている[13]。発作時は，トノグラフィーでの房水流出率の低下を認める[10]。一方，fluorophotometry で房水産生増加が見られると報告されている[10]。以前は，本症の非発作時の房水動態は正常と考えられていたが，現在は非発作時も房水動態の異常を示す症

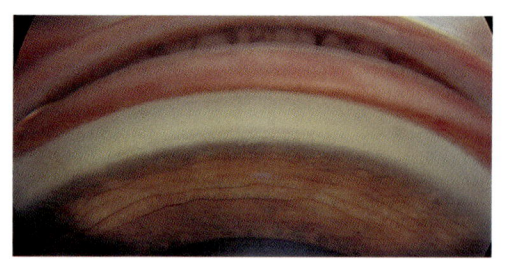

図2-121　サルコイドーシスの隅角
隅角に白色半透明の結節性滲出物を多数認める。

例があることが明らかにされている[9]。また，glaucomatocyclitic crisis と原発開放隅角緑内障との関連を示唆する報告もある。

本症は自然寛解傾向があり，局所ステロイド薬と眼圧下降薬によく反応する[3]。房水中のプロスタグランジン濃度増加に対し，非ステロイド薬の点眼あるいは全身投与が有効との報告がある[13]。時に視神経萎縮や視野障害が進行し，濾過手術が必要となる[3]。濾過手術後，眼圧上昇は抑制されるものの，発作再発の可能性は依然として残る。

サルコイドーシス

全身の臓器に，乾酪壊死を伴わない肉芽腫を生じる原因不明の疾患である。欧米ではサルコイドーシスの10〜60%に眼症状を合併する[14,15]とされるが，わが国の統計では70%以上と報告されている[16,17]。また成人では5%，小児では0.9%のぶどう膜炎が本症によるとされる[18,19]。眼症は，①前部ぶどう膜炎，②後眼部ぶどう膜炎，③眼窩や他部位の三つに分類される。サルコイドーシス眼症の中では前部ぶどう膜炎が最も頻度が高く，52〜75%[14,20]に認められる。豚脂様角膜後面沈着物，結節性虹彩炎，虹彩癒着や，虹彩，隅角底，線維柱帯（図2-121）にかけて多数の白色半透明の結節を認める。サルコイドーシスによるぶどう膜炎患者の49%に隅角結節，42%に毛様体結節を認めたとの報告がある[21]。この結節性滲出物は癒着を形成する傾向にあり，しばしば幅広あるいはテント状の周辺虹彩前癒着を認める（隅角検査128頁参照）。また遷延する虹彩炎により，瞳孔膜が形成されることがある。

眼サルコイドーシス患者の11〜36％に続発緑内障が生じる[14, 20]。眼圧上昇は線維柱帯の炎症，炎症性細胞や滲出物による線維柱帯網の閉塞，周辺虹彩前癒着，瞳孔ブロックを伴う虹彩後癒着，血管新生緑内障など，種々のメカニズムにより生じる[22]。

炎症が前眼部のみに限局する場合は，局所のステロイド投与が有効なことが多いが，後眼部に及ぶ場合，局所注射や全身投与が必要となる[3]。周辺虹彩前癒着が隅角の半周以内であれば，炎症の沈静化とともに眼圧は下降することが多い。眼圧上昇に対しては抗緑内障薬を使用する。本症は慢性の経過を辿る疾患であり，いったん炎症が軽快しても経過観察が必要である。前房内の炎症が軽微であるにも関わらず隅角の病変が再燃し，周辺虹彩前癒着が増加することが多い。3/4周以上にわたる周辺虹彩前癒着を認める症例では，炎症消退後にも眼圧は正常化せず，引き続き眼圧下降薬を使用する必要があることが多い。眼圧コントロール不良例に対して線維芽細胞増殖阻害薬併用線維柱帯切除術，インプラント手術が必要となることがある。

Vogt-小柳-原田症候群

本症は眼，耳，皮膚，髄膜などの諸器官に影響を及ぼす全身疾患である。通常30〜50歳代に好発し，性差を認めない。わが国では頻度の高いぶどう膜炎で，東洋人や黒人に多いとされている。眼所見は肉芽腫性前部ぶどう膜炎，視神経乳頭浮腫，滲出性網膜剥離を伴う急性網脈絡膜炎などを示す。発症2〜3か月後にはDalen-Fuchs斑を認める。網膜および視神経に血管新生を生じることがある[23]。

20〜38％の頻度で緑内障を合併する[24, 25]。緑内障を併発した症例の56％は開放隅角であり，44％は瞳孔ブロックを伴う閉塞隅角であったとの報告がある[24]。閉塞隅角は，毛様体突起の浮腫と関連があるとされる[26]。

Behçet病

本症は再発性口内アフタ，眼症状，皮膚症状，外陰部潰瘍を四主症状とする多臓器にわたる炎症性疾患である。世界的分布をみると，近東から地中海沿岸にかけて多いとされている。病因は不明とされているが，HLA B51抗原との関連性が従来からよく知られている[27, 28]。近年ではMICA（MHC class I chain-related gene A）対立遺伝子の一つであるMICA-A6が原因遺伝子として有力視されている[29]。

眼症状がBehçet病患者の78.6％に認められたとの報告がある[30]。本症では繰り返し非肉芽腫性虹彩毛様体炎を生じ，その20〜30％に前房蓄膿を伴う。眼底は血管炎により広汎な網脈絡膜萎縮を生じ，視力予後に大きく影響を与える。

緑内障は，前部ぶどう膜炎に併発して生じる。Wakefieldら[31]は12症例のうち，2例に眼圧上昇を認めたとしている。また，虹彩ルベオーシスや血管新生緑内障も生じることがある。しかし視神経萎縮は緑内障のみによるものではなく，後極部の血管閉塞にも起因する。

Fuchs虹彩異色性虹彩毛様体炎

本症Fuchs' heterochromic iridocyclitis[32]は軽度の前房内炎症，虹彩異色，白内障を三主徴とするが，慢性の経過をとりしばしば緑内障を併発する[33]。日本人では虹彩異色は顕著でなく，むしろ虹彩紋理の粗造な感じが目立つことがある。発症頻度は全ぶどう膜炎の1.2〜3.2％とされ[3]，症例の約90％が片眼性で，3.5〜13％が両眼性である[3]。30〜40歳頃から始まることが多い。性差は認めない[34]。遺伝性は明らかではないが，家族性に認められることがある[35]。他の典型的な前部ぶどう膜炎と比較し，刺激症状，光視症，疼痛，充血などの自覚症状に乏しく，白内障や硝子体混濁が起きるまで無症状のことが多い。

虹彩毛様体炎は通常虹彩異色を伴う方の眼に生じるが，僚眼に起こることもある（図2-122, 123）。炎症は緩徐で慢性の経過をとるが，虹彩後癒着は生じない。前房内にはわずかな細胞や微塵，角膜後面に多数の微細な白色半透明の円形沈着物，角膜後面沈着物の間に白色半透明の糸状構造を認める[36]。また瞳孔縁，虹彩表面に小さな透明の虹

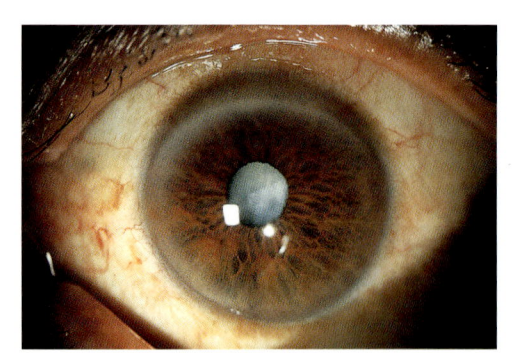

図 2-122　Fuchs 虹彩異色性虹彩毛様体炎の患眼
虹彩変化に加えて、白内障を認める。

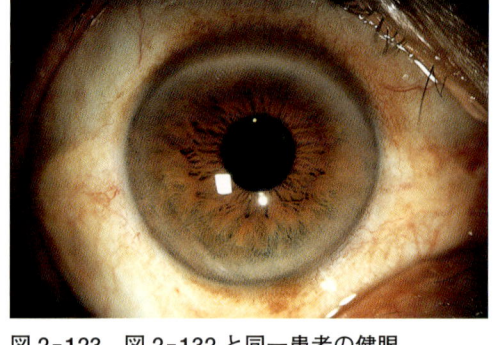

図 2-123　図 2-132 と同一患者の健眼

彩結節を，日本人では 83%[37] に認めるとされる。白内障の発症頻度は 50% 以上で，慢性の虹彩毛様体炎に併発するものであり，後嚢下混濁から始まる。白内障術中術後に一過性の前房出血を認めることが多い。術後の緑内障は 14% に達するとされる[32,38]。

緑内障は 6.3〜59% に併発し[36,38-40]，炎症の持続期間の延長に伴い発症頻度も増加する。Liesegang[36] と Jones[38] の報告によると，年間の緑内障発生率は 0.5〜4% である。緑内障が両眼に発症する症例もある。隅角鏡検査では開放隅角であり，周辺虹彩前癒着や結節を認めないが，微細な新生血管を認める[3,33]。この小血管には出血傾向があり，前房穿刺やわずかな外傷によっても出血する[3,33]。緑内障の病因は明らかではないが，長期の炎症が房水流出系の機能低下や瘢痕化を引き起こし，結果として眼圧が上昇すると考えられている。組織標本からは，線維柱帯にリンパ球と形質細胞主体の炎症および瘢痕，さらに隅角部に炎症性の膜様物形成が確認されている[33]。

本疾患の炎症は軽微であり，かつステロイド治療や免疫抑制薬投与に反応しない。緑内障は間欠的な眼圧上昇に始まり，やがて持続性の眼圧上昇となる。原発開放隅角緑内障に準じた薬物治療を行うが，眼圧がコントロールされる症例は 27〜63% 程度であるとされる[36,38]。薬物療法が無効であれば，線維芽細胞増殖阻害薬併用線維柱帯切除術を行う[41]。

上強膜炎，強膜炎

上強膜炎

上強膜炎は自然治癒傾向をもつ疾患であるが再発傾向があり，ぶどう膜炎（約 11%[42,43]），角膜炎（15%[42]），緑内障（4%[43]，7.8%[42]）などを合併し，26〜32%[42,43] が全身疾患を伴う。

上強膜炎に認められる眼圧上昇の多くは，本症の治療目的で使用されるステロイドによることが多い。しかしステロイドとは全く無関係に，開放隅角のまま眼圧が高度に上昇することがある。突発する霧視，眼痛，眼瞼腫脹を自覚し，角膜浮腫，上強膜炎所見を認める。眼圧上昇は，隅角線維柱帯の浮腫による房水流出障害によると考えられる。

通常，ステロイドあるいは非ステロイド（NSAID）および抗緑内障薬によく反応し，炎症の消退とともに眼圧は下降する[42]。

強膜炎

上強膜炎より重篤で，視機能に及ぼす影響が強い[43,44]。前部ぶどう膜炎（30% または約 42%[43,45]），角膜周辺潰瘍（14%），緑内障（12%[45]，13%[43]），漿液性網膜剥離，脈絡膜剥離などの眼底病変（約 6%[43]）などを合併し，25〜57%[43,45] が，全身疾患を伴う。特に壊死性強膜炎での緑内障および全身疾患の合併率は高い[43]。強膜炎の 90% 以上[43-45] が，赤道部よりも前方に炎症を認める前

部強膜炎である。前部強膜炎では約1/3に同時に前部ぶどう膜炎を合併する[43,45]。

前部強膜炎の眼圧上昇の機序は，以下の組み合わせによると考えられる。①線維柱帯の障害による，②上強膜静脈を含めた上強膜流出路の炎症[46]，③前眼部虚血（血管炎による血管閉塞，血管新生緑内障），④ぶどう膜流出路の炎症。隅角は開放しており通常周辺虹彩後癒着は認めない[46]。炎症がびまん性かつ輪部に沿って存在し，ぶどう膜炎を伴う場合は特に眼圧が上昇しやすい[47]。

一方，後部強膜炎では滲出性網膜剥離，脈絡膜剥離による毛様体前方回旋に伴う閉塞隅角緑内障を発症することがある[47]。

また長期にわたって炎症が遷延する場合，周辺虹彩前癒着あるいは周辺虹彩後癒着の形成，瞳孔ブロック，血管新生[48]に至ることがある。さらに消炎のためにステロイドを使用する場合，ステロイドによる眼圧上昇も常に考慮する必要がある。

治療は消炎のためにステロイド，非ステロイド（NSAID）あるいは免疫抑制薬を投与し，散瞳薬を使用する[44]。眼圧上昇に対して抗緑内障薬を使用する。こうした薬物治療によっても良好な眼圧下降が得られなければ，炎症の生じていない強膜部位に濾過手術，あるいは毛様体破壊術を行う[49]。

落屑緑内障

落屑症候群 exfoliation syndrome, exfoliation glaucoma, exfoliative glaucoma は，眼組織が線維性細胞外物質（落屑物質）を産生し，水晶体，虹彩などに進行性に沈着することを特徴とする。落屑症候群に伴う続発開放隅角緑内障を落屑緑内障と呼ぶ。本症に認められる落屑と，以前にガラス工などに認められた赤外線による水晶体囊の表層剥離との形態的類似性から，偽落屑 pseudoexfoliation の用語が生まれ，それに関連した開放隅角緑内障という意味で偽落屑緑内障 pseudoexfoliation glaucoma，あるいは水晶体囊に関連した緑内障という意味合いで，水晶体囊性緑内障または囊性緑内障 capsular glaucoma という術語ができた。これらの術語がいまだに用いられることがあるが，日本緑内障学会制定緑内障診療ガイドラインおよび，日本眼科学会制定眼科用語集第4版には落屑緑内障の用語が採用されている。なお落屑症候群では，閉塞隅角緑内障も生じやすいことが知られている。落屑物質は眼組織のみならず，皮膚，心臓，肺，肝臓などの全身臓器にも存在する[50]。落屑物質は光学顕微鏡検査で観察可能ではあるが，同定には電子顕微鏡および免疫組織検査が必要である[51]。落屑物質にはグリコサミノグリカンの存在が示唆されており，その過剰産生や異常代謝が病因の一つであると考えられている[52]。また落屑物質には基底膜成分[52]や，弾性線維組織のエピトープ[53]が含まれる。

落屑症候群はいくつかの地域（アイスランド，フィンランド北部，サウジアラビアなど）で高い有病率を示すことが報告されているが[54,55]，有病率は地域によりさまざまである。落屑症候群の有病率は加齢とともに増加する傾向にあり，70～90代で最大となる[56]。わが国では，40歳以上で平均0.71％（うち緑内障は0.25％），70歳以上で3.29～3.68％（うち緑内障は0.82～0.86％）と報告されている（多治見スタディ）。落屑症候群の若年発症例も存在する[57,58]。

最大3：1の割合で両側性が多い[59,60]とされているが，対照的にわが国[61]や米国など[62]では片側性が多いとされている。診断時1/3～1/2は片側性であるが，4～10年経つと14～43％は両側性となる[62,63]。臨床的に片側性と思われる症例でも，その僚眼に房水動態異常あるいは緑内障性変化を認め[64]，さらに生検結膜[65]や眼窩組織[66]より落屑物質が両側性に検出されている。落屑症候群の家族性発症に関する報告例は少なく，ほとんどが弧発例である。しかしアイスランドで6家系[67]が最近報告され，ミトコンドリア遺伝の可能性が示唆されている[68]。

緑内障の有病率（高眼圧症を含む）は0～93％と報告されてきたが，最近の研究では20～30％との報告例が多い[69]。また落屑症候群を有する患者は，3～15年で3～15％が緑内障に移行するとされる[62,63]。

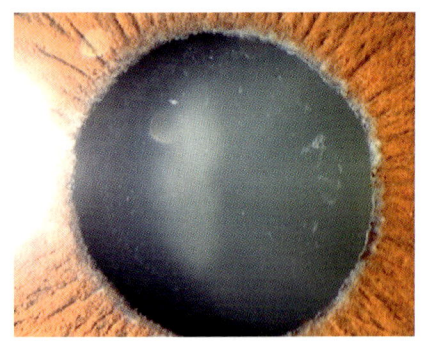

図 2-124 落屑症候群の前眼部
水晶体前面および瞳孔縁に落屑物質の沈着を認める。

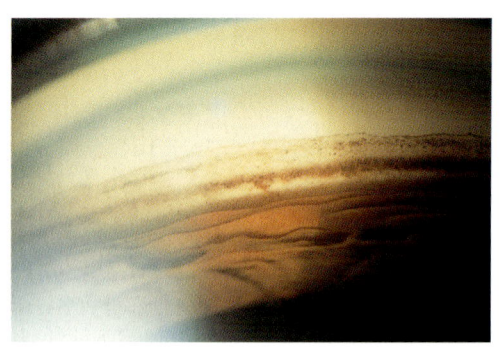

図 2-125 落屑症候群の隅角
隅角色素沈着が強く、シュワルベ線前方に波打つような Sampaolesi line を認める。

　落屑物質は水晶体前面、瞳孔縁、チン小帯、角膜内皮、隅角などに沈着する。水晶体前面への白色落屑物質の沈着は、落屑症候群の最も特徴的所見である（図 2-124）。定型的には、ほぼ瞳孔縁への円盤状沈着 central disc、周辺部での瞳孔に向かって鋸歯状の辺縁を有する膜状沈着 peripheral band および、その間の沈着物を認めない領域 intermediate zone からなる。Intermediate zone は、瞳孔運動による水晶体表面の研磨により生じるとされる[70]。Peripheral band はすべての症例に存在するが、central disc は 20〜60％の症例では認めない。落屑物質沈着によるチン小帯脆弱性が、散瞳不良と相まって白内障手術時の硝子体脱出をきたしやすいことはよく知られている。瞳孔縁のトランスイルミネーションの消失と、ひだ ruff の消失はよく認められる[70]。虹彩上皮から散布された色素は、虹彩前表面、水晶体囊、角膜内皮、線維柱帯に沈着する。隅角色素沈着は高度で、かつ一様でなくまだらである（図 2-125）。また、上方より下方に色素沈着が強い傾向がある。波状の色素沈着線（Sampaolesi line）は、シュワルベ線前方に認められる[71]。散瞳により色素が一斉に散布され、急激な眼圧上昇をきたすことがある[72]。片側性症例では落屑物質を伴う眼の眼圧の方が高く[56]、平均約 2 mmHg 高値とされている。

　治療は原発開放隅角緑内障に準ずる。落屑緑内障に対するアルゴンレーザー線維柱帯形成術は、短期成績は良好であるものの[73]、長期成績は原発開放隅角緑内障と比較し同等かやや悪い傾とされる[73]。わが国における報告[74]では同等とされている。

色素緑内障

　色素緑内障あるいは色素散布症候群 pigment dispersion syndrome（PDS）は、前眼部および後眼部の色素散布に関連した続発開放隅角緑内障である。虹彩色素上皮から散布された色素は、さまざまな前眼部組織に沈着する。線維柱帯への色素顆粒集積は、進行性に線維柱帯の機能障害をきたし眼圧上昇を生じる。

　本症は 1949 年、Sugar ら[75]により報告され、当初はまれな緑内障としてとらえられていた。現在では白色人種には一般的なタイプと認識されており、一般人口の約 1〜2％を占める[76]。しかし東洋人、ラテン系および黒色人種にはまれな緑内障とされている。

　色素緑内障は男性（男女比は約 2：1）、近視、若年者に多く認められ[77]、通常は両側性である。発症年齢は平均 30〜50 代であり[78,79]、男性の方が女性より早く発症する傾向にある。色素散布症候群から色素緑内障への移行率は、50％以内と報告されている[78]。この両者は常染色体優性遺伝が示唆されており[80]、いくつかの家系は染色体 7q[36] あるいは 18q と関連することが報告されてい

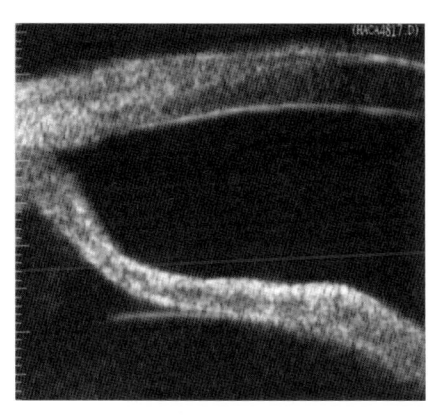

図 2-126 色素緑内障 concave iris configuration（UBM 画像）
虹彩が後方に向かって凸の形状を示している。

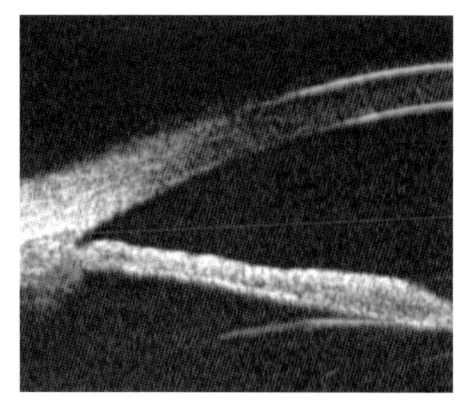

図 2-127 色素緑内障に対するレーザー虹彩切開術後の虹彩形態（UBM 画像）
虹彩は平坦な形状を示している（図 2-136 と同一症例）。

る[80]。

　色素顆粒散布に関連した Krukenberg spindle, トランスイルミネーション欠損, 隅角色素沈着は色素散布症候群の古典的三主徴[77]としてよく知られている。本症の色素顆粒散布は, 後方に膨隆した虹彩 concave iris configuration（図 2-126）がチン小帯と接触し, 虹彩色素上皮あるいは後部実質を機械的に障害することにより生じる。この特徴的な虹彩形態は, 超音波生体顕微鏡で詳細に観察することが可能である[81]。

　虹彩色素上皮および後部実質からの色素顆粒散布は, 虹彩トランスイルミネーションの欠損を生じる。虹彩の中間部に放射状のスリット様トランスイルミネーション欠損を認める。その欠損の程度は, 臨床的に前眼部への色素顆粒浮遊および眼圧上昇の程度とよく相関する。色素顆粒の沈着は角膜後面, 隅角のみならず, 虹彩実質[79,82,83], 水晶体赤道部[83,84], チン小帯などにも生じる。角膜後面への色素沈着は Krukenberg spindle と呼ばれ[85,86], 房水流により紡錘形を呈する[79]。Krukenberg's spindle は色素緑内障に特徴的ではなく, 必ず認められるものでもないが, 診断上非常に有用な所見である。

　隅角の色素沈着は, 線維柱帯全周にわたって均一であり非常に濃い。より強く色素沈着を認める眼は, 緑内障の程度が重篤とされる。色素沈着はまた, 特に下方のシュワルベ線に沿って認められる。加齢に伴い角膜, 隅角への色素沈着は減少し[82,87]眼圧も正常化に向かう。加齢に伴う水晶体の前後径の増加により, 虹彩周辺部がチン小帯より離れるために生じると推測されている[87]。

　Campbell は, concave iris configuration によりチン小帯-虹彩間の機械的摩擦が起こり, 色素散布が生じると推測した[87]。その後この仮説は, 電子顕微鏡[88]および超音波生体顕微鏡所見[81]により支持されている。いわゆる reverse pupillary block[89]として知られるこの機序は, 前房圧が後房圧を上回ることにより, 前房から後房への房水流が障害されることにより生じる。Reverse pupillary block は色素緑内障に特有の所見ではなく, 正常眼にも瞬目[87,90]や調節時に認められる。

　色素緑内障あるいは色素散布症候群での線維柱帯障害の機序は不明であるが, さまざまな仮説が存在する。Richardson ら[91]や Campbell ら[89]は, 単なる色素顆粒集積により障害が生じるわけではなく, その後の線維柱帯内皮細胞による貪食機能障害が関与していると推察している。生来, 線維柱帯内皮細胞は旺盛な貪食能を有している[84,87,91]が, 過剰に貪食すると内皮網へ遊走し, このことが線維柱帯障害を生じさせる。

　色素緑内障に対する治療は原発開放隅角緑内障に準じて行う。縮瞳薬は眼圧下降効果のみならず, 虹彩-チン小帯間の接触を減少させる効果を有するので本症で有用性が高いが, 若年者に対し

ては使用しにくい。レーザー虹彩切開術はreverse pupillary block を解除し，色素散布を抑制する目的で施行される（図2-127）。1984年，色素緑内障患者1例にレーザー虹彩切開術が施行され，虹彩平坦化が認められたことに端を発し，Campbell, Karickhoff[92]により確認され，現在はかなり一般化した治療法となっている。しかし，レーザー虹彩切開術の長期間眼圧上昇を抑制する効果は，有用とするものと[93]，疑問視する報告がある[94]。

薬物治療で眼圧コントロール不良な場合，アルゴンレーザー線維柱帯形成術の適応となり，有効とされている[95,96]。薬物ならびにレーザー治療施行後も，眼圧コントロール不良な症例には濾過手術が適応となる。

角膜疾患に関連した緑内障

虹彩角膜内皮症候群

19世紀後半に初めて，広範な虹彩萎縮を伴う眼異常が記載されている[97,98]。しかし虹彩の高度萎縮と緑内障との関連が明確に報告されたのは，1903年 Harms[99] らに始まり，その疾患は後に進行性虹彩萎縮症 progressive essential iris atrophy として知られるようになった。半世紀後に Chandler[100] は，進行性虹彩萎縮症と類似しているものの，虹彩萎縮が比較的少なく角膜浮腫を生じやすいという点で異なる症例を報告した。この病態は，現在 Chandler 症候群と呼ばれている。Klein[101] および Cogan と Reese[102] は，進行性虹彩萎縮症と多くの共通点を有しているが，色素性虹彩結節の認められる症例を報告した。Wolter ら[103] は類似した症例を報告し，Cogan-Reese 症候群と名付けた。Scheie および Yanoff[104] は虹彩結節というより虹彩母斑を有する症例を報告し，これは虹彩母斑症候群 iris nevus syndrome と呼ばれるようになった。しかし，この両者は現在ではひとまとめにとらえられる傾向にある。その後の研究により，これらは表現型の異なる一連の疾患群であると認識されるようになった。今日では，Eagle ら[105] により名付けられた虹彩角膜内皮症候群（ICE症候群；iridocorneal endothelial syndrome）という語句が一般的に用いられている。

ICE症候群は，通常若年から中年期に発症する[106]。女性に多い傾向がある。ほとんどすべての症例が片眼発症であるが，その僚眼にも臨床的には問題とならない程度ではあるものの，角膜内皮異常を伴っていることが多い[107]。また両眼発症の報告例もある[108]。家族歴を認めることはまれである[109]。

本症にしばしば認められる初期症状は虹彩異常であり，瞳孔偏位や多瞳孔を認める。他の症状は視力障害や疼痛などである。進行例の角膜内層の組織病理学的検査により，デスメ膜内方の厚い膠原線維の集積に沿った異常な角膜内皮細胞が示されている[105, 106, 110, 111]。類似した超微細構造の変化は，無水晶体眼での水疱性角膜症や後部多形性角膜変性症[112]にも認められる。異常角膜内皮細胞は，上皮細胞の特徴とされるデスモゾーム，微絨毛，トノフィラメント（収縮性要素）あるいは増殖能を有している[113]。これは内皮細胞の上皮細胞への化生 metaplasia と考えられている[114]。デスメ膜内方に観察される膠原線維は，出生後に異常角膜内皮細胞により産出されると推測されている[110]。

ICE症候群の病因として最も受け入れられている理論は，角膜内皮細胞の欠陥である。異常な角膜内皮細胞は角膜浮腫を生じさせ，また細胞性の膜を産生する。デスメ膜様とも称される膜[115]が1層の異常角膜内皮細胞に覆われ，隅角および虹彩前面に向かって伸展する[105]。その膜の収縮により，周辺虹彩前癒着，瞳孔偏位，ぶどう膜外反，孔形成，虹彩結節などが起こる。しかし，角膜内皮異常の原因については詳細に知られていない。角膜内皮のリンパ球の存在からウイルスが原因であるとの見解もあり，EBウイルス[116]や単純ヘルペスウイルス[117]の関与も指摘されている。一方，神経堤細胞の異常増殖[118]あるいは眼表面上皮の胎生期遺残[119]との仮説も存在する。

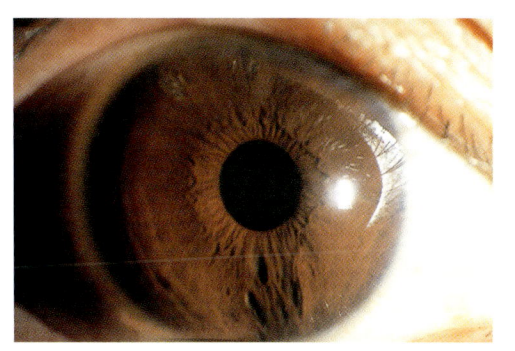

図2-128　進行性虹彩萎縮症の前眼部
虹彩萎縮および虹彩孔形成を認める。

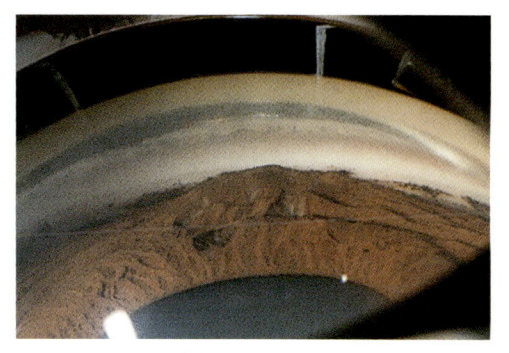

図2-129　ICE症候群の隅角
シュワルベ線を超える周辺虹彩前癒着を形成している。

■進行性虹彩萎縮症

瞳孔偏位や虹彩孔形成といった，虹彩の変化が強く認められる[99]（図2-128）。初期には虹彩は正常であるが，次第に虹彩実質が薄くなり瞳孔偏位を生じる。瞳孔偏位とぶどう膜外反は，必ず周辺虹彩前癒着の著しい方向に認められる。しかし周辺虹彩前癒着が全周性に認められる症例では，瞳孔がほぼ円形に保たれることもある。

本症の虹彩孔は，二つの異なる形式で認められる。瞳孔が偏位している180°反対方向の象限の虹彩は引き伸ばされ薄くなり，虹彩色素上皮が露出する。最終的には，stretch holeと呼ばれる虹彩孔を生じるようになる。一方stretch holeほど頻度は多くないが，虹彩実質の非薄化や瞳孔偏位とは関連がなく，虹彩孔が形成されることもある（melting hole）。

周辺虹彩前癒着はICE症候群に共通して認められる所見であるが，しばしばシュワルベ線を越えて前方に付着する（図2-129）。ICE症候群で緑内障は46〜82％に発症すると報告されている[120,121]。

■Chandler症候群

最も特徴的な所見は，角膜内皮機能障害と角膜浮腫とされている[100]。角膜内皮障害もICE症候群に共通の所見であり，細隙灯顕微鏡検査で角膜後面に微小なさざ波様の凹凸（hammered silver appearance, beaten bronze appearance）として観察される。Fuchs角膜内皮変性症に認められ

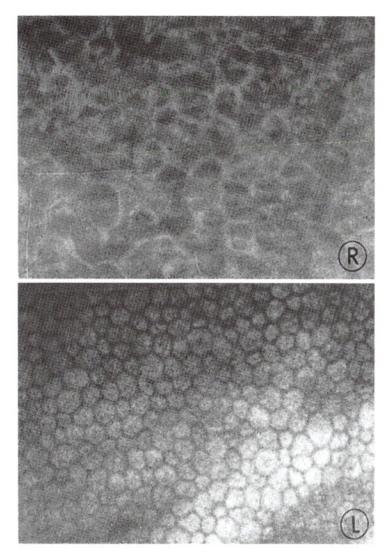

図2-130　Chandler症候群のスペキュラーマイクロスコピー所見
上：患眼，下：僚眼。

る所見と類似しているが，よりきめ細かい。

スペキュラーマイクロスコープによる検査は重要であり，大きさ，形ともさまざまで，正常な六角形パターンの消失した細胞質に，暗黒部位をもつ角膜内皮細胞を認める[122]（図2-130）。異常角膜内皮細胞（ICE細胞と呼ばれる[123]）は，周辺虹彩前癒着あるいは虹彩変化の著しい角膜周辺部に特に多く認められる。初期には正常および異常角膜内皮細胞領域は境界線で区切られているが，経過とともに正常角膜内皮細胞が分布する範囲は減少する[122,124]。また症状を認めない僚眼にも，角

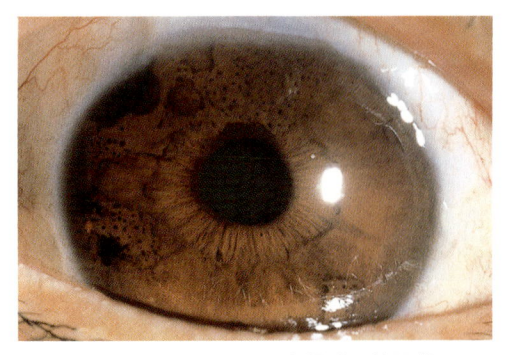

図 2-131 Cogan-Reese 症候群の前眼部
虹彩結節が多数認められる。

膜内皮細胞の減少および多形性は観察される[125]。

本症の瞳孔偏位はわずかであり，虹彩実質の萎縮も軽度である。進行性虹彩萎縮症によく認められる虹彩孔はない。眼圧が正常もしくはわずかに上昇しているだけでも，角膜上皮浮腫が生じることがある[100]。周辺虹彩前癒着は軽度で，また高位には付着しないため，一般的に進行性虹彩萎縮症や Cogan-Reese 症候群の緑内障と比較し軽症とされる。

■ Cogan-Reese 症候群

Cogan-Reese 症候群あるいは虹彩母斑症候群は，虹彩上の色素病変により前二者と鑑別される[104]（図 2-131）。本症の虹彩色素病変は 2 種類ある[104]。一つは臨床的に，有茎の虹彩結節として認められる[102-104]。虹彩結節は幾年か経て生じるため，若年性開放隅角緑内障や進行性虹彩萎縮症として経過観察されていることがある。初めは黄色調でまばらに存在するのみであるが，経過とともに数を増し茶褐色になる。もう一つは，びまん性に存在する平坦な色素病巣である[104]。2 種の虹彩色素病巣は同一眼に混在することがある[103,104]。

■ 治療

ICE 症候群に対する治療は，角膜浮腫あるいは眼圧上昇をコントロールする目的で施される。角膜浮腫による疼痛あるいは視力低下を認めれば，高張食塩水やソフトコンタクトレンズにより治療する。多くの症例は，眼圧下降薬の使用や緑内障手術により角膜浮腫を軽減することが可能である。しかし濾過手術により 10 台前半あるいはそれ以下の眼圧下降が得られても，角膜浮腫が依然として存在することがある。緑内障がコントロールされた後にも，高張食塩水やソフトコンタクトレンズによる治療が奏効しない場合，角膜移植を必要とする[111,126]。

続発緑内障に対する治療は，原発開放隅角緑内障に対する治療に準ずる。房水流出路は少なくとも部分的にデスメ膜様組織により覆われるため，β遮断薬や炭酸脱水酵素阻害薬といった房水産生を抑制する眼圧下降薬が，より効果的とされている。しかしこの疾患自体が進行性のため，やがて薬物療法では眼圧コントロール不良となり，手術療法が必要となる症例が多い[127]。ICE 症候群に対して，1 象限以上の虹彩根部での虹彩切除術[128-130]，毛様体解離術や毛様体冷凍凝固術などが試みられてきた。最も一般的な手術は濾過手術である。しかし線維芽細胞増殖阻害薬を併用しても，デスメ膜様組織が外科的切除部位を覆ってしまうことにより[120,131]，術後 2〜5 年で濾過胞が機能しなくなることがある[127]。

後部多形性角膜ジストロフィ

本症は 1916 年，Koeppe[132]により報告された角膜内皮細胞の分化異常を伴う疾患である。患者の約 13％に緑内障を伴うとされる[133]。両眼性で，遺伝形式は典型的には常染色体優性遺伝である。人種差および性差は認めない[134]。原因遺伝子は 20 番染色体長腕上に存在する[135,136]と報告されているが，遺伝子座は家系により異なる可能性もある[136]。一方，Ⅷ型コラーゲンをエンコードする遺伝子である COL8A2 の変異であるとの報告もある[137]。

電子顕微鏡を用いた研究により，角膜内皮およびデスメ膜の異常が知られている。角膜内皮細胞は局所的に，微絨毛やデスモゾーム構造，トノフィラメントといった上皮細胞様性質を有するようになる[138]。また，角膜内皮細胞は平坦あるいは細長くなるなど形態的に多様化し[112,138]，内皮細胞の欠損領域を局所的に認める[139]。デスメ膜の

anterior banded layer は正常であるが，posterior non-banded layer に異常コラーゲンや基底膜様物質などが沈着する[140]。Anterior banded layer は胎生5か月後に形成されることから，神経堤細胞の最終分化の異常であることが示唆される[141]。角膜病変は何らかのストレスを受けた角膜内皮細胞が，異常コラーゲンや基底膜様物質を産生するために生ずると考えられている[140,142]。また，ウイルス感染（単純ヘルペス）の関与を唱える説もある[127]。

本症の最も特徴的な所見は，角膜後面の灰白色のhalo に囲まれた小胞様の混濁で，それは線状などに集合して認められる[143]。時には角膜実質深層やデスメ膜レベルで，前房に向かう環状の隆起を観察することもある[143]。ほとんどが無症候性であり，かつ非進行性である。

緑内障には，三つの臨床型（開放隅角，閉塞隅角，若年型）の記載がある[143]。閉塞隅角型は，角膜–虹彩間の癒着や瞳孔偏位を伴う[143,144]。組織学的には，線維柱帯あるいは虹彩前面を覆っているデスメ膜の層，上皮細胞様性質を有する異常角膜内皮細胞が観察されている[133]。これらが収縮することにより，周辺虹彩前癒着や瞳孔偏位が生じると推測されている[68]。一方，開放隅角型あるいは若年型では，虹彩の高位付着が認められる[145]。発症年齢はさまざまであるが，11歳で緑内障を発症した症例の報告がある[143]。

角膜病変は，ほとんどの症例で治療を要しない。角膜浮腫が軽度であれば，高張食塩水の点眼やソフトコンタクトレンズ装着により治療する。進行した症例には，最終的には角膜移植術が施行される。しかし，虹彩–角膜間の癒着が存在する緑内障を合併している症例の角膜移植の成功率は低い[144]。また，角膜移植後に再発を認める例もある。併発する緑内障の治療は，原発開放隅角緑内障に準ずる。濾過手術の成績は，他の慢性緑内障に対する成績と同等である。

水晶体に関連した緑内障

閉塞隅角緑内障

■膨化水晶体による閉塞隅角緑内障

通常，原発閉塞隅角緑内障は水晶体に関連した緑内障とはされないが，水晶体は相対的瞳孔ブロックを発症させる一要因である。加えて，水晶体の存在そのものが相対的瞳孔ブロックによらず機械的に虹彩を前方移動させ，隅角を狭くする一つの要因となる。（病的に）膨化した水晶体 intumescent lens により生じる閉塞隅角緑内障は，phacomorphic glaucoma とも呼ばれる。老人性白内障の場合はゆっくりと隅角が閉塞していくことが多いが，穿孔性外傷後の白内障などの場合は急速に隅角閉塞をきたすことがある。

時に水晶体膨化による隅角閉塞と，原発閉塞隅角緑内障による隅角閉塞の鑑別が困難な場合がある。この場合，他眼との前房深度や隅角開大度の差があれば，膨化水晶体による隅角閉塞の傍証となりうる。また両眼の水晶体混濁の程度の差や視力，屈折の違い，あるいは水晶体前後径の差にも注意すべきである。

本症の治療は，基本的に原発閉塞隅角緑内障に対する治療に準ずる。大多数の症例で瞳孔ブロックが関与しているため，レーザー虹彩切開術を施行するのがよい。視力低下の原因となりうる白内障が存在する症例では，水晶体摘出により両要因を同時に解決可能であるので，手術が推奨される。縮瞳薬投与は隅角閉塞を増強させる可能性がある。

まれに，全身的に投与された薬物に対する特異体質が原因となって生じることがある。水晶体浮腫による一時的な近視を生じる代表的なものとして，サルファ剤[146]や炭酸脱水酵素阻害薬[147]（炭酸脱水酵素阻害薬はサルファ剤の一種）があげられる。薬物中止後，水晶体浮腫による近視および続発隅角閉塞は数日で改善するため，この間は眼圧下降薬投与で対症的に治療する。

■水晶体偏位による閉塞隅角緑内障

水晶体偏位により生じる眼科的所見としては，水晶体振盪，亜脱臼，虹彩振盪などがあげられる。片眼のみに浅前房を認めた場合は，膨化水晶体あるいは水晶体亜脱臼を疑う必要がある。また隅角鏡検査では，虹彩中央部1/3が水晶体との接触のために伸展し，瞳孔領の水晶体表面をクレーターとした火山様の所見を呈したり（前方脱臼の場合），隅角開大度の部位による相違を認めたりする。水晶体偏位（脱臼，亜脱臼）は瞳孔ブロックによる閉塞隅角緑内障を生じうる。高浸透圧薬，β遮断薬，炭酸脱水酵素阻害薬などで薬物治療を行いながら，瞳孔ブロックの解消を図ることが基本方針である。薬物のうち，縮瞳薬あるいは調節麻痺薬は慎重に投与すべきである。縮瞳薬により瞳孔ブロックが増強すること，散瞳により水晶体の前房内脱臼の誘発が起こりうるからである。

水晶体が前房に脱臼している場合，散瞳させ患者を仰臥位に寝かせるのみで水晶体が後房内に戻ることがある。虹彩より後方の脱臼の場合，瞳孔ブロックが生じるためレーザー虹彩切開術を施行する。偏位した水晶体の摘出は，①水晶体が後房内に戻らなかった場合（特に角膜内皮と接触している場合），②過熟白内障，③水晶体起因性ぶどう膜炎の存在，④高度な乱視などによる視力低下，⑤完全な水晶体脱臼などの際には，積極的に施行する[148]。水晶体摘出術は，眼の状態あるいは全身症状（例：ホモシスチン尿症における肺血栓など）によっては合併症を誘発しやすい。

水晶体偏位の中では外傷によるものが最も頻度が高く，水晶体以外の他の眼組織に障害が及ぶことが多い。また水晶体偏位は，単純水晶体偏位 simple ectopia lentis などのように水晶体偏位を主症状とする疾患として，あるいは Marfan 症候群，ホモシスチン尿症，Weill-Marchesani 症候群，Ehlers-Danlos 症候群，高リシン血症[148]，亜硫酸オキシダーゼ欠損症[149] などの数多くの全身疾患[150] と関連して生じることがある。

単純水晶体偏位は，多くは常染色体優性遺伝する[151]。常染色体劣性遺伝はまれである[152]。通常両眼対称性であり，水晶体は上方および耳側に偏

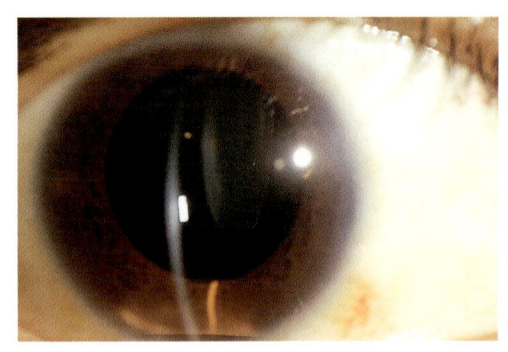

図2-132 Marfan 症候群にみられた水晶体偏位
上方への水晶体偏位を認める。

位している。白内障，網膜剥離，緑内障が好発する。15番染色体上のフィブリリン遺伝子変異が1家系で報告されている[153]。瞳孔偏位を伴う水晶体偏位 ectopia lentis et pupillae は類似した疾患であるが，水晶体および瞳孔偏位をともに生じるまれな先天異常である。通常両眼性，非対称性であり，瞳孔は特徴的な卵型あるいはスリット状を呈し，散瞳が不良なことがある。水晶体は小さい傾向があり，虹彩とは互いに逆方向に偏位する。遺伝形式は常染色体劣性遺伝である。全身疾患と関連はないが，白内障，網膜剥離，虹彩周辺部の著しいトランスイルミネーション，隅角での突出した虹彩突起，緑内障などを生じる[154]。

Marfan 症候群

常染色体優性遺伝形式をとり，骨格系や心血管系の異常を伴う結合組織の障害である。その臨床像はさまざまで多岐にわたる。罹患率は10万人に4～6人と報告されている[155]。原因遺伝子は15番染色体長腕に局在しており，フィブリリン1型遺伝子の変異と関わっている[156]。フィブリリンは，ミクロフィブリルの主要な構成成分である。眼科的所見としては眼球陥凹，網膜剥離，中等度～強度の近視，隅角異常，水晶体脱臼などを生じる。水晶体偏位は50～80％に認められる[157]。そのほとんどが両眼性かつ対称性である。水晶体偏位は上方，あるいは耳側上方の方向に生じることが多い（図2-132）。またその程度は幼年期早期より通常あまり変わりはなく，進行は7.5％と報告されている[157]。水晶体偏位の認められる症例のうち，

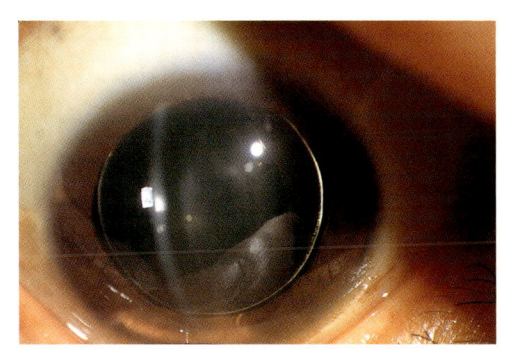

図2-133　Weill-Marchesani症候群における小球状水晶体
散瞳時，水晶体赤道部が観察可能である。

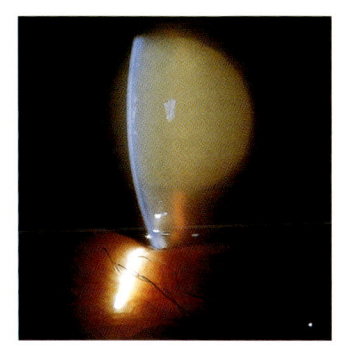

図2-134　水晶体融解緑内障の前眼部
前房内の強度のフレアと成熟白内障を認める。

約8％に緑内障を発症する。水晶体あるいは硝子体による瞳孔ブロックの機序で生じる。Marfan症候群は隅角形成異常も伴うが，正常人との間で開放隅角緑内障の頻度差は認められていない[158]。

ホモシスチン尿症

常染色体劣性遺伝で，血漿や尿中のホモシスチン濃度上昇を特徴とする。原因として，シスタチオニンβ合成酵素欠損が最も多いが，他の酵素欠損でも生じうる。Marfan症候群と同様に，骨格系や心血管系の異常などを伴う。水晶体偏位は約90％の症例で認められ[151,158]，両眼性かつ対称性であり，多くは下方あるいは耳側下方に偏位する。また本症で生じる水晶体偏位は，後天性かつ進行性である。隅角の形成異常は報告されていない。緑内障は瞳孔ブロックの機序で生じる。さらに血小板凝集機能亢進による血管性病変により，眼圧上昇なしに緑内障とよく似た視神経乳頭陥凹拡大を認めることがある[159]。

Weill-Marchesani症候群

Marfan症候群とは対照的に，短軀，短頭で，四肢および指趾は短小で，手関節，股関節の運動制限を特徴とする。ほとんどは常染色体劣性遺伝であるが，常染色体優性遺伝症例の報告もある[160,161]。本症の診断には，小球状水晶体の存在が必須であるとされる[162]（図2-133）。小球状水晶体では，水晶体の直径および重量が約20～25％減少する一方，厚みは約25％増加する[161,162]。小球状水晶体は他に，Marfan症候群[158]，ホモシスチン尿症[158]，Klinefelter症候群，mandibulofacial dysostosis，Alport症候群などでも認められることがある。

開放隅角緑内障

■水晶体融解緑内障

水晶体融解緑内障 phacolytic glaucoma は，漏出水晶体物質により線維柱帯間隙が閉塞し，眼圧上昇を生じる緑内障である。近年，白内障管理の進歩により症例数は激減している。通常，成熟白内障あるいは過熟白内障を有する高齢者に起こる。ほとんどが片眼性である。症状は急性原発閉塞隅角緑内障に類似しており，急激な眼圧上昇による眼痛，充血，頭痛などを生じる[163]。まれに水晶体蛋白の間欠性漏出により，水晶体融解緑内障は亜急性の経過をたどることがある。視力が光覚を認識しないほど低下していても，治療後，大幅な視力改善を認めることがある。

細隙灯顕微鏡検査で角膜浮腫，強度の前房内炎症を認める（図2-134）。前房中の細胞は，好酸性の水晶体蛋白を貪食したマクロファージで[164]，ぶどう膜炎で認められるリンパ球より大型かつ半透明である。また，シュウ酸カルシウム結晶[165]やコレステロール結晶[166]が，前房内に浮遊することがある。コレステロール結晶は，水晶体あるいは前房中で虹色を帯びており診断の一助となる。成熟あるいは過熟白内障を認める（まれに未熟白内障より生じることがある）。水晶体前囊表

面に白い斑点を認めることがあり，診断上重要な所見の一つである[163]。硝子体腔への水晶体脱臼症例に認められることもある。隅角は開放しているが，隅角検査の困難な症例が多い。

　加齢および白内障の進行とともに，水晶体の蛋白構成成分は変化しheavy molecular weight protein（HMW蛋白）が増加する[167]。HMW蛋白は，特に75歳以上で著しく増加し，幼児や小児ではほとんど存在しない[167]。また，水晶体融解緑内障眼のHMW蛋白濃度は，未熟白内障眼と比較して極端に高値を示している[168]。HMW蛋白はその高分子量により，線維柱帯を閉塞し眼圧上昇を引き起こす。この際，水晶体蛋白は前囊あるいは後囊に生じる微小欠損部を通して，房水中に流入する[169]。組織学的には，水晶体融解緑内障眼の線維柱帯には，好酸性の蛋白様物質とマクロファージが観察される[170]。電子顕微鏡検査では，変性水晶体物質を貪食したマクロファージが捉えられている。水晶体融解緑内障で認められるマクロファージは，水晶体物質除去および房水流出路再建の役割を担っていると考えられている。

　水晶体融解緑内障には，前房洗浄を併用する水晶体摘出術が一般的に施行される[171]。濾過手術の必要はない。手術前には高浸透圧薬，炭酸脱水酵素阻害薬，β遮断薬などを投与して，眼圧を下降させる。ステロイド薬の投与により，一時的に眼圧下降が得られることがある。

■水晶体小片緑内障

　本症lens particle glaucomaは，水晶体囊外摘出術または超音波水晶体乳化吸引術，Nd-YAGレーザーによる後囊切開術，穿孔性水晶体外傷後に正常な水晶体小片が浮遊し，線維柱帯間隙を閉塞することによって生じる緑内障である[164]。一般的に水晶体小片緑内障は，手術あるいは外傷後数日で発症する。まれには，何年か経って生じることもある。眼圧上昇の程度は，通常房水中に浮遊する水晶体小片の量と関連する[169,172]。また，既往歴に緑内障を有している症例で眼圧上昇がよく認められること[173]から，元来の房水流出能が水晶体小片緑内障発症に関わっているとされる。

　Epsteinらは眼球摘出されたヒト眼において，少量の水晶体小片は房水流出率の有意な減少をきたすことを報告した[174]。水晶体蛋白や水晶体小片を貪食したマクロファージが観察されていることから[175]，本症の患者があまりみられない一つの理由として，マクロファージなどの線維柱帯における細胞反応により，水晶体小片による閉塞が緩和されていることが示唆される[169]。

　自覚症状として眼痛，充血，視力低下などがある。眼圧上昇による角膜浮腫，開放隅角，周辺虹彩前癒着などを認める。前房内には白い水晶体小片のみでなく，白血球やマクロファージも浮遊する。

　薬物治療としては高浸透圧薬，炭酸脱水酵素阻害薬，β遮断薬などを眼圧下降目的で投与する。本症は炎症を伴うことが多いため，縮瞳薬は使用しない方がよい。薬物治療に抵抗性を示す場合は，残存する水晶体小片を取り除く必要がある。速やかに対応すれば，水晶体蛋白は柔らかく容易に吸引可能である。手術により水晶体蛋白が除去されれば，眼圧は下降し緑内障手術が必要となることはまれである。

■水晶体アナフィラキシーによる緑内障

　水晶体アナフィラキシーphacoanaphylaxisは，水晶体蛋白を抗原として生じる強度の炎症性反応である。典型的には水晶体囊外摘出術や超音波水晶体乳化吸引術後，あるいは穿孔性水晶体外傷後に生じる[176]。緑内障を発症することは少なく，通常は房水産生能が低下するため低眼圧である。

　臨床所見は多彩である。摘出眼球の病理標本で，初めて診断が可能な場合もある。手術あるいは外傷後24時間〜14日に発症することが多い[176]。しかし，1年後あるいは数十年経って発症することもある。前房炎症は軽度〜強度で，前房蓄膿を伴うこともある。豚脂様角膜後面沈着物はしばしば認められる。周辺虹彩前癒着や虹彩後癒着が，炎症により生じる。また，全例で残存した水晶体蛋白が存在する。炎症は硝子体や網膜，脈絡膜に及ぶこともある。水晶体小片緑内障あるいは水晶体融解緑内障の機序が合わさって，眼圧上昇が起

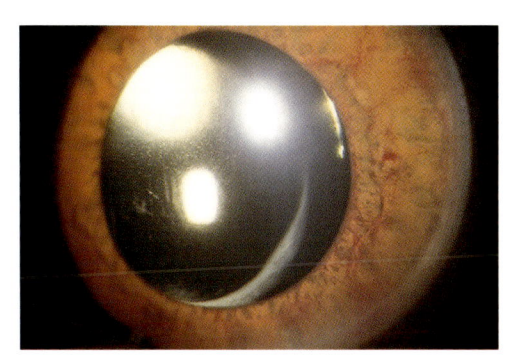

図 2-135 血管新生緑内障の前眼部
虹彩ルベオーシスを認める。瞳孔は中等度散瞳している。

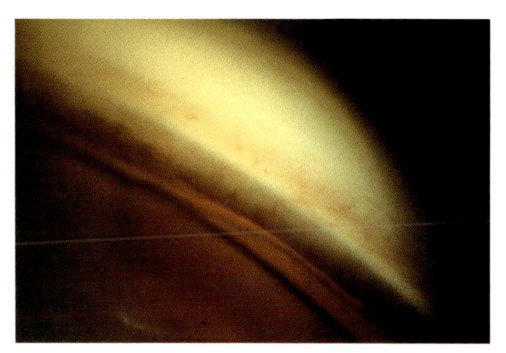

図 2-136 血管新生緑内障の隅角
多数の隅角新生血管が認められる。

こる[169]。

水晶体アナフィラキシーでは，水晶体を中心とした帯状の肉芽腫性炎症が組織病理学的に観察される[172]。変性した水晶体は多核白血球，類上皮細胞，巨大細胞などで囲まれており，水晶体蛋白に対する免疫寛容の機序が解除された場合にⅢ型アレルギーによって生じる免疫複合体病として，とらえられている[177]。

薬物治療により炎症抑制と眼圧下降を図る。眼圧下降には，β遮断薬，炭酸脱水酵素阻害薬などを用いる。薬物治療に抵抗性を示す症例では，残存する水晶体蛋白の外科的除去が必要となる。

血管新生緑内障

血管新生緑内障 neovascular glaucoma は，虹彩あるいは隅角に生じる線維血管膜により引き起こされる。初期には線維血管膜は隅角を覆っているのみであるが，最終的には収縮し周辺虹彩前癒着を次第に形成するようになる。

血管新生緑内障の報告は，1866年の網膜中心静脈閉塞症に続発した症例を第一例とする[178]。1906年 Coats[179] は，網膜中心静脈閉塞症患者の虹彩新生血管の組織学的所見を示した。糖尿病と血管新生緑内障との関連は，初期には Nettleship[180] や Salus[181] により報告された。その後20世紀初頭の隅角鏡の開発に伴い，Kurz[182] は隅角新生血管を観察し，組織学的に新生血管を取り巻く結合組織との関連を報告し，この線維血管膜の収縮により周辺虹彩前癒着が生じると推察した。1963年頃までは，本緑内障は thrombotic glaucoma, hemorrhagic glaucoma, diabetic hemorrhagic glaucoma, congestive glaucoma, rubeotic glaucoma といったいくつかの用語により表現されていた。しかし Weiss ら[183] による血管新生緑内障という語句の提唱以来，この術語が広く用いられるようになった。

■臨床所見

眼痛，羞明，視力障害などを主訴として急激に発症することが多い。視力は基礎疾患にもよるが，通常指数弁から手動弁まで低下する。眼圧は40～60 mmHg 程度，時にそれ以上に上昇することがある。細隙灯顕微鏡検査で虹彩血管新生，ぶどう膜外反，隅角血管新生といった基本所見に加えて，角膜上皮浮腫，中等度のフレア，毛様充血，前房出血などを認める（図2-135, 136）。

虹彩血管新生の初期徴候として，虹彩血管からのフルオレセイン漏出がある[184]。高齢者[185]，落屑症候群[186]，インスリン分泌異常[187] や筋緊張性ジストロフィー[188] にも同様の所見を呈することがあるが，本症では虹彩全体からフルオレセイン漏出を認め，かつ経過とともに増加する[189]。初期の段階では，新生血管は瞳孔縁に小さな房状tufts に観察されるが，次第に増大する。日本人などの有色人種では瞳孔縁の虹彩新生血管を早期

に検出することは難しいため，注意深い観察が必要である。瞳孔縁の新生血管出現以前に，虹彩上の他の部位や隅角に新生血管を認めることはほとんどない[190]。糖尿病 310 眼で，瞳孔縁の新生血管なしに隅角新生血管を認めた症例はなかったとの報告がある[191]。一方，瞳孔縁の新生血管出現以前に周辺虹彩切除孔近くに新生血管を認めたとする報告例[190]や，ほぼ全周に虹彩後癒着が生じている症例で，一部癒着のない部分だけ瞳孔縁新生血管を認めた症例も報告されている[184]。

疾患の進行とともに，新生血管は虹彩表面を隅角方向に伸展する。強度の前眼部炎症を伴う症例では，時に正常な虹彩血管と新生血管の識別が困難な場合がある。正常な虹彩血管は規則的に放射状に配列しており，虹彩実質内を走行する。隅角新生血管は毛様体帯や強膜岬を横切り，線維柱帯上で樹枝状に分枝する。隅角の新生血管あるいは線維血管膜が線維柱帯を覆うと，房水流出率は低下し，眼圧上昇が生じる。この時期を開放隅角緑内障期と称する。また，線維血管膜は収縮し虹彩周辺部を牽引することで，周辺虹彩前癒着が形成される。次第に周辺虹彩前癒着は融合し，最終的には全周の隅角閉塞に至る。この時期を閉塞隅角緑内障期と称する。経過は症例よりさまざまであり，何年もの間隅角新生血管を認めない症例もあり，数日のうちに全周に隅角閉塞が形成されてしまう症例もある。末期になると，特に隅角で新生血管が減少する[184]。

■組織病理

血管新生緑内障は原疾患にかかわらず，前眼部組織病理所見は同様である[192]。血管新生の過程は，最初に小虹彩動脈輪の毛細血管床で内皮細胞の出芽 budding が起こる。いったん瞳孔縁に血管新生が開始されると虹彩のあらゆる部位に，組織学的には内皮細胞の出芽が認められるようになる[192]。内皮細胞塊は遊走と増殖により，管腔を形成するようになる。新生血管の多くは正常な虹彩血管よりも管腔は広く[192]，周皮細胞が脱落し，内皮細胞とその基底膜のみから構成される薄い血管壁を有している[193]。内皮細胞間の結合は疎で

表 2-27 血管新生の段階

stage 1	血管内皮細胞の浸透圧亢進
stage 2	基底膜や細胞外マトリックスの分解
stage 3	血管内皮細胞の出芽 budding
stage 4	血管内皮細胞の遊走および増殖
stage 5	新しい内皮細胞による管腔形成

あり[194]，fenestration 形成が認められる[195]。電子顕微鏡検査によると，新生血管には至る所に線維血管膜が存在することが示されている[184]。線維血管膜の線維性成分には，収縮性を有する筋原線維芽細胞が含まれている[195]。

■病因

網膜虚血により血管新生因子が放出され前眼部に拡散し，虹彩と隅角に新生血管を形成するとされている[196,197]。血管新生は，生理的あるいは病的状態に関わる主要な生物学的過程であることが明らかになってきている。生理的，病的いずれの血管新生も同じ過程を経て形成される[198,199]（表 2-27）。新生血管形成は，生理的には胎児発生，胎盤形成，乳汁分泌，正常な成長や発育などに関わり，病的過程としては腫瘍の発育・転移を含めた多くの疾患に関わっているとされている[200]。眼科領域では，約 20 の疾患に血管新生が主要な役割を担っている[201]。

血管新生因子の存在は 1948 年 Michaelson[202]により，胎児発生時の新しい血管の正常発育を制御する因子として推察されていた。その後，未熟児網膜症や糖尿病網膜症において，低酸素血症 hypoxia による血管新生因子産生が推測されるようになった[203]。現在，血管新生因子として多くの物質が推定されている。ポリペプチド性因子としては線維芽細胞増殖因子（aFGF，bFGF）[204,205]，血管内皮増殖因子（VEGF）[206,207]，アンギオゲニン[208]，血小板由来内皮細胞増殖因子（PD-ECGF）[209]，形質転換増殖因子（TGF-α，TGF-β）[210,211]，腫瘍壊死因子（TNF-α）[212]などがあげられる。そのうち VEGF は，血管新生緑内障患者の房水中に通常の 40～100 倍濃度で検出されている[213]。レーザー誘発サル網膜中心静脈閉塞

症モデルで房水中VEGF濃度は有意に上昇し，さらに血管新生と時間的・空間的に合致していた[214]。また活動期にある増殖糖尿病網膜症では，活動期でない増殖糖尿病網膜症や非増殖糖尿病網膜症よりも，房水中VEGF濃度は有意に上昇していたと報告されている[215]。また，多くの非ポリペプチド性物質も血管新生活性を有している。こうした物質にはヒスタミン，アセチルコリン，セロトニンといった生物学的活性アミン，プロスタグランジンなどの脂質が含まれる。

一方，血管新生因子を制御する因子antiangiogenesis factor（血管新生抑制因子）についても解明が進んでいる。血管新生stage 2（表2-27）にはコラゲナーゼ抑制物質collagenase inhibitor[216]やangiostatic steroid[217]，stage 4には形質転換増殖因子β（TGF-β）[218]，インターフェロン-α[219]やhuman platelet factor 4（PF4）[220]，stage 5にはangioinhibin[221]などがあげられる。

こうした最近の知見により，血管新生緑内障に認められるいくつかの所見が説明可能である。一つには，虚血網膜より産生される拡散因子は瞳孔を経て前房に達し，瞳孔近傍で最も高濃度となることで，虹彩ルベオーシスが初期に瞳孔辺縁から生じる所見を合理的に説明できる。二つめは，水晶体および硝子体が血管新生因子拡散を妨げる役割を担い[222]，また硝子体は血管新生抑制因子を有しているとの指摘[223]もあることは，白内障や硝子体術後に虹彩ルベオーシスや血管新生緑内障がしばしば認められることの理由となる。さらに，血管新生因子と血管新生抑制因子は汎網膜光凝固術panretinal photocoagulation（PRP）の奏効機序解明の手がかりとなる。PRP後に網膜色素上皮細胞が変化し，血管新生抑制因子遊離を誘導するとする仮説がある[224]。Aielloら[215]は，硝子体中VEGFレベルがPRP後平均75%減少することを報告している。また，PRP後の硝子体中TGF-βレベルの著しい上昇も報告されている[225]。

■血管新生緑内障の原因疾患

血管新生緑内障を生じる疾患は数多く存在する（表2-28）。1980年代の調査では，36%が網膜中心静脈閉塞症，32%が糖尿病，13%が頸動脈閉塞疾患と報告されており[226]，PRP普及によっても勢力図は大きく変化していない。

表2-28 虹彩血管新生あるいは血管新生緑内障を生じうる疾患および状況

1. 血管病変
    網膜中心静脈閉塞症（CRVO）[179, 227, 228]
    網膜中心動脈閉塞症（CRAO）[228, 229]
    網膜中心静脈分枝閉塞症（BRVO）[230]
    網膜中心動脈分枝閉塞症（BRAO）[231, 232]
    頸動脈閉塞疾患／結紮[230, 233]
    巨細胞性動脈炎[234]
    高安病（pulseless disease）[235]
    内頸動脈海綿静脈洞瘻[183]
    Leber粟状血管腫症[233]
    脈絡膜血管腫を伴うSturge-Weber症候群[192, 233]
2. 眼疾患
    ぶどう膜炎[184]
        眼内炎[192]
        交感性眼炎[192]
        原田病[236]
    網膜剥離[227, 237]
    Eales病[238]
    Coats病[233, 239, 240]
    未熟児網膜症[241]
    第一次硝子体過形成遺残[233]
    網膜分離症[242]
    進行性虹彩萎縮症[243]
    緑内障
        開放隅角[227, 233, 244]
        閉塞隅角[227, 228]
        続発[192]
3. 手術などの治療関連
    白内障手術（特に糖尿病患者）[192]
    硝子体手術（特に糖尿病患者）[245]
    網膜剥離手術[192]
    放射線[246]
    レーザー瞳孔形成術[247]
4. 外傷[227]
5. 全身疾患
    糖尿病[180, 181, 227]
    Norrie病[248]
    Stickler症候群[250]
    神経線維腫[192]
    全身性エリテマトーデス[192]
    Marfan症候群[157]
    鎌状赤血球症[249]
6. 眼内新生物
    悪性黒色腫[233, 251, 252]
    網膜芽細胞腫[233, 253]
    転移性悪性腫瘍[254-256]
    細網細胞肉腫[257]
    視神経膠腫[258]

糖尿病患者の失明原因のうち，血管新生緑内障によるものは5％に過ぎない[259]が，本症の多くは増殖糖尿病網膜症患者に生じる。しかし単純糖尿病網膜症でも，広範囲な無灌流領域が認められる症例には生じる可能性がある[260]。増殖糖尿病網膜症への進行は，罹患期間[261,262]や血糖コントロール[262-264]，あるいは合併する高血圧症[265,266]に影響される。一方，白内障あるいは硝子体手術が，血管新生緑内障発症のリスクを増加させる。非増殖糖尿病網膜症や活動型でない増殖糖尿病網膜症に，白内障術後20～40％に網膜症の進行が認められる[267,268]。

網膜中心静脈閉塞症の血管新生緑内障の頻度は15～65％程度，平均で約30％と推測される[269]。Hayrehらは網膜中心静脈閉塞症を二つに分類し，それぞれ venous stasis retinopathy, hemorrhagic retinopathy と名付けた[270,271]。本症の約75％が非虚血型，25％が虚血型とされる[272]が，未治療の場合非虚血型の0～4％，虚血型の18～86％に血管新生緑内障が発症する[273,274]。しかし非虚血型も10～16％が虚血型に進行することがあり[273,275]，非虚血型にも注意深い経過観察が必要とされる。血管新生緑内障は本症発症後2週～2年に生じる可能性があり[274,276]，そのうち多くの症例が2～3か月後に生じるため，one hundred day glaucoma と呼称されることがある[277]。

総頸動脈，内頸動脈，眼動脈の閉塞により，血管新生緑内障が生じると報告されている[184,278]。血管新生緑内障の原因疾患のうち頸動脈閉塞疾患は13％を占めるが[179]，網膜中心静脈閉塞症や糖尿病網膜症の一要因でもあるので，この数字は低く見積もられている可能性もある[184]。

■治療

予防が治療よりも重要である。Margargalら[279]は，虚血型網膜中心静脈閉塞症100眼に対し早期にアルゴンレーザーによるPRP施行後，1例も血管新生緑内障を発症しなかったとしている。増殖糖尿病網膜症でも，PRPにより虹彩ルベオーシスや血管新生緑内障発症を予防することは可能である[271,280]。

初期治療としては，房水産生抑制薬（β遮断薬または炭酸脱水酵素阻害薬）を投与する。縮瞳薬は炎症を惹起するため禁忌，プロスタグランジン製剤，エピネフリンの効果は不定である。また著しい眼圧上昇を伴う症例には，高浸透圧薬を適宜投与する。隅角閉塞の進展防止のために，PRPは重要である[280-282]。また活動性の高い血管新生は，濾過手術不成功の大きな要因である。PRP終了後，虹彩あるいは隅角ルベオーシスは数日～数週間で消退し始めるので，PRP終了と濾過手術の間に1～4週間隔を空けるのがよい[184]。

十分なPRPか網膜冷凍凝固術施行後，薬物治療で眼圧コントロールが得られない症例には，視機能保持の可能性により適切な治療を選択する。濾過手術は結膜瘢痕化に伴う濾過胞の縮小が大きな問題であり，線維芽細胞増殖阻害薬を併用しない濾過手術では，眼圧調整を期待することはできない。Rockwoodら[283]は，5-フルオロウラシルを用いて68％の眼圧コントロールが得られたとしている。線維芽細胞増殖阻害薬を併用しても，血管新生緑内障に対する濾過手術の成功率は高くない。欧米ではMolteno, Baerveldt[284], Krupinといったインプラント手術が試みられている。

光覚弁のない末期症例では，眼痛などの自覚症状を取り除くことが治療の主目的となる。こうした症例では，アトロピンやステロイド点眼で症状の改善が得られることがある[285]。また，ソフトコンタクトレンズ装用が有効な症例もある。毛様体破壊術は，施行後1～7日は眼痛が持続するものの，痛みの除去目的では有効であるとされている。しかし眼圧下降効果は有効とする報告[286]と，有効でないとする報告[287]がある。毛様体破壊術には前房出血，ぶどう膜炎などの合併症があり，眼球癆が生じることがありうる。最近では毛様体冷凍凝固術に代わり，経強膜毛様体レーザー凝固術，眼内内視鏡を用いた毛様体レーザー凝固術が施行されるようになっている[288]。他に，アルコールの球後注射[289]や眼球摘出術も，長期間の眼痛を取り除く目的で施行されることがある。

網膜剥離と緑内障

 裂孔原性網膜剥離眼に元々慢性開放隅角緑内障を有している頻度は，欧米では一般人口と比較して高率である。一般人口の慢性開放隅角緑内障の罹患率は1％以下である[290]。一方，網膜剥離眼での罹患率は3〜12.2％と報告されており，約3〜12倍高い[291,292]。しかし，原発開放隅角緑内障眼に裂孔原性網膜剥離が発症しやすい理由はわかっていない。緑内障治療の縮瞳薬投与との関連や[293,294]，両者に共通な危険因子としての近視の存在も示唆されている[295]。pigment dispersion syndromeや色素緑内障 pigmentary glaucomaでも，網膜剥離の発症頻度は高いとされる[296]。

 裂孔原性網膜剥離が生じると一般的には眼圧は正常か低下するが，4〜13％の症例では眼圧上昇を認める[292,297,298]。1972年Schwartzは眼圧上昇，開放隅角，軽度の虹彩毛様体炎および裂孔原性網膜剥離を伴う11症例を報告した[299]。この症例ではステロイド薬や眼圧下降薬が無効で，網膜剥離術後数日以内に眼圧は正常化したとされる。11例のうち10例が男性で，ほとんどが20〜50歳代であった。5例に外傷の既往があり，残りの6例中2例が無水晶体眼であった。その後，裂孔原性網膜剥離に伴う眼圧上昇，開放隅角，軽度な虹彩毛様体炎で，網膜剥離術後に眼圧の正常化する疾患単位として，Schwartz症候群の名称が用いられるようになった。本症は片眼性で，眼圧上昇は網膜剥離を認める眼に生じる。網膜裂孔は周辺部に存在する傾向があり，多くの症例では鋸状縁断裂を伴い，網膜剥離の存在期間は長い傾向にあると推測される[299]。Schwartz症候群では房水流出率は低下している[299]。Schwartzは虹彩毛様体炎により生じる炎症細胞およびデブリスが，線維柱帯を閉塞させると推測した[299]。一方Davidorfは網膜色素上皮からの色素遊離によるとした[300]。

 近年の研究によると，Schwartz症候群では光受容体外節が線維柱帯を閉塞し，眼圧上昇を生じると推測されている。Matsuoら[301]は電子顕微鏡を用いて，房水中にさまざまな変性段階にある錐体を観察した。網膜裂孔を通して網膜下腔と前房間に交通が生じ，その結果錐体外節が前房に入り線維柱帯閉塞を引き起こすとしている。また遷延化した網膜剥離症例は網膜下液が粘稠性を帯びており，さらに房水流出を低下させるとしている。Lambrouら[302]はアイバンク人眼とネコ眼を用い，前房内への錐体外節注入により眼圧上昇，房水流出率低下が生じることを実験的に示した。しかし光受容体外節および視細胞より産生されるグリコサミノグリカンは，眼圧上昇を示さない網膜剥離症例の前房中にも認められるので[301,303]，前房への錐体外節の多量・長期間の遊離によりSchwartz症候群が発症すると考えられる。

 本症の予後は良好とされる。網膜剥離術後，一般に視力は向上あるいは維持される[299]。眼圧は術後数日で正常化することが多いが，眼圧下降薬が数か月必要なこともある。

眼内腫瘍と緑内障

 転移性腫瘍，悪性黒色腫，網膜芽細胞腫など種々の眼内腫瘍は，さまざまな機序で緑内障を生じる。ここでは，成人例に限定する（小児例は296頁参照）。

 腫瘍に併発する緑内障は一般に片眼性である。眼圧上昇のメカニズムとして[304]，①腫瘍の線維柱帯への直接浸潤，②房水流出路への腫瘍細胞の播種，③炎症，④色素散布，⑤腫瘍壊死部からの色素を貪食した巨細胞による線維柱帯の閉塞 melanomalytic glaucoma[305]，⑥出血，⑦水晶体虹彩隔膜の前方偏位，周辺虹彩前癒着あるいは周辺虹彩後癒着，⑧隅角血管新生があげられる。

 ぶどう膜悪性黒色腫の3〜20％で眼圧が上昇する[304,306]。続発緑内障の発症頻度は，脈絡膜悪性黒色腫よりも虹彩毛様体の悪性黒色腫に頻度が高く[304]，虹彩悪性黒色腫で約7％，毛様体悪性黒色腫で約17％，脈絡膜悪性黒色腫は約2％であるとされる[304]。一般に眼圧上昇を示す悪性黒色腫の多くはすでに進行していることが多く，眼球摘出や放射線治療が行われるが，症例によっては局所切除手術を行う場合もある[307]。

転移性腫瘍では，特に前眼部に腫瘍が存在する場合緑内障を併発しやすく，虹彩転移性腫瘍64％，毛様体転移性腫瘍67％，脈絡膜転移性腫瘍で2％に緑内障を発症したとされる[304]。眼内リンパ腫や白血病は隅角浸潤閉塞，房水流出路への腫瘍細胞播種，虹彩毛様体の肥厚および脈絡膜出血による隅角閉塞，炎症，出血，血管新生などで緑内障を生じる可能性がある[304,308]。

良性眼内腫瘍もまた，緑内障を発症させうる。虹彩の黒色細胞腫 melanocytoma は隅角への浸潤，色素散布により線維柱帯を閉塞する[304,309]。眼メラノーシス，太田母斑では，色素散布による緑内障が報告されている[304,310]。良性眼内腫瘍は薬物治療やレーザー治療，手術によく反応することが多い。

（澤田　明・石田恭子・山本哲也）

文献

1) Toris CB, Pederson JE : Aqueous humor dynamics in experimental iridocyclitis. Invest Ophthalmol Vis Sci 28 : 477-481, 1987
2) Brooks AM, Gillies WE : Fluorescein angiography of the iris and specular microscopy of the corneal endothelium in some cases of glaucoma secondary to chronic cyclitis. Ophthalmology 95 : 1624-1630, 1988
3) Moorthy R, Mermoud A, Baerveldt G et al : Glaucoma associated with uveitis. Surv Ophthalmol 41 : 361-394, 1997
4) Takahashi T, Ohtani S, Miyata K et al : A clinical evaluation of uveitis-associated secondary glaucoma. Jpn J Ophthalmol 46 : 556-562, 2002
5) Skuta GL, Beeson CC, Higginbotham EJ et al : Intraoperative mitomycin versus postoperative 5-fluorouracil in high-risk glaucoma filtrating surgery. Ophthalmology 99 : 438-444, 1992
6) Hawkins TA, Stewart WC : One-year results of semiconductor transscleral cyclophotocoagulation in patients with glaucoma. Arch Ophthalmol 111 : 488-491, 1993
7) Posner A, Schlossman A : Syndrome of unilateral recurrent attacks of glaucoma with cyclitic symptoms. Arch Ophthalmol 39 : 517-535, 1948
8) Paivonsalo-Hietanen T, Tuominen J, Vaahtoranta-Lehtonen H et al : Incidence and prevalence of different uveitis entities in Finland. Acta Ophthalmol 75 : 76-81, 1997
9) Jap A, Sivakumar M Med M et al : Is Posner Schlossman syndrome benign? Ophthalmology 108 : 913-918, 2001
10) Spivey BE, Armaly MF : Tonographic findings in glaucomatocyclitic crises. Am J Ophthalmol 55 : 47-51, 1963
11) Posner A, Schlossman A : Further observations on the syndrome of glaucomatocyclitic crisis. Trans Am Acad Ophthalmol Otolaryngol 57 : 531-536, 1953
12) 清水弘一：Posner-Schlossman 症候群の新症状. 臨眼 19 : 297-298, 1965
13) Masuda K, Izawa Y, Mishima S : Prostaglandins and glaucomatocyclitic crisis. Jpn J Ophthalmol 19 : 368-375, 1975
14) Rothova A : Ocular involvement in sarcoidosis. Br J Ophthalmol 84 : 110-116, 2000
15) Karma A, Huhti E, Poukkula A : Course and outcome of ocular sarcoidosis. Am J Ophthalmol 106 : 467-472, 1988
16) 合田千穂, 小竹　聡, 笹本洋一他：サルコイドーシスの診断と眼症状に関する検討. 日眼会誌 102 : 106-110, 1998
17) Ohara K, Okubo A, Sasaki H et al : Intraocular manifestations of systemic sarcoidosis. Jpn J Ophthalmol 36 : 452-457, 1992
18) Kanski JJ, Shun-Shin GA : Systemic uveitis syndromes in childhood : an analysis of 340 cases. Ophthalmology 91 : 1247-1252, 1984
19) Hoover DL, Khan JA, Giangiacomo J : Pediatric ocular sarcoidosis. Surv Ophthalmol 30 : 215-228, 1986
20) Obenauf CD, Shaw HE, Sydnor CF et al : Sarcoidosis and its ophthalmic manifestation. Am J Ophthalmol 86 : 648-655, 1978
21) Mizuno K, Watanabe T : Sarcoid granulomatous cyclitis. Am J Ophthalmol 81 : 82-85, 1976
22) Roth M, Simmons RJ : Glaucoma associatiated with precipitates on the trabecular meshwork. Ophthalmology 86 : 1613-1618, 1979
23) 沖波　聡, 荻野誠周, 松村美代他：ぶどう膜炎にともなう隅角新生血管. 特に Vogt-小柳—原田病について. 日眼会誌 86 : 2186-2189, 1982
24) Forster DJ, Rao NA, Hill RA et al : Incidence and management of glaucoma in Vogt-Koyanagi-Harada syndrome. Ophthalmology 100 : 613-618, 1993
25) Sugiura S : Vogt-Koyanagi-Harada disease. Jpn J Ophthalmol 22 : 9-35, 1978
26) Kimura R, Kasai M, Shoji K et al : Swollen ciliary processes as an initial symptom in Vogt-Koyanagi-Harada syndrome. Am J Ophthalmol 95 : 402-403, 1983
27) Ohno S, Aoki K, Sugiura S et al : Letter : HLA-5 and Behçet's disease. Lancet 2 : 1383-1384, 1973
28) 杉浦清治：わが国の葡萄膜炎について. Vogt-小柳—原田病, Behçet 病を中心に. 日眼会誌 80 : 1285-1326, 1976
29) Mizuki N, Ota M, Kimura M et al : Triplet repeat polymorphism in the transmembrane region of the MICA gene : a strong association of six GCT repetitions with Behçet disease. Proc Natl Acad Sci USA

94 : 1298-1303, 1997
30) Mishima S, Masuda K, Izawa Y et al : The eighth Frederick H. Verhoeff Lecture. Behçet's disease in Japan : ophthalmologic aspects. Trans Am Ophthalmol Soc 77 : 225-279, 1979
31) Wakefield D, McCluskey P : Behçet's syndrome : ocular features in an Australian population. Aust NZ J Ophthalmol 18 : 129-135, 1990
32) Fuchs E : Über Kamplikationen der Heterochromie. Z Augenheilkd 15 : 191-212, 1906
33) Jones NP : Fuchs' heterochromic uveitis : an update. Surv Ophthalmol 37 : 253-272, 1993
34) Francescetti A : Heterochromic cyclitis (Fuchs' syndrome). Am J Ophthalmol 39 : 50-58, 1955
35) Makley TA Jr : Heterochromic cyclitis in identical twins. Am J Ophthalmol 41 : 768, 1956
36) Liesegang TJ : Clinical features and prognosis in Fuchs' uveitis syndrome. Arch Ophthalmol 100 : 1622-1626, 1982
37) Higuchi M, Ohno S, Minakawa R : Fuchs' heterochromic iridocyclitis in brown eyes and their cataract surgeries. In : Brltort R Jr, Petrilli AMN, Nussenblatt RB ed : World uveitis symposium, Livraria San Paolo, Roca, 1989
38) Jones NP : Glaucoma in Fuchs' heterochromic uveitis : aetiology, management, and outcome. Eye 5 : 662-667, 1991
39) Loewenfield IE, Thompson HS : Fuchs' heterochromic cyclitis : a critical review of literature. I . Clinical characteristics of the syndrome. Surv Ophthalmol 17 : 394-457, 1973
40) Loewenfield IE, Thompson HS : Fuchs' heterochromic cyclitis : a critical review of literature. II. Etiology and mechanisms. Surv Ophthalmol 18 : 2-61, 1974
41) Patitas CJ, Rockwood EJ, Meisler DM et al . Glaucoma filtering surgery with postoperative 5-fluorouracil in patients with inflammatory disease. Ophthalmology 99 : 594-599, 1992
42) Akpek EK, Uy HS, Christen W et al : Severity of episcleritis and systemic disease association. Ophthalmology 106 : 729-731, 1999.
43) Sainz de al Maza M, Jabbur NS, Foster CS : Severity of scleritis and episcleritis, Ophthalmology 101 : 389-396, 1994.
44) Jabs DA, Mudun A, Dunn JP et al : Episcleritis and scleritis : clinical features and treatment results. Am J Ophthalmol 130 : 469-475, 2000
45) Tuft SJ, Watson PG : Progression of scleral disease. Ophthalmology 98 : 467-471, 1991
46) Wilhelmus KR, Grierson I, Watson PG : Histopathologic and clinical associations of scleritis and glaucoma. Am J Ophthalmol 91 : 697-705, 1981
47) Gass JDM : Retinal detachment and narrow angle glaucoma secondary to pseudotumor of the uveal tract. Am J Ophthalmol 64 : 612-621, 1967
48) Fraunfelder FT, Watson PG : Evaluation of eyes enucleated for scleritis. Br J Ophthalmol 60 : 227-230, 1976
49) Schlote T, Derse M, Zierhut M : Transscleral diode laser cyclophotocoagulation for the treatment of refractory glaucoma secondary to inflammatory eye diseases. Br J Ophthalmol 84 : 999-1003, 2000
50) Schlötzer-Schrehardt UM, Koca MR, Naumann GO et al : Pseudoexfoliation syndrome. Ocular manifestation of a systemic disorder? Arch Ophthalmol 110 : 1752-1756, 1992
51) Kubota T, Schlötzer-Schrehardt U, Inomata H et al : Immunoelectron microscopic localization of the HNK-1 carbohydrate epitope in the anterior segment of pseudoexfoliation and normal eyes. Curr Eye Res 16 : 231-238, 1997
52) Schlötzer-Schrehardt U, Dorfler S, Naumann GO : Immunohistochemical localization of basement membrane components in pseudoexfoliation material of the lens capsule. Curr Eye Res 11 : 343-355, 1992
53) Vogiatzis A, Marshall GE, Konstas AG et al : Immunogold study of non-collagenous matrix components in normal and exfoliative iris. Br J Ophthalmol 78 : 850-858, 1994
54) Forsius H : Prevalence of pseudoexfoliation of the lens in Finns, Lapps, Icelanders, Eskimos, and Russians. Trans Ophthalmol Soc U K 99 : 296-298, 1979
55) Luntz MH : Prevalence of pseudo-exfoliation syndrome in an urban South African clinic population. Am J Ophthalmol 74 : 581-587, 1972
56) Hiller R, Sperduto RD, Krueger DE : Pseudoexfoliation, intraocular pressure, and senile lens changes in a population-based survey. Arch Ophthalmol 100 : 1080-1082, 1982
57) Bartholomew RS : Pseudo-capsular exfoliation in the Bantu of South Africa. I. Early or pre-granular clinical stage. Br J Ophthalmol 55 : 693-699, 1971
58) Konstas AG, Ritch R, Bufidis T et al : Exfoliation syndrome in a 17-year-old girl. Arch Ophthalmol 115 : 1063-1067, 1997
59) Hirvelä H, Luukinen H, Laatikainen L : Prevalence and risk factors of lens opacities in the elderly in Finland. A population-based study. Ophthalmology 102 : 108-117, 1995
60) Madden JG, Crowley MJ : Factors in the exfoliation syndrome. Br J Ophthalmol 66 : 432-437, 1982
61) Futa R, Shimizu T, Furuyoshi N et al : Clinical features of capsular glaucoma in comparison with primary open-angle glaucoma in Japan. Acta Ophthalmol (Copenh) 70 : 214-219, 1992
62) Henry JC, Krupin T, Schmitt M et al : Long-term follow-up of pseudoexfoliation and the development of elevated intraocular pressure. Ophthalmology 94 : 545-552, 1987
63) Aasved H : The frequency of fibrillopathia epitheliocapsularis (so-called senile exfoliation or pseudoexfoliation) in patients with open-angle glaucoma. Acta Ophthalmol (Copenh) 49 : 194-210, 1971

64) Gharagozloo NZ, Baker RH, Brubaker RF : Aqueous dynamics in exfoliation syndrome. Am J Ophthalmol 114 : 473-478, 1992
65) Prince AM, Streeten BW, Ritch R et al : Preclinical diagnosis of pseudoexfoliation syndrome. Arch Ophthalmol 105 : 1076-1082, 1987
66) Schlötzer-Schrehardt U, Küchle M, Naumann GO : Electron-microscopic identification of pseudoexfoliation material in extrabulbar tissue. Arch Ophthalmol 109 : 565-570, 1991
67) Allingham RR, Loftsdottir M, Gottfreddottir MS et al : Pseudoexfoliation syndrome in Icelandic families. Br J Ophthalmol 85 : 702-707, 2001
68) Damji KF, Bains HS, Amjadi K : Familial occurrence of pseudoexfoliation in Canada. Can J Ophthalmol 34 : 257-265, 1999
69) Mitchell P, Wang JJ, Hourihan F : The relationship between glaucoma and pseudoexfoliation : the Blue Mountains Eye Study. Arch Ophthalmol 117 : 1319-1324, 1999
70) Ritch R : Exfoliation syndrome and occludable angles. Trans Am Ophthalmol Soc 92 : 845-944, 1994
71) Sampaolesi R, Zarate J, Croxato O : The chamber angle in exfoliation syndrome. Clinical and pathological findings. Acta Ophthalmol 184(suppl) : 48-53, 1988
72) Naumann GO, Schlötzer-Schrehardt U, Küchle M : Pseudoexfoliation syndrome for the comprehensive ophthalmologist. Intraocular and systemic manifestations. Ophthalmology 105 : 951-968, 1998
73) Threlkeld AB, Hertzmark E, Sturm RT : Comparative study of the efficacy of argon laser trabeculoplasty for exfoliation and open-angle glaucoma. J Glaucoma 5 : 311-316, 1996
74) 安達 京, 白土城照, 蕪城俊克, 他 : アルゴンレーザートラベクロプラスティー10年の成績. 日眼会誌 98 : 374-378, 1994
75) Sugar HS, Barbour FA : Pigmentary glaucoma : a rare clinical entity. Am J Ophthalmol 32 : 90-92, 1949
76) Ritch R, Steinberger D, Liebmann JM : Prevalence of pigment dispersion syndrome in a population undergoing glaucoma screening. Am J Ophthalmol 115 : 707-710, 1993.
77) Farrar SM, Shields MB : Current concepts in pigmentary glaucoma. Surv Ophthalmol 37 : 233-252, 1993
78) Migliazzo CV, Shaffer RN, Nykin R et al : Long-term analysis of pigmentary dispersion syndrome and pigmentary glaucoma. Ophthalmology 93 : 1528-1536, 1986
79) Sugar HS : Pigmentary glaucoma. A 25-year review. Am J Ophthalmol 62 : 499-507, 1966
80) Andersen JS, Pralea AM, DelBono EA et al : A gene responsible for the pigment dispersion syndrome maps to chromosome 7q35-q36. Arch Ophthalmol 115 : 384-388, 1997
81) Potash SD, Tello C, Liebmann J et al : Ultrasound biomicroscopy in pigment dispersion syndrome. Ophthalmology 101 : 332-339, 1994
82) Lichter PR : Pigmentary glaucoma-current concepts. Trans Am Acad Ophthalmol Otolaryngol 78 : 309-313, 1974.
83) Sugar S : Pigmentary glaucoma and the glaucoma associated with the exfoliation-pseudoexfoliation syndrome : update. Robert N Shaffer lecture. Ophthalmology 91 : 307-310, 1984.
84) Rodrigues MM, Spaeth GL, Weinreb S et al : Spectrum of trabecular pigmentation in open-angle glaucoma : a clinicopathologic study. Trans Am Acad Ophthalmol Otolaryngol 81 : 258-276, 1976
85) Krukenberg F : Beiderseitige angeborene Melanose der Hornhaut. Klin Monatsbl Augenheilkd 37 : 254-258, 1899
86) Riffenburgh RS : Glaucoma associated with Krukenberg's spindle. Arch Ophthalmol 49 : 341, 1953
87) Campbell DG : Pigmentary dispersion and glaucoma. A new theory. Arch Ophthalmol 97 : 1667-1672, 1979
88) Kampik A, Green WR, Quigley HA et al : Scanning and transmission electron microscopic studies of two cases of pigment dispersion syndrome. Am J Ophthalmol 91 : 573-587, 1981
89) Campbell DG, Schertzer RM : Pathophysiology of pigment dispersion syndrome and pigmentary glaucoma. Curr Opin Ophthalmol 6 : 96-101, 1995
90) Liebmann JM, Tello C, Chew SJ et al : Prevention of blinking alters iris configuration in pigment dispersion syndrome and in normal eyes. Ophthalmology 102 : 446-455, 1995
91) Richardson TM, Hutchinson BT, Grant WM : The outflow tract in pigmentary glaucoma : a light and electron microscopic study. Arch Ophthalmol 95 : 1015-1025, 1977
92) Karickhoff JR : Pigmentary dispersion syndrome and pigmentary glaucoma : a new mechanism concept, a new treatment, and a new technique. Ophthalmic Surg 23 : 269-277, 1992
93) Gandolfi SA, Vecchi M : Effect of a YAG laser iridotomy on intraocular pressure in pigment dispersion syndrome. Ophthalmology 103 : 1693-1695, 1996
94) Jampel HD : Lack of effect of peripheral laser iridotomy in pigment dispersion syndrome. Arch Ophthalmol 111 : 1606, 1993
95) Horns DJ, Bellows AR, Hutchinson BT et al : Argon laser trabeculoplasty for open angle glaucoma. A retrospective study of 380 eyes. Trans Ophthalmol Soc UK 103 : 288-296, 1983
96) Robin AL, Pollack IP : Argon laser trabeculoplasty in secondary forms of open-angle glaucoma. Arch Ophthalmol 101 : 382-384, 1983
97) Hess C : Ein Beitrag ber nicht traumatishen Iridodialyse. Klin Monatsbl Augenheilkd 30 : 103-106,

1892

98) Johnson GL : Atrophy of the iris. Ophthalmic Rev 5 : 57-58, 1886

99) Harms C : Einseitige spontane Luckenbildung der Iris durch Atrophie ohne mechanische Zerrung. Klin Monatsbl Augenheilk 41 : 522-528, 1903

100) Chandler PA : Atrophy of the stroma of the iris : endothelial dystrophy, corneal edema, and glaucoma. Am J Ophthalmol 41 : 607-615, 1956

101) Klein BA : Pseudomelanomas of the iris. Am J Ophthalmol 24 : 133-138, 1941

102) Cogan DG, Reese AB : A syndrome of iris nodules, ectopic Descemet's membrane, and unilateral glaucoma. Doc Ophthalmol 26 : 424-433, 1969

103) Wolter JR, Makley TA Jr : Cogan-Reese syndrome : The formation of a glass membrane on an iris nevus clinically simulating tumor growth. J Pediatr Ophthalmol 9 : 102-105, 1972

104) Scheie HG, Yanoff M : Iris nevus (Cogan-Reese) syndrome. A cause of unilateral glaucoma. Arch Ophthalmol 93 : 963-970, 1975

105) Eagle RC Jr, Font RL, Yanoff M et al : Proliferative endotheliopathy with iris abnormalities. The iridocorneal endothelial syndrome. Arch Ophthalmol 97 : 2104-2111, 1979

106) Alvarado JA, Murphy CG, Juster RP et al : Pathogenesis of Chandler's syndrome, essential iris atrophy and the Cogan-Reese syndrome. II. Estimated age at disease onset. Invest Ophthalmol Vis Sci 27 : 873-882, 1986

107) Lucas-Glass TC, Baratz KH, Nelson LR et al : The contralateral corneal endothelium in the iridocorneal endothelial syndrome. Arch Ophthalmol 115 : 40-44, 1997

108) Huna R, Barak A, Melamed S : Bilateral iridocorneal endothelial syndrome presented as Cogan-Reese and Chandler's syndrome. J Glaucoma 5 : 60-62, 1996

109) Jampol LM, Rosser MJ, Sears ML : Unusual aspects of progressive essential iris atrophy. Am J Ophthalmol 77 : 353-357, 1974

110) Alvarado JA, Murphy CG, Maglio M et al : Pathogenesis of Chandler's syndrome, essential iris atrophy and the Cogan-Reese syndrome. I. Alterations of the corneal endothelium. Invest Ophthalmol Vis Sci 27 : 853-872, 1986

111) Patel A, Kenyon KR, Hirst LW et al : Clinicopathologic features of Chandler's syndrome. Surv Ophthalmol 27 : 327-344, 1983

112) Johnson BL, Brown SI : Posterior polymorphous dystrophy : a light and electron microscopic study. Br J Ophthalmol 62 : 89-96, 1978

113) Howell DN, Damms T, Burchette JL Jr et al : Endothelial metaplasia in the iridocorneal endothelial syndrome. Invest Ophthalmol Vis Sci 38 : 1896-1901, 1997

114) Hirst LW, Bancroft J, Yamauchi K et al : Immunohistochemical pathology of the corneal endothelium in iridocorneal endothelial syndrome. Invest Ophthalmol Vis Sci 36 : 820-827, 1995

115) Waring GO III, Laibson PR, Rodrigues M : Clinical and pathologic alterations of Descemet's membrane : with emphasis on endothelial metaplasia. Surv Ophthalmol 18 : 325-368, 1974

116) Tsai CS, Ritch R, Straus SE et al : Antibodies to Epstein-Barr virus in iridocorneal endothelial syndrome. Arch Ophthalmol 108 : 1572-1576, 1990

117) Alvarado JA, Underwood JL, Green WR et al : Detection of herpes simplex viral DNA in the iridocorneal endothelial syndrome. Arch Ophthalmol 112 : 1601-1609, 1994

118) Bahn CF, Falls HF, Varley GA et al : Classification of corneal endothelial disorders based on neural crest origin. Ophthalmology 91 : 558-563, 1984

119) Levy SG, McCartney AC, Baghai MH et al : Pathology of the iridocorneal-endothelial syndrome. The ICE-cell. Invest Ophthalmol Vis Sci 36 : 2592-2601, 1995

120) Kidd M, Hetherington J, Magee S : Surgical results in iridocorneal endothelial syndrome. Arch Ophthalmol 106 : 199-201, 1988

121) Laganowski HC, Kerr Muir MG, Hitchings RA : Glaucoma and the iridocorneal endothelial syndrome. Arch Ophthalmol 110 : 346-350, 1992

122) Neubauer L, Lund OE, Leibowitz HM : Specular microscopic appearance of the corneal endothelium in iridocorneal endothelial syndrome. Arch Ophthalmol 101 : 916-918, 1983

123) Sherrard ES, Frangoulis MA, Muir MG et al : The posterior surface of the cornea in the irido-corneal endothelial syndrome : a specular microscopical study. Trans Ophthalmol Soc UK 104 : 766-774, 1985

124) Bourne WM, Brubaker RF : Progression and regression of partial corneal involvement in the iridocorneal endothelial syndrome. Am J Ophthalmol 114 : 171-181, 1992

125) Kupfer C, Kaiser-Kupfer MI, Datiles M et al : The contralateral eye in the iridocorneal endothelial (ICE) syndrome. Ophthalmology 90 : 1343-1350, 1983

126) Buxton JN, Lash RS : Results of penetrating keratoplasty in the iridocorneal endothelial syndrome. Am J Ophthalmol 98 : 297-301, 1984

127) Stamper RL, Lieberman MF, Drake MV : Angle-closure glaucoma without pupillary block. In : Becker-Shaffer's diagnosis and therapy of the glaucomas 7th ed, 247-285, Mosby, St Louis, 1999

128) Clarke ST : Essential atrophy of the iris. Am J Ophthalmol 49 : 147-150, 1960

129) Tarkkanen A : Essential iris atrophy. The role of prophylactic surgery for associated glaucoma. Acta Ophthalmol (Copenh) 41 : 473-477, 1963

130) Daily L, Daily RK : Iridectomy for early essential atrophy of the iris. A case controlled for 42 months,

with a pathologic examination of the iris. Am J Ophthalmol 44 : 487-492, 1957
131) Wright MM, Grajewski AL, Cristol SM et al : 5-Fluorouracil after trabeculectomy and the iridocorneal endothelial syndrome. Ophthalmology 98 : 314-316, 1991
132) Koeppe L : Klinische Beobachtungen mit der Lampe und dem Hornhautmikroskop. Graefes Arch Clin Ophthalmol 91 : 363, 1916
133) Rodrigues MM, Phelps CD, Krachmer JH et al : Glaucoma due to endothelialization of the anterior chamber angle. A comparison of posterior polymorphous dystrophy of the cornea and Chandler's syndrome. Arch Ophthalmol 98 : 688-696, 1980
134) Waring GO III, Rodrigues MM, Laibson RR : Corneal dystrophies. II. Endothelial dystrophies. Surv Ophthalmol 23 : 147-168, 1978
135) Heon E, Mathers WD, Alward WL et al : Linkage of posterior polymorphous corneal dystrophy to 20q11. Hum Mol Genet 4 : 485-488, 1995.
136) Moroi SE, Gokhale PA, Schteingart MT et al : Clinicopathologic correlation and genetic analysis in a case of posterior polymorphous corneal dystrophy. Am J Ophthalmol 135 : 461-470, 2003
137) Biswas S, Munier FL, Yardley J et al : Missense mutations in COL8A2, the gene encoding the alpha2 chain of type VIII collagen, cause two forms of corneal endothelial dystrophy. Hum Mol Genet 10 : 2415-2423, 2001
138) Hirst LW, Waring GO III : Clinical specular microscopy of posterior polymorphous endothelial dystrophy. Am J Ophthalmol 95 : 143-155, 1983
139) Polack FM, Bourne WM, Forstot SL et al : Scanning electron microscopy of posterior polymorphous corneal dystrophy. Am J Ophthalmol 89 : 575-584, 1980
140) Waring GO III : Posterior collagenous layer of the cornea. Ultrastructural classification of abnormal collagenous tissue posterior to Descemet's membrane in 30 cases. Arch Ophthalmol 100 : 122-134, 1982
141) Bahn CF, Falls HF, Varley GA et al : Classification of corneal endothelial disorders based on neural crest origin. Ophthalmology 91 : 558-563, 1984
142) Kenyon KR, Stark WJ, Stone DL : Corneal endothelial degeneration and fibrous proliferation after pars plana vitrectomy. Am J Ophthalmol 81 : 486-490, 1976
143) Cibis GW, Krachmer JA, Phelps CD et al : The clinical spectrum of posterior polymorphous dystrophy. Arch Ophthalmol 95 : 1529-1537, 1977
144) Krachmer JH : Posterior polymorphous corneal dystrophy : a disease characterized by epithelial-like endothelial cells which influence management and prognosis. Trans Am Ophthalmol Soc 83 : 413-475, 1985
145) Bourgeois J, Shields MB, Thresher R : Open-angle glaucoma associated with posterior polymorphous dystrophy. A clinicopathologic study. Ophthalmology 91 : 420-423, 1984
146) Maddalena MA : Transient myopia associated with acute glaucoma and retinal edema following vaginal administration of sulfanilamide. Arch Ophthalmol 80 : 186-188, 1968
147) Fan JT, Johnson DH, Burk RR : Transient myopia, angle-closure glaucoma, and choroidal detachment after oral acetazolamide. Am J Ophthalmol 115 : 813-814, 1993
148) Smith TH, Holland MG, Woody NC : Ocular manifestations of familial hyperlysinemia. Trans Am Acad Ophthalmol Otolaryngol 75 : 355-360, 1971
149) Irreverre F, Mudd SH, Heizer WD et al : Sulfite oxidase deficiency : Studies of a patient with mental retardation, dislocated lenses and abnormal urinary excretion of S-sulfocysteine, sulfite and theosulfate. Biochem Med 1 : 187-217, 1967
150) Nelson LB, Maumenee IH : Ectopia lentis. Surv Ophthalmol 27 : 143-160, 1982
151) Jay B : Glaucoma associated with spontaneous displacement of the lens. Br J Ophthalmol 56 : 258-26, 1972
152) Bjerrum K, Kessing SV : Congenital ectopia lentis and secondary buphthalmos likely occurring as an autosomal recessive trait. Acta Ophthalmol (Copenh) 69 : 630-634, 1991
153) Lönnqvist L, Child A, Kainulainen K et al : A novel mutation of the fibrillin gene causing ectopia lentis. Genomics 19 : 573-576, 1994
154) Goldberg MF : Clinical manifestations of ectopia lentis et pupillae in 16 patients. Ophthalmology 95 : 1080-1087, 1988
155) Pyeritz RE, McKusick VA : The Marfan syndrome : diagnosis and management. N Engl J Med 300 : 772-777, 1979
156) Dietz HC, Cutting GR, Pyeritz RE et al : Marfan syndrome caused by a recurrent de novo missense mutation in the fibrillin gene. Nature 352 : 337-339, 1991
157) Maumenee IH : The eye in the Marfan syndrome. Trans Am Ophthalmol Soc 79 : 684-733, 1981
158) Cross HE, Jensen AD : Ocular manifestations in the Marfan syndrome and homocystinuria. Am J Ophthalmol 75 : 405-420, 1973
159) Jay B : Glaucoma associated with spontaneous displacement of the lens. Br J Ophthalmol 56 : 258-262, 1972
160) Kloepfer HW, Rosenthal JW : Possible gene carriers in the spherophakia-brachymorphia syndrome. Am J Hum Genet 7 : 398-420, 1955
161) Probert LA : Spherophakia with brachydactyly. Comparison with Marfan's syndrome. Am J Ophthalmol 36 : 1571-1574, 1953
162) Jensen AD, Cross HE, Paton D : Ocular complications in the Weill-Marchesani syndrome. Am J Ophthalmol 77 : 261-269, 1974

163) Flocks M, Littwin CS, Zimmerman LE : Phacolytic glaucoma : A clinicopathological study of 138 cases of glaucoma associated with hypermature cataract. Arch Ophthalmol 54 : 37-45, 1955
164) Yanoff M, Scheie HG : Cytology of human lens aspirate. Its relationship to phacolytic glaucoma and phacoanaphylactic endophthalmitis. Arch Ophthalmol 80 : 166-170, 1968
165) Bartholomew RS, Rebello PF : Calcium oxalate crystals in the aqueous. Am J Ophthalmol 88 : 1026-1028, 1979
166) Brooks AM, Grant G, Gillies WE : Comparison of specular microscopy and examination of aspirate in phacolytic glaucoma. Ophthalmology 97 : 85-89, 1990
167) Jedziniak JA, Kinoshita JH, Yates EM et al : The concentration and localization of heavy molecular weight aggregates in aging normal and cataractous human lenses. Exp Eye Res 20 : 367-369, 1975
168) Epstein DL, Jedziniak JA, Grant WM : Identification of heavy molecular-weight soluble protein in aqueous humor in human phacolytic glaucoma. Invest Ophthalmol Vis Sci 17 : 398-402, 1978
169) Richter CU : Lens-induced open-angle glaucoma. In : Ritch R, Shields MB, Krupin T ed : The glaucomas. vol 2, 2nd ed, 1023-1031, Mosby, St Louis, 1996
170) Hogan MJ, Zimmerman LE : Ophthalmic pathology : an atlas and textbook, Saunders, Philadelphia, 1962
171) Chandler PA : Problems in the diagnosis and treatment of lens-induced uveitis and glaucoma. Arch Ophthalmol 60 : 828-841, 1958
172) Epstein DL : Diagnosis and management of lens-induced glaucoma. Ophthalmology 89 : 227-230, 1982
173) Savage JA, Thomas JV, Belcher CD 3rd et al : Extracapsular cataract extraction and posterior chamber intraocular lens implantation in glaucomatous eyes. Ophthalmology 92 : 1506-1516, 1985
174) Epstein DL, Jedziniak JA, Grant WM : Obstruction of aqueous outflow by lens particles and by heavy-molecular-weight soluble lens proteins. Invest Ophthalmol Vis Sci 17 : 272-277, 1978
175) Rosenbaum JT, Samples JR, Seymour B et al : Chemotactic activity of lens proteins and the pathogenesis of phacolytic glaucoma. Arch Ophthalmol 105 : 1582-1584, 1987
176) Perlman EM, Albert DM : Clinically unsuspected phacoanaphylaxis after ocular trauma. Arch Ophthalmol 95 : 244-246, 1977
177) Marak GE Jr : Phacoanaphylactic endophthalmitis. Surv Ophthalmol 36 : 325-339, 1992
178) Wand M : Neovascular glaucoma. In : Ritch R, Shields MB ed : The secondary glaucoma, 162-193, Mosby, St Louis, 1982
179) Coates G : Further cases of thrombosis of the central retinal vein. Roy Lond Ophthalmol Hosp Rep 16 : 516-564, 1906
180) Nettleship E : Chronic retinitis with formation of blood vessels in the vitreous in a patient with diabetes : one eye lost by result of chronic iritis accompanied by the formation of large vessels in the iris. Trans Ophthalmol Soc UK 8 : 159-161, 1888
181) Salus R : Rubeosis iridis diabetica : eine bisher unbekannte diabetische Irisveränderung. Med Klin 24 : 256-258, 1928
182) Kurz O : Zur Rubeosis iridis diabetica. Arch Augenheilkd 110 : 284, 1937
183) Weiss DI, Shaffer RN, Nehrenberg TR : Neovascular glaucoma complicating carotid-cavernous fistula. Arch Ophthalmol 69 : 304-307, 1963
184) Wand M : Neovascular glaucoma. In Ritch R, Shields MB, Krupin T ed : The glaucomas. vol 2, 2nd ed, 1073-1129, Mosby, St Louis, 1996
185) Baggesen LH : Fluorescence angiography of the iris in diabetics and non-diabetics. Acta Ophthalmol (Copenh) 47 : 449-460, 1969
186) Vannas A : Fluorescein angiography of the vessels of the iris in pseudoexfoliation of the lens capsule, capsular glaucoma and some other forms of glaucoma. Acta Ophthalmol 105 (suppl) : 1-75, 1969
187) Mason GI : Iris neovascular tufts. Relationship to rubeosis, insulin, and hypotony. Arch Ophthalmol 97 : 2346-2352, 1979
188) Cobb B, Shilling JS, Chisholm IH : Vascular tufts at the pupillary margin in myotonic dystrophy. Am J Ophthalmol 69 : 573-582, 1970
189) Jensen VA, Lundbaek K : Fluorescence angiography of the iris in recent and long-term diabetes. Preliminary communication. Acta Ophthalmol (Copenh) 46 : 584-585, 1968
190) Wand M, Dueker DK, Aiello LM et al : Effects of panretinal photocoagulation on rubeosis iridis, angle neovascularization, and neovascular glaucoma. Am J Ophthalmol 86 : 332-339, 1978
191) Browning DJ : Risk of missing angle neovascularization by omitting screening gonioscopy in patients with diabetes mellitus. Am J Ophthalmol 112 : 212, 1991
192) Gartner S, Henkind P : Neovascularization of the iris (rubeosis iridis). Surv Ophthalmol 22 : 291-312, 1978
193) D'Amore PA : Mechanisms of retinal and choroidal neovascularization. Invest Ophthalmol Vis Sci 35 : 3974-3979, 1994
194) Tamura T : Electron microscopic study on the small blood vessels in rubeosis iridis diabetica. Jpn J Ophthalmol 13 : 65-78, 1969
195) John T, Sassani JW, Eagle RC Jr : The myofibroblastic component of rubeosis iridis. Ophthalmology 90 : 721-728, 1983
196) Ashton N, Ward B, Serpell G : Effect of oxygen on developing retinal vessels with particular reference to the problem of retrolental fibroplasia. Br J Ophthalmol 38 : 397, 1954

197) Patz A, Lutty G, Bennett A et al : Inhibitors of neovascularization in relation to diabetic and other proliferative retinopathies. Trans Am Ophthalmol Soc 76 : 102-107, 1978
198) Mahadevan V, Hart IR : Metastasis and angiogenesis. Acta Oncol 29 : 97-103, 1990
199) Zetter BR : Angiogenesis. State of the art. Chest 93 : 159-166, 1988
200) Kahlon R, Shapero J, Gotlieb A : Angiogenesis in atherosclerosis. Can J Cardiol 8 : 60-64, 1992
201) Folkman J, Shing Y : Angiogenesis. J Biol Chem 267 : 10931-10934, 1992
202) Michaelson IC : The mode of development of the vascular system of the retina with some observations of its significance in certain retinal diseases. Trans Ophthalmol Soc UK 68 : 137, 1948
203) Ashton N : Retinal neovascularization in health and disease. Am J Ophthalmol 44 : 7-17, 1956
204) Baird A, Culler F, Jones KL et al : Angiogenic factor in human ocular fluid. Lancet 2 : 563, 1985
205) Sivalingham A, Kenney J, Brown GC et al : Basic fibroblast growth factor levels in the vitreous of patients with proliferative diabetic retinopathy. Arch Ophthalmol 108 : 869-872, 1990
206) Gospodarowitz D, Abraham JA, Schilling J : Isolation and characterization of a vascular endothelial cell mitogen produced by pituitary-derived folliculostellate cells. Proc Natl Acad Sci USA 86 : 7311-7315, 1989
207) Leung DW, Cachianes G, Kuang WJ et al : Vascular endothelial growth factor is a secreted angiogenic mitogen. Science 246 : 1306-1309, 1989
208) Soncin F : Angiogenin supports endothelial and fibroblast cell adhesion. Proc Natl Acad Sci USA 89 : 2232-2236, 1992
209) Ishikawa F, Miyazono K, Hellman U et al : Identification of angiogenic activity and the cloning and expression of platelet-derived endothelial cell growth factor. Nature 338 : 557-562, 1989
210) Roberts AB, Sporn MB, Assoian RK et al : Transforming growth factor type beta : rapid induction of fibrosis and angiogenesis in vivo and stimulation of collagen formation in vitro. Proc Natl Acad Sci USA 83 : 4167-4171, 1986
211) Schreiber AB, Winkler ME, Derynck R : Transforming growth factor-alpha : a more potent angiogenic mediator than epidermal growth factor. Science 232 : 1250-1253, 1986
212) Leibovich SJ, Polverini PJ, Shepard HM et al : Macrophage-induced angiogenesis is mediated by tumor necrosis factor-alpha. Nature 329 : 630-632, 1987
213) Tripathi RC, Li J, Tripathi BJ et al : Increased level of vascular endothelial growth factor in aqueous humor of patients with neovascular glaucoma. Ophthalmology 105 : 232-237, 1998
214) Miller JW, Adamis AP, Shima DT et al : Vascular endothelial growth factor/ vascular permeability factor is temporally and spatially correlated with ocular angiogenesis in a primate model. Am J Pathol 145 : 574-584, 1994
215) Aiello LP, Avery RL, Arrigg PG et al : Vascular endothelial growth factor in ocular fluid of patients with diabetic retinopathy and other retinal disorders. N Engl J Med 331 : 1480-1487, 1994
216) Moses MA, Sudhalter J, Langer R : Identification of an inhibitor of neovascularization from cartilage. Science 248 : 1408-1410, 1990
217) Crum R, Szabo S, Folkman J : A new class of steroids inhibits angiogenesis in the presence of heparin or a heparin fragment. Science 230 : 1375-1378, 1985
218) Connor TB Jr, Roberts AB, Sporn MB et al : Correlation of fibrosis and transforming growth factor-beta type 2 levels in the eye. J Clin Invest 83 : 1661-1666, 1989
219) Maheshwari RK, Srikantan V, Bhartiya D et al : Differential effects of interferon gamma and alpha on in vitro model of angiogenesis. J Cell Physiol 146 : 164-169, 1991
220) Maione TE, Gray GS, Petro J et al : Inhibition of angiogenesis by recombinant human platelet factor-4 and related peptides. Science 247 : 77-79, 1990
221) Ingber D, Fujita T, Kishimoto S et al : Synthetic analogues of fumagillin that inhibit angiogenesis and suppress tumor growth. Nature 348 : 555-557, 1990
222) Ezra DB : Neovasculogenesis. Triggering factors and possible mechanisms. Surv Ophthalmol 24 : 167-176, 1979
223) Preis I, Langer R, Brem H et al : Inhibition of neovascularization by an extract derived from vitreous. Am J Ophthalmol 84 : 323-328, 1977
224) Glaser BM, Campochiaro PA, Davis JL et al : Retinal pigment epithelial cells release an inhibitor of neovascularization. Arch Ophthalmol 103 : 1870-1875, 1985
225) Matsumoto M, Yoshimura N, Honda Y : Photocoagulation stimulates retinal pigment epithelial cells to produce transforming growth factor-beta. Invest Ophthalmol Vis Sci 34 : 1019, 1993
226) Brown GC, Magargal LE, Schachat A et al : Neovascular glaucoma. Etiologic considerations. Ophthalmology 91 : 315-320, 1984
227) Hoskins HD : Neovascular glaucoma. Trans Am Acad Ophthalmol Otolaryngol 78 : 330-333, 1974
228) Smith ME, Ott FT : Rubeosis iridis and primary angle-closure glaucoma. Int Ophthalmol Clin 11 : 161-170, 1970
229) Wolter JR : Double embolism of the central retinal artery and long posterior ciliary artery followed by secondary hemorrhagic glaucoma. Am J Ophthalmol 73 : 651-657, 1972
230) Krill AE, Archer D, Newell FW : Photocoagulation in complications secondary to branch vein occlusion.

Am J Ophthalmol 85 : 48-58, 1971
231) Brown GC, Reber R : An unusual presentation of branch retinal artery obstruction in association with ocular neovascularization. Can J Ophthalmol 21 : 103-106, 1986
232) Kraushar MF, Brown GC : Retinal neovascularization after branch retinal arterial obstruction. Am J Ophthalmol 104 : 294-296, 1987
233) Schulze RR : Rubeosis iridis. Am J Ophthalmol 63 : 487-495, 1967
234) Zion V, Goodside V : Anterior segment ischemia with ischemic optic neuropathy. Surv Ophthalmol 19 : 19-30, 1974
235) Ostler HB : Pulseless disease. Am J Ophthalmol 43 : 583-589, 1957
236) Mitui Y, Matsubara M, Kanagawa M : Fluorescence irido-corneal photography. Br J Ophthalmol 53 : 505-512, 1969
237) Zollonger R : Üeber das vorkommen von Gefässneubildungen auf der Iris. Ophthalmologica (Basel) 123 : 216-219, 1952
238) Bohringer HR : Sekundarglaukom met Gefässneubildungen auf der Iris. Ophthalmologica (Basel) 123 : 211-215, 1952
239) Coats G : Forms of retinal disease with massive exudation. Roy Lond Ophthalmol Hosp Rep 18 : 440-525, 1909
240) Henkind P, Morgan G : Peripheral retinal angioma with exudative retinopathy in adults (Coat's lesion). Br J Ophthalmol 50 : 2-11, 1966
241) Dhillon B, Butt Z, Fleck B : Rubeotic glaucoma and retinopathy of prematurity : a case report. J Pediatr Ophthalmol Strabismus 29 : 123-125, 1992
242) Hung JY, Hilton GF : Neovascular glaucoma in a patient with X-linked juvenile retinoschisis. Ann Ophthalmol 12 : 1054-1055, 1980
243) Jampol LM, Rosser MJ, Sears ML : Unusual aspects of progressive essential iris atrophy. Am J Ophthalmol 77 : 353-357, 1974
244) Wolter JR, Ryan RW : Atheromatous embolism of the central retinal artery. Arch Ophthalmol 87 : 301-304, 1972
245) Michels RG, Ryan SJ Jr : Results and complications of 100 consecutive cases of pars plana vitrectomy. Am J Ophthalmol 80 : 24-29, 1975
246) Jones RF : Glaucoma following radiotherapy. Br J Ophthalmol 42 : 636-638, 1958
247) Carroll RP, Landers MB 3rd : Pinwheel rubeosis iridis following argon laser coreoplasty. Ann Ophthalmol 7 : 357-360, 1975
248) Anderson RS, Warburg M : Norrie's disease. Arch Ophthalmol 66 : 614-618, 1961
249) Boniuk M, Burton GL : Unilateral glaucoma associated with sickle-cell retinopathy. Trans Am Acad Ophthalmol Otolaryngol 68 : 316-328, 1964
250) Young NJ, Hitchings RA, Sehmi K et al : Stickler's syndrome and neovascular glaucoma. Br J Ophthalmol 63 : 826-831, 1979
251) Ellet EC : Metastatic carcinoma of the choroid III. Rubeosis iridis with melanoma of the choroid and secondary glaucoma. Am J Ophthalmol 27 : 726-731, 1944
252) Yanoff M : Mechanisms of glaucoma in eyes with uveal melanoma. Int Ophthalmol Clin 12 : 51, 1972
253) Walton DS, Grant WM : Retinoblastoma and iris neovascularization. Am J Ophthalmol 65 : 598-599, 1968
254) Duke JR, Kennedy JJ : Metastatic carcinoma of the iris and ciliary body. Arch Ophthalmol 60 : 1092-1103, 1958
255) Ferry AP, Font RL : Carcinoma metastatic to the eye and orbit. I. A clinicopathologic study of 227 cases. Arch Ophthalmol 92 : 276-286, 1974
256) Ferry AP, Font RL : Carcinoma metastatic to the eye and orbit. II. A clinicopathological study of 26 patients with carcinoma metastatic to the anterior segment of the eye. Arch Ophthalmol 93 : 472-482, 1975
257) Sullivan SF, Dallow RI : Intraocular reticulum cell sarcoma : its dramatic response to systemic chemotherapy and its angiogenic potential. Ann Ophthalmol 9 : 401-406, 1977
258) Buchanan TA, Hoyt WF : Optic nerve glioma and neovascular glaucoma : report of a case. Br J Ophthalmol 66 : 96-98, 1982
259) Frank RN : Diabetic retinopathy. In : Ryan ST, Smith RE ed : Selected topics on the eye in systemic disease, Grune & Stratton, New York, 1974
260) Ohrt V : The frequency of rubeosis iridis in diabetic patients. Acta Ophthalmol (Copenh) 49 : 301-307, 1971
261) Chen MS, Kao CS, Chang CJ et al : Prevalence and risk factors of diabetic retinopathy among noninsulin-dependent diabetic subjects. Am J Ophthalmol 114 : 723-730, 1992
262) Marshall G, Garg SK, Jackson WE et al : Factors influencing the onset and progression of diabetic retinopathy in subjects with insulin-dependent diabetes mellitus. Ophthalmology 100 : 1133-1139, 1993
263) The Diabetes Control and Complications Research Group : The effect of intensive treatment of diabetes on the development and progression of long-term complications in insulin-dependent diabetes mellitus. N Engl J Med 329 : 977-986, 1993
264) Goldstein DE, Blinder KJ, Ide CH et al : Glycemic control and development of retinopathy in youth-onset insulin-dependent diabetes mellitus. Ophthalmology 100 : 1125-1131, 1993
265) Kornerup T : Blood pressure and diabetic retinopathy. Acta Ophthalmol (Copenh) 35 : 163-174, 1957
266) Szabo AJ, Stewart AG, Joron GE : Factors associated with increased prevalence of diabetic retinopathy : a clinical survey. Can Med Assoc J 97 : 286-292, 1967

267) Pollack A, Dotan S, Oliver M : Progression of diabetic retinopathy after cataract extraction. Br J Ophthalmol 75 : 547-551, 1991
268) Jaffe GJ, Burton TC, Kuhn E et al : Progression of nonproliferative diabetic retinopathy and visual outcome after extracapsular cataract extraction and intraocular lens implantation. Am J Ophthalmol 114 : 448-456, 1992
269) Grant WM : Management of neovascular glaucoma. In : Leopold IH ed : Symposium on ocular therapy, Mosby, St Louis, 1974.
270) Hayreh SS, van Heuven WA, Hayreh MS : Experimental retinal vascular occlusion. I. Pathogenesis of central retinal vein occlusion Arch Ophthalmol 96 : 311-323, 1978
271) Hayreh SS : Classification of central retinal vein occlusion. Ophthalmology 90 : 458-474, 1983
272) Central Retinal Vein Occlusion Study Group : Baseline and early natural history report. Arch Ophthalmol 111 : 1087-1095, 1993
273) Zegarra H, Gutman FA, Conforto J : The natural course of central retinal vein occlusion. Ophthalmology 86 : 1931-1942, 1979
274) Hayreh SS, Rojas P, Podhajsky P et al : Ocular neovascularization with retinal vascular occlusion III. Incidence of ocular neovascularization with retinal vein occlusion. Ophthalmology 90 : 488-506, 1983
275) Quinlan PM, Elman MJ, Bhatt AK et al : The natural course of central retinal vein occlusion. Am J Ophthalmol 110 : 118-123, 1990
276) Magargal LE, Donoso LA, Sanborn GE : Retinal ischemia and risk of neovascularization following central retinal vein obstruction. Ophthalmology 89 : 1241-1245, 1982
277) Chandler PA, Grant WM : Lectures on glaucoma, Lea & Febiger, Philadelphia, 1965
278) Abedin S, Simmons RJ : Neovascular glaucoma in systemic occlusive vascular disease. Ann Ophthalmol 14 : 284-287, 1982
279) Margargal LE, Brown GC, Augsburger JJ et al : Efficacy of panretinal photocoagulation in preventing neovascular glaucoma following ischemic central retinal vein obstruction. Ophthalmology 89 : 780-784, 1982
280) Jacobson DR, Murphy RP, Rosenthal AR : The treatment of angle neovascularization with panretinal photocoagulation. Ophthalmology 86 : 1270-1277, 1979
281) Laatikainen L, Kohner EM, Khoury D et al : Panretinal photocoagulation in central retinal vein occlusion : A randomised controlled clinical study. Br J Ophthalmol 61 : 741-753, 1977
282) May DR, Klein ML, Peyman GA et al : Xenon arc panretinal photocoagulation for central retinal vein occlusion : a randomised prospective study. Br J Ophthalmol 63 : 725-734, 1979
283) Rockwood EJ, Parrish RK 2nd, Heuer DK et al : Glaucoma filtering surgery with 5-fluorouracil. Ophthalmology 94 : 1071-1078, 1987
284) Lloyd MA, Baerveldt G, Heuer DK et al : Initial clinical experience with the Baerveldt implant in complicated glaucomas. Ophthalmology 101 : 640-650, 1994
285) Drews RC : Corticosteroid management of hemorrhagic glaucoma. Trans Am Acad Ophthalmol Otolaryngol 78 : 334-336, 1974
286) Klein J, Kuechle HJ : Cryotherapy of the ciliary body in cases of secondary glaucoma with poor prognosis. Klin Monatsbl Augenheilkd 179 : 470-472, 1981
287) Caprioli J, Strang SL, Spaeth GL et al : Cyclocryotherapy in the treatment of advanced glaucoma. Ophthalmology 92 : 947-954, 1985
288) Kosoko O, Gaasterland DE, Pollack IP et al : Long-term outcome of initial ciliary ablation with contact diode laser transscleral cyclophotocoagulation for severe glaucoma. Ophthalmology 103 : 1294-1302, 1996
289) Michels RG, Maumenee AE : Retrobulbar alcohol injection in seeing eyes. Trans Am Acad Ophthalmol Otolaryngol 77 : 164-167, 1973
290) Leske MC, Rosenthal J : Epidemiologic aspects of open-angle glaucoma. Am J Epidemiol 109 : 250-272, 1979
291) Lucke K, Laqua H : Silicone oil in the treatment of complicated retinal detachment. Springer-Verlag, New York, 1990
292) Phelps CD, Burton TC : Glaucoma and retinal detachment. Arch Ophthalmol 95 : 418-422, 1977
293) Pape LG, Forbes M : Retinal detachments and miotics. Am J Ophthalmol 85 : 558-566, 1978
294) Beasley H, Fraunfelder FT : Retinal detachments and topical ocular miotics. Ophthalmology 86 : 95-98, 1979
295) Podos SM, Becker B, Morton WR : High myopia and primary open angle glaucoma. Am J Ophthalmol 62 : 1039-1043, 1966
296) Scheie HG, Cameron JD : Pigment dispersion syndrome : a clinic study. Br J Ophthalmol 65 : 264-269, 1981
297) Langham ME, Regan CD : Circulatory changes associated with onset of primary retinal detachment. Arch Ophthalmol 81 : 820-829, 1969
298) Syrdalen P : Intraocular pressure and ocular rigidity in patients with retinal detachment. I. Preoperative study. Acta Ophthalmol 48 : 1024-1035, 1970
299) Schwartz A : Chronic open-angle glaucoma secondary to rhegmatogenous retinal detachment. Am J Ophthalmol 75 : 205-211, 1973
300) Davidorf FH : Retinal pigment epithelial glaucoma. Ophthalmol Dig 38 : 11-16, 1976
301) Matsuo N, Takabatake M, Ueno H et al : Photoreceptor outer segments in the aqueous humor in rhegmatogenous retinal detachment. Am J Ophthal-

302) Lambrou FH, Vela A, Woods W : Obstruction of the trabecular meshwork by retinal rod outer segments. Arch Ophthalmol 107 : 742-745, 1989
303) Baba H : Probability of the presence of glycosaminoglycans in aqueous humor. Graefes Arch Clin Exp Ophthalmol 220 : 117-121, 1983
304) Shields CL, Shields JA, Shields MB et al : Prevalence and mechanisms of secondary intraocular pressure elevation in eyes with intraocular tumors. Ophthalmology 94 : 839-846, 1987
305) Fineman MS, Eagle RC Jr, Shields JA et al : Melanocytomalitic glaucoma in eyes with necrotic iris melanocytoma. 105 : 492-496, 1998
306) Yanoff M : Glaucoma mechanisms in ocular malignant melanomas. Am J Ophthalmol 70 : 898-904, 1970
307) Diener-Weat M, Earle JD, Fine SL et al : The COMS randomized trial of iodine 125 brachytherapy for choroidal melanoma. III. Initial mortality findings. COMS Report No 18. Arch Ophthalmol 119 : 1067-1068, 2001
308) Gill M, Jampol L : Variations in the presentation of primary intraocular lymphoma : case reports and a review. Surv Ophthalmol 45 : 463-471, 2001
309) Nakazawa M, Tamai M : Iris melanocytoma with secondary glaucoma. Am J Ophthalmol 97 : 797-799, 1984
310) Liu JC, Ball SF : Nevus of Ota with glaucoma : report of three cases. Ann Ophthalmol 23 : 286-289, 1991

5 続発緑内障・2　全身疾患・薬物および外傷と関連した緑内障

全身疾患と関連した緑内障

アミロイドーシスによる緑内障

　遺伝性全身アミロイドーシスは，線維状の構造をもつ糖蛋白であるアミロイドが心血管系，神経系，腎，内分泌系，筋肉，消化管などの全身に沈着する疾患である。眼症状としてアミロイドの沈着部位に応じて眼球突出，外眼筋筋力低下，眼瞼下垂，内眼筋麻痺，瞳孔不同，瞳孔縁の不整（図2-137），開放隅角緑内障，硝子体混濁，網膜血管炎，結膜血管瘤および出血，涙液分泌低下などが報告されている[1-3]。5～25%に続発開放隅角緑内障を合併し[1,4]，疾患の罹患期間が長いほど緑内障の発症頻度は上昇する[1,5]。検眼鏡的に線維柱帯や角膜内皮に色素沈着，また瞳孔縁や水晶体前囊には白色小片の沈着を認めるため，落屑緑内障との鑑別を要する。組織学的には線維柱帯網や毛様体に高度のアミロイドの沈着を認める[1,2]。緑内障発症のメカニズムとして，①進行性のアミロイドの線維柱帯網への沈着による房水流出障害によるもの[1,2,6]。②結膜血管周囲のアミロイドの沈着による上強膜静脈圧の上昇によるもの[2]，が考えられる。

　治療は原発開放隅角緑内障に準ずるが，進行性の硝子体混濁により視野や視神経乳頭の評価が困難となる場合がある[1,3,7]。また硝子体混濁例の17%が，緑内障の濾過手術を必要としたとの報告がある。時間経過とともにアミロイドの沈着により，濾過胞が退縮することがあるとされる[2,7]。

上強膜静脈圧上昇による緑内障

　上強膜静脈圧が上昇すると，線維柱帯以降の房水流出が障害され眼圧もまた上昇する[8,9]。静脈還流に影響する原因疾患が眼球近縁に存在する場合（例：眼窩静脈瘤，Sturge-Weber症候群），上強膜静脈圧上昇は片眼性である。頸部に存在する場合（例：上大静脈洞症候群），通常両眼性である。頭部であれば（例：内頸静脈海綿静脈洞瘻），瘻孔の大きさと解剖学的な交通枝の存在位置により，片眼性の場合も両眼性の場合もある。上強膜静脈圧上昇時の臨床所見として，上強膜静脈の拡張蛇行（図2-138），結膜浮腫，眼球突出，拍動性眼球突出，眼窩部雑音などがあげられる。隅角は開放

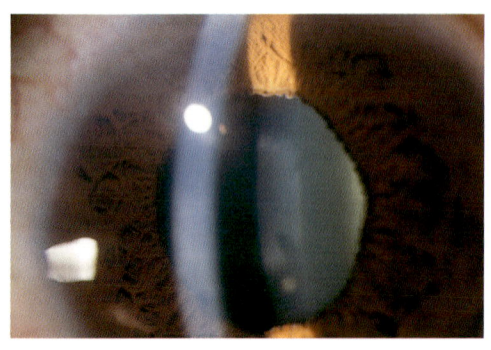

図2-137　遺伝性全身アミロイドーシス症例の前眼部
アミロイドの瞳孔縁・水晶体への沈着および不整な瞳孔縁を認める。

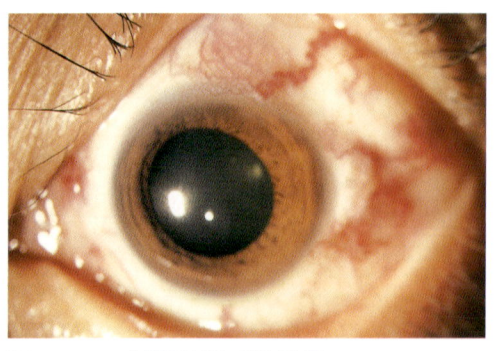

図2-138　内頸動脈海綿静脈瘻
上強膜血管の拡張蛇行，結膜充血を認める。

表2-29 上強膜静脈圧上昇の原因

動静脈異常	静脈閉塞	原発性
海綿静脈洞瘻	眼窩部腫瘍	特発性
眼窩部静脈瘤	頸静脈閉塞	家族性
頸静脈シャント	上静脈洞閉塞	
眼内静脈シャント	血栓症(海綿静脈洞,眼窩部静脈)	
眼髄膜シャント	血管炎(上強膜,眼窩部静脈)	
Sturge-Weber症候群	甲状腺眼症	

表2-30 副腎皮質ステロイドに対する眼圧上昇反応

	発表者	陰性(%)	中程度陽性(%)	強陽性(%)
正常人	Armaly[*1]	66	29	5
	Becker[*2]	58	36	6
慢性開放隅角緑内障	Armaly[*1]	6	48	46
	Becker[*2]	0	8	92

[*1] 眼圧変化量で判定。陰性≦5 mmHg, 6 mmHg≦中程度陽性≦15 mmHg, 16 mmHg≦強陽性
[*2] 眼圧絶対値で判定。陰性≦19 mmHg, 20 mmHg≦中程度陽性≦31 mmHg, 31 mmHg<強陽性

しており,しばしばシュレム管の充血を認める[9]。上強膜静脈圧上昇の原因はさまざまであるが,動静脈異常,静脈閉塞,原発性の3型に分類される(表2-29)。

上強膜静脈圧上昇に伴う緑内障に対する治療は,原因が明らかな症例では原因疾患の加療が先決である。甲状腺眼症では上方視で眼圧高値を示すこと[10],また,視神経障害(視野欠損)が球後の圧迫に起因するため,緑内障性視野障害と紛らわしいこと[11]に留意する必要がある。原因が不明な症例や原疾患の治療にもかかわらず眼圧の高い症例では,薬物治療あるいは状況に応じて手術治療を選択する。濾過手術などの外科的手術が必要となる場合,chroidal effusionや駆逐性出血などの合併症[12,13]を高率に生じるため,殊に注意を要する。

ステロイド緑内障

ステロイドと眼圧上昇

副腎皮質ステロイド点眼に対する眼圧反応には個体差がある。Armaly[14~16]は0.1%デキサメタゾンを1日3回4週間投与,Becker[17]は,0.1%ベタメタゾンの1日4回6週間点眼投与により,点眼前は正規分布を示した正常者の眼圧が3群に分かれ,かつ正常人の5~6%に著しい眼圧上昇をみること,さらにこの反応は慢性開放隅角緑内障患者で顕著であることを報告している(表2-30)。さらにステロイドを頻回,あるいは長期に使用すると,正常者にも眼圧上昇をきたす頻度はさらに増加する。また原発開放隅角緑内障患者[14,15,17]とその近親者[18],糖尿病患者[19],強度近視眼[20],膠原病患者[21]ではステロイド投与で特に眼圧が上昇しやすい。

かつてはステロイドによる眼圧上昇の反応性は,メンデルの法則に従う単一の常染色体遺伝と考えられていた[16,22]。しかしこの仮説に対する反論として,遺伝的に同一な一卵性双生児37組の検討で,ステロイド反応性は62%あるいは65%で一致し,この比率は単一遺伝子仮説で予想される結果より低いとする報告がある[23,24]。また,一般人162名のデキサメタゾン点眼による眼圧上昇の再現性の検討では,眼圧最高値には有意の相関を示すものの,眼圧上昇程度の分類(表2-30)では再現性は低い(73%)ことが示されている[25]。

ステロイドによる眼圧上昇発生時期はさまざまであり,投与開始後1週間以内に生じることもあれば,数年後からのこともある。眼圧上昇までの期間や上昇程度は,薬物の種類,投与法,投与量,投与頻度,他の眼疾患あるいは全身疾患の有無,個々の患者の反応を含む多くの因子に依存する。現在臨床に用いられている副腎皮質ステロイドの眼圧上昇作用は,主にその抗炎症作用に比例する。ベタメタゾン,デキサメタゾン,プレドニゾロンはフルオロメトロン,テトラヒドロトリアムシノロン,メドリゾンに比べて眼圧上昇作用は強い[26]。従来からステロイド反応の個体差が知られており,反応陽性者の眼圧上昇は特に注意すべきであるが,反応陰性者すなわち短期間ではステロイドによる眼圧上昇が証明されない症例でも,長期使用で眼圧上昇をきたさないとは保証されていないことも,ステロイド使用にあたり念頭にお

くべきである。

　投与法と眼圧上昇の関連については，ステロイド点眼使用による眼圧上昇例の報告が多いが，顔や眼瞼用クリーム，外用水薬，あるいは遠隔部の皮膚への投与も，眼圧を上昇させるのに十分量が吸収され，眼に到達すると考えられる[27]。加えて眼周囲（球後，結膜下，テノン下）注射，特に貯留（デポ）型の薬剤では眼圧が上昇しやすい[28]。また局所投与や眼周囲注射と比較し，影響は少ないものの全身投与でも眼圧上昇の可能性はある[29]。さらに副腎過形成や腺腫（Cushing）に伴う，内因性ステロイドによる眼圧上昇も認められる[30,31]。

ステロイド緑内障

　ステロイド緑内障 corticosteroid-induced glaucoma は，副腎皮質ステロイド投与により高眼圧が誘発される病態であり，通常可逆性で投与中止とともに数日〜数週で眼圧は下降する。しかし長期の使用により，自覚症状がないまま高眼圧が持続したり，投与を中止しても眼圧が下降しないことがあり，高度の緑内障性視神経症に至ることも多い[32]。特に長期使用した場合，房水流出路に不可逆的な変化が生じ眼圧が下降しない症例が増加する。ステロイド緑内障の臨床所見は，①副腎皮質ステロイドの投与歴，②高眼圧，③開放隅角，④房水流出率の低下，⑤炎症所見を欠くこと，⑥緑内障性視神経障害，⑦対応する緑内障性視野障害，⑧ステロイド投与中止後の眼圧下降および房水流出率の正常化（不変例も存在する），などがあげられる。成人では上記のように原発開放隅角緑内障と臨床所見が酷似している。一方幼児では羞明，流涙，角膜混濁，角膜径拡大など，早発型発達緑内障類似の臨床症状および所見を認めることがある[33]。

　ステロイド緑内障の発症機序は今なお不明であるが，以下に主な諸説を示す。

　(1)細胞外無構造物質の増加により房水流出抵抗が増大する。ステロイド緑内障は，線維柱帯からの房水流出抵抗を増大させることにより生じるとされる[34]。培養線維柱帯組織に対するステロイド投与実験から，種々の結果が報告されている。ステロイド投与により，①細胞外に無構造物質が増加し，相対的に房水流出路が狭小化する。グリコサミノグリカンはステロイド緑内障でみられる細胞外無構造物質の主成分である[35]。またグリコサミノグリカンの水和物は線維柱帯に浮腫を生じさせ，房水流出路を閉塞する可能性がある[36]。ステロイドにより，②Na-Cl-K共輸送系が障害され，線維柱細胞の細胞容積が増大する[37]。③フィブロネクチン，コラーゲン typeⅠおよびⅣ，エラスチン，ラミニンの量が増加し[38,39]，コラーゲン合成酵素，組織プラスミノーゲン・アクチベータ（t-PA），コラゲナーゼⅣ，ストロメライシンが減少する[40]。こうした変化が細胞外無構造物質の増加と，房水流出抵抗の増大に関連している可能性がある。

　(2)ステロイド投与により，線維柱細胞の貪食能が低下する。その結果，堆積物が蓄積し房水流出が障害される[41]。

　(3)ステロイドは，線維柱帯の構造を正常に保つ微細線維（ミクロフィラメント）の組織化を促進する。この細胞骨格の再編により線維柱細胞の増殖，移動，貪食能が妨げられ，これにより房水流出が減少する[42,43]。

　(4)①培養線維柱細胞に長時間ステロイドを作用させると，ミオシリン myocilin（TIGR）蛋白（遺伝子 66 頁参照）が産生される，②ステロイド投与からミオシリン蛋白産生までの時間が，ステロイド投与から眼圧上昇までの期間と類似している，③ミオシリン蛋白の産生量は，ステロイドの濃度と作用時間に依存して変化することから，ステロイド緑内障の原因物質ではないかと考えられている[44]。投与されたステロイドは線維柱細胞の核内受容体と結合し，ミオシリン蛋白の産生を促し，産生されたミオシリン蛋白は細胞外に分泌されると考えられる。しかし，緑内障眼と正常眼でミオシリン蛋白は質的にも量的にも差はないとの報告もあり，現在のところミオシリン蛋白とステロイド緑内障の因果関係は不明である[45-47]。

　ステロイド緑内障の診断には，ステロイドの使用歴についての詳細な問診が重要である。使用歴

がある場合，他の開放隅角緑内障との鑑別が重要になる．可能であれば，ステロイド投与を中止し眼圧の経過を観察する．投与中止から眼圧下降までの期間は，一般に投与量，投与期間，眼圧値の程度などに左右される．

　治療上最も重要なことは，ステロイドの使用中止である（長期内服使用例では漸減し中止する）．大多数の症例は数日〜数週で眼圧は正常化するが，この間は眼圧コントロールのために抗緑内障薬を使用する．もしステロイド治療が患者の全身管理上不可欠であるなら，できる限り低量で可能な限り眼圧上昇作用の少ない薬剤に変更する．そのうえで，残存する緑内障に対しては原発開放隅角緑内障に準じた治療を行う．

外傷性緑内障

穿孔性眼外傷

　穿孔性眼外傷は，鋭利な裂傷（34〜37％），飛入物（27〜41％），強い鈍的外傷（10〜46％）などで生じる[48,49]．その眼圧上昇メカニズムとして，以下のことがあげられる．

（1）浅前房：穿孔創からの房水流出や，脈絡膜剝離による浅前房による周辺虹彩前癒着の形成．

（2）炎症：炎症性細胞や滲出物による線維柱帯の閉塞，周辺虹彩前癒着や虹彩後癒着の形成，瞳孔ブロック，iris bombe．

（3）眼内出血：前房出血，ghost cell glaucoma，眼球鉄症．

（4）水晶体：水晶体囊破裂に伴う水晶体融解緑内障，水晶体小片緑内障，水晶体アナフィラキシーによる緑内障，水晶体の膨化や亜脱臼による瞳孔ブロック．

（5）前房内上皮増殖：眼内上皮増殖 epithelial downgrowth や fibrous ingrowth による隅角被覆．

（6）眼内異物：眼球鉄症 siderosis および眼球銅症 chalcosis．

　金属性異物が眼内に飛入し残存する場合，受傷後数か月〜数年後に，開放隅角緑内障を発症することがある．眼球鉄症では，遊離した鉄が網膜や

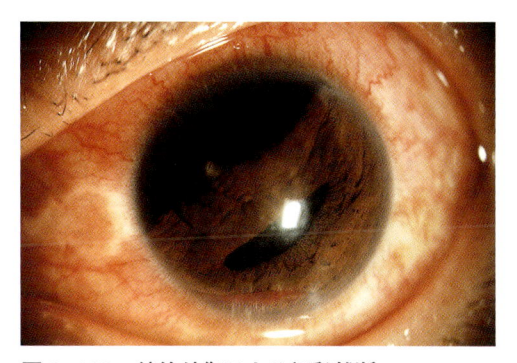

図2-139　鈍的外傷による虹彩離断

線維柱帯を含む眼組織に対し種々の毒性を示す．臨床所見として角膜深層，線維柱帯，前囊下や硝子体の錆色の沈着物，虹彩異色，散瞳，ぶどう膜炎，白内障，眼圧上昇，房水流出能の低下，網膜変性，網膜電図の波形減弱などを認める[50]．眼球銅症にも緑内障および網膜障害などが認められる[51]．

鈍的外傷

　鈍的外力が眼球に加わると，角膜および前部強膜が後方に押しやられ，代償的に赤道部が拡大する[52]．眼内圧が急激に上昇し前房水は隅角へ，また虹彩は水晶体に向かって押しやられる．こうした眼球の変形に伴い前眼部が損傷され，①瞳孔括約筋（瞳孔括約筋断裂），②虹彩根部（虹彩離断 iridodialysis，図2-139），③前部毛様体（隅角離開 angle recession[53]），④毛様体の強膜付着部（毛様体解離 cyclodialysis），⑤線維柱帯（線維柱帯解離 trabecular dialysis），⑥チン小帯（水晶体亜脱臼，水晶体振盪，水晶体脱臼），⑦鋸状縁網膜付着部（網膜裂孔形成，網膜剝離）の異常が生ずる[54]．鈍的外力は後眼部にも影響し，網膜振盪，網膜裂孔，網膜剝離，脈絡膜破裂，強膜破裂などを発生させ，二次的に前房出血，硝子体出血，炎症，眼圧上昇などをひき起こす．鈍的外傷後の緑内障は，受傷直後に生じる場合もあるし，数か月〜数年後に生じる場合もある[55]．

　毛様体の裂傷は通常毛様体筋の縦走筋と輪状筋の間に生じ[56]，縦走筋は強膜岬に付着したまま本来の位置に残り，残りの毛様体は虹彩，水晶体

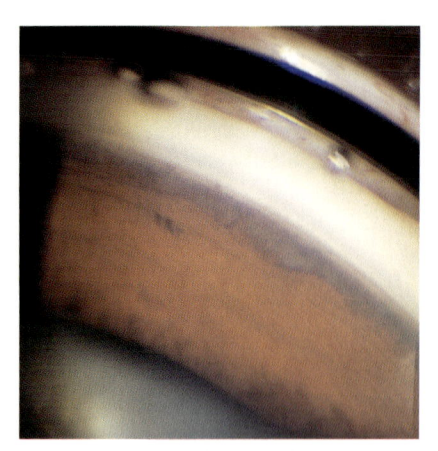

図 2-140　鈍的外傷後の隅角離開
毛様体前面が不規則に幅広く見える。

とともに後方に移動する。これを隅角離開 angle recession（図 2-140）という。隅角離開では，前房や硝子体にしばしば大量の出血が生じる。隅角検査所見として，強膜岬から虹彩根部までの距離が増大し，毛様体前面が不規則に幅広になったように見える[54]。受傷前より広くなった部分は前房内に露出した縦走筋に相当する。虹彩突起の消失や断裂，色素の不規則な散在沈着，虹彩根部の後方への付着などの所見を認める。これは隅角全周に認められる場合もあるが，わずかに存在するだけのこともある。時に隅角離開範囲がわずかで，僚眼や他部位と比較して初めて診断できることがある[54]。隅角離開が広範囲に生じると僚眼と比較し前房が著しく深くなり，虹彩振盪を認める。

早期の眼圧上昇の原因は，線維柱帯自身の損傷による浮腫，化学物質（サイトカインやプロスタグランジンなど）による血液房水関門の破綻，炎症性産物や色素，出血による房水流出路の閉塞などによる。受傷直後の眼圧上昇は，通常数日〜数週で下降する。眼圧下降薬とステロイドを使用するが，薬物療法に抵抗する症例では手術が必要となることがある。鈍的外傷の 60〜94％ に何らかの隅角離開あるいは線維柱帯部の損傷を認めるが[56,57]，線維柱帯の裂傷部はしばしば周辺虹彩前癒着を伴い，瘢痕を残して数週〜数か月で治癒する。

鈍的外傷の 2〜10％[58] に，数年〜数十年後に緑内障を発症する。180 度以上の隅角離開を伴う鈍的外傷受傷後 10 年以上経過観察した報告によると，晩発型の緑内障の発症頻度は 6〜20％ とされる[58]。360 度の隅角離開を伴う症例では，8％に晩発型の緑内障が発症したとの報告がある[59]。一般に，隅角離開部が広範に存在するほど晩発型の緑内障の発症頻度は高いが，狭い範囲の隅角離開であっても緑内障を発症する可能性がある。鈍的外傷受傷から緑内障診断までの期間は，7.6±9.5 年（平均±標準偏差）とされる[60]。晩発型緑内障の治療は原発開放隅角緑内障に準ずる。薬物治療として抗緑内障薬を使用する[60]。レーザー線維柱帯形成術は，あまり有効ではない[54]（36.4 か月目の眼圧維持率は 29％）が，濾過手術の前に試みてもよい。薬物治療に反応しなければ，線維芽細胞増殖阻害薬併用線維柱帯切除術[61] やインプラント手術を行う。

眼内出血に伴う緑内障

■前房出血に伴う緑内障

外傷性前房出血は，鈍的外傷や穿孔性眼外傷により生ずる。すべての年齢に性差なく生じうる。その原因は種々であるが，典型的には若年者男性のスポーツ時の鈍的外傷が多い[62]。鈍的外傷では，しばしば毛様体前面部が障害され前房出血が生じる[63]。

自覚所見は充血，霧視で，さらに眼圧が上昇した場合は疼痛，悪心，嘔吐を伴う。他覚的には散瞳，角膜びらん，網膜振盪症，眼瞼裂傷，硝子体出血，虹彩離断などの所見とともに，前房内に浮遊する赤血球と種々の程度の前房出血を認める。また隅角離開 angle recession の所見を認めることが多い。外傷性前房出血は数日で自然軽快することが多いが[64]，3.5〜38％ に再出血を生ずる[62,65]。外傷による血管の損傷部を閉塞していた血餅が分解・吸収される時期（多くは，外傷後数日以内）に再出血が生ずる[62,65]。外傷後の再出血は一般に角膜染血症，硝子体出血，緑内障などの合併症を伴い，初回出血より重篤であることが多い。

治療はまず，出血の吸収促進と再出血の予防に努める。t-PA には吸収促進効果があるが，再出

血率もまた増加させうる[66,67]。一方では再出血率減少のために、アミノカプロン酸やトラネキサミン酸[68,69]の投与が行われることがあるが、その効果を疑問視する報告もある[70]。アミノカプロン酸には悪心、嘔吐、低血圧、目眩、血栓症などの全身的副作用[71]があるが、近年局所投与も行われている[72]。眼圧上昇に対しては、必要に応じて眼圧下降薬を使用する。角膜染血症、きわめて高度の眼圧上昇、疼痛の持続例に対しては、手術による凝血塊の除去を行う。

■ ghost cell glaucoma（泡沫細胞緑内障）

網膜疾患、外傷、手術などによる眼内の出血に続発する緑内障であり、硝子体中の変性赤血球が、崩壊した前部硝子体膜から前房内に移動し、線維柱帯を閉塞させることにより、眼圧上昇、疼痛や角膜浮腫をきたす[73,74]。硝子体中の赤血球は通常1～3週で、細胞膜に付着したHeinz小体と呼ばれる変性ヘモグロビン以外は、中空の黄褐色の球体（ghost cell）に変化する[75]。ghost cellは変形能が弱く、同量の新鮮な赤血球と比較し線維柱帯の通過率は1/3程度に低下する[73～75]。前房内は酸素と栄養素に富むため、前房内赤血球の多くはghost cellに変性することはないとされる。

隅角は開放しており、硝子体と房水に小さな黄褐色の細胞を認め、線維柱帯は同様の色調に変色して見える。時に前房内の多量のghost cellのため偽前房蓄膿を形成し、その中に新鮮赤血球のライン（candy-stripe sign）を認めることがある[73,75]。ghost cell glaucomaの診断は臨床的に可能であり、前房水採取により確定される[73,75,76]。

眼圧上昇は、硝子体中の赤血球の量、線維柱帯の処理能力に依存し、数週～数か月持続する。多くの症例は抗緑内障薬によく反応するが、治療に抵抗する例では前房洗浄、また必要あれば硝子体手術を行い、可能な限りghost cellを取り除く[74]。

■ hemolytic glaucoma（溶血緑内障）

眼内出血に伴って生じるまれな緑内障で、赤血球片と赤血球片を貪食した巨細胞が線維柱帯を閉塞する[77]。隅角は開放しており、線維柱帯の特に下方に赤茶色の色素増加、そして房水中に赤味がかった細胞をみる。前房水採取により、黄褐色のghost cellよりもむしろ赤血球色素を貪食した巨細胞を検出し、この赤血球色素を貪食した巨細胞、赤血球色素、赤血球堆積物により線維柱帯が閉塞されている所見を認める場合、診断は確定する[78]。眼圧上昇は一過性であり、薬物療法によく反応する。もし眼圧がコントロールされなければ前房洗浄を行うが、依然として眼圧上昇が続く場合は濾過手術、毛様体破壊術の適応となる。

■ hemosiderotic glaucoma

出血が長期に眼内存在した場合生じる、まれな緑内障である[79]。変性した赤血球から遊離したヘモグロビンは、線維柱帯内皮細胞に貪食される。そしてヘモグロビンから遊離した鉄は内皮細胞を障害し、鉄沈着とともに線維柱帯の色調や機能を変化させ、房水流出能を低下させる[80]。

（石田恭子・澤田　明・山本哲也）

文献

1) Sandgren O : Ocular amyloidosis, with special reference to the hereditary forms with vitreous involvement. Surv Ophthalmol 40 : 173-196, 1995
2) Nelson G, Edward D, Wilensky J : Ocular amyloidosis and secondary glaucoma. Ophthalmology 106 : 1363-1366, 1999
3) Monterio JG, Martins AF, Figueria A et al : Ocular changes in familial amyloidotic polyneuropathy with dense vitreous opacities. Eye 5 : 99-105, 1991
4) Ando E, Ando Y, Okumura R : Ocular manifestations of familial amyloidotic polyneuropathy type I : long term follow up. Br J Ophthalmol 81 : 295-298, 1997
5) Kimura A, Ando E, Fukushima M et al : Secondary glaucoma in patients with familial amyloidotic polyneuropathy. Arch Ophthalmol 121 : 351-356, 2003
6) Silva-Araujo AC, Tavares MA, Cotta JS et al : Aqueous outflow system in familial amyloidotic polyneuropathy, Portuguese type. Graefes Arch Clin Exp Ophthalmol 231 : 131-135, 1993
7) Chandler PA, Grant WM : Amyloidosis and open-angle glaucoma. In : Glaucoma 2ed ed, Lea & Febiger, Philadelphia, 1979
8) Funk RH, Gehr J, Rohen JW : Short-term hemodynamic changes in episcleral arteriovenous anastomoses correlate with venous pressure and IOP changes in the albino rabbit. Curr Eye Res 15 : 87-93, 1996

9) Greenfield DS : Glaucoma associated with elevated episcleral venous pressure. J Glaucoma 9 : 190-194, 2000
10) Spierer A, Eisenstein Z : The role of increased intraocular pressure on upgaze in the assessment of Graves ophthalmopathy. Ophthalmology 98 : 1491-1494, 1991
11) Neigel JM, Rootman J, Belkin RI et al : Dysthyroid optic neuropathy. The crowded orbital apex syndrome. Ophthalmology 95 : 1515-1521, 1988
12) Bellows AR, Chylack LT Jr, Epstein DL et al : Choroidal effusion during glaucoma surgery in patients with prominent episcleral vessels. Arch Ophthalmol 97 : 493-497, 1979
13) Christensen GR, Records RE : Glaucoma and expulsive hemorrhage mechanisms in the Sturge-Weber syndrome. Ophthalmology 86 : 1360-1366, 1979
14) Armaly MF : Effect of corticosteroids on intraocular pressure and fluid dynamics. I . The effect of dexamethasone in the normal eye. Arch Ophthalmol 70 : 482-489, 1963
15) Armaly MF : Effect of corticosteroids on intraocular pressure and fluid dynamics. II. The effect of dexamethasone in the glaucomatous eye. Arch Ophthalmol 70 : 492-499, 1963
16) Armaly MF : Inheritance of dexamethasone hypertension and glaucoma. Arch Ophthalmol 77 : 747-751, 1967
17) Becker B, Mills DW : Corticosteroids and intraocular pressure. Arch Ophthalmol 70 : 500-507, 1963
18) Becker B, Hahn KA : Topical corticosteroid and heredity in primary open-angle glaucoma. Arch Ophthalmol 75 : 484-487, 1966
19) Becker B : Diabetes mellitus and primary open-angle glaucoma : the XXVII Edward Jackson Memorial Lecture. Am J Ophthalmol 71 : 1-16, 1971
20) Podos SM, Becker B, Morton WR : High myopia and primary open-angle glaucoma. Am J Ophthalmol 62 : 1938-1943, 1966
21) Gieser DK, Hodapp E, Goldberg I et al : Flurbiprofen and intraocular pressure. Ann Ophthalmol 12 : 831-833, 1981
22) Becker B : Intraocular pressure response to topical corticosteroids. Invest Ophthalmol 26 : 198-205, 1965
23) Schwartz JT, Reuling FH, Feinleib M et al : Twin study on ocular pressure after topical dexamethasone. I. Frequency distribution of pressure response. Am J Ophthalmol 76 : 126-136, 1973
24) Schwartz JT, Reuling FH, Feinleib M et al : Twin study on ocular pressure following topically applied dexamethasone. II. Inheritance of variation in pressure response. Arch Ophthalmol 90 : 281-286, 1973
25) Palmberg PF, Mandell A, Wilensky JT et al : The reproducibility of the intraocular pressure response to dexamethasone. Am J Ophthalmol 80 : 844-856, 1975
26) Kitazawa Y : Increased intraocular pressure induced by corticosteroids. Am J Ophthalmol 82 : 492-495, 1976
27) Cubey RB : Glaucoma following the application of corticosteroid to the skin of eyelid. Br J Dermatol 95 : 207-208, 1976
28) Herschler J : Increased intraocular pressure induced by repository corticosteroids. Am J Ophthalmol 82 : 90-93, 1976
29) Alfano JE : Changes in the intraocular pressure associated with systemic steroid therapy. Am J Ophthalmol 56 : 245-247, 1963
30) Haas JS, Nootens RH : Glaucoma secondary to benign adrenal adenoma. Am J Ophthalmol 78 : 497-500, 1974
31) Huschle OK, Jonas JB, Koniszewski G et al : Glaucoma in central hypothalamic-hypophyseal Cushing syndrome. Fortschr Ophthalmol 87 : 453-456, 1990
32) Francois J : Corticosteroid glaucoma. Ann Ophthalmol 9 : 1075-1080, 1977
33) Kass MA, Kolker AE, Becker B : Chronic topical corticosteroid use simulating congenital glaucoma. J Pediatr 81 : 1175-1175, 1972
34) Yue BY : The extracellurar matrix and its modulation in the trabecular meshwork. Surv Ophthalmol 40 : 379-390, 1996
35) Johnson DH, Bradley JMB, Acott TS : The effect of dexamethasone on glycosaminoglycans of human trabecular meshwork in perfusion organ culture. Invest Ophthalmol Vis Sci 31 : 2568-2571, 1990
36) Francois J, Victoria-Troncoso V : Corticosteroid glaucoma. Ophthalmologica 174 : 195-209, 1977
37) Putney LK, Brandt JD, O'Donell ME : Effects of dexamethasone on sodium-potassium-chloride cotransport in trabecular meshwork cells. Invest Ophthalmol Vis Sci 38 : 1229-1240, 1997
38) Steely HT, Browder SL, Julian MB et al : The effect of dexamethasone on fibronectin expression in cultured human trabecular meshwork cells. Invest Ophthalmol Vis Sci 33 : 2242-2250, 1992
39) Zhou L, Li Y, Yue B et al : Glucocorticoid effects on extracellular matrix proteins and integrins in bovine trabecular meshwork cells in relation to glaucoma. Int J Mol Med 1 : 339-346, 1998
40) Samples JR, Alexander JP, Scott TS : Regulation of the levels of human trabecular matrix metalloproteinases and inhibitor by interleukin-1 and dexamethasone. Invest Ophthalmol Vis Sci 34 : 3386-3395, 1993
41) Matsumoto Y, Johnson DH : Dexamethasone decreases phagocytosis by human trabecular meshwork cells in situ. Invest Ophthalmol Vis Sci 38 : 1902-1907, 1997
42) Wilson K, McCartney MD, Miggans ST et al : Dexamethasone induced ultrastructual changes in cultured human trabecular meshwork cells. Curr Eye Res 12 : 783-793, 1993

43) Clark AF, Lane D, Wilson K et al : Inhibition of dexamethasone-induced cytoskeletal changes in cultured human trabecular meshwork cells by tetrahydrocortisol. Invest Ophthalmol Vis Sci 37 : 805-813, 1996
44) Polansky JR, Fauss DJ, Chen P et al : Cellular pharmacology and molecular biology of the trabecular meshwork inducible glucocorticoid response gene product. Ophthalmologica 211 : 126-139, 1997
45) Takahashi H, Noda S, Mashima Y et al : The myocilin (MYOC) gene expression in the human trabecular meshwork. Curr Eye Res 20 : 81-84, 2000
46) Wang X, Johnson DH : m RNA in situ hybridization of TIGR/MYOC in human trabecular meshwork. Invest Ophthalmol Vis Sci 41 : 1724-1729, 2000
47) Fingert JH, Clark AF, Craig JE et al : Evaluation of myocilin (MYOC) glaucoma gene in monkey and human steroid-induced ocular hypertension. Invest Ophthalmol Vis Sci 42 : 145-152, 2001
48) Dannenberg AL, Parver LM, Brechner RJ : Penetrating eye injuries in the workplace. Arch Ophthalmol 110 : 843-848, 1992.
49) de Juan E Jr, Sternberg P Jr, Michels RG : Penetrating ocular injuries. Types of injuries and visual results. Ophthalmology 90 : 1318-1322, 1983
50) Hope-Ross M, Mahon GJ, Johnston PB : Ocular siderosis. Eye 7 : 419-425, 1993
51) Rosenthal AR, Marmon MF, Leuenberger P : Chalcosis : a study of natural history. Ophthalmology 86 : 1956-1972, 1979
52) Delori F, Pomerantzeff O, Cox MS : Deformation of globe under high-speed impact : its relation to contusion injuries. Invest Ophthalmol 8 : 290-301, 1969
53) Alper MG : Contusion angle deformity and glaucoma : gonioscopic observations and clinical course. Arch Ophthalmol 69 : 455-467, 1963
54) Campbell DG : Traumatic glaucoma. In : Shingleton BJ, Hersh PS, Kenyon KR ed : Eye trauma, Mosby, St Louis, 1991
55) Chi TS, Netland PA : Angle-recession glaucoma. Int Ophthalmol Clin 35 : 117-126, 1995
56) Mooney D : Angle recession and secondary glaucoma. Br J Ophthalmol 57 : 608-612, 1973
57) Canavan YM, Archer DB : Anterior segment consequences of blunt ocular injury. Br J Ophthalmol 66 : 549-555, 1982
58) Kaufman JH, Tolpin DW : Glaucoma after traumatic angle recession. Am J Ophthalmol 78 : 648-654, 1974
59) Salmon JF, Mermoud A, Ivery A et al : The detection of iridoschisis and angle recession by gonioscopy in a population-based survey. Ophthalmology 101 : 1844-1850, 1993
60) Mermoud A : Molteno tube implantation for neovascular glaucoma. Long-term results and factors influencing the outcome. Ophthalmology 100 : 897-902, 1993
61) Mermoud A, Salmon JF, Barron A et al : Surgical management of post-traumatic angle-recession glaucoma. Ophthalmology 100 : 634-642, 1993
62) Kearns P : Traumatic hyphema : a retrospective study of 314 cases. Br J Ophthalmol 75 : 137-141, 1991
63) Wilson FM : Traumatic hyphema. Pathogenesis and management. Ophthalmology 87 : 910-919, 1980
64) Tonjum AM : Intraocular pressure and facility of outflow late after ocular contusion. Acta Ophthalmol (Copenh) 46 : 886-908, 1968
65) Fong LP : Secondary hemorrhage in traumatic hyphema. Ophthalmology 101 : 1583-1588, 1994
66) Howard GR, Vukich J, Fiscella RG et al : Intraocular tissue plasminogen activator in a rabbit model of traumatic hyphema. Arch Ophthalmol 109 : 272-274, 1991
67) Laatikainen L, Mattila J : The use of tissue plasminogen activator in posttraumatic total hyphaema. Graefes Arch Clin Exp Ophthalmol 234 : 67-68, 1996
68) Spoor TC, Kwitko GM, Clement JR et al : Traumatic hyphema in an urban population. Am J Ophthalmol 109 : 23-27, 1990
69) Rahmani B, Jahadi HR : Comparison of tranexamic acid and prednisolone in the treatment of traumatic hyphema. A randomized clinical trial. Ophthalmology 107 : 812-814, 2000
70) Farber MD : Aminocaproic acid versus predonisone for the treatment of traumatic hyphema : a randomized clinical trial. Ophthalmology 98 : 279-286, 1991
71) Usitalo RJ, Ranta-Kemppainen L, Tarkkanen A : Management of traumatic hyphema in children. An analysis of 340 cases. Arch Ophthalmol 106 : 1207-1209, 1988
72) Crouch ER Jr, Williams PR, Gray MK et al : Topical aminocaproic acid in the treatment of traumatic hyphema. Arch Ophthalmol 115 : 1106-1112, 1997
73) Campbell DG, Simmons RJ, Grant WM : Ghost cells as a cause of glaucoma. Am J Ophthalmol 81 : 441-450, 1976
74) Spraul C, Grossniklaus H : Vitreous hemorrhage. Surv Ophthalmol 42 : 3-39, 1997
75) Campbell DG, Essigmann EM : Hemolytic ghost cell glaucoma. Further studies. Arch Ophthalmol 97 : 2141-2146, 1979
76) Cameron JD, Havener VR : Histologic confirmation of ghost cell glaucoma by routine light microscopy. Am J Ophthalmol 96 : 251-252, 1983
77) Fenton RH, Zimmerman LE : Hemolytic glaucoma. An unusal case of acute open-angle secondary glaucoma. Arch Ophthalmol 70 : 236-239, 1963
78) Phelps CD, Watzke RC : Hemolytic glaucoma. Am J Ophthalmol 74 : 690-695, 1975
79) Spraul C, Grossniklaus H : Vitreous hemorrhage. Surv Ophthalmol 42 : 3-39, 1997
80) Simmons RJ : The vitreous in glaucoma. Trans Ophthalmol Soc UK 95 : 422-428, 1975

6 続発緑内障・3　眼科手術と関連した緑内障

悪性緑内障

1869年von Graefe[1]は，急性閉塞隅角緑内障に対する周辺虹彩切除術を施行後，数例の患者で高眼圧を伴う浅前房が生じることを報告し，通常の緑内障治療では効果がなく，予後不良なこの状態を"悪性緑内障"と名付けた。その後，推測される病態生理に基づき，毛様体ブロック緑内障 ciliary block glaucoma, ciliolenticular block, aqueous-misdirection glaucoma といった語句がこの病態に対して用いられるようになっている。

悪性緑内障は，1960年代以前は閉塞隅角緑内障に対する眼内手術施行眼の2～4%に生じるとされていた[2]。しかしその発症率は原発閉塞隅角緑内障の早期診断や治療，手術法の変化，緑内障薬の改善などにより，近年著しく減少している。最も古典的とされるのは，閉塞隅角緑内障患者に濾過手術を施行した後生じるものであるが，白内障手術[3]，レーザー虹彩切開術[4]，Nd-YAGレーザー毛様体破壊術[5]，強膜内陥術[6]，経毛様体扁平部硝子体切除術後などに生じたとする報告もある。また悪性緑内障は，縮瞳薬の点眼開始[7]や，調節麻痺薬の投薬中止が契機となって生じることもあり，網膜中心静脈閉塞症[8]，未熟児網膜症[9]，真菌性眼内炎などの眼内炎症[10]，外傷などとも関連する。さらに，なんら誘因のない眼に生じることもある[11]。

悪性緑内障はさまざまな臨床像を示す。前房は消失平坦化するかあるいはきわめて浅く，中心部および周辺部でともに浅い。眼圧は，周辺虹彩切開孔あるいは切除孔の開存にも関わらず，正常もしくは40～60 mmHgまで上昇する。縮瞳薬投与は効果がないばかりか，眼圧上昇を助長しうる[12,13]。また散瞳薬あるいは調節麻痺薬投与によ り，前房は深くなり，眼圧の下降することがある。片眼に術後悪性緑内障が発症した場合，その僚眼も同様な経過をたどる傾向にある。

悪性緑内障が生じる機序は正確には解明されていないが，1950年代Shaffer[14]により提唱された，房水の後部硝子体腔への流入により生じるとする仮説が広く支持されている。この説は，超音波生体顕微鏡による毛様体前方回旋といった所見[15]（図2-141）や，硝子体手術が奏効すること[16]などから臨床的に裏付けられている。また細隙灯顕微鏡検査では，しばしば硝子体腔に光学的に透明な領域を認めることがある。しかし，悪性緑内障の発症は単一の機序で理解するのでなく，毛様突起，水晶体，前部硝子体膜など，解剖学的相互関係にからむ複数の機序が関与しているとするのがより適切である。有水晶体眼では虹彩-毛様体-硝子体-水晶体間でブロックが生じており，一方無水晶体眼では通常虹彩-毛様体-硝子体間でブロックが生じている。炎症，毛様突起の浮腫，チン小帯の脆弱性（落屑症候群も含む）[17]，硝子体濃縮[18]といったさまざまな因子が関与しているとされている。房水の後部硝子体への流入により硝

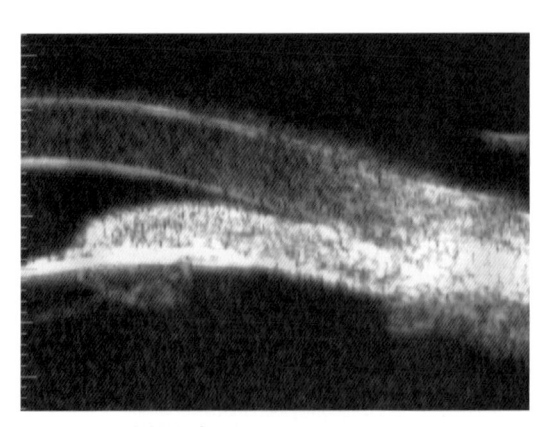

図2-141　悪性緑内障のUBM画像
毛様体前方回旋を認め，隅角は閉塞している（偽水晶体眼）

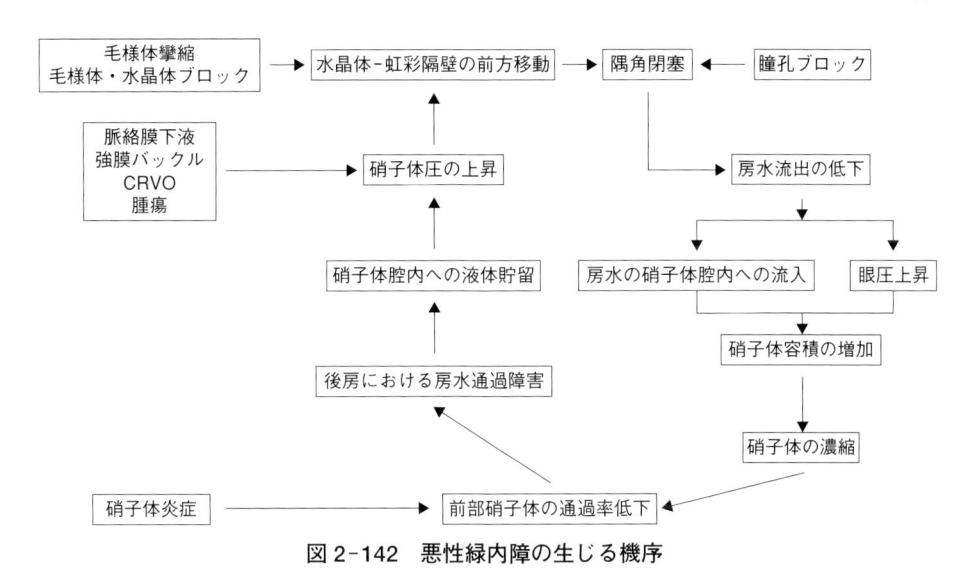

図2-142 悪性緑内障の生じる機序

子体容積は増大し，毛様体扁平部に前部硝子体が押し付けられる。このことは硝子体を濃縮させるとともに，硝子体圧上昇，浅前房を引き起こす。同時に毛様体前方回旋は，毛様突起を前方および中心部に押しやり，毛様体-水晶体あるいは毛様体-前部硝子体間のブロックを増強する。続いて，房水の後部硝子体腔への流入という悪循環が起こる。悪性緑内障の生じる機序は図2-142のようにまとめることができる[19]。

治療は，まず薬物から開始する。アトロピンとフェニレフリンを1日4～6回併用点眼する。アトロピンは虹彩括約筋および毛様体筋を麻痺させる作用がある。一方，フェニレフリンは虹彩散大筋のα作動性受容体を刺激する。これらの調節麻痺薬は，チン小帯を強化し水晶体を後方に移動させる。調節麻痺薬の使用のみで悪性緑内障が解除されない場合は，β遮断薬，炭酸脱水酵素阻害薬および高浸透圧薬を投与する。薬物治療により，約50％の症例で悪性緑内障を解除することが可能であるとする報告もある[13]。薬物による治療効果発現には4～5日かかることもあるため，早計に治療が不成功に終わったと判断すべきではない。前房深度が保たれ眼圧が正常化すれば，高浸透圧薬から徐々に薬物投与を中止する。

薬物治療が奏効しない症例は，レーザー治療あるいは外科的手術が必要となる。毛様突起へのアルゴンレーザー照射は毛様突起を収縮させることにより，毛様体-水晶体あるいは毛様体-硝子体ブロックを解除する目的で施行される。しかしレーザー熱による前部硝子体膜破壊が奏効している可能性も考えられている。一方，無水晶体眼あるいは偽水晶体眼ではNd-YAGレーザーによる前部硝子体膜切開術も有効である[20]。レーザー焦点を前部硝子体膜よりもわずかに後方として，0.5～2 mJで施行する。有水晶体眼にもNd-YAGレーザーは施行可能であるが，大きな虹彩切除孔の存在が必要である。

薬物およびレーザー治療により悪性緑内障を解除できない場合，外科的手段が必要となる。以前は，posterior sclerotomy[16]や水晶体摘出術が施行されていた。しかし現在では，経毛様体扁平部硝子体切除術（単独または水晶体手術併用）が推奨されている。Tsaiらは25症例に硝子体手術を施行し，有水晶体眼では25％，偽水晶体眼では67％で悪性緑内障が解除されたと報告した[21]。Byrnesら[22]，Harbourら[23]も同様に，水晶体を温存した症例では成功率が低いことを報告し，水晶体-角膜の接触により角膜浮腫が著しい症例，手術を要する白内障が存在する症例，および硝子体手術時前房が深くならない症例に水晶体摘出術の併用を勧めている。

無水晶体，偽水晶体と関連した緑内障

元来緑内障を有しておらず，合併症なく終了した白内障術後に眼圧上昇が生じることがある。通常の白内障術後に生じる眼圧上昇には，複数の機序が関与している[24]（表2-31）。白内障術中に合併症が生じた症例には，さらに多くの機序が関与する。原因診断を重視する立場からいえば，aphakic glaucomaやpseudophakic glaucomaといった漠然とした包括的な表現は避けるべきである[24]。

白内障術後の緑内障の頻度

近年の白内障手術の手技向上に伴い，術後の緑内障頻度もまた年々変化している。1970年代には，Duke-Elder[25]は12%，Francois[26]は0.7〜7%と報告していた。CinottiとJacobson[27]は，水晶体嚢外摘出術（ECCE）と水晶体嚢内摘出術（ICCE）施行後の比較検討で，ECCEは7.5%，ICCEは5.5%であったと報告した。また元来緑内障を有しない眼の白内障摘出術のみ[28]と，あるいは眼内レンズ挿入との併用手術後[28]にも大きな差はなく，IOL移植後の緑内障は0〜4.7%とされている[29]。一方，前房レンズと後房レンズでの比較検討[30]では，後房レンズで1.6%，前房レンズで5.5%で，Food and Drug Administration（FDA）によると前房レンズ5.5〜6.3%，虹彩固定眼内レンズ3.9〜4.3%，後房レンズが1.6〜3.5%としている[29,31]。

白内障手術前の眼圧レベルと，ECCEと眼内レンズ手術との併用術後の眼圧上昇との間には関連は認めない[32]。また緑内障眼であっても，多くの報告では術後眼圧にそれ以上の影響をきたさないとしている[20,29,33,34]。しかし慢性開放隅角緑内障の場合は，術後眼圧上昇の危険性が高いとする報告もある[38,35]。一方，虹彩切除術あるいは虹彩切開術により眼圧コントロールされている原発閉塞隅角緑内障症例では，緑内障を有さない症例と同等の危険性とされる[28]。

白内障術後の緑内障は，術後のいずれの時期にも生じる可能性がある。眼圧上昇は一時的なこともあるが，持続することもある。眼内レンズは，術後緑内障の発症あるいは悪化の要因ともなりうる[36]。

続発開放隅角緑内障

■粘弾性物質による緑内障

ヒアルロン酸ナトリウムは現在，白内障手術の際最も広く使用されている粘弾性物質であるが，

表2-31　無水晶体眼，偽水晶体眼における緑内障の発症機序

開放隅角緑内障	閉塞隅角緑内障
1. 早期発症（術後早期から2か月以内） 　　慢性開放隅角緑内障の合併 　　前房出血/デブリス 　　粘弾性物質 　　炎症 　　脱出硝子体 　　αキモトリプシンによる緑内障 　　水晶体小片緑内障 　　ステロイド緑内障 　　ghost cell glaucoma 2. 晩期発症（術後2か月以降） 　　慢性開放隅角緑内障の合併 　　ghost cell glaucoma 　　Nd-YAGレーザー後嚢切開術 　　脱出硝子体 　　晩期に生じた出血 　　慢性炎症	1. 瞳孔ブロックを伴う 　　前部硝子体膜 　　後嚢 　　眼内レンズ 　　虹彩後癒着 2. 悪性緑内障 3. 瞳孔ブロックを伴わない 　　元来存在する閉塞隅角緑内障 　　炎症/前房出血 　　浅前房の持続 　　白内障創口への虹彩陥頓 　　眼内レンズ支持部 　　血管新生緑内障 　　epithelial downgrowth 　　fibrous ingrowth 　　角膜内皮細胞の増殖

術後開放隅角緑内障を引き起こすことはよく知られている[37]。また房水流出路障害がすでに存在する眼で，眼圧上昇は特に多く認められる[34]。

細胞成分あるいは水晶体小片が前房内に浮遊し，多量の粘弾性物質が残存する場合はほとんど還流を認めない。しかし，臨床的に粘弾性物質が観察されない症例にも眼圧上昇を認めることがある[38]。虹彩上あるいは前房内に停留した小さな出血塊は，残存した粘弾性物質を示唆する所見である[38]。

眼圧上昇は12～16時間後にピークに達し，その後72時間でヒアルロン酸ナトリウムが加水分解されて下降する[38]。その間眼圧コントロールの必要性に応じて，点眼あるいは内服により眼圧下降薬が使用される。粘弾性物質による眼圧上昇抑制目的でのアセタゾラミド投与については，有効であるとする報告[39]と，有効でないとする報告[40]がある。他にはチモロール単独[41]あるいはアセタゾラミドとの併用[42]，カルバコール前房内投与[43]，ヒアルロニダーゼ[44]などが試みられている。しかし，手術終了時に残存した粘弾性物質を可能な限り排出させることが，一般的に推奨される[40]。

眼圧上昇機序は，粘弾性物質が線維柱帯を閉塞させることによると考えられている。この仮説は，ヒアルロン酸ナトリウムが動物眼に眼圧上昇を引き起こす[45]ことや，ヒト眼の房水流出能を低下させる[46]ことにより支持されている。ヒアルロン酸ナトリウムのほかに，コンドロイチン硫酸やメチルセルロースなどの使用も試みられた[47]。コンドロイチン硫酸はヒアルロン酸と比較して，20倍ほど粘弾性が低い[48]。現在わが国でも，ヒアルロン酸ナトリウムとコンドロイチン硫酸の混合物であるViscoat®は使用可能となっている。しかし，Viscoat®も同様な術後眼圧上昇を引き起こすと報告されている[37]。さらに粘弾性を低くしたヒアルロン酸ナトリウムの方が，粘弾性の高いものより強い眼圧上昇を引き起こしたとする報告[49]もあり，薬物そのものの粘弾性以外の因子が眼圧上昇に関与している可能性がある[38]。

■特発性眼圧上昇

粘弾性物質やαキモトリプシン(過去にICCE施行時に使用されていた)を術中使用していない場合でも，23％もの症例で術後眼圧上昇が生じると報告されている[50]。眼圧上昇は術後数時間以内に生じることが多く，症例によっては数週間持続することもある[40,50]。手法として，ECCEよりも超音波水晶体乳化吸引術(PEA)の方[50]が，さらに輪部切開よりも角膜切開の方[51]が，術後眼圧上昇をきたす頻度が低いとする報告がある。また白内障術後の眼圧上昇発症は，網膜裂孔などの網膜病変と関連したとする報告も散見される[52]。この一時的な眼圧上昇機序は正確には理解されていないものの，以下のいくつかの仮説が唱えられている。

(1) 線維柱帯の浮腫[53]

(2) 縫合による隅角の変形，歪み：白内障手術における強膜切開の内側に沿った白い隆起が，隅角鏡を用いて観察される[53]。また白内障術後の房水流出能低下が，この隆起の消失とともに改善したと報告されている[53]。

(3) 炎症：白内障術後の通常の炎症によっても，眼圧上昇をきたすことがある。血液房水柵破壊[54]，房水中の蛋白増加[55]あるいは線維柱帯機能低下などがあわせて生じる。術後炎症細胞そのものも線維柱帯間隙を埋め，房水流出を阻害する。インドメタシンやアスピリンといった非ステロイド系抗炎症薬の投与により，術後眼圧上昇を軽減することが可能であるとされている。

日帰り白内障手術が一般的に行われるようになった現在，術後眼圧上昇の予防治療はいっそう重要性を増している。ことにすでに緑内障がかなり進行している症例や，前部虚血性視神経症が生じやすいと思われる症例には，特に注意を払うべきである[50,56]。現在までに術後の眼圧上昇を予防する目的で，チモロール[57,58]，ベフノロール，ゲル化ピロカルピン[59]，アセタゾラミド[54]やアプラクロニジン[60]といった薬物が試みられている。しかし，眼圧上昇予防効果については一致した見解がない。

■ 前房内に脱出した硝子体による緑内障

前房内に脱出した硝子体により，無水晶体眼に開放隅角緑内障を生じることがある[61,62]。通常は白内障術後数週してから発症するが，時には数か月経てから起こることもある。

前房内に脱出した硝子体が線維柱帯を覆い，房水流出障害により眼圧が上昇すると推察されている。しかし多くの無水晶体眼では，前房に硝子体が充満していても眼圧は正常に保たれている[63]。実験的には人眼の前房に硝子体を注入すると房水流出能低下が生じ，ヒアルロニダーゼ注入により回復したと報告されている[61]。白内障手術時に後嚢破損が生じた症例や，Nd-YAG レーザーによる後嚢切開術を施行された症例，あるいは前部硝子体膜が保たれたままで ICCE を終えて，のちに自然に前部硝子体破損や後部硝子体剥離が起こった症例などに，前房内に脱出した硝子体を認めることがある。白内障手術時，不完全な前部硝子体切除が原因となって生じる前房内に脱出した硝子体を認める症例に，続発開放隅角緑内障が発症しやすい[24]。また炎症，硝子体脱出に伴う合併症，瞳孔ブロックなども続発緑内障の一機序の可能性がある[38,64]。

前房内に脱出した硝子体により生じる続発開放隅角緑内障は，通常自然に軽快する[38]。硝子体は時間経過とともに濃縮あるいは後方移動し，眼圧も正常化する[38]。眼圧上昇時には眼圧下降薬，調節麻痺薬を使用して，眼圧コントロールを図る。多くの症例で，縮瞳薬よりも調節麻痺薬の方が効果的であるとされている[38]。また，症例によっては硝子体切除術が必要となることもある[38,62]。

■ αキモトリプシンによる緑内障

水晶体嚢内摘出術（ICCE）が広く施行されていた頃，αキモトリプシンはチン小帯を溶解するために使用されていた。αキモトリプシン使用により生じる緑内障は enzyme glaucoma と呼称され，多いもので 72％ の症例に眼圧上昇をきたしたと報告されている[65]。もともと緑内障を有する眼に特に多いことはなく，正常眼と同等であり[66]，一方糖尿病患者では高率に生じる[67]。眼圧上昇は術後 1～5 日以内に生じ，通常 2～4 日で収まるが，時には数週持続することがある[68,69]。αキモトリプシンによる房水流出路障害は，少なくとも術後 2～4 か月には回復する[70]。

αキモトリプシンによる緑内障の機序は解明されていない。最も可能性の高いものは，溶解されたチン小帯の小片により房水流出路の通過障害が生じるとするものである[71]。眼圧上昇が認められる期間は，必要であれば点眼あるいは内服による眼圧下降薬を使用する。現在では ICCE があまり施行されなくなったために，αキモトリプシン緑内障をみかけることはまれとなっている。

■ Uveitis-Glaucoma-Hyphema（UGH）症候群

眼内レンズ手術が施行されるようになった当初，UGH 症候群はしばしば認められた。UGH 症候群は後房レンズ術後にはまれで[72]，一般には前房レンズあるいは虹彩支持レンズ手術後に多く認められる[29,72-74]。眼内レンズ手術後，数週～数か月間に眼圧上昇，虹彩毛様体炎および繰り返し前房出血が生じる[38]。

UGH 症候群は，当時の眼内レンズの完成度が低く可動性が余りにも大きかったために[75]，虹彩との過度の摩擦が起こり発症したと考えられている。軽症の UGH 症候群であれば眼圧下降薬とステロイド薬投与により反応するが，ほとんどの症例は眼内レンズの除去を要する[38]。炎症や出血，あるいは眼内レンズ支持部による外傷が元で，房水流出路の不可逆的障害が生じている症例は，眼内レンズ除去後も眼圧上昇は持続する。現在は眼内レンズの質の向上により，著しく減少している[24]。

■ Nd-YAG レーザー後嚢切開術後に生じる緑内障

Nd-YAG レーザー後嚢切開術施行後，95％ の症例に眼圧上昇が認められ[76]，時として 60～80 mmHg の，危険なレベルに達することがある[76-78]。通常は 2～4 時間以内に眼圧が上昇し，24 時間以内に自然に収まる[79]。しかし一時的でない症例も報告されている[78,80]。Nd-YAG レー

ザー後の眼圧上昇は，緑内障の既往を有する症例[78,81]や，レーザー前の眼圧が20 mmHg以上の症例，あるいは偽水晶体眼よりも無水晶体眼によく認められる[79,82,83]。緑内障発症が，レーザーエネルギー総量あるいは後囊切開の大きさによるか否かは，議論のあるところである[77,79,83]。

Nd-YAGレーザー後囊切開後に生じる眼圧上昇は，線維柱帯に蓄積したデブリスと関連している[84]。動物実験でNd-YAGレーザー後囊切開術後，房水中にはフィブリン，水晶体物質，炎症細胞，マクロファージなどを多量に認めたと報告されている[85]。また，硝子体の前方脱出により，瞳孔ブロックを生じることがある。Nd-YAGレーザー後囊切開術後の眼圧上昇を予防する目的で，1％アプラクロニジンの術前後1時間の点眼が有効なことが知られている[86,87]。すでに眼圧上昇を認める症例には，β遮断薬，炭酸脱水酵素阻害薬，高浸透圧薬，ステロイド点眼薬などを必要に応じて投与する。

続発閉塞隅角緑内障 (除外：悪性緑内障)

■瞳孔ブロック

瞳孔ブロックは，白内障術後に生じる隅角閉塞の原因として最もしばしば認められる[26]。虹彩前後に存在する諸組織(前部硝子体膜，後囊など)あるいは物質(眼内レンズ，ガス，シリコンオイル)によって生じる。

今日白内障手術の際，周辺虹彩切除術は併用されないことが多い[28]。実際，後房レンズ移植後に瞳孔ブロックが生じることはまれとされている[88]。しかし，糖尿病患者やぶどう膜炎既往のある患者には術後瞳孔ブロックが生じやすいので[89]，周辺虹彩切除術の必要性を考慮すべきである[38]。またICCE施行時には，前部硝子体膜が破損していない症例では術後瞳孔ブロックが生じやすいため，虹彩切除術を施行すべきである[90]。

■血管新生緑内障

増殖糖尿病網膜症患者ではことにICCE施行後，前眼部の血管新生過程が加速されることはよく知られている。しかし合併症のないECCEおよび後房レンズ手術後では，血管新生緑内障の発症はまれとされている。また，Nd-YAGレーザー後囊切開術施行後に発症した血管新生緑内障症例も報告されており，後囊が前眼部の血管新生バリアの役割を担っていることが示唆されている[91]。

角膜移植と関連した緑内障

角膜移植後に生じる緑内障発症率の報告はさまざまで，術後早期で9～31％[92,93]，晩期は18～35％[92-94]とされている。その危険因子としては無水晶体眼，水晶体囊内摘出術と角膜移植術との併用手術，角膜移植前より緑内障を有している患者，角膜穿孔症例，角膜移植術の既往などがあげられる[105-108]。

角膜移植後緑内障の病因には，線維柱帯の虚脱に伴う隅角部の歪み，移植片の縫合テクニック，術後炎症および周辺部虹彩前癒着といった多くの因子が関与している。OlsonとKaufman[95]は，無水晶体眼に角膜移植後緑内障が高頻度に生じることに着目し，術後眼圧上昇は隅角組織の過剰圧縮による隅角部の歪みによるとした。隅角部の歪みを悪化させる要因として固い縫合，長いバイト，大きいトレパン，小さな宿主角膜および宿主角膜周辺部が厚いことがあげられている。Zimmermanら[96]は，線維柱帯の形態維持には毛様体-水晶体囊組織による後方固定と，デスメ膜による前方固定が必要であると仮定し，無水晶体眼では後方支持はすでに弛緩し，角膜移植施行時に前方支持の弛緩も伴い，部分的な線維柱帯の虚脱を引き起こすとした。一方Lass[97]は，角膜移植後に生じる緑内障は周辺虹彩前癒着形成に関与すると報告している。角膜移植後の緑内障や眼圧上昇の原因として，術後炎症，粘弾性物質，αキモトリプシンの使用，隅角閉塞を伴う創口からの房水漏出，前房出血，術中テクニック(固い縫合，長いバイトなど)，瞳孔ブロック，手術前より存在する緑内障，無水晶体眼での角膜移植，水晶体摘出術と併用した角膜移植，慢性閉塞隅角緑内障，ステロイド緑内障，拒絶反応，悪性緑内障などがあ

げられる[98]。

　治療は，薬物管理が第一段階となる。瞳孔ブロックが関与していれば，レーザー虹彩切開術を施行する。レーザー線維柱帯形成術は，少なくとも隅角の1/3～1/2が開放していれば有効な場合がある[99]。線維芽細胞増殖阻害薬を併用しない線維柱帯切除術はあまり有効でないため[92,100,101]，5-フルオロウラシルやマイトマイシンCを併用して行う。結膜の瘢痕化が相当存在する症例には，インプラント手術も考慮すべきである。Graft failureは高率に生じるとされている[102,103]が，71～96%の症例で眼圧コントロール良好[102-104]と報告されている。毛様体冷凍凝固術[105]やNd-YAGレーザー[106,107]，半導体ダイオードレーザー[108]などによる毛様体レーザー凝固術も，角膜移植前後に眼圧コントロールの目的でしばしば施行される。眼圧下降は一時的にしか得られない場合もあるが，必要であれば繰り返し施行可能である。

網膜硝子体手術後の緑内障

　強膜バックリング手術や硝子体手術後に，緑内障を発症することがある。その眼圧上昇は一時的なことが多いとされるが，長期にわたることもある[109]。硝子体手術後に生じる緑内障の機序は多岐にわたる(表2-32)。

強膜バックリング手術による緑内障

　強膜バックリング手術後に，一過性の浅前房を認めることは珍しいことではない[110,111]。Fioreらは，術後1週間で14症例すべてに浅前房(平均0.44mmの前房深度減少)を認めたとしている[110]。その程度は症例によりさまざまであるが，閉塞隅角緑内障を生じる頻度は1.4～4.4%と報告されている[111-113]。狭隅角や閉塞隅角緑内障を発症する危険因子には，術前からの狭隅角[111,113]，輪状締結術の併用，赤道部よりも前方での輪状締結[111]，強度近視[113]，高齢者[113]，術後の毛様体脈絡膜剥離の存在[111]などがあげられている。多くの症例が，経過観察のみで数日のうちに徐々に前房は深くなり眼圧は正常化する。しかしこの間に

表2-32　硝子体手術後に生じる緑内障の機序

術前から存在する緑内障
　　隅角離開
　　ghost cell glaucoma
　　原発開放隅角緑内障
　　色素緑内障
眼内出血と関連
　　前房出血
　　ghost cell glaucoma
　　溶血
　　眼球鉄症 hemosiderosis
水晶体物質の関連
　　水晶体融解緑内障
　　水晶体小片緑内障 lens particle glaucoma
　　水晶体アナフィラキシーによる緑内障
　　　phacoanaphylactic glaucoma
血管新生緑内障
炎症細胞による緑内障
ステロイド緑内障
眼内注入したガスあるいは液体
　　空気
　　粘弾性物質
　　perfluorocarbons
　　シリコンオイル

周辺虹彩前癒着が形成され，閉塞隅角緑内障が残存することがある。

　症状は術後数日以内に眼痛，悪心，嘔吐などの訴えがまれに認められる。眼圧が著しく上昇している症例では，浅前房，結膜および角膜浮腫を認める。しかし瞳孔ブロックでみられる虹彩膨隆とは異なり，中央でより強く認められる。眼圧は通常25～50mmHgに上昇し，隅角鏡検査では部分的あるいは全周の隅角閉塞(機能的)が観察される。

　閉塞隅角緑内障の発症機序はいくつか推察されている。そのうち，強膜バックリング手術により渦静脈からの流出障害が生じるとする仮説が最も有力とされている。渦静脈閉塞は，毛様体に充血と浮腫を生じさせる[114,115]。毛様体浮腫はその前方回旋を引き起こし，水晶体-虹彩隔膜を前方移動させ，隅角閉塞が生じる。ほかには，強膜の単なる機械的内陥によるとする説もある。バックルが赤道部前方に置かれた場合，それ自体により毛様体前方回旋が生じる可能性がある[116]。しかし，高いバックルが存在する症例でも浅前房と隅角閉塞が自然解除されるため，単一の機序とは考えに

表 2-33 眼内注入ガスの膨張特性

眼内注入ガス	最大膨張容積(倍)	最大容積に至る時間(時間)	吸収されるまでの時間(日)
空気	1	直後	5～7
SF_6 [137]	3	24～48	11～14
希釈 SF_6(20%)	1	直後	11～14
C_3F_8 [138]	5	48～72	30～40
希釈 C_3F_8(18%) [138]	1	直後	30～40

SF_6: sulfahexafluoride, C_3F_8: perfluoropropane
(Stinson WG et al: Semin Ophthalmol 9: 258-265, 1994 より改変) [123]

くい [117, 118]。一方瞳孔ブロックが関与している症例も存在する [119]。

自然寛解することが多いことから、薬物治療が望ましい。調節麻痺薬、ステロイド薬、β 遮断薬、α_2 刺激薬、点眼炭酸脱水素阻害薬、プロスタグランジン関連薬などの点眼薬を投与する。エピネフリンは効果がない [118]。また縮瞳薬は炎症を強くし、前房をさらに浅くする可能性があるため、避けるべきである。薬物治療下で眼圧が非常に高い場合や、広範な周辺虹彩前癒着形成が懸念される場合は、レーザーあるいは外科的治療を選択する。レーザー虹彩切開術は一般的に無効であるが、アルゴンレーザー隅角形成術は有効な場合がある [120]。時として、外科的治療が必要となることがある。

硝子体内ガス注入による緑内障

網膜硝子体手術の増加に伴い、硝子体内へのガス注入症例は増加している。一般的にガスは、網膜裂孔閉鎖と網膜タンポナーデに使用される。無菌性の空気は眼内で膨張せず、5～7 日のうちに速やかに吸収されてしまう [121, 122]。一方フッ素が添加された水素ガスは、膨張し眼内に長く滞留するという利点を有する。また希釈されたガスはゆっくりと膨張し、液化硝子体と置換しバランスを保つようになる。表 2-33 にそれぞれのガスの特性を示す。

しかし膨張性ガスは水晶体-虹彩隔膜の前方移動を引き起こし、続発閉塞隅角緑内障を発症することがある。SF_6 ガス注入による眼圧上昇頻度は 6～67% とされる [124, 125]。特に 100% SF_6 ガス使用時に高頻度で、101 症例中 11 例 (11%) に網膜中心動脈閉塞症を発症したとする報告もある [125]。一方、perfluorocarbon 使用下には 18～59% の眼圧上昇が報告されている [125-127]。術後眼圧上昇を抑制するには、ガスの濃度や量を調整することが重要である [109]。SF_6 ガスは、空気と 40:60 の混合ガス利用が推奨されている [121, 124, 128, 129]。

膨張性ガスによる眼圧上昇は術後 24 時間以内に始まり、数日持続する。硝子体内にガスが存在する場合、Schiötz 眼圧計や Pneumatonometer の眼圧値は低く評価される。そのため Goldmann, Perkins, Mackay-Marg 眼圧計の使用が望ましい [128, 130]。また飛行機搭乗、スキューバダイビング、登山など気圧変化により眼圧変化が生じるため、注意すべきである [131]。硝子体内ガスによる眼圧上昇には、β 遮断薬などの房水産生抑制薬や高浸透圧薬を投与する。高度な視神経障害が予想される症例では、ガスを吸引し前房を形成することが必要となる [132, 133]。また瞳孔ブロックの関与が疑われる症例には、レーザー虹彩切開術を考慮する。外科的治療としては強膜内陥術後の緑内障と同様に濾過手術が奏効しにくいため、インプラント手術も試みられている [134, 135]。

シリコンオイルによる緑内障

硝子体内へのシリコンオイル注入は、難治性網膜剥離や増殖糖尿病網膜症手術に併用される。続発緑内障は、6～56% に生じると報告されている [129, 136-139]。また危険因子として、緑内障の既往 [136, 139]、糖尿病 [136, 139]、無水晶体眼 [139] などが報告されている。高粘弾性のシリコンオイルの方が、

前房内に乳化したシリコンオイル滴を認めることが少なく，緑内障発症の危険性は低い[140]。本緑内障は瞳孔ブロック[136-139, 141-143]，炎症[129, 137]，器質的隅角閉塞[129, 136, 141]，虹彩血管新生[129, 138, 139]，前房内へのシリコンオイル迷入[136, 138, 139, 141]，原因不明の開放隅角緑内障[138, 141]などにより生じる可能性がある。

シリコンオイルは眼内で浮くため，下方での虹彩切除術施行が推奨されている[144, 145]。下方の虹彩切除術により瞳孔ブロックの頻度は減少するが，約14％で閉塞したと報告されている[143]。本症には，積極的な薬物治療をすることが望ましい[117]。炎症を軽減させるために，初期には調節麻痺薬やステロイド薬を投与する[109]。薬物治療で眼圧コントロールが得られない場合は，外科的手術を必要とすることがある。その際シリコンオイル除去のみとするか，あるいは緑内障手術を併用するかは，隅角や視神経の状況を加味しつつ判断すべきである[109]。インプラント手術も試みられているが，シリコンオイルが残存する場合には下方象限に施行するべきである[109]。

（澤田　明・山本哲也）

文献

1) von Graefe A : Beitrage zur Pathologie und Therapie des Glaucoms. Graefe Arch Ophthalmol 15 : 108-252, 1869
2) Chandler PA : Malignant glaucoma. Am J Ophthalmol 34 : 993, 1951
3) Reed JE, Thomas JV, Lytle RA et al : Malignant glaucoma induced by an intraocular lens. Ophthalmic Surg 21 : 177-180, 1990
4) Cashwell LF, Martin TJ : Malignant glaucoma after laser iridotomy. Ophthalmology 99 : 651-659, 1992
5) Hardten DR, Brown JD : Malignant glaucoma after Nd : YAG cyclophotocoagulation. Am J Ophthalmol 111 : 245-247, 1991
6) Weiss IS, Deiter PD : Malignant glaucoma syndrome following retinal detachment surgery. Ann Ophthalmol 6 : 1099-1104, 1974
7) Rieser JC, Schwartz B : Miotic-induced malignant glaucoma. Arch Ophthalmol 87 : 706-712, 1972
8) Weber PA, Cohen JS, Baker ND : Central retinal vein occlusion and malignant glaucoma. Arch Ophthalmol 105 : 635-636, 1987
9) Kushner BJ : Ciliary block glaucoma in retinopathy of prematurity. Arch Ophthalmol 100 : 1078-1079, 1982
10) Lass JH, Thoft RA, Bellows AR et al : Exogenous Nocardia asteroides endophthalmitis associated with malignant glaucoma. Ann Ophthalmol 13 : 317-321, 1981
11) Fanous S, Brouillette G : Ciliary block glaucoma : malignant glaucoma in the absence of a history of surgery and of miotic therapy. Can J Ophthalmol 18 : 302-303, 1983
12) Chandler PA, Simmons RJ, Grant WM : Malignant glaucoma. Medical and surgical treatment. Am J Ophthalmol 66 : 495-502, 1968
13) Simmons RJ, Maestre FA : Malignant glaucoma. In : Ritch R, Shields MB, Krupin T ed : The glaucomas vol 2, 2nd ed, 841-855, St Louis, Mosby, 1996.
14) Shaffer RN : The role of vitreous detachment in aphakic and malignant glaucoma. Trans Am Acad Ophthalmol Otolaryngol 58 : 217-231, 1954
15) Tello C, Chi T, Shepps G et al : Ultrasound biomicroscopy in pseudophakic malignant glaucoma. Ophthalmology 100 : 1330-1334, 1993
16) Chandler PA : A new operation for malignant glaucoma. A preliminary report. Trans Am Ophthalmol Soc 62 : 408-419, 1964
17) Chandler PA, Grant WM : Mydriatic-cycloplegic treatment in malignant glaucoma. Arch Ophthalmol 68 : 353-359, 1962
18) Epstein DL, Hashimoto JM, Anderson PJ et al : Experimental perfusions through the anterior and vitreous chambers with possible relationships to malignant glaucoma. Am J Ophthalmol 88 : 1078-1086, 1979
19) Luntz MH, Rosenblatt M : Malignant glaucoma. Surv Ophthalmol 32 : 73-93, 1987
20) Halkias A, Magauran DM, Joyce M : Ciliary block (malignant) glaucoma after cataract extraction with lens implant treated with YAG laser capsulotomy and anterior hyaloidotomy. Br J Ophthalmol 76 : 569-570, 1992
21) Tsai JC, Barton KA, Miller MH et al : Surgical results in malignant glaucoma refractory to medical or laser therapy. Eye 11 : 677-681, 1997
22) Byrnes GA, Leen MM, Wong TP et al : Vitrectomy for ciliary block (malignant) glaucoma. Ophthalmology 102 : 1308-1311, 1995
23) Harbour JW, Rubsamen PE, Palmberg P : Pars plana vitrectomy in the management of phakic and pseudophakic malignant glaucoma. Arch Ophthalmol 114 : 1073-1078, 1996
24) Tomey KF, Traverso CE : The glaucomas in aphakia and pseudophakia. Surv Ophthalmol 36 : 79-112, 1991
25) Duke-Elder S, Jay B : Post-operative glaucoma. In : Duke-Elder ed : System of ophthalmology, vol 6 Diseases of the lens and vitreous ; glaucoma and hypotony, 716-723, Mosby, St Louis, 1976
26) François J : Aphakic glaucoma. Ann Ophthalmol 6 :

429-442, 1974
27) Cinotti AA, Jacobson JH : Complications following cataract extraction. Am J Ophthalmol 36 : 929-936, 1953
28) Savage JA, Thomas JV, Belcher CD 3rd et al : Extracapsular cataract extraction and posterior chamber intraocular lens implantation in glaucomatous eyes. Ophthalmology 92 : 1506-1516, 1985
29) Worthen DM, Boucher JA, Buxton JN et al : Interim FDA report on intraocular lenses. Ophthalmology 87 : 267-271, 1980
30) Hoskins HD : Management of pseudophakic glaucoma. In : Greve EL ed : Surgical management of coexisting glaucoma and cataract, 41-47, Kugler, Amsterdam, 1987
31) Stark WJ, Worthen DM, Holladay JT et al : The FDA report on intraocular lenses. Ophthalmology 90 : 311-317, 1983
32) Tuberville A, Nissenkorn I, Tomoda T et al : Post-surgical intraocular pressure elevation. Am Intraocul Implant Soc 9 : 309-312, 1983
33) Drews RC : Lens implantation in patients with glaucoma. Ophthalmology 87 : 665-667, 1980
34) Handa J, Henry JC, Krupin T et al : Extracapsular cataract extraction with posterior chamber lens implantation in patients with glaucoma. Arch Ophthalmol 105 : 765-769, 1987
35) Krupin T, Feitl ME, Bishop KI : Postoperative intraocular pressure rise in open-angle glaucoma patients after cataract or combined cataract-filtration surgery. Ophthalmology 96 : 579-584, 1989
36) Van-Oye R, Gelisken O : Pseudophakic glaucoma. Int Ophthalmol 8 : 183-186, 1985
37) Barron BA, Busin M, Page C et al : Comparison of the effects of Viscoat and Healon on postoperative intraocular pressure. Am J Ophthalmol 100 : 377-384, 1985
38) Stamper RL, Lieberman MF, Drake MV : Secondary open-angle glaucoma. In : Becker-Shaffer's diagnosis and therapy of the glaucomas, 7th ed, 317-355, Mosby, St Louis, 1999
39) Lewen R, Insler MS : The effect of prophylactic acetazolamide on intraocular pressure rise associated with Healon-aided intraocular lens surgery. Ann Ophthalmol 17 : 315-318, 1985
40) Naeser K, Thim K, Hansen T et al : Intraocular pressure in the first days after implantation of posterior chamber lenses with the use of sodium hyaluronate. Acta Ophthalmol 64 : 330-337, 1986
41) Anmarkrud N, Bergaust B, Bulie T : The effect of Healon and timolol on early postoperative intraocular pressure after extracapsular cataract extraction with implantation of a posterior chamber lens. Acta Ophthalmol (Copenh) 70 : 96-100, 1992
42) Pape LG, Balazs EA : The use of sodium hyaluronate (Healon) in human anterior segment surgery. Ophthalmology 87 : 699-705, 1980
43) Gupta A, Bansal RK, Grewal SP : Natural course of intraocular pressure after cataract extraction and the effect of intracameral carbachol. J Cataract Refract Surg 18 : 166-169, 1992
44) Hein SR, Keates RH, Weber PA : Elimination of sodium hyaluronate-induced decrease in outflow facility with hyaluronidase. Ophthalmic Surg 17 : 731-734, 1986
45) MacRae SM, Edelhauser HF, Hyndiuk RA et al : The effects of sodium hyaluronate, chondroitin sulfate, and methylcellulose on the corneal endothelium and intraocular pressure. Am J Ophthalmol 95 : 332-341, 1983
46) Berson FG, Patterson MM, Epstein DL : Obstruction of aqueous outflow by sodium hyaluronate in enucleated human eyes. Am J Ophthalmol 95 : 668-672, 1983
47) Glasser DB, Matsuda M, Edelhauser HF : A comparison of the efficacy and toxicity of and intraocular pressure response to viscous solutions in the anterior chamber. Arch Ophthalmol 104 : 1819-1824, 1986
48) Lang E, Mark D, Miller FA : Shear flow characteristics of sodium hyaluronate : relationship to performance in anterior segment surgery. Arch Ophthalmol 102 : 1079-1082, 1984
49) Schubert HD, Denlinger JL, Balaz EA : Exogenous Na-hyaluronate in the anterior chamber of the owl monkey and its effect on the intraocular pressure. Exp Eye Res 39 : 137-152, 1984
50) Gross JG, Meyer DR, Robin AL et al : Increased intraocular pressure in the immediate postoperative period after extracapsular cataract extraction. Am J Ophthalmol 105 : 466-469, 1988
51) Rothkoff L, Beinder B, Blumenthal M : The effect of corneal section on early increased intraocular pressure after cataract extraction. Am J Ophthalmol 85 : 337-338, 1978
52) Roberts W : An unusual form of glaucoma in aphakics. Trans Am Acad Ophthalmol Otolaryngol 69 : 1024-1027, 1965
53) Lee PF, Trotter RR : Tonographic and gonioscopic studies before and after cataract extraction. Arch Ophthalmol 407-416, 1957
54) Rich WJ : Further studies on early post operative ocular hypertension following cataract extraction. Trans Ophthalmol Soc UK 89 : 639-645, 1969
55) Gormaz A : Ocular tension after cataract surgery. Am J Ophthalmol 53 : 832-841, 1960
56) Shields MB, Braverman SD : Timolol in the management of secondary glaucomas. Surv Ophthalmol 28 : 266-271, 1983.
57) Haimann MH, Phelps CD : Prophylactic timolol for the prevention of high intraocular pressure after cataract extraction : a randomized, prospective, double-blind trial. Ophthalmology 88 : 233-238, 1981
58) Obstbaum SA, Galin MA : The effect of timolol on cataract extraction and intraocular pressure. Am J

59) Ruiz RS, Wilson CA, Musgrove KH et al : Management of increased intraocular pressure after cataract extraction. Am J Ophthalmol 103 : 487-491, 1987
60) Wiles SB, MacKenzie D, Ide CH : Control of intraocular pressure with apraclonidine hydrochloride after cataract extraction. Am J Ophthalmol 111 : 184-188, 1991.
61) Grant WM : Open-angle glaucoma associated with vitreous filling the anterior chamber following cataract extraction. Trans Am Ophthalmol Soc 61 : 196-218, 1963
62) Samples JR, Van Buskirk EM : Open-angle glaucoma associated with vitreous humor filling the anterior chamber. Am J Ophthalmol 102 : 759-761, 1986
63) Schlossman A : Complications in the immediate postoperative period. Int Ophthalmol Clin 4 : 815-837, 1964
64) Simmons RJ : The vitreous in glaucoma. Trans Ophthalmol Soc UK 95 : 422-428, 1975
65) Kirsch RE : Glaucoma following cataract extraction associated with the use of alpha chymotrypsin. Arch Ophthalmol 72 : 612-620, 1964
66) Gombos GM, Oliver M : Cataract extraction with enzymatic zonulolysis in glaucomatous eyes. Am J Ophthalmol 64 : 68-70, 1967
67) Skalka HW : Alpha-chymotrypsin glaucoma. Ann Ophthalmol 8 : 149-151, 1976
68) Galin MA, Barasch KR, Harris LS : Enzymatic zonulolysis and intraocular pressure. Am J Ophthalmol 61 : 690-696, 1966
69) Beidner B, Rothkoff L, Blumenthal M : The effect of acetazolamide on early increased intraocular pressure after cataract extraction. Am J Ophthalmol 83 : 565-568, 1977
70) Jocson VL : Tonography and gonioscopy before and after cataract extraction with alpha chymotrypsin. Am J Ophthalmol 60 : 318-322, 1965
71) Kirsh RE : Further studies on glaucoma following cataract extraction associated with the use of alpha-chymotrypsin. Trans Am Acad Ophthalmol Otolaryngol 69 : 1011-1023, 1965
72) Apple DJ, Mamalis N, Loftfield K et al : Complications of intraocular lenses : a historical and histopathological review. Surv Ophthalmol 29 : 1-54, 1984
73) Alpar JJ : Glaucoma after IOL implantation : survey and recommendations. Glaucoma 7 : 241-245, 1985
74) Keates RH, Ehrlich DR : "Lenses of Chance" complications of anterior chamber implants. Ophthalmology 85 : 408-414, 1978
75) Miller D, Doone MG : High-speed photographic evaluation of intraocular lens movements. Am J Ophthalmol 97 : 752, 1984
76) Channel MM, Beckman H : Intraocular pressure changes after neodymium : YAG laser posterior capsulotomy. Arch Ophthalmol 102 : 1024-1026, 1984
77) Richter CU, Arzeno G, Pappas HR et al : Intraocular pressure elevation following Nd : YAG laser posterior capsulotomy. Ophthalmology 92 : 636-640, 1985
78) Stark WJ, Worthen D, Holladay JT et al : Neodymium : YAG lasers : an FDA report. Ophthalmology 92 : 209-212, 1985
79) Slomovic AR, Parrish RK II : Acute elevations of intraocular pressure following Nd : YAG laser posterior capsulotomy. Ophthalmology 92 : 973-976, 1985
80) Demer JL, Koch DD, Smith JA et al : Persistent elevation in intraocular pressure after Nd : YAG laser treatment. Ophthalmic Surg 17 : 465-466, 1986
81) Flohr MJ, Robin AL, Kelley JS : Early complications following Q-switched neodymium : YAG laser posterior capsulotomy. Ophthalmology 92 : 360-363, 1985
82) Kraff MC, Sanders DR, Lieberman HL : Intraocular pressure and the corneal endothelium after neodymium : YAG laser posterior capsulotomy : relative effects of aphakia and pseudophakia. Arch Ophthalmol 103 : 511-514, 1985
83) Migliori ME, Berkman H, Channell MM : Intraocular pressure changes after Nd : YAG laser capsulotomy in eyes pretreated with timolol. Arch Ophthalmol 105 : 473-475, 1987
84) Altamirano D, Mermoud A, Pittet N et al : Aqueous humor analysis after Nd : YAG laser capsulotomy with the laser flare-cell meter. J Cataract Refract Surg 18 : 554-558, 1992
85) Lynch MG, Quigley HA, Green WR et al : The effect of neodymium : YAG laser capsulotomy on aqueous humor dynamics in the monkey eye. Ophthalmology 93 : 1270-1275, 1986
86) Pollack IP, Brown RH, Crandall AS et al : Prevention of the rise in intraocular pressure following neodymium : YAG posterior capsulotomy using topical 1% apraclonidine. Arch Ophthalmol 106 : 754-757, 1988
87) Cullom RD Jr, Schwartz LW : The effect of apraclonidine on the intraocular pressure of glaucoma patients following Nd : YAG laser posterior capsulotomy. Ophthalmic Surg 24 : 623-626, 1993
88) Murphy GE : Long-term gonioscopy follow-up of eyes with posterior chamber lens implants and no iridectomy. Ophthalmic Surg 17 : 227-228, 1986
89) Weinreb RN, Wasserstrom JP, Forman JS et al : Pseudophakic pupillary block with angle-closure glaucoma in diabetic patients. Am J Ophthalmol 102 : 325-328, 1986
90) Swan KC : Relationship of basal iridectomy to shallow chamber following cataract extraction. Arch Ophthalmol 69 : 191-202, 1963
91) Weinreb RN, Wasserstrom JP, Parker W : Neovascular glaucoma following neodymium-YAG laser posterior capsulotomy. Arch Ophthalmol 104 : 730-731, 1986
92) Foulks GN : Glaucoma associated with penetrating keratoplasty. Ophthalmology 94 : 871-874, 1987

93) Wilson SE, Kaufman HE : Graft failure after penetrating keratoplasty. Surv Ophthalmol 34 : 325-356, 1990
94) Chien AM, Schmidt CM, Cohen EJ et al : Glaucoma in the immediate postoperative period after penetrating keratoplasty. Am J Ophthalmol 115 : 711-714, 1993
95) Olson RJ, Kaufman HE : A mathematical description of causative factors and prevention of elevated intraocular pressure after keratoplasty. Invest Ophthalmol Vis Sci 16 : 1085-1092, 1977
96) Zimmerman TJ, Krupin T, Grodzki W et al : The effect of suture depth on outflow facility in penetrating keratoplasty. Arch Ophthalmol 96 : 505-506, 1978
97) Lass JH, Pavan-Langston D : Timolol therapy in secondary angle-closure glaucoma post penetrating keratoplasty. Ophthalmology 86 : 51-59, 1979
98) Ayyala RS : Penetrating keratoplasty and glaucoma. Surv Ophthalmol 45 : 91-105, 2000
99) Van-Meter WS, Allen RC, Waring GO III et al : Laser trabeculoplasty for glaucoma in aphakic and pseudophakic eyes after penetrating keratoplasty. Arch Ophthalmol 106 : 185-188, 1988
100) Gilvarry AM, Kirkness CM, Steele AD et al : The management of post-keratoplasty glaucoma by trabeculectomy. Eye 3 : 713-718, 1989
101) Insler MS, Cooper HD, Kastl PR et al : Penetrating keratoplasty with trabeculectomy. Am J Ophthalmol 100 : 593-595, 1985
102) Ayyala RS, Pieroth L, Vinals AF et al : Comparison of mitomycin C trabeculectomy, glaucoma drainage device implantation, and laser neodymium : YAG cyclophotocoagulation in the management of intractable glaucoma after penetrating keratoplasty. Ophthalmology 105 : 1550-1556, 1998
103) Beebe WE, Starita RJ, Fellman RL et al : The use of Molteno implant and anterior chamber tube shunt to encircling band for the treatment of glaucoma in keratoplasty patients. Ophthalmology 97 : 1414-1422, 1990
104) Topouzis F, Coleman AL, Choplin N et al : Follow-up of the original cohort with the Ahmed glaucoma valve implant. Am J Ophthalmol 128 : 198-204, 1999
105) Binder PS, Abel R Jr, Kaufman HE : Cyclocryotherapy for glaucoma after penetrating keratoplasty. Am J Ophthalmol 79 : 489-492, 1975
106) Cohen EJ, Schwartz LW, Luskind RD et al : Neodymium : YAG laser transscleral cyclophotocoagulation for glaucoma after penetrating keratoplasty. Ophthalmic Surg 20 : 713-716, 1989
107) Threlkeld AB, Shields MB : Noncontact transscleral Nd : YAG cyclophotocoagulation for glaucoma after penetrating keratoplasty. Am J Ophthalmol 120 : 569-576, 1995
108) Youn J, Cox TA, Herndon LW et al : A clinical comparison of transscleral cyclophotocoagulation with neodymium : YAG and semiconductor diode lasers. Am J Ophthalmol 126 : 640-647, 1998
109) Gedde SJ : Management of glaucoma after retinal detachment surgery. Curr Opin Ophthalmol 13 : 103-109, 2002
110) Fiore JV, Newton JC : Anterior segment changes following the scleral buckling procedure. Arch Ophthalmol 84 : 284-287, 1970
111) Sebesyen JG, Schepens CL, Rosenthal ML : Retinal detachment and glaucoma. Tonometric and gonioscopic study of 160 cases. Arch Ophthalmol 67 : 736-745, 1962
112) Smith TR : Acute glaucoma after scleral buckling procedures. Am J Ophthalmol 63 : 1807-1808, 1967
113) Kreiger AE, Hodgkinson BJ, Frederick AR Jr et al : The results of retinal detachment surgery. Analysis of 268 operations with a broad scleral buckle. Arch Ophthalmol 86 : 385-394, 1971
114) Hayreh SS, Baines JA : Occlusion of the vortex veins. An experimental study. Br J Ophthalmol 57 : 217-238, 1973
115) Diddie KR, Ernest JT : Uveal blood flow after 360° constriction in the rabbit. Arch Ophthalmol 98 : 729-730, 1980
116) Berler DK, Goldstein B : Scleral buckles and rotation of the ciliary body. Arch Ophthalmol 97 : 1518-1521, 1979.
117) Walsh JB, Muldoon TO : Glaucoma associated with retinal and vitreoretinal disorders. In : Ritch R, Shields MB, Krupin T ed : The glaucomas, 1055-1071, Mosby, St Louis, 1996
118) Stamper RL, Lieberman MF, Drake MV : Angle-closure glaucoma without pupillary block. In : Becker-Shaffer's diagnosis and therapy of the glaucomas 7th ed, 247-285, Mosby, St Louis, 1999
119) Han DP, Lewis H, Lambrou FH Jr et al : Mechanisms of intraocular pressure elevation after pars plana vitrectomy. Ophthalmology 96 : 1357-1362, 1989
120) Burton TC, Folk JC : Laser iris retraction for angle-closure glaucoma after retinal detachment surgery. Ophthalmology 95 : 742-748, 1988
121) Norton EW : Intraocular gas in the management of selected retinal detachments. Trans Am Acad Ophthalmol Otolaryngol 77 : 85-98, 1973
122) Chang S : Intraocular gases. In : Glaser SM ed : Retina, 2115-2129, Mosby, St Louis, 1994
123) Stinson WG, Small KW : Glaucoma after surgery on the retina and vitreous. Semin Ophthalmol 9 : 258-265, 1994.
124) Abrams GW, Swanson DE, Sebates WI : The results of sulfur hexafluoride gas in vitreous surgery. Am J Ophthalmol 94 : 165-171, 1982
125) The Silicone Study Group : Vitrectomy with silicone oil or sulfur hexafluoride gas in eyes with severe proliferative vitreoretinopathy : results of a randomized clinical trial. Silicone Study Report 1. Arch

Ophthalmol 110 : 770-779, 1992
126) Chang S, Lincoff HA, Coleman DJ et al : Perfluorocarbon gases in vitreous surgery. Ophthalmology 92 : 651-656, 1985
127) Silicone Study Group : Vitrectomy with silicone oil or perfluoropropane gas in eyes with severe proliferative vitreoretinopathy : results of a randomized clinical trial. Silicone Study Report 2. Arch Ophthalmol 110 : 780-792, 1992
128) Aronowitz JD, Brubaker RF : Effect of intraocular gas on intraocular pressure. Arch Ophthalmol 94 : 1191-1196, 1976
129) de Corral LR, Cohen SB, Peyman GA : Effect of intravitreal silicone oil on intraocular pressure. Ophthalmic Surg 18 : 446-449, 1987
130) Poliner LS, Schoch LH : Intraocular pressure assessment in gas-filled eyes following vitrectomy. Arch Ophthalmol 105 : 200-202, 1987
131) Lincoff H, Weinberger D, Stergiu P : Air travel with intraocular gas. Clinical considerations. Arch Ophthalmol 107 : 907-910, 1989
132) Sabates WI, Abrams GW, Swanson DE et al : The use of intraocular gases. The results of sulfur hexafluoride gas in retinal detachment surgery. Ophthalmology 88 : 447-454, 1981
133) Crittenden JJ, de Juan E Jr, Tiedeman J : Expansion of long-acting gas bubbles for intraocular use. Principles and practice. Arch Ophthalmol 103 : 831-834, 1985
134) Joos KM, Lavina AM, Tawansy KA et al : Posterior repositioning of glaucoma implants for anterior segment complications. Ophthalmology 108 : 279-284, 2001
135) Sidoti PA, Mosny AY, Ritterband DC et al : Pars plana tube insertion of glaucoma drainage implants and penetrating keratoplasty in patients with coexisting glaucoma and corneal disease. Ophthalmology 108 : 1050-1058, 2001
136) Henderer JD, Budenz DL, Flynn HW Jr et al : Elevated intraocular pressure and hypotony following silicone oil retinal tamponade for complex retinal detachment : incidence and risk factors. Arch Ophthalmol 117 : 189-195, 1999
137) Riedel KG, Gabel VP, Neubauer L et al : Intravitreal silicone oil injection : complications and treatment of 415 consecutive patients. Graefes Arch Clin Exp Ophthalmol 228 : 19-23, 1990
138) Jonas JB, Knorr HL, Rank RM et al : Intraocular pressure and silicone oil endotamponade. J Glaucoma 10 : 102-108, 2001
139) Honavar SG, Goyal M, Majji AB et al : Glaucoma after pars plana vitrectomy and silicone oil injection for complicated retinal detachments. Ophthalmology 106 : 169-176, 1999
140) Petersen J, Ritzau-Tondrow U : Chronic glaucoma following silicone oil implantation : A comparison of two oils of differing viscosity. Fortschr Ophthalmol 85 : 632-634, 1988
141) Budenz DL, Taba KE, Feuer WJ et al : Surgical management of secondary glaucoma after pars plana vitrectomy and silicone oil injection for complex retinal detachment. Ophthalmology 108 : 1628-1632, 2001
142) Jackson TL, Thiagarajan M, Murthy R et al : Pupil block glaucoma in phakic and pseudophakic patients after vitrectomy with silicone oil injection. Am J Ophthalmol 132 : 414-416, 2001
143) Federman JL, Schubert HD : Complications associated with the use of silicone oil in 150 cases after retina-vitreous surgery. Ophthalmology 95 : 870-876, 1988
144) Ando F : Usefulness and limit of silicone in management of complicated retinal detachment. Jpn J Ophthalmol 31 : 138-146, 1987
145) Bartov E, Huna R, Ashkenazi I et al : Identification, prevention and treatment of silicone oil pupillary block after an inferior iridectomy. Am J Ophthalmol 111 : 501-504, 1991

7 小児の緑内障

　小児期に認められる緑内障には，房水流出路の発達異常が原因となり眼圧が上昇するものと，他の眼疾患に続発する続発緑内障がある。

　房水流出路の発達異常による緑内障を，発達緑内障 developmental glaucoma と定義する。発達緑内障は，早発型発達緑内障，遅発型発達緑内障，他の先天異常を伴う発達緑内障に分類するのが妥当である[1]。早発型発達緑内障は従来，原発先天緑内障 primary congenital glaucoma と呼ばれた病型に相当し，眼圧上昇の原因が線維柱帯の発達異常に限定されるものである。遅発型発達緑内障は早発型発達緑内障と同様に，発達異常が隅角線維柱帯に限局するものの異常の程度が軽いため発症が遅れ，原発開放隅角緑内障に似た臨床症状を呈する病型である。発達緑内障の発症時期は，隅角形成異常の程度によりさまざまで，成人に達してから初めて発症する症例もあるが，生後1年以内に発病することが多い。生下時，特に異常が認められなくても，生後数年以内に眼圧が上昇し房水流出系の発達異常が認められる場合は，発達緑内障と解釈してよい。

　また発達緑内障に対し，Hoskinsら[2,3]は異常部位の解剖学的な見地からの分類を試みている（**表2-34**）。この分類では発達緑内障の前眼部の異常パターンを，隅角線維柱帯単独，あるいは隅角線維柱帯と虹彩，隅角線維柱帯と角膜周辺部，あるいは隅角，虹彩，角膜の異常の組み合わせにより大きく分類し[2-6]，そのうえで詳細な解剖学的分類を試みている。発達緑内障の解剖学的な異常の程度，範囲，重症度を知るうえで，有用な分類である。

早発型発達緑内障

頻度

　早発型発達緑内障は日本では10万人に1人[7]，スロバキアのジプシーでは1,250人に1人[8]，スイスでは5,000人に1人，フランスでは12,000人に1人[9]，スロバキアでは22,000人に1人の発症頻度と報告されており，人種差，地域差がある。75%が両眼性発症であり，性別では患者の65%が男児である。また，80%の症例が生後1年以内に発症する。

遺伝

　早発型発達緑内障の大部分は孤発例[10,11]であるが，約10%の症例で常染色体劣性遺伝形式[12,13]をとる。しかし実際は，男児の発症する割合が高いことや，発症者の弟妹の発症する割合が3〜11%であることから多因子遺伝の形式をとるとする説[10,14]，あるいは発症した子供が男児なら兄弟姉妹の約3%は影響を受け，もし女児であれば0%に近いとする表現型における性差を指摘する説[15]

表2-34　Hoskinsらの発達緑内障分類[2,3]
1. 線維柱帯発育不全（虹彩または角膜の奇形による線維柱帯の形成異常）
   a. 平坦虹彩付着
      ①前部付着，②後部付着，③混合型
   b. wraparound型
   c. 分類不能
2. 虹彩発育不全（虹彩奇形による線維柱帯発育不全）
   a. 前部の実質欠損
      ①低形成，②過形成
   b. 虹彩血管の奇形
      ①水晶体血管遺残，②表在血管の奇形
   c. 構造奇形
      ①円孔，②コロボーマ，③無虹彩
3. 角膜発育不全（通常，虹彩奇形を伴う）
   a. 周辺部
   b. 中間周辺部
   c. 中心部
   d. 角膜サイズ
      ①巨大角膜，②小角膜

がある。種々の報告から，浸透率はおおむね40〜80%であり，高いもので90〜100%[13,16,17]，低いもので25%未満の家系も存在する。

現在までに早発型発達緑内障の遺伝子座として，クロモゾーム2p21上のGLC3Aと，クロモゾーム1p36上のGLC3Bが特定されている。GLC3Aの中のチトクロームP4501B1（CYP1B1）遺伝子の変異が，多くの早発型発達緑内障の発症に関与していることが判明している[17-20]。弧発例の27%，家族性発症例（常染色体劣性遺伝）の87%に認められる。CYP1B1遺伝子は，前房隅角組織の正常な発達に関与するとされる[18]。GLC3Bは常染色体劣性遺伝形式をとるものの，その原因遺伝子は特定されていない。

病態生理

早発型発達緑内障の発症機序として，次のような仮説がたてられている[21]。

（1）発生過程で前房隅角を満たしている中胚葉組織の萎縮吸収過程の障害[22]。

（2）隅角の分割分離障害による房水流出抵抗の増大[23]。

（3）隅角線維柱帯の表面が薄い中胚葉性膜様物，あるいは膜状のぶどう膜線維柱帯網状組織（Barkan膜）で覆われており，これによる房水流出の機械的障害[24-27]。

（4）虹彩，毛様体の後退が不十分で，虹彩の付着部や毛様体が線維柱帯を覆ったままに留まること，および強角膜網の形成不全[28]。早発型発達緑内障眼の虹彩，毛様体の形態が，胎生7〜8か月ごろの正常眼の虹彩，毛様体形態と類似していることによる説。

（5）正常眼では強膜岬に付着している縦走毛様体筋や虹彩根部組織が，強膜岬より前の線維柱帯網に付着していることによる，シュレム管腔の機能的狭窄あるいは閉塞による房水流出障害[29,30]。

（6）組織学的な異常は線維柱帯にも存在し，trabecular beamやぶどう膜網の肥厚，線維柱帯の圧排，線維柱帯網状組織の異常沈着物などが生ずる。その結果としての相対的な房水の通過する間隙の狭窄[3,28,32]。

（7）シュレム管内壁の内皮細胞下の無定形組織による傍シュレム管結合組織の肥厚[28,31,32]。

上記の仮説のうち(3)に対しては，組織学的検索からはBarkan膜の存在は証明されず，前房に隣接する線維柱帯の部分で肥厚し，圧排されたtrabecular beamが透明なセロファン様の膜様組織として，隅角検査や手術時に低倍率で観察されるに過ぎないとされている[28-30]。

早発型発達緑内障の房水流出の主な抵抗部位は，線維柱帯であると考えられている。隅角切開術goniotomyで，①肥厚し圧排された線維柱帯を切り開き，②虹彩を後退させることで，隅角線維柱帯を後方へ牽引し，線維柱帯を引き締めることで房水流出量低下をもたらしている毛様体縦走筋に切開を加えると，多くの症例で眼圧が正常化することも，この説の傍証となる[3,4]。

初発症状

小児の緑内障では，緑内障の病型にかかわらず流涙，羞明，眼瞼痙攣が初発症状としてしばしば認められる。これらの徴候は，眼圧上昇による角膜上皮浮腫に伴う刺激の結果として生じる。

他覚所見

他覚所見として眼圧上昇，角膜浮腫・混濁，角膜径増大，隅角形成不全，視神経乳頭変化，前房深度の増加などを認める。

眼圧は30〜50 mmHg程度と高度に上昇する。眼圧上昇により角膜上皮浮腫が生じる。次第に角膜上皮浮腫が高度となり，角膜混濁をきたす。この角膜浮腫や角膜混濁はデスメ膜破裂に先行して始まり，初期には間欠的である。さらに高眼圧が持続すると，眼球被膜，特に角結膜移行部が進展され角膜径が増大（図2-143）するとともに，前房深度が増加し，本症に特徴的な平坦な虹彩と深い前房を呈するようになる。角膜が伸展され，角膜実質に比し弾性の低いデスメ膜に破裂が生じると，角膜実質や上皮に前房水が流入し，角膜浮腫や混濁が急に増悪し，流涙，羞明症状も悪化する。デスメ膜破裂部位は，最初は輪部近くに生じ，次いで角膜中央部にさまざまな形で線状に生じるこ

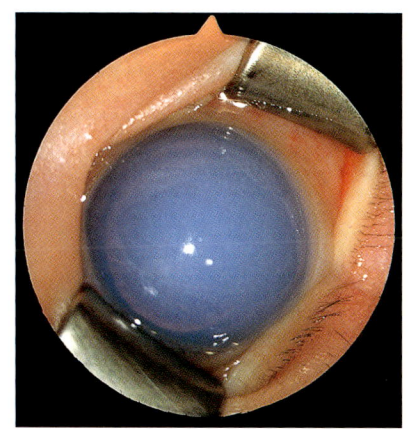

図2-143 角膜径の増大を示す早発型発達緑内障例

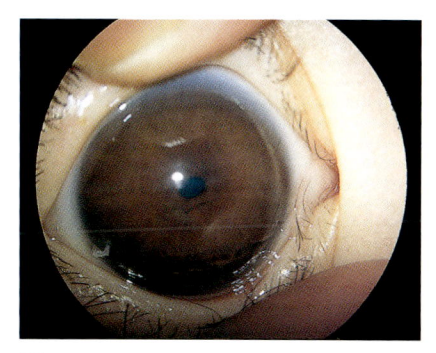

図2-144 Haab's striae
視軸にかかるデスメ膜破裂（Haab's striae）を認める。

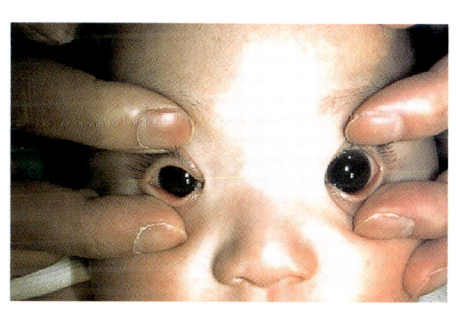

図2-145 進行した早発型発達緑内障の前眼部
角膜径の増大および瘢痕を認め，いわゆる牛眼 buphthalmos を呈する。

とから，Haab's striae（図2-144）と名付けられている。デスメ膜破裂部位は永久的な混濁を残し，視力障害の原因となる。

　眼圧がコントロールされない場合，流涙，羞明，眼瞼痙攣症状はさらに悪化し，角膜びらんや角膜潰瘍を生じたり，チン小帯が破裂し水晶体が変位することがある（図2-145）。さらに，眼球被膜が伸展された眼球に外力が加わると，前房出血が生じたり，眼球破裂することもある。

　3～4歳以降に初めて眼圧上昇を認める遅発型発達緑内障では，角膜径の増大などの特徴的な徴候を欠く。隅角への虹彩の付着部位の異常を早発型発達緑内障と同様に認める症例もあり，また隅角線維柱帯の異常が一部に限局する症例もある。これらの遅発型発達緑内障では上記臨床所見は通常あまり認められないが，後極部の強膜には依然として弾性が存在するため，眼圧上昇により近視の進行を認める。年長児であれば疼痛を訴えることもあるが，まれであり，通常は視野欠損が進行するまで何の徴候もない。

検査

　患児の年齢や協力具合に応じて，外来検査室での検査，または全身麻酔下の検査が必要となる。

■外来検査室での検査

　通常5歳以上，慣れた児であれば3歳以上で，細隙灯顕微鏡検査，圧平眼圧測定，隅角検査，眼底検査など基本的な眼科検査が外来検査室で施行可能である[33]。視野検査は5歳以上の多くの児が，家人や検査員の介助の下で動的量的視野検査が可能となる。小児，特に両眼性の緑内障性視野欠損のパターンは，成人の原発開放隅角緑内障に類似する[34]。一般に10歳頃には，成人同様の静的量的視野検査が可能となる。閾値検査の困難な小児ではスクリーニング検査も良い方法である。

■手術室（全身麻酔下）での検査

　5歳以下の小児に一連の眼科的検査を行う場合，通常は全身麻酔が必要となる。全身麻酔下では次の諸項目について検査を行う。

眼圧測定

　小児の眼圧を評価するうえで，測定機器，麻酔の影響，覚醒度（活動性），年齢，角膜厚および角膜疾患の有無，眼圧日内変動などに考慮すべきで

ある。眼圧計には，Goldmann圧平眼圧計，Perkins手持ち圧平眼圧計，電気測定計（トノペン），Schiötz圧入眼圧計，非接触型眼圧計（Keeler Pulsair），空気式圧平眼圧計（Pneumatonometer）など，さまざまの測定原理に基づく測定機器がある。麻酔時の眼圧評価で注意すべき点として，Schiötz圧入眼圧計はPerkins圧平眼圧計やトノペンと比較し，一般にはやや高値を示す傾向があるが[35]，眼球壁硬性が低下している症例の多い本症では低値となりがちなことである。Perkins圧平眼圧計は特に仰臥位の場合，実際よりも低い測定値を示す傾向がある[35]。一方トノペンは，眼圧をやや高めに測定する傾向がある[35]。Pneumatonometerは年齢に影響されることがなく，前者と比較しより正確であるとされるが[36]，可能であれば2種類以上の眼圧計を用い再確認を行うのがよい。

発達緑内障の診断は種々の所見に基づいて行われるべきものであり，眼圧上昇のみでは極端に高値でなければ診断を下すうえで不十分である。Hoskins[3]によると，正常の小児の眼圧値は74眼中9眼（12.2％）で21 mmHg以上を示し，一方緑内障児では159眼中14眼（8.8％）で21 mmHg以下であったとしている。またPensieroら[37]は，非接触型眼圧計（Keeler Pulsair）を用い，正常小児の眼圧を非麻酔下で測定し，年齢により眼圧変動を次の3期に分類している。①一定期：出生〜1歳まで性別や在胎週数，出生時体重にかかわらず，眼圧は平均10 mmHgを示す，②上昇期：7〜8歳頃まで急激な眼圧上昇を示す，③安定期：8歳頃以降，女児の方がやや高い眼圧を示し，思春期頃にかけてほぼ成人の値となる。Pensieroらのデータ[37]にJaaferら[38]の測定値を加え正常小児の覚醒時眼圧を表に記す（表2-35）。現在全身麻酔で用いられている薬剤は，すべて眼圧を下降させる。唯一の例外は解離性麻酔薬のケタミンであり，眼圧値を軽度上昇させる可能性がある[38-41]。

麻酔の影響に加えて，角膜径が増大しかつ菲薄化している症例は，一般に眼圧の測定値は著しく不安定となるので，眼圧だけでなく前眼部の発達異常，角膜径の増大，角膜混濁浮腫，視神経乳頭陥凹比，僚眼の緑内障の存在など，種々の臨床的所見を総合して診断すべきである。

角膜径測定

小児では成長とともに角膜径は増大する。新生児はおおよそ9.5〜10.5 mmであり，生後1年頃までに10.0〜11.5 mmに増加する。生直後に12.0 mmを超える場合は本症を疑う[42-44]。小児では診断およびその後の変化量を知るため，正確なベースライン値を得ることが重要である。カリパーを用い，横径（輪部強膜縁の白色部から他方の同一部位まで，3〜9時を測定する），縦径（同様に12〜6時）を測定する。

細隙灯顕微鏡検査

角膜の透明度や混濁の程度，部分的欠損，Haab's striaeの有無および存在部位，前房深度，虹彩所見などを詳細に記載する。Haab's striaeが視軸にかかって存在する場合，視力障害が残る可能性がある。また角膜，虹彩実質や血管，水晶体などの異常の有無により，早発型発達緑内障と他の先天異常を伴う発達緑内障との鑑別の一助とする。

隅角検査

隅角検査は，手持ち細隙灯顕微鏡とKoeppeレンズなどの直接型隅角鏡を用いて行う。直接型隅角鏡は不整な角膜からの反射を中和し，虹彩，水

表2-35 正常小児における覚醒時の眼圧値[37,38]

測定器材 年齢（歳）	Keeler Pulsair	Pneumatonometer	Perkins
出生時	9.59±2.30		
0〜1	10.61±3.10	14.55±0.50	4.60±0.52
1〜2	12.03±3.19	14.70±0.67	4.85±0.47
2〜3	12.58±1.46	15.40±1.35	5.70±1.16
3〜4	13.73±2.05	14.25±0.98	6.25±2.02
4〜5	13.56±2.00	14.80±2.11	7.90±1.37
5〜6	14.41±1.99	—	—
6〜7	14.15±2.32	—	—
7〜8	13.95±2.49	—	—
8〜9	14.32±1.73	—	—
9〜10	13.96±2.67	—	—
10〜11	14.59±2.51	—	—
11〜12	13.97±2.42	—	—
12〜13	14.89±1.89	—	—
13〜14	13.94±1.78	—	—
14〜15	14.09±2.47	—	—

単位：mmHg（平均±標準偏差）

表 2-36 生直後〜3 歳の乳頭陥凹比[3,6,46,48]

C/D	正常眼（46眼）眼数（%）	緑内障眼（95眼）眼数（%）
0〜0.1	33(71.7)	
0.2	3(6.5)	1(1.1)
0.3	4(8.7)	3(3.2)
0.4	4(4.4)	12(12.6)
0.5	2(0)	12(12.6)
0.6	0(0)	14(14.7)
0.7	0(0)	17(18.0)
0.8	0(0)	18(18.9)
0.9	0(0)	18(18.9)

C/D：乳頭陥凹比

晶体や眼底の視認性を向上させる。

眼底検査

小児の緑内障を診断するうえで，視神経乳頭の観察は重要である。角膜混濁，不正乱視のために視神経乳頭が透見しにくい場合には，Koeppe レンズを用い，不整な角膜からの反射を中和し眼底の透見性を改善させるのも一法である。

乳幼児では，成人や年長の児と比較し，より軽度の眼圧上昇であっても，早期に乳頭陥凹が生じる。この急速な乳頭変化は，乳幼児の視神経乳頭の結合組織の弾性が高いことにより，眼圧変動の影響を受けやすいためであると考えられる[45,46]。逆に，治療により眼圧下降を得ることで乳頭の陥凹面積は縮小するため，陥凹面積縮小は術後に眼圧コントロールを得ていることの一つの重要なサインとなる。このため，乳頭所見の描画記録（特に陥凹と血管位置）あるいは写真記録は，管理上欠かすことができない。

0.3 より大きい視神経乳頭陥凹比（cup/disc 比）は正常新生児では少なく（2.6〜21.8%[3,46,47]），これ以上あれば緑内障を疑う必要がある[3,6,46,48]（表 2-36）。また，多くの正常例では左右対称性の視神経乳頭陥凹比を示すので[47]，左右差が 0.2 より大きい視神経乳頭陥凹比も，また緑内障を疑わせる所見である[46,48]。

小児期の緑内障の乳頭変化は，初期には乳頭中央部の深い陥凹として出現し，しだいに乳頭と同心円状に拡大し深さを増す。末期では陥凹部が乳頭のほぼ全体を占め，わずかに残る辺縁部は蒼白化し，網膜神経線維のびまん性の消失が認められる。眼圧コントロールにより，陥凹拡大は停止するか縮小する[3,29,45,46,49]。眼圧の正常化とともに生ずる陥凹の縮小は特に 1 歳未満で明瞭であり，術後約 50％の症例で視神経乳頭陥凹比が 0.2 以上減少するが，1 歳以上では視神経乳頭陥凹比が 0.2 以上減少する症例は 1 例も認めなかったとされる[3]。

その他の検査

角膜混濁のため，前房，隅角の透見が困難な症例に対して，超音波生体顕微鏡は有用な情報を提供する[50,51]。早発型発達緑内障と他の先天異常を伴う発達緑内障との鑑別に有用であることに加えて，隅角形成異常の程度から流出路再建手術の予後推定にも役立つことがある。

A モードによる眼軸長の測定は再現性が高く，発達緑内障の診断および経過観察にルーチンに行うべきとする考え方[44,52,53]もあるが，一方で眼軸測定よりも角膜径の方が診断には有用であったとする報告もある[43]。

鑑別診断

■他の小児期緑内障

隅角線維柱帯のみの異常で，他に眼科的，全身的先天異常がなく，かつ眼圧上昇を起こしうる眼科的および全身的要因がない場合，早発型発達緑内障と診断される。すなわち，診断を確定するために眼科および全身的検索を十分に行う必要がある（表 2-37）。

■他の原因による流涙，羞明

角膜混濁をきたす疾患では流涙や羞明が生じるが，新生児の流涙症の大部分は鼻涙管閉塞症による。鼻涙管閉塞症では羞明はないが，粘液膿性の眼脂が認められる場合がある。ほかに結膜炎や異物迷入，角膜びらん，他の角膜疾患などでも流涙が認められる。

■先天巨大角膜

巨大角膜は角膜径が 14〜16 mm にも達することがあるが，他の小児期緑内障に見られる所見，

表2-37 早発型発達緑内障と鑑別すべき疾患

1. 他の緑内障
   a. 線維柱帯の不完全な発達に加えて,他の先天異常を伴う発達緑内障
   b. 続発緑内障
2. 角膜混濁,角膜径拡大を認める他疾患
   a. 巨大角膜   e. 先天性遺伝性角膜内皮変性症
   b. 強角膜   f. 後部多形性角膜変性症
   c. 強度近視   g. 鉗子分娩時外傷
   d. 代謝性疾患   h. 炎症(角膜炎,虹彩毛様体炎)
      1) シスチン尿症
      2) ムコ多糖症
      3) Hand-Schuller-Christian 病
3. 流涙,光視症の他原因
   a. 鼻涙管閉塞   d. Meesman 角膜ジストロフィ
   b. 結膜炎   e. Reis-Buckler ジストロフィ
   c. 角膜擦過傷
4. 視神経異常の他原因
   a. 乳頭小窩   d. 傾斜乳頭
   b. コロボーマ   e. 生理的乳頭陥凹拡大
   c. 低形成

すなわち眼圧上昇や乳頭陥凹の拡大, Haab's striae などを認めない。90%の症例は男子である。X連鎖劣性遺伝の形式をとるが,常染色体優性遺伝例も報告されている[54,55)]。巨大角膜眼は前房が深く,チン小帯の延長や水晶体の亜脱臼に伴い,二次的に虹彩震盪症を認めることもある。本症と早発型発達緑内障が同一家系に生じる例があることから,本症の中には早発型発達緑内障の不全型も含まれる可能性がある[54)]。また隅角は正常であるが,時に高度の色素沈着,多数の虹彩突起を認める。

■他の原因による角膜混濁

強角膜症 sclerocornea[56,57)] は,不透明な強膜組織および結膜血管が角膜に侵入しており,通常両眼性(90%)の混濁が種々の程度で存在する。後部多形性角膜変性症[58)] では角膜径の拡大は伴わないが,しばしば小児期に角膜浮腫を認める。優性遺伝形式をとる両眼性の疾患で,周辺虹彩前癒着,角膜後部における多形性混濁,典型例ではデスメ膜部位に小水疱をみる。角膜内皮検査[58-60)]が診断に有用である。先天性遺伝性角膜内皮変性症[61,62)] では,出生時から1~2歳頃に両眼対称性にびまん性の角膜浮腫が出現し,流涙や羞明を伴う。

鉗子分娩によるデスメ膜破裂も角膜混濁や浮腫の原因になる。この破裂痕は種々の方向に走行するが,鉗子分娩では左の前後頭部から出産するので,通常片眼性で左眼に多く,縦走痕が多い。角膜径や視神経は正常である。またムコ多糖症やシスチン尿症など,さまざまの先天代謝異常で角膜混濁が起こりうる。風疹や梅毒[63,64)] などによる角膜炎や,虹彩毛様体炎などの炎症性疾患でも,角膜浮腫や混濁が生じることがある。

■他の原因による視神経異常

視神経乳頭の先天的な異常には,コロボーマ,乳頭小窩,傾斜乳頭や低形成などがあり,緑内障による視神経変化と鑑別を要することがある。傾斜乳頭はしばしば乳頭の下方や鼻側に半月様のコーヌスを伴い,軸性近視でみられることが多い。また大きな乳頭陥凹が生理的なものか,緑内障によるものなのかも鑑別する必要がある。

管理

患者が乳幼児であることから,両親の理解と協力が治療成績に直接反映される。早発型発達緑内障が基本的には手術療法を必要とする疾患であること,薬物療法は補助的な治療法であること,定期的な経過観察,特に視神経乳頭所見の評価が重要であること,再手術,再々手術を必要とすることが珍しくないことを認識させ,両親の理解を得なければならない。また片眼性の本症では,眼圧が下降しても不同視,角膜混濁のための弱視治療が必要となる。

小児緑内障に対する薬物療法には,眼圧下降が不十分であることが多い,眼圧測定が正確に行いにくい,コンプライアンス不良,全身的な薬物副作用などの問題点があり,手術療法が第一選択とされることが多い。一般的には早期手術が必要である。手術療法は,角膜の透見性が良好であれば2~3歳までは隅角切開術 goniotomy(図2-146),もしくは線維柱帯切開術 trabeculotomy が第一選択となる。角膜混濁が強く隅角の透見が

困難な症例には，線維柱帯切開術が適応となる。もしこれらの手術が奏効しなければ，線維芽細胞増殖阻害薬併用線維柱帯切除術 trabeculectomy や，インプラント手術を行う。さらにこれらの処置でも効果がなければ，毛様体破壊術を行う。

■薬物療法

薬物療法は手術までの短期間の眼圧下降および，術後の眼圧コントロールを目的として行う。薬物の選択は基本的に成人開放隅角緑内障と同様である。しかし，小児での安全性と眼圧下降効果を大規模な臨床試験で検討された薬物がないこともあり，薬物の使用法，副作用などについてきちんと両親に説明する必要がある。特にβ遮断薬の副作用である気管支喘息，除脈などについての説明は不可欠である。また新生児のチモロール使用による無呼吸が報告されており[65]，新生児や未熟児の使用には注意を要する。小児では若年者に使いにくいピロカルピンが比較的耐用性がある。アセタゾラミド（5〜10 mg/kg を 6〜8 時間ごと）の経口投与も可能である。

■手術療法

緑内障の診断が疑われるならば，手術を念頭においた麻酔下での検査が望ましい。確定診断がつけば引き続き手術を行う。

隅角切開術の眼圧コントロール成績は Shaffer によると，生後 1 か月〜2 歳までに施行（手術回数 1〜2 回）した症例では 94％，一方生後 1 か月未満に発症した症例では 26％と著しく低い[64]。また，2 歳以降に発症した患者にも隅角切開術はあまり効果がなく，2 回目までの隅角切開術の眼圧コントロール率は 38％であったとされる。他の報告[11,66-69]でも，隅角切開術は 1 歳未満で最も成功率が高くおおむね 75〜90％に達する。両眼に手術適応がある症例では，全身麻酔のリスクや眼圧上昇の影響から，両眼同時手術が推奨されている[66,69]。初回の隅角切開術が著効しない場合も，2〜3 歳以下の患者には再度の隅角切開術を試みるべきである。初回の隅角切開術は鼻側に行い，2 回目は耳側に行う。隅角切開術の長期成

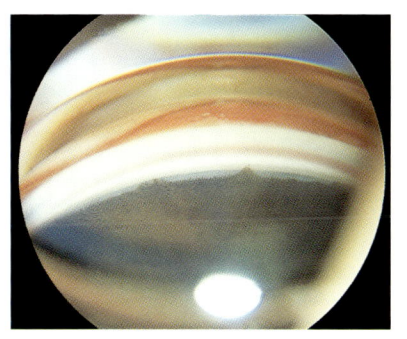

図 2-146　隅角切開術後（早発型発達緑内障）
一部の隅角が開放され，線維柱帯が視認できる。

績は，隅角切開術後に追加手術の必要性を認めなかった症例を眼圧下降効果の持続例と定義した場合，Kaplan-Meier 生命表法を用いた検討で，眼圧コントロール維持率は隅角切開術後 5 年で 93％，15 年で 75％と報告されている[69]。

一方，初回から線維柱帯切開術を推奨する術者も多い[70-73]。線維柱帯切開術もまた成功率は高く，80〜90％に達する[11,73,74]。また，6-0 プロリンをシュレム管に 360 度にわたって通糸し，全周でシュレム管を切開する術式の有用性が近年報告されている。この方法での眼圧下降の成功率は 87％であり，隅角切開を数回繰り返す必要がなく，また 1 象限の創口のみを使用し，上方の結膜，強膜を温存できるとしている[75]。

隅角切開術あるいは線維柱帯切開術を数回繰り返してもなお眼圧が下降しない症例では，濾過手術，インプラント手術，さらには毛様体破壊術を行う必要がある。

長期管理・予後

小児期は視機能発育にも重要な時期であり，適切な治療を行わなければ，視機能に重大な障害を残す。このため原疾患である緑内障の管理に加えて，弱視の管理が必須である。角膜中央部のデスメ膜破裂，不同視，不正乱視，近視などが，小児緑内障患者の視力低下，弱視の原因として重要である。できるだけ早期に屈折検査および屈折矯正を行うとともに，度数の変化に対応すべく頻回に屈折検査を施行する。また，角膜混濁はその持続

期間が短い症例でも弱視の原因となりうる。こうした屈折，視機能の発達を含めて経過観察する必要がある[64,74]。

早発型発達緑内障の患者では，一生涯にわたって定期的な検査が必要である。眼圧再上昇，小児期に障害された角膜に加齢性変化が加わり生ずる角膜浮腫，あるいは網膜剝離は成人後を含めて起こりうるものであり，時期を逸せず治療する必要がある。手術治療が成功した早発型発達緑内障の長期予後は比較的良好であるが，10～15年後に眼圧が再上昇した例も報告されている[69,74,76]。

他の先天異常を伴う発達緑内障

隅角線維柱帯の発達異常に加えて，他の部位の眼組織あるいは他臓器の先天異常を伴う発達緑内障の眼圧上昇機序には，隅角線維柱帯の発達異常だけではなく，虹彩や水晶体などが関与することもありうる。

無虹彩症

無虹彩症 aniridia（1818年 Barratta[77]）は6.4～9.6万人あたり1人に発症する，まれな疾患である[78,79]。両眼の虹彩根部を痕跡的に残すのみで，ほとんどの虹彩が欠損することを主徴とした先天異常である。角膜パンヌス，角膜混濁，白内障，水晶体位置異常，黄斑低形成，視神経低形成，眼振，ERGでみられる網膜機能異常[78,80,81]などの多様の眼異常の合併のほか，中枢神経系，骨格筋の先天異常をしばしば伴う。6～75%の無虹彩症に緑内障が合併するが[78,82]，長期の経過観察により緑内障はおおむね50%以上に認められると推定される。

無虹彩症の2/3は常染色体優性遺伝形式をとり，1/3は孤発例である[78,80,82,83]。孤発例では，5歳までに30%でWilms腫瘍を合併する[84]。あるいは，孤発例のおよそ20%がWilms腫瘍をもつWAGR症候群[85]（Wilms腫瘍＋無虹彩症＋泌尿器異常＋知能発達遅延）であるとされる。無虹彩症では，孤発例，家族性ともに11p13染色体上のPAX6[83,85,86]の変異や欠損が約80%の症例

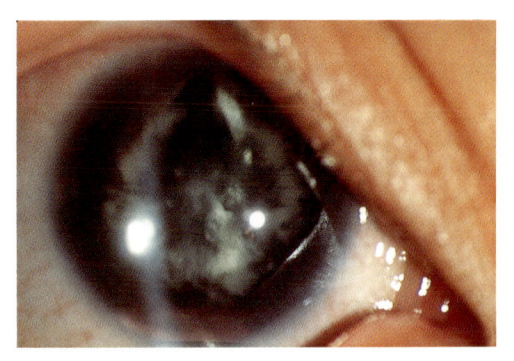

図2-147　無虹彩症
虹彩組織の欠損および白内障を認める。

に認められる[87]。

虹彩組織の360度あるいは，部分的な欠損を認めるものの虹彩は完全に欠損しているわけではない（図2-147）。細隙灯顕微鏡検査で欠損しているように見えても，隅角検査で根部に未発達の虹彩組織を認める[4,78,88]。PAX6遺伝子解析から，虹彩巻縮輪より瞳孔寄りの虹彩組織のみの欠損例を本症に含める考え方がある[88]。虹彩の異常は出生時に明らかであるが，緑内障は新生児や乳児に認められることはまれで，5～20歳頃に緩やかな眼圧上昇をきたすことが多い。したがって著明な角膜径の増大，角膜浮腫，デスメ膜破裂を認めることはまれである[78]。

眼圧上昇の機序として，①先天性の隅角線維柱帯およびシュレム管の形成異常によるものと，②未発達の虹彩組織の隅角線維柱帯への進行性の癒着によるものの二つがある[4,78,88,89]。前者では，異常の程度により早期に発症するものから，10歳代後半になってから発症する症例までさまざまである。また後者では緑内障の重症度，眼圧上昇の発生は，虹彩による進行性の隅角癒着の程度に比例し，眼圧上昇には数年を要するため前者より遅れて発症することが多い[82,89]。幼少期に生じた緑内障例では，薬物療法は奏功しにくく手術が必要となることが多い。隅角切開術あるいは線維柱帯切開術を行う。手術の合併症として，水晶体の損傷や硝子体嵌頓などがあり，これらは粘弾性物質の使用で軽減しうる[4]。本症の緑内障は薬物療法に抵抗性のことが多いが，年長の児にはまず試

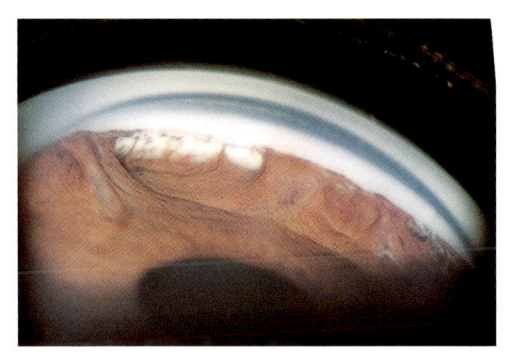

図 2-148 Axenfeld 奇形の隅角例
肥厚し前方突出した Schwalbe 線に虹彩組織がブリッジ状に付着している。

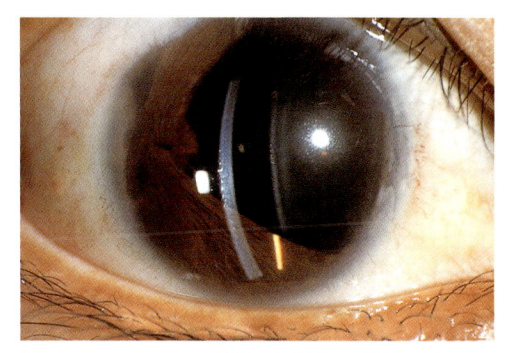

図 2-149 Rieger 奇形の細隙灯顕微鏡所見
周辺部角膜への虹彩癒着，瞳孔偏位，虹彩実質の低形成を認める。

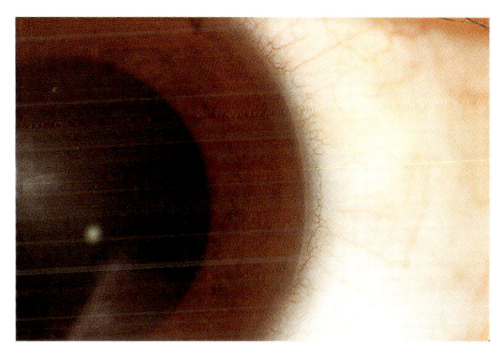

図 2-150 後部胎生環

みるべきである。隅角手術の不成功例では，濾過手術やインプラント手術などが行われるが，しばしば複数回の手術が必要となる[90]。

Axenfeld-Rieger 症候群

Axenfeld-Rieger 症候群（1920 年 Axenfeld[91]，1934 年 Rieger[92]）は臨床的に，①Axenfeld 奇形（虹彩の変化が軽微で，異常部位が周辺前眼部に限局；図 2-148），②Rieger 奇形（周辺前眼部異常に加え強い虹彩変化を伴うもの；図 2-149），③Rieger 症候群（眼部異常に眼外部異常を合併するもの）の三つに分類される[93]。常染色体優性遺伝の形式をとり，4q25（原因遺伝子 PITX2）[94,95]，6p25（原因遺伝子 FOXC1）[94,96,97]，13q14（原因遺伝子不明）[98]などの染色体異常が報告されている。

Axenfeld 奇形では肥厚し前方突出したシュワルベ線に，周辺虹彩組織がブリッジ状に付着していることが特徴である。肥厚したシュワルベ線は後部胎生環（図 2-150）として，細隙灯顕微鏡で角膜周辺部の白色線として観察される。虹彩実質はわずかに低形成を認める程度である。

Rieger 奇形は，Axenfeld 奇形でみられるような後部胎生環への虹彩組織の癒着を伴う場合も伴わない場合もあるが，周辺部角膜への虹彩癒着，瞳孔偏位 corectopia，偽多瞳孔 pseudopolycoria や虹彩実質の低形成などの多彩な虹彩変化を示す。時に，進行性の虹彩菲薄化を認めることもある[99-101]。角膜はおおむね正常であるが，まれに小角膜，巨大角膜，角膜混濁を認めることがあり，また斜視，白内障，網脈絡膜コロボーマ，網膜剝離，黄斑低形成，視神経低形成などを合併することがある[93,99]。

眼異常に，歯，顔，他の全身的な異常を伴う場合，Rieger 症候群と呼ばれる[93]。歯牙や顔面骨の異常の頻度は高く，歯牙低形成，小歯牙，無歯牙，頬骨低形成，顎の発育異常，両眼隔解離，臍部皮膚の余剰，低身長，心臓疾患，empty sella，難聴，精神発育遅延など，骨，皮膚および精神神経を含んだ全身的異常を合併することがある[93]。

Axenfeld-Rieger 症候群では，約 50% に緑内障を発症する。隅角線維柱帯の発達異常により乳児期に発症することもあるが，多くは幼児期から若年成人期に発症する。まれではあるが壮年期以降に発症する症例もある[93]。線維柱帯とシュレム管自体の発達異常および，線維柱帯への虹彩の付着異常が緑内障の発症機序と考えられている。しかし Rieger 奇形と Rieger 症候群では緑内障の発症は，Axenfeld 奇形に比較しやや遅く，10〜

30歳代となることが多い。これは隅角のブリッジ状癒着の多くが、隅角線維柱帯への癒着を伴うものではないことを示唆している。

乳児期発症例では手術治療が望ましく、隅角切開術や線維柱帯切開術を行うが[93,102]、シュワルベ線での癒着が強固で切開が困難なことがある。10歳以上の患者では、薬物療法が第一選択である[93,102]。薬物療法で十分な眼圧下降が得られなければ観血的手術を行う。手術が必要な場合は、線維柱帯切除術が望ましい。

Peters 奇形

Peters 奇形[103,104]は、先天性の角膜中央部の混濁と角膜後面への虹彩癒着を主徴とする疾患である（図2-151）。約80％の症例で両眼性である。重症例では、白内障を伴った水晶体が角膜後面に付着することもある[105]。

Peters 奇形の約50％に他の眼科的異常所見があり、60％に全身的異常を合併する[106]。Peters 奇形の他の眼所見としては、小角膜、小眼球、無虹彩、虹彩コロボーマ、先天無水晶体、白内障、青色強膜[107-112]などがある。全身的異常としては発育遅延[107,112]、先天性心疾患[113-115]、耳の奇形、聾[112,115]、口唇口蓋裂[107]、脊椎および泌尿生殖器の異常[112,113,115]などを認めることがある。また Peters 奇形に低身長、小手指、精神発達遅延、耳の異常、口唇口蓋裂を合併するものを Peters-plus 症候群[113,115]と呼ぶ。多くは弧発性であるが、常染色体性遺伝例も報告されている[116,117]。4番および18番染色体短腕の欠損[118]、11番[110]および18番[118]染色体長腕の欠損、13-15番染色体のトリソミー[115,119]などとの関係が報告されている。

Peters 奇形の眼合併症のある患者の50～70％に、緑内障が認められる[108,120]。緑内障発症機序に関してはまだ十分に解明されていないが、神経堤由来細胞の分化異常が原因と推測されている[113,121]。緑内障は生下時に認められる症例もあり、また壮年期に発症することもある。緑内障が生下時に認められる場合、隅角切開術、線維柱帯切開術あるいは線維柱帯切除術を行う。一方、年

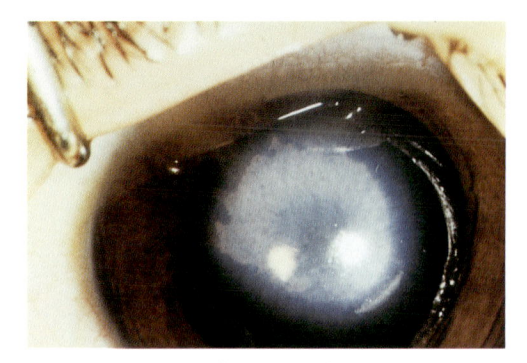

図2-151　Peters 奇形の前眼部
角膜中央部の混濁と角膜後面への虹彩癒着を認める。

長児であれば薬物療法をまず行い、手術を要すれば線維柱帯切開術あるいは線維柱帯切除術を行う。緑内障はしばしば眼圧コントロールが困難で、インプラント手術や毛様体破壊術が必要となることが多い。緑内障眼における視力は0.05以上であることはまれで、約50％が10歳までに失明に至る[122]。特に角膜病変が広範囲に存在し、かつ緑内障を合併する場合、視力予後は著しく不良である[123,124]。

Sturge-Weber 症候群

Sturge-Weber 症候群[125-129]は母斑症の一つで、生下時より認められる三叉神経支配域の顔面血管腫（単純性血管腫）に加えて、結膜、上強膜、脈絡膜（40％）[130]、髄膜、腎などに血管腫や強膜メラノーシス、虹彩異色（血管腫側の著明なびまん性虹彩色素沈着）を認める。脳内血管腫は石灰化を伴うと画像検査上明瞭であり、その存在は小児の痙攣発作（85％）や知能低下（60％）など[131]の原因となりうる。顔面の血管腫は通常片側性であるが、10～30％[130,132]の症例で両側性である。

Sturge-Weber 症候群の約30～50％[132-134]に緑内障を合併する。眼瞼や結膜を含んで顔面血管腫を認める症例により多く見られる。通常、血管腫と同側に発症するが、両側性のこともある。また脈絡膜血管腫（図2-152）を伴う患者の88％に緑内障が合併する[135]。緑内障は約60％が出生時または乳幼児期（特に2歳未満）に発症し、40％が小児期から若年成人の発症であるとされる[134,136]。

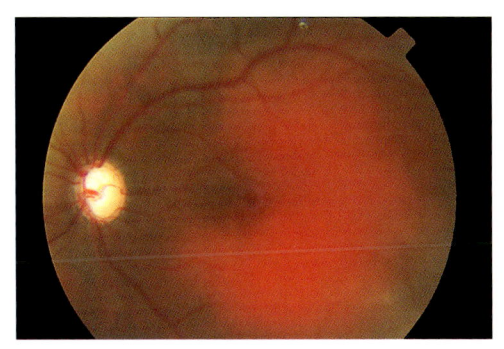

図2-152 Sturge-Weber症候群に認められた脈絡膜血管腫

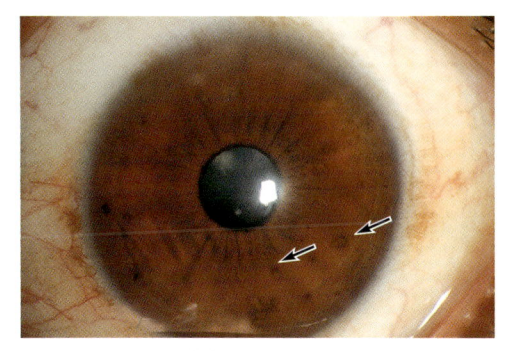

図2-153 神経線維腫症
虹彩実質のメラニン細胞性過誤腫であるLisch結節（矢印，他）を認める。

緑内障の発症には隅角線維柱帯の発達異常と，上強膜血管腫内に存在する動静脈シャントによる，上強膜静脈圧上昇の二つの機序が考えられている[127,132,137]。隅角線維柱帯の発達異常による本症では，緑内障は生下時から乳幼児期に生じることが多い[137]。このタイプでは，隅角切開術[132,136]か線維柱帯切開術[137]を行うのが妥当とされるが[138]，反対意見もある[139]。一般に早発型発達緑内障に比べ手術成績は悪い。上強膜静脈圧上昇による緑内障は年長児に生じる[133,140]。隅角異常と上強膜静脈圧上昇の二つの発症機序が同時に存在し，その程度差により発症年齢が異なるとする意見もある[141]。

治療は，隅角線維柱帯異常により早期に発症した症例には，隅角切開術または線維柱帯切開術が推奨される[132,136,138]。約2/3の症例で再手術を要したものの，約67%で眼圧コントロールが可能であったと報告されている[138]。年長児では，薬物療法が第一選択である。手術を要する症例では，線維柱帯切除術が線維柱帯切開術単独よりも手術成績が良い[136]。線維柱帯切除術の合併症として約24%[137]で，術中もしくは術後早期に，網膜下腔や脈絡膜上腔への漏出を伴う，脈絡膜血管腫の急速な拡大による脈絡膜剥離を認めることがある[136,142]。前房内に粘弾性物質を注入し，眼圧を十分に維持しながらのインプラント手術や毛様体破壊術も試みられている[4,143,144]。

神経線維腫症（von Recklinghausen病）

神経線維腫症は，末梢神経組織成分の増殖による腫瘍性病変を特徴とする神経外胚葉の形成異常であり，常染色体優性遺伝疾患である。神経線維腫症タイプ1（neurofibroma type-1；NF-1，von Recklinghausen病）は2,500〜4,000人に1人の発症頻度であり，診断には次の7項目のうち，2項目以上の存在を必要とする[145-147]。①6個以上のcafé-au-lait斑（94〜100%の症例に存在[147]），②網状の神経線維腫，③鼠径部や腋下部の雀卵斑（67%の症例に存在[147]），④視神経glioma，⑤二つ以上のLisch結節（15歳までに90〜100%の症例で認められる[147]；図2-153），⑥蝶型骨あるいは長管骨病変，⑦親，兄弟あるいは子供がNF-1であること。一方，神経線維腫症2型（neurofibroma type-2；NF-2）は50,000人に1人の発症頻度[148]で，①両側性聴神経腫瘍（90%）あるいは，②1親等以内のNF-2の存在と片側性聴神経腫瘍，または二つ以上のmeningioma, schwannoma, glioma, neurofibromaなどの神経性腫瘍の存在を特徴とするまれな疾患である[146]。NF-1は17番染色体長腕[149]，NF-2は22番染色体長腕[149]の遺伝子異常である。

眼症状としては眼瞼の神経線維腫，視神経gliomaによる眼球突出および視神経萎縮，網膜星状膠細胞過誤腫，多発性網膜血管腫，網膜および網膜色素上皮の過誤腫などがある[147,148,150]。虹彩病変として，ぶどう膜外反[151]を伴う虹彩神経

線維腫結節や，虹彩実質のメラニン細胞性過誤腫であるLisch結節[152,153]，虹彩異色がある。なお，Lisch結節は16歳以上のNF-1患者では90%以上で両側性に認められ[154]，NF-2ではその存在所見自体が非常にまれである[155]。

緑内障の合併は通常片眼性である[156]。緑内障発症の機序[147,157,158]としては，①早発型発達緑内障に類似した隅角線維柱帯の発達異常，②隅角への神経線維腫の浸潤，③毛様体や脈絡膜の神経線維腫の増大による虹彩水晶体隔膜の前方移動による狭隅角や周辺虹彩前癒着，④血管新生緑内障に似た線維血管膜の隅角浸潤や癒着性閉塞があげられる。毛様体や脈絡膜の神経線維腫の増大による進行性の隅角閉塞による眼圧再上昇が生じる場合もあり，十分な経過観察が必要である。最初に薬物治療を試みるべきであり，続いて手術療法を行う[145]。線維柱帯切開術や隅角切開術の成績は，早発型発達緑内障と比較し不良である[159]。

Pierre Robin 症候群

Pierre Robin 症候群[163]は，下顎骨低形成，舌沈下，高口蓋などの気道と脳幹の異常による呼吸障害を特徴とする。本症候群の半数に眼科的異常を認め，小眼球，眼球突出，発達緑内障，強度近視，網膜剥離，白内障，青色強膜などを合併する[160-166]。緑内障は一般に隅角線維柱帯の異常によるものであり，隅角切開術が初回手術として望ましい。

Rubinstein-Taybi 症候群（扁平母指症候群）

Rubinstein-Taybi 症候群[167]は broad thumb 症候群とも呼ばれ，幅広く短い母指と第一趾，精神運動障害，特徴的顔貌（幅広い鼻根，鉤鼻，両眼隔解離，逆蒙古状瞼裂，高口蓋，小頭症，耳介の異常）を三主徴とする。眼科的には逆蒙古状瞼裂，内眼角贅皮，眼瞼下垂，弓状眉，長い睫毛，屈折異常，斜視，眼振，小眼球，虹彩および網膜のコロボーマ，鼻涙管閉塞，白内障，視神経萎縮，緑内障など，多彩な所見[167-171]が報告されている。前房隅角の発達異常に伴う緑内障例が報告されており，1歳以前に発病することが多いが，10歳過ぎの発症例もある。

Lowe 症候群

Lowe 症候群（oculocerebrorenal syndrome[172]）は，発達緑内障，先天白内障，小水晶体，精神発達遅延，筋緊張低下，進行性腎機能障害（腎性くる病，アミノ酸尿，アシドーシスなど）などを特徴とするX連鎖劣性遺伝疾患（Xq24-26）である。発達緑内障は必発で，水晶体は薄くかつ小さく，後部円錐水晶体を示すことがある。前房隅角の形成不全が原因とされ，隅角切開術，線維柱帯切開術あるいは効果がなければ濾過手術を行う[172-177]。

Stickler 症候群

Stickler 症候群[178]は，眼および全身の結合組織に異常をきたす疾患である。軟骨や硝子体ゲルに豊富に存在するII型コラーゲン（まれにXI型コラーゲン）に異常のある，常染色体優性遺伝性疾患である。全身的には進行性の難聴，口蓋裂，下顎低形成，骨関節異常などをしばしば合併する。眼症状は患者の95%に合併するとされ，先天性進行性強度近視，網膜硝子体変性，網膜剥離（50%に合併），緑内障，白内障などを合併する。Stickler 症候群では，網膜疾患による血管新生緑内障も報告されているが，本症候群の緑内障は一般に隅角線維柱帯の異常によるものである[178-183]。

先天小角膜

先天小角膜では，水晶体を含め眼球自体の大きさは正常であるが，角膜のみが小さい。角膜の横径が10 mm以下で，しばしば扁平角膜 cornea plana や強角膜症 sclerocornea を伴う。緑内障は開放隅角型，閉塞隅角型の両者があるが，急性閉塞隅角緑内障を生じやすい。後者に対して虹彩切除術を行う[184,185]。

先天風疹症候群

先天風疹症候群は，妊娠5か月までの母体の風疹感染により，出生した児にさまざまの程度で眼科的，全身的合併症を生ずる症候群である。最も

多いのが眼科的異常(78%)で，難聴(66%)，精神運動障害(62%)，心疾患(58%)，知能低下(42%)が続く．眼科的には，白内障，網膜炎，小眼球，緑内障，角膜炎，虹彩炎および虹彩後癒着，斜視などを合併することがある[186-191]．緑内障の発症に関しては，①線維柱帯の異常を認める場合は，隅角切開術が第一選択である，②虹彩毛様体炎により緑内障が生じた場合は，多くは一過性であり，まず消炎剤および眼圧下降薬による保存的治療を試みた後，軽快しなければ隅角切開術を行う[191]．

小児期の続発緑内障

第一次硝子体過形成遺残

本症 persistent hypertrophic primary vitreous (PHPV) は，胎生期の血管を含む第一次硝子体が退縮せず，硝子体動脈や毛様体動脈が遺残することによる先天異常で，通常，正常満期出生児の片眼(70～90%は片眼性)に認められる．臨床的には小眼球，水晶体後方の線維血管膜，この線維血管膜により牽引された細長い毛様突起，網膜血管異常，牽引乳頭，隅角形成不全，線維血管膜による白色瞳孔などの所見が認められる．水晶体後方の線維血管膜が水晶体後嚢を破り水晶体内に侵入すると，白内障や水晶体膨化が生じ，膨隆紅彩や閉塞隅角緑内障を合併する．また眼内で出血し，虹彩水晶体隔膜の前方移動による隅角閉塞や続発緑内障を併発することもある[192,193]．予後不良な疾患であるが，早期の水晶体や線維血管膜の摘出手術および硝子体手術が，閉塞隅角緑内障や眼球癆の予防法となりうる可能性が報告されている[192,194]．

未熟児網膜症

未熟児網膜症 retinopathy of prematunity (ROP) は通常，非満期出生および酸素投与歴のある未熟児に発症する疾患である．本症による硝子体内増殖膜の収縮は水晶体や虹彩を前方へ偏位させ，閉塞隅角緑内障や瞳孔ブロックを引き起こす[195-197]．閉塞隅角緑内障は進行した未熟児網膜症症例の約30%に合併し，生後から成人に至る各年齢層で認められるが，多くの症例では生後1

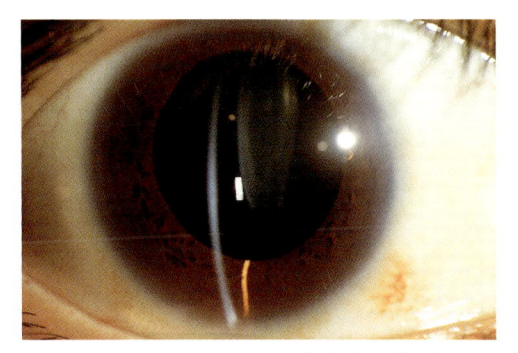

図2-154　Marfan症候群に伴う水晶体偏位および水晶体形成異常

年以降の発症である．水晶体摘出，増殖膜の摘出および硝子体手術，虹彩切除，レーザー虹彩切開術が有効な症例がある[198,199]．また網膜剥離に続発して，血管新生緑内障に至ることがある[199]．

水晶体に関連した続発緑内障

■ Marfan症候群

Marfan症候群[200,201]は10万人に4～6人程度の割合で発症し，眼，心血管系(解離性大動脈瘤など)，骨格(クモ指，四肢の過剰発育，脊椎側彎など)などの結合組織の先天異常を特徴とする疾患である．常染色体優性遺伝形式をとるが，孤発例も約15%見られる．眼科的異常としては，巨大角膜，巨大眼球，青色強膜，水晶体偏位 ectopia lentis (図2-154)，小水晶体，小球状水晶体，近視，虹彩実質や瞳孔括約筋の低形成，網膜剥離，緑内障などがある[202-205]．眼科的異常のうち最も多いものが水晶体偏位(60～80%)であり，通常両側性に認められ上方への偏位が多い[203,205]．Marfan症候群に合併する緑内障の発症機序はさまざまである．隅角線維柱帯の異常による発達緑内障では，線維柱帯やシュワルベ線に達する多数の虹彩突起や，時に異常血管を認める[202,203,206,207]．水晶体に起因する緑内障では，水晶体の前方脱臼や硝子体の前方移動による瞳孔ブロック，偏位した水晶体と虹彩毛様体の接触によるぶどう膜炎，後方に脱臼した水晶体による続発緑内障などがある[202,203,205]．

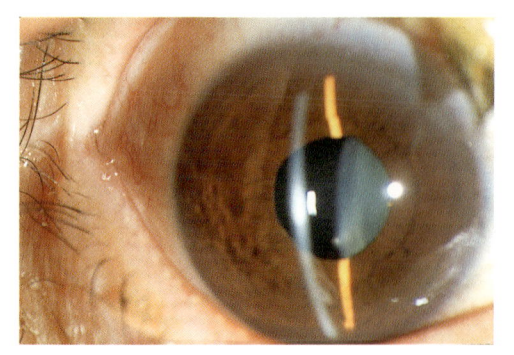

図 2-155　Weill-Marchesani 症候群に認められた水晶体の偏位による閉塞隅角緑内障

■ホモシスチン尿症

ホモシスチン尿症は常染色体劣性遺伝形式をとり，5万人に1人の頻度で発症する先天代謝異常疾患である。メチオニンがシスチンに代謝される過程で働く酵素 cystathionine synthetase の先天性欠損による。臨床所見としては，水晶体偏位（95％），精神遅滞（86％），歯の異常（40％），クモ指（13％），脊椎側彎などである[208]。眼科的な異常としては，水晶体偏位，網膜剥離，緑内障，視神経萎縮[204,209]がある。水晶体は下方および下耳側に偏位することが多い。水晶体偏位例の約23％に緑内障を合併する。隅角線維柱帯の異常による緑内障例は報告されていない。また，ホモシスチン尿症の半数に血小板の粘着性増加を認め，血管閉塞性の虚血による緑内障類似の視神経萎縮を見ることがある[209,210]。

瞳孔ブロックによる眼圧上昇例ではまず散瞳薬を試み，最終的には周辺虹彩切除や水晶体摘出を行うが，全身麻酔下での血栓症に注意を要する[211]。

■Weill-Marchesani 症候群と GEMSS 症候群

Weill-Marchesani 症候群[212,213]は，Marfan 症候群とは対照的な低身長，肥満，短頭，短指症のほかに，緑内障，強度近視，小球状水晶体，水晶体脱臼を特徴とする。主に常染色体劣性遺伝で，10万人に1人の割合で発症するとされるが，常染色体優性遺伝例も報告されている[214-218]。水晶体はしばしば小さく（小球状水晶体 micros-pherophakia），Marfan 症候群よりも高頻度で水晶体偏位を認める。また下方への偏位が多い。緑内障は，水晶体の前方偏位および前房内への脱臼による瞳孔ブロック，隅角閉塞（図 2-155），あるいは先天性の隅角線維柱帯の異常による[218]。瞳孔ブロックは10～20歳代に多く，縮瞳による増悪には注意すべきである。また閉塞隅角緑内障は，水晶体偏位がない場合でも生じることがある[219]。

GEMSS 症候群（glaucoma-lens ectopia-microspherophakia-stiffness-shortness）は Weill-Marchesani 症候群とほぼ同一の疾患であるが，常染色体優性遺伝形式をとる[220]。

腫瘍による続発緑内障

眼腫瘍による緑内障の発症機序として，①腫瘍細胞，炎症産物，色素塊の線維柱帯への直接浸潤や閉塞，②硝子体腔容積の増加による虹彩水晶体隔膜の前方偏位による閉塞隅角緑内障，③血管新生緑内障，があげられる[221]。

■網膜芽細胞腫

網膜芽細胞腫は，小児の眼腫瘍では最も頻度が高い。緑内障の原因は，①隅角閉塞，②硝子体腔容積の増加による虹彩水晶体隔膜の前方偏位による閉塞隅角緑内障，瞳孔ブロック，③血管新生緑内障などによる。腫瘍細胞は前房内に見られることもあり，前房蓄膿を伴う前部ぶどう膜炎をきたし，仮面症候群を呈することがある（図 2-156）。眼圧上昇例，虹彩ルベオーシスや隅角閉塞例では視神経や脈絡膜への腫瘍浸潤を認めることが多く，病期はかなり進行したものと考えられる[222]。

■medulloepithelioma

medulloepithelioma は無色素上皮由来の胎生腫瘍であり，生後数年内に発症する[223-225]。塊状あるいは嚢胞状の毛様体腫瘍が前房内に進展し，白色瞳孔，前房出血，虹彩血管新生，虹彩異色，水晶体脱臼，緑内障など，さまざまな臨床症状を呈する[225,226]。緑内障の発症頻度は46％との報告がある[223]。多くは良性で，可能であれば局所切除

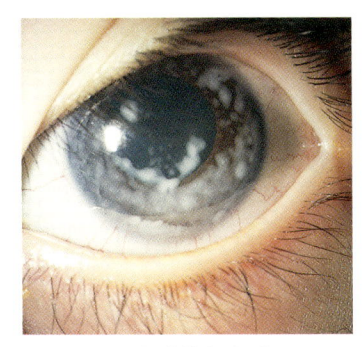

図 2-156　網膜芽細胞腫
腫瘍細胞が前房内浸潤し，前部ぶどう膜炎を認める。

を行うが，緑内障併発例では腫瘍塊が大きく，眼球摘出が必要とされることがある。

■若年性黄色肉芽腫

若年性黄色肉芽腫は，乳児期ないし小児期に始まる黄色あるいはオレンジ色の小結節を特徴とする良性肉芽腫性疾患である。大きさ数 mm から 1.0 cm 程度の小結節が頭頸部に発生し，多発する場合は全身に認められるが，自然に消退する傾向がある。患者の脂質代謝機能は正常であり，他の全身的合併症もなく生命予後は良好である[226]。眼症状は約 10％の症例に認められる。毛細血管に富む黄白色の肉芽腫が弧発性あるいはびまん性に虹彩，毛様体，隅角，視神経，眼窩，眼瞼，角膜，結膜，上強膜に出現する[227-229]。緑内障の発症機序として，毛細血管に富む肉芽腫からの前房内への出血およびぶどう膜炎[230]，あるいは組織球を主体とする細胞浸潤の隅角線維柱帯への波及があげられる。皮膚あるいは虹彩の結節の生検により，脂肪球を含む Touton 巨細胞を証明すれば診断は確定する。薬物療法が緑内障治療の主体となる。早期であれば副腎皮質ステロイド点眼や結膜下ステロイド注射[227, 231]に反応し，消退することがある。

（石田恭子・山本哲也）

文献

1) 日本緑内障学会：緑内障診療ガイドライン．日眼会誌 107：125-157, 2003
2) Hoskins HD Jr, Shaffer RN, Hetherington J : Anatomical classifications of the developmental glaucoma, Arch Ophthalmol 102 : 1331-1336, 1984
3) Hoskins HD Jr : Developmental glaucoma : Diagnosis and classification. In : Transactions of the New Orleans Academy of Ophthalmology : Symposium on Glaucoma, Mosby, St Louis, 1981
4) Stamper RL, Lieberman MF, Drake MV : Becker-Shaffer's diagnosis and therapy of the glaucomas, 7th ed, Mosby, St Louis, 1999
5) 北澤克明，谷口徹：先天緑内障，眼科 29：1013-1018, 1987
6) Dickens CJ, Hoskins HD Jr : Epidemiology and pathophysiology of congenital glaucoma. In : Ritch R, Shields MB, Krupin T ed : The glaucomas vol 2, 2nd ed, 729-738, Mosby, St Louis, 1996
7) 滝澤麻里，白土城照，東郁郎：先天緑内障全国疫学調査結果（1992 年度）．あたらしい眼科 12：811-813, 1995
8) Gencik A, Switzerland B : Epidemiology and genetics of primary congenital glaucoma in Slovakia : Description of form of primary congenital glaucoma in gypsies with autosomal recessive inheritance and complete penetrance. Dev Ophthalmol 16 : 75-115, 1989
9) Etienne R : Congenital glaucoma. J Genet Hum 34 : 27-36, 1986
10) Merin S, Morin D : Heredity of congenital glaucoma. Br J Ophthalmol 56 : 414-417, 1972
11) deLuise VP, Anderson DR : Primary infantile glaucoma (congenital glaucoma). Surv Ophthalmol 28 : 1-19, 1983
12) Hafez M, Moustafa EE, Mokpel TH et al : Evidence of HLA-linked susceptibility gene in primary congenital glaucoma. Dis Markers 8 : 191-197, 1990
13) Shaffer RN : Genetics in the congenital glaucoma. Am J Ophthalmol 60 : 981-994, 1965
14) Demenais F, Bonaiti C, Briard ML et al : Congenital glaucoma genetic models. Hum Genet 46 : 305-317, 1979
15) Jay MR, Phil M, Rice NSC : Genetic implications of congenital glaucoma. Metab Ophthalmol (UK) 2 : 257-258, 1978
16) Leighton DA, Phillips CI : Infantile glaucoma : Steroid testing in parents of affected children. Br J Ophthalmol 54 : 27-30, 1970
17) Bejjani BA, Lewis RA, Tomey KF et al : Mutations in CYP1B1, the gene for cytochrome P4501B1, are the predominant cause of primary congenital glaucoma in Saudi Arabia. Am J Hum Genet 62 : 25-333, 1998
18) Raymond V : Molecular genetics of the glaucomas :

Mapping of the first five GCL loci. Am J Hum Genet 60 : 272-277, 1997
19) Sarfarazi M, Stoilov I : Molecular genetics of primary congenital glaucoma. Eye 14 : 422-428, 2000
20) Mashima Y, Suzuki Y, Ohtake Y et al : Novel cytochrome P4501B1 (CYP1B1) gene mutations in Japanese patients with primary congenital glaucoma. Invest Ophthalmol Vis Sci 42 : 2211-2216, 2001
21) 桜川真智子, 沖坂重邦：原発先天緑内障. 眼科 31 : 954-955, 1989
22) Mann I : Development abnormality of the eye, JB Lippincott, Philadelphia, 1957
23) Allen L, Burian HM, Braley AE : A new concept of the development of the anterior chamber angle. Arch Ophthalmol 53 : 783, 1955
24) Barkan O : Pathogenesis of congenital glaucoma : Gonioscopic and anatomic observation of the anterior chamber in the normal eye and in congenital glaucoma. Am J Ophthalmol 40 : 1-11, 1955
25) Barkan O : Operation for congenital glaucoma. Am J Ophthalmol 25 : 552-568, 1942
26) Worst JG : The pathogenesis of congenital glaucoma : Assen, Van Gorcum BV, The Netherlands, 1966
27) Worst JG : Congenital glaucoma : Remarks on the aspect of chamber angle, ontogenetic and pathogenetic background, and mode of action of goniotomy. Invest Ophthalmol Vis Sci 7 : 127-134, 1968
28) Anderson DR : The development of the trabecular meshwork and its abnormality in primary infantile glaucoma. Trans Am Ophthalmology Soc 79 : 458-485, 1981
29) Maumenee AE : The pathogenesis of congenital glaucoma : A new theory. Am J Ophthalmol 47 : 827-858, 1959
30) Maumenee AE : Further observations on the pathogenesis of congenital glaucoma. Trans Am Ophthalmology Soc 60 : 140-146, 1962
31) Maul E, Strozzi L, Munoz C et al : The outflow pathway in congenital glaucoma. Am J Ophthalmol 89 : 667-673, 1980
32) Tawara A, Inomata H : Developmental immaturity of the trabecular meshwork in congenital glaucoma. Am J Ophthalmol 92 : 508-525, 1981
33) Robin AL, Quigley HA, Pollack IP et al : An analysis of visual acuity, visual fields, and disc cupping in childhood glaucoma. Am J Ophthalmol 88 : 847-858, 1979
34) de Souza EC, Berezovsky A, Morales PH et al : Visual field defects in children with congenital glaucoma. J Pediatr Ophthalmol Strabismus 37 : 266-272, 2000
35) Bordon AF, Katsumi O, Hirose T : Tonometry in pediatric patients : a comparative study among Tono-pen, Perkins, and Schiotz tonometers. J Pediatr Ophthalmol Strabismus 32 : 373-377, 1995
36) Eisenberg DL, Sherman BG, McKeown CA et al : Tonometry in adults and children : a manometric evaluation of pneumatonometry, applanation and Tonopen in vivo and in vitro. Ophthalmology 105 : 1173-1181, 1998
37) Pensiero S, Pazzo SD, Perissutti P et al : Normal intraocular pressure in children. J Pediatr Ophthalmol Strabismus 29 : 79-84, 1992
38) Jaafar MS, Kazi GA : Effect of oral hydrate sedation on the intraocular pressure measurement. J Pediatr Ophthalmol Strabismus 30 : 372-376, 1993
39) Murphy DF : Anesthesia and intraocular pressure. Anesth Analg 64 : 520-530, 1985
40) Watcha MF, Chu FC, Stevens JL et al : Effects of halothane on intraocular pressure in anesthetized children. Anesth Analg 71 : 181-184, 1990
41) Barclay K, Wall T, Wareham K et al : Intra-ocular pressure changes in patients with glaucoma : Comparison between the laryngeal mask airway and tracheal tube. Anaesthesia 49 : 159-162, 1994
42) Fledelius HC, Christensen AC : Reappraisal of human ocular growth curve in fetal life, infancy, and early childhood. Br J Ophthalmol 80 : 918-921, 1996
43) Kiskis AA, Markowitz SN, Morin JD : Corneal diameter and axial length in congenital glaucoma. Can J Ophthalmol 20 : 93-97, 1985
44) Sampaolesi R, Caruso R : Ocular echometry in the diagnosis of congenital glaucoma. Arch Ophthalmol 100 : 574-577, 1982
45) Quigley HA : The pathogenesis of reversible cupping in congenital glaucoma. Am J Ophthalmol 84 : 358-370, 1977
46) Shaffer RN, Hetherington J : The glaucomatous disc in infants : A suggested hypothesis for disc cupping. Trans Am Acad Ophthalmol Otolaryngol 73 : 929-936, 1969
47) Richardson KT : Optic cup symmetry in normal newborn infants. Invest Ophthalmol 7 : 137-140, 1968
48) Richardson KT, Shaffer RN : Optic-nerve cupping in congenital glaucoma. Am J Ophthalmol 62 : 507-509, 1966
49) Luntz MH : Congenital, infantile, and juvenile glaucoma. Ophthalmology 86 : 793-802, 1979
50) Azuara-Blanko A, Spath G L, Araujo SV at al : Ultrasound Biomicroscopy in infantile glaucoma. Ophthalmology 104 : 1116-1119, 1997
51) Dietlein T, Engels B, Jacobi P et al : Ultrasound biomicroscopic patterns after glaucoma surgery in congenital glaucoma. Ophthalmology 107 : 1200-1205, 2000
52) Kiefer G, Schwenn O, Grehn F : Correlation of postoperative axial length growth and intraocular pressure in congenital glaucoma. A retrospective study in trabeculotomy and goniotomy. Graefes Arch Clin Exp Ophthalmol 239 : 893-899, 2001
53) Sampaolesi R : Corneal diameter and axial length in congenital glaucoma. Can J Ophthalmol 23 : 42-43, 1988

54) Meire FM, Delleman JW : Autosomal dominant congenital miosis with megalocornea. Ophthalmic Paediatr Genet 13 : 123-129, 1992
55) Pearce WG : Autosomal dominant megalocornea with congenital glaucoma : Evidence for germ-line mosaicism. Can J Ophthalmol 26 : 21-26, 1991
56) Howard RO, Abrahams IW : Sclerocornea. Am J Ophthalmol 71 : 1254-1258, 1971
57) Kwitko M : Glaucoma II. Secondary congenital glaucoma : diagnosis and therapy. In : Cairns J ed : Glaucoma, Grune & Stratton, London, 1986
58) Threlkeld AB : A clinico-pathological study of posterior polymorphous dystrophy : implications for pathogenetic mechanism of the associated glaucoma. Trans Am Ophthalmol Soc 92 : 133-165, 1994
59) Laganowski HC, Sherrard ES, Muir MG : The posterior corneal surface in posterior polymorphous dystrophy : A specular microscopy study. Cornea 10 : 2124-2132, 1991
60) Laganowski HC, Sherrard ES, Muir MG et al : Distinguishing features of the iridocorneal endothelial syndrome and posterior polymorphous dystrophy : value of endothelial specular microscopy pathogenetic mechanism of the associated glaucoma. Br J Ophthalmol 75 : 212-216, 1991
61) Pedersen O, Rushood A, Olsen EG : Anterior mesenchymal dysgenesis of the eye. Congenital hereditary endothelial dystrophy and congenital glaucoma. Acta Ophthalmol (Copenh) 67 : 470-476, 1989
62) Mullaney PB, Risco JM, Teichmann K et al : Congenital heredity endothelial dystrophy associated with glaucoma. Ophthalmology 102 : 186-192, 1995
63) Foss AJE, Opth FC, Hykin PG et al : Interstitial keratitis and iridoschisis in congenital glaucoma. J Clin Neuroophthalmol 12 : 167-170, 1992
64) Salvador F, Linares F, Merita I et al : Unilateral iridoschisis associated with syphilitic interstitial keratitis and glaucoma. Ann Ophthalmol 25 : 328-329, 1993
65) Olson RJ, Bromberg B, Zimmerman TJ : Apnetic spells associated with timolol therapy in a neonate. Am J Ophthalmol 88 : 121-122, 1979
66) Shaffer RN : Prognosis of goniotomy in primary glaucoma (trabeculodysgenesis). Trans Am Ophthalmol Soc 80 : 321-325, 1982
67) Gramer E, Tausch M, Kraemer C : Time of diagnosis, reoperations and longterm results of goniotomy in the treatment of primary congenital glaucoma : A clinical study. Int Ophthalmol 20 : 1171-123, 1997
68) Linsky SM, Shaffer RN, Hetherington J et al : Operative complications of goniotomy. Trans Am Acad Ophthalmol Otolaryngol 83 : 78-79, 1977
69) Russell-Eggitt IM, Rice NSC, Jay B et al : Relapse following goniotomy for congenital glaucoma due to trabecular dysgenesis. Eye 6 : 197-200, 1992
70) Luntz MH : The advantage of trabeculotomy over goniotomy. J Pediatr Ophthalmol Strabismus 21 : 150-153, 1984
71) McPherson SD Jr : Results of external trabeculotomy. Am J Ophthalmol 75 : 918-920, 1973
72) Martin BB : External trabeculotomy in the surgical treatment of congenital glaucoma. Aust NZ J Ophthalmol 17 : 299-301, 1989
73) Meyer G, Schwenn O, Pfeiffer N et al : Trabeculotomy in congenital glaucoma. Graefes Arch Ophthalmol 238 : 207-213, 2000
74) Akimoto M, Tanihara H, Negi A et al : Surgical results of trabeculotomy ab externo for developmental glaucoma. Arch Ophthalmol 112 : 1540-1544, 1994
75) Beck AD, Lynch MG : 360 degrees trabeculotomy for primary congenital glaucoma. Arch Ophthalmol 113 : 1200-1202, 1995
76) Khaw PT, Freedman S, Gandolfi S : Management of congenital glaucoma. J Glaucoma 8 : 81-85, 1999
77) Barratta G : Observazioni pratiche sulle principali malattie degli orchi. Tomo 2 s 349, Milano, 1818
78) Nelson LB : Aniridia : A review. Surv Ophthalmol 28 : 621-642, 1984
79) Shaw MW, Falls HF, Neel JV : Congenital aniridia. Am J Hum Genet 12 : 389-415, 1960
80) Wu L, Ma Q, Chen Y et al : Abnormalities of ERG in congenital aniridia. Eye Science 7 : 151-153, 1991
81) Hittner HM, Riccardi VM, Ferrell RE et al : Variable expressivity in autosomal dominant aniridia by clinical electrophysiological and angiographic criteria Am J Ophthalmol 89 : 531-539, 1980
82) Walton D : The developmental glaucomas : 100 years of progress 1896-1996. In : van Buskirk E, Shields M ed : 100 years of progress in glaucoma, Lippincott-Raven, Philadelphia, 1997
83) Churchill A, Hanson I, Markham A : Prenatal diagnosis of aniridia. Ophthalmology 107 : 1153-1156, 2000
84) Gupta SK, De Becker I, Guernsey DL et al : Polymerase chain reaction-based risk assessment for Wilms tumor in sporadic aniridia. Am J Ophthalmol 125 : 687-692, 1998
85) Ton CCT, Hirvonen H Miwa H, et al : Positional cloning and characterization of a paired box- and homeobox-containing gene from the aniridia region. Cell 67 : 1059-1074, 1991
86) Prosser J, van Heyningen V : PAX6 mutations reviewed. Hum Mutat 11 : 93-108, 1998
87) Axton R, Hanson I, Danes S et al : The incidence of PAX6 mutations in patients with simple aniridia : An evaluation of mutation detection in 12 cases. J Med Genet 34 : 279-286, 1997
88) Mintz-Hitter HA : Aninidia. In : Ritch R, Shields MB, Krupin T ed : The Glaucomas vol 2, 2nd ed, 859-874, Mosby, St Louis, 1996
89) Walton DS : Aniridic glaucoma : The results of goniosurgery to prevent and treat this problem. Trans Am Ophthalmol Soc 84 : 59-70, 1986
90) Wiggins RE Jr, Tomey KF : The results of glauco-

ma surgery in aniridia. Arch Ophthalmol 110 : 503-505, 1992
91) Axenfeld T : Embryotoxon corneae posterius. Ber Dtsch Ophthalmol Ges 42 : 301, 1920
92) Rieger H : Demonstration von zwei Fallen von Verlagerung und Schlitzform der Pupille mit Hypoplasie des Irisvorderblattes an beiden Augen einer 10- und 25- jahrigen Patientin. Z Augenheilkd 84 : 98, 1934
93) Shields MB, Buckley E, Krintworth GK et al : Axenfeld-Rieger syndrome. A spectrum of developmental disorders. Surv Ophthalmol 29 : 387-409, 1985
94) Alward WL : Axenfeld-Rieger syndrome in the age of molecular genetics. Am J Ophthalmol 130 : 107-115, 2000
95) Murray JC, Bennett SR, Kwitek AE et al : Linkage of Rieger syndrome to the region of the epidermal growth factor gene on chromosome 4. Nat Genet 2 : 46-49, 1992
96) Nishimura DY, Swiderski RE, Alward WLM et al : The forkhead transcription factor gene FKHL7 is responsible for glaucoma phenotypes which maps to 6p25. Nat Genet 19 : 140-147, 1998
97) Kawase C, Kawase K, Taniguchi T. et al : Screening for mutation of Axenfeld-Rieger syndrome caused by FOXC1 gene in Japanese patients. J Glaucoma 10 : 477-482, 2001
98) Phillips JC, del Bono EA, Haines JL et al : A second locus for Rieger syndrome maps to chromosome 13q14. Am J Hum Genet 59 : 613-619, 1996
99) Shields MB : Axenfeld-Rieger syndrome : A theory of mechanism and distinctions from the iridocorneal endothelial syndrome. Trans Am Ophthalmol Soc 81 : 736-784, 1983
100) Gregor Z, Hitchings RA : Rieger's anomaly : A 42 year follow-up. Br J Ophthalmol 64 : 56-58, 1980
101) Judisch GF, Phelps CD, Hanson J : Rieger's syndrome : A case report with a 15-year follow-up. Arch Ophthalmol 97 : 2120-2122, 1979
102) Shields MB : Axenfeld-Rieger syndrome. In : Ritch R, Shields MB, Krupin T ed : The glaucomas, vol 2, 2nd ed, 875-885, Mosby, St Louis, 1996
103) Von Hippel : Über Hydrophthalmos congenitus nebst Bemerkungen über die Verfarbung der Cornea durch Blutfarbstoff : Pathologish-anatomische Untersuchungen. Graefes Arch Clin Exp Ophthalmol 4 : 539, 1897
104) Peters A : Über angeborene Defektbildung der Descemetschen Membran. Klin Monatsbl Augenheilkd 44 : 27-40, 1906
105) Waring GO, Rodrigues MM, Laibson PR : Anterior chamber cleavage syndrome : A stepladder classification. Surv Ophthalmol 20 : 3-27, 1975
106) Heon E, Barsoum-Homsy M, Cevrette L et al : Peters' anomaly : The spectrum of associated ocular and systemic malformation. Ophthalmic Paediatr Genet 13 : 137-143, 1992
107) Reese AB, Ellsworth RM : The anterior chamber cleavage syndrome. Arch Ophthalmol 75 : 307-318, 1966
108) Kenyon KR : Mesenchymal dysgenesis in Peters' anomaly, sclerocornea, and congenital endothelial dystrophy. Exp Eye Res 21 : 125-142, 1975
109) March WF, Chalkley TH : Sclerocornea associated with Dandy-Walker cyst. Am J Ophthalmol 78 : 54-57, 1974
110) Bateman JB, Maumenee IH, Sparkes RS : Peters' anomaly associated with partial deletion of the long arm of chromosome 11. Am J Ophthalmol 97 : 11-15, 1984
111) Harris R, Brownstein S, Little JM : Peters' anomaly with congenital aphakia. Can J Ophthalmol 15 : 91-94, 1980
112) Polack FM, Graue EL : Scanning electron microscopy of congenital corneal leukomas (Peters' anomaly). Am J Ophthalmol 88 : 169-178, 1979
113) Traboulsi EI, Maumenee IH : Peters' anomaly and associated congenital malformations. Arch Ophthalmol 110 : 1739-1742, 1992
114) Kresca LJ, Goldberg MF : Peters' anomaly : Dominant inheritance in one pedigree and dextrocardia in another. J Pediatr Ophthalmol Strabiamus 15 : 141-146, 1978
115) Van Schooneveld MJ, Delleman JW, Beemer FA et al : Peter's-plus : a new syndrome. Ophthalmic Paediatr Genet 4 : 141-145, 1984
116) Thompson EM, Winter RM, Baraiter M : Kivlin syndrome and Peter's-plus syndrome : Are they the same disorder? Clin Dysmorphol 2 : 301-316, 1993
117) Frydman M, Weinstock AL, Cohen HA et al : Autosomal recessive Peters' anomaly, typical facial appearance, failure to thrive, hydrocephalus, and other anomalies : Further delineation of the Krause-Kivlin syndrome. Am J Med Genet 40 : 34-40, 1991
118) Francois J, Saraux H : Seventy-ninth Congress of the French Society of Ophthalmology. Arch Ophthalmol (Paris) 89 : 437, 1973
119) Waring GO, Bourne WM, Edelhauser HF et al : The corneal endothelium : Normal and pathologic structure and function. Ophthalmology 89 : 531-540, 1982
120) Townsend WM, Font RL, Zimmerman LE : Congenital corneal leucomas II. Histopathologic findings in 19 eyes with central defect in Descemet's membrane. Am J Ophthalmol 77 : 192-206, 1974
121) DeLuise DP, Anderson DR : Primary infantile glaucoma (congenital glaucoma). Surv Ophthalmol 28 : 1-19, 1983
122) Gollamudi SR, Traboulsi EI, Chamon W et al : Visual outcome after surgery for Peters' anomaly. Ophthalmic Genet 15 : 31-5, 1994
123) Cameron JA : Good visual result following early penetrating keratoplasty for Peters' anomaly. J Pediatr Ophthalmol Strabismus 30 : 109-112, 1993
124) Yang LL, Lambert SR : Peters' anomaly. A synopsis

of surgical management and visual outcome. Ophthalmol Clin North Am 14 : 467-477, 2001
125) Sturge WA : A case of partial epilepsy due to a lesion of one of the vasomotor centers of the brain. Trans Clin Soc London 12 : 162-167, 1897 (Abstract in Br Med J 1 : 704, 1879)
126) Weber PF : Right-sided hemi-hypotrophy resulting from right-sided congenital spastic hemiplegia with a morbid condition of left side of the brain, revealed by radiograms. J Neurol Psychopathol 3 : 134-139, 1922
127) Cribs GW, Trioathi RC, Tripathi BJ : Glaucoma in Sturge-Weber syndrome. Ophthalmology 91 : 1061-1071, 1984
128) Teekhasaenee C, Ritch R : Glaucoma in phacomatosis pigmentovascularis. Ophthalmology 104 : 150-157, 1997
129) Miller SJH : Ophthalmic aspects of the Sturge-Weber syndrome. Proc R Soc Med 56 : 415, 1963
130) Duke-Elder S : Diseases of the lens and vitreous : Glaucoma and hypotony. System of ophthalmology, vol 11, Mosby, St Louis, 1969
131) Beck RW, Hanno R : The phacomatosis. Int Ophthalmol Clin 25 : 97-116, 1985
132) Shaffer RN, Weiss DI : Congenital and pediatric glaucomas, 60-75, CV Mosby, St Louis, 1970
133) Phelps CD : The pathogenesis of glaucoma in Sturge-Weber syndrome. Ophthalmology 85 : 276-286, 1978
134) Font RL, Ferry AP : The phakomatoses. Int Ophthalmol Clin 12 : 1-50, 1972
135) Fitzpatrick TB : Ocular and dermal melanocytosis. Arch Ophthalmol 56 : 830, 1956
136) Iwach AG, Hoskins HD, Hetherington J et al : Analysis of surgical and medical management of glaucoma in Sturge-Weber syndrome. Ophthalmology 97 : 904-909, 1990
137) Weiss DI : Dual origin of glaucoma in encephalotrigeminal haemangiomatosis. A pathogenetic concept based upon histopathologic and haemodynamic considerations. Trans Ophthalmol Soc UK 93 : 477-493, 1973
138) Olsen KE Huang AS, Wright MM : The efficacy of goniotomy/trabeculotomy in early-onset glaucoma associated with the Sturge-Weber syndrome. J AAPOS 2 : 365-368, 1998
139) Walton D : Discussion of Iwan et al : Analysis of surgical and medical management of glaucoma in Sturge-Weber syndrome. Ophthalmology 97 : 909, 1990
140) Hoskins HD, Shaffer RN, Hetherington J : Anatomical classification of the developmental glaucomas. Arch Ophthalmol 102 : 1331-1336, 1984
141) Jorgenson JS, Guthoff R : Sturge-Weber syndrome : Glaucoma with elevated episcleral venous pressure. Klin Monatsbl Augenheilkd 191 : 275-278, 1987
142) Bellows AR, Chylack LT, Epstein DL et al : Choroidal effusion during glaucoma surgery in patients with prominent episcleral vessels. Arch Ophthalmol 97 : 493-497, 1979
143) Celebi S, Alagoz G, Aykan U : Ocular findings in Sturge-Weber syndrome. Eur J Ophthalmol 10 : 239-243, 2000
144) van Emelen C, Goethals M, Dralands L et al : Treatment of glaucoma in children with Sturge-Weber syndrome. J Pediatr Ophthalmol Strabismus 37 : 29-34, 2000
145) Weiss JS, Ritch R : Glaucoma in the phakomatoses. In : Ritch R, Shields MB, Krupin T ed : The glaucomas vol 2 2nd ed, 899-907, Mosby, St Louis, 1996
146) NIH Consensus Development Conference : Statement on neurofibromatosis. Arch Neurol 45 : 575-578, 1988
147) Sippel KC : Ocular findings in neurofibromatosis type 1. Int Ophthalmol Clin 41 : 25-40, 2001
148) Destro M, Amico D, Grsgoudas E : Retinal manifestations of neurofibromatosis. Arch Ophthalmol 109 : 662-666, 1991
149) Barker D, Wright E, Nguyen K et al : Gene for von Recklinghausen neurofibromatosis is in the pericentromeric region of chromosome 17. Science 236 : 1100-1102, 1987
150) Lueder GT, Doll JT : Pseudopapilledema in neurofibromatosis type 2. Am J Ophthalmol 129 : 450-407, 2000
151) Burke JP, Leitch RJ, Talbot JF : Choroidal neurofibromatosis with congenital iris ectropion and buphthalmos : Relationship and significance. J Pediatr Ophthalmol Strabismus 28 : 265-267, 1991
152) Ragge NK, Falk RE, Cohen WE et al : Images of Lisch nodules across the spectrum. Eye 7 : 95-101, 1993
153) Perry HD, Front RL : Iris nodules in von Recklinghausen's neurofibromatosis : Electron microscopic confirmation of their melanocytic origin. Arch Ophthalmol 100 : 1635-1640, 1982
154) Lubs ML, Bauer MS, Formas ME et al : Lisch nodules in neurofibromatosis type1. N Engl J Med 324 : 1264-1266, 1991
155) Kaye LD, Rothner AD, Beauchamp GR et al : Ocular findings associated with NF-2. Ophthalmology 99 : 1424-1429, 1992
156) Lied WA, Wirth WA, Geeraets WJ : Hydrophthalmos and neurofibromatosis. Confin Neurol 19 : 230-247, 1959
157) Shields MB : Glaucoma associated with intraocular tumors. In : Textbook of glaucoma 4th ed, 292-307, Williams & Wilkins, Baltimore, 1998
158) Grant WM, Walton DS : Distinctive gonioscopic findings in glaucoma due to neurofibromatosis. Arch Ophthalmol 79 : 127-134, 1968
159) Bost M : Congenital glaucoma and von Recklinghausen disease. Pediatrie 40 : 207-212, 1985
160) Robin MP : La chute de la base de la langue consid-

eree comme une nouvelle cause de gene das la respirayion nasopharyngienne. Bull Acad Natl Med (Paris) 89 : 37, 1923
161) Marcellus L : The infant with Pierre Robin sequence : review and implications for nursing practice. J Pediatr Nurs 16 : 23-34, 2001
162) Girard B, Topouzis F, Saraux H : Microphthalmos in Pierre Robin syndrome : Clinical and x-ray computed tomographic study. Bull Soc Ophthalmol Fr 89 : 1385-1390, 1989
163) van den Elzen AP, Semmekrot BA, Bongers EM et al : Diagnosis and treatment of the Pierre Robin sequence : Results of a retrospective clinical study and review of literature. Eur J Pediatr 160 : 47-53, 2001
164) Girard B, Sarax H, Lasfargues G : Ophthalmic manifestations on the Pierre Robin syndrome. Report of a case of microphthalmia. Ann Pediatr 37 : 39-43, 1990
165) Ahmad NN : PCR assay confirms diagnosis in syndrome with variably expressed phenotype : Mutation detection in Stickler syndrome. J Med Genet 33 : 678-681, 1996
166) Rogers NK, Strachan IM : Pierre Robin anomaly, maculopathy, and autolytic cataract. J Pediatr Ophthalmol Strabismus 32 : 391-392, 1995
167) Rubinstein JH, Taybi H : Broad thumb and toe and facial abnormalities, a possible mental retardation syndrome. Am J Dis Child 105 : 588-608, 1963
168) Quaranta L, Quaranta CA : Congenital glaucoma associated with Rubinstein-Taybi syndrome. Acta Ophthalmol Scand 76 : 112-113, 1998
169) Brei TJ, Burke MJ, Rubinstein JH : Glaucoma and findings simulating glaucoma in the Rubinstein-Taybi syndrome. J Pediatr Ophthalmol Strabismus 32 : 248-252, 1995
170) 藤澤公彦, 木下和宏, 田原昭彦, 他：Rubinstein-Taybi 症候群が疑われた小人症の隅角発達異常緑内障. 日眼会誌 94：693-700, 1990
171) Ge N, Crandall BF, Schuler JD : Coloboma associated with Rubinstein-Taybi syndrome. 32 : 266-268, 1995
172) Lowe CU, Terrey M, MacLachlan EA : Organic-aciduria, decreased renal ammonia production hydrophthalmos, mental retardation. Am J Dis Child 83 : 164-184, 1952
173) Charnas LR, Gahl WA : The oculocerebrorenal syndrome of Lowe. Adv Pediatr 38 : 75-107, 1991
174) Lavin CW, McKeown CA : The oculocerebrorenal syndrome of Lowe. Int Ophthalmol 33 : 179-191, 1993
175) Charnas LR, Bernardini I, Rader D et al : Clinical and laboratory findings in the oculocerebrorenal syndrome of Lowe, with special reference to growth and renal function. N Engl J Med 324 : 1318-1325, 1991
176) Lin T, Lewis RA, Nussbaum RL : Molecular confirmation of carriers for Lowe syndrome. Ophthalmology 106 : 119-122, 1999
177) Reilly DS, Lewis RA, Ledbetter DH et al : Tightly linked flanking markers for the Lowe oculocerebrorenal syndrome, with application to carrier assessment. Hum Genet 42 : 745-755, 1988
178) Stickler GB, Belau PG, Farrell et al : Hereditary progressive arthro-ophthalmopathy. Mayo Clin Proc 40 : 435-455, 1965
179) Blair NP : Hereditary progressive arthroophthalmopathy of Sticker. Am J Ophthalmol 88 : 876-888, 1979
180) Snead MP, Yates JR : Clinical and molecular genetics of Stickler syndrome. J Med Genet 36 : 353-359, 1999
181) Parentin F, Sangalli A, Mottes M et al : Stickler syndrome and vitreoretinal degeneration : Correlation between locus mutation and vitreous phenotype. Apropos of a case. Graefes Arch Clin Exp Ophthalmol 239 : 316-319, 2001
182) Stickler GB, Hughes W, Houchin P : Clinical features of hereditary progressive arthro-opthalmopathy (Stickler syndrome): A survey. Genet Med 3 : 192-196, 2001
183) Leiba H, Oliver M, Pollack A : Prophylactic laser photocoagulation in Stickler syndrome. Eye 10 : 701-708, 1996
184) 朴真紗美, 桐生純一, 栗本康夫, 他：超音波バイオマイクロスコープによる強膜化角膜と小角膜の前眼部の観察. 日眼会誌 101：69-73, 1997
185) 福地健郎, 上田潤, 原浩昭, 他：小角膜に伴う緑内障の生体計測と鑑別診断. 日眼会誌 102：746-751, 1998
186) Givens KT, Lee DA, Jones T et al : Congenital rubella syndrome : ophthalmic manifestations and associated systemic disorders. Br J Ophthalmol 77 : 358-363, 1993
187) Arnols J : Ocular manifestations of congenital rubella. Curr Opin Ophthalmol 6 : 45-50, 1995
188) Boger WP : Late ocular complications in congenital rubella syndrome. Ophthalmology 87 : 1244-1452, 1980
189) Sever JL, South MA, Shaver KA et al : Delayed manifestations of congenital rubella. Rev Infect Dis 7 (suppl) : S164-S169, 1985
190) Wolff SM : The ocular manifestations of congenital rubella. Trans Am Ophthalmol Soc 70 : 577-614, 1972
191) Mills MD, Robb RM : Glaucoma following childhood cataract surgery. J Pediatr Ophthalmol Strabismus 31 : 355-360, 1994
192) Silbert M, Gurwood AS : Persistent hyperplastic primary vitreous. Eye Vis Care 12 : 131-137, 2000
193) Boeve MH, Vrensen GF, Willekens BL et al : Early morphogenesis of persistent hyperplastic tunica vasculosa lentis and primary vitreous (PHTVL/PHPV). Scanning electron microscopic observations. Graefes Arch Clin Exp Ophthalmol 231 : 29-33, 1993

194) Pollard ZF : Persistent hyperplastic primary vitreous : Diagnosis, treatment and result. Trans Am Ophthalmol Soc 95 : 487-549, 1997
195) Smith J, Shivitz I : Angle-closure glaucoma in adults with cicatricial retinopathy of prematurity. Arch Ophthalmol 102 : 371-372, 1984
196) Pollard ZF : Secondary angle-closure glaucoma in cicatricial retinolental fibroplasia. Am J Ophthalmol 89 : 651-653, 1980
197) Ueda N, Ogino N : Angle-closure glaucoma with pupillary block mechanism in cicatrical retinopathy of prematurity. Ophthalmologica 196 : 15-18, 1988
198) Hartnett ME, Gilbert MM, Hirose T et al : Glaucoma as a case of poor vision in severe retinopathy of prematurity. Graefes Arch Clin Exp Ophthalmol 231 : 433-438, 1993.
199) Michael AJ, Pesin SR, Katz LJ et al : Management of late-onset angle-closure glaucoma associated with retinopathy of prematurity. Ophthalmology 98 : 1093-1098, 1991
200) Bowers D : Williams' prior description of Marfan's syndrome. Am J Ophthalmol 50 : 154-6, 1960
201) Marfan AB : Un cas de déformation congénitale de quatre membres plus prononcée aux extremities characterisé par l'allongement des os avec un certain degré d'emincissement. Bull Mem Soc Hosp Paris 13 : 220, 1896
202) Maumenee IH : Glaucoma in the Marfan syndrome. Trans Am Ophthalmol Soc 90 : 111-122, 1992
203) Maumenee IH : Glaucoma in the Marfan syndrome. Trans Am Ophthalmol Soc 79 : 696-7332, 1981
204) Cross HE, Jensen AD : Ocular manifestations in Marfan's syndrome and homocystinuria. Am J Ophthalmol 75 : 405-420, 1973
205) Andrews RM, Bell RW, Jayamanne DG et al : 'Rollercoaster glaucoma' : an usual complication of Marfan's syndrome. Eye 8 : 358-60, 1994
206) Burian HM, Allen L : Histologic study of the chamber angle of patients with Marfan's syndrome. Arch Ophthalmol 65 : 323-333, 1961
207) von Noorden GG, Schutz RO : A gonioscopic study of the chamber angle in Marfan's syndrome. Arch Ophthalmol 64 : 929-934, 1960
208) Kaur M, Kabra M, Das GP et al : Clinical and biochemical studies in homocystinuria. Indian Pediatr 32 : 1067-1075, 1995
209) Burke JP, O'Keefe M, Bowell R et al : Ocular complications in homocystinuria-early and late treated. Br J Ophthalmol 73 : 427-431, 1989
210) Joy B : Glaucoma associated with spontaneous displacement of the lens. Br J Ophthalmol 56 : 258-262, 1972
211) Harrison DA, Mullaney PB, Mesfer SA et al : Management of ophthalmic complications of homocystinuria. Ophthalmology 105 : 1886-1890, 1998
212) Weill G : Ectopie des cristallins et malformations générales. Ann Ocul 169 : 21-44, 1932

213) Marchesani O : Brachydaktylie und angeborene Kugellinse als Systemerkrankung. Klin Monatsbl Augenheilkd 103 : 392-406, 1939
214) Wirtz MK, Samples JR, Kramer PL et al : Weill-Marchesani syndrome : Possible linkage of the autosomal dominant form to 15q21.1. Am J Med Genet 65 : 68-75, 1996
215) Megarbane A, Mustapha M, Bleik J et al : Exclusion of chromosome 15q21.1 in autosomal-recessive Weill-Marchesani syndrome in an inbred Lebanese family. Clin Genet 58 : 473-478, 2000
216) Evereklioglu C, Hepsen IF, Er H : Weill-Marchesani syndrome in three generations. Eye 13 : 773-777, 1999.
217) Zaidman MD : The surgical management of dislocated traumatic cataract. Am J Ophthalmol 99 : 583-585, 1985
218) Feiler-Ofrey V, Stein R, Godel V : Marchesani's syndrome and chamber angle anomalies. Am J Ophthalmol 65 : 862-866, 1968
219) Wright K, Chrousos G : Weill-Marchesani syndrome with bilateral angle-closure glaucoma. J Pediatr Ophthalmol Strabismus 22 : 129-132, 1985
220) Verloes A, Hermia JP, Galand A et al : Glaucoma-lens ectopia-microspherophakia-stiffness-shortness (GEMSS) syndrome : A dominant disease with manifestations of Weill-Marchesani syndrome. Am J Med Genet 44 : 48-51, 1992
221) Shields CL, Shields JA, Shields MB et al : Prevalence and mechanisms of secondary intraocular pressure elevation in eyes with intraocular tumors. Ophthalmology 94 : 839-846, 1987
222) Baez KA, Ulbing MW, Cater J et al : Iris neovascularization, increased intraocular pressure and vitreous hemorrhage as risk factors for invasion of the optic nerve and choroid in children with retinoblastoma. Ophthalmologe 91 : 796-800, 1994
223) Broughton WL, Zimmerman LE : A clinicopathologic study of 56 cases of intraocular medulloepitheliomas. Am J Ophthalmol 85 : 407-418, 1978
224) O'Keefe M, Fulcher T, Kelly P et al : Medulloepithelioma of the optic nerve head. Arch Ophthalmol 115 : 1325-1327, 1997
225) Shields JA, Shields CL : Tumors of the nonpigmented ciliary epithelium. In : Shields JA, Shields CL ed : Intraocular tumors : A text and atlas, WB Saunders, Philadelphia, 1992
226) Hernandez-Martin A, Baselga E, Drolet BA et al : Juvenile xanthogranuloma. J Am Acad Dermatol 36 : 355-367, 1997
227) Karcioglu ZA, Mullaney PB : Diagnosis and management of iris juvenile xanthogranuloma. J Pediatr Ophthalmol Strabismus 38 : 44-51, 1997
228) Miszkiel KA, Sohaib SA, Rose GE et al : Radiological and clinicopathological features of orbital xanthogranuloma. Br J Ophthalmol 79 : 251-258, 2000
229) Rad AS, Kheradvar A : Juvenile xanthogranuloma :

Concurrent involvement of skin and eye. Cornea 20 : 760-762, 2001
230) Borne MJ, Gedde SJ, Augsburger JJ et al : Juvenile xanthogranuloma of the iris with bilateral spontaneous hyphema. J Pediatr Ophthalmol Strabismus 33 : 196-198, 1996
231) Casteels I, Olver J, Malone M et al : Early treatment of juvenile xanthogranuloma of the iris with subconjunctival steroids. Br J Ophthalmol 77 : 57-60, 1993

薬物療法

1 緑内障薬物治療の基本

点眼薬の動態薬理学

　緑内障薬物治療の中心は点眼薬である。点眼された薬物が期待される効果を発現するためには，薬物が目的組織に十分な濃度で到達する必要がある。たとえば，眼圧下降を目的とする点眼薬では虹彩毛様体，線維柱帯，あるいはその近傍組織への薬物移行が問題となる。また逆に，エピネフリン黄斑症が無水晶体眼においてより起こりやすいこと[1,2]が示すように，目的以外の組織に高濃度の薬物が移行することで，好ましくない副作用が惹起されることがある。したがって，緑内障の薬物治療を適切に進めるためには，点眼薬の動態薬理学 pharmacokinetics の基本を理解することが重要である。

結膜嚢と涙液

　点眼された薬物はまず結膜嚢内で涙液により希釈される。そして，眼内あるいは眼周囲組織に浸透しなかった分は，流涙や眼球表面からの蒸発を除けば，上下涙点から流失する。結膜嚢内での薬物の半減期は一般に2〜20分程度であるが，基剤の変更などにより半減期が延長すると，薬物の眼内への移行量も増加する。結膜嚢の容量は，通常は7μlであり，薬物を点眼した直後は30μlに増加する[3]。一方，点眼液の1滴は通常25〜60μl程度[4]なので，点眼された薬剤の多くの部分は，点眼直後に結膜嚢からあふれて出てしまうことになる。点眼液の1滴の量を5〜20μl程度まで少なくすることで，眼内への移行率を高めることができることも指摘されている[5,6]。

　通常の状態では，涙液のターンオーバーは1分間に約15%である[3]が，薬物を点眼すると涙液分泌が亢進しターンオーバーも約30%に増加する。また瞬目も増加するため，涙点からの涙液の流出も大きくなる。これらは薬物の眼内への移行量を減らすことにつながるが，点眼後に閉瞼し内眼角部を軽く圧迫することで，涙液の角膜上での滞留時間を延ばし眼内への移行量を増加させることができる[7,8]。また同時に，涙道からの薬物の流出が減るので全身的な副作用のリスクも減少する。

　緑内障治療では複数の点眼薬を併用することは少なくないが，短時間の間隔で複数の薬剤を連続点眼すると，先に点眼した薬剤の眼内への移行量が減少する。家兎を用いた実験では，ピロカルピン点眼の30秒後あるいは2分後に生理食塩水を点眼すると，ピロカルピンの瞳孔径に対する効果はそれぞれ45%あるいは17%減弱したが，5分間の間隔をあけて生理食塩水を点眼した場合は，ピロカルピンの効果はほとんど減弱しないことが報告されている[5]。

角膜

点眼された薬物は涙液で希釈された後，角膜を透過し前房内へ到達する。角膜における薬物移行を理解するためには，角膜の構造を，脂溶性媒質-水溶性媒質-脂溶性媒質のサンドイッチ構造として考えるとわかりやすい。すなわち，角膜の上皮と内皮は実質に比べ約100倍の脂質を含有しているため，脂溶性の高い物質の方が上皮および内皮を容易に通過することができる[9,10]。一方，角膜実質は水溶性物質の方が容易に透過する。したがって，ピロカルピンやエピネフリンなどのように，非イオン化状態（脂溶性）とイオン化状態（水溶性）が平衡状態で存在しているような薬剤が，最もよく角膜を透過し，より高濃度で眼内に移行する。非常に脂溶性の高い薬物を除けば，多くの薬物で角膜上皮が最も大きなバリアーとなっており，角膜上皮障害があると薬物の眼内移行が通常よりも増加することが多い。

眼内での薬物動態

角膜に吸収された薬剤は，角膜中に一時的に蓄積され，前房水中に徐放的に移行していく。角膜を透過した薬物は，前房水，虹彩，毛様体にほぼ同程度の濃度で移行するが，水晶体，硝子体への分布はごく限られている[11]。房水は後房から瞳孔を経由して前房側へ流れるため，無水晶体眼などの特別な場合を除けば，房水の流れに逆行するような薬物の後房への移行はほとんどないと考えられている[12-14]。また，前房水から毛様体への薬物への移行には，ぶどう膜強膜流出路の関与が推測されている[15]。

前房中に移行した薬物の多くは，房水あるいは血流とともに眼外へ排出されるが，他の一部は眼内の組織に吸収・吸着される。コリン作動薬と交感神経作動薬は，虹彩毛様体のメラニン色素にある程度吸着されるので，それぞれの受容体に薬剤のすべてが到達するわけではない[16]。これに対し，プロスタグランジンはメラニン色素への吸着がほとんどないことが報告されている[17]。したがって，チモロールやピロカルピンの眼圧下降効果は，有色家兎よりも白色家兎でより大きいが，プロスタグランジン系薬剤の眼内移行に関しては色素量の影響は少ない[17]。

薬物の消失

前房水中に浸透した薬剤の多くの部分は，房水とともに眼外へと排出される。家兎では，前房水のターンオーバーは1分間に前房容積の1.5%であり，約46分で前房容積の50%が入れ替わることになる。家兎の前房中での半減期は，チモロールで72分[18]，フェニレフリンで84分[19]，ピロカルピンで43分[11]と報告されている。前房水の半減期よりも薬物半減期がかなり長いチモロールとフェニレフリンに関しては，眼内のメラニン色素への吸着が影響していると考えられる。

眼組織では，主に角膜上皮，角膜内皮，虹彩毛様体，網膜に薬物を分解する酵素が存在するが，特に虹彩毛様体には分解酵素が多く存在しており[20,21]，眼内に浸透した点眼薬の代謝に関与している。家兎の虹彩毛様体には，アセチルエステラーゼ，ブチリルエステラーゼ，カルボキシルエステラーゼなどの酵素の存在が認められている[22]。

このほかに眼内へと移行した薬物が消失する経路として，眼外への能動輸送，血管内への拡散などがある。また，角膜に浸透した薬剤の一部が角膜輪部の血管や涙液への浸透を介して流出することも報告されている[23,24]。

点眼薬の製剤

分子量

点眼薬の眼内移行動態には，薬剤の製剤条件が大きく関与している。薬剤の分子量が小さいほど容易に眼内へと移行するが，現在の抗緑内障点眼薬のほとんどは500Da以下と小さな分子量となっており，角膜透過性は良好である。

pH

多くの点眼液は弱酸性あるいは弱アルカリ性に調剤されており，薬剤を非イオン化状態とイオン化状態の平衡状態で存在させることで，角膜の透

過性を高めている。たとえば、ピロカルピンは、pH 4.67 では 99％がイオン化して存在するが、pH 7.40 では非イオン化分子が 84％となり、角膜透過性は pH 4.67 に比べ約 2 倍に向上する[25]。

浸透圧

点眼時の刺激感を軽減するためには、点眼液の浸透圧を涙液に近く調剤することが重要である。正常人の涙液の浸透圧は、血漿とほぼ等張かやや高張であり、約 260〜440 mOsm である[26,27]。しかし、高張溶液を点眼した場合には涙液などとの浸透圧差によりすぐに希釈される[28]こともあり、刺激感なしに点眼ができる浸透圧の許容範囲はもう少し広く、220〜640 mOsm 程度（0.2〜2.0％ NaCl 溶液に相当）と考えられている[29]。

粘性

点眼液の粘性を上げることで、結膜嚢内での貯留時間が伸び、眼内移行量を増加させることができる。この目的のために水溶性の高分子物質を点眼薬に添加することがある。そのような高分子物質として、ヒドロキシプロピルセルロース、ヒドロキシエチルセルロース、ヒドロキシプロピルメチルセルロース、ポリビニルアルコールなどが知られている[30-32]。

防腐剤

点眼液は点眼時に、細菌などが混入する危険にいつもさらされているため、ほとんどの点眼薬には防腐剤が添加されている。現在使われている抗緑内障点眼薬のほとんどで使用されている塩化ベンザルコニウムは、薬剤の角膜透過性を向上させる。たとえば、0.02％塩化ベンザルコニウムの添加により、角膜透過性が 18 倍となることが報告されている[33]。しかしこの角膜透過性の亢進は、塩化ベンザルコニウムによる角結膜の組織障害を反映するものである可能性も指摘されている[34]。また塩化ベンザルコニウムは、点眼薬によるアレルギー反応の原因となることも多い。眼内レンズ挿入術の手術直後に、フルオレセイン血管造影で認められる黄斑浮腫の出現頻度に、塩化ベンザルコニウムが関係するとの報告もある[35]。

コンプライアンス

緑内障薬物治療の主体は、日常生活の中での点眼あるいは内服である。したがって、患者が薬剤を処方通り毎日服用しているかどうか、すなわち良好なコンプライアンスが得られているかどうかが大きな問題となる。

緑内障は、一部の病型を除き慢性に経過し、かなり進行するまでは自覚症状がほとんどないため、患者が治療から容易に脱落しやすい疾患であると言える[36,37]。緑内障に対する薬物治療が奏効しない場合には、投与された薬物が十分な効果を発揮しなかった可能性のほかに、患者が指示通りに薬物を使用していなかった可能性も考慮しなくてはならない。点眼液ボトルにモニター装置をとりつけての研究では、チモロールの 1 日 2 回の点眼に関して、8％の患者が指示された点眼回数の 1/2 以下しか実行しておらず、27％は 3/4 以下であり[38]、1 日 4 回点眼のピロカルピンでは、より低い実行率[39]であったことが報告されている。また、点眼間隔もあまり守られていないこと、昼の点眼が特に抜けやすいこと、長期間点眼しないことが少なくないことなどが明らかになっている[39,40]。また、外来通院中の眼圧や瞳孔径、点眼の記録帳、点眼ボトル中の残量などは、患者のコンプライアンスを判断するのにはあまり役立たないことも報告されている[41]。

コンプライアンスを向上させるためのポイントとして、Zimmerman ら[42]は以下の 6 点をあげている。①緑内障という疾患および治療に関しての患者に対する適切な教育、②個々の患者の日常生活によく適合するような点眼回数や時間帯などの設定、③患者に対する適切な点眼方法の指導、④家庭医との協力、⑤副作用の軽減、⑥医師と患者との間の良好な関係。

処方時の注意点

緑内障はほとんどの患者で慢性かつ緩徐に経過

し，通院および治療はほぼ一生にわたることになる．したがって，治療の開始にあたっては長期の転帰を見越して方針を決定し，その後の経過観察期間中に視野進行や眼圧変動などをみながら，治療方針を適宜修正していくことが必要である．そのような長期慢性疾患としての緑内障の特質を考慮したうえで，緑内障薬物治療に際して重要となるいくつかのポイントをあげる．

目標眼圧の設定

　緑内障治療の中心は眼圧下降であるが，ただやみくもに眼圧を下げることが，すべての患者に対し必要とされるわけではなく，緑内障治療開始時に各患者の現況に応じた目標眼圧を設定することが推奨されている[43]．目標眼圧は一般に無治療での眼圧レベルや視神経障害の程度をもとに，患者の年齢や健康状態などを考慮して設定する．目標眼圧とは，視神経障害の進行の抑制が期待しうる眼圧レベルであると考えられるが，個々の患者の目標眼圧をクリアカットに決定できるようなエビデンスは今のところなく，目標眼圧の設定基準は主に経験論的なものに基づかざるを得ない．

　治療開始時に目標眼圧を設定する際に考慮すべきポイントとして，無治療眼圧レベル，視神経障害の程度[44]，年齢，糖尿病[45, 46]など，緑内障に関連する全身的なリスクファクターの有無などがあげられる．すなわち，無治療眼圧レベルが低いほど，視神経障害が高度なほど，若年者ほど，全身的なリスクファクターを有する患者ほど，将来的な緑内障進行のリスクが高いと考えられるため，目標眼圧は低く設定される．

　American Academy of Ophthalmology による開放隅角緑内障の治療指針では，治療開始時の一般的な目標眼圧として，無治療眼圧より20～30％低い眼圧が奨励されている[47]．正常眼圧緑内障を対象にしたプロスペクティブ研究の結果では，薬物治療あるいは手術治療により，無治療時眼圧の30％以上の眼圧下降を維持した群では，5年の経過観察中に約80％の患者で視野進行が見られなかったことが報告されており[48]，正常眼圧緑内障の患者でも，無治療時眼圧から30％以上の眼圧下降が一つの基準となるかもしれない．

　治療開始時に設定する目標眼圧は，あくまで一つの目安であり，治療開始後に目標眼圧の達成度や視野，視神経乳頭所見の進行の有無により，目標眼圧の設定を適宜見直し，必要ならば変更していくことが重要である．

治療の開始と経過観察

　眼圧下降治療には大きく分けて薬物療法，レーザー治療，観血的手術の三つの方法があるが，緑内障治療の開始にあたっては，目標眼圧までの眼圧下降が見込まれ，かつ最も副作用や合併症などの不利益が少ないことが期待される方法を選択する．一般的には，点眼などの薬物療法をまず試み，それによる眼圧下降が不十分な場合に，レーザー治療あるいは観血的手術を選択することが多い．

　緑内障治療薬には現在多くの種類が存在するが，多剤で開始したり，あるいは一度に変更するのではなく，1剤ずつ行うことが原則である．それにより，その患者の眼圧下降効果や副作用を適切に判断することができる．しかし，治療開始時点で非常に眼圧が高く，すでに視野などに高度の障害が見られる場合は，初めから最大許容量の多剤併用療法を行い，十分な眼圧下降が得られた後に，薬物の種類や量を徐々に減らしていくことが勧められる．

　投与される点眼薬の数が多くなるほど，患者の日々の点眼の負担が増し（それがコンプライアンスの低下につながることも多い），副作用のリスクも相加的以上に増加する．したがって，より少ない数の点眼薬で眼圧がコントロールされることが望ましく，薬物治療開始時，最初に処方される薬剤 first-line drug としては，副作用のリスクが十分小さいもののうち，最も強力な眼圧下降作用が期待できるものを選択すべきである．現状では，first-line drug として β 遮断薬あるいはプロスタグランジン関連薬が一般的だが，両者のどちらを選ぶかは，各薬剤の副作用をよく理解したうえで，それぞれの患者に応じて判断すべきであろう．すなわち，高齢者などでは明らかな循環器系疾患や呼吸器系疾患がなくても，潜在的あるいは

将来的なリスクを考慮し，β遮断薬でなくプロスタグランジン関連薬のほうが望ましく，また若い女性などではプロスタグランジン関連薬による眼周囲の色素沈着などが問題となることが少なくないので，β遮断薬を選択することが多い。

　点眼薬の開始あるいは変更・追加にあたっては，薬剤の眼圧への効果を各患者で適切に評価することが重要である。そのために有用な方法として，まず1眼のみに点眼し，点眼後の眼圧変化を，点眼していない僚眼と比較する方法が推奨される。ここで注意すべきことは，β遮断薬などは，1眼のみの点眼でも全身循環を介して僚眼の眼圧に影響するということで，たとえばチモロールでは，非点眼側でも点眼側の約1/2の眼圧下降効果があることが報告されている[49]。

　薬物治療の開始後2～3か月が経過しても，眼圧下降が不十分である場合には，良好なコンプライアンスが得られていることを確認した後に，点眼の切り替えあるいは追加を検討する。また眼圧下降が十分でも，長期経過観察中に視野などの進行が見られる場合や副作用が疑われた場合も，同様に処方の変更を検討する。そのような場合，その時点で使っている点眼薬がある程度の眼圧下降作用を示していると考えられるときには，他系統の点眼薬を追加することが一般的である。しかし，使用中の点眼薬の効果がかなり小さいときには，複数の点眼薬による効果は必ずしも相加的なものとはならないことや，コンプライアンスの低下につながりやすいことを考慮し，薬剤の追加ではなく，他系統の点眼薬への切り替えを第一に考えるべきである。

点眼方法の指導

　適切な緑内障薬物治療を実行するためには，点眼薬が正確に点眼されていることが前提となる。しかし，コンプライアンスの低い患者群では，点眼方法自体が適切に行われていない例が多いことが報告されている[50]。約半数の患者では適切な位置に点眼することが難しく，その他にも，点眼液ボトルを指で押すことができなかったり，点眼時に瞬目してしまうことなどが問題点としてあげられている[50]。特に高齢者では，手指の細かい動作が難しいことが多いので，医師の眼前で実際に点眼をしてもらい，医師が問題点を指摘し具体的な指導を行うことが推奨される。また，点眼液ボトルの簡単な固定装置なども市販されているので，点眼が難しい患者ではそれらの使用を考慮しても良い。

　点眼された薬剤は，一部は眼内あるいは眼周囲組織に浸透するが，その他は涙液とともに皮膚上にあふれ出るか，涙道を通過後，消化管にまで到達し，少なくない部分が全身的に吸収される。点眼後，涙嚢部を5分間圧迫することで，全身的副作用は減少し，前房内濃度は増加するとの報告[8]もあり，β遮断薬やピロカルピンなどの全身的副作用の可能性が考えられる薬剤の点眼後には，特に高齢者などでは，点眼直後に涙嚢部を圧迫することが推奨される。

小児，妊婦に対する緑内障薬物治療

小児に対する緑内障薬物治療

　小児期に見られる緑内障あるいは高眼圧には，隅角を含む眼局所の発育異常に基づく発達緑内障 developmental glaucoma と外傷，腫瘍，炎症などに合併した続発緑内障があるが，多くの症例で外科的手術が優先される。薬物治療は手術前の短期間，あるいは手術後に眼圧コントロールが不十分であった場合に用いられることが多い。

　小児の緑内障患者に対する薬物治療に関して，副作用とコンプライアンスの問題には十分な注意が必要である。現在，一般に使用されている緑内障治療薬のうち小児に対する安全性が確立しているものはないが，0.25%チモロール点眼を多数の小児患者に使用したところ，重篤な副作用は見られなかったとする報告[51,52]もあり，低濃度のβ遮断点眼薬は喘息や心疾患のない患者には，比較的安全に使用可能と考えられる。しかし，乳児に対するチモロール投与による無呼吸発作の報告[53,54]もあり，特に低年齢児に対してのβ遮断薬の使用はより慎重に行う必要がある。他の自律神経作動薬（α刺激薬，$α_1$遮断薬など），プロス

タグランジン関連薬，炭酸脱水酵素阻害薬などの点眼薬も，必要に応じて使用可能であるが，小児に対する安全性に関する情報はほとんどなく，副作用に対する注意はより重要である。

どの緑内障治療薬を使用中でも，患児の全身や眼局所の状態に十分に注意をはらうことは必須であり，副作用を疑われる症状が見られた場合は，すぐに薬物投与を中止しなければならない。また十分な眼圧コントロールが得られない場合には，漫然と薬物治療を継続したり薬剤を追加するよりも，可能であれば再手術を早期に検討すべきである。

小児の緑内障治療薬では，コンプライアンスも重要な問題となる。特に点眼治療では，保護者などが患児に点眼することになるが，必要十分量を毎回点眼することは困難なことが多い。点眼液がうまく目に入らないことを避けるために，1回に点眼する量を増やすように指導すれば，それだけ副作用のリスクも増すことになり，安易にそれを推奨することはできない。小児の点眼のコンプライアンスを飛躍的に向上させることはおそらくは不可能であり，それが小児には手術療法が優先される一つの理由となっている。

妊婦，授乳婦に対する緑内障薬物治療

妊娠可能年齢の中心となる20～40歳代の女性に，緑内障の頻度は決して高くはない。この年代の緑内障の特徴としては，原発開放隅角緑内障あるいは正常眼圧緑内障の頻度が低く，発達緑内障や続発緑内障が比較的多い[55]ことがあげられる。

妊娠により緑内障が発症あるいは増悪することは一般にない。逆に妊娠の中期から後期にかけて眼圧は下降し[56-58]，出産後も眼圧下降が数か月持続すること[59]が知られている。妊娠中には，末梢血管抵抗が低下することで上強膜静脈圧が低下し，眼圧が下降する機序[60]が考えられるが，妊娠中に増加するプロスタグランジンやヒト絨毛性ゴナドトロピンなどのホルモンの影響も推測されている[61]。したがって，緑内障患者が妊娠した場合，眼圧コントロールが良好となることも少なくないが，逆に妊娠中に緑内障検査を受けた場合には眼圧が過小評価され，出産後に高眼圧のまま放置されることにつながりかねないので注意を要する。

緑内障治療薬のうち，妊婦や授乳婦に対する安全性が確立されているものはないので，妊娠中あるいは妊娠が疑われる女性の緑内障患者には，薬物治療を中止するか，あるいは可能な範囲で減量することが求められる。視神経障害が高度で，厳密な眼圧コントロールが求められる患者が妊娠を希望する場合には，薬物を中止することを目的に，妊娠判明前に緑内障手術を行うことも考慮すべきであろう。

妊婦に対して緑内障治療薬をやむを得ず使用する場合，β遮断点眼薬が使われることが多い。妊婦に対するβ遮断薬点眼投与は，これまで世界中で多数行われてきているが，それが妊婦あるいは胎児に対し何らかの悪影響を与えたとする報告は今のところ見あたらない。しかし，胎盤にβ受容体が豊富に存在すること[62]や，β遮断薬は胎盤から胎児に容易に通過すること[63]などから，β遮断薬の点眼により胎盤あるいは胎児に何らかの影響を与える可能性があることは否定できず，十分な注意が必要である。

β遮断薬は容易に母乳中へ移行し，乳児ではβ遮断薬により呼吸停止などの重篤な副作用が起こりうる[53,54]。チモロールやベタキソロール点眼後，母乳中には血清中の約3～6倍の濃度の薬剤が含まれるとの報告[64-66]もあり，授乳婦に対してはβ遮断薬点眼の使用は避けるべきである。

非選択的交感神経刺激薬（エピネフリン，ジピベフリン）[64]，α_2刺激薬（アプラクロニジン，ブリモニジン），α_1遮断薬（ブナゾシン），副交感神経刺激薬（ピロカルピン）[67]などの自律神経作動薬点眼も，β遮断薬と同様，妊婦に対しては比較的安全な薬物と考えられているが，使用に際しては十分な注意が必要である。

プロスタグランジンは妊娠維持や出産に関して重要な役割を担っており，そのうちプロスタグランジン$F_{2\alpha}$は子宮収縮を惹起するだけでなく[68]，胎盤血管，動脈管，胎生肺動脈の収縮作用も有している[69,70]。ラタノプロストはプロスタグラン

ンF$_{2\alpha}$関連薬であり，その点眼によって胎盤や胎児に何らかの影響を与える可能性が否定できず，十分な情報がない現状では，妊婦に対する使用は避けるべきであろう．

炭酸脱水酵素阻害薬（アセタゾラミド，ドルゾラミド，ブリンゾラミドなど）は，動物実験で催奇形性が見られ[71-73]，妊娠初期にアセタゾラミドを含む複数の薬剤の投与を受けた妊婦から生まれた児に，仙尾骨部奇形種が発症した報告[74]もあり，妊婦に対する使用が望ましくない緑内障治療薬の一つである．

（富所敦男・新家　眞）

文　献

1) Kolker AE, Becker B : Epinephrine maculopathy. Arch Ophthalmol 79 : 552-562, 1968
2) Michels RG, Maumenee AE : Cystoid macular edema associated with topically applied epinephrine in aphakic eyes. Am J Ophthalmol 80 : 379-388, 1975
3) Mishima S, Gasset A, Klyce Jr SD et al : Determination of tear volume and tear flow. Invest Ophthalmol 5 : 264-276, 1966
4) Lederer Jr CM. Harold RE : Drop size of commercial glaucoma medications. Am J Ophthalmol 101 : 691-694, 1986
5) Chrai SS, Makoid MC, Eriksen SP et al : Drop size and initial dosing frequency problems of topically applied ophthalmic drugs. J Pharm Sci 63 : 333-338, 1974
6) Patton TF : Pharmacokinetic evidence for improved ophthalmic drug delivery by reduction of instilled volume. J Pharm Sci 66 : 1058-1059, 1977
7) Maurice DM : The dynamics and drainage of tears. Int Ophthalmol Clin 13 : 103-116, 1973
8) Zimmerman TJ, Kooner KS, Kandarakis AS et al : Improving the therapeutic index of topically applied ocular drugs. Arch Ophthalmol 102 : 551-553, 1984
9) Laties AM : Localization in cornea and lens of topically-applied irreversible cholinesterase inhibitors. Am J Ophthalmol 68 : 848-857, 1969
10) Maurice DM : The use of fluorescein in ophthalmological research. Invest Ophthalmol 6 : 464-477, 1967
11) Sieg JW. Robinson JR : Mechanistic studies on transcorneal permeation of pilocarpine. J Pharm Sci 65 : 1816-1822, 1976
12) Cunha-Vaz JG. Maurice DM : The active transport of fluorescein by the retinal vessels and the retina. J Physiol (Lond) 191 : 467-486, 1967
13) Holm O : A photogrammetric method for estimation of the pupillary aqueous flow in the living human eye. Acta Ophthalmol (Copenh) 46 : 254-277, 1968
14) 長瀧重智：人眼房水動態のフルオレセインを用いる新しい解析法．日眼会誌 79 : 660-662, 1975
15) Sherman SH, Green K, Laties AM : The fate of anterior chamber flurescein in the monkey eye. 1. The anterior chamber outflow pathways. Exp Eye Res 27 : 159-173, 1978
16) Melikian HE, Lieberman TW, Leopold IH : Ocular pigmentation and pressure and outflow responses to pilocarpine and epinephrine. Am J Ophthalmol 72 : 70-73, 1971
17) Nagata A, Mishima HK, Kiuchi Y et al : Binding of antiglaucomatous drugs to synthetic melanin and their hypotensive effects on pigmented and nonpigmented rabbit eyes. Jpn J Ophthalmol 37 : 32-38, 1993
18) Huupponen R, Kaila T, Salminen L et al : The pharmacokinetics of ocularly applied timolol in rabbits. Acta Ophthalmol (Copenh) 65 : 63-66, 1987
19) Schoenwald RD, Chien DS : Ocular absorption and disposition of phenylephrine and phenylephrine oxazolidine. Biopharm Drug Dispos 9 : 527-538, 1988
20) Lee VH : Esterase activities in adult rabbit eyes. J Pharm Sci 72 : 239-244, 1983
21) Lee VH, Chang SC, Oshiro CM et al : Ocular esterase composition in albino and pigmented rabbits : possible implications in ocular prodrug design and evaluation. Curr Eye Res 4 : 1117-1125, 1985
22) Lee VH, Smith RE : Effect of substrate concentration, product concentration, and peptides on the in vitro hydrolysis of model ester prodrugs by corneal esterases. J Ocul Pharmacol 1 : 269-278, 1985
23) Sieg JW, Robinson JR : Corneal absorption of fluorometholone in rabbits. A comparative evaluation of corneal drug transport characteristics in anesthetized and unanesthetized rabbits. Arch Ophthalmol 92 : 240-243, 1974
24) Frangie JP : Clinical pharmacokinetics of various topical ophthalmic delivery systems. Clin Pharmacokinet 29 : 130-138, 1995
25) Mitra AK, Mikkelson TJ : Mechanism of transcorneal permeation of pilocarpine. J Pharm Sci 77 : 771-775, 1988
26) Terry JE, Hill RM : Human tear osmotic pressure : diurnal variations and the closed eye. Arch Ophthalmol 96 : 120-122, 1978
27) Benjamin WJ, Hill RM : Human tears : osmotic characteristics. Invest Ophthalmol Vis Sci 24 : 1624-1626, 1983
28) Maurice DM : The tonicity of an eye drop and its dilution by tears. Exp Eye Res 11 : 30-33, 1971
29) Bar-Ilan A, Neumann R : Basic considerations of ocular drug-delivery systems. In : Zimmerman T, Kooner K, Sharir M et al ed : Textbook of ocular pharmacology, Lippincott-Raven, 139-150, Philadelphia, 1997
30) Bach FC, Adam JB, McWhirter HC et al : Ocular

retention of artificial tear solutions. Comparison of hydroxypropyl methylcellulose and polyvinyl alcohol vehicles using an argyrol marker. Ann Ophthalmol 4 : 116-119, 1972
31) Trueblood JH, Rossomondo RM, Wilson LA et al : Corneal contact times of ophthalmic vehicles. Evaluation by microscintigraphy. Arch Ophthalmol 93 : 127-130, 1975
32) Kumar S, Haglund BO. Himmelstein KJ : In situ-forming gels for ophthalmic drug delivery. J Ocul Pharmacol 10 : 47-56, 1994
33) Keller N, Moore D, Carper D et al : Increased corneal permeability induced by the dual effects of transient tear film acidification and exposure to benzalkonium chloride. Exp Eye Res 30 : 203-210, 1980
34) Sherwood MB, Grierson I, Millar L et al : Long-term morphologic effects of antiglaucoma drugs on the conjunctiva and Tenon's capsule in glaucomatous patients. Ophthalmology 96 : 327-335, 1989
35) Miyake K, Ota I, Ibaraki N et al : Enhanced disruption of the blood-aqueous barrier and the incidence of angiographic cystoid macular edema by topical timolol and its preservative in early postoperative pseudophakia. Arch Ophthalmol 119 : 387-394, 2001
36) Spaeth GL : Visual loss in a glaucoma clinic I. Sociological considerations. Invest Ophthalmol 9 : 73-82, 1970
37) Ashburn Jr FS, Goldberg I, Kass MA : Compliance with ocular therapy. Surv Ophthalmol 24 : 237-248, 1980
38) Kass MA, Gordon M, Morley Jr RE et al : Compliance with topical timolol treatment. Am J Ophthalmol 103 : 188-193, 1987
39) Kass MA, Meltzer DW, Gordon M et al : Compliance with topical pilocarpine treatment. Am J Ophthalmol 101 : 515-523, 1986
40) Granstrom PA : Glaucoma patients not compliant with their drug therapy : clinical and behavioural aspects. Br J Ophthalmol 66 : 464-470, 1982
41) Kass MA, Gordon M, Meltzer DW : Can ophthalmologists correctly identify patients defaulting from pilocarpine therapy? Am J Ophthalmol 101 : 524-530, 1986
42) Zimmerman TJ, Zalta AH : Facilitating patient compliance in glaucoma therapy. Surv Ophthalmol 28 (suppl): 252-258, 1983
43) Jampel HD : Target pressure in glaucoma therapy. J Glaucoma 6 : 133-138, 1997
44) Abedin S, Simmons RJ, Grant WM : Progressive low-tension glaucoma : treatment to stop glaucomatous cupping and field loss when these progress despite normal intraocular pressure. Ophthalmology 89 : 1-6, 1982
45) Mitchell P, Smith W, Chey T et al : Open-angle glaucoma and diabetes : the Blue Mountains Eye Study, Australia. Ophthalmology 104 : 712-718, 1997
46) The Advanced Glaucoma Intervention Study (AGIS): 3. Baseline characteristics of black and white patients. Ophthalmology 105 : 1137-1145, 1998
47) The American Academy of Ophthalmology : Preferred practice pattern. Primary open-angle glaucoma, 2000
48) Collaborative Normal-Tension Glaucoma Study Group : The effectiveness of intraocular pressure reduction in the treatment of normal-tension glaucoma. Am J Ophthalmol 126 : 498-505, 1998
49) Dailey RA, Brubaker RF, Bourne WM : The effects of timolol maleate and acetazolamide on the rate of aqueous formation in normal human subjects. Am J Ophthalmol 93 : 232-237, 1982
50) Winfield AJ, Jessiman D, Williams A et al : A study of the causes of non-compliance by patients prescribed eyedrops. Br J Ophthalmol 74 : 477-480, 1990
51) Zimmerman TJ, Kooner KS, Morgan KS : Safety and efficacy of timolol in pediatric glaucoma. Surv Ophthalmol 28(suppl): 262-264, 1983
52) Hoskins Jr HD, Hetherington Jr J, Magee SD et al : Clinical experience with timolol in childhood glaucoma. Arch Ophthalmol 103 : 1163-1165, 1985
53) Williams T, Ginther WH : Hazard of ophthalmic timolol. N Engl J Med 306 : 1485-1486, 1982
54) Burnstine RA, Felton JL, Ginther WH : Cardiorespiratory reaction to timolol maleate in a pediatric patient : a case report. Ann Ophthalmol 14 : 905-906, 1982
55) Goldwyn R, Waltman SR, Becker B : Primary open-angle glaucoma in adolescents and young adults. Arch Ophthalmol 84 : 579-582, 1970
56) Phillips CI, Gore SM : Ocular hypotensive effect of late pregnancy with and without high blood pressure. Br J Ophthalmol 69 : 117-119, 1985
57) Sunness JS : The pregnant woman's eye. Surv Ophthalmol 32 : 219-238, 1988
58) Kass MA, Sears ML : Hormonal regulation of intraocular pressure. Surv Ophthalmol 22 : 153-176, 1977
59) Horven I, Gjonnaess H : Corneal indentation pulse and intraocular pressure in pregnancy. Arch Ophthalmol 91 : 92-98, 1974
60) Wilke K : Episcleral venous pressure and pregnancy. Acta Ophthalmol Suppl 125 : 40-41, 1975
61) Sears M, Mead A : A major pathway for the regulation of intraocular pressure. Int Ophthalmol 6 : 201-212, 1983
62) Whitsett JA, Johnson CL, Noguchi A et al : Beta-Adrenergic receptors and catecholamine-sensitive adenylate cyclase of the human placenta. J Clin Endocrinol Metab 50 : 27-32, 1980
63) Kooner KS, Zimmerman TJ : Antiglaucoma therapy during pregnancy-Part I. Ann Ophthalmol 20 : 166-169, 1988
64) Lustgarten JS, Podos SM : Topical timolol and the nursing mother. Arch Ophthalmol 101 : 1381-1382, 1983

65) Fidler J, Smith V, De Swiet M : Excretion of oxprenolol and timolol in breast milk. Br J Obstet Gynaecol 90 : 961-965, 1983
66) Morselli PL, Boutroy MJ, Bianchetti G et al : Placental transfer and perinatal pharmacokinetics of betaxolol. Eur J Clin Pharmacol 90 : 961-965, 1990
67) Chew EY, Trope GE, Mitchell BJ : Diurnal intraocular pressure in young adults with central retinal vein occlusion. Ophthalmology 94 : 1545-1549, 1987
68) Karim SM : Physiological role of prostaglandins in the control of parturition and menstruation. J Reprod Fertil Suppl 16(suppl): 105-101, 1972
69) Sideris EB, Yokochi K, Coceani F et al : Prostaglandins and fetal cardiac output distribution in the lamb. Am J Physiol 248 : H853-H858, 1985
70) Philips JBⅢ, Lyrene RK : Prostaglandins, related compounds, and the perinatal pulmonary circulation. Clin Perinatol 11 : 565-579, 1984
71) Wilson JG, Maren TH, Takano K et al : Teratogenic action of carbonic anhydrase inhibitors in the rat. Teratology 1 : 51-60, 1968
72) Scott WJ, Hirsch KS, DeSesso JM et al : Comparative studies on acetazolamide teratogenesis in pregnant rats, rabbits, and rhesus monkeys. Teratology 24 : 37-42, 1981
73) Holmes LB, Kawanishi H, Munoz A : Acetazolamide : maternal toxicity, pattern of malformations, and litter effect. Teratology 37 : 335-342, 1988
74) Worsham Jr F, Beckman EN, Mitchell EH : Sacrococcygeal teratoma in a neonate. Association with maternal use of acetazolamide. JAMA 240 : 251-252, 1978

2 副交感神経刺激薬

歴史と背景

　副交感神経刺激薬，すなわちコリン作用薬は，多くの緑内障治療薬のなかで最も早い時期から臨床的に実用化された薬物である。アセチルコリン受容体に直接作用するピロカルピンと，抗コリンエステラーゼ薬として同様の効果を示すフィゾスチグミンは，いずれも植物アルカロイドであり，それぞれ南米や西アフリカ現地では古くから毒物として知られていた。19世紀なかばに急性緑内障の治療として周辺虹彩切除術の有効性が認められるようになると，これらの薬物が縮瞳作用をもつことが注目され，当初はその術前に投与して手術を容易にする目的で使用された[1]。1876年にはWeberによりピロカルピンの瞳孔，あるいは汗腺，唾液腺に対する作用とともに眼圧下降効果について初めて詳細な報告がなされ[2]，すぐに緑内障眼に対して臨床的に使用されるようになった[3,4]。その後も作用機序や薬物動態，臨床応用に関して多くの報告が続き，わが国でも塩酸ピロカルピンの点眼薬が1966年から販売され現在まで用いられている。点眼薬として局所に使用することで一定の眼圧下降作用が得られ，以後長い間，緑内障の薬物治療の中心的存在を占めた。

　コリン作用薬には高頻度の局所的副作用と副交感神経刺激作用による全身的副作用が報告されており，また半減期が短いために1日3～4回の点眼が必要で，点眼のできない夜間就眠中には有効濃度を保つことができないという問題がある。β受容体遮断薬やプロスタグランジン製剤の点眼薬が開発され，その高い眼圧下降効果と安全性が認められている現在では，コリン作用薬を慢性緑内障の治療薬として選択する機会は少なくなっている。しかしコリン作用薬の作用機序は他の薬物とは異なるもので，急性緑内障などの治療に際しては現在も不可欠な薬物であり，特に閉塞隅角緑内障に対しては単独で，あるいは他剤との併用によって大きな眼圧下降を得られることがあるなど，緑内障治療の有効な選択肢の一つとして忘れてはならない存在である。

分類

　コリン作用薬は，アセチルコリン受容体に対する薬理作用の様式から，受容体に直接作用する薬物と，アセチルコリンエステラーゼを阻害することによって間接的にコリン作用を示す抗コリンエステラーゼ薬との二つに大別される。点眼薬として使用すると，いずれもコリン性作用によって縮瞳と眼圧下降効果を示す。

アセチルコリン受容体に直接作用する薬物

■アセチルコリン

　生体内の化学伝達物質として最初に確立された化合物である。全身に分布するコリン作用性シナプスでは神経終末からアセチルコリンが遊離され，アセチルコリン受容体に作用している。遊離されたアセチルコリンは生体内では，主にアセチルコリンエステラーゼによって活性の低いコリンとアセチル酸へと瞬時に加水分解される。全身投与した場合，血液脳関門は通過しないが全身の臓器に非選択的に作用してしまう一方，分解が非常に早く作用が持続せず，また点眼時には角膜透過性がなく刺激が強い。そのため，臨床的には全身投与や点眼では使用されておらず，白内障などの手術中に前房内に直接投与して縮瞳を得る目的で用いられているが，緑内障治療薬としては実用化されていない[5]。

■ピロカルピン

　ピロカルピンは，*Pilocarpus*属の植物である*Pilocarpus jaborandi*あるいは*Pilocarpus microphyllus*などの葉から抽出される天然アルカロイドである。これらの葉をかむと唾液分泌が亢進することは古くから知られていたが，1871年に成分が単離されその後すぐに緑内障治療に応用された[2,3]。アセチルコリン受容体のうち，ムスカリン性受容体に対するアゴニストとしてアセチルコリンと同様に直接作用するが，化学構造はコリン誘導体とは異なり第3級アミンである。無色の油で酸と容易に塩を形成し，塩酸ピロカルピンや硝酸ピロカルピンの結晶は水に溶けやすく，点眼薬として用いるとアセチルコリンやメタコリンに比べて良好な眼内移行性を示し，局所の刺激も少ない[6]。わが国では塩酸ピロカルピンの0.5, 1, 2, 3, 4%の点眼薬(サンピロ®，参天；ピロリナ®，千寿-武田など)，および1%の眼軟膏(塩酸ピロカルピン眼軟膏®，日本点眼薬)が販売されており，コリン作用薬としては現在最も広く使用されている。なお海外ではこのほかに0.25%あるいは5, 6, 8, 10%までの点眼薬や，ゲル剤を基剤に用いて結膜嚢での貯留時間を延長させたピロカルピンゲル，あるいはエピネフリンやチモロールとピロカルピンとの合剤の点眼薬が販売されている。

　ピロカルピンを点眼薬として用いた場合に半減期の短さから生じる欠点を補うために，徐放型の薬剤も開発されている。すなわち薬物を高分子膜にしみこませた状態，あるいは高分子膜で包んだ状態で投与して眼表面で徐々に放出させることによって，少ない総投与量でも眼局所で長時間一定の濃度を保ち，眼圧下降効果の日内変動の減少と縮瞳や屈折変化などの副作用の軽減が期待できる。ピロカルピンをしみこませたソフトコンタクトレンズを装用する方法[7]や，高分子膜の容器にピロカルピンを封入し結膜嚢内に挿入する方法[8]などがあり，前者の実際の臨床応用は難しかったが，後者はPilocarpine Ocusert®として米国Alza社によって開発され，1974年以来欧米で臨床導入され，わが国でも臨床試験を終了し販売された。異物感や刺激症状から継続使用の難しい症例も少なからずあり[6,9-13]現在では販売中止となっているが，徐放型薬物投与法としては臨床的に最も成功したものの一つであり，その意義は大きい。

■カルバコール

　カルバコールは1932年に合成されたコリンの合成誘導体である[14]。第4級アミンであることから，ピロカルピンに比べて脂溶性に乏しく角膜を通過しての眼内移行性が劣るが，点眼液中に塩化ベンザルコニウムを添加することで移行性が飛躍的に改善することが発見されて以来，点眼薬が緑内障治療に利用されるようになった[15]。ピロカルピンと同様のアセチルコリン受容体への直接作用に加えて，アセチルコリンエステラーゼによる分解をほとんど受けないという性質をもつため，眼圧下降効果，縮瞳作用いずれも同等のモル濃度のピロカルピンに比べて強く，その持続時間も長い。ピロカルピンの効果が不十分な症例やピロカルピンに耐性を示す症例に対しても有効である[16]。しかし局所的，全身的な副作用もピロカルピンより強いため，現在では長期的治療にも，また急性緑内障発作に対する治療の場面でも使われる機会は少ない。国内では0.75%の濃度の点眼薬(グラウマリン点眼液®，わかもと)があったが，現在販売は中止されている。

■その他

　アセクリジンはアセチルコリン受容体のうち，ムスカリン性受容体にアゴニストとして直接作用する合成化合物である。ヒトにおける眼圧下降効果と縮瞳はピロカルピンとほぼ同等で，屈折に与える影響は少ないことが報告されおり[17]，ヨーロッパを中心に臨床でも使用されたが，わが国では販売されていない。

抗コリンエステラーゼ薬

　神経終末で遊離されたアセチルコリンを迅速に加水分解しているアセチルコリンエステラーゼを阻害することによって，局所のアセチルコリン濃

度を高めコリン作用を示す薬物である。実際には，これらの薬物の多くがアセチルコリン受容体に直接作用する働きもあわせもっていると考えられている。コリンエステラーゼとの作用の形式から，①エドロホニウム，マイテラーゼなど第4級アンモニウム塩の構造をもち，作用が短時間で可逆性のもの，②フィゾスチグミン，ネオスチグミン，臭化ジスチグミン，デメカリウムなどのカルバメート，③DFP，ホスホリン・アイオダイドなどの有機リン酸塩，の三つのグループに分類される。カルバメートと有機リン酸塩をそのコリンエステラーゼ阻害作用の可逆性と非可逆性で分類することもあるが，実際の作用はいずれも完全な非可逆性ではなく，両者の差異は作用の強さと持続時間の相対的な違いであると考えられている[5]。

カルバメートとして代表的なフィゾスチグミンはエゼリンとも呼ばれ，アフリカ原産の *Physostigma venenosum* の種子のカラバル豆に含まれる植物アルカロイドであり，最初に発見された抗コリンエステラーゼ薬である。1876年，ピロカルピンとほぼ同時期に緑内障治療に用いられた[1,4]。全身の抗コリン作用を目的として全身麻酔時にも使用されることがあるが，第3級アミンであるために血液脳関門を通過し中枢神経系に入って副作用を生じる可能性があり，現在国内では点眼薬あるいは全身投与薬としても販売されていない。

有機リン酸塩のグループは，脂溶性が高いために中枢神経系へも容易に浸透して強い作用を示すことを利用し，パラチオンなどの殺虫剤やサリンなどの神経ガスも開発された。

眼科領域では，抗コリンエステラーゼ薬として臭化ジスチグミンの0.5%，1.0%点眼薬（ウブレチド点眼液®，鳥居薬品）が現在販売されている。点眼あるいは内服により，重症筋無力症の眼瞼下垂の治療に用いることもある。ホスホリン・アイオダイドの点眼薬（ホスホリンアイオダイド®，参天製薬）もかつて販売され，臭化ジスチグミンとともに緑内障治療に，あるいは長時間作用する縮瞳薬として斜視・弱視の治療にも用いられたが，現在は販売中止となっている。このほかに，第4級アンモニウム塩のエドロホニウム（アンチレクス®，杏林製薬）は細胞膜を容易に透過しないために，血管内投与では骨格筋に対して選択的に作用する性質があり，作用時間が短いこともあって静脈内投与による重症筋無力症の診断に利用されている。

抗コリンエステラーゼ薬はピロカルピンより強い眼圧下降効果をもつとともに，作用時間の延長により1日1〜2回の点眼ですむことから，若年の患者に長期に用いるときには縮瞳や近視化の日内変動が小さくなる利点があったが[18]，いずれもピロカルピンやカルバコールに比べると局所，全身の副作用がさらに強いため，コリン作用薬以外に多くの緑内障治療薬が使用可能な現在では，実際に用いられることはほとんどない。

薬理作用

作用機序

ヒトのコリン作用性シナプスは，主に交感・副交感神経系の神経節，副交感神経節後線維の神経終末，交感神経系のうち汗腺を支配する神経終末，および骨格筋を支配する運動神経終末の神経筋接合部に存在している。そこで遊離されたアセチルコリンが作用するアセチルコリン受容体は，ムスカリン性受容体とニコチン性受容体に分類されている。副交感神経節後線維の支配する効果器官，および汗腺における神経終末にはムスカリン性受容体が，それ以外の交感神経節と副交感神経節，神経筋接合部などには主にニコチン性受容体が存在する。眼には副交感神経支配である瞳孔括約筋と毛様体筋にムスカリン性受容体が存在しており，コリン作用薬のムスカリン様作用が発現される。臨床で用いる濃度ではピロカルピンはムスカリン性受容体のみに作用するが，アセチルコリンやカルバコール，抗コリンエステラーゼ薬はムスカリン性受容体とニコチン性受容体の両者に働くため，全身の骨格筋などにも作用を及ぼす可能性がある[5]。

これまでにムスカリン性受容体は，m_1〜m_5の5種類の一次構造が決定されている。それぞれに

対応する受容体のサブタイプは，その M_1・M_3・M_5 および M_2・M_4 の間の相同性がきわめて高く，薬理作用からは M_1・M_2・M_3 の三つのサブタイプが区別されている[5]。現在のところ，ヒトの毛様体筋に存在しコリン作用薬の作用の中心的役割を果たしているのは，このうちの M_3 受容体であると考えられている[19]。

以下は，現在眼科領域で最も広く用いられているコリン作用薬であり，かつ臨床的な報告の蓄積のあるピロカルピンについて主に記述する。

ピロカルピンは，点眼されると角膜から前房内へ容易に透過する。ヒト眼における 2% 溶液の点眼後の前房水中濃度は最大約 $5\mu g/ml$，平均 $1.57\mu g/ml$ で，前房内への平均移行率は 0.03% と報告されている[20]。眼内に入ったピロカルピンは虹彩と毛様体の眼内平滑筋に対して神経終末を介さずに直接作用し，瞳孔括約筋と毛様体筋を収縮させる。

瞳孔括約筋の収縮による縮瞳は，隅角部の虹彩根部の厚さを減少させ平坦化するとともに線維柱帯から引き離し，閉塞隅角眼におけ線維柱帯流出路 trabecular outflow (conventional outflow) を介する房水の流出を改善する。また瞳孔ブロックが縮瞳によって解除される場合もある。毛様体筋に対しての作用は，その縦走筋を収縮させて付着する強膜岬を牽引することで隅角部の角度を広げ，線維柱帯網を開大して房水流出抵抗を減少させる（図 2-157）。これはピロカルピンが閉塞隅角眼だけではなく，開放隅角眼においても眼圧下降効果を示す機序と考えられている[21,22]。一方で毛様体筋の収縮はその筋肉間隙を減少させるため，ぶどう膜強膜流出路 uveoscleral outflow を介する房水流出経路に対しては，むしろその流出抵抗を増加させる[23]。正常のヒト眼では，ぶどう膜強膜流出路が房水流出量全体に占める割合は約 10% とかなり小さく，線維柱帯流出路を介した眼圧下降効果が相対的に大きいため，結果として眼圧が下降すると考えられているが，なんらかの理由で線維柱帯流出路が障害されてぶどう膜強膜流出路の割合が増加している眼ではピロカルピン投与による眼圧下降効果が小さく，むしろ眼圧が上昇してしまう可能性もある[21]。

ピロカルピンを動物に投与した場合，有意な眼圧下降効果を示さず逆に眼圧が上昇する場合もある。これは霊長類以外の多くの動物では線維柱帯流出路に比べぶどう膜強膜流出路の房水流出量全

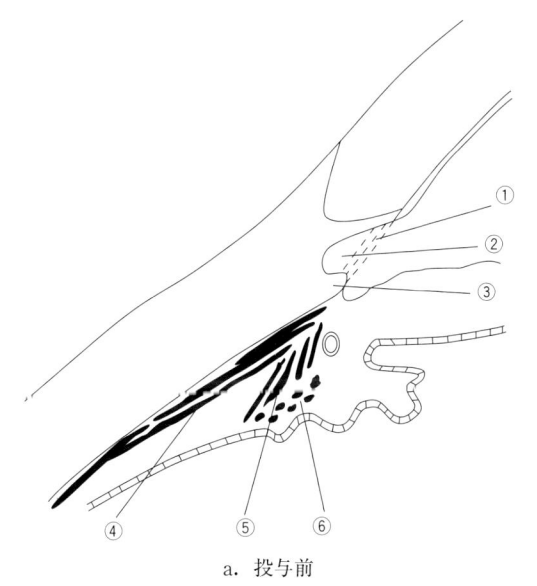

① 線維柱帯
② シュレム管
③ 強膜岬
④ 毛様体縦走筋
⑤ 毛様体放射状筋
⑥ 毛様体輪状筋

a. 投与前　　　　　　　　b. 投与後

図 2-157　コリン作用薬による隅角の変化（模式図）
毛様体縦走筋の収縮により，線維柱帯網が開大する。

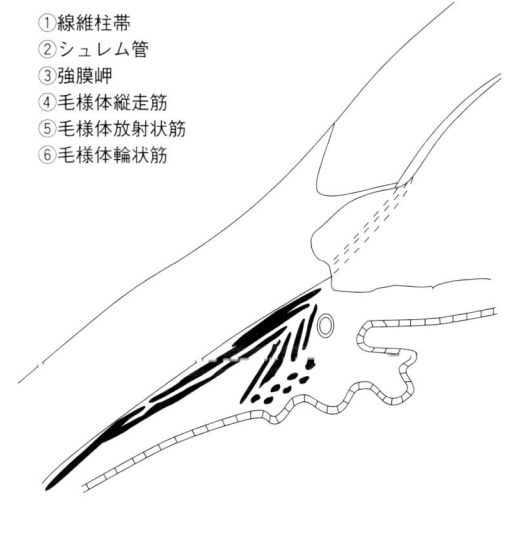

体に占める割合がかなり大きいことが原因と考えられるが，他にも薬剤の濃度や点眼回数，pH，麻酔の状態などによっても薬効が影響される。眼圧下降機序についてサル眼では毛様体の房水産生を抑制して眼圧を下降させる作用が報告されており[24]，また最近の報告ではヒトの線維柱帯にコリン作用薬に対するムスカリン性受容体が存在し[25,26]，線維柱帯細胞自体に収縮機能があることが明らかにされ[27]，低濃度のピロカルピンやカルバコールは線維柱帯に直接作用して房水流出量を増加させている可能性が示されている[28]。このような機序が実際の眼圧下降量に占める割合は小さいと考えられるが，コリン作用薬の作用機序にはまだ明らかでない点も多い。

2％ピロカルピン点眼液による眼圧下降率はヒト正常眼で平均21％，緑内障眼では平均24％程度と報告されているが[29]，症例によって効果は大きく異なる。眼圧下降効果は点眼の約60分後から発現し75分後にほぼ最大となって，4～8時間程度持続する。縮瞳は約15～30分後に始まり数時間から長くて24時間持続する。調節による水晶体の前方偏位は点眼後すぐに生じ，約2時間で消失する[6]。瞳孔括約筋と毛様体筋では前者の受容体に対するピロカルピンの親和性の方が高いので，縮瞳は房水流出への作用より早く生じ，より長時間持続すると考えられる[13,18]。

現在国内で販売されているピロカルピン点眼液の濃度は，0.5～4％の5種類である。ピロカルピンに対する反応の鋭敏な症例では，1％程度の低濃度から十分な眼圧下降効果が得られることがあるが，低濃度の点眼では反応の弱い症例や，特に虹彩の色素の多い症例などに対しては，高濃度の点眼薬が良好な効果を示すこともある[30]。ピロカルピンの眼圧下降効果は必ずしも濃度依存性ではなく，1回の点眼では1～10％の濃度でその眼圧下降効果に有意な差を認めず，長期に投与した場合には4％のものが最も効果が強かったとの報告もあり，4％を越える濃度の点眼薬では眼圧下降効果に有意な差はないと考えられている[31]。高濃度のピロカルピンや抗コリンエステラーゼ薬の点眼は副作用の発生頻度を増すうえ，強い縮瞳が虹彩縁付近での虹彩と水晶体の接触面積を増加させて，瞳孔ブロックをむしろ増悪させる危険があり，また血液房水柵の透過性を亢進させることもあって，点眼後早期には逆に眼圧が上昇することがある。

以上をふまえ，ピロカルピンの長期投与を新たに開始するときには低濃度のものから始め，眼圧下降効果と副作用を観察しながら症例に応じて至適濃度を設定するべきである[18]。

代謝

結膜嚢内に点眼されたピロカルピンは主に角膜を経由して眼内へ移行する[32]が，このときその大部分は角膜に集積しそこで代謝される[20,33]。前房内に入ったピロカルピンは前房水中や虹彩，毛様体で代謝され一部は血中に吸収されるが，血清中のピロカルピンは速やかに代謝されて大部分は結合型として尿中に排泄される[34,35]。ピロカルピンはメラニン色素に対する結合性が高く[36]，実際に虹彩色素の豊富な症例ではピロカルピンの効果が減弱することが報告されており[25,37]，白色家兎と有色家兎を対象とした比較では，後者での代謝速度の方が大きい[36,38]。このため色素の少ない欧米人に比べて，日本人ではピロカルピンの作用が弱い可能性があり，欧米での報告を解釈する場合には注意が必要である。

血流への影響，神経保護作用

ピロカルピンの点眼が眼血流に与える影響については，虹彩や毛様体の血流を増加させるという報告はあるが[39]，網膜循環には有意な影響を与えないとするものが多い[39-41]。また，現在のところピロカルピンなどのコリン作用薬について，明らかな神経保護作用を認める報告は見あたらない。

他剤との併用

コリン作用薬は線維柱帯流出路を介する房水流出量を増加させて眼圧を下降させるので，β受容体遮断薬や炭酸脱水酵素阻害薬とは作用機序が異なり，これらの薬物と併用することによって相加

的な眼圧下降効果が期待できる。海外では 0.5% チモロールと 2% ピロカルピン，および 2% カルテオロールと 2% ピロカルピンの合剤の点眼薬も販売されており，両者の同等の効果と安全性が報告されている[42]。

一方，コリン作用薬はぶどう膜強膜流出路を介する房水流出量は減少させるために，これを増加させるプロスタグランジン製剤とは作用が拮抗すると考えられている。実際にサル眼を用いた実験では，10% という高濃度のピロカルピン点眼後には，0.5% プロスタグランジン $F_{2\alpha}$ の点眼による眼圧下降効果が認められなかったとの報告がある[43]。しかし，2% ピロカルピンと 0.005〜0.006% ラタノプロスト[44,45]，あるいは 0.12% ウノプロストン[46]という臨床的な濃度の薬剤を用いたヒト眼での報告では，両者の併用による相加的な眼圧下降効果が認められている。したがって，通常の濃度で用いるピロカルピンはぶどう膜強膜流出路を完全に遮断するものではなく，プロスタグランジン製剤との併用も有効と考えられる。

副作用

コリン作用薬には眼局所と全身の副作用があるが，ピロカルピンなどのアセチルコリン受容体に直接作用する薬物と抗コリンエステラーゼ薬とは，質的にはほぼ同様の副作用を示す。しかし一般に抗コリンエステラーゼ薬の方がその発現の頻度が高く，程度も強い[13,18]。

局所的副作用

コリン作用薬は縮瞳をきたすため，患者自身が視野狭窄や暗黒感，夜間の視力低下を自覚することがあり，同時に起こる調節によって水晶体厚は増加し，近視化が生じる。毛様体筋の緊張によっても近視化と浅前房化が生じ，いずれも症例によって程度の差はあるもののほぼ必発の副作用である[13,18]。これらは屈折変化が小さかったり，もともと遠視の眼であったりするとあまり問題にならないこともあるが，特に若年者に用いると日常生活での不自由を訴えて点眼を継続できない場合がある[6]。ピロカルピン点眼時に前房は約 12% 浅くなり[47]，屈折は 60 歳以上の患者では平均 −0.25D，40〜60 歳で平均 −1.3D，20〜40 歳では平均 −5.84D，症例によっては −10D 以上の近視化をきたすとも報告されている[48]。ピロカルピンは 1 日に 3〜4 回の点眼で用いられるため屈折変化の日内変動が大きく，眼鏡などによる調整では対応できない。しかしこのような症状は一定期間ののちには緩和されて患者側も順応し，長期使用が可能になる場合がある[13,18]。あるいは副作用自体は強いがその持続時間も長い抗コリンエステラーゼ薬を用いて，就寝前 1 回の点眼にする方が作用の変動がなく，むしろ長期使用しやすい場合もある[18]。

コリン作用薬の点眼による縮瞳は隅角付近の虹彩を中心へと牽引して線維柱帯から引き離し，線維性帯流出路を介する房水の流出を改善する一方で，瞳孔縁付近の虹彩と水晶体との接触面積は増加させる。また毛様体の収縮により水晶体の前方移動，浅前房化を生じるが，これらはいずれも瞳孔ブロックをむしろ助長する要因になりうる[13,18]。そのため，悪性緑内障に対しては縮瞳薬の使用は禁忌とされている。コリン作用薬の投与中は患眼の前房深度に注意する必要があり，特に作用の強い抗コリンエステラーゼ薬を用いる患者に対しては，場合によってはレーザー虹彩切開術などの瞳孔ブロックに対する予防処置を行っておくことも考慮しなくてはならない。

縮瞳は視野検査の結果に影響し，正常眼でもピロカルピン点眼後の視野は全体的な狭窄を示すことが報告されている。この影響は近視化した屈折の矯正をしたうえでも残り，周辺視野だけではなく中心視野の閾値の低下も認められ，特に瞳孔径が 2 mm 以下になるような症例では顕著である[49,50]。緑内障眼を対象とした場合でも，ピロカルピンの点眼を開始した症例で自動視野計の閾値の低下が認められており[51]，コリン作用薬の点眼を新たに開始する患者の視野の評価に際しては，点眼開始後に視野検査結果のベースラインを設定し直さなくてははならない。正常眼の瞳孔を散瞳させた場合には視野が悪化する[52]が，ピロ

カルピンで縮瞳している緑内障患者の視野検査時に散瞳薬を点眼して散瞳させると，逆に視野の改善が見られる[53]。したがって視野検査時には毎回瞳孔径を記録し，場合によってはコリン作用薬の点眼を一時中止したり，散瞳薬を用いたりするなどして瞳孔の条件を一定にする必要がある。しかしこれらの配慮をしたうえでも，検査ごとの結果の変動が増大して再現性が低い[51]など，視野検査自体の信頼性が低下している可能性があり，コリン作用薬を投与中の患者については視野の検査結果の厳密な評価は困難になると考えられる。

抗コリンエステラーゼ薬は血管を拡張し毛細血管壁の透過性を増加させるため，血液房水柵の透過性が亢進し，前房内のフレアの出現や眼内の炎症の増悪をみることがある[21]。ピロカルピンではその程度はより弱いものの，抗コリンエステラーゼ薬と同様の作用が濃度依存性に認められている[54]。このため活動性のぶどう膜炎に対してはコリン作用薬の使用は禁忌とされており，炎症による続発緑内障や血管新生緑内障，また内眼手術の術後早期にも，炎症を増悪させることがあるので投与すべきではない。

コリン作用薬を長期に投与した場合には，非可逆性の視力障害を生じる副作用として白内障の発生，あるいはその進行が問題になる。ピロカルピンに比べ抗コリンエステラーゼ薬で頻度が高く，薬物の作用の強度，濃度，点眼回数，患者の年齢などが関連している。特に60歳以上の高齢者では，抗コリンエステラーゼ薬を数年間点眼すると，少なくとも50％以上の眼で白内障の発生や進行が認められている[55,56]。白内障発生の機序の詳細は不明である。発生初期には水晶体前囊下の混濁として始まることが多いが，しだいに核白内障と後囊下混濁を伴うようになり，縮瞳もあるために視力や視野への影響は大きい。やはりコリン作用薬の副作用として瞳孔括約筋の線維化や虹彩後癒着を生じることも多いため，白内障手術を行う場合には十分な散瞳が得られないことがあり，手術の合併症が生じやすくなっていることに注意が必要である。

その他の局所的副作用としては，眼痛，眼周囲痛，頭痛，結膜毛様充血，眼瞼痙攣，瞳孔縁の囊腫形成などがあり，頻度が低いものの網膜剝離，硝子体出血などの重篤なものも報告されている[6,13,18,21]。これらの発生機序は明らかではないが，もともと網膜に脆弱な変性巣や硝子体との異常癒着などの素因をもっている眼に，毛様体の収縮や縮瞳によって牽引が加えられるためと考えられている[57]。したがって網膜剝離などの既往のある眼に対するコリン作用薬の投与は特に慎重に行わなければならず，投与中は散瞳下での定期的な眼底検査が必須である。

全身的副作用

血液中に吸収されたコリン作用薬はその副交感神経刺激作用から，全身各所の副交感神経支配の臓器を刺激して腺分泌の増加や平滑筋の緊張をもたらす。汗腺は交感神経支配であるもののコリン作用性であるために，発汗も増加する。またスキサメトニウムなどの脱分極性筋弛緩薬の作用を増強するため，これらの薬物とは併用禁忌とされる抗コリンエステラーゼ薬もあり，全身麻酔時に用いるとサクシニルコリンの作用を増強する効果もある[5,6,13,18,21]。抗コリンエステラーゼ薬の点眼のみでも血中のコリンエステラーゼ血中濃度が約50％まで減少し，その効果は点眼中止後も数週間残ることが報告されており[58]，特に小児への投与時には注意が必要である。

ピロカルピンの通常の点眼では全身的副作用はまれであるが，急性緑内障の治療時などに頻回点眼した場合や，抗コリンエステラーゼ薬の点眼時には嘔気，腹痛，下痢や，徐脈，気管支喘息発作の誘発などをきたしうる。子宮筋の緊張も生じることがあるので妊婦への投与には注意が必要である。また，第3級アミンであるピロカルピンは脳血流関門を通過し，抑うつや幻覚などの中枢神経症状の報告もある[6,13,18,21]。アルツハイマー病患者では，脳内のコリンエステラーゼが減少しているためにコリン作用薬の効果が増強され，ピロカルピンの点眼で中枢神経症状が悪化する場合もある[59]。ピロカルピン投与により発生した副作用は，投与の中止や抗コリン作用薬であるアトロピ

ン(硫酸アトロピン®,田辺製薬,扶桑薬品)の全身投与によって抑制される[6,13,18,21]。これらの副作用を予防するためには,強力なコリン作用薬の投与を避け,頻回・過量投与に注意するとともに,点眼時に涙嚢圧迫を遵守することが有効である。

(間山千尋・新家 眞)

文 献

1) Kronfeld PC : Eserine and pilocarpine : our 100-year-old allies. Surv Ophthalmol 14 : 479-485, 1970
2) Weber A : Über Calabar und seine therapeutische Verwendung. Graefes Arch Klin Exp Ophthalmol 22 : 215-275, 1876
3) Weber A : Die Ursache des Glaukoms. Graefes Arch Klin Exp Ophthalmol 23 : 1-91, 1877
4) Laqueur L : Über atropin und physostigmin und ihre wirkung auf den intraokularen druck. Graefes Arch Klin Exp Ophthalmol 23 : 149-176, 1877
5) Hardman JG, Limbird LE, Gilman AG : Goodman & Gilman's the pharmacological basis of therapeutics 10th ed, Chap 6-8, 66, McGraw Hill, New York, 2001
6) Zimmerman TJ : Pharmacology of ocular drugs 4. Pilocarpine. Ophthalmology 88 : 85-88, 1981
7) Podos SM, Becker B, Asseff C et al : Pilocarpine therapy with soft contact lenses. Am J Ophthalmol 73 : 336-341, 1972
8) Armaly MF, Rao KR : The effect of pilocarpine ocusert with different release rates on ocular pressure. Invest Ophthalmol 12 : 491-496, 1973
9) 新家 眞 : Drug Delivery System 薬物送達技術の進歩と臨床応用―オキサート眼科用治療システム. 日本臨牀 47 : 1357-1362, 1989
10) Quigley HA, Pollack IP, Harbin TS : Pilocarpine ocuserts. Long-term clinical trials and selected pharmacodynamics. Arch ophthalmol 93 : 771-775, 1975
11) 北沢克明,大野重昭,高瀬正彌,他 : Pilocarpine Ocusert 長期使用における有効性,安全性の評価―オキサート研究会における 143 例 270 眼について. 眼臨 76 : 1203-1208, 1982
12) 狩野晴子,高橋信夫 : ピロカルピン―オキュサートの適応と限界. 眼紀 37 : 267-271, 1986
13) Zimmerman TJ, Wheeler TM : Miotics. Side effects and ways to avoid them. Ophthalmology 89 : 76-80, 1982
14) Kreitmair H : Eine neue klasse Cholinester. Arch Exp Path Pharmakol 164 : 346, 1932
15) O'Brien CS, Swan KC : Carbaminoylcholine chloride in the treatment of glaucoma simplex. Arch Ophthalmol 27 : 253, 1942
16) 北沢克明,堀江武,高橋 修,他 : カルバコールの臨床評価―ピロカルピンにより眼圧調整されている高眼圧症および原発開放隅角緑内障に対するピロカルピンとカルバコールの二重盲検交叉法による比較研究. 眼臨 76 : 1440-1454, 1982
17) Lieberman TW, Leopold IH : The use of aceclidene in the treatment of glaucoma. Its effect on intraocular pressure and facility of aqueous humor outflow as compared to that of pilocarpine. Am J Ophthalmol 64 : 405-415, 1967
18) Kolker AE : Medications that increase the facility of outflow. Becker-Shaffer's Diagnosis and therapy of the glaucomas, Chap 18, 303-313, Mosby, St Louis, 1970
19) Matsumoto S, Yorio T, DeSantis L et al : Muscarinic effect on cellular functions in cultured human ciliary muscle cells. Invest Ophthalmol Vis Sci 35 : 3732-3738, 1994
20) Krohn DL, Breitfeller JM : Transcorneal flux of topical pilocarpine to the human aqueous. Am J Ophthalmology 87 : 50-56, 1979
21) Shields MB : Textbook of glaucoma 4th ed, 384-397, Williams & Wilkins, Baltimore, 1998
22) Grierson I, Lee WR, Abraham S : Effects of pilocarpine on the morphology of the human outflow apparatus. Br J Ophthalmol 62 : 302-313, 1978
23) Bill A, Phillips CI : Uveoscleral drainage of aqueous humor in human eyes. Exp Eye Res 12 : 275-281, 1971
24) Miichi H, Nagataki S : Effects of pilocarpine, salbutamol, and timolol in aqueous humor formation in cynomolgus monkeys. Invest Ophthalmol Vis Sci 24 : 1269-1275, 1983
25) Shade DL, Clark AF, Pang IH : Effects of muscarinic agents on cultured human trabecular meshwork cells. Exp Eye Res 62 : 201-210, 1996
26) Gupta N, Drance SM, McAllister R et al : Localization of M3 muscarinic receptor subtype and mRNA in the human eye. Ophthalmic Res 26 : 207-213, 1994
27) Lepple-Wienhues A, Stahl F, Wiederholt M : Differential smooth muscle-like contractile properties of trabecular meshwork and ciliary muscle. Exp Eye Res 53 : 33-38, 1991
28) Erickson KA, Schroeder A : Direct effects of muscarinic agents on the outflow pathways in human eyes. Invest Ophthalmol Vis Sci 41 : 1743-1748, 2000
29) Krill AE, Newell FW : Effects of pilocarpine on ocular tension dynamics. Am J Ophthalmol 57 : 34-41, 1964
30) Harris IS, Galin MA : Effect of ocular pigmentation on hypotensive response to pilocarpine. Am J Ophthalmol 72 : 923-925, 1971
31) Harris LS, Galin MA : Dose response analysis of pilocarpine induced ocular hypotension. Arch Ophthalmol 84 : 605-608, 1970
32) Doane MB, Jensen AD, Dohlman CH : Penetration routers of topically applied eye medications. Am J Ophthalmol 85 : 383-386, 1978
33) Van Hoose MC, Leaders FE : The role of the cornea in the biologic response to pilocarpine. Invest Ophthalmol 13 : 377-383, 1974

34) Schonberg SS, Ellis PP : Pilocarpine inactivation. Arch Ophthalmol 82 : 351-355, 1969
35) Newsome DA, Stern R : Pilocarpine adsorption by serum and ocular tissues. Am J Ophthalmol 77 : 918-922, 1974
36) 永田淳士：緑内障治療薬とメラニン色素の相関. 日眼会誌 95 : 644-649, 1991
37) Melikian HE, Lieberman TW, Leopold LH : Ocular pigmentation and pressure and outflow responses to pilocarpine and epinephrine. Am J Ophthalmol 72 : 70-73, 1971
38) Lee VH, Hui HW, Robinson JR : Corneal metabolism of pilocarpine in pigmented rabbits. Invest Ophthalmol Vis Sci 19 : 210-213, 1980
39) Albert A, Bill A, Young FA : The effects of pilocarpine and neostigmine on the blood flow through the anterior uvea in monkeys. Exp Eye Res 15 : 31-36, 1973
40) Mittag TW, Serle J, Schumer R et al : Studies of the ocular pulse in primates. Surv Ophthalmol 38 (suppl) : S183-S190, 1994
41) Schmetterer L, Strenn K, Findl O et al : Effects of antiglaucoma drugs on ocular hemodynamics in healthy volunteers. Clin Pharmacol Ther 61 : 583-595, 1997
42) Bron AM, Garcher CP, Sirbat D et al : The Carteolol-Pilocarpine Study Group : Comparison of two fixed beta-blocker-pilocarpine combinations. Eur J Ophthalmol 7 : 351-356, 1997
43) Crawford K, Kaufman PL : Pilocarpine antagonizes prostaglandin $F_{2\alpha}$-induced ocular hypotension in monkeys. Evidence for enhancement of uveoscleral outflow by prostaglandin $F_{2\alpha}$. Arch Ophthalmol 105 : 1112-1116, 1987
44) Fristrom B, Nilsson SEG : Interaction of PhXA41, a new prostaglandin analogue, with pilocarpine. A study on patients with elevated intraocular pressure. Arch Ophthalmol 111 : 662-665, 1993
45) Toris CB, Zhan GL, Zhao J et al : Potential mechanism for the additivity of pilocarpine and latanoprost. Am J Ophthalmol 131 : 722-728, 2001
46) 山本哲也, 迟 啓民, 北澤克明：UF-021 とピロカルピンの併用による眼圧下降効果作用. 日眼会誌 98 : 202-205, 1994
47) Wilkie J, Drance SM, Schulzer M : The effects of miotics on anterior-chamber depth. Am J Ophthalmol 68 : 78-83, 1969
48) Francois J, Goes F, Zagorski Z : Comparative ultrasonographic study of the effect of pilocarpine 2% and ocusert P20 on the eye components. Am J Ophthalmol 86 : 233-238, 1978
49) McCluskey DJ, Douglas JP, O'Connor PS et al : The effect of pilocarpine on the visual field in normals. Ophthalmology 93 : 843-846, 1986
50) Lindenmuth KA, Skuta GL, Rabbani R et al : Effects of pupillary constriction on automated perimetry in normal patients. Ophthalmology 96 : 1298-1301, 1989
51) Webster AR, Luff AJ, Canning CR et al : The effect of pilocarpine on the glaucomatous visual field. Br J Ophthalmol 77 : 721-725, 1993
52) Lindenmuth KA, Skuta GL, Rabbani R et al : Effects of pupillary dilation on automated perimetry in normal patients. Ophthalmology 97 : 367-370, 1990
53) Rebolleda G, Munoz FJ, Fernandez Victorio JM et al : Effects of pupillary dilation on automated perimetry in glaucoma patients receiving pilocarpine. Ophthalmology 99 : 418-423, 1992
54) Mori M, Araie M, Sakurai M et al : Effects of pilocarpine and tropicamide on blood aqueous barrier permeability in man. Invest Ophthalmol Vis Sci 33 : 416-423, 1992
55) Axelsson U : Glaucoma, miotic therapy and cataract. Acta Ophthalmol 102 (suppl) : 7-35, 1969
56) Abraham SV, Teller JJ : Influence of various miotics on cataract formation. Br J Ophthalmol 53 : 833-838, 1969
57) Beasley H, Fraunfelder FT : Retinal detachments and topical ocular miotics. Ophthalmology 86 : 95-98, 1979
58) De Roetth A Jr, Wong A, Dettbarn W et al : Blood cholinesterase activity of glaucoma patients treated with phospholine iodide. Am J Ophthalmol 62 : 834-838, 1966
59) Reyes PF, Dwyer BA, Schwartzman RJ et al : Mental status change induced by eye drops in dementia of the Alzheimer type. J Neurol Neurosurg Psychiatry 50 : 113-115, 1987

3 交感神経刺激薬

歴史と背景

　交感神経刺激薬が緑内障治療に用いられた初期の記録として，20世紀初頭にエピネフリンの結膜下注射[1]あるいは点眼[2]が使われた記載がある．しかし，当時のエピネフリン溶液は不安定であり，またエピネフリン点眼により症状が増悪する症例（閉塞隅角緑内障）が存在したため，緑内障治療薬として一般に使われることはほとんどなかった．その後，抗酸化剤の添加により安定したエピネフリン溶液の製造が可能となった一方で，隅角検査の発達に伴い閉塞隅角緑内障に関する理解が進んだため，1960年代後半からエピネフリンなどの交感神経刺激薬が緑内障治療に積極的に用いられるようになった．そして，1970年代後半にβ遮断薬が登場するまでは，最も重要な抗緑内障治療薬の一つとして使用された．

交感神経系の概要

　眼球には上頸神経節に由来する交感神経が分布し，房水の産生と流出，ぶどう膜血管の拡張・収縮，虹彩運動などに関して重要な役割を担っている．交感神経系の受容体は大きくα受容体とβ受容体に分けられ[3]，α受容体はプラゾシンが拮抗するα_1とヨヒンビンが拮抗するα_2に，β受容体は主に心臓に分布するβ_1，骨格筋，気管支平滑筋，子宮などに分布するβ_2，脂肪組織に分布するβ_3にそれぞれ分類されている[4,5]．現在では，α_1，α_2受容体はα_{1A}，α_{1B}，α_{1C}，α_{2A}，α_{2B}，α_{2C}に細分化されている．

　眼球内では，α_1受容体は主に虹彩括約筋，涙腺，脈絡膜血管などに分布し，縮瞳，脈絡膜循環などに関与している．α_2受容体は毛様体や網膜に認められるが，毛様体突起ではα_2刺激により細胞内セカンドメッセンジャーであるcAMPの産生が抑制され，房水産生が低下すると考えられている[6,7]．β受容体は外眼筋，結膜，角膜，水晶体，虹彩毛様体，線維柱帯，脈絡膜，網膜など眼内のほとんどの組織に分布しているが[8-11]，虹彩毛様体ではβ_2受容体が主体であり，房水産生に密接に関係している．

　交感神経系の伝達物質としてノルエピネフリン，エピネフリン，ドパミンの3種がある．ノルエピネフリンは，交感神経末端から放出され，α（α_1，α_2），β（β_1，β_3）の各受容体を活性化する．ノルエピネフリンにより，細動脈の血管平滑筋が収縮し，全身血圧が上昇する．ノルエピネフリンは，α_1を介した散瞳やα_2を介した房水産生の調節に関与するほか，脈絡膜血管のトーヌスの調整にも重要な役割を果たしている．網膜にもノルエピネフリンが存在しているが，網膜内での神経伝達物質の役割を果たしていると考えられる．

　エピネフリンは，一般に副腎髄質のクロム親和性細胞で産生され，血流を介して全身の組織に運ばれるが，脳や網膜では局所的な産生もある．エピネフリンは，α（α_1，α_2），β（β_1，β_2，β_3）の受容体すべてを活性化するため，エピネフリンにより得られる作用はそれらの複合したものとなり，各組織での受容体の分布やエピネフリンの濃度などによってさまざまな影響を受ける．眼科領域では，Horner症候群の診断のほかに，開放隅角緑内障に対する眼圧下降薬として用いられているが，以下に述べるように，エピネフリンによる眼圧下降機序は未知の部分も多い．ドパミンは一般に，交感神経末端にノルエピネフリンの前駆物質として存在しているが，脳や網膜では重要な神経伝達物質として働いている．

非選択的交感神経刺激薬

眼圧下降機序

　非選択交換神経刺激薬であるエピネフリンにより眼圧が下降する機序の一つとして，エピネフリン投与直後，α刺激により毛様体の血管が収縮し，その結果，房水産生が低下することがあげられる。エピネフリンの点眼[12]あるいは球後注射[13]による虹彩毛様体の血流低下が報告されている。しかしこの血管収縮は短時間の反応であり，眼圧に影響するほどのものではない可能性もある。

　フルオロフォトメトリーやトノグラフィーを用いた研究の結果，正常人[14-16]あるいは高眼圧症患者[15]に，エピネフリン点眼後数時間，房水流出量の増加が見られることが明らかになっている。またその房水流出の増加は，主にぶどう膜強膜流出路経由の流出が亢進するためと推測されている[14,15]。エピネフリンによる眼圧下降，房水流出増加，血液房水柵破綻などがインドメタシンにより抑制されることから，プロスタグランジン産生がエピネフリンの作用に関与していることも考えられる[17,18]。一方で，エピネフリンによる房水流出量の増加はチモロールにより抑制されるが[19,20]，ベタキソロールによっては抑制されないこと[20]が報告され，β_2受容体を介してcAMPが活性化され房水流出が促進される機序も関連していると考えられる。

　上述のフルオロフォトメトリーやトノグラフィーを用いた研究では，わずかな房水産生の増加がエピネフリン点眼数時間に見られた[14-16]が，2週間の連続投与では房水産生量への影響は認められていない。エピネフリンによる房水産生増加作用は，α遮断薬であるチモキサミンには影響されない[21]が，チモロールでは抑制される[22]ことから，この反応にもβ受容体が関与していると思われる。

　数週間以上の長期にわたるエピネフリン連続点眼によっても，房水流出量の増加が観察されるが，これには線維柱帯でのグリコサミノグリカンの代謝が関係することが推測されている[23]。しかし，詳細は明らかでない。

エピネフリン点眼薬

■製剤

　エピネフリン点眼液として使用されているものには，欧米も含めれば，塩酸塩，重酒石酸塩，ホウ酸塩の3種が存在する。3種の間で眼圧下降効果に差はない[24]が，副作用はそれぞれ異なった特徴をもっている。塩酸塩製剤と重酒石酸塩製剤は，安定性は高いがpHが3.5程度と低く点眼時の刺激感が強い。これらに比べ，ホウ酸塩製剤はpHが7.4であり刺激感は小さい。わが国ではホウ酸塩製剤が販売されていたが，現在は製造中止となっており，エピネフリン製剤は発売されていない。

■眼圧下降作用

　エピネフリンの眼圧下降効果は濃度依存性であるが，1％または2％で効果は最大となる[25]。ピロカルピンや炭酸脱水酵素阻害薬がすでに投与されている患者に対して，エピネフリンは追加的な眼圧下降効果を示すことが知られている。それに対し，チモロールなどの非選択的β遮断薬との併用では眼圧に対する効果は少ない[26-28]が，ベタキソロールなどのβ_1選択性遮断薬との併用では，相加的な眼圧下降効果をもつこと[29]が報告されている。

■副作用

　エピネフリン点眼の全身的な副作用として，血圧上昇，頻脈，不整脈，頭痛，振戦，不安感などの交感神経刺激症状があげられる。点眼されたエピネフリンの60％程度が全身吸収されるとのデータ[30]もあり，十分な注意が必要である。

　眼局所の副作用として，点眼時の刺激感・灼熱感のほか，反応性の結膜充血がある。結膜充血は，点眼直後には血管収縮のため一時的に消退するが，数時間経過した後に再び発現する。点眼により結膜充血が軽快するように見えるため，指示された回数以上に点眼する患者も少なくない。エピネフリン点眼を長期使用した患者では，エピネフ

リンが酸化され生成されるメラニンと似た色素であるアドレノクロムが，眼球や結膜の表面に沈着することがある。下眼瞼結膜に沈着した場合には臨床上，問題になることは少ないが，上眼瞼結膜に沈着すると突起状に突出し角膜上皮障害を起こすことがある[31,32]。水疱性角膜症などでは，アドレノクロムが角膜表層に沈着し"black cornea"を呈することがある[33-35]。また，強膜上に斑状に沈着し，悪性黒色腫様の外見を示した症例も報告されている[36]。

このほかの眼局所の副作用として，流涙，光視症，霧視などがある。眼瞼結膜炎，眼瞼皮膚紅斑，結膜浮腫，結膜濾胞過形成などの過敏症症状が認められることがあるほか，類天疱瘡との関連も指摘されている[37,38]。

眼球内で起こる副作用としては，特に無水晶体眼において，嚢胞様黄斑浮腫がエピネフリン点眼により惹起されることがあり，"エピネフリン黄斑症"と呼ばれている[39,40]。フルオレセイン血管造影を用いた研究では，緑内障を合併する無水晶体眼のうち黄斑浮腫が認められる割合は，エピネフリン点眼治療を受けている群では28%，受けていない群では13%であり，エピネフリン点眼の中止が黄斑浮腫の軽減に関連していたと報告されている[41]。エピネフリン黄斑症は多くの場合，可逆的変化であり，発症早期にエピネフリン点眼を中止することが重要である。

ジピベフリン点眼薬

ジピベフリン（ピバレフリン点眼液®，参天製薬）は，エピネフリンのプロドラッグであり，エピネフリンに2本のピバリン酸側鎖を追加し，合成されたものである[42,43]。ジピベフリンはエピネフリンに比べ脂溶性が高く，約17倍の角膜透過性をもっている[44]。そして，主に角膜を通過する際に加水分解を受け，眼内でエピネフリンとしての作用を発現する。

眼圧下降作用は，0.1%ジピベフリン点眼が1〜2%のエピネフリン点眼にほぼ相当する[45,46]。他の緑内障治療薬との併用に関しては，上述のエピネフリンとほぼ同様である。

ジピベフリンは，生体内変換を受ける前にはエピネフリン様の作用をほとんどもっていないので，眼外での副作用はエピネフリンに比べ少ない。しかし，結膜濾胞過形成などはジピベフリンの長期点眼でも高率に認められる[47-49]。眼内での副作用は，エピネフリンと大きな違いはないと考えられる。

α_2刺激薬

α_2受容体は交感神経末端のシナプス前に存在し，ノルエピネフリン放出に関するネガティブフィードバックに関与するだけでなく，効果器側にも存在しcAMPの産生の調節にも関わっている。すなわち効果器側のα_2受容体刺激により，抑制性G蛋白を介して，アデニルサイクラーゼ活性が低下し，cAMP産生が抑制される。他方，同じく効果器側に存在するβ受容体（β_1，β_2）が刺激されると，刺激性G蛋白を介してアデニルサイクラーゼ活性が亢進しcAMP産生が増加するので，α_2受容体刺激とβ受容体刺激は互いに拮抗する作用を有することとなる。

α_2刺激薬の抗緑内障薬としての応用は1970年代から始まり，当初はクロニジンなどの臨床応用が検討された。クロニジンは中枢神経系および末梢でのα_2刺激作用をもち，血圧下降薬として用いられている。クロニジンの点眼により，正常人眼や緑内障眼などで眼圧が下降することが報告されたが[50-53]，クロニジンは血液脳関門を容易に通過するため，点眼後に血圧低下などの中枢症状が見られることが多く[54]，抗緑内障点眼薬としての使用は難しかった。そこで，脳血液関門を通過しにくいα_2刺激薬であるアプラクロニジンやブリモニジンが開発され，現在では眼圧下降薬として臨床での使用が可能になっている。

アプラクロニジン

アプラクロニジンはクロニジンの誘導体であるが，クロニジンに比べ脳血液関門の通過が非常に少ないため，血圧低下などの全身合併症のリスクが小さい[55-57]。眼圧下降機序は，主にはcAMP

産生抑制による房水産生低下であり[58,59]，上強膜静脈圧低下や房水流出促進などの関与も考えられている[58,59]。家兎眼でアプラクロニジンにより前房水中のプロスタグランジン濃度が上昇することや，サル眼でプロスタグランジン産生抑制薬であるフルルビプロフェンにより，アプラクロニジンの眼圧下降作用が抑制されることなどから，アプラクロニジンによる眼圧下降にプロスタグランジンが関与することも推測されている[60]が，詳細は明らかになっていない。一方で，正常眼，高眼圧症眼には，アプラクロニジンの眼圧下降作用のフルルビプロフェンによる抑制は認められていない[61-63]。

アプラクロニジンに関する初期の研究によれば，1%アプラクロニジンの1回点眼により眼圧は最大37%低下し[56]，1日2回の連続投与によりその効果は少なくとも1か月持続する[55]。0.5%製剤でも，1%製剤とほぼ同等の眼圧下降効果が得られたとの報告もある[64]。プロスペクティブな臨床研究でも，0.5%アプラクロニジンの連続点眼による眼圧下降は，0.5%チモロール連続点眼とほぼ同程度であると報告されている[65,66]。

アプラクロニジン点眼の長期連用の副作用として，鼻腔や口腔内の乾燥感が約40%の患者に見られる[55,57]ほか，濾胞性結膜炎などの眼局所のアレルギー反応が問題となる。1%アプラクロニジンの長期点眼により64眼中31眼（48%）に，点眼開始後平均4.7か月の時点で，アレルギー反応が認められたと報告されている[67]。

また，アプラクロニジンの長期点眼ではアレルギー反応やタキフィラキシー tachyphylaxis が問題となりやすいため，アプラクロニジン点眼は，主に短期間の眼圧下降あるいは眼圧上昇予防のために用いられている。欧米では，長期点眼を目的とした0.5%製剤も販売されているが，わが国では前眼部のレーザー手術後などの，眼圧の一過性上昇を抑制することを目的とした1%製剤（アイオピジン®，日本アルコン）のみが販売されている。これまでの臨床研究でもトラベクロプラスティ[68,69]，虹彩切開[68,70,71]，後発白内障切開[71-73]などのレーザー手術の他，急性緑内障発作[74]や白内障手術後[75]などの際の，眼圧下降あるいは眼圧上昇予防に有用であることが報告されている。

ブリモニジン

ブリモニジンも眼圧下降作用をもつ α_2 刺激薬であるが，クロニジンやアプラクロニジンよりも α_2 選択性が高い。長期連用によるアレルギー反応の頻度はアプラクロニジンより低く，アプラクロニジンアレルギーの既往のある患者でもブリモニジンが使えることが多い[76,77]。米国では0.2%点眼液（Alphagan®, Allergan Inc）が販売されているが，わが国では未発売である。

眼圧下降機序は，房水産生の低下とぶどう膜強膜流出路経由の房水流出の促進であり，線維柱帯を介した房水流出や上強膜静脈圧低下には影響を与えないことが報告されている[78]。0.2%ブリモニジン点眼の眼圧下降作用は0.5%チモロールとほぼ同等であり，収縮期血圧のわずかな低下があるものの，呼吸機能などに対してはほとんど影響を与えないとされている[79]。レーザー手術後などに対する眼圧上昇予防に関する効果は，アプラクロニジンとほぼ同等である[80]。

（富所敦男・新家　眞）

文献

1) Darier A : De l'extrait de capsule surrenales en therapeutique oculaire. Lab Clin Ophthalmol 6 : 141, 1900
2) Hamburger K : Experimentelle glaucomtherapie. Klin Mbl Augenheilk 7 : 810, 1923
3) Ahlquist R : A study of adrenotropic reseptors. Am J Physiol 153 : 586-600, 1948
4) Lands AM, Arnold A, McAuliff JP et al : Differentiation of receptor systems activated by sympathomimetic amines. Nature 214 : 597-598, 1967
5) Langer SZ : Presynaptic regulation of catecholamine release. Biochem Pharmacol 23 : 1793-1800, 1974
6) Potter DE, Crosson CE, Heath AR et al : Review : alpha 2 and DA2 agonists as antiglaucoma agents : comparative pharmacology and clinical potential. J Ocul Pharmacol 6 : 251-257, 1990
7) Hong SJ, Wu KY, Chen IJ : Ocular hypotensive and vasodilative effects of two beta-adrenergic blockers with intrinsic sympathomimetic activity. Curr Eye Res 17 : 700-707, 1998
8) Nathanson JA : Adrenergic regulation of intraocular

pressure : identification of beta 2-adrenergic-stimulated adenylate cyclase in ciliary process epithelium. Proc Natl Acad Sci U S A 77 : 7420-7424, 1980
9) Cepelik J, Cernohorsky M : The effects of adrenergic agonists and antagonists on the adenylate cyclase in albino rabbit ciliary processes. Exp Eye Res 32 : 291-299, 1981
10) Wax MB, Molinoff PB : Distribution and properties of beta-adrenergic receptors in human iris-ciliary body. Invest Ophthalmol Vis Sci 28 : 420-430, 1987
11) Elena PP, Kosina-Boix M, Moulin G et al : Autoradiographic localization of beta-adrenergic receptors in rabbit eye. Invest Ophthalmol Vis Sci 28 : 1436-1441, 1987
12) Alm A : The effect of topical l-epinephrine on regional ocular blood flow in monkeys. Invest Ophthalmol Vis Sci 19 : 487-491, 1980
13) Jay WM, Aziz MZ, Green K : Further studies on the effect of retrobulbar epinephrine injection on ocular and optic nerve blood flow. Curr Eye Res 5 : 63-67, 1986
14) Townsend DJ, Brubaker RF : Immediate effect of epinephrine on aqueous formation in the normal human eye as measured by fluorophotometry. Invest Ophthalmol Vis Sci 19 : 256-266, 1980
15) Schenker HI, Yablonski ME, Podos SM et al : Fluorophotometric study of epinephrine and timolol in human subjects. Arch Ophthalmol 99 : 1212-1216, 1981
16) Nagataki S, Brubaker RF : Early effect of epinephrine on aqueous formation in the normal human eye. Ophthalmology 88 : 278-282, 1981
17) Miyake K, Miyake Y, Kuratomi R : Long-term effects of topically applied epinephrine on the blood-ocular barrier in humans. Arch Ophthalmol 105 : 1360-1363, 1987
18) Anderson L, Wilson WS : Inhibition by indomethacin of the increased facility of outflow induced by adrenaline. Exp Eye Res 50 : 119-126, 1990
19) Erickson-Lamy KA, Nathanson JA : Epinephrine increases facility of outflow and cyclic AMP content in the human eye in vitro. Invest Ophthalmol Vis Sci 33 : 2672-2678, 1992
20) Robinson JC, Kaufman PL : Effects and interactions of epinephrine, norepinephrine, timolol, and betaxolol on outflow facility in the cynomolgus monkey. Am J Ophthalmol 109 : 189-194, 1990
21) Lee DA, Brubaker RF, Nagataki S : Acute effect of thymoxamine on aqueous humor formation in the epinephrine-treated normal eye as measured by fluorophotometry. Invest Ophthalmol Vis Sci 24 : 165-168, 1983
22) Higgins RG, Brubaker RF : Acute effect of epinephrine on aqueous humor formation in the timolol-treated normal eye as measured by fluorophotometry. Invest Ophthalmol Vis Sci 19 : 420-423, 1980
23) Hayasaka S, Sears M : Effects of epinephrine, indomethacin, acetylsalicyclic acid, dexamethasone, and cyclic AMP on the in vitro activity of lysosomal hyaluronidase from the rabbit iris. Invest Ophthalmol Vis Sci 17 : 1109-1113, 1978
24) Criswick VG, Drance SM : Comparative study of four different epinephrine salts on intraocular pressure. Arch Ophthalmol 75 : 768-770, 1966
25) Obstbaum SA, Kolker AE, Phelps CD : Low-dose epinephrine. Arch Ophthalmol 92 : 118-120, 1974
26) Thomas JV, Epstein DL : Timolol and epinephrine in primary open angle glaucoma. Transient additive effect. Arch Ophthalmol 99 : 91-95, 1981
27) Thomas JV, Epstein DL : Study of the additive effect of timolol and epinephrine in lowering intraocular pressure. Br J Ophthalmol 65 : 596-602, 1981
28) Keates EU, Stone RA : Safety and effectiveness of concomitant administration of dipivefrin and timolol maleate. Am J Ophthalmol 91 : 243-248, 1981
29) Allen RC, Epstein DL : Additive effect of betaxolol and epinephrine in primary open angle glaucoma. Arch Ophthalmol 104 : 1178-1184, 1986
30) Anderson JA : Systemic absorption of topical ocularly applied epinephrine and dipivefrin. Arch Ophthalmol 98 : 350-353, 1980
31) Cashwell LF, Shield MB, Reed JW : Adrenochrome pigmentation. Arch Ophthalmol 95 : 514-515, 1977
32) Pardos GJ, Krachmer JH, Mannis MJ : Persistent corneal erosion secondary to tarsal adrenochrome deposit. Am J Ophthalmol 90 : 870-871, 1980
33) Reinecke R, Kuwabata T : Corneal deposits secondary to topical epinephrine. Arch Ophthalmol 70 : 170-172, 1963
34) Green WR, Kaufer GJ, Dubroff S : Black cornea : a complication of topical use of epinephrine. Ophthalmologica 154 : 88-95, 1967
35) Madge GE, Geeraets WJ, Guerry D III : Black cornea secondary to topical epinephrine. Am J Ophthalmol 1 : 402-405, 1971
36) Soong HK, McKenney MJ, Wolter JR : Adrenoohrome staining of senile plaque resembling malignant melanoma. Am J Ophthalmol 101 : 380, 1986
37) Kristensen EB, Norn MS : Benign mucous membrane pemphigoid 1. Secretion of mucus and tears. Acta Ophthalmol (Copenh) 52 : 266-281, 1974
38) Fiore PM, Jacobs IH, Goldberg DB : Drug-induced pemphigoid. A spectrum of diseases. Arch Ophthalmol 105 : 1660-1663, 1987
39) Kolker AE. Becker B : Epinephrine maculopathy. Arch Ophthalmol 79 : 552-562, 1968
40) Michels RG, Maumenee AE : Cystoid macular edema associated with topically applied epinephrine in aphakic eyes. Am J Ophthalmol 80 : 379-388, 1975
41) Thomas JV, Gragoudas ES, Blair NP et al : Correlation of epinephrine use and macular edema in aphakic glaucomatous eyes. Arch Ophthalmol 96 : 625-628, 1978
42) Kaback MB, Podos SM, Harbin Jr TS et al : The

effects of dipivalyl epinephrine on the eye. Am J Ophthalmol 81 : 768-772, 1976

43) Wei CP, Anderson JA, Leopold I : Ocular absorption and metabolism of topically applied epinephrine and a dipivalyl ester of epinephrine. Invest Ophthalmol Vis Sci 17 : 315-321, 1978

44) Mandell AI, Stentz F, Kitabchi AE : Dipivalyl epinephrine : a new pro-drug in the treatment of glaucoma. Ophthalmology 85 : 268-275, 1978

45) Kass MA, Mandell AI, Goldberg I et al : Dipivefrin and epinephrine treatment of elevated intraocular pressure : a comparative study. Arch Ophthalmol 97 : 1865-1866, 1979

46) Kohn AN, Moss AP, Hargett NA et al : Clinical comparison of dipivalyl epinephrine and epinephrine in the treatment of glaucoma. Am J Ophthalmol 87 : 196-201, 1979

47) Theodore J, Leibowitz HM : External ocular toxicity of dipivalyl epinephrine. Am J Ophthalmol 88 : 1013-1016, 1979

48) Wandel T, Spinak M : Toxicity of dipivalyl epinephrine. Ophthalmology 88 : 259-260, 1981

49) Liesegang TJ : Bulbar conjunctival follicles associated with dipivefrin therapy. Ophthalmology 92 : 228-233, 1985

50) Harrison R, Kaufmann CS : Clonidine. Effects of a topically administered solution on intraocular pressure and blood pressure in open-angle glaucoma. Arch Ophthalmol 95 : 1368-1373, 1977

51) Hodapp E, Kolker AE, Kass MA et al : The effect of topical clonidine on intraocular pressure. Arch Ophthalmol 99 : 1208-1211, 1981

52) Petursson G, Cole R, Hanna C : Treatment of glaucoma using minidrops of clonidine. Arch Ophthalmol 102 : 1180-1181, 1984

53) Krieglstein GK, Langham ME, Leydhecker W : The peripheral and central neural actions of clonidine in normal and glaucomatous eyes. Invest Ophthalmol Vis Sci 17 : 149-158, 1978

54) Marquardt R, Pillunat LE, Stodtmeister R : Okulare Hamodynamik nach lokaler Clonidin-Applikation. Klin Monatsbl Augenheilkd 193 : 637-641, 1988

55) Abrams DA, Robin AL, Pollack IP et al : The safety and efficacy of topical 1% ALO 2145 (p-aminoclonidine hydrochloride) in normal volunteers. Arch Ophthalmol 105 : 1205-1207, 1987

56) Robin AL : Short-term effects of unilateral 1% apraclonidine therapy. Arch Ophthalmol 106 : 912-915, 1988

57) Jampel HD, Robin AL, Quigley HA et al : Apraclonidine. A one-week dose-response study. Arch Ophthalmol 106 : 1069-1073, 1988

58) Gharagozloo NZ, Relf SJ, Brubaker RF : Aqueous flow is reduced by the alpha-adrenergic agonist, apraclonidine hydrochloride (ALO 2145). Ophthalmology 95 : 1217-1220, 1988

59) Toris CB, Tafoya ME, Camras CB et al : Effects of apraclonidine on aqueous humor dynamics in human eyes. Ophthalmology 102 : 456-461, 1995

60) Wang RF, Camras CB, Podos SM et al : The role of prostaglandins in the para-aminoclonidine-induced reduction of intraocular pressure. Trans Am Ophthalmol Soc 87 : 94-104, discussion 1, 1989

61) Sulewski ME, Robin AL, Cummings HL et al : Effects of topical flurbiprofen on the intraocular pressure lowering effects of apraclonidine and timolol. Arch Ophthalmol 109 : 807-809, 1991

62) McCannel C, Koskela T, Brubaker RF : Topical flurbiprofen pretreatment does not block apraclonidine's effect on aqueous flow in humans. Arch Ophthalmol 109 : 810-811, 1991

63) Siegel MJ, Camras CB, Lustgarten JS et al : Effect of flurbiprofen on the reduction of intraocular pressure after administration of 1% apraclonidine in patients with glaucoma. Arch Ophthalmol 110 : 598-599, 1992

64) Abrams DA, Robin AL, Crandall AS et al : A limited comparison of apraclonidine's dose response in subjects with normal or increased intraocular pressure. Am J Ophthalmol 108 : 230-237, 1989

65) Nagasubramanian S, Hitchings RA, Demailly P et al : Comparison of apraclonidine and timolol in chronic open-angle glaucoma. A three-month study. Ophthalmology 100 : 1318-1323, 1993

66) Stewart WC, Laibovitz R, Horwitz B et al ; Apraclonidine Primary Therapy Study Group : A 90-day study of the efficacy and side effects of 0.25% and 0.5% apraclonidine vs 0.5% timolol. Arch Ophthalmol 114 : 938-942, 1996

67) Butler P, Mannschreck M, Lin S et al : Clinical experience with the long-term use of 1% apraclonidine. Incidence of allergic reactions. Arch Ophthalmol 113 : 293-296, 1995

68) Brown RH, Stewart RH, Lynch MG et al : ALO 2145 reduces the intraocular pressure elevation after anterior segment laser surgery. Ophthalmology 95 : 378-384, 1988

69) Holmwood PC, Chase RD, Krupin T et al : Apraclonidine and argon laser trabeculoplasty. Am J Ophthalmol 114 : 19-22, 1992

70) Kitazawa Y, Taniguchi T, Sugiyama K : Use of apraclonidine to reduce acute intraocular pressure rise following Q-switched Nd : YAG laser iridotomy. Ophthalmic Surg 20 : 49-52, 1989

71) Sridharrao B, Badrinath SS : Efficacy and safety of apraclonidine in patients undergoing anterior segment laser surgery. Br J Ophthalmol 73 : 884-887, 1989

72) Pollack IP, Brown RH, Crandall AS et al : Prevention of the rise in intraocular pressure following neodymium-YAG posterior capsulotomy using topical 1% apraclonidine. Arch Ophthalmol 106 : 754-757, 1988

73) Silverstone DE, Brint SF, Olander KW et al : Pro-

phylactic use of apraclonidine for intraocular pressure increase after Nd : YAG capsulotomies. Am J Ophthalmol 113 : 401-405, 1992
74) Krawitz PL, Podos SM : Use of apraclonidine in the treatment of acute angle closure glaucoma. Arch Ophthalmol 108 : 1208-1209, 1990
75) Araie M, Ishii K : Effects of apraclonidine on intraocular pressure and blood-aqueous barrier permeability after phacoemulsification and intraocular lens implantation. Am J Ophthalmol 116 : 67-71, 1993
76) Shin DH, Glover BK, Cha SC et al : Long-term brimonidine therapy in glaucoma patients with apraclonidine allergy. Am J Ophthalmol 127 : 511-515, 1999
77) Williams GC, Orengo-Nania S, Gross RL : Incidence of brimonidine allergy in patients previously allergic to apraclonidine. Journal of Glaucoma 9 : 235-238, 2000
78) Toris CB, Gleason ML, Camras CB et al : Effects of brimonidine on aqueous humor dynamics in human eyes. Arch Ophthalmol 113 : 1514-1517, 1995
79) Nordlund JR, Pasquale LR, Robin AL et al : The cardiovascular, pulmonary, and ocular hypotensive effects of 0.2% brimonidine. Arch Ophthalmol 113 : 77-83, 1995
80) Chen TC, Ang RT, Grosskreutz CL et al : Brimonidine 0.2% versus apraclonidine 0.5% for prevention of intraocular pressure elevations after anterior segment laser surgery. Ophthalmology 108 : 1033-1038, 2001

4 交感神経遮断薬

〈β遮断薬〉

歴史と背景

　緑内障薬物治療でβ遮断薬は最も重要な位置を占める薬剤の一つであるが，その歴史は1960年代が端緒である。1967年にPhillipsら[1]が，プロプラノロール静脈内注射により人眼の眼圧が下降することを報告して以来，プロプラノロールの経口投与[2,3]や点眼[4,5]でも，同じように眼圧が下降することが明らかになった。また，ブプラノロール[6]，アテノロール[5,7]，ピンドロール[5]など，他の多くのβ遮断薬も眼圧下降作用をもつことが，60年代，70年代に報告された。
　しかしそれらのβ遮断薬の多くは，膜安定化作用[4]に基づく角膜麻酔作用を有し，眼局所投与による涙液分泌減少[8]や角膜上皮障害を高頻度で合併したため，点眼薬としての臨床応用が困難であった。これに対しチモロールは，それまでに開発されていたβ遮断薬に比べ膜安定化作用が小さく，かつ眼圧下降作用も強力であったので，1978年代後半に欧米で，1981年にわが国で発売されると，β遮断点眼薬としては初めて一般に広く使われることとなった[9-11]。
　1970年代後半まで，緑内障薬物治療の中心はピロカルピンやエピネフリンであった。しかし，それらの既存の薬剤に比べ瞳孔径への影響，屈折変化，充血などの眼局所副作用が少なく，眼圧下降が明らかに優れたチモロールの登場以降は，緑内障薬物治療の第一選択の位置をβ遮断薬が占めることとなった。現在でも緑内障治療におけるβ遮断薬の重要性に変わりはないが，使用可能なβ遮断薬の種類が増加し，またβ遮断薬と同等かそれ以上の眼圧下降作用を有するプロスタグランジン系点眼薬なども登場したことで，β遮断薬の使い分け，あるいは他系統の薬剤との併用の適切化が最近の重要な課題となっている。

眼圧下降機序

　β遮断薬は，毛様体突起での房水産生を低下させることにより眼圧を低下させる。たとえば，チモロールの1回点眼により正常人眼の房水産生は約30～50％低下することが報告されている[12,13]。β遮断薬は，毛様体無色素上皮細胞に存在する$β_2$受容体を遮断することで，細胞内cAMPを低下させ，いくつかの段階を経て最終的にその細胞のイオン輸送を低下させ，房水産生を減少させると考えられているが，その詳しい細胞内情報伝達経路は不明である。β遮断薬が，β受容体を介して房水産生を低下させるということを支持する間接的な論拠として，①β受容体が（$β_2$受容体優位で）毛様体突起に存在すること[14,15]，②β刺激薬であるイソプロテレノールによる房水産生機構への影響をβ遮断薬が抑制すること[16,17]，などがあげられる。これらに加え，β遮断薬がもつ膜安定化作用や交感神経刺激物質様作用 intrinsic sympathomimetic activity（ISA）は眼圧に影響を与えないことや，房水産生に関与する炭酸脱水酵素などの作用はβ遮断薬投与によりほとんど変化しない[18]ことなども，β遮断薬の眼圧下降作用の主体がβ遮断作用であることの傍証といえる。また，インドメタシンやフルルビプロフェンの投与により，チモロールの眼圧下降作用が抑制されない[19,20]ことから，プロスタグランジン系の関与も否定的である。
　正常眼でもβ遮断薬投与により眼圧が下降することから，房水産生に関与する毛様体突起のβ受容体には，平静時でも基礎的な生理的トーヌスが

存在し, β遮断薬は直接的にそのトーヌスを低下させ, 房水産生を抑制すると考えられている[21,22]。Reissらによれば, 睡眠中には房水産生が平均45%低下し, チモロール点眼による追加的な房水産生低下がほとんど見られないことが報告されており[23], 睡眠中には交感神経の緊張レベルが低下しているために, β遮断薬の効果が小さいことが推測される。しかし, Horner症候群の患者でチモロールの眼圧下降作用が正常眼とほぼ同程度に見られる[24]ことから, 人眼においては, 中枢からの交感神経支配がβ遮断薬の作用に必ずしも関与しない可能性も指摘されている。

β_2主体のβ受容体は人眼の線維柱帯にも存在するが[25,26], チモロールなどのβ遮断薬は房水流出にはほとんど影響を及ぼさないことが報告されている[27,28]。

副作用

抗緑内障点眼薬としてβ遮断薬が導入された当初は, 縮瞳や充血などの眼局所の副作用が, ピロカルピンやエピネフリンなどに比べ明らかに少なかったこともあり, β遮断点眼薬の副作用は非常にまれなものと考えられていた[29]。しかし多数の患者に長期間, β遮断薬が使用されるようになると, まれではあるが重篤な副作用が存在すること, あるいは軽微ではあっても長期間の使用では無視しえない副作用が存在することが明らかになってきた。

局所的副作用

一般にβ遮断点眼薬の眼局所の副作用は, 他の抗緑内障点眼薬に比べれば頻度も少なく, 程度も軽微である。現在, 臨床に使用されているβ遮断薬の多くは, 刺激感や眼痛, かゆみなどの眼局所症状の頻度は5～10%程度であるが, ベタキソロールではそれらの頻度がやや高いとの報告がある[30]。逆に, カルテオロールは点眼直後の刺激感などが他のβ遮断薬に比べ少ない[31,32]。

前眼部への影響

刺激感や充血はそれほどまれな副作用ではないが, これらと同時に点状表層角膜炎が見られることも多く, β遮断薬の表面麻酔作用との関連も推測されている。一部の患者ではチモロールやベタキソロールの点眼により角膜知覚が低下する, との報告もある[33]。また, チモロール点眼により涙液分泌が減少する[34]ことも報告されており, 乾燥性角結膜炎の患者などでは注意が必要である。長期のβ遮断薬点眼の使用により, 結膜上皮の杯細胞が減少し涙液中へのムチンの分泌が減少する[35]。またチモロール長期使用中の患者に, 涙点閉鎖や眼類天疱瘡の発症も報告されている[36]。

角膜上皮の創傷治癒への影響は, β遮断薬点眼により遅延するという報告[37,38]と, 影響しないという報告[39]がある。家兎にチモロールを1か月間点眼したところ, 角膜内皮細胞が減少したとの結果[38]もあるが, 人などを対象にした研究の多くでは角膜内皮細胞への影響は認められていない[40-42]。人テノン嚢線維芽細胞の増殖に対してβ遮断薬の直接の作用は少ないが, 長期連用の際には, β遮断薬あるいはそれに含まれる塩化ベンザルコニウムなどの添加剤などが, 慢性炎症などを介して線維芽細胞増殖促進に関連することも報告されている[43]。

現在国内で販売されているβ遮断薬のうち, チモロールのゲル化剤であるチモプトール®XE(参天製薬, 萬有製薬)では, 塩化ベンザルコニウムの代わりに臭化ベンゾドデシニウムが使われ, その他のものには塩化ベンザルコニウムが加えられている。また防腐剤を添加していないチモロール製剤として, チマバック®(上野新薬)が市販されている。塩化ベンザルコニウムは結膜炎や眼瞼皮膚炎などのアレルギー反応の原因となることがあるが, そのような場合には, 塩化ベンザルコニウムを含まない上記の点眼薬や, 添加量の比較的少ない点眼薬(チモロール, カルテオロール, レボブノールなど)への変更を考慮する必要がある。

全身的副作用

β遮断薬の点眼後には，眼局所の作用だけでなく，血流を介して全身的にその副作用が発現する可能性がある。健康成人での点眼直後の血中濃度はチモロールで約 5 ng/ml 以下であるが，全身的なβ遮断作用を発現しうる濃度と考えられる[44]。

■循環器系への影響

$β_1$遮断により，脈拍は遅くなり心拍出力が低下する。洞徐脈，2度以上の房室ブロック，うっ血性心不全などがある患者では，徐脈，不整脈，心不全，意識不明などの重篤な全身的副作用が発現する可能性[45-47]があるので，β遮断点眼薬の使用は禁忌である。健康成人でも，手術時[48]や激しい運動の後[49]などに，上記と同様な循環器系への副作用が見られることがある。ジギタリス，カルシウム拮抗薬，交感神経刺激薬，カテコールアミン枯渇薬（レセルピンなど），内服β遮断薬などは，作用の増強あるいは抑制などの相互作用がβ遮断点眼薬との併用により起こりうるので，他科併用薬に対する注意も重要である。また，不整脈治療薬であるキニジンはチモロールの代謝を抑制するので，同時使用によってβ遮断作用が遷延することがある[50]。

■呼吸器系への影響

$β_2$遮断により気管支平滑筋が収縮するので，喘息患者などでは，β遮断薬点眼により気管支の攣縮や気道閉塞が誘発されやすく，死亡例もこれまでに報告されている[51]。小児での呼吸困難[52]や無呼吸発作[53]の報告もあり，授乳中の母親なども注意が必要である[54]。選択的$β_1$遮断薬であるベタキソロールは呼吸器系への影響が比較的少ないが，$β_2$遮断作用が全くないわけではないので，喘息患者などへの使用は控えるべきであろう。

■中枢神経系への影響

β遮断点眼薬の中枢神経系への副作用は見逃されがちであるが，決してまれなものではない。抑うつ状態，不安症，錯乱，構語障害，幻覚，傾眠傾向，疲労感，行動解離，見当識障害などの報告がある[45-47]。緑内障患者の多くを占める中高年者では，これらの精神症状は加齢性の変化と紛らわしいこともあり，患者本人もβ遮断点眼薬との関連に気づくことは少ない。したがってβ遮断点眼薬を使用中の患者は，眼科医も患者の日常生活や精神状態の変化に注意を払う必要がある。なお，チモロールからベタキソロールに変更したところ，精神症状が軽快したとの報告[55]がある。

■その他の全身的副作用

チモロールの長期点眼により血中の HDL コレステロールの値が低下し，狭心症や心筋梗塞などのリスクが約 20% 増すとの推測がなされている[56]。一方カルテオロールの長期使用でも HDL コレステロールが低下するが，その程度はチモロールより小さく[57]，高コレステロール血症や他の心臓血管疾患のリスクファクターをもつ患者では，カルテオロールの方がより安全であると考えられる。また血糖コントロールの悪い糖尿病患者ではβ遮断薬点眼により低脂血症の頻度が増した症例の報告[58]もあり，血糖コントロールが難しくなることも報告されている[59]。さらに通常，発汗や不穏などが低血糖発作の際には見られることが多いが，チモロール使用時には低血糖発作の際に精神症状が目立つことが多いため低血糖が見逃されやすく，かつ糖分補給によっても症状が比較的改善しにくいことが指摘されている[59]。

その他にβ遮断点眼薬の全身的副作用として報告されているものとして，吐気，下痢，腹痛などの消化器症状，発赤，発疹，脱毛などの皮膚症状，性的不能などがある。

眼血流への影響と神経保護作用

■眼血流への作用

末梢血管に存在する$β_2$受容体は血管平滑筋の弛緩に関与するため，一般にβ遮断薬は末梢血管を収縮させる作用をもつ。そして人の網膜にも$β_2$受容体は存在する[60]ので，緑内障治療薬として使われるβ遮断点眼薬が網膜や視神経の血流に，何らかの影響を及ぼす可能性は否定できない。視

神経や網膜の血流障害と緑内障の発症・進展との関連も推測されていること[61-65]も考えあわせると，緑内障治療薬の眼血流への影響を検討することは重要であり，β遮断薬に関しても多くの研究がなされている。

網膜，視神経乳頭の血流の測定法はこれまでに多くの方法が用いられてきたが，非侵襲的(すなわち人にも適応可能)に十分な信頼性をもって血流の絶対量を測定できる方法は，今のところ存在しない。加えて，β遮断薬に対する眼血流の反応性に関して，正常眼と疾患眼の間の差や，異なる動物種間での相違は全く明らかになっていない。そのため，同一の薬剤に関しても互いに相反する結果が報告されていることも少なくない。たとえば，人眼の血流へのチモロール点眼の影響に関しては，眼圧下降による眼灌流圧上昇はおそらく眼血流増加の方向に働くのに対し，β_2遮断による末梢血管収縮は抑制的に働くと推測されるが，これまでの報告では亢進[66-68]，不変[69,70]，抑制[71-73]と，結果はさまざまである。カルテオロールはチモロールと同じ非選択的β遮断薬であるが，β遮断作用に加えISAや血管内皮依存性血管弛緩因子放出作用を有している[74,75]。したがって，チモロールに比べ血流亢進的に働きやすいとも考えられるが，これまでの研究では，カルテオロール点眼により眼血流が増加したという結果[69,76,77]と，不変であったとの結果[78]が報告されている。ベタキソロールはβ_2遮断作用が弱く，かつカルシウムチャンネル拮抗作用も併せもつ[79]こともあり，その点眼により眼血流が増加したとの報告が多い[80-84]。

■神経保護作用

緑内障治療の最も確立した方法論が眼圧下降であることは疑いがないが，一方で，十分な眼圧下降が得られても，なお緑内障性視神経神経障害が進行してしまう症例も少なくないことから，新しい緑内障治療として眼圧下降以外の方向性を確立することが求められている。血流改善もその重要な一つであると考えられるが，網膜神経節細胞障害を直接に予防するような治療，すなわち神経保護治療も，もしそれが確立されれば，その臨床的意義は大きい。

β遮断作用は，直接的には神経保護作用と関連しないと考えられており，純粋な非選択的β遮断薬であるチモロールは，神経保護作用をもたないとの結果がいくつか報告されている[85-87]。それに対し，ベタキソロール[88-90]やニプラジロール[86,91,92]は動物実験の結果，網膜神経節細胞に対する神経保護作用が報告されており，前者はカルシウム拮抗薬様作用，後者は一酸化窒素放出作用を，それぞれβ遮断作用に加えて有することに関連すると考えられる。

薬剤

チモロール

チモロールは，β_1受容体とβ_2受容体の両者に対する遮断作用を有する非選択的β遮断薬であり，膜安定化作用は比較的緩徐で，β_1，β_2受容体に対する一時的で軽度の内因性刺激作用であるISAなどの作用はもっていない[9,29,93]。海外では，マレイン酸チモロールと半水化チモロール[94,95]の2種が使用されているが，わが国では前者の0.25%製剤と0.5%製剤のみが市販されている。以下は主にマレイン酸チモロールに関して記す。

■剤型と濃度

緑内障患者を対象にした研究では，0.5%製剤が最大の眼圧下降作用を示したとの結果[9,10]がある一方，0.25%製剤でも0.5%製剤と同等の眼圧下降を得られたとの報告[96]もある。わが国の臨床研究では，0.5%製剤が0.25%製剤に比べより強力な眼圧下降を示したことが報告されている[97,98]。虹彩色素の少ない眼ほど，より低い濃度のチモロールで，より早期に眼圧の最大下降が得られる[99]が，これは色素の多い眼ほど点眼後のチモロールが眼内組織のメラニンに吸着し，薬理作用の発現が遅れることによると考えられている。

チモロールは角膜透過性が良好で，点眼後1〜2時間後に前房内では最高濃度に達する[100,101]。

眼圧下降作用は 30～60 分後から認められ，2 時間後には最大となり，点眼前の眼圧に戻るのは 24～48 時間後とされている[9,29]。0.5％チモロールの 1 日 1 回点眼により，多くの例で良好な眼圧コントロールが得られたとの報告[102,103]もあるが，一般には 1 日 2 回の点眼が推奨されている。

チモロールのゲル化剤がわが国でも近年発売されたが，0.5％ゲル化剤は 1 日 1 回の点眼で，通常の 0.5％製剤 1 日 2 回点眼と同等の眼圧下降作用を示す[104,105]。ゲル化剤 1 日 1 回点眼の方が，通常の製剤 1 日 2 回点眼より血中へのチモロールの移行が少なく，全身的副作用の軽減も期待される[106,107]。ゲル化剤としてイオン反応性ゲルを用いたもの（チモプトール®XE）と熱反応性ゲルを用いたもの（リズモン®TG 点眼液，わかもと製薬）の 2 種類それぞれの，0.25％製剤と 0.5％製剤が国内では発売されている。

チモプトール®XE の基剤に含まれるジェランガムは，脱イオン水中ではわずかに粘性のある溶液であるが，涙液中程度の濃度の Na^+ イオンの存在下では重合体を形成し，ゲル化する。リズモン®TG の基剤には，熱可逆的ゾル-ゲル相転移特性をもつメチルセルロースが，クエン酸ナトリウム，マクロゴール 4000 とともに加えられている。10℃以下の保存状態では液化しているが，点眼され涙液と混合し 32～34℃になるとゲル化する。チモプトール®XE ではゲル化は角膜表面で起こり，チモロールの角膜表面での滞留時間が延長し，リズモン®TG では結膜嚢内でゲル化し徐々にチモロールが涙液中に放出される。そのためか，チモプトール®XE では点眼直後の霧視が，リズモン®TG では刺激感が問題となることが多いとの報告もある[108]。

■ 眼圧下降作用

チモロール初回点眼時には，約 90％の患者で眼圧下降がみられ，当初の眼圧下降率は点眼開始前に比べ約 40％以上に達するが，多くの患者で投与開始後の数日～2, 3 週で眼圧下降効果はやや減弱することが多い[109,110]。Boger ら[111]はこの現象を "short-term escape" と呼んだが，チモロール連続点眼開始に伴い毛様体の β 受容体の数が増加するためと考えられている[112]。その後，眼圧下降効果は一定レベルに落ち着くが，点眼開始後 3 か月～1 年で徐々に眼圧下降効果が減弱してくる症例もあり，"long-term drift"[111] と呼ばれている。long-term drift は，薬剤に対する細胞の反応性が徐々に減弱することと関連すると考えられるが，long-term drift を示した例でも 1～2 か月間チモロールを休薬し，交感神経刺激薬であるジピベフリンを代わりに投与する期間 timolol holiday をおくと，チモロールの眼圧下降作用が再び回復することが報告されている[113]。

■ 他剤との併用

ピロカルピンなどの縮瞳薬とチモロールを併用すると，その眼圧下降効果は，それぞれによる眼圧下降の和より小さいものの，チモロールまたはピロカルピンの単独投与に比べより大きいものとなる[114,115]。ピロカルピンの眼圧下降作用は，主に毛様体筋の収縮により線維柱帯網を開大させ，房水流出抵抗を低下させることに基づく[116]ので，β 遮断薬の主な作用である房水産生低下とは作用機序が異なり，両者の併用により相補的な眼圧下降が得られると考えられる。

チモロールと，交感神経刺激薬であるエピネフリンやジピベフリンの併用による相加的効果はほとんどないか，限られたものである。すなわち，すでにチモロールを使用している患者に対しエピネフリンを追加しても，ほとんどの例で眼圧に変化がなく[117]，またエピネフリンを使用している患者にチモロールを追加した場合には，当初は明らかな眼圧下降が見られるものの，やがてその効果は減弱していくことが報告されている[117]。エピネフリンによる房水流出量の増加作用を，チモロールが抑制する可能性が考えられている[117]。$α_2$ 刺激薬であるアプラクロニジンに関しては，エピネフリンなどに比べれば，チモロールへの追加効果を期待することができる[118]。

チモロールへの追加投与が最も有効なのが，炭酸脱水酵素阻害薬の内服であり，相加的な眼圧下降を得ることができる[114,119]。しかし，炭酸脱水

酵素阻害薬の点眼薬であるドルゾラミド(トルソプト点眼液®,萬有製薬)は,チモロール点眼に対する相加効果は2%ピロカルピン点眼と同程度[120]であり,アセタゾラミド内服に比べるとやや弱い[121]。

プロスタグランジン系抗緑内障点眼薬であるラタノプロスト(キサラタン®,ファイザー)も,チモロールとの併用により追加的な眼圧下降が得られる薬剤である。チモロールにラタノプロストを追加した場合でも,ラタノプロストにチモロールを追加した場合でも,眼圧がより下降することが報告されている。チモロールでは夜間の眼圧下降が不十分なことが多いが[122],ラタノプロストはその傾向がなく,両者の併用により24時間ほぼ一定した眼圧コントロールが得られることも期待される[123]。

カルテオロール

カルテオロール(ミケラン点眼液®,大塚製薬)は,非選択的β遮断作用のほかにISAを有している[74,75]。ISAは眼圧下降作用には影響せず,その他のβ遮断に伴う副作用を減弱すると考えられている。

カルテオロールは1%製剤と2%製剤が国内でも発売されているが,眼圧下降効果およびその持続時間は,チモロールとほぼ同様である[31,124,125]。他の抗緑内障点眼薬との併用に関しては,ピロカルピンとの併用により,それぞれ単独よりも大きな眼圧下降作用が得られるが,両者による眼圧下降の和より小さい[126]。

点眼時の刺激感などの局所症状は,一般にチモロールよりもカルテオロールのほうが軽微である[31]。またカルテオロールは局所麻酔作用をほとんどもたないので,点眼による角膜上皮への影響は他のβ遮断薬に比べて小さいと考えられる[127]。全身血圧や脈拍への影響はチモロールとほぼ同等だが,前述したように血中コレステロールへの影響(HDLコレステロールの減少)はチモロールより小さく,心臓血管疾患のリスクはより低いと推測されている[57]。

カルテオロールはβ遮断作用,ISAのほかにも血管内皮依存性血管弛緩因子放出作用をもつことも報告されており[74,75],他の非選択的β遮断薬に比べ眼循環に対し,より亢進的に働くことが考えられる。レーザースペックル法を用いた検討[69,76,128-130]でも,正常人およびラットの視神経乳頭あるいは虹彩毛様体の血流増加作用が認められている。他の研究でもocular pulsatile blood flowの増加が見られているが[77,131,132],laser doppler velocimetryを用いた研究[78]では,カルテオロール点眼後に正常人の網膜血流に有意な変化は見られなかったと報告されている。

ベタキソロール

ベタキソロール(ベトプティック点眼液®,日本アルコン)は,現在臨床使用されているβ遮断薬の中で唯一のβ_1選択的遮断薬であるが,わずかなβ_2遮断作用も有している[133]。毛様体に存在するβ受容体は主にβ_2受容体である[14,15]が,ベタキソロールはβ_2遮断作用を発現するのに十分な濃度で毛様体に到達し,房水産生を低下させると考えられている。

ベタキソロールの眼圧下降作用はチモロールに比べ若干小さく,他の眼圧下降点眼薬との併用が必要なことが多い[30,134,135]。しかし,開放隅角緑内障患者を対象に視野変化をプロスペクティブに18〜30か月間検討した研究では,ベタキソロール投与群はチモロール投与群に比べ,眼圧下降度は小さいものの視野変化に関してはより良好な結果が得られている[136,137]。ベタキソロールはβ遮断作用のほかにカルシウム拮抗作用をもち[138],人眼あるいは動物眼での眼血流増加作用[80,81,83,84]や実験動物での神経保護作用[88-90]が報告されている。それらの作用が,緑内障患者の視野進行に影響する可能性も考えられる。

他の眼圧下降薬との併用に関しては,すでにピロカルピンあるいは炭酸脱水酵素阻害薬を使用している患者に追加した場合,他のβ遮断薬と同様に,ベタキソロール点眼により追加的な眼圧下降が得られる[139]。エピネフリン(あるいはジピベフリン)との併用では,他のβ遮断薬の場合には追加的な眼圧下降はほとんどないが,ベタキソロー

ルはエピネフリンとの併用により，それぞれの単独投与の場合より大きな眼圧下降が得られることが報告されている[140,141]。これは，β_2受容体を介して房水流出を増加させるというエピネフリンの作用を，ベタキソロールは比較的遮断しないためと考えられる。

ベタキソロールの眼局所の副作用は他のβ遮断点眼薬とほぼ同様であるが，局所麻酔作用および点眼時の刺激感が他に比べ大きい[30,127]。欧米では基剤を変更し，刺激感などが改善されたベタキソロール0.25%懸濁液が使用されているが，わが国でも2002年から0.5%懸濁液（ベトプティック®S，日本アルコン）の使用が可能となった。

ベタキソロールは，他のβ遮断薬に比べβ_2遮断による気管支平滑筋収縮作用が小さいので，閉塞性呼吸器疾患のリスクを有する患者でも，比較的使用しやすいと考えられている[142,143]。しかし，ベタキソロールもわずかながらβ_2遮断作用をもち[133]呼吸器系副作用のリスクは存在するので，そのような患者への投与には他のβ遮断薬同様，十分注意しなければならない。

ベタキソロール点眼後の前房水での濃度はチモロールに比べ大きいものの，血中濃度は逆に小さいことが報告されている[144]。また，点眼後の全身的なβ遮断作用はチモロールとカルテオロールに比べ，ベタキソロールはβ_1遮断作用も含め明らかに小さいことも示されている[145]。これらの理由として，ベタキソロールは他剤に比べ脂溶性が強く，眼局所で拡散・吸収される割合が大きいこと，血液中では蛋白質と結合しやすく薬理作用を発現する割合が小さいこと，などが推測されている[145]。

レボブノロール

レボブノロール（ミロル点眼液®，科研製薬）は非選択的β遮断薬であり，房水産生抑制がその主な眼圧下降機序である[146]。しかし弱いながらもα_1遮断作用をもち[147]，房水流出に対しても影響する可能性が考えられる。

眼圧下降作用の大きさや発現時間には，レボブノロールはチモロールとほぼ同等である[148,149]。

わが国では0.5%製剤が販売されているが，その代謝物も同様のβ遮断作用を示すため[150]，眼圧下降作用は点眼後24時間まで持続するので，点眼は1日1回から開始し，眼圧下降作用が不十分な場合には1日2回点眼とすることが推奨されている。

眼局所および全身の副作用に関しても，レボブノロールはチモロールとほぼ同様である[148,149]が，レボブノロールは他のβ遮断薬に比べ，眼瞼結膜炎などの眼局所のアレルギー反応の頻度が高いことも報告されている[151]。

ベフノロール

ベフノロール（ベントス®，科研製薬）はISAを有する非選択的β遮断薬であり，わが国では0.25，0.5，1.0%の点眼薬として販売されている。他のβ遮断薬と同じく，房水産生の抑制により眼圧を降下させるが，チモロールとほぼ同程度の良好な眼圧下降作用が得られることが報告されている[152-154]。ISAを有するためか，循環器系などに対する全身的な副作用は他のβ遮断薬に比べ軽度[155]であるが，眼局所のアレルギー反応の頻度が高い。

ニプラジロール

ニプラジロール（ハイパジールコーワ点眼液®，興和）は，非選択的β遮断作用のほかにα_1遮断作用をもつので，β_2遮断による房水産生低下とα_1遮断による房水流出促進の両者により眼圧を下降させる[156,157]。このほかに，ニプラジロールの生体内での代謝過程で一酸化窒素が放出されるが，それによっても眼血流などに影響を与えうる可能性が指摘されている[128,156]。

ニプラジロールの眼圧下降効果はチモロールとほぼ同等であり，作用持続時間は約12時間で，1日2回点眼が標準とされている[158]。ニプラジロールは，そのβ遮断作用がチモロールの約1/2と弱い[159]ため，呼吸器系や循環器系などでのβ遮断に起因する副作用のリスクは低いことが期待される。

一般に，一酸化窒素は内皮依存性血管弛緩因子

として血管平滑筋を弛緩させるので，一酸化窒素放出作用をもつニプラジロールは，眼血流に対し促進的に働くことが考えられる。これまでに家兎および人を対照にした研究で，ニプラジロールの眼血流増加作用が報告されている[128,156]。また，実験動物での神経保護作用も報告[86,91,92]されているが，これも一酸化窒素との関連が推測されている。

メチプラノロール

メチプラノロールは，欧米で市販されている非選択的β遮断点眼薬である。眼圧下降効果や主な副作用などは，チモロールとほぼ同等である[160,161]。しかし，点眼後に重篤な前部ぶどう膜炎が発症したことも報告されている[162,163]。

なお，主なβ遮断薬の比較を表2-38に示す。

表2-38 主なβ遮断薬の比較

	チモロール	カルテオロール	ベタキソロール	レボブノロール	ニプラジロール
β遮断作用	5	10	1	6	2
$β_1$選択性	−	−	+	−	−
α遮断作用	−	−	−	±	+
ISA	−	+	−	−	−
局所麻酔作用	+	−	++	+	+
心拍数低下	++	++	+	++	+
気管支抵抗増大	++	++	±	++	+
点眼時不快感	+	+	+++	?	++

＜参照データ＞
- Frishman WH, Fuksbrumer MS, Tannenbaum M：Topical ophthalmic beta-adrenergic blockade for the treatment of glaucoma and ocular hypertension. J Clin Pharmacol 34：795-803, 1994
- Juzych MS, Zimmermann TJ, Robin AL：Update on adrenergic agents in glaucoma therapy. Ophthalmic Clin North Amer 10：309, 1997
- Hoh, H, Nastainszyk, W：Beta-blockers and corneal sensitivity. Fortschr Ophthalmol 88：515-521, 1991
- 各薬剤の drug information，その他．

〈α遮断薬〉

歴史と背景

眼圧下降作用をもつ交感神経作動薬として，β遮断薬と非選択的α刺激薬が比較的古くから用いられていた。α受容体にはシナプス後受容体（$α_1$）とシナプス前受容体（$α_2$）が存在するが，1980年代前半の研究で，$α_1$受容体が眼圧を上昇させる働きをもつことが明らかとなり，実際にプラゾシン[164-166]，コリナンチン[166]，ダピプラゾール[167]などの選択的$α_1$遮断薬が眼圧下降作用をもつことが，実験動物眼および人眼で示された。しかし，それらの薬剤の眼圧下降作用は抗緑内障薬としては不十分なものであり，また強い縮瞳作用をもつものが多く，臨床応用は難しかった。

$α_1$遮断薬のうちで，眼圧下降薬として臨床使用されているのは，現在のところブナゾシン（デタントール点眼液®，参天製薬）のみである。ブナゾシンはわが国で開発された，$α_1$受容体選択性が非常に強い$α_1$遮断薬であるが，1985年より血圧降下薬として内服薬が臨床に用いられていた。そして選択的$α_1$遮断薬の眼圧下降作用が注目されるに伴い，眼圧下降作用が強く，瞳孔への影響が比較的小さい抗緑内障薬としての有用性が明らかとなり，2001年に初めての選択的$α_1$遮断点眼薬として，一般臨床での使用が可能となっている。

薬剤

ブナゾシン

ブナゾシンは0.025～0.2％製剤の点眼により，正常人の眼圧を下降させることが報告されている[168]。房水産生，線維柱帯を経る房水流出，上強膜静脈圧に影響を与えないことから，ぶどう膜強膜流出路からの房水流出を促進し，眼圧を下降させると考えられている[168]。プロスタグランジン関連薬であるラタノプロストなどもぶどう膜強膜流出を促進することで眼圧を下降させるが，その

主たる機序として，毛様体筋のプロスタグランジン FP 受容体（FP 受容体）に結合し，MMP（matrix metalloproteinase）を介して，毛様体筋束間の細胞外マトリックスのリモデリングを起こし，流出抵抗を低下させることが考えられている[169]。それに対し α_1 遮断薬は毛様体筋間のスペースを開大させ，ぶどう膜強膜流出路からの房水流出を増加させる機序の関与が考えられているが，詳細は明らかになっていない。したがって，ブナゾシンをラタノプロストに追加した場合，相加的な眼圧下降効果が得られる可能性はあるが，現在のところ臨床的に評価は定まっていない。

わが国では 0.01％製剤点眼が市販されているが，この濃度でも緑内障あるいは高眼圧患者に対する眼圧下降作用は，約 12 時間持続することが報告されている[170]。また 0.01％ブナゾシンは家兎を対象にした研究で，0.5％チモロール点眼あるいは 4％ピロカルピン点眼との併用で，追加的な眼圧下降作用が認められている[171]。0.01％ブナゾシン点眼は，単剤での眼圧下降作用が既存のチモロールなどより劣るので，わが国での承認にあたり，"他の緑内障治療薬で効果不十分な場合"のみに使用が制限されていることは注意を要する。

0.01％ブナゾシン点眼液の副作用として，結膜充血，刺激感などの眼局所症状は低頻度あるが，全身的な副作用は報告されていない[172]。家兎を用いた実験で，エンドセリン-1 による視神経乳頭血流低下をブナゾシンが抑制することが認められており[173]，ブナゾシンが眼血流増加作用をもつことも推測されている。

チモキサミン

チモキサミンは α_1 選択的遮断薬であり，虹彩の瞳孔散大筋麻痺により縮瞳を惹起するが，前房深度や毛様体筋が関与する房水流出に対しては影響を与えない[174,175]。また正常眼では房水産生[176]および眼圧[174,175]が，点眼によりほとんど変化しないことも報告されている。

チモキサミン点眼液は，わが国および米国では今のところ市販されていないが，欧州では急性閉塞隅角緑内障発作の解除，および慢性閉塞隅角緑内障の診断のために用いられている。急性閉塞隅角緑内障の患者の多くで，チモキサミン点眼による縮瞳のため，隅角閉塞が解除されたことが報告されている[177]。開放隅角緑内障患者では，チモキサミン点眼により隅角はより開くものの，眼圧に変化は見られないのに対し，慢性閉塞隅角緑内障患者では隅角開大による眼圧下降が認められるので，鑑別診断に有用であるとされている[174,178]。

チモキサミン点眼はこのほかにも，色素緑内障に対する眼圧下降薬[175]としてや，甲状腺機能亢進症に伴う眼瞼後退の治療薬[179]としての効果も示唆されている。

（富所敦男・新家　眞）

文　献

1) Phillips CI, Howitt G, Rowlands DJ : Propranolol as ocular hypotensive agent. Br J Ophthalmol 51 : 222-226, 1967
2) Cote G, Drance SM : The effect of propranolol on human intraocular pressure. Can J Ophthalmol 3 : 207-212, 1968
3) Ohrstrom A : Clinical experience with propranolol in the treatment of glaucoma. Acta Ophthalmol (Copenh) 51 : 639-644, 197
4) Musini A, Fabbri B, Bergamaschi M et al : Comparison of the effect of propranolol, lignocaine, and other drugs on normal and raised intraocular pressure in man. Am J Ophthalmol 72 : 773-781, 1971
5) Bonomi L, Perfetti S, Noya E et al : Comparison of the effects of nine beta-adrenergic blocking agents on intraocular pressure in rabbits. Graefes Arch Klin Exp Ophthalmol 210 : 1-8, 1979
6) Krieglstein GK, Sold-Darseff J, Leydhecker W : The intraocular pressure response of glaucomatous eyes to topically applied bupranolol. A pilot study. Graefes Arch Klin Exp Ophthalmol 202 : 81-86, 1977
7) MacDonald MJ, Cullen PM, Phillips CI : Atenolol versus propranolol. A comparison of ocular hypotensive effect of an oral dose. Br J Ophthalmol 60 : 789-791, 1976
8) Cubey RB, Taylor SH : Ocular reaction to propranolol and resolution on continued treatment with a different beta-blocking drug. Br Med J 4 : 327-328, 1975
9) Katz IM, Hubbard WA, Getson AJ et al : Intraocular pressure decrease in normal volunteers following timolol ophthalmic solution. Invest Ophthalmol 15 : 489-492, 1976
10) Zimmerman TJ, Kaufman HE : Timolol. A beta-adrenergic blocking agent for the treatment of glau-

11) Vareilles P, Silverstone D, Plazonnet B et al : Comparison of the effects of timolol and other adrenergic agents on intraocular pressure in the rabbit. Invest Ophthalmol Vis Sci 16 : 987-996, 1977
12) Coakes RL, Brubaker RF : The mechanism of timolol in lowering intraocular pressure. In the normal eye. Arch Ophthalmol 96 : 2045-2048, 1978
13) Yablonski ME, Zimmerman TJ, Waltman SR et al : A fluorophotometric study of the effect of topical timolol on aqueous humor dynamics. Exp Eye Res 27 : 135-142, 1978
14) Neufeld AH, Page ED : In vitro determination of the ability of drugs to bind to adrenergic receptors. Invest Ophthalmol Vis Sci 16 : 1118-1124, 1977
15) Bromberg BB, Gregory DS, Sears ML : Beta-adrenergic receptors in ciliary processes of the rabbit. Invest Ophthalmol Vis Sci 19 : 203-207, 1980
16) 高瀬正彌：d$_l$-isoproterenol 点眼及び d$_l$-propranolol 点眼の Rhesus Monkey 房水流量に及ぼす影響. 日眼会誌 80 : 379-384, 1976
17) Bartels SP, Roth HO, Jumblatt MM et al : Pharmacological effects of topical timolol in the rabbit eye. Invest Ophthalmol Vis Sci 19 : 1189-1197, 1980
18) Vareilles P, Lotti V : Effect of timolol on aqueous humor dynamics in the rabbit. Ophthalmic Res 13 : 72-79, 1981
19) Goldberg HS, Feldman F, Cohen MM et al : Effect of topical indomethacin and timolol maleate on intraocular pressure in normal subjects. Am J Ophthalmol 99 : 576-578, 1985
20) Sulewski ME, Robin AL, Cummings HL et al : Effects of topical flurbiprofen on the intraocular pressure lowering effects of apraclonidine and timolol. Archives of Ophthalmology 109 : 807-809, 1991
21) Neufeld AH : Experimental studies on the mechanism of action of timolol. Surv Ophthalmol 23 : 363-370, 1979
22) Neufeld AH, Bartels SP, Liu JH : Laboratory and clinical studies on the mechanism of action of timolol. Surv Ophthalmol 28(suppl) : 286-292, 1983
23) Reiss GR, Lee DA, Topper JE et al : Aqueous humor flow during sleep. Invest Ophthalmol Vis Sci 25 : 776-778, 1984
24) Wentworth WO, Brubaker RF : Aqueous humor dynamics in a series of patients with third neuron Horner's syndrome. Am J Ophthalmol 92 : 407-415, 1981
25) Jampel HD, Lynch MG, Brown RH et al : Beta-adrenergic receptors in human trabecular meshwork. Identification and autoradiographic localization. Invest Ophthalmol Vis Sci 28 : 772-779, 1987
26) Wax MB, Molinoff PB, Alvarado J et al : Characterization of beta-adrenergic receptors in cultured human trabecular cells and in human trabecular meshwork. Invest Ophthalmol Vis Sci 30 : 51-57, 1989
27) Zimmerman TJ, Harbin R, Pett M et al : Timolol and facility of outflow. Invest Ophthalmol Vis Sci 16 : 623-624, 1977
28) Sonntag JR, Brindley GO, Shields MB : Effect of timolol therapy on outflow facility. Invest Ophthalmol Vis Sci 17 : 293-296, 1978
29) Zimmerman TJ. Kaufman HE : Timolol, dose response and duration of action. Arch Ophthalmol 95 : 605-607, 1977
30) Berry Jr DP, Van Buskirk EM, Shields MB : Betaxolol and timolol. A comparison of efficacy and side effects. Arch Ophthalmol 102 : 42-45, 1984
31) 根岸千秋, 上田俊介, 金井 淳, 他：国産・新 β-遮断剤 Carteolol 点眼液の正常人眼ならびに緑内障眼に対する影響. 日眼会誌 85 : 57-66, 1981
32) Scoville B, Mueller B, White BG et al : A double-masked comparison of carteolol and timolol in ocular hypertension. Am J Ophthalmol 105 : 150-154, 1988
33) Weissman SS. Asbell PA : Effects of topical timolol (0.5%) and betaxolol(0.5%)on corneal sensitivity. Br J Ophthalmol 74 : 409-412, 1990
34) Bonomi L, Zavarise G, Noya E et al : Effects of timolol maleate on tear flow in human eyes. Albrecht Von Graefes Arch Klin Exp Ophthalmol 213 : 19-22, 1980
35) Herreras JM, Pastor JC, Calonge M et al : Ocular surface alteration after long-term treatment with an antiglaucomatous drug. Ophthalmology 99 : 1082-1088, 1992
36) Fiore PM, Jacobs IH, Goldberg DB : Drug-induced pemphigoid. A spectrum of diseases. Arch Ophthalmol 105 : 1660-1663, 1987
37) Nork TM, Holly FJ, Hayes J et al : Timolol inhibits corneal epithelial wound healing in rabbits and monkeys. Arch Ophthalmol 102 : 1224-1228, 1984
38) Liu GS, Basu PK, Trope GE : Ultrastructural changes of the rabbit corneal epithelium and endothelium after Timoptic treatment. Graefes Arch Clin Exp Ophthalmol 225 : 325-330, 1987
39) Reidy JJ, Zarzour J, Thompson HW et al : Effect of topical beta blockers on corneal epithelial wound healing in the rabbit. Br J Ophthalmol 78 : 377-380, 1994
40) Brubaker RF, Coakes RL, Bourne WM : Effect of timolol on the permeability of corneal endothelium. Ophthalmology 86 : 108-111, 1979
41) Staatz WD, Radius RL, Van Horn DL et al : Effects of timolol on bovine corneal endothelial cultures. Arch Ophthalmol 99 : 660-663, 1981
42) Alanko HI. Airaksinen PJ : Effects of topical timolol on corneal endothelial cell morphology in vivo. Am J Ophthalmol 96 : 615-621, 1983
43) Williams DE, Nguyen KD, Shapourifar-Tehrani S et al : Effects of timolol, betaxolol, and levobunolol on human tenon's fibroblasts in tissue culture. Invest Ophthalmol Vis Sci 33 : 2233-2241, 1992
44) Alvan G, Calissendorff B, Seideman P et al : Absorption of ocular timolol. Clin Pharmacokinet 5 : 95-100,

1980
45) McMahon CD, Shaffer RN, Hoskins Jr HD et al : Adverse effects experienced by patients taking timolol. Am J Ophthalmol 88 : 736-738, 1979
46) Wilson RP, Spaeth GL, Poryzees E : The place of timolol in the practice of ophthalmology. Ophthalmology 87 : 451-454, 1980
47) Van Buskirk EM : Adverse reactions from timolol administration. Ophthalmology 87 : 447-450, 1980
48) Caprioli J, Sears ML : Caution on the preoperative use of topical timolol. Am J Ophthalmol 95 : 561-562, 1983
49) Doyle WJ, Weber PA, Meeks RH : Effect of topical timolol maleate on exercise performance. Arch Ophthalmol 102 : 1517-1518, 1984
50) Dinai Y, Sharir M, Naveh N et al : Bradycardia induced by interaction between quinidine and ophthalmic timolol. Ann Intern Med 103 : 890-891, 1985
51) Van Buskirk EM, Fraunfelder FT : Ocular beta-blockers and systemic effects. Am J Ophthalmol 98 : 623-624, 1984
52) Fraunfelder FT : Interim report : National registry of possible drug-induced ocular side effects. Ophthalmology 87 : 87-90, 1980
53) Olson RJ, Bromberg BB, Zimmerman TJ : Apneic spells associated with timolol therapy in a neonate. Am J Ophthalmol 88 : 120-122, 1979
54) Lustgarten JS, Podos SM : Topical timolol and the nursing mother. Arch Ophthalmol 101 : 1381-1382, 1983
55) Lynch MG, Whitson JT, Brown RH et al : Topical beta-blocker therapy and central nervous system side effects. A preliminary study comparing betaxolol and timolol. Arch Ophthalmol 106 : 908-911, 1988
56) Coleman AL, Diehl DL, Jampel HD et al : Topical timolol decreases plasma high-density lipoprotein cholesterol level. Arch Ophthalmol 108 : 1260-1263, 1990
57) Freedman SF, Freedman NJ, Shields MB et al : Effects of ocular carteolol and timolol on plasma high-density lipoprotein cholesterol level. Am J Ophthalmol 116 : 600-611, 1993
58) Angelo-Nielsen K : Timolol topically and diabetes mellitus. JAMA 244 : 2263, 1980
59) Velde TM, Kaiser FE : Ophthalmic timolol treatment causing altered hypoglycemic response in a diabetic patient. Arch Intern Med 143 : 1627, 1983
60) Elena PP, Denis P, Kosina-Boix M et al : Beta adrenergic binding sites in the human eye : an autoradiographic study. J Ocul Pharmacol 6 : 143-149, 1990
61) Pillunat LE, Stodtmeister R, Wilmanns I : Pressure compliance of the optic nerve head in low tension glaucoma. Br J Ophthalmol 71 : 181-187, 1987
62) Langham ME : Ocular blood flow and vision in healthy and glaucomatous eyes. Surv Ophthalmol 38 (suppl) : S161-S168, 1994

63) Tielsch JM, Katz J, Sommer A et al : Hypertension, perfusion pressure, and primary open-angle glaucoma. A population-based assessment. Arch Ophthalmol 113 : 216-221, 1995
64) Anderson DR : Glaucoma, capillaries and pericytes. 1. Blood flow regulation. Ophthalmologica 210 : 257-262, 1996
65) Prunte C, Orgul S, Flammer J : Abnormalities of microcirculation in glaucoma : facts and hints. Curr Opin Ophthalmol 9 : 50-55, 1998
66) Grunwald JE : Effect of timolol maleate on the retinal circulation of human eyes with ocular hypertension. Invest Ophthalmol Vis Sci 31 : 521-526, 1990
67) Baxter GM, Williamson TH, McKillop G et al : Color Doppler ultrasound of orbital and optic nerve blood flow : effects of posture and timolol 0.5%. Invest Ophthalmol Vis Sci 33 : 604-610, 1992
68) Steigerwalt Jr RD, Belcaro G, Cesarone MR et al : Doppler ultrasonography of the central retinal artery in patients with diabetes and vascular disease treated with topical timolol. Eye 9 : 495-501, 1995
69) Tamaki Y, Araie M, Tomita K et al : Effect of topical beta-blockers on tissue blood flow in the human optic nerve head. Curr Eye Res 16 : 1102-1110, 1997
70) Lubeck P, Orgul S, Gugleta K et al : Effect of timolol on anterior optic nerve blood flow in patients with primary open-angle glaucoma as assessed by the Heidelberg Retina Flowmeter. J Glaucoma 10 : 13-17, 2001
71) Yoshida A, Feke GT, Ogasawara H et al : Effect of timolol on human retinal, choroidal and optic nerve head circulation. Ophthalmic Res 23 : 162-170, 1991
72) Nicolela MT, Buckley AR, Walman BE et al : A comparative study of the effects of timolol and latanoprost on blood flow velocity of the retrobulbar vessels. Am J Ophthalmol 122 : 784-789, 1996
73) Haefliger IO, Lietz A, Griesser SM et al : Modulation of Heidelberg Retinal Flowmeter parameter flow at the papilla of healthy subjects : effect of carbogen, oxygen, high intraocular pressure, and beta-blockers. Surv Ophthalmol 43 (suppl) 1 : S59-S65, 1999
74) Man in't Veld AJ, Schalekamp MA : How intrinsic sympathomimetic activity modulates the haemodynamic responses to beta-adrenoceptor antagonists. A clue to the nature of their antihypertensive mechanism. Br J Clin Pharmacol 13 : S245-S257, 1982
75) Janczewski P, Boulanger C, Iqbal A et al : Endothelium-dependent effects of carteolol. J Pharmacol Exp Ther 247 : 590-595, 1988
76) Tamaki Y, Araie M, Tomita K et al : Effect of topical carteolol on tissue circulation in the optic nerve head. Jpn J Ophthalmol 42 : 27-32, 1998
77) 水木健二, 山崎芳夫 : 塩酸カルテオロール点眼の人眼の眼循環動態に及ぼす影響. 日眼会誌 104 : 226-231, 2000
78) Grunwald JE, Delehanty J : Effect of topical carteolol on the normal human retinal circulation. Invest

Ophthalmol Vis Sci 33 : 1853-1856, 1992
79) Hester RK, Chen Z, Becker EJ et al : The direct vascular relaxing action of betaxolol, carteolol and timolol in porcine long posterior ciliary artery. Surv Ophthalmol 38 (suppl) : S125-S134, 1994
80) Gupta A, Chen HC, Rassam SM et al : Effect of betaxolol on the retinal circulation in eyes with ocular hypertension : a pilot study. Eye 8 : 668-671, 1994
81) Araie M, Muta K : Effect of long-term topical betaxolol on tissue circulation in the iris and optic nerve head. Exp Eye Res 64 : 167-172, 1997
82) Turacli ME, Ozden RG, Gurses MA : The effect of betaxolol on ocular blood flow and visual fields in patients with normotension glaucoma. Eur J Ophthalmol 8 : 62-66, 1998
83) Yoshida A, Ogasawara H, Fujio N et al : Comparison of short- and long-term effects of betaxolol and timolol on human retinal circulation. Eye 12 : 848-853, 1998
84) Tamaki Y, Araie M, Tomita K et al : Effect of topical betaxolol on tissue circulation in the human optic nerve head. J Ocul Pharmacol Ther 15 : 313-321, 1999
85) WoldeMussie E, Ruiz G, Wijono M et al : Neuroprotection of retinal ganglion cells by brimonidine in rats with laser-induced chronic ocular hypertension. Invest Ophthalmol Vis Sci 42 : 2849-2855, 2001
86) Mizuno K, Koide T, Yoshimura M et al : Neuroprotective effect and intraocular penetration of nipradilol, a beta-blocker with nitric oxide donative action. Invest Ophthalmol Vis Sci 42 : 688-694, 2001
87) Gross RL, Hensley SH, Gao F et al : Retinal ganglion cell dysfunction induced by hypoxia and glutamate : potential neuroprotective effects of beta-blockers. Surv Ophthalmol 43 (suppl 1) : S162-S170, 1999
88) Osborne NN, Cazevieille C, Carvalho AL et al : In vivo and in vitro experiments show that betaxolol is a retinal neuroprotective agent. Brain Res 751 : 113-123, 1997
89) Hirooka K, Kelly ME, Baldridge WH et al : Suppressive actions of betaxolol on ionic currents in retinal ganglion cells may explain its neuroprotective effects. Exp Eye Res 70 : 611-621, 2000
90) Wood JP, DeSantis L, Chao HM et al : Topically applied betaxolol attenuates ischaemia-induced effects to the rat retina and stimulates BDNF mRNA. Exp Eye Res 72 : 79-86, 2001
91) Nakazawa T, Tomita H, Yamaguchi K et al : Neuroprotective effect of nipradilol on axotomized rat retinal ganglion cells. Curr Eye Res 24 : 114-122, 2002
92) Kashiwagi K, Iizuka Y, Tsukahara S : Neuroprotective effects of nipradilol on purified cultured retinal ganglion cells. J Glaucoma 11 : 231-238, 2002
93) Zimmerman TJ, Boger WP III : The beta-adrenergic blocking agents and the treatment of glaucoma. Surv Ophthalmol 23 : 347-362, 1979
94) Stewart WC : Timolol hemihydrate : a new formulation of timolol for the treatment of glaucoma. J Ocul Pharmacol Ther 12 : 225-237, 1996
95) Stewart WC, Sine C, Cate E et al : Daily cost of beta-adrenergic blocker therapy. Arch Ophthalmol 115 : 853-856, 1997
96) Mills KB : Blind randomised non-crossover long-term trial comparing topical timolol 0.25% with timolol 0.5% in the treatment of simple chronic glaucoma. Br J Ophthalmol 67 : 216-219, 1983
97) 北澤克明 : Timolol maleate 点眼液の正常人眼眼圧などに及ぼす影響について 第1報 一回点眼の影響. 眼臨 74 : 158-162, 1980
98) 北澤克明 : Timolol maleate 点眼液の正常人眼眼圧などに及ぼす影響について 第2報 連日点眼の影響. 眼臨 74 : 163-167, 1980
99) Katz IM, Berger ET : Effects of iris pigmentation on response of ocular pressure to timolol. Surv Ophthalmol 23 : 395-398, 1979
100) Phillips CI, Bartholomew RS, Kazi G et al : Penetration of timolol eye drops into human aqueous humour. Br J Ophthalmol 65 : 593-595, 1981
101) Phillips CI, Bartholomew RS, Levy AM et al : Penetration of timolol eye drops into human aqueous humour : the first hour. Br J Ophthalmol 69 : 217-218, 1985
102) Soll DB : Evaluation of timolol in chronic open-angle glaucoma. Once a day vs twice a day. Arch Ophthalmol 98 : 2178-2181, 1980
103) Yalon M, Urinowsky E, Rothkoff L et al : Frequency of timolol administration. Am J Ophthalmol 92 : 526-529, 1981
104) 北澤克明, 東 郁郎, 塚原重雄, 他 : 1日1回点眼製剤 Timolol GS 点眼液—チモロール点眼液1日2回点眼との臨床第III相比較試験. あたらしい眼科 13 : 143-154, 1996
105) 北澤克明, 塚原重雄, 東 郁郎, 他 : 原発開放隅角緑内障および高眼圧症に対するWP-934点眼液の第II相試験—8週間および長期投与試験. 臨床医薬 12 : 2663-2682, 1996
106) Dickstein K, Aarsland T : Comparison of the effects of aqueous and gellan ophthalmic timolol on peak exercise performance in middle-aged men. Am J Ophthalmol 121 : 367-371, 1996
107) Shedden AH, Laurence J, Barrish A et al : Plasma timolol concentrations of timolol maleate : timolol gel-forming solution (TIMOPTIC-XE) once daily versus timolol maleate ophthalmic solution twice daily. Doc Ophthalmol 103 : 73-79, 2001
108) 佐々田知子, 永山幹生, 山口樹一郎, 他 : チモロールゲル製剤の比較. あたらしい眼科 18 : 1443-1446, 2001
109) Boger WP III, Puliafito CA, Steinert RF et al : Long-term experience with timolol ophthalmic solution in patients with open-angle glaucoma. Ophthalmology 85 : 259-267, 1978
110) Krupin T, Singer PR, Perlmutter J et al : One-hour intraocular pressure response to timolol. Lack of

correlation with long-term response. Arch Ophthalmol 99 : 840-841, 1981
111) Boger WP Ⅲ : Shortterm "escape" and longterm "drift". The dissipation effects of the beta adrenergic blocking agents. Surv Ophthalmol 28(suppl): 235-242, 1983
112) Neufeld AH, Zawistowski KA, Page ED et al : Influences on the density of beta-adrenergic receptors in the cornea and iris-ciliary body of the rabbit. Invest Ophthalmol Vis Sci 17 : 1069-1075, 1978
113) Gandolfi SA : Restoring sensitivity to timolol after long-term drift in primary open-angle glaucoma. Invest Ophthalmol Vis Sci 31 : 354-358, 1990
114) Keates EU : Evaluation of timolol maleate combination therapy in chronic open-angle glaucoma. Am J Ophthalmol 88 : 565-571, 1979
115) Kass MA : Efficacy of combining timolol with other antiglaucoma medications. Surv Ophthalmol 28 (suppl): S274-S279, 1983
116) Grierson I, Lee WR, Abraham S : Effects of pilocarpine on the morphology of the human outflow apparatus. Br J Ophthalmol 62 : 302-313, 1978
117) Thomas JV, Epstein DL : Timolol and epinephrine in primary open angle glaucoma. Transient additive effect. Arch Ophthalmol 99 : 91-95, 1981
118) Morrison JC, Robin AL : Adjunctive glaucoma therapy. A comparison of apraclonidine to dipivefrin when added to timolol maleate. Ophthalmology 96 : 3-7, 1989
119) Nielsen NV, Eriksen JS : Timolol in maintenance treatment of ocular hypertension and glaucoma. Acta Ophthalmol(Copenh)57 : 1070-1077, 1979
120) Strahlman ER, Vogel R, Tipping R et al ; The Dorzolamide Additivity Study Group : The use of dorzolamide and pilocarpine as adjunctive therapy to timolol in patients with elevated intraocular pressure. Ophthalmology 103 : 1283-1293, 1996
121) Hutzelmann JE, Polis AB, Michael AJ et al ; Oral to Topical CAI Study Group : A comparison of the efficacy and tolerability of dorzolamide and acetazolamide as adjunctive therapy to timolol. Acta Ophthalmol Scand 76 : 717-722, 1998
122) McCannel CA, Heinrich SR, Brubaker RF : Acetazolamide but not timolol lowers aqueous humor flow in sleeping humans. Graefes Arch Clin Exp Ophthalmol 230 : 518-520, 1992
123) Mishima HK, Kiuchi Y, Takamatsu M et al : Circadian intraocular pressure management with latanoprost : diurnal and nocturnal intraocular pressure reduction and increased uveoscleral outflow. Surv Ophthalmol 41(suppl 2): S139-S144, 1997
124) 北澤克明, 東 郁郎, 高瀬正弥, 他：カルテオロール点眼液の原発開放隅角緑内障, 高眼圧症に対する眼圧下降効果. 日眼会誌 85 : 798-804, 1981
125) 東 郁郎, 水野勝義, 木村良蔵, 他 : Carteolol 点眼液による高眼圧症および各種緑内障治療成績. 眼臨 78 : 858-863, 1984
126) Demailly P, Allaire C, Bron V et al : Effectiveness and tolerance of beta-blocker/pilocarpine combination eye drops in primary open angle glaucoma and high intraocular pressure. J Glaucoma 4 : 235-238, 1995
127) Hoh H, Nastainszyk W : Beta-blockers and corneal sensitivity. Fortschr Ophthalmol 88 : 515-521, 1991
128) Tamaki Y, Araie M, Tomita K et al : Effects of topical adrenergic agents on tissue circulation in rabbit and human optic nerve head evaluated with laser speckle tissue circulation analyzer. Surv Ophthalmol 42(suppl 1): S52-S63, 1997
129) Tomidokoro A, Tamaki Y, Araie M et al : Effect of topical carteolol on iridial circulation in pigmented rabbit eyes. Jpn J Ophthalmol 42 : 180-185, 1998
130) Tomidokoro A, Araie M, Tamaki Y et al : Effects of topical carteolol and timolol on tissue circulation in the iris and choroid. Curr Eye Res 18 : 381-390, 1999
131) Yamazaki S, Baba H : Acute effect of topical carteolol on ocular pulsatile volume change. Acta Ophthalmol(Copenh)71 : 760-764, 1993
132) Sugiyama T, Azuma I, Araie M et al : Effect of continuous intravenous infusion of carteolol chloride on tissue blood flow in rabbit optic nerve head. Jpn J Ophthalmol 43 : 490-494, 1999
133) Vuori ML, Kaila T, Iisalo E et al : Concentrations and antagonist activity of topically applied betaxolol in aqueous humour. Acta Ophthalmol(Copenh)71 : 677-681, 1993
134) Stewart RH, Kimbrough RL, Ward RL : Betaxolol vs timolol. A six-month double-blind comparison. Arch Ophthalmol 104 : 46-48, 1986
135) Allen RC, Hertzmark E, Walker AM et al : A double-masked comparison of betaxolol vs timolol in the treatment of open-angle glaucoma. Am J Ophthalmol 101 : 535-541, 1986
136) Messmer C, Flammer J, Stumpfig D : Influence of betaxolol and timolol on the visual fields of patients with glaucoma. Am J Ophthalmol 112 : 678-681, 1991
137) Collignon-Brach J : Long-term effect of ophthalmic beta-adrenoceptor antagonists on intraocular pressure and retinal sensitivity in primary open-angle glaucoma. Curr Eye Res 11 : 1-3, 1992
138) Melena J, Wood JP, Osborne NN : Betaxolol, a beta 1-adrenoceptor antagonist, has an affinity for L-type Ca^{2+} channels. Eur J Pharmacol 378 : 317-322, 1999
139) Smith JP, Weeks RH, Newland EF et al : Betaxolol and acetazolamide. Combined ocular hypotensive effect. Arch Ophthalmol 102 : 1794-1795, 1984
140) Allen RC, Epstein DL : Additive effect of betaxolol and epinephrine in primary open angle glaucoma. Arch Ophthalmol 104 : 1178-1184, 1986
141) Robinson JC, Kaufman PL : Effects and interactions of epinephrine, norepinephrine, timolol, and betaxolol on outflow facility in the cynomolgus monkey.

Am J Ophthalmol 109 : 189-194, 1990

142) Schoene RB, Abuan T, Ward RL et al : Effects of topical betaxolol, timolol, and placebo on pulmonary function in asthmatic bronchitis. Am J Ophthalmol 97 : 86-92, 1984

143) Van Buskirk EM, Weinreb RN, Berry DP et al : Betaxolol in patients with glaucoma and asthma. Am J Ophthalmol 101 : 531-534, 1986

144) Vuori ML, Ali-Melkkila T, Kaila T et al : Plasma and aqueous humour concentrations and systemic effects of topical betaxolol and timolol in man. Acta Ophthalmol(Copenh)71 : 201-206, 1993

145) Vuori ML, Ali-Melkkila T, Kaila T et al : Beta 1- and beta 2-antagonist activity of topically applied betaxolol and timolol in the systemic circulation. Acta Ophthalmol(Copenh)71 : 682-685, 1993

146) Yablonski ME, Novack GD, Burke PJ et al : The effect of levobunolol on aqueous humor dynamics. Exp Eye Res 44 : 49-54, 1987

147) 光岡康広, 松澤茂樹, 建入徳栄, 他：AG-901点眼液の家兎高眼圧モデルにおける眼圧および眼組織血流に及ぼす影響. あたらしい眼科 14 : 801-806, 1997

148) Duzman E, Ober M, Scharrer A et al : A clinical evaluation of the effects of topically applied levobunolol and timolol on increased intraocular pressure. Am J Ophthalmol 94 : 318-327, 1982

149) Berson FG, Cohen HB, Foerster RJ et al : Levobunolol compared with timolol for the long-term control of elevated intraocular pressure. Arch Ophthalmol 103 : 379-382, 1985

150) Tang-Liu DD, Liu S, Neff J et al : Disposition of levobunolol after an ophthalmic dose to rabbits. J Pharm Sci 76 : 780-783, 1987

151) The Levobunolol Study Group : Levobunolol. A beta-adrenoceptor antagonist effective in the long-term treatment of glaucoma. Ophthalmology 92 : 1271-1276, 1985

152) 新家 眞, 高瀬正彌：β遮断剤 befunolol 光学異性体の人眼房水動態に及ぼす影響. 日眼会誌 85 : 44-49, 1981

153) 牧浦正直, 宇山昌延, 佐々木ひとみ, 他：Befunolol 点眼の緑内障用に対する眼圧下降作用に関する pilocarpine との比較実験. 日眼会誌 86 : 565-572, 1982

154) 高瀬正彌, 新家 眞, 松生俊和：β遮断薬 Befunolol の緑内障治療応用に関する研究 NO. 2 一回点眼の影響について. 日眼会誌 86 : 87-98, 1982

155) Dorigo MT, Cerin O, Fracasso G et al : Cardiovascular effects of befunolol, betaxolol and timolol eye drops. Int J Clin Pharmacol Res 10 : 163-166, 1990

156) Kanno M, Araie M, Tomita K et al : Effects of topical nipradilol, a beta-blocking agent with alpha-blocking and nitroglycerin-like activities, on aqueous humor dynamics and fundus circulation. Invest Ophthalmol Vis Sci 39 : 736-743, 1998

157) Kanno M, Araie M, Koibuchi H et al : Effects of topical nipradilol, a beta blocking agent with alpha blocking and nitroglycerin-like activities, on intraocular pressure and aqueous dynamics in humans. Br J Ophthalmol 84 : 293-299, 2000

158) Yorio T, DeLoach G, Satumtira N : Effects of antiglaucoma drugs on[32P]orthophosphate incorporation into phospholipids of cat iris and ciliary process. J Ocul Pharmacol 1 : 245-254, 1985

159) Chauhan JK, Mishra YC, Khilnani K : A clinical study of effect of oral atenolol on normal intraocular pressure and systemic blood pressure. Indian J Ophthalmol 37 : 179-181, 1989

160) Mills KB, Wright G : A blind randomised cross-over trial comparing metipranolol 0.3% with timolol 0.25% in open-angle glaucoma : a pilot study. Br J Ophthalmol 70 : 39-42, 1986

161) Mirza GE, Karakucuk S, Temel E : Comparison of the effects of 0.5% timolol maleate, 2% carteolol hydrochloride, and 0.3% metipranolol on intraocular pressure and perimetry findings and evaluation of their ocular and systemic effects. J Glaucoma 9 : 45-50, 2000

162) Akingbehin T, Villada JR : Metipranolol-associated granulomatous anterior uveitis. Br J Ophthalmol 75 : 519-523, 1991

163) Akingbehin T, Villada JR, Walley T : Metipranolol-induced adverse reactions : I. The rechallenge study. Eye 6 : 277-279, 1992

164) Smith BR, Murray DL, Leopold IH : Influence of topically applied prazosin on the intraocular pressure of experimental animals. Arch Ophthalmol 97 : 1933-1936, 1979

165) Rowland JM, Potter DE : The effects of topical prazosin on normal and elevated intraocular pressure and blood pressure in rabbits. Eur J Pharmacol 64 : 361-363, 1980

166) Mittag TW, Tormay A, Severin C et al : Alpha-adrenergic antagonists : correlation of the effect on intraocular pressure and on alpha 2-adrenergic receptor binding specificity in the rabbit eye. Exp Eye Res 40 : 591-599, 1985

167) Silvestrini B, Bonomi L, Lisciani R et al : Effects of dapiprazole on pupillary size and intraocular pressure in rabbits. Arzneimittelforschung 32 : 678-681, 1982

168) Oshika T, Araie M, Sugiyama T et al : Effect of bunazosin hydrochloride on intraocular pressure and aqueous humor dynamics in normotensive human eyes. Arch Ophthalmol 109 : 1569-1574, 1991

169) Lindsey JD, Kashiwagi K, Kashiwagi F et al : Pro staglandins alter extracellular matrix adjacent to human ciliary muscle cells in vitro. Invest Ophthalmol Vis Sci 38 : 2214-2223, 1997

170) 東 郁郎, 杉山哲也, 中島正之, 他：原発開放隅角緑内障および高眼圧症に対する塩酸ブナゾシン点眼液の眼圧下降作用の持続性の検討. あたらしい眼科 11 : 419, 1994

171) デタントール001％点眼液製品情報概要. 参天製薬, 2001

172) 東 郁郎, 北澤克明, 塚原重雄, 他：原発開放隅角緑内障および高眼圧症に対する塩酸ブナゾシン点眼液の後期第二相臨床試験 多施設二重盲検比較試験. あたらしい眼科 11：423-429, 1994
173) 杉山哲也, 奥 英弘, 守谷伸一, 他：エンドセリン—1眼循環障害モデルを用いた塩酸ブナゾシンの評価. 日眼会誌 98：63-68, 1994
174) Wand M, Grant WM：Thymoxamine hydrochloride：effects on the facility of outflow and intraocular pressure. Invest Ophthalmol 15：400-403, 1976
175) Wand M, Grant WM：Thymoxamine hydrochloride：an alpha-adrenergic blocker. Surv Ophthalmol 25：75-84, 1980
176) Lee DA, Brubaker RF, Nagataki S：Effect of thymoxamine on aqueous humor formation in the normal human eye as measured by fluorophotometry. Invest Ophthalmol Vis Sci 21：805-811, 1981
177) Halasa AH, Rutkowski PC：Thymoxamine therapy for angle-closure glaucoma. Arch Ophthalmol 90：177-179, 1973
178) Wand M, Grant WM：Thymoxamine test. Differentiating angle-closure glaucoma form open-angle glaucoma with narrow angles. Arch Ophthalmol 96：1009-1011, 1978
179) Dixon RS, Anderson RL, Hatt MU：The use of thymoxamine in eyelid retraction. Arch Ophthalmol 97：2147-2150, 1979

5 プロスタグランジン系薬剤

歴史と背景

プロスタグランジン(PG)は全身に広く分布し，多種多様な生理活性をもつ局所ホルモン(オータコイド)の一群をなす脂質の総称である．1930年代にその名の示すとおり，前立腺より抽出された子宮収縮物質に対して名付けられた．その後1960，70年代の研究により，PGは細胞膜のリン脂質から切り出されたアラキドン酸のようなエイコサポリエン酸から，種々の酵素反応により作られた一群の生理活性脂質であることが判明した．

アラキドン酸カスケードと呼ばれる一連の酵素反応のうち，シクロオキシゲナーゼ代謝経路によりPGとトロンボキサン(TX；合わせてプロスタノイドと呼ぶ)が合成される．PGはAからJまでの各群に分けられ，各合成酵素の局在に応じて全身組織で特異的に産生され機能している．シクロオキシゲナーゼ系の主な代謝物はPGD_2，PGE_2，$PGF_2\alpha$，PGI_2，TXA_2である．

それぞれに特異性の高い受容体はプロスタノイド受容体と呼ばれ，DP，EP，FP，IP，TPと分類されているが，実際には生体内のPGは1種以上の受容体に交叉結合しうるので，各々の薬理作用は広いことに留意する必要がある．緑内障治療には，$PGF_2\alpha$系の薬剤を中心に開発され臨床応用されている．近年開発された薬剤は受容体レベルでの特異性が非常に高いので，本来の$PGF_2\alpha$より作用も絞り込まれた結果，副作用が分離されているのが大きな特徴である．

眼での最初の報告は，1955年にAmbacheがirinと名付けた瞳孔収縮作用のある物質を虹彩から抽出したことに始まる[1]．この物質は後に主に$PGF_2\alpha$とPGE_2であることが判明している[2-4]．当初の動物眼へのPGE_1の点眼では，眼圧の上昇，充血，血液網膜柵の破綻が判明したため炎症起因物質としての印象が拭えなかったが，1970年代になり低用量の$PGF_2\alpha$がウサギで眼圧下降を示すことがわかり[5]，その後多くのPGE_2，$PGF_2\alpha$とその関連物質が動物眼で試されることとなった．

1985年に初めて正常ヒト眼に局所投与されたが，有意な眼圧下降を示したものの著明な充血，眼痛，頭痛が問題となり，いかに副作用を減らし眼圧下降を得るかが焦点となった．その中で，カルボキシル基をイソプロピルエステル(IE)に換えることで，角膜透過性が亢進し低用量で眼圧下降効果が得られたのが$PGF_2\alpha$-IEで，これを基本骨格としてラタノプロスト，ウノプロストン，トラボプロストが開発された(表2-39，図2-158)．ビマトプロストは脂肪酸のカルボキシル末端がアミドになっており，他の3剤(PG系)とは異なりプロスタマイド系薬剤とも分類されている．

薬理作用・代謝

ラタノプロスト，ウノプロストン，トラボプロストともすべてカルボキシル末端がエステル結合となったプロドラッグであり，主に角膜内でエステラーゼにより分解されfree acid型となって，プロスタノイド受容体に結合して作用する．またビマトプロストはカルボキシル基がアミド結合となっており，アミダーゼにより分解されPG系の17-phenyl-$PGF_2\alpha$となって作用する．眼圧下降作用はヒトでは主にFP受容体を介すると考えられ，副作用はFPを含めた他の受容体との作用で生じる．FP受容体に対する親和性は17-phenyl-$PGF_2\alpha$(ビマトプロスト free acidと同一)＝トラボプロスト free acid＞$PGF_2\alpha$＝ラタノプロスト

表 2-39　プロスタグランジン系薬剤

一般名	販売名	濃度	用法・用量	pH	作用機序
ラタノプロスト	キサラタン	0.005%	1日1回	6.5〜6.9	ぶどう膜強膜流出路経由房水流出改善
ウノプロストン	レスキュラ	0.12%	1日2回	5.0〜6.5	ぶどう膜強膜流出路経由房水流出改善
トラボプロスト	トラバタン	0.004%	1日1回	約6.0	ぶどう膜強膜流出路経由房水流出改善
ビマトプロスト	ルミガン	0.03%	1日1回	7.3	線維柱帯およびぶどう膜強膜流出路経由房水流出改善

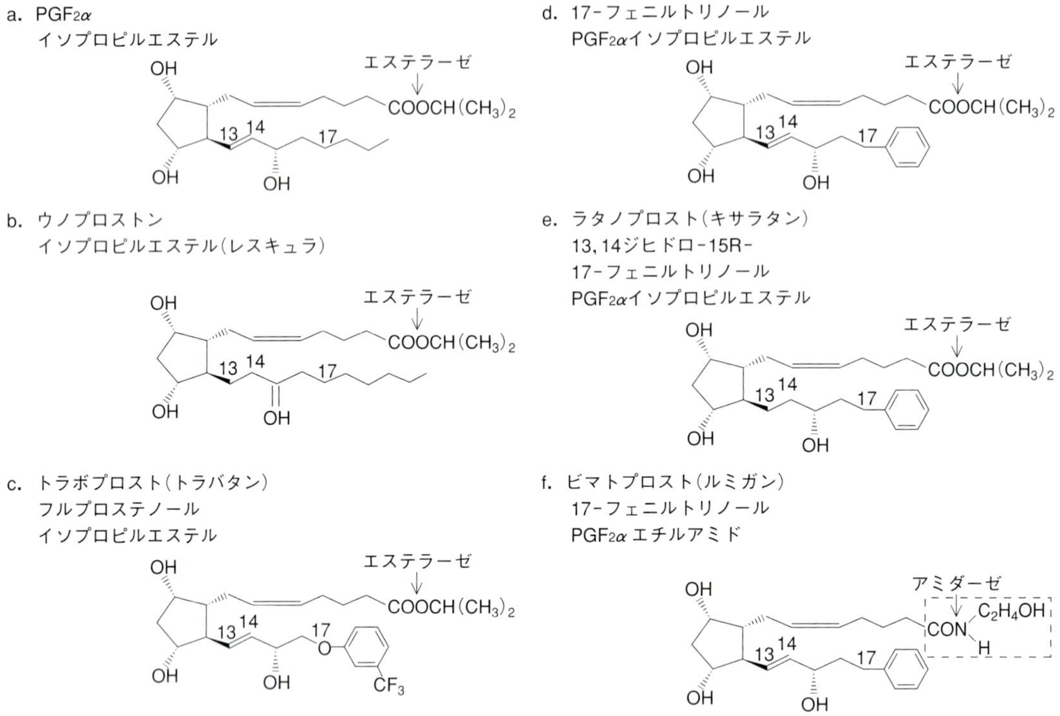
a. PGF2α
イソプロピルエステル
エステラーゼ
COOCH(CH3)2
OH
13
14
17
b. ウノプロストン
イソプロピルエステル(レスキュラ)
c. トラボプロスト(トラバタン)
フルプロステノール
イソプロピルエステル
CF3
d. 17-フェニルトリノール
PGF2αイソプロピルエステル
e. ラタノプロスト(キサラタン)
13,14ジヒドロ-15R-
17-フェニルトリノール
PGF2αイソプロピルエステル
f. ビマトプロスト(ルミガン)
17-フェニルトリノール
PGF2αエチルアミド
アミダーゼ
CON
C2H4OH
H

図 2-158　主なプロスタグランジン系薬剤と市販薬の構造式
矢印は主に角膜内で代謝される酵素と部位を示す。特に d，e，f の 3 薬剤の代謝物(free acid 型)はほとんど同一であることに注意。

free acid ＞ウノプロストン free acid の順に強い[6-9]。ウノプロストンはどのプロスタノイド受容体にも結合力が低いが，そのため副作用は他の薬剤よりも少ない。

薬剤

ラタノプロスト

ラタノプロスト(キサラタン®，ファイザー)は，1日1回点眼で最も強い眼圧下降作用を有し全身的副作用がないため，色素増加という副作用が顕著なものの，第一選択薬としての地位を築きつつある。

■眼圧下降作用

眼圧下降機序

房水流量が不変で，房水流出率が不変もしくはわずかに上昇することから，主にぶどう膜強膜流出路の改善により眼圧を下降させると考えられる[10-14]。分子レベルでは FP 受容体は毛様体，強膜，培養線維柱帯細胞にも存在するが[15,16]，これら各組織，細胞への作用は完全に判明していない。近年，分子レベルでラタノプロストが細胞外基質の再構築を起こすことが判明してきている。組織には主な細胞外基質であるコラーゲンを分解するマトリックスメタロプロテアーゼ(MMP)が広く存在するが，ヒト毛様体筋細胞，前眼部組織，強

膜においてラタノプロストにより主にMMP-2.3の産生が増加し，コラーゲンが減少すると報告されている[17-21]。したがってぶどう膜強膜流出路の改善は，ラタノプロストの長期的な作用により細胞間隙の抵抗が減少し，房水流出が促されることによる可能性が示唆されているが，点眼後短時間での眼圧下降機序については不明である。臨床的に点眼中止後も，点眼開始前眼圧に戻るのに平均で4.4±3.2週間，最高で8週間かかるという報告があるが[22]，細胞外基質の状態が戻るという組織レベルの復帰に時間がかかることを考えれば合点がいく結果といえる。

眼圧下降効果

0.005％1日1回点眼により，緑内障点眼療法の基準薬であった0.5％チモロールに優る強い眼圧下降作用を示す。初期の治験から，濃度および点眼回数は0.005％1日1回点眼が最も有効であると報告された[23-28]。その後の検討では開放隅角緑内障，高眼圧症，落屑緑内障，色素緑内障の患者を対象に0.5％チモロールとの比較がなされ，各母集団において1週間から1年間にわたりチモロールより強い眼圧下降効果を示し，6か月から2年にわたる眼圧下降率は約30％前後であると報告されている[29-40]。点眼後6〜12時間で最大眼圧下降が得られ[26]，タキフィラキシーtachyphylaxisは認められない[41]。1日1回の点眼時間については，夜間の方が有効であるとする報告も多いが，眼圧日内変動を見ると昼夜を問わず有意に下降しているとの報告もある[42,43]。1日2回点眼は，1日1回点眼より眼圧下降効果が低いことが報告されている[44-46]。

開放隅角緑内障，高眼圧症はもちろんであるが，正常眼圧緑内障患者に対しても20％程度の有意な眼圧下降が得られ[45,47-50]，さらに眼血流増加の報告もある[48,49]。慢性閉塞隅角緑内障に対しても，チモロールより有効で相加的な眼圧下降作用が得られ[51]，ステロイド緑内障では8例16眼の新規患者で1か月で28％の眼圧下降が得られ有効であると報告されている[52]。

他剤との比較

現在国内で使用されている眼圧下降点眼薬単剤使用の中では，最も強い眼圧下降を示す。β遮断薬で最も強い眼圧下降を示す0.5％チモロール2回点眼より有効である[38]。チモロールが無効であった患者に対しても有効であり[53]，夜間の眼圧も含め24時間にわたり，チモロールおよびゲル化チモロールより下降すると報告されている[54,55]。

2％ドルゾラミド3回点眼，ブリモニジン2回点眼との比較でも，ラタノプロストの方が有意な眼圧下降効果を示している[51,54,56,57]。チモロール＋ラタノプロストの眼圧下降効果はチモロール＋2％ドルゾラミド，チモロール＋2％ピロカルピン3回点眼より高く[58-60]，またチモロール＋2％ドルゾラミド＋4％ピロカルピン4回と，チモロール＋2％ドルゾラミド＋フタノプロスト夜間点眼を比較しても，ラタノプロストの方が特に朝の眼圧下降に優ると報告されている[61]。

他のプロスタグランジン系薬剤であるウノプロストンより有意に強い眼圧下降効果を示し[62-64]，トラボプロストに対しては1年点眼でほぼ同等の眼圧下降効果を示すと報告されている[65]。2001年欧米で認可されたビマトプロストとの比較では，ビマトプロストの方が1か月，6か月において同等もしくはより強い眼圧下降効果を示すと報告されている[66,67]。

他剤との併用効果

作用機序が異なるため他剤併用に関しては全く問題なく使用できる点で，臨床的に非常に利用価値の高い薬剤といえる。特にβ遮断薬，炭酸脱水酵素阻害点眼薬との併用が3種点眼で最も強い眼圧下降が得られ，効果的である。

0.5％チモロール2回点眼に対する併用効果は明らかで13％以上下降[40,68]，チモロール＋ドルゾラミドにさらに併用しても16％下降すると報告されている[60]。アセタゾラミド[70]，ドルゾラミド[71,72]，ピバレフリン[73]，ピロカルピン[74-76]それぞれに併用した場合も約15％の眼圧下降効果があるとされている。特にラタノプロストがぶどう膜強膜流出路を改善させるのに対して，毛様体筋を収縮させ，ぶどう膜強膜流出路を閉塞させる可能性のあるピロカルピンとの併用効果が注目

されたが，2%ピロカルピンはラタノプロストによるぶどう膜強膜流出には影響しないと報告されている[76]。ウノプロストンとラタノプロストは，ぶどう膜強膜流出路改善では共通しているもののFP受容体結合能がかなり異なっていることから，併用効果がある可能性もあるが，ウノプロストンにラタノプロストを追加しても，あるいは逆の追加投与でも，ラタノプロスト単独投与と眼圧下降効果は同じであると報告されている[77,78]。

ラタノプロスト以外で最大限の治療を行っている患者に対して併用した場合でも，6か月また1年経過した時点で30%以上の患者が20%以上の眼圧下降効果を示したとの報告がある[79,80]。

他剤からの切り替え

チモロール使用患者からラタノプロストに切り替えた場合でも，チモロールより眼圧は下降する[68,81]。ピロカルピン＋チモロール，チモロール＋ドルゾラミド，ウノプロストンもしくはウノプロストン＋β遮断薬からの単剤切り替えも有効であると報告されている[50,82,83]。多剤併用で良好な眼圧コントロールが得られている患者からの切り替えに関しても，60%以上がラタノプロスト単独でも良好，β遮断薬＋ラタノプロストで90%以上がコントロール可能であるとの報告もある[84]。今後は，コンプライアンスの改善，副作用の軽減の点から，多剤併用時からの切り替えにラタノプロスト＋β遮断薬もしくは炭酸脱水酵素阻害点眼薬が有効であると考えられる。

■副作用

虹彩，眼瞼色素沈着

初期の長期治験時より，顕著な副作用として虹彩の色素増加が認められていた[31,85,86]。虹彩色素増加はラタノプロスト使用開始後数か月で始まり，薬剤使用中止後も退色することはなく，5年経過しても退色しない[87]。出現率は，母集団の虹彩の色素パターンや検出方法の差によるため単純には比較できないが，欧米の報告では20%前後，わが国では40%弱との報告がある[41,88,89]。特に欧米では，混合色の虹彩で色素増加が顕著であると報告されている[86]。色素増加は見られても，臨床的に腫瘍性変化や色素散布は見られない[90]。虹彩と同様に眼瞼，特に薬剤の付着しやすい下眼瞼皮膚に色素沈着が見られ，また睫毛の密度，太さ，長さの増加も報告されている[83,91,96]。しかし，皮膚は虹彩と異なり代謝亢進が盛んなため，薬剤使用中止後色素沈着は徐々に減少する[92,93,96]。

色素沈着の機序について，in vitroではラタノプロストにより顕著なメラニンの増加がみられるものの，細胞増殖は一切みられないと報告されている[97-103]。またメラニン増殖に関与するチロシナーゼがmRNAレベルで増加することが報告されており[98,103-105]，チロシナーゼ活性の上昇が色素増加の原因と考えられる。

その他眼局所への影響

(1) 結膜：結膜充血が高頻度に見られ，国内安全性試験対象眼では17%，国外でも早期の治験で10%程度であるが[29,30,33]，長期使用により徐々に頻度が減ると報告されている[41]。結膜の色素沈着が起きたとの報告はない。

(2) 角膜：上皮のバリアー，break up timeや涙液分泌には影響がないと報告されている[106,107]。チモロールと併用した際に，上皮障害を起こしやすいとの報告があり注意を要する[108]。角膜厚，内皮にも影響はない[109]。

(3) 角膜上皮ヘルペス：角膜上皮ヘルペスが再燃，悪化する可能性があるので注意を要する[110]。症例報告が多くなされている。ウサギヘルペス性角膜炎モデルでも，再燃悪化させることが証明されているが，分子レベルでの詳細は不明である[111,112]。

(4) 血液房水柵，血液網膜柵：血管透過性に関して，ヒト正常眼については点眼前後で変化がみられない[12,23,26,113,114]。術直後点眼による前眼部フレアも変化がない[115]。臨床的に術後の血液網膜柵，血液房水柵障害の可能性のある眼では囊胞性黄斑浮腫を起こす可能性があると多数報告されたが[116-126]，防腐剤の塩化ベンザルコニウムが成因として考えられてきている[127]。また白内障術後の囊胞性黄斑浮腫発症例は，ほとんど後囊の破損や術後白内障のために後囊切開を行ったケース

に限られ，点眼中止後に囊胞性黄斑浮腫は軽快している。合併症のない緑内障眼では，長期点眼後でも囊胞性黄斑浮腫はみられなかったと報告されている[128]。ラタノプロストによってぶどう膜炎が惹起されたことを明確に示す報告はないが，ぶどう膜炎の活動性病変や，既往のある患者では血管透過性が亢進している状態がありうるので，慎重に使用すべきである。

（5）血流への影響：血流測定は検査法や測定部位によって評価が異なるのが問題であるが，現在までラタノプロストが血管収縮や血流低下を起こすとした報告はない。サル眼に点眼した後の局所血流量は強膜でやや上昇する以外は不変であり，アルブミンによる毛細血管透過性も不変であったと報告されている[129]。同じく静脈注射後の眼血流量も変化がないという報告がある[130]。サル眼を用いたレーザースペックル法では，視神経乳頭血流速度は12％程度上がるが，網膜では不変であったと報告されている[131]。ヒト眼では，眼循環血液量は正常眼圧緑内障患者で上昇，拍動性眼血流量が正常人，正常眼圧緑内障患者ともに上昇するとの報告があるが[49,132,133]，ドップラ法では不変[34]，Heidelberg Retinal Tomographyでも視神経乳頭および網膜血流速度は不変であると報告されている[134]。

全身的副作用

全身的副作用は認められていない。

ラタノプロストは眼や鼻粘膜，消化器系より全身に吸収代謝されるが，心電図，呼吸器検査での循環器呼吸器系への影響は認められない[29,30,33,135]。喘息に影響する可能性は皆無ではないが，文献的には問題ないと報告されている[136,137]。薬理学的に見ても，呼吸器系に影響が強いTP受容体にはラタノプロストは親和性がなく，臨床投与濃度では全く問題ないと考えられる。点眼開始後偏頭痛が出現し，中止により軽快した3症例が報告されている[138]。

イソプロピルウノプロストン（UF021）

レスキュラ®（発売藤沢薬品，製造上野製薬）は日本で開発されたプロスタグランジン系薬剤である。ラタノプロスト，PGF$_2\alpha$よりFP受容体への親和性が低い。眼圧下降効果は0.5％チモロールに近いと考えられるが，ラタノプロストに劣る。角膜障害がやや多く，色素沈着の副作用は少ないのが特徴である。

■眼圧下降作用

眼圧下降機序

ヒトでは，房水流量，上強膜静脈圧も房水流出率も変化がないため，ぶどう膜強膜流出路経由の流出増加が眼圧下降機序として考えられている[139,140]。ウサギでは線維柱帯経由の房水流出が増加するとの報告もある[141,142]。分子レベルでの解析では，ラタノプロストと同様サル毛様体平滑筋細胞でのMMPの活性を上げるとの報告があり，細胞外マトリックスの再構築により房水流出を改善している可能性がある[143]。

眼圧下降効果

0.12％イソプロピルウノプロストン1日2回点眼が，0.5％チモロールに近い眼圧下降効果を示す。点眼後4時間で最大下降が得られる。下降率は20％前後である[144-146]。正常眼圧緑内障患者には有意な眼圧下降が得られるとの報告と[147,148]，有意でないとする報告がある[149]。

他剤との比較

チモロールと同様または近い眼圧下降効果を示すが[145,146,150]，ラタノプロストには劣る[62-64,151]。初期の臨床試験では，0.5％チモロール1日2回点眼とほぼ同様の眼圧下降効果を有することがわかっており[146]，日内変動に対しても同様の効果があるとされている[145,150]。カルテオロールとの比較でも，原発開放隅角緑内障および高眼圧症の患者では同様の眼圧下降効果を有すると報告されている[149]。

他剤との併用効果

プロスタグランジン系以外の薬剤との併用は，相加的な眼圧下降効果がある。

β遮断薬への追加併用により約2～3 mmHgの眼圧下降効果があり[152-154]，1％ピロカルピン4回点眼との併用では約1 mmHg下降すると報告されている[155]。難治性緑内障への追加投与も効

果があり[156,157]，追加投与1，3，6か月後に20%以上のoutflow pressureの下降がそれぞれ48，33，24%の症例で得られた報告もある[158]。手術療法の前に一度試みても良いと思われる。

■その他の眼局所作用および副作用

虹彩，眼瞼色素沈着

ウノプロストンの虹彩色素沈着の報告は，1992年からの治験開始後1997年以降の発表例6例しかないが[159-161]，1996年以降にラタノプロストの虹彩色素沈着が指摘されるようになってから，国内でもウノプロストン投与例に関して色素沈着に注意が払われるようになった背景があり，実際のウノプロストンによる色素沈着はもっと多い可能性がある。しかし，検者に確認されるまでの投与期間は6例で7～34か月と長く，ラタノプロストよりは色素増加は緩徐であり頻度も報告例から見ると少ない。これはFP受容体への親和性が低いことによると考えられる。欧米では最近認可されたので，今後新たな臨床報告があると思われる。虹彩色素沈着だけでなく，眼瞼色素沈着，睫毛変化（長さ，太さ，数の増加）もみられるが[162-164]，評価方法が統一されていないので発生頻度は不明である。154眼中4例との報告から[165]，157眼中32例の発症との報告まである[166]。

血管，血流への影響

多くの文献で血流改善作用が示唆されてきているが測定部位，機器により相違があり評価が困難である。動物実験では，ウサギにおいて熱勾配水素クリアランス式組織血流計で脈絡膜循環血液量が増加し[167,168]，乳頭血流は点眼では不変であったが硝子体注入で軽度増加したと報告された[169]。さらにエンドセリンによる血流減少を抑制する効果が報告され[169]，循環障害改善作用に注目が集まった。サルではscanning laser ophthalmoscopyにより網膜血流が1時間で31.5%上昇[170]，レーザースペックル法で2週間点眼後の乳頭血流量が上昇したと報告されている[171]。ヒト正常眼を対象にしたレーザースペックル法では脈絡膜，網膜血流量が増加したとの報告もあるが[172]，拍動性眼血流量の測定では不変とされている[173]。正常眼圧緑内障患者を対象にしたドップラ法では網膜中心動脈，短後毛様動脈の血流が上昇傾向を示すとの報告がある[174]。血流改善効果に伴う視野の網膜感度変化も期待されるが，母集団の慎重な選択と数年にわたる長期的なprospective control studyが必要である。

その他眼局所への影響

動物眼で虚血性網膜神経節細胞死を軽減するとの報告があり，神経保護作用をもつ可能性が示唆されている[175]。臨床治験段階では少なかったが，市販後角膜上皮障害が報告されるようになった。単独点眼でも300例以上の報告では正常眼圧緑内障1～2年間に5.5%，β遮断薬併用眼も含めると21.5%という報告もある[148,176]。特にβ遮断薬の使用歴のある患者に多い[153,177-179]。発症機序に関しては，ウノプロストンは上皮の分裂増殖抑制効果があるものの[180,181]上皮バリアーには影響がなく[182,183]，一方β遮断薬は上皮バリアーの障害を起こすことから，相乗効果により角膜上皮障害を起こす可能性があると指摘されている[180]。糖尿病性角膜上皮障害も重症化しうるので注意を要する[178]。

涙液機能に関して，チモロールとの無作為比較試験では，ウノプロストンは全く影響を与えない[184]。ちなみに，ラタノプロスト点眼で指摘されている上皮ヘルペスの再燃はウノプロストンでは報告がなく，ウサギの角膜炎モデルでも認められない[185]。その他の影響として，糖尿病・眼内手術後など血液網膜柵および血液房水柵が障害されている状況では，血管透過性が亢進する可能性があるので注意を要する[186]。

ビマトプロスト

ビマトプロスト（ルミガン®，米国，アラガン社）は2001年に発売された新規薬剤で，プロスタマイド系薬剤とも分類されているが，点眼後一部が徐々に角膜内でアミド基の代謝を受けラタノプロストfree acid型とほぼ同様の代謝物となり，FP受容体に作用する。したがって，少なくともラタノプロストと同等の眼圧下降効果を示す薬剤である。副作用としては睫毛の増加と充血が著明

である。

眼圧下降機序

房水流出の改善がみられ，しかも線維柱帯，ぶどう膜強膜経由の流出がともに大きく改善する知見が得られている。健常人での点眼後3日目の房水動態を調べたところ，眼圧が20％下降，房水流量は13％増加，房水流出抵抗は26％減少したと報告されている。上強膜静脈圧が不変と仮定すれば，房水流出率が35％改善，ぶどう膜強膜路が50％改善したことになる[187,188]。当初は受容体には一切結合しないことから[189]，未知の受容体経由の作用が示唆されていたが，角膜内での代謝物が17-phenyl-PGF$_2\alpha$ の free acid 型と同一であり（図2-158），さらにこの代謝物はFP受容体にラタノプロストと同様の親和性をもつことが判明した[7,8]。したがって作用機序はほぼラタノプロストと同様であると考えられる。しかし代謝されずに吸収されたビマトプロストの眼内作用も完全には否定できない。

眼圧下降効果

0.03％ビマトプロストは，動物実験では局所刺激症状なく有意に24時間以上持続する眼圧下降を示し，特にサルでは最大点眼後6時間で約35％の眼圧下降効果を示すと報告されている[189]。臨床試験でも0.03％1日1回，3か月の点眼で，全身的な副作用がなく，0.5％チモロール1日2回点眼より有意な眼圧下降効果を示すと報告されている[190,191]。1,000例以上の緑内障および高眼圧症患者での0.03％ビマトプロスト1日1回点眼，同じく2回点眼，0.5％チモロール2回点眼の6か月にわたる比較でも，ビマトプロストはチモロールより有意な眼圧下降を示すと報告されている。6か月目での眼圧下降率はそれぞれ33，26，23％であり，ビマトプロストは1回点眼の方が2回点眼より有効であるとされる[192]。

眼局所副作用は，6％で点眼開始時より強い充血を呈し，35.7％で睫毛の増加がみられると報告されている。虹彩色素沈着は1.1％と報告され，ラタノプロストより少ないようである[192]。同じく64例の緑内障および高眼圧症患者での1か月のラタノプロスト1日1回点眼との比較では，2週，4週目で有意ではないものの，同等もしくはラタノプロストより強い眼圧下降効果（25〜34％ vs 20〜31％）を示すと報告されている[67]。

トラボプロスト

トラバタン®（米国，アルコン社）は，国内では未発売の合成プロスタグランジンである。まだ報告は少ないが，ラタノプロストとほぼ同様な薬理作用，眼圧下降効果，副作用をもつ。

薬理的にはラタノプロストよりFP受容体に親和性が高い。ウシ組織での結合実験では，ラタノプロストより4倍ほど強い活性がある[6]。副作用として，35〜50％の結膜充血がある。ラタノプロストと同様に3〜4％の色素沈着がみられる一方，睫毛の変化はラタノプロストより強く半数以上で見られると報告されている[65,193]。

801例の原発開放隅角緑内障および高眼圧症患者を対象にした1年投与では，0.004％点眼はラタノプロストと同程度の眼圧下降効果を示すと報告されている。黒人で，ラタノプロストおよび0.5％チモロールよりも，有意に強い眼圧下降効果を示しているのが本剤の特徴である[65]。他にも，573例の緑内障および高眼圧症患者を対象に9か月間点眼したところ，0.004％トラボプロストは0.5％チモロールより有意な眼圧下降を示したとの報告がある[194]。チモロールへの併用も有効であると報告されている[193]。

（相原　一・新家　眞）

文献

1) Woodward DF, Tnag-Liu DDS, Madhu C : Prostaglandin F$_2\alpha$ 1-ethanolamide : a pharmacologically unique local hormone biosynthesized from anandamide. 11th International Conference on Advances in Prostaglandin and Leucotriene Research 27, 2000
2) Anggard E, Samuelsson B : Smooth muscle stimulating lipids in sheep iris, identification of prostaglandin F$_2\alpha$. Biochem Pharmacol 13 : 281-283, 1964
3) Ambache N, Kavanagh L, Whiting J : Some differences in uveal reactions between cats and rabbits. J Physiol 182 : 110-130, 1966
4) Ambache N, Brummer HC : A simple chemical procedure for distinguishing E from F prostaglandins, with application to tissue extracts. Br J Pharmacol 33 : 162-170, 1968

5) Camras CB, Bito LZ, Eakins KE : Reduction of intraocular pressure by prostaglandins applied topically to the eyes of conscious rabbits. Invest Ophthalmol Vis Sci 16 : 1125-1134, 1977
6) Sharif NA, Davis TL, Williams GW : [3H]AL-5848 ([3H]9beta-(+)-Fluprostenol). Carboxylic acid of travoprost(AL-6221), a novel FP prostaglandin to study the pharmacology and autoradiographic localization of the FP receptor. J Pharm Pharmacol 51 : 685-694, 1999
7) Sharif NA, Williams GW, Kelly CR : Bimatoprost and its free acid are prostaglandin FP receptor agonists. Eur J Pharmacol 432 : 211-213, 2001
8) Maxey KM, Johnson JL, LaBrecque J : The hydrolysis of bimatoprost in corneal tissue generates a potent prostanoid FP receptor agonist. Surv Ophthalmol 47 : S34-S40, 2002
9) Goh Y, Kishino J : Pharmacological characterization of prostaglandin-related hypotensive agents. Jpn J Ophthalmol 38 : 236-245, 1994
10) Alm A, Villumsen J : PhXA34, a new potent ocular hypotensive drug. A study on dose-response relationship and on aqueous humor dynamics in healthy volunteers. Arch Ophthalmol 109 : 1564-1568, 1991
11) Toris CB, Camras CB, Yablonski ME : Effects of PhXA41, a new prostaglandin F2 alpha analog, on aqueous humor dynamics in human eyes. Ophthalmology 100 : 1297-1304, 1993
12) Ziai N, Dolan JW, Kacere RD et al : The effects on aqueous dynamics of PhXA41, a new prostaglandin F2 alpha analogue, after topical application in normal and ocular hypertensive human eyes. Arch Ophthalmol 111 : 1351-1358, 1993
13) Camras CB : Mechanism of the prostaglandin-induced reduction of intraocular pressure in humans. Adv Prostaglandin Thromboxane Leukot Res 23 : 519-525, 1995
14) Toris CB, Camras CB, Yablonski ME et al : Effects of exogenous prostaglandins on aqueous humor dynamics and blood-aqueous barrier function. Surv Ophthalmol 41 : S69-S75, 1997
15) Anthony TL, Lindsey JD, Aihara M et al : Detection of prostaglandin EP(1), EP(2), and FP receptor subtypes in human sclera. Invest Ophthalmol Vis Sci 42 : 3182-3186, 2001
16) Anthony TL, Pierce KL, Stamer WD et al : Prostaglandin F2 alpha receptors in the human trabecular meshwork. Invest Ophthalmol Vis Sci 39 : 315-321, 1998
17) Lindsey JD, Kashiwagi K, Kashiwagi F et al : Prostaglandins alter extracellular matrix adjacent to human ciliary muscle cells in vitro. Invest Ophthalmol Vis Sci 38 : 2214-2223, 1997
18) Ocklind A : Effect of latanoprost on the extracellular matrix of the ciliary muscle. A study on cultured cells and tissue sections. Exp Eye Res 67 : 179-191, 1998
19) El-Shabrawi Y, Eckhardt M, Berghold A et al : Synthesis pattern of matrix metalloproteinases(MMPs) and inhibitors(TIMPs)in human explant organ cultures after treatment with latanoprost and dexamethasone. Eye 14 : 375-383, 2000
20) Wang N, Lindsey JD, Angert M et al : Latanoprost and matrix metalloproteinase-1 in human choroid organ cultures. Curr Eye Res 22 : 198-207, 2001
21) Kim JW, Lindsey JD, Wang N et al : Increased human scleral permeability with prostaglandin exposure. Invest Ophthalmol Vis Sci 42 : 1514-1521, 2001
22) Stewart WC, Garrison PM : Beta-blocker-induced complications and the patient with glaucoma. Newer treatments to help reduce systemic adverse events. Arch Intern Med 158 : 221-226, 1998
23) Villumsen J, Alm A : PhXA34-a prostaglandin F2 alpha analogue. Effect on intraocular pressure in patients with ocular hypertension. Br J Ophthalmol 76 : 214-217, 1992
24) Alm A, Villumsen J, Tornquist P et al : Intraocular pressure-reducing effect of PhXA41 in patients with increased eye pressure. A one-month study. Ophthalmology 100 : 1312-1317, 1993
25) Nagasubramanian S, Sheth GP, Hitchings RA et al : Intraocular pressure-reducing effect of PhXA41 in ocular hypertension. Comparison of dose regimens. Ophthalmology 100 : 1305-1311, 1993
26) Hotehama Y, Mishima HK, Kitazawa Y et al : Ocular hypotensive effect of PhXA41 in patients with ocular hypertension or primary open-angle glaucoma. Jpn J Ophthalmol 37 : 270-274, 1993
27) Alm A, Widengard I, Kjellgren D et al : Latanoprost administered once daily caused a maintained reduction of intraocular pressure in glaucoma patients treated concomitantly with timolol. Br J Ophthalmol 79 : 12-16, 1995
28) Racz P, Ruzsonyi MR, Nagy ZT et al : Maintained intraocular pressure reduction with once-a-day application of a new prostaglandin F2 alpha analogue(PhXA41). An in-hospital, placebo-controlled study. Arch Ophthalmol 111 : 657-661, 1993
29) Alm A, Stjernschantz J ; Scandinavian Latanoprost Study Group : Effects on intraocular pressure and side effects of 0.005% latanoprost applied once daily, evening or morning. A comparison with timolol. Ophthalmology 102 : 1743-1752, 1995
30) Camras CB : The United States Latanoprost Study Group : Comparison of latanoprost and timolol in patients with ocular hypertension and glaucoma : a six-month masked, multicenter trial in the United States. Ophthalmology 103 : 138-147, 1996
31) Fristrom B : A 6-month, randomized, double-masked comparison of latanoprost with timolol in patients with open angle glaucoma or ocular hypertension. Acta Ophthalmol Scand 74 : 140-144, 1996
32) Mishima HK, Masuda K, Kitazawa Y et al : A comparison of latanoprost and timolol in primary open-

angle glaucoma and ocular hypertension. A 12-week study. Arch Ophthalmol 114 : 929-932, 1996
33) Watson P, Stjernschantz J ; The Latanoprost Study Group : A six-month, randomized, double-masked study comparing latanoprost with timolol in open-angle glaucoma and ocular hypertension. Ophthalmology 103 : 126-137, 1996
34) Nicolela MT, Buckley AR, Walman BE et al : A comparative study of the effects of timolol and latanoprost on blood flow velocity of the retrobulbar vessels. Am J Ophthalmol 122 : 784-789, 1996
35) Diestelhorst M, Roters S, Krieglstein GK : The effect of latanoprost 0.005% once daily versus 0.0015% twice daily on intraocular pressure and aqueous humour protein concentration in glaucoma patients. A randomized, double-masked comparison with timolol 0.5%. Graefes Arch Clin Exp Ophthalmol 235 : 20-26, 1997
36) Vetrugno M, Cantatore F, Gigante G et al : Latanoprost 0.005% in POAG : effects on IOP and ocular blood flow. Acta Ophthalmol Scand 227(suppl). 40-41, 1998
37) Mastropasqua L, Carpineto P, Ciancaglini M et al : A 12-month, randomized, double-masked study comparing latanoprost with timolol in pigmentary glaucoma. Ophthalmology 106 : 550-555, 1999
38) Zhang WY, Po AL, Dua HS et al : Meta-analysis of randomised controlled trials comparing latanoprost with timolol in the treatment of patients with open angle glaucoma or ocular hypertension. Br J Ophthalmol 85 : 983-990, 2001
39) Diestelhorst M, Almegard B : Comparison of two fixed combinations of latanoprost and timolol in open-angle glaucoma. Graefes Arch Clin Exp Ophthalmol 236 : 577-581, 1998
40) Rulo AH, Greve EL, Hoyng PF : Additive effect of latanoprost, a prostaglandin F2 alpha analogue, and timolol in patients with elevated intraocular pressure. Br J Ophthalmol 78 : 899-902, 1994
41) Alm A, Widengard I : Latanoprost : experience of 2-year treatment in Scandinavia. Acta Ophthalmol Scand 78 : 71-76, 2000
42) Racz P, Ruzsonyi MR, Nagy ZT et al : Around-the-clock intraocular pressure reduction with once-daily application of latanoprost by itself or in combination with timolol. Arch Ophthalmol 114 : 268-273, 1996
43) Mishima HK, Kiuchi Y, Takamatsu M et al : Circadian intraocular pressure management with latanoprost : diurnal and nocturnal intraocular pressure reduction and increased uveoscleral outflow. Surv Ophthalmol 41 : S139-S144, 1997
44) Nagasubramanian S : Latanoprost-a promising new glaucoma drug. Br J Ophthalmol 79 : 3-4, 1995
45) Rulo AH, Greve EL, Geijssen HC et al : Reduction of intraocular pressure with treatment of latanoprost once daily in patients with normal-pressure glaucoma. Ophthalmology 103 : 1276-1282, 1996
46) Diestelhorst M, Krieglstein GK, Lusky M et al : Clinical dose-regimen studies with latanoprost, a new ocular hypotensive PGF2 alpha analogue. Surv Ophthalmol 41 : S77-S81, 1997
47) Kjellgren D, Douglas G, Mikelberg FS et al : The short-time effect of latanoprost on the intraocular pressure in normal pressure glaucoma. Acta Ophthalmol Scand 73 : 233-236, 1995
48) Drance SM, Crichton A, Mills RP : Comparison of the effect of latanoprost 0.005% and timolol 0.5% on the calculated ocular perfusion pressure in patients with normal-tension glaucoma. Am J Ophthalmol 125 : 585-592, 1998
49) McKibbin M, Menage MJ : The effect of once-daily latanoprost on intraocular pressure and pulsatile ocular blood flow in normal tension glaucoma. Eye 13 : 31-34, 1999
50) Tamada Y, Taniguchi T, Murase H et al : Intraocular pressure-lowering efficacy of latanoprost in patients with normal-tension glaucoma or primary open-angle glaucoma. J Ocul Pharmacol Ther 17 : 19-25, 2001
51) O'Donoghue EP ; Ireland Latanoprost Study Group : A comparison of latanoprost and dorzolamide in patients with glaucoma and ocular hypertension : a 3 month, randomised study. Br J Ophthalmol 84 : 579-582, 2000
52) Scherer WJ, Hauber FA : Effect of latanoprost on intraocular pressure in steroid-induced glaucoma. J Glaucoma 9 : 179-182, 2000
53) Bucci MG ; Italian Latanoprost Study Group : Intraocular pressure-lowering effects of latanoprost monotherapy versus latanoprost or pilocarpine in combination with timolol : a randomized, observer-masked multicenter study in patients with open-angle glaucoma. J Glaucoma 8 : 24-30, 1999
54) Orzalesi N, Rossetti L, Invernizzi T et al : Effect of timolol, latanoprost, and dorzolamide on circadian IOP in glaucoma or ocular hypertension(1). Am J Ophthalmol 130 : 687-0, 2000
55) Larsson LI : Intraocular pressure over 24 hours after repeated administration of latanoprost 0.005% or timolol gel-forming solution 0.5% in patients with ocular hypertension. Ophthalmology 108 : 1439-1444, 2001
56) Stewart WC, Day DG, Stewart JA et al : Therapeutic success of latanoprost 0.005% compared to brimonidine 0.2% in patients with open-angle glaucoma or ocular hypertension. J Ocul Pharmacol Ther 16 : 557-564, 2000
57) Stewart WC, Day DG, Stewart JA et al : The efficacy and safety of latanoprost 0.005% once daily versus brimonidine 0.2% twice daily in open-angle glaucoma or ocular hypertension. Am J Ophthalmol 131 : 631-635, 2001
58) Petounis A, Mylopoulos N, Kandarakis A et al : Comparison of the additive intraocular pressure-low-

ering effect of latanoprost and dorzolamide when added to timolol in patients with open-angle glaucoma or ocular hypertension ; a randomized, open-label, multicenter study in Greece. J Glaucoma 10 : 316-324, 2001

59) Stewart WC, Sharpe ED, Day DG et al : Comparison of the efficacy and safety of latanoprost 0.005% compared to brimonidine 0.2% or dorzolamide 2% when added to a topical beta-adrenergic blocker in patients with primary open-angle glaucoma or ocular hypertension. J Ocul Pharmacol Ther 16 : 251-259, 2000

60) Diestelhorst M ; German Latanoprost Study Group : The additive intraocular pressure-lowering effect of latanoprost 0.005% daily once and pilocarpine 2% t. i. d. in patients with open-angle glaucoma or ocular hypertension. a 6-month, randomized, multicenter study. Graefes Arch Clin Exp Ophthalmol 238 : 433-439, 2000

61) Konstas AG, Lake S, Maltezos AC et al : Twenty-four hour intraocular pressure reduction with latanoprost compared with pilocarpine as third-line therapy in exfoliation glaucoma. Eye 15 : 59-62, 2001

62) Serle JB, Podos SM, Kitazawa Y et al : A comparative study of latanoprost (Xalatan) and isopropyl unoprostone (Rescula) in normal and glaucomatous monkey eyes. Jpn J Ophthalmol 42 : 95-100, 1998

63) Aung T, Chew PT, Yip CC et al : A randomized double-masked crossover study comparing latanoprost 0.005% with unoprostone 0.12% in patients with primary open-angle glaucoma and ocular hypertension. Am J Ophthalmol 131 : 636-642, 2001

64) Susanna R Jr, Giampani J Jr, Borges AS et al : A double-masked, randomized clinical trial comparing latanoprost with unoprostone in patients with open-angle glaucoma or ocular hypertension. Ophthalmology 108 : 259-263, 2001

65) Netland PA, Landry T, Sullivan EK et al : Travoprost compared with latanoprost and timolol in patients with open-angle glaucoma or ocular hypertension. Am J Ophthalmol 132 : 472-484, 2001

66) Cantor LB : Bimatoprost : a member of a new class of agents, the prostamides, for glaucoma management. Expert Opin Investig Drugs 10 : 721-731, 2001

67) DuBiner H, Cooke D, Dirks M et al : Efficacy and safety of bimatoprost in patients with elevated intraocular pressure : a 30-day comparison with latanoprost. Surv Ophthalmol 45 : S353-S360, 2001

68) Bron AM, Denis P, Nordmann JP et al : Additive IOP-reducing effect of latanoprost in patients insufficiently controlled on timolol. Acta Ophthalmol Scand 79 : 289-293, 2001

69) Susanna R Jr, Nicolela MT, Oga E : Additive effect of latanoprost to the combination of timolol and dorzolamide. J Glaucoma 9 : 183-186, 2000

70) Rulo AH, Greve EL, Hoyng PF : Additive ocular hypotensive effect of latanoprost and acetazolamide. A short-term study in patients with elevated intraocular pressure. Ophthalmology 104 : 1503-1507, 1997

71) Kimal Arici M, Topalkara A, Guler C : Additive effect of latanoprost and dorzolamide in patients with elevated intraocular pressure. Int Ophthalmol 22 : 37-42, 1998

72) Vanlandigham BD, Brubaker RF : Combined effect of dorzolamide and latanoprost on the rate of aqueous humor flow. Am J Ophthalmol 126 : 191-196, 1998

73) Widengard I, Maepea O, Alm A : Effects of latanoprost and dipivefrin, alone or combined, on intraocular pressure and on blood-aqueous barrier permeability. Br J Ophthalmol 82 : 404-406, 1998

74) Fristrom B, Nilsson SE : Interaction of PhXA41, a new prostaglandin analogue, with pilocarpine. A study on patients with elevated intraocular pressure. Arch Ophthalmol 111 : 662-665, 1993

75) Kent AR, Vroman DT, Thomas TJ et al : Interaction of pilocarpine with latanoprost in patients with glaucoma and ocular hypertension. J Glaucoma 8 : 257-262, 1999

76) Toris CB, Zhan GL, Zhao J et al : Potential mechanism for the additivity of pilocarpine and latanoprost. Am J Ophthalmol 131 : 722-728, 2001

77) Saito M, Takano R, Shirato S : Effects of latanoprost and unoprostone when used alone or in combination for open-angle glaucoma. Am J Ophthalmol 132 : 485-489, 2001

78) Stewart WC, Sharpe ED, Stewart JA et al : Additive efficacy of unoprostone isopropyl 0.12% (rescula) to latanoprost 0.005%. Am J Ophthalmol 131 : 339-344, 2001

79) Patelska B, Greenfield DS, Liebmann JM et al : Latanoprost for uncontrolled glaucoma in a compassionate case protocol. Am J Ophthalmol 124 : 279-286, 1997

80) Shin DH, McCracken MS, Bendel RE et al : The additive effect of latanoprost to maximum-tolerated medications with low-dose, high-dose, or no pilocarpine therapy. Ophthalmology 106 : 386-390, 1999

81) Camras CB, Wax MB, Ritch R et al ; United States Latanoprost Study Group : Latanoprost treatment for glaucoma : effects of treating for 1 year and of switching from timolol. Am J Ophthalmol 126 : 390-399, 1998

82) Nordmann JP, Soderstrom M, Rouland JF et al ; French Latanoprost Study Group, and the Swedish Latanoprost Study Group : Comparison of the intraocular pressure lowering effect of latanoprost and a fixed combination of timolol-pilocarpine eye drops in patients insufficiently controlled with beta adrenergic antagonists. Br J Ophthalmol 84 : 181-185, 2000

83) Emmerich KH : Comparison of latanoprost

monotherapy to dorzolamide combined with timolol in patients with glaucoma and ocular hypertension. A 3-month randomised study. Graefes Arch Clin Exp Ophthalmol 238 : 19-23, 2000
84) 八鍬のぞみ, 丸山幾代, 勝島晴美, 他：ラタノプロストへの変更投与による眼圧維持率の検討. あたらしい眼科 17 : 1564-1566, 2000
85) Johnstone MA : Hypertrichosis and increased pigmentation of eyelashes and adjacent hair in the region of the ipsilateral eyelids of patients treated with unilateral topical latanoprost. Am J Ophthalmol 124 : 544-547, 1997
86) Camras CB, Alm A, Watson P et al ; Latanoprost Study Groups : Latanoprost, a prostaglandin analog, for glaucoma therapy. Efficacy and safety after 1 year of treatment in 198 patients. Ophthalmology 103 : 1916-1924, 1996
87) Camras CB, Neely DG, Weiss EL : Latanoprost-induced iris color darkening : a case report with long-term follow-up. J Glaucoma 9 : 95-98, 2000
88) 原 岳：ラタノプロスト点眼で生じた単色茶色の日本人の虹彩における色素増加. 日眼会誌 105 : 314-321, 2001
89) Watson PG ; Latanoprost Study Group : Latanoprost. Two years' experience of its use in the United Kingdom. Ophthalmology 105 : 82-87, 1998
90) Wistrand PJ, Stjernschantz J, Olsson K : The incidence and time-course of latanoprost-induced iridial pigmentation as a function of eye color. Surv Ophthalmol 41 : S129-S138, 1997
91) Wand M : Latanoprost and hyperpigmentation of eyelashes. Arch Ophthalmol 115 : 1206-1208, 1997
92) Kook MS, Lee K : Increased eyelid pigmentation associated with use of latanoprost. Am J Ophthalmol 129 : 804-806, 2000
93) Wand M, Ritch R, Isbey EK. Jr et al : Latanoprost and periocular skin color changes. Arch Ophthalmol 119 : 614-615, 2001
94) 原 岳, 小島学允：ラタノプロスト点眼で生じる睫毛変化の評価. あたらしい眼科 17 : 1567-1570, 2000
95) 小川一郎, 小川一美：ラタノプロスト点眼による眼瞼虹彩色素沈着眼瞼部多毛. あたらしい眼科 17 : 429-433, 2000
96) 山田酉之：ラタノプロスト点眼による眼瞼の色調変化と多毛. 臨眼 54 : 1437-1440, 2000
97) Lindquist NG, Larsson BS, Stjernschantz J : Increased pigmentation of iridial melanocytes in primates induced by a prostaglandin analogue. Exp Eye Res 69 : 431-436, 1999
98) Eisenberg DL, Camras CB : A preliminary risk-benefit assessment of latanoprost and unoprostone in open-angle glaucoma and ocular hypertension. Drug Saf 20 : 505-514, 1999
99) Prota G, Vincensi MR, Napolitano A et al : Latanoprost stimulates eumelanogenesis in iridial melanocytes of cynomolgus monkeys. Pigment Cell Res 13 : 147-150, 2000
100) Hu DN, Stjernschantz J, McCormick SA : Effect of prostaglandins A(2), E(1), F(2 alpha) and latanoprost on cultured human iridal melanocytes. Exp Eye Res 70 : 113-120, 2000
101) Pfeiffer N, Grierson I, Goldsmith H et al : Histological effects in the iris after 3 months of latanoprost therapy : the Mainz 1 study. Arch Ophthalmol 119 : 191-196, 2001
102) Imesch PD, Wallow IH, Albert DM : The color of the human eye : a review of morphologic correlates and of some conditions that affect iridial pigmentation. Surv Ophthalmol 41 : S117-S123, 1997
103) Dutkiewicz R, Albert DM, Levin LA : Effects of latanoprost on tyrosinase activity and mitotic index of cultured melanoma lines. Exp Eye Res 70 : 563-569, 2000
104) Stjernschantz J, Ocklind A, Wentzel P et al : Latanoprost-induced increase of tyrosinase transcription in iridial melanocytes. Acta Ophthalmol Scand 78 : 618-622, 2000
105) Lindsey JD, Jones HL, Hewitt EG et al : Induction of tyrosinase gene transcription in human iris organ cultures exposed to latanoprost. Arch Ophthalmol 119 : 853-860, 2001
106) 石橋 健, 森 和彦, 足立加子, 他：ラタノプロスト点眼液の角膜上皮バリアー機能への影響. 日眼会誌 105 : 333-337, 2001
107) Thygesen J, Aaen K, Theodorsen F et al : Short-term effect of latanoprost and timolol eye drops on tear fluid and the ocular surface in patients with primary open-angle glaucoma and ocular hypertension. Acta Ophthalmol Scand 78 : 37-44, 2000
108) 小室 青, 横井則彦, 木下 茂：ラタノプロストによる角膜上皮障害. 日眼会誌 104 : 737-739, 2000
109) Lass JH, Eriksson GL, Osterling L et al : Comparison of the corneal effects of latanoprost, fixed combination latanoprost-timolol, and timolol : A double-masked, randomized, one-year study. Ophthalmology 108 : 264-271, 2001
110) Wand M, Gilbert CM, Liesegang TJ : Latanoprost and herpes simplex keratitis. Am J Ophthalmol 127 : 602-604, 1999
111) Kaufman HE, Varnell ED, Thompson HW : Latanoprost increases the severity and recurrence of herpetic keratitis in the rabbit. Am J Ophthalmol 127 : 531-536, 1999
112) Kaufman HE, Varnell ED, Toshida H et al : Effects of topical unoprostone and latanoprost on acute and recurrent herpetic keratitis in the rabbit. Am J Ophthalmol 131 : 643-646, 2001
113) Hotehama Y, Mishima HK : Clinical efficacy of PhXA34 and PhXA41, two novel prostaglandin F2 alpha-isopropyl ester analogues for glaucoma treatment. Jpn J Ophthalmol 37 : 259-269, 1993
114) Linden C, Nuija E, Alm A : Effects on IOP restoration and blood-aqueous barrier after long-term treatment with latanoprost in open angle glaucoma and

ocular hypertension. Br J Ophthalmol 81 : 370-372, 1997
115) Scherer WJ, Mielke DL, Tidwell PE et al : Effect of latanoprost on intraocular pressure following cataract extraction. J Cataract Refract Surg 24 : 964-967, 1998
116) Lima MC, Paranhos A Jr, Salim S et al : Visually significant cystoid macular edema in pseudophakic and aphakic patients with glaucoma receiving latanoprost. J Glaucoma 9 : 317-321, 2000
117) Rowe JA, Hattenhauer MG, Herman DC : Adverse side effects associated with latanoprost. Am J Ophthalmol 124 : 683-685, 1997
118) Miyake K, Ota I, Maekubo K et al : Latanoprost accelerates disruption of the blood-aqueous barrier and the incidence of angiographic cystoid macular edema in early postoperative pseudophakias. Arch Ophthalmol 117 : 34-40, 1999
119) Moroi SE, Gottfredsdottir MS, Schteingart MT et al : Cystoid macular edema associated with latanoprost therapy in a case series of patients with glaucoma and ocular hypertension. Ophthalmology 106 : 1024-1029, 1999
120) Hoyng PF, Rulo A, Greve E et al : The additive intraocular pressure-lowering effect of latanoprost in combined therapy with other ocular hypotensive agents. Surv Ophthalmol 41 : S93-S98, 1997
121) Hoyng PF, Rulo AH, Greve EL et al : Fluorescein angiographic evaluation of the effect of latanoprost treatment on blood-retinal barrier integrity : a review of studies conducted on pseudophakic glaucoma patients and on phakic and aphakic monkeys. Surv Ophthalmol 41 : S83-S88, 1997
122) Wand M, Gaudio AR, Shields MB : Latanoprost and cystoid macular edema in high-risk aphakic or pseudophakic eyes. J Cataract Refract Surg 27 : 1397-1401, 2001
123) Callanan D, Fellman RL, Savage JA : Latanoprost-associated cystoid macular edema. Am J Ophthalmol 126 : 134-135, 1998
124) Warwar RE, Bullock JD, Ballal D : Cystoid macular edema and anterior uveitis associated with latanoprost use. Experience and incidence in a retrospective review of 94 patients. Ophthalmology 105 : 263-268, 1998
125) Ayyala RS, Cruz DA, Margo CE et al : Cystoid macular edema associated with latanoprost in aphakic and pseudophakic eyes. Am J Ophthalmol 126 : 602-604, 1998
126) Schumer RA, Camras CB, Mandahl AK : Latanoprost and cystoid macular edema : is there a causal relation? Curr Opin Ophthalmol 11 : 94-100, 2000
127) Miyake K, Ibaraki N. Prostaglandins and cystoid macular edema. Surv Ophthalmol 47 : S203-S218, 2002
128) Furuichi M, Chiba T, Abe K et al : Cystoid macular edema associated with topical latanoprost in glaucomatous eyes with a normally functioning blood-ocular barrier. J Glaucoma 10 : 233-236, 2001
129) Stjernschantz J, Selen G, Astin M et al : Effect of latanoprost on regional blood flow and capillary permeability in the monkey eye. Arch Ophthalmol 117 : 1363-1367, 1999
130) Stjernschantz J, Selen G, Astin M et al : Microvascular effects of selective prostaglandin analogues in the eye with special reference to latanoprost and glaucoma treatment. Prog Retin Eye Res 19 : 459-496, 2000
131) Ishii K, Araie M : Effect of topical latanoprost-timolol combined therapy on retinal blood flow and circulation of optic nerve head tissue in cynomolgus monkeys. Jpn J Ophthalmol 44 : 227-234, 2000
132) Sponsel WE, Mensah J, Kiel JW et al : Effects of latanoprost and timolol-XE on hydrodynamics in the normal eye. Am J Ophthalmol 130 : 151-159, 2000
133) Geyer O, Man O, Weintraub M et al : Acute effect of latanoprost on pulsatile ocular blood flow in normal eyes. Am J Ophthalmol 131 : 198-202, 2001
134) Seong GJ, Lee HK, Hong YJ : Effects of 0.005% latanoprost on optic nerve head and peripapillary retinal blood flow. Ophthalmologica 213 : 355-359, 1999
135) Waldock A, Snape J, Graham CM : Effects of glaucoma medications on the cardiorespiratory and intraocular pressure status of newly diagnosed glaucoma patients. Br J Ophthalmol 84 : 710-713, 2000
136) Hedner J, Svedmyr N, Lunde H et al : The lack of respiratory effects of the ocular hypotensive drug latanoprost in patients with moderate-steroid treated asthma. Surv Ophthalmol 41 : S111-S115, 1997
137) Hedner J, Everts B, Moller CS : Latanoprost and respiratory function in asthmatic patients : randomized, double-masked, placebo-controlled crossover evaluation. Arch Ophthalmol 117 : 1305-1309, 1999
138) Weston BC : Migraine headache associated with latanoprost. Arch Ophthalmol 119 : 300-301, 2001
139) Sakurai M, Araie M, Oshika T et al : Effects of topical application of UF-021, a novel prostaglandin derivative, on aqueous humor dynamics in normal human eyes. Jpn J Ophthalmol 35 : 156-165, 1991
140) 手塚ひとみ, 土坂寿行, 金 恵媛, 他：プロスタグランディン関連化合物 UF-021 の正常者の眼圧下降作用と作用機序. 日眼会誌 96 : 496-500, 1992
141) Taniguchi T, Haque MS, Sugiyama K et al : Ocular hypotensive mechanism of topical isopropyl unoprostone, a novel prostaglandin metabolite-related drug, in rabbits. J Ocul Pharmacol Ther 12 : 489-498, 1996
142) Sakurai M, Araie M, Oshika T et al : Effects of topical application of UF-021, a novel prostaglandin-related compound, on aqueous humor dynamics in rabbit. Jpn J Ophthalmol 37 : 252-258, 1993
143) Kashiwagi K, Tsukamoto K, Wakamatsu K et al : Effects of isopropyl unoprostone on melanogenesis

in mouse epidermal melanocytes. Jpn J Ophthalmol 45 : 259-263, 2001
144) Stewart WC, Stewart JA, Kapik BM : The effects of unoprostone isopropyl 0.12% and timolol maleate 0.5% on diurnal intraocular pressure. J Glaucoma 7 : 388-394, 1998
145) Yamamoto T, Kitazawa Y, Azuma I et al : Clinical evaluation of UF-021 (Rescula ; isopropyl unoprostone). Surv Ophthalmol 41 : S99-S103, 1997
146) Azuma I, Masuda K, Kitazawa Y et al : Double-masked comparative study of UF-021 and timolol ophthalmic solutions in patients with primary open-angle glaucoma or ocular hypertension. Jpn J Ophthalmol 37 : 514-525, 1993
147) 藤森千憲, 山林茂樹, 細田源浩, 他：低眼圧緑内障患者に対するプロスタグランディン類縁物質 UF-021 点眼液の臨床評価. 日眼会誌 97：1231-1235, 1993
148) 小川一郎, 今井一美：正常眼圧緑内障のイソプロピルウノプロストンの長期点眼成績. あたらしい眼科 14：251-253, 1997
149) 栗田正幸, 杉田美由紀, 鎌田光二, 他：塩酸カルテオロール点眼薬とイソプロピルウノプロストン点眼薬の有効性と安全性に関する多施設共同調査. 眼臨 94：910-914, 2000
150) 新家 眞, 櫻井真彦, 鈴木康之, 他：UF-021 点眼液の眼圧日内変動に与える影響. あたらしい眼科 10：2117-2121, 1993
151) Tsukamoto H, Yokoyama T, Okada K et al : Substituting latanoprost (Xalatan) for isopropyl unoprostone (Rescula) in monotherapy and combination therapy. Acta Ophthalmol Scand 78 : 604-605, 2000
152) 木村泰朗, 小野純治, 石井るみ子, 他：イソプロピルウノプロストン点眼液の他剤併用投与による眼圧下降効果. 臨眼 53：1869-1876, 1999
153) 土坂寿行, 新家 眞, 高瀬正彌, 他：カルテオロールおよびウノプロストンの併用効果. 眼臨 93：1740-1745, 1999
154) 大竹雄一郎, 谷野富彦, 真島行彦, 他：ベタキソロールとウノプロストン併用療法の有効性と安全性. あたらしい眼科 17：687-690, 2000
155) 山本哲也, 迟 啓民, 北澤克明, 他：UF-021 とピロカルピンの併用による眼圧下降作用. 日眼会誌 98：202-205, 1994
156) 茂木 豊, 新家 眞, 鈴木葉子, 他：UF-021 点眼液の難治性緑内障に対する臨床的有用性. 眼紀 44：12-18, 1993
157) 東 郁郎：薬剤療法難治性の緑内障に対する UF-021 点眼液の治療効果. 日眼会誌 97：232-238, 1993
158) 蕪城俊克, 大橋正明, 白土城照, 他：ウスプロストン点眼液の難治性緑内障に対する追加投与成績. 臨眼 51：1599-1602, 1997
159) 岩口由香里, 棚橋俊郎：イソプロピルウノプロストン点眼中に虹彩色素の変化を認めた2症例. 眼臨 92：1661-0, 1998
160) 岩口由香里, 棚橋俊郎, 白尾 裕, 他：イソプロピルウノプロストン点眼後虹彩の色調が変化したと思われる2症例. 臨眼 53：971-974, 1999
161) Yamamoto T, Kitazawa Y : Iris-color change developed after topical isopropyl unoprostone treatment. J Glaucoma 6 : 430-432, 1997
162) 石井陽子, 八塚秀人, 中塚和夫, 他：イソプロピルウノプロストン点眼液による下眼瞼の多毛. あたらしい眼科 16：419-421, 1999
163) 原嶋紀子, 北村静章, 秦誠一郎, 他：イソプロピルウノプロストン点眼液により多毛の生じた3症例. 臨眼 53：1550-1552, 1999
164) 我謝 猛, 澤口昭一, 湯口琢磨, 他：イソプロピルウノプロストン点眼による下眼瞼多毛症を認めた3症例. あたらしい眼科 17：691-693, 2000
165) 川村昭之, 奥村 秀, 栗原秀之, 他：ウノプロストン点眼液使用時に生じた眼瞼部多毛症. 臨眼 53：33-36, 1999
166) 仙波晶子, 豊永美江, 西岡木綿子, 他：ウノプロストン点眼によって生じた眼瞼多毛症. 臨眼 54：775-778, 2000
167) 杉山哲也, 徳岡 覚, 中島正之, 他：眼圧下降剤による脈絡膜組織血流量, 角膜面温度の変化. あたらしい眼科 9：1430-1434, 1992
168) 小郷卓司：イソプロピルウノプロストンの脈絡膜循環への影響. 眼紀 47：1398-1403, 1996
169) Sugiyama T, Azuma I : Effect of UF-021 on optic nerve head circulation in rabbits. Jpn J Ophthalmol 39 : 124-129, 1995
170) 阿部圭哲, 山林茂樹, 柏木賢治, 他：イソプロピルウノプロストン点眼のサル網膜血流に及ぼす影響. あたらしい眼科 16：409-413, 1999
171) 石井 清, 新家 眞：イソプロピルウノプロストン点眼のカニクイサル視神経乳頭末梢循環に及ぼす影響. 眼紀 50：224-228, 1999
172) 牧本由紀子, 杉山哲也, 小嶌祥太, 他：イソプロピルウノプロストンの長期点眼の網脈絡膜循環に及ぼす影響. 日眼会誌 104：39-43, 2000
173) Kitaya N, Yoshida A, Ishiko S et al : Effect of timolol and UF-021 on pulsatile ocular blood flow in normal volunteers. Ophthalmic Res 29 : 139-144, 1997
174) 井戸正史, 大澤俊介, 伊藤良和, 他：イソプロピルウノプロストン点眼が正常眼圧緑内障患者における眼循環動態に及ぼす影響. あたらしい眼科 16：1577-1579, 1999
175) Melamed S : Neuroprotective properties of a synthetic docosanoid, unoprostone isopropyl : clinical benefits in the treatment of glaucoma. Drugs Exp Clin Res 28 : 63-73, 2002
176) 小川一郎, 今井一美：ウノプロストン上皮性角膜症. あたらしい眼科 15：1751-1754, 1998
177) 阪本吉広, 岩崎直樹, 前田直之, 他：プロスタグランディン $F_2\alpha$ 点眼液による角膜上皮障害. 臨眼 49：1485-1484, 1995
178) 橘 信彦, 木村泰朗, 石井るみ子, 他：イソプロピルウノプロストン点眼液によると思われる角膜上皮障害. あたらしい眼科 13：1097-1101, 1996
179) 高橋美奈子, 籏福みどり, 西村智子, 他：抗緑内障点眼薬の単剤あるいは2剤併用の長期投与による角膜障害の出現頻度. 臨眼 53：1199-1203, 1999

180) 俊野敦子, 岡本茂樹, 島村一郎, 他：プロスタグランディン F2αイソプロピルウノプロストン点眼薬による角膜上皮障害の発症メカニズム. 日眼会誌 102：101-105, 1998
181) Oda M, Takahashi N : Cell injury effect of isopropyl unoprostone, an antiglaucoma agent, on cultured human conjunctival cells. J Ocul Pharmacol Ther 15：489-496, 1999
182) 宮崎正人, 青山裕美子, 落合恵三, 他：抗緑内障点眼薬の角膜バリアー機能への影響に関する検討. 眼紀 49：811-816, 1998
183) 小室 青, 横井則彦, 松本康広, 他：イソプロピルウノプロストン点眼の角膜上皮バリアー機能に及ぼす影響. あたらしい眼科 13：442-444, 1996
184) Shimazaki J, Hanada K, Yagi Y et al : Changes in ocular surface caused by antiglaucomatous eyedrops : prospective, randomised study for the comparison of 0.5% timolol v 0.12% unoprostone. Br J Ophthalmol 84：1250-1254, 2000
185) Varnell ED, Toshida H, Kaufman HE et al : Differences in topical latanoprost and unoprostone on acute and recurrent herpetic keratitis in the rabbit. Invest Ophthalmol Vis Sci 41 (suppl)：S57, 2000
186) 青山裕美子, 上野聡樹：プロスタグランディン UF021 緑内障点眼剤の眼圧および前房フレア強度に及ぼす影響. 眼紀 47：914-919, 1996
187) Brubaker RF, Schoff EO, Nau CB et al : Effects of AGN 192024, a new ocular hypotensive agent, on aqueous dynamics. Am J Ophthalmol 131：19-24, 2001
188) Brubaker RF : Mechanism of action of bimatoprost (Lumigan). Surv Ophthalmol 45：S347-51, 2001
189) Woodward DF, Krauss AH, Chen J et al : The pharmacology of bimatoprost (Lumigan). Surv Ophthalmol 45：S337-S345, 2001
190) Laibovitz RA, VanDenburgh AM, Felix C et al : Comparison of the ocular hypotensive lipid AGN 192024 with timolol : dosing, efficacy, and safety evaluation of a novel compound for glaucoma management. Arch Ophthalmol 119：994-1000, 2001
191) Gandolfi S, Simmons ST, Sturm R et al : Three-month comparison of bimatoprost and latanoprost in patients with glaucoma and ocular hypertension. Adv Ther 18：110-121, 2001
192) Sherwood M, Brandt J : Six-month comparison of bimatoprost once-daily and twice-daily with timolol twice-daily in patients with elevated intraocular pressure. Surv Ophthalmol 45：S361-S368, 2001
193) Orengo-Nania S, Landry T, Von Tress M et al : Evaluation of travoprost as adjunctive therapy in patients with uncontrolled intraocular pressure while using timolol 0.5%. Am J Ophthalmol 132：860-868, 2001
194) Goldberg I, Cunha-Vaz J, Jakobsen JE et al : Comparison of topical travoprost eye drops given once daily and timolol 0.5% given twice daily in patients with open-angle glaucoma or ocular hypertension. J Glaucoma 10：414-422, 2001

6 炭酸脱水酵素阻害薬

歴史と背景

　炭酸脱水酵素は血液中に存在し，二酸化炭素と水から水素イオンと炭酸イオンを作る酵素として1933年に記載された，長い歴史をもつ酵素である[1]。その後，1949年に炭酸脱水酵素が房水産生に関与すると証明され[2]，間もなく1954年に利尿薬として開発されたスルホンアミド系の炭酸脱水酵素阻害薬アセタゾラミドが，経口眼圧下降薬として初めて臨床投与された[3,4]。その後アセタゾラミドは同じくスルホンアミド系のジクロフェナミド，メタゾラミド[5,6]などとともに40年以上経口緑内障治療薬として広く用いられてきた。しかし十分な眼圧下降が得られる反面，全身的に多様な副作用が出現したため長期的な服用には大きなリスクがあった[7]。具体的には尿管結石，アシドーシス，手足のしびれ，胃腸障害，体重減少，利尿作用，低カリウム血症，高尿酸血症，種々の血球系機能障害などの副作用の結果[8]，約50％の患者が長期投与できない状況であったと報告されている[7,9]。

　経口薬による全身的副作用を回避するため，1950年代より点眼薬の開発が試みられた。当初ウサギに，アセタゾラミドの点眼および結膜下注射による局所投与が行われたが，眼圧下降は見られなかった[4,10,11]。理由としてスルホンアミドは極性が高く水溶性であったため，角膜上皮・内皮の透過性が非常に悪かったことにある。もう一つの大きな理由として，炭酸脱水酵素は自然界でも最も活性の高い酵素の一つで，房水産生を抑制するには毛様体における酵素活性をほぼ100％抑制する必要があるということがあげられる[12]。そのためにかなり高濃度の薬剤が毛様体に到達する必要があり，経口投与で房水産生抑制に十分な血中濃度に保った場合，全身にくまなく分布する炭酸脱水酵素の機能も低下して種々の副作用が発現したのは当然のことであった。

　この問題を解決するため，十分な酵素抑制作用をもち透過性に優れている薬剤の開発に重点がおかれた。脂溶性が高く若干の水溶性も備えているスルホンアミド系薬剤で，有望なものが見つかったのは1987年のことである。メルク社の開発によるthienothiopyran 2 sulfonamide系の薬剤から，酵素に対する阻害作用が強く十分な眼圧下降作用をもち，眼刺激症状が少ないドルゾラミドが選ばれた。その後アルコン社により，ドルゾラミドとほぼ同じ骨格のブリンゾラミドが開発された（図2-159）。

　点眼薬の登場により経口薬の使用機会が激減し，ジクロフェナミド，メタゾラミドは現在国内では使用されなくなったが，なお強力な眼圧下降効果のあるアセタゾラミドは汎用されている。点眼薬は眼圧下降効果の点で第一選択薬ではないものの，全身的副作用のないことから，β遮断薬，プロスタグランジン系薬剤とともに重要な選択肢の一つになっている。

薬理作用・代謝

炭酸脱水酵素と阻害薬

　炭酸脱水酵素（CA）には現在までに14種類のア

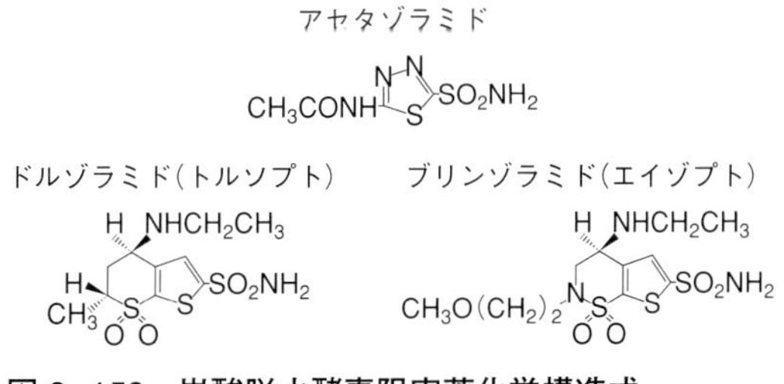

アセタゾラミド
$CH_3CONH\text{-}\underset{S}{\underset{\|}{N\text{=}N}}\text{-}SO_2NH_2$

ドルゾラミド（トルソプト）　　　ブリンゾラミド（エイゾプト）

図2-159 炭酸脱水酵素阻害薬化学構造式

表 2-40　炭水脱水酵素阻害薬の特性

一般名	販売名	容量・濃度	用量・用法	pH
アセタゾラミド	ダイアモックスなど	125 mg, 250 mg	1日2~4回	
ドルゾラミド	トルソプト	0.5, 1.0%	1日3回	5.5~5.9
ブリンゾラミド	エイゾプト	1.0%	1日2回	7.5

	炭酸脱水酵素阻害能　IC_{50} ($nM \pm SD$)			結合能 Ki ($nM+SD$)	
アイソザイムと眼内存在部位	CA-I 水晶体, 角膜内皮	CA-II 毛様体上皮, 網膜 水晶体, 角膜内皮	CA-IV 血管内皮, 角膜内皮 毛様体上皮	CA-I	CA-II
アセタゾラミド	657±82	9.04±0.16	33.1±13.7	673±82	33.8±4.9
ドルゾラミド	28,032±613	3.74±0.02	32.0±0.7	1,240±417	0.51±0.09
ブリンゾラミド	1,367±82	3.19±0.3	45.3±0.3	32±1	0.13±0.03

　イソザイムが存在し，そのうち活性がある酵素は11種類である[13]。ヒト眼には現在までにCA-I，CA-II，CA-IV，CA-VIが存在することが知られている[14]（表2-40）。CA-I，CA-IIは細胞質にありCA-IVは膜結合型，CA-VIは分泌型である。現在の知見では毛様体にはほとんどCA-IIしかなく[15-17]，CA-IVについては，マウスとウサギでは毛様体にもあるがヒトにはないとされており[18]，CA-II欠損症の患者ではCA-I，II，IVをほぼ同様に阻害するアセタゾラミドが眼圧下降に無効であったことも考え合わせると[19]，CA-IVは毛様体に存在しても房水産生にはあまり関係なく，ヒトではCA-IIが房水産生に寄与していると考えてよいと思われる。

　アセタゾラミド，ドルゾラミド，ブリンゾラミドは，ともにCA-IIに強い選択性をもつ。点眼薬ドルゾラミドとブリンゾラミドの違いは，II，IV型に対する阻害作用は同じであるが，ブリンゾラミドがCA-Iにも阻害作用が強いことである。しかし毛様体での房水産生に主に関与しているのはCA-IIで，両点眼薬による房水産生阻害には差がないと考えられ，臨床的にも眼圧下降作用に差は見られていない。

薬剤代謝

　経口薬のアセタゾラミドは内服後腸管で吸収され，1時間後に血中濃度は最高になり内服量に依存して高くなる[20]。血液中では赤血球および血漿中に存在し，血漿中のアセタゾラミドは分解修飾されないまま腎より排出される。

　点眼薬のドルゾラミド，ブリンゾラミドは主に角膜から吸収され，ウサギでの薬物動態によると角膜の半減期はそれぞれ2時間および3~5時間である[21]。頻回点眼により眼内では特に虹彩，毛様体，網膜，脈絡膜に蓄積が見られるが，これは薬剤が色素に結合しやすいことも関係している。また頻回点眼後の眼内，特に後眼部への蓄積は，局所での移動により血液循環によらないことも証明されている[22]。眼局所より血液中に吸収されるが，血液中ではただちに赤血球に取り込まれ，血漿中にはほとんど存在せず無視できる。赤血球中にはCA-I，IIがあり，取り込まれた薬剤による副作用が心配されるが，ドルゾラミド2.0％4週間の点眼後では，赤血球中のCA-II活性は21%まで減少するにもかかわらず，赤血球の炭酸脱水酵素全体の活性は42%まで減少しているだけで，結果的に明らかな全身的副作用は出現しない[23]。これは赤血球中のCA-IIの活性が炭酸脱水酵素全体の活性の13%しかないことによる[24]。点眼後血漿濃度が低いことにより全身的な副作用がほとんどないことは，1~2年の長期点眼で血液のアシドーシスや電解質異常がないことからも裏付けられている[25-27]。最終的には，ドルゾラミドは数か月かけて腎臓から排出される[28]。ブリンゾラミドでも，赤血球の炭酸脱水酵素活性は約30%に落ちるものの，全身的副作用は起こさない。

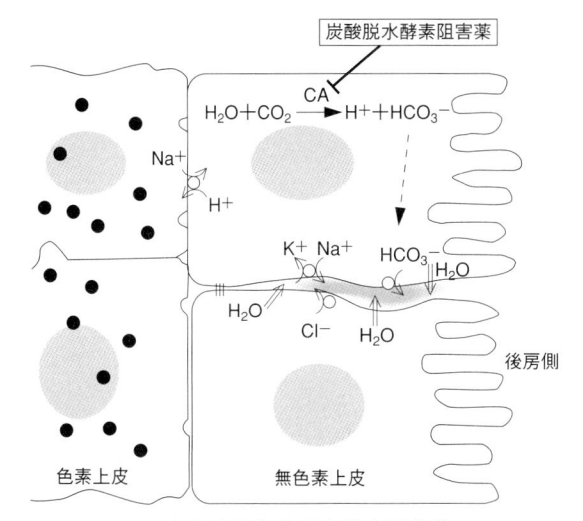

図2-160 房水産生と炭酸脱水酵素阻害薬

炭酸脱水酵素阻害作用による眼圧下降機序

炭酸脱水酵素は毛様体上皮で炭酸イオンを産生する。炭酸イオンはナトリウムイオンを伴って後房水に分泌され，その際に水分子も輸送されることで房水産生が起こっている（図2-160）。炭酸脱水酵素の阻害により，生理学的には房水産生量が減少し眼圧が下降することが証明され[29-31]，その後炭酸脱水酵素阻害薬による後房への炭酸イオンとナトリウムイオン輸送の減少が証明されて，生化学的にも作用機序が裏付けられている[32,33]。ただし，房水産生抑制のためには酵素活性をほぼ100%抑制する必要があるため[12]，毛様体の薬物濃度を高める必要があり，その結果内服では全身的副作用が多く出現し，一方点眼では眼内移行の良い薬物の開発が必要とされたのである。

アセタゾラミド内服2時間後で房水産生量は約50％減少する[20,34]。ドルゾラミド点眼薬でも同様に，点眼後3時間での房水産生の減少が報告されている[35]。フルオロフォトメトリーでは日中および夜間の房水産生量はブリンゾラミド，ドルゾラミドそれぞれ日中19％，14％，夜間16％，8％減少し，同じく房水産生を抑制するβ遮断薬より夜間の有効性が高いとされている[36,37]。いずれの報告でも房水流出率は不変である。β遮断薬は同様な房水産生の減少を起こすが，作用点が異なるためβ遮断薬に追加しても，経口内服，両点眼薬剤ともにさらに房水産生量の減少がみられる[38,39]。

受容体レベルでは房水産生には主としてCA-Ⅱ受容体が関与することが，CA-Ⅱ受容体欠損症の患者で阻害薬による眼圧下降が見られないことからも裏付けられている[19]。経口薬が点眼薬に比べ眼圧下降効果に優れることから，毛様体での房水産生抑制は炭酸イオンの産生阻害以外にも，代謝性アシドーシスが関与している可能性がある[40]。

薬剤

アセタゾラミド

ダイアモックス®（日本レダリーなど）

■眼圧下降効果

高眼圧症もしくは緑内障眼に対するアセタゾラミドの眼圧下降効果は，下降幅8～9 mmHg程度，下降率30～40％程度とされ，内服後2～6時間で最も下降し，その効果は6時間以上持続する[20,41]。点眼炭酸脱水酵素阻害薬以外の眼圧下降薬とは作用機序が異なるため併用療法は有効である。チモロール，ベタキソロールなどのβ遮断薬[42-46]，ピロカルピン[44]，ラタノプロスト[47,48]に相加的な効果が認められている。

使用量は，内服薬，注射薬（血管内・筋肉内）とも，成人で最大1,000 mg/日であるが，副作用軽減のため，少ない量（250～500 mg/日）から開始し，眼圧下降効果を判断する。排出が腎機能に依存するため，血中濃度に個人差が出ることに注意しなければならない。高齢者，腎機能障害のある患者への投与は慎重にすべきである。小児に対しては5～10 mg/kg/日を4～6回に分け投与する[49]。

至適血中濃度に関して，単回投与での報告では血漿濃度は投与量の増加とともに上昇し，投与量が多いほど血漿中に長い時間残存するものの，血漿濃度4 mg/ml以上（1回に63 mg以上の内服に相当）では，眼圧下降効果に大きな相違はないとされている[20]。最大眼圧下降幅の70％以上を得るために効果的な血中濃度は4 mg/mlであり，内服量が同じでも腎機能によって血中濃度が異な

るので，腎機能に応じて内服量を増減するのが望ましい[50]。単回投与では 500 mg 投与の方が，250 mg 以下の投与より早く眼圧が下降するとの報告もある[41]。またアセタゾラミドは緑内障のほか，てんかん，肺気腫における呼吸性アシドーシス，心性・肝性浮腫，妊娠中毒，メニエール病など，眼科以外のさまざまな領域でも用いられており，投与に際しては患者の既往症にも配慮する必要がある。

アセタゾラミドの静注で，組織の二酸化炭素分圧の上昇に伴う網膜血流の上昇が報告されている[51]。また循環血流増加による視機能改善も報告されているが[52]，異論もある[53,54]。

■**全身的副作用**

炭酸脱水酵素は眼外のさまざまな組織中にも存在するため(表 2-23)，内服により多様な副作用を惹起する可能性があり，半数以上の例で継続的に使用できない原因となっている[7]。これらの副作用は健常成人でも少なからず見られるが，小児や高齢者に対してはより慎重に使用する[7,49]。また，催奇形性[55,56]や母乳中に検出される[57]ことが報告されており，妊婦や授乳を必要とする場合には使用を控える。副作用の発生をできる限り少なくするために，食後に服用することを指導し，必要最低量を短期間使用することが望ましく，可能であれば手術など他の眼圧下降手段を選択する。副作用に対しては，問診・検査により早期発見に努める。血液検査については異論もあるが，定期的に行うことが望ましい。

手指・口唇などのしびれ

しばしばみられる合併症である[9,58]が，原因は不明である。味覚の異常や炭酸飲料の食感がなくなることもある。投与の継続により，次第に軽快する場合もある。

消化器症状

食欲不振・悪心・嘔吐，下痢などがある。体重減少をきたすこともある[9,58]。原因は不明である。

再生不良性貧血，溶血性貧血，無顆粒球症（骨髄抑制）

再生不良性貧血は，多くはないが最も深刻な合併症の一つである[59]。投与 2〜3 か月で発症することが多いが，2 週間での発症も報告されている。致命的なこともあり，注意を要する。

腎・尿路結石などの腎機能障害

尿中クエン酸などの減少に伴い尿に溶けるカルシウム量が減少することにより，結石が析出する[60,61]。内服患者に年 2.4％で発症するとの報告もある[61]。アセタゾラミドの内服により尿路結石の頻度は 10 倍程度高くなるため，尿路結石の既往がある場合，使用開始前に泌尿器科での診療が勧められる。多尿，尿糖，急性腎不全がみられることがある。大量のビタミン C との併用で結石が生じやすくなる。

低カリウム血症

低カリウム血症が深刻な状態になることはまれであるが，サイアザイド系利尿薬やステロイドなど血中のカリウムを減少させる薬物や，ジギタリスなどの低カリウムにより副作用が発現しやすくなる薬物を併用する場合には，定期的な血液検査を行う必要がある[9]。血中カリウムレベルが低下している場合には，カリウム製剤を投与する[62]。

代謝性アシドーシス

赤血球および腎臓における炭酸脱水酵素阻害作用により惹起される副作用である[40]。糖尿病，呼吸機能低下，肝不全，腎不全，高齢者などで特に悪化しやすく，慎重な投与が必要とされる。

眼科以外の内服薬との併用における注意

アスピリン大量投与時に併用した場合，アセタゾラミドの血漿中キャリア蛋白への結合が阻害され，かつアセタゾラミドの腎排泄が減少し，アセタゾラミド血漿濃度が上昇するので，要注意である[63,64]。降圧剤やジギタリス製剤などの強心剤と併用すると，降圧剤，強心剤の作用を増強することがある。カルバマゼピンに併用すると，カルバマゼピンの血中濃度が上がり中毒症状が出ることがある。

その他

全身倦怠感，いらいら感，うつ状態，傾眠などは使用者の訴えがない場合もあり，注意深い観察を要する[9]。尿酸値の上昇の報告もある[60]。サルファ系の抗生物質にアレルギーのある患者は，同

じくスルホンアミド系のアセタゾラミドでもアレルギーを起こしうることが知られている[65]。現在は国内で発売されていないメタゾラミドでの事例であるが Stevens-Johnson 症候群を引き起こすことが報告されており[66,67]，アセタゾラミドでも起こりうるので発疹，発熱，瘙痒感，結膜充血などが見られた場合ただちに投与を中止する。一過性近視の報告もある[68]。

ドルゾラミド

トルソプト点眼液® 0.5％，1.0％（萬有製薬）

■眼圧下降効果

開発当初，国外では開放隅角緑内障および高眼圧症患者で，2％ドルゾラミド1日2回および3回点眼の比較検討が行われ，2回点眼に比べ3回点眼が眼圧下降度（約20％）およびトラフ時の眼圧で有意となった[69,70]。さらに，0.2，0.7，2％の濃度が試されたが，2％が眼圧下降効果で優れており[25]，日本以外ではすべて2％製剤が使用されている。日本では当初1，2，2.5％点眼液による単回投与で2時間後に最大眼圧下降が認められ，その後4～6時間で減弱する傾向が認められたため，1日3回点眼が必要と考えられた[71]。その後0.2，0.5，1，2％2週間点眼が試された結果，2時間後の眼圧はほぼ同じく15％程度下降したが，有効性安全性の面から0.5～1.0％が至適容量と考えられ，また0.5％と1.0％の間に差がなかったことから，まず0.5％を投与することが通常臨床量と決定された[72]。

緑内障，高眼圧症患者を対象にした0.5％長期投与試験では，点眼2時間後の最大下降は3.8 mmHg（outflow pressure 27％減少），1年後の平均眼圧下降は2.9 mmHg（outflow pressure 20％減少）であり，さらに0.5％から1.0％への増量により有意な増量効果が得られたと報告されている。長期使用後の薬剤耐性はないと報告されている[73]。落屑緑内障に対しても同様な眼圧下降が得られ[74]，続発緑内障および原発閉塞隅角緑内障患者にも有効であると報告されているが[75]，その眼圧下降効果が弱いことから急性発作時に単剤で用いるものではない。

■他剤との比較

2％ドルゾラミド点眼よりアセタゾラミド内服の方が房水産生抑制，眼圧下降ともに強いと正常人および緑内障患者で報告されている[76,77]。2％ドルゾラミドの眼圧下降効果はラタノプロストに劣ると報告されている[78,79]。また0.5％チモロールにはやや劣るものの，0.25％チモロール，ベタキソロールとはほぼ同等の眼圧下降効果が得られると報告されている[27,80,81]。緑内障および正常眼圧緑内障患者を対象にした1か月点眼の結果，2％ドルゾラミド点眼による夜間の眼圧は0.5％チモロールより低いとの報告がある[79]。

■他剤からの切り替えおよび併用効果

経口炭酸脱水酵素阻害薬内服中の緑内障患者の，0.5％もしくは1.0％ドルゾラミドへの切り替えでは，経口薬の副作用の軽減と，内服に近い眼圧下降が得られると報告されているが[73,82]，アセタゾラミド内服の方が眼圧下降効果は高い[76,83]。ピロカルピン，ジピベフリンからドルゾラミドへの切り替えはさらなる眼圧下降に加え，ピロカルピン，ジピベフリンの副作用を軽減することができる。

■他剤との併用効果

アセタゾラミド以外の他剤との併用はすべて有効であるが，一次選択薬のチモロール，ラタノプロストとの併用が臨床的に有効で多用されている。チモロールとの併用による眼圧下降効果は約10％程度ある。チモロール＋ピロカルピン，もしくはジピベフリン併用の緑内障および高眼圧症患者において，チモロール＋ドルゾラミドに切り替えたところ，ピロカルピン，ジピベフリンの副作用の軽減とともに，同等もしくはそれ以上の眼圧下降が得られた。特に約半数で2 mmHg以上のさらなる眼圧下降が得られており有効である[84]。国外でも2％点眼液を，チモロールまたチモロールゲル化剤に併用することにより，さらに約10％の眼圧下降が得られている[85,86]。同じく，チモロール＋ピロカルピン併用よりドルゾラミド併用の方が患者満足度調査でも好ましいとの結果が得られている[87,88]。国外ではチモロールとドルゾラミドの混合点眼薬（コソプト®，メルク社）が認

可されているところがあり，混合点眼剤は1日2回であるが，眼圧下降効果，副作用の頻度もチモロール2回，ドルゾラミド3回点眼と同じであると報告されている[83,89-92]。ラタノプロストに対しても，相加的な眼圧下降効果があると報告されている[93,94]。同じ炭酸脱水酵素阻害薬であるアセタゾラミドとの併用については，2％ドルゾラミド3回点眼1週間後にアセタゾラミド250 mg内服した場合と，逆にアセタゾラミド1,000 mg/日1日4回内服約1週間後に2％ドルゾラミド点眼した場合で，それぞれ眼圧下降，房水産生を測定したが，いずれも相加的な効果はなかったと報告されている[95]。

■副作用および眼局所への影響
全身的副作用

世界的に発売後7年が経過しているが，全身的副作用はないといえる。点眼後の血漿濃度が低いことにより，全身的な副作用が出現しないことは，1～2年の長期点眼でも血液のアシドーシスや電解質異常がないことからも裏付けられている[25-27]。国内では少ないようだが，国外の文献では約25％の患者で苦みを感じると報告されている。しかし，投薬中止したものは0.1％に満たない。鼻道経由で薬剤が味蕾に存在する炭酸脱水酵素を阻害し，二酸化炭素が蓄積することによる。投薬前の指導があれば問題ない。国内で報告がみられない理由として，点眼液濃度の差や人種差によると考えられる。一部の経口薬で見られた重篤な皮膚障害であるStevens-Johnson症候群，Lyell症候群などは報告されていない。血小板減少症が1例報告されている[96]。

角膜

CA-Ⅰ，CA-Ⅱ，CA-Ⅳが角膜内皮に存在し[97]，角膜実質からの水の能動輸送を行っているため，当初点眼による角膜の肥厚が懸念されたが，ウサギで4％3か月1日3回点眼後では変化がなかったと報告されている[98]。ヒトでは内皮機能不全のない緑内障および高眼圧症患者に対し，3か月点眼後の角膜厚は不変であったと報告されている[99]。また角膜内皮1,500/mm²以上の緑内障患者に対しチモロール，ベタキソロール，ドルゾラミド各1年点眼した後の角膜厚，内皮細胞密度は各薬剤間に差がなかったと報告されている[100]。別の報告でも緑内障患者に4週間点眼後の角膜厚を測定したところ，有意ではないがやや増加したものの，臨床的には問題はなかったとされる[23]。正常眼および正常の内皮機能をもつ緑内障および高眼圧症患者でも，低酸素状態による角膜厚の増加からの回復度にドルゾラミドは影響を与えなかったと報告されている[101,102]。したがって通常は投与しても問題はないと考えられる。ただし内眼手術後内皮機能障害のある9症例で，点眼開始後3～20週間で不可逆性の機能不全を起こしたとの報告があり，内皮機能不全がみられる患者への投与は注意を要する[103]。通常角膜への副作用が発現しない理由は，ドルゾラミドの角膜での半減期が2時間で蓄積しないことと[21]，内皮ではドルゾラミドにほとんど阻害されないCA-Ⅰも機能しているため[97]，ポンプ機能が温存されているからと考えられる。したがって眼圧が高く内皮機能不全がある場合には，CA-Ⅰの機能も低下しており，ドルゾラミドによるCA-Ⅱ阻害を代償できず角膜障害を起こすことが考えられる。

水晶体

水晶体にも少なくともCA-Ⅰ，CA-Ⅱが存在しイオン，水輸送に関与している可能性があるが，幸いなことにウサギ水晶体で炭酸脱水酵素を阻害してもイオンの流入流出に影響を与えないことから，水晶体での炭酸脱水酵素の役割はほとんどないと考えられる[104]。臨床的にも炭酸脱水酵素阻害薬による副作用は起きていない[98]。

血流への影響

点眼剤による眼局所血流改善作用が報告されているが，対象，方法により異なった結果が出ているのが現状である。薬理学的には後眼部に十分作用すれば血流が増加する可能性がある。ウサギでは，2.0％ドルゾラミド，2.0％ブリンゾラミド点眼1週間後，ドップラ法でともに有意に視神経乳頭血流の増加を認めた（両薬剤に差はない）との報告と[105]，1.0％ドルゾラミド20日間点眼後，スペックル法で変化がなかったとの報告がある[106]。

正常人で蛍光色素を用いた血流速度の測定では，網膜と視神経乳頭表剤血管で2.0%ドルゾラミド点眼により速度の増加が見られたとの報告と[107]，ドップラ法では網膜血流には変化がなかったとの相反する報告がある[108,109]。また正常人，緑内障患者でも網膜中心動脈，眼動脈の最大収縮時速度や血管抵抗指数が有意に増加したとの報告と[110]，1か月の点眼で開放隅角緑内障患者でもドップラ法により網膜血流速度が増加したとの報告がある[111]。正常眼圧緑内障患者でも，4週間の点眼後網膜血流速度とコントラスト感度の増加が見られたと報告されている[112]。最近ブタを用いて，乳頭部酸素分圧がドルゾラミドで濃度依存的に増加するとの報告がある[113]。

その他眼局所への影響

pHが6であることに起因すると思われる，点眼時の刺激症状が20%程度見られる[27,114]。流涙や一過性のかすみは3〜9%である。結膜充血およびアレルギー性結膜炎，眼瞼炎の発症が若干みられ，国内安全性評価対象症例では602例中22例（3.5%），海外でも点眼1年で約4%との報告がある[27,114]。

ブリンゾラミド

エイゾプト点眼液®（アルコン）

眼圧下降効果

ブリンゾラミドは六員環の位置にmethoxypropyl基を持っているため（図2-159），ドルゾラミドより結合能が高く（表2-40）阻害作用が長時間持続すると考えられており，2回点眼で有効な薬剤である。1.0%1日2回点眼による眼圧下降効果は約20%弱である[115]。薬剤耐性は認められない[116]。18か月の緑内障および高眼圧症患者に対する長期点眼試験では，2回，3回点眼がチモロールと比較検討されたが，ともに有効な眼圧下降を示すものの，2回と3回で差がなかったとされる。チモロールにはやや劣ると報告されている[117]。

他剤との比較

1%，2%ブリンゾラミドともに，2%ドルゾラミド1日3回点眼と眼圧下降作用は差がみられないが[118]，点眼による快適度については，ブリンゾラミドが勝っているとの報告がある。点眼液自体のpHの差によるものと考えられる[119]。

他剤との併用

チモロールに対しての併用効果は約10%程度ある。緑内障および高眼圧症患者に対し3か月，0.5%チモロールに1%ブリンゾラミド3回併用したところ，さらに3〜4 mmHgの眼圧下降が得られたと報告されている[118,120]。0.5%チモロール＋1%ブリンゾラミド2回併用と，0.5%チモロール＋2%ブリンゾラミド2回併用したところ，3か月後の眼圧下降度は差がなかったが，点眼の快適度においてブリンゾラミドが優れていた[121]。ベタキソロールとの併用では眼圧が14〜19%房水産生が約40%減少し，併用効果があるとされる[38]。

■副作用および眼局所への影響

全身的副作用

3か月および18か月の点眼では特に副作用はみられていない[117,118]。

角膜

現在までのところ顕著な副作用の報告はないが，ドルゾラミドの項に詳述したようにCA-I，CA-II，CA-IVが角膜内皮に存在し[97]，ブリンゾラミドはドルゾラミドよりCA-Iに対する結合力が高いので，内皮障害が懸念される場合や顕著な場合は，使用に十分注意する必要がある。

血流への影響

薬理学的には後眼部に十分作用すれば血流が増加する可能性がある。ウサギでは，2.0%ドルゾラミド，2.0%ブリンゾラミド点眼1週間後ドップラー法でともに有意に視神経乳頭血流の増加を認めた（両薬剤に差はない）との報告ある[105]。

その他眼局所への影響

ブリンゾラミドはドルゾラミドより脂溶性が高いため，懸濁剤として生理的pHで製剤化されている。そのためブリンゾラミドはドルゾラミドより点眼時の刺激が少なく快適度が高い一方，一過性の霧視がみられる[119,122]。

（相原　一・新家　眞）

文 献

1) Meldrum NU, Roughton FJW : Carbonic anhydrase its preparation and properties. J Physiology 80 : 113-142, 1933
2) Friedenwald JS : The formation of the intraocular fluid. Am J Ophthalmol 32 : 9-27, 1949
3) Becker B : Decrease in intraocular pressure in man by a carbonic anhydrase inhibitor. Diamox. Am J Ophthalmol 37 : 13-15, 1954
4) Grant WM, Trotter RT : Diamox in treatment of glaucoma. Arch Ophthalmol 51 : 735-739, 1954
5) Becker B : Use of methazolamide in the therapy of glaucoma. Am J Ophthalmol 49 : 1307-1311, 1960
6) Gonzales-Jiminez E, Leopold IH : The effect of dichlorphenamide on the intraocular pressure of humans. Arch Ophthalmol 60 : 427-436, 1958
7) Lichter PR, Newman LP, Wheeler NC et al : Patient tolerance to carbonic anhydrase inhibitors. Am J Ophthalmol 85 : 495-502, 1978
8) Pfeiffer N : Dorzolamide : development and clinical application of a topical carbonic anhydrase inhibitor. Surv Ophthalmol 1997 ; 42 : 137-51.
9) Epstein DL, Grant WM : Carbonic anhydrase inhibitor side effects. Arch Ophthalmol 95 : 1378-1382, 1977
10) Foss RH : Loacal application of Diamox : an experimental study of its effect on the intraocular pressure. Am J Ophthalmol 39 : 336-339, 1955
11) Green H, Li H : Effects of locally administered Diamox. Am J Ophthalmol 40 : 137-139, 1955
12) Maren TH, Haywood JR, Chapman SK et al : The pharmacology of methazolamide in relation to the treatment of glaucoma. Invest Ophthalmol Vis Sci 16 : 730-742, 1977
13) Chegwidden WR, Carter ND : Introduction to the carbonic anhydrases. EXS 90 : 14-28, 2000
14) Wistrand PJ : Carbonic anhydrase inhibition in ophthalmology : carbonic anhydrases in cornea, lens, retina and lacrimal gland. EXS 90 : 413-424, 2000
15) Dobbs PC, Epstein DL, Anderson PJ : Identification of isoenzyme C as the principal carbonic anhydrase in human ciliary processes. Invest Ophthalmol Vis Sci 18 : 867-870, 1979
16) Wistrand PJ, Garg LC : Evidence of a high-activity C type of carbonic anhydrase in human ciliary processes. Invest Ophthalmol Vis Sci 18 : 802-806, 1979
17) Wistrand PJ, Schenholm M, Lonnerholm G : Carbonic anhydrase isoenzymes CA I and CA II in the human eye. Invest Ophthalmol Vis Sci 27 : 419-428, 1986
18) Hageman GS, Zhu XL, Waheed A et al : Localization of carbonic anhydrase IV in a specific capillary bed of the human eye. Proc Natl Acad Sci USA 88 : 2716-2720, 1991
19) Krupin T, Sly WS, Whyte MP et al : Failure of acetazolamide to decrease intraocular pressure in patients with carbonic anhydrase II deficiency. Am J Ophthalmol 99 : 396-399, 1985
20) Friedland BR, Mallonee J, Anderson DR : Short-term dose response characteristics of acetazolamide in man. Arch Ophthalmol 95 : 1809-1812, 1977
21) Sugure MF, Harris A, Adamsons I : Dorzolamide hydrochloride a topically active, carbonic anhydrase inhibitor for the treatment of glaucoma. Drugs of Today 33 : 283-298, 1997
22) Sugrue MF : Pharmacological and ocular hypotensive properties of topical carbonic anhydrase inhibitors. Prog Retin Eye Res 19 : 87-112, 2000
23) Wilkerson M, Cyrlin M, Lippa EA et al : Four-week safety and efficacy study of dorzolamide, a novel, active topical carbonic anhydrase inhibitor. Arch Ophthalmol 111 : 1343-1350, 1993
24) Maren TH : Carbonic anhydrase : chemistry, physiology, and inhibition. Physiol Rev 47 : 595-781, 1967
25) Strahlman E, Tipping R, Vogel R ; Dorzolamide Dose-Response Study Group : A six-week dose-response study of the ocular hypotensive effect of dorzolamide with a one-year extension. Am J Ophthalmol 122 : 183-194, 1996
26) Adamsons IA, Polis A, Ostrov CS et al ; Dorzolamide Safety Study Group : Two-year safety study of dorzolamide as monotherapy and with timolol and pilocarpine. J Glaucoma 7 : 395-401, 1998
27) Strahlman E, Tipping R, Vogel R ; International Dorzolamide Study Group : A double-masked, randomized 1-year study comparing dorzolamide(Trusopt), timolol, and betaxolol. Arch Ophthalmol 113 : 1009-1016, 1995
28) Biollaz J, Munafo A, Buclin T et al : Whole-blood pharmacokinetics and metabolic effects of the topical carbonic anhydrase inhibitor dorzolamide. Eur J Clin Pharmacol 47 : 455-460, 1995
29) Becker B : The mechanism of the fall in intraocular pressure induced by the carbonic anhydrase inhibitor, Diamox. Am J Ophthalmol 39 : 177-182, 1955
30) Linner E, Friedenwald JS : The appearance time of fluorescein as an index of aqueous flow. Am J Ophthalmol 44 : 225-229, 1957
31) Oppelt WW : Measurement of aqueous humor formation rates by posterior-anterior chamber perfusion with inulin : normal values and the effect of carbonic anhydrase inhibition. Invest Ophthalmol Vis Sci 6 : 76-83, 1967
32) Maren TH, Godman DR, Pancorbo BM et al : Timolol decreases aqueous humor flow but not Na^+ movement from plasma to aqueous. Invest Ophthalmol Vis Sci 38 : 1274-1277, 1997
33) kinsey VE, Reddy DVN : Turnover of carbon dioxide in the aqueous humor and the effect thereon of acetazolamide. Arch Ophthalmol 62 : 789-783, 1959
34) Becker B, Constant MA : Experimental tonography :

the effect of the carbonic anhydrase inhibitor acetazolamide on aqueous flow. Arch Ophthalmol 54 : 321-329, 1955
35) Yamazaki Y, Miyamoto S, Sawa M : Effect of MK-507 on aqueous humor dynamics in normal human eyes. Jpn J Ophthalmol 38 : 92-96, 1994
36) Ingram CJ, Brubaker RF : Effect of brinzolamide and dorzolamide on aqueous humor flow in human eyes. Am J Ophthalmol 128 : 292-296, 1999
37) Vanlandingham BD, Maus TL, Brubaker RF : The effect of dorzolamide on aqueous humor dynamics in normal human subjects during sleep. Ophthalmology 105 : 1537-1540, 1998
38) Brubaker RF, Ingram CJ, Schoff EO et al : Comparison of the efficacy of betaxolol-brinzolamide and timolol-dorzolamide as suppressors of aqueous humor flow in human subjects. Ophthalmology 107 : 283-287, 2000
39) Wayman LL, Larsson LI, Maus TL et al : Additive effect of dorzolamide on aqueous humor flow in patients receiving long-term treatment with timolol. Arch Ophthalmol 116 : 1438-1440, 1998
40) Bietti G, Virno M, Pecori-Giraldi J : Acetazolamide, metabolic acidosis, and intraocular pressure. Am J Ophthalmol 80 : 360-369, 1975
41) Lichter PR, Musch DC, Medzihradsky F et al : Intraocular pressure effects of carbonic anhydrase inhibitors in primary open-angle glaucoma. Am J Ophthalmol 107 : 11-17, 1989
42) Smith JP, Weeks RH, Newland EF et al : Betaxolol and acetazolamide. Combined ocular hypotensive effect. Arch Ophthalmol 102 : 1794-1795, 1984
43) Nielsen NV : Timolol. Hypotensive effect, used alone and in combination for treatment of increased intraocular pressure. Acta Ophthalmol (Copenh) 56 : 504-509, 1978
44) Calissendorff B, Maren N, Wettrell K et al : Timolol versus pilocarpine separately or combined with acetazolamide-effects on intraocular pressure. Acta Ophthalmol (Copenh) 58 : 624-631, 1980
45) Dailey RA, Brubaker RF, Bourne WM : The effects of timolol maleate and acetazolamide on the rate of aqueous formation in normal human subjects. Am J Ophthalmol 93 : 232-237, 1982
46) Kass MA, Korey M, Gordon M et al : Timolol and acetazolamide. A study of concurrent administration. Arch Ophthalmol 100 : 941-942, 1982
47) Rulo AH, Greve EL, Hoyng PF : Additive ocular hypotensive effect of latanoprost and acetazolamide. A short-term study in patients with elevated intraocular pressure. Ophthalmology 104 : 1503-1507, 1997
48) Hoyng PF, Rulo A, Greve E et al : The additive intraocular pressure-lowering effect of latanoprost in combined therapy with other ocular hypotensive agents. Surv Ophthalmol 41 : S93-S98, 1997
49) Kolker AE Jr : Becker-Shafer's diagnosis and therapy of the glaucomas. 314-322, Mosby, St Louis, 1976
50) Yano I, Takayama A, Takano M et al : Pharmacokinetics and pharmacodynamics of acetazolamide in patients with transient intraocular pressure elevation. Eur J Clin Pharmacol 54 : 63-68, 1998
51) Rassam SMB, Patel V, Kohner EM : The effect of acetazolamide on the retinal circulation. Eye 7 : 697-702, 1993
52) Flammer J, Drance SM : Effect of acetazolamide on the differential threshold. Arch Ophthalmol 101 : 1378-1380, 1983
53) Grunwald JE, Zinn H : The acute effect of oral acetazolamide on macular blood flow. Invest Ophthalmol Vis Sci 33 : 504-507, 1992
54) Harris A, Tippke S, Sievers C et al : Acetazolamide and CO_2 : acute effects on cerebral and retrobulbar hemodynamics. J Glaucoma 5 : 39-45, 1996
55) Layton WM Jr, Hallesy DW : Forelimb deformity in rats : association with acetazolamide. Science 150 : 79-80, 1965
56) Maren TH : Teratology and carbonic anhydrase inhibition. Arch Ophthalmol 85 : 1-2, 1971
57) Soderman P, Hartvig P, Fagerlund C : Acetazolamide excretion into human breast milk. Br J Clin Pharmacol 17 : 599-600, 1984
58) Lichter PR : Reducing side effects of carbonic anhydrase inhibitors. Ophthalmology 88 : 266-269, 1981
59) Fraunfelder FT, Meyer SM, Bagby GC Jr et al : Hematologic reactions to carbonic anhydrase inhibitors. Am J Ophthalmol 100 : 79-81, 1985
60) Constant MA, Becker B : The effect of crabonic anhydrase inhibitors on urinary excreation of citrate by humans. Am J Ophthalmol 49 : 929-934, 1960
61) Kass MA, Kolker AE, Gordon M et al : Acetazolamide and urolithiasis. Ophthalmology 88 : 261-265, 1981
62) Critchlow AS, Freeborn SN, Roddie RA : Potassium supplements during treatment of glaucoma with acetazolamide. Br Med J (Clin Res Ed) 289 : 21, 1984
63) Anderson CJ, Kaufman PL, Strurm RJ : Toxicity of combined therapy of the chronic glaucomas. Am J Ophthalmol 86 : 516-519, 1978
64) Sweeney KR, Chapron DJ, Brandt JL et al : Toxic interaction between acetazolamide and salicylate : case reports and a pharmacokinetic explanation. Clin Pharmacol Ther 40 : 518-524, 1986
65) Perlata J, Abelairas J, Fernadez-Gurardiola J : Anaphylactic shock and death after intake of acetazolamide. Am J Ophthalmol 114 : 367, 1992
66) Flach AJ, Smith RE, Fraunfelder FT : Stevens-Johnson syndrome associated with methazolamide treatment reported in two Japanese-American women. Ophthalmology 102 : 1677-1680, 1995
67) Shirato S, Kagaya F, Suzuki Y et al : Stevens-Johnson syndrome induced by methazolamide treatment. Arch Ophthalmol 115 : 550-553, 1997
68) Galin MA, Baras I, Zweifach P : Diamox-induced

69) Lippa EA, Schuman JS, Higginbotham EJ et al : MK-507 versus sezolamide. Comparative efficacy of two topically active carbonic anhydrase inhibitors. Ophthalmology 98 : 308-313, 1991
70) Lippa EA, Carlson LE, Ehinger B et al : Dose response and duration of action of dorzolamide, a topical carbonic anhydrase inhibitor. Arch Ophthalmol 110 : 495-499, 1992
71) 北澤克明：炭酸脱水酵素阻害薬 MK-507 点眼液―1回点眼時の眼圧降下作用. 眼紀 44 : 1357-1365, 1993
72) Kitazawa Y, Azuma I, Iwata K et al. Dorzoramide, a topical carbonic anhydrase inhibitor : a two-week dose-responsive study in patients with glaucoma or ocular hypertension. J Glaucoma 3 : 275-279, 1994
73) 北澤克明，塚原重雄，岩田和雄，他：原発開放隅角緑内障および高眼圧症に対する MK-507 0.5%点眼液の長期投与試験. 眼紀 46 : 202-210, 1995
74) Heijl A, Strahlman E, Sverrisson T et al : A comparison of dorzolamide and timolol in patients with pseudoexfoliation and glaucoma or ocular hypertension. Ophthalmology 104 : 137-142, 1997
75) 北澤克明，東 郁郎，布田龍佑，他：炭酸脱水酵素阻害薬 MK-507 点眼液―続発緑内障および原発閉塞隅角緑内障患者における検討. 眼紀 45 : 1013-1022, 1994
76) Maus TL, Larsson LI, McLaren JW et al : Comparison of dorzolamide and acetazolamide as suppressors of aqueous humor flow in humans. Arch Ophthalmol 115 : 45-49, 1997
77) Hutzelmann JE, Polis AB, Michael AJ et al ; Oral to Topical CAI Study Group : A comparison of the efficacy and tolerability of dorzolamide and acetazolamide as adjunctive therapy to timolol. Acta Ophthalmol Scand 76 : 717-722, 1998
78) O'Donoghue EP ; Ireland Latanoprost Study Group : A comparison of latanoprost and dorzolamide in patients with glaucoma and ocular hypertension : a 3 month, randomised study. Br J Ophthalmol 84 : 579-582, 2000
79) Orzalesi N, Rossetti L, Invernizzi T et al : Effect of timolol, latanoprost, and dorzolamide on circadian IOP in glaucoma or ocular hypertension. Invest Ophthalmol Vis Sir 41 : 2566-2573, 2000
80) 北澤克明：原発開放隅角緑内障および高眼圧症に対する MK-507 0.5%点眼液の第Ⅲ相比較治験―0.25%マレイン酸チモロール点眼薬との多施設共同群間比較試験. 眼紀 45 : 1023-1033, 1994
81) Rusk C, Sharpe E, Laurence J et al ; Dorzolamide Comparison Study Group : Comparison of the efficacy and safety of 2% dorzolamide and 0.5% betaxolol in the treatment of elevated intraocular pressure. Clin Ther 20 : 454-466, 1998
82) 北澤克明，山本哲也，東 郁郎，他：炭酸脱水酵素阻害薬 MK-507 点眼液―経口炭酸脱水酵素阻害薬からの切り替え効果の検討. 眼紀 45 : 914-920, 1994
83) 北澤克明，新家 眞，桑山泰明，他：炭酸脱水酵素阻害薬 MK-507 点眼液―β遮断薬との併用効果の検討. あたらしい眼科 11 : 1419-1426, 1994
84) Strahlman ER, Vogel R, Tipping R et al ; The Dorzolamide Additivity Study Group : The use of dorzolamide and pilocarpine as adjunctive therapy to timolol in patients with elevated intraocular pressure. Ophthalmology 103 : 1283-1293, 1996
85) Adamsons I, Clineschmidt C, Polis A et al ; Additivity Study Group : The efficacy and safety of dorzolamide as adjunctive therapy to timolol maleate gellan solution in patients with elevated intraocular pressure. J Glaucoma 7 : 253-260, 1998
86) Barber BL, Strahlman E, Laibovitz R et al : Validation of a questionnaire for compareing the tolerability of ophthalmic medications. Ophthalmology 104 : 334-342, 1997
87) Laibovitz R, Boyle J, Snyder E et al : Dorzolamide versus pilocarpine as adjunctive therapies to timolol : a comparison of patient preference and impact on daily life. Clin Ther 18 : 821-832, 1996
88) Hutzelmann J, Owens S, Shedden A et al ; International Clinical Equivalence Study Group : Comparison of the safety and efficacy of the fixed combination of dorzolamide/timolol and the concomitant administration of dorzolamide and timolol : a clinical equivalence study. Br J Ophthalmol 82 : 1249-1253, 1998
89) Strohmaier K, Snyder E, DuBiner H et al ; Dorzolamide-Timolol Study Group : The efficacy and safety of the dorzolamide-timolol combination versus the concomitant administration of its components. Ophthalmology 105 : 1936-1944, 1998
90) Clineschmidt CM, Williams RD, Snyder E et al ; Dorzolamide-Timolol Combination Study Group : A randomized trial in patients inadequately controlled with timolol alone comparing the dorzolamide-timolol combination to monotherapy with timolol or dorzolamide. Ophthalmology 105 : 1952-1959, 1998
91) Boyle JE, Ghosh K, Gieser DK et al ; Dorzolamide-Timolol Study Group : A randomized trial comparing the dorzolamide-timolol combination given twice daily to monotherapy with timolol and dorzolamide. Ophthalmology 105 : 1945-1951, 1998
92) Ormrod D, McClellan K : Topical dorzolamide 2%/timolol 0.5% : a review of its use in the treatment of open-angle glaucoma. Drugs Aging 17 : 477-496, 2000
93) Kimal Arici M, Topalkara A, Guler C : Additive effect of latanoprost and dorzolamide in patients with elevated intraocular pressure. Int Ophthalmol 22 : 37-42, 1998
94) Vanlandigham BD, Brubaker RF : Combined effect of dorzolamide and latanoprost on the rate of aqueous humor flow. Am J Ophthalmol 126 : 191-196, 1998
95) Rosenberg LF, Krupin T, Tang LQ et al : Combination of systemic acetazolamide and topical dorzolamide in reducing intraocular pressure and aque-

96) Martin XD, Danese M : Dorzolamide-induced immune thrombocytopenia : a case report and literature review. J Glaucoma 10 : 133-135, 2001
97) Maurice DM : The location of the fluid pump in the cornea. J Physiology 221 : 42-54, 1972
98) Gordon LR, Bailly Y, Durand-Cavagna G et al : Preclinical ocular irritation findings with dorzolamide hydrochloride. J Toxicol Cut Ocular Toxicol 16 : 9-17, 1997
99) Kaminski S, Hommer A, Koyuncu D et al : Influence of dorzolamide on corneal thickness, endothelial cell count and corneal sensibility. Acta Ophthalmol Scand 76 : 78-79, 1998
100) Lass JH, Khosrof SA, Laurence JK et al ; Dorzolamide Corneal Effects Study Group : A double-masked, randomized, 1-year study comparing the corneal effects of dorzolamide, timolol, and betaxolol. Arch Ophthalmol 116 : 1003-1010, 1998
101) Egan CA, Hodge DO, McLaren JW et al : Effect of dorzolamide on corneal endothelial function in normal human eyes. Invest Ophthalmol Vis Sci 39 : 23-29, 1998
102) Giasson CJ, Nguyen TQ, Boisjoly HM et al : Dorzolamide and corneal recovery from edema in patients with glaucoma or ocular hypertension. Am J Ophthalmol 129 : 144-150, 2000
103) Konowal A, Morrison JC, Brown SV et al : Irreversible corneal decompensation in patients treated with topical dorzolamide. Am J Ophthalmol 127 : 403-406, 1999
104) Friedland BR, Maren TH : The relation between carbonic anhydrase activity and ion transport in elasmobranch and rabbit lens. Exp Eye Res 33 : 545-561, 1981
105) Barnes GE, Li B, Dean T et al : Increased optic nerve head blood flow after 1 week of twice daily topical brinzolamide treatment in Dutch-belted rabbits. Surv Ophthalmol 44 : S131-S140, 2000
106) Tamaki Y, Araie M, Muta K : Effect of topical dorzolamide on tissue circulation in the rabbit optic nerve head. Jpn J Ophthalmol 43 : 386-391, 1999
107) Harris A, Arend O, Arend S et al : Effects of topical dorzolamide on retinal and retrobulbar hemodynamics. Acta Ophthalmol Scand 74 : 569-572, 1996
108) Grunwald JE, Mathur S, DuPont J : Effects of dorzolamide hydrochloride 2% on the retinal circulation. Acta Ophthalmol Scand 75 : 236-238, 1997
109) Pillunat LE, Bohm AG, Koller AU et al : Effect of topical dorzolamide on optic nerve head blood flow. Graefes Arch Clin Exp Ophthalmol 237 : 495-500, 1999
110) Martinez A, Gonzalez F, Capeans C et al : Dorzolamide effect on ocular blood flow. Invest Ophthalmol Vis Sci 40 : 1270-1275, 1999
111) Avunduk AM, Sari A, Akyol N et al : The one-month effects of topical betaxolol, dorzolamide and apraclonidine on ocular blood flow velocities in patients with newly diagnosed primary open-angle glaucoma. Ophthalmologica 215 : 361-365, 2001
112) Harris A, Arend O, Kagemann L et al : Dorzolamide, visual function and ocular hemodynamics in normal-tension glaucoma. J Ocul Pharmacol Ther 15 : 189-197, 1999
113) Stefansson E, Jensen PK, Eysteinsson T et al : Optic nerve oxygen tension in pigs and the effect of carbonic anhydrase inhibitors. Invest Ophthalmol Vis Sci 40 : 2756-2761, 1999
114) 萬有製薬株式会社：トルソプト点眼液 インタビューフォーム, 1999
115) Silver LH ; Brinzolamide Dose-Response Study Group : Dose-response evaluation of the ocular hypotensive effect of brinzolamide ophthalmic suspension (Azopt). Surv Ophthalmol 44 : S147-S153, 2000
116) Silver LH ; Brinzolamide Primary Therapy Study Group : Clinical efficacy and safety of brinzolamide (Azopt), a new topical carbonic anhydrase inhibitor for primary open-angle glaucoma and ocular hypertension. Am J Ophthalmol 126 : 400-408, 1998
117) March WF, Ochsner KI ; The Brinzolamide Long-Term Therapy Study Group : The long-term safety and efficacy of brinzolamide 1.0% (Azopt) in patients with primary open-angle glaucoma or ocular hypertension. Am J Ophthalmol 129 : 136-143, 2000
118) Sall K ; Brinzolamide Primary Therapy Study Group : The efficacy and safety of brinzolamide 1% ophthalmic suspension (Azopt) as a primary therapy in patients with open-angle glaucoma or ocular hypertension. Surv Ophthalmol 44 : S155-S162, 2000
119) Silver LH ; Brinzolamide Comfort Study Group : Ocular comfort of brinzolamide 1.0% ophthalmic suspension compared with dorzolamide 2.0% ophthalmic solution : results from two multicenter comfort studies. Surv Ophthalmol 44 : S141-S145, 2000
120) Shin D : Adjunctive therapy with brinzolamide 1% ophthalmic suspension (Azopt) in patients with open-angle glaucoma or ocular hypertension maintained on timolol therapy. Surv Ophthalmol 44 : S163-S168, 2000
121) Michaud JE, Friren B : Comparison of topical brinzolamide 1% and dorzolamide 2% eye drops given twice daily in addition to timolol 0.5% in patients with primary open-angle glaucoma or ocular hypertension. Am J Ophthalmol 132 : 235-243, 2001
122) Seong GJ, Lee SC, Lee JH et al : Comparisons of intraocular-pressure-lowering efficacy and side effects of 2% dorzolamide and 1% brinzolamide. Ophthalmologica 215 : 188-191, 2001

7 高浸透圧薬

歴史と背景

20世紀初頭，食塩水を基本成分とした高張液の内服[1]や静脈内投与[2]により，眼圧が一過性に下降することが初めて報告され，その後もぶどう糖などの高張液の静脈内投与により眼圧下降が得られることが報告された。いずれも副作用の問題から，緑内障治療薬として使用されるには至らなかったが，1958年尿素の静脈内注射により頭蓋内圧および眼圧が下降すること[3]が，さらに1959～60年にかけて緑内障治療薬として使用可能であることが報告された[4,5]。尿素は，眼内への移行性がよく効果が限定的（後述）であり[6]，血栓性静脈炎や血管外に漏出すると皮膚が壊死を起こす[7]ことなどから現在は用いられないが，同じ高浸透圧薬で1960年代に登場したマンニトール[8,9]，グリセリン[10,11]，イソソルビド[12]などは有効な眼圧下降薬として，比較的急速な眼圧下降を目的とする場合を中心に現在でも汎用される。

薬理・作用機序

高浸透圧薬による眼圧下降は，硝子体容積の減少による[13]。すなわち血漿浸透圧の上昇により硝子体内の眼内液が網脈絡膜の血管内に移動し眼圧が下降するが，緑内障眼においてより効果が強いとされる[14]。硝子体容積の減少とともに，前房深度は深くなる。高浸透圧薬は，高張であるとともに，眼内へ移行しにくく細胞外液に滞留する物質であることがよりよい眼圧下降を得るための条件となり，その血漿浸透圧が20～30 mOsmol/l上昇すると眼圧下降が得られる。効果の持続は眼球と血管との薬物の濃度勾配に依存し，血管内の薬物が減少し薬物の濃度勾配が逆転すると一過性に眼圧上昇をきたす。したがって，投与に際して早めに血中濃度を高くする，投与後水分を摂取しないとともに，血液眼関門が破綻している炎症眼などではその効果が減弱する[6]ことを考慮する。

濃度勾配以外の眼圧下降機序として，中枢神経系の関与を示唆する報告がある[15-20]。すなわち，動物での視神経の切断実験や，視床下部の機能を抑制するフェノバルビタールの投与実験から，視床下部が視神経を介して高浸透圧薬の眼圧下降に関与している可能性が指摘されている。

副作用

高浸透圧薬の投与により，頭蓋内圧下降に伴う頭痛，脱水やうっ血性心不全など循環器に対する副作用が起こりうる[21]。また前立腺肥大での利尿後の尿閉や，マンニトールによる急性腎不全[22,23]，アナフィラキシー[24]，グリセリン投与による肺浮腫[25]，糖尿病患者での高血糖や非ケトン性高浸透圧性昏睡が誘発されたとの報告[26]もある。したがって，高浸透圧薬を投与する際は，糖尿病の既往がある場合はもちろんのこと，心疾患，薬物が代謝される肝臓・腎臓などの異常がある場

表2-41 現在使用される高浸透圧薬とその特徴

	化学式（分子量）	分布	眼内移行	長所	短所
グリセリン	$C_3H_8O_3$(92)	細胞外液	不良	利尿作用小	高カロリー
イソソルビド	$C_6H_{10}O_4$(146)	全体液	良好	カロリーなし	炎症眼では効果↓
マンニトール	$C_6H_{14}O_6$(182)	細胞外液	不良	効果迅速	利尿・脱水

合[27]）や小児・高齢者・妊婦などでは，副作用に特に注意する必要がある．イソソルビド内服は，グリセリンより副作用が少ないとされる[28-32]．

薬剤

　高浸透圧薬は，理論上すべての病型の緑内障に有効であるが，臨床的には急性緑内障や眼科での術前・術後の眼圧下降を目的として，短期間用いられることがほとんどである．各高浸透圧薬の特徴の比較を**表2-41**に示す．

■グリセリン

　内服薬：アミラック®（参天），注射薬：グリセオール®（中外）など

　グリセリン[10,11,14,26,30]には，内服薬と注射薬がある．内服薬は，50％溶液，1回2〜3 ml/kgを1日2〜3回内服，注射薬は副作用軽減のため，グリセリンにビタミンCやソルビトール，果糖などを含有しており，10％溶液，1回200〜500 mlを1時間程度で点滴静注する．投与後30〜60分後に眼圧は最低となり，その効果は約5時間持続する．80％は肝で代謝され20％が腎からの排出であるため，肝臓や腎臓の機能に問題のある例では投与に際して注意を要する．利尿作用は軽度である．内服薬は甘味があるため，内服時に悪心・嘔吐をきたすことがある．また4.32 kcal/gの熱量があるため，糖尿病では慎重に使用する．眼内移行が悪いため，炎症眼でも眼圧下降効果が期待される．

■イソソルビド

　イソバイド®（日研）など

　イソソルビド[12,28-32]は70％溶液，1日量70〜140 mlを2〜3回に分けて内服する．注射液はない．眼圧は投与約1時間で最低になり，3〜5時間持続する．眼内移行が良いため，血液眼関門が破綻している場合，その効果は減弱する．グリセリン内服より副作用が少なく，熱量がないので糖尿病でも使用しやすい．体内では代謝されず，尿中に排泄される．

■マンニトール

　マンニットール®（日研）など

　マンニトール[8,9,28]は点滴で用いる高浸透圧薬であり，内服薬はない．フルクトース，ソルビトールなどを含有するものもある．1回7〜20 ml/kgを30分〜1時間程度で投与する．約30分で眼圧は下降し，その効果は約6時間持続する．熱量はなく，体内で代謝されず尿中に排泄される．マンニトールは糸球体で濾過されるが，尿細管で再吸収されないため利尿作用が強い．急性緑内障発作ではすでに嘔吐による脱水が生じている場合もあるため，マンニトールの使用が脱水を助長する可能性のあることに注意が必要である．また腎不全患者では排泄が減少，血漿浸透圧上昇により循環血漿量が増加し，急性腎不全を起こすことがある．眼内移行が悪いため，炎症眼でも眼圧下降効果が期待される．

（山上淳吉・新家　眞）

文　献

1) Cantonnet A : Essai de traitment du glaucome par les substances osmotiques. Arch Ophthalmol（Paris）24 : 1-25, 1904
2) Hertel E : Experimentelle Untersuchungen über die Abhangigkeit des Augendrucks von der Blutbeschaffenheit. Graefes Arch Clin Exp Ophthalmol 88 : 197-229, 1914
3) Javid M : Urea : new use of an old agent. Reduction of intracranial and intraocular pressure. Surg Clin North Am 38 : 907-928, 1958
4) Galin M, Aizawa F, Lean J : Urea as an osmotic ocular hypotensive agent in glaucoma. Arch Ophthalmol 62 : 347-352, 1959
5) Galin MA, Aizawa F, McLean LM : A comparison of intraocular pressure reduction following urea and sucrose administration. Arch Ophthalmol 63 : 281-282, 1960
6) Galin MA, Davidson R : Hypotensive effect of urea in inflamed and noninflamed eye. Arch Ophthalmol 68 : 633-635, 1962
7) Tarter RC, Linn JG Jr : A clinical study of the use of intravenous urea in glaucoma. Am J Ophthalmol 52 : 323-331, 1961
8) Weiss DI, Shaffer RN, Wise BL : Mannitol infusion to reduce intraocular pressure. Arch Ophthalmol 68 : 341-347, 1962
9) Smith EW, Drance SM : Reduction of human intraocular pressure with intravenous mannitol. Arch Ophthalmol 68 : 734-737, 1962

10) Virno M, Cantore P, Bietti C et al : Oral glycerol in ophthalmology. A valuable new method for the reduction of intraocular pressure. Am J Ophthalmol 55 : 1133-1141, 1963
11) Virno M, Bucci MG, Pecori-Giraldi J et al : Intravenous glycerol-vitamin C (sodium salt) as osmotic agents to reduce intraocular pressure. Am J Ophthalmol 62 : 824-833, 1966
12) Becker B, Kolker AE, Krupin T : Isosorbide. An oral hyperosmotic agent. Arch Ophthalmol 78 : 147-150, 1967
13) Robbins R, Galin MA : Effect of osmotic agents on the vitreous body. Arch Ophthalmol 82 : 694-699, 1969
14) Drance SM : Effect of oral glycerol on intraocular pressure in normal and glaucomatous eyes. Arch Ophthalmol 72 : 491-493, 1964
15) Riise D, Simonsen SE : Intraocular pressure in unilateral optic nerve lesion. Acta Ophthalmol 47 : 750-756, 1969
16) Krupin T, Podos SM, Becker B : Effect of optic nerve transection on osmotic alterations of intraocular pressure. Am J Ophthalmol 70 : 214-220, 1970
17) Krupin T, Podos SM, Lehman RAW et al : Effect of optic nerve transection on intraocular pressure in monkeys. Arch Ophthalmol 84 : 668-671, 1970
18) Podos SM, Krupin T, Becker B : Mechanism of intraocular pressure response after optic nerve transection. Am J Ophthalmol 72 : 79-87, 1971
19) Podos SM, Krupin T, Becker B : Effect of small-dose hyperosmotic injections on intraocular pressure of small animals and man when optic nerves are transected and intact. Am J Ophthalmol 71 : 898-903, 1971
20) Serafano DM, Brubaker RF : Intraocular pressure after optic nerve transection. Invest Ophthalmol Vis Sci 17 : 68-71, 1978
21) D'Alena P, Ferguson W : Adverse effects after glycerol orally and mannitol parenterally. Arch Ophtahlmol 75 : 201-203, 1966
22) Whelan TV, Bacon ME, Madden M et al : Acute renal failure associated with mannitol intoxication. Arch Intern Med 144 : 2053-2055, 1984
23) Visweswaran P, Massin EK, Dubose TD : Mannitol-induced acute renal failure. J Am Soc Nephrol 8 : 1028-1033, 1997
24) Spaeth GL, Spaeth EB, Spaeth PG et al : Anaphylactic reaction to mannitol. Arch Ophthalmol 78 : 583-584, 1967
25) Almog Y, Geyer O, Laser M : Pulmonary edema as complication of oral glycerol administration. Ann Ophthalmol 18 : 38-39, 1986
26) Oakley DE, Ellis PP : Glycerol and hyperosmolar nonketotic coma. Am J Ophthalmol 81 : 469-472, 1976
27) Borges MF, Mochs J, Kjellstrand CM : Mannitol intoxication in patients with renal failure. Arch Intern Med 142 : 63-66, 1982
28) Barry KG, Khoury AH, Brooks MH : Mannitol and isosorbide : sequential effects on intraocular pressure, serum osmorality, sodium, and solids in normal subjects. Arch Ophthalmol 81 : 695-700, 1969
29) Wisznia KI, Lazar M, Leopold IH : Oral isosorbide and intraocular pressure. Am J Ophthalmol 70 : 630-634, 1970
30) Mehra KS, Singh R, Char JN et al : Lowering of intraocular tension : effects of isosorbide and glycerin. Arch Ophthalmol 85 : 167-168, 1971
31) Mehra KS, Singh R : Lowering of intraocular pressure by isosorbide : effects of different doses of drug. Arch Ophthalmol 86 : 623-625, 1971
32) Wood TO, Waltman SR, West C et al : Effect of isosorbide on intraocular pressure after penetrating keratoplasty. Am J Ophthalmol 75 : 221-223, 1973

8 視神経・網膜に対する治療薬

　眼圧下降以外の緑内障治療として，眼循環改善を目的としたカルシウム拮抗薬の内服や，視神経賦活薬としてビタミンB_{12}製剤の内服などが行われるが，これらの視神経・網膜に対する治療は眼圧下降治療に代わるものではなく，またその対象となる症例は限られている。近年，緑内障性視神経症における細胞障害様式が解明されるにしたがって，細胞死を阻止(神経保護)することにより緑内障を治療しようとする試みが行われている。この神経保護療法は，眼圧以外の因子に対する新しい概念の緑内障治療法となる可能性があり，研究が進められている。

循環改善薬

　緑内障，特に正常眼圧緑内障の治療法として循環改善薬の内服が試みられるようになったのは，多くの臨床データより，緑内障性視神経症の原因の一つに，全身もしくは局所の循環障害の関与が推測されたことによる。すなわち，正常眼圧緑内障では原発開放隅角緑内障と比較して低血圧や循環障害が多い[1,2]，偏頭痛が多い[3]，乳頭出血が多い[4,5]，循環障害と関連があるとされる乳頭周囲網脈絡膜萎縮が緑内障性視野異常の進行に関連する[6]，一部の症例では眼と指の血管攣縮の関連がある[7,8]，古典的偏頭痛をもたない正常者と正常眼圧緑内障について指の血流を比較したところ，後者において基礎血流および寒冷刺激後の血流に有意の低下がある[9]など多数の報告があり，これらの臨床的事実に基づいて循環改善薬の有効性についての検討が行われた。この結果，カルシウム拮抗薬であるニフェジピン[10]やブロビンカミン[11,12]の経口投与により，一部の症例で視野が改善する可能性があることが示された。これに対して，循環改善薬の有効性について疑問を呈する報告もある[13-15]。

　これまでの循環改善薬の薬効に関する報告では検討方法が統一されておらず，結果の解釈には注意が必要である。臨床的には，正常眼圧緑内障を中心として，眼圧が高くはないが視野障害の進行が早い場合，視野が高度に障害されている場合，中心視野が障害されている場合，循環障害の関与が推測される場合などに用いられる。

カルシウム拮抗薬

　カルシウム拮抗薬は，現在その眼循環改善作用を期待して使用される。さらに眼圧下降効果[16,17]および神経保護作用[18]を併せもつ可能性も指摘されているが，実験結果が一定しておらず，臨床データも十分ではない。カルシウム拮抗薬の中には血圧を低下させるものもあり，副作用発現に十分な配慮が必要である。

■ニフェジピン

　アダフート®(バイエル)など

　ニフェジピン[10]は，血管平滑筋内でのカルシウムイオンの細胞内への流入を阻止することにより，血管抵抗を減弱・末梢血管を拡張させ，血圧下降，血流増加をもたらす。内科領域では主に高血圧の治療薬として用いられている。眼科的には，若年者でより眼圧が低く，視野障害が比較的軽度で，ニフェジピンの内服により末梢皮膚温回復率が上昇・拡張期血圧が低下しない正常眼圧緑内障で，ニフェジピン30 mg(分2)/日が視野障害の改善に寄与する可能性があるとされる。副作用として，本剤の作用でもある血圧下降やそれに伴う頻脈，顔面紅潮などがあり，眼科での単独使用はやや難しい。

■ブロビンカミン

ブロビンカミン[11,12]は，カルシウム拮抗作用による血管拡張と血小板凝集抑制作用による血液粘度低下により，循環改善効果を有する薬物である。主として脳血管に作用するため，血圧下降などの副作用発現の可能性が少ない。寒冷刺激からの皮膚温回復がよく，治療前の収縮期血圧が高い正常眼圧緑内障や，眼圧が15 mmHg未満（平均約13 mmHg）の正常眼圧緑内障では，ブロビンカミンが視野の保持に有効であることが報告されている。ブロビンカミンは，血圧下降をはじめとする副作用がほとんどない薬物であるが，脳循環改善薬としての再評価が行われず，1999年に製造中止となった。

■ニルバジピン

ニバジール®（藤沢）

ニルバジピン[19,20]は，高血圧治療・脳循環改善薬である。正常眼圧緑内障の眼血流に対する効果として，網膜中心動脈および短後毛様動脈や視神経乳頭の血流速度の増加が確認されており，視野改善効果が期待される。眼循環改善を目的とした場合，ニルバジピン4 mg（分2）/日を投与するが，降圧作用が比較的マイルドとはいうものの，低血圧の発現に注意する必要がある。

■ロメリジン

テラナス®（オルガノン），ミグシス®（ファイザー）

ロメリジンは，血管平滑筋および神経に存在するカルシウムチャンネルに抑制的に作用し，脳血管系の血流を選択的に亢進させることが知られている。偏頭痛治療薬として内服薬が発売されているが，眼循環を改善させる薬物としての可能性が指摘されている。現在，正常眼圧緑内障における本剤内服による眼血流動態への影響について，検討が行われている。

神経賦活薬

ビタミンB_{12}

■メコバラミン

メチコバール®（エーザイ）など

メコバラミンは，脳血液関門を通過し神経細胞に移行して神経線維の再生を促進する。副作用がほとんどなく，視野に対する有効性を示唆する報告[21,22]もあるが，その効果は限定的である[23-25]。

神経保護療法（基礎研究の進歩を参照）

緑内障性視神経症における神経細胞の障害メカニズムが明らかにされつつあり[26]，緑内障と神経細胞死（アポトーシス）の関連が注目されている。アポトーシスは，多様な原因により惹起されるが，そのいずれかを理論的に阻止することによりアポトーシスを抑制することが試みられている[18]。動物実験レベルの薬物が多い中，アポトーシスの原因の一つであるグルタミン酸を阻害する薬物（メマンチン）がある。グルタミン酸は通常量では興奮性神経伝達物質として働くが，何らかの原因でグルタミン酸が増加するとアポトーシスが加速される。メマンチンは，その受容体であるNMDA（N-メチル-D-アスパラギン酸）受容体をブロックすることによりアポトーシスを抑制する。その他，カルシウム拮抗薬もアポトーシスの抑制に有効であると考えられており，研究が進められているが，プログラムされた細胞死であるアポトーシスを抑制することは，正常細胞において細胞数を適正に維持する調整メカニズムを破綻させることも予想されるため，ヒトへの臨床応用では思わぬ副作用が惹起される可能性があることを常に念頭におく必要がある。

NMDA拮抗薬

■メマンチン

メマンチンは，NMDA受容体を阻害することにより，カルシウムイオンの細胞内への流入を抑制する。Parkinson病やAlzheimer病の治療薬と

してヨーロッパや米国を中心に臨床でも使用されるが，緑内障に対する有効性についても，現在海外で検討が行われている。カルシウム拮抗薬について，臨床応用に最も近い神経保護薬の候補である。

（山上淳吉・新家　眞）

文　献

1) Drance SM, Sweeney VP, Morgan RW et al : Studies of factors involved in the production of low tension glaucoma. Arch Ophthalmol 89 : 457-465, 1973
2) Levene RZ : Low tension glaucoma. A critical review and new material. Surv Ophthalmol 24 : 621-664, 1980
3) Phelps CD, Corbett JJ : Migraine and low-tension glaucoma : A case-control study. Invest Ophthalmol Vis Sci 16 : 1105-1108, 1985
4) Kitazawa Y, Shirato S, Yamamoto T : Optic disc hemorrhage in low-tension glaucoma. Ophthalmology 93 : 853-857, 1986
5) Drance SM : Disc hemorrhage in the glaucoma. Surv Ophthalmol 33 : 331-337, 1989
6) Park KH, Tomita G, Liou SY et al : Correlation between peripapillary atrophy and optic nerve damage in normal-tension glaucoma. Ophthalmology 103 : 1899-1906, 1996
7) Gasser P, Flammer J, Guthauser U et al : Bedeutung des vasospastischen Syndroms in der Augenheilkunde. Klin Mbl Augenheilk 188 : 393-399, 1986
8) Flammer J, Guthauser U, Mahler F : Do ocular vasospasms help cause low tension glaucoma? Doc Ophthalmol Proc Series 49 : 397-399, 1987
9) Drance SM, Douglas GR, Wijsman K et al : Response of blood flow to warm and cold in normal and low-tension glaucoma. Am J Ophthalmol 105 : 35-39, 1988
10) Kitazawa Y, Shirai H, Go FJ : The effect of Ca^{2+}-antagonist on visual field in low-tension glaucoma. Graefe's Arch Clin Exp Ophthalmol 227 : 408-412, 1989
11) Sawada A, Kitazawa Y, Yamamoto T et al : Prevention of visual field defect progression with brovincamine in eyes with normal-tension glaucoma. Ophthalmology 103 : 283-288, 1996
12) Koseki N, Araie M, Yamagami J et al : Effects of oral brovincamine on visual field damage in normal tension glaucoma with low-normal pressure. J Glaucoma 8 : 117-123, 1999
13) Lumme P, Tuulonen A, Airaksinen PJ at al : Neuroretinal rim area in low tension glaucoma : Effect of nifedipine and acetazolamide compared to no treatment. Acta Ophthalmologica 69 : 293-298, 1991
14) Geyer O, Neudorfer M, Kessler A et al : Effect of oral nifedipine on ocular blood flow in patients with low tension glaucoma. Br J Ophthalmol 80 : 1060-1062, 1996
15) Liu S, Araujo SV, Spaeth GL et al : Lack of effect of calcium channel blockers on open-angle glaucoma. J Glaucoma 5 : 187-190, 1996
16) Monica ML, Hesse RJ, Messerli FH : The effect of a calcium-channel blocking agent on intraocular pressure. Am J Ophthalmol 96 : 814-814, 1983
17) Abelson MB, Gilbert CM, Smith LM : Sustained reduction of intraocular pressure in humans with the calcium channel blocker verapamil. Am J Ophthalmol 105 : 155-159, 1988
18) Weinreb RN, Levin LA : Is neuroprotection a viable therapy for glaucoma ? Arch Ophthalmol 117 : 1540-1544, 1999
19) Yamamoto T, Niwa Y, Kawakami H et al : The effect of nilvadipine, a calcium-channel blocker, on the hemodynamics of retrobulbar vessels in normal-tension glaucoma. J Glaucoma 7 : 301-305, 1998
20) Tomita K, Araie M, Tamaki Y et al : Effects of nilvadipine, a calcium antagonist, on rabbit ocular circulation and optic nerve head circulation in NTG subjects. Invest Ophthalmol Vis Sci 40 : 1144-1151, 1999
21) 塩瀬芳彦：低眼圧緑内障に対するMethycobalの効果について．眼紀 39 : 750-756, 1988
22) 市川　宏，塩瀬芳彦，田辺吉彦，他；緑内障視野変化に対するMethycobalの効果：コントロールスタディーによる多施設共同研究．あたらしい眼科 5 : 617-624, 1988
23) 東　郁郎，湖崎　弘，中谷　一，他：緑内障に対するMethycobal内服の効果．眼紀 34 : 873-878, 1983
24) 古野史郎，中西堯郎，浜野　博，他：緑内障に対するメチコバールの使用経験．眼科 25 : 269-274, 1983
25) 新井　勉，勝島晴美，上野哲治，他：緑内障の視野に対するメチコバールの効果；1年後の効果判定．眼紀 37 : 769-773, 1983
26) Quigley HA, Nickells RW, Kerrigan LA et al : Retinal ganglion cell death in experimental glaucoma and after axotomy occurs by apoptosis. Invest Ophthalmol Vis Sci 36 : 774-786, 1995

手術療法─総論

　緑内障手術は，瞳孔ブロック解消を目的とする手術と眼圧下降を目的とする手術に大別され，両者ともに観血的手術法とレーザーを用いた手術法がある(表 2-42)。そして眼圧下降を目的とする手術は，さらに房水流出促進を目的とした術式と房水産生抑制を目的とした手術に大別される。

　緑内障治療の中で手術療法が治療の第一選択となるのは，原則的に瞳孔ブロックに起因する隅角閉塞に対する周辺虹彩切除術とレーザー虹彩切開術，ならびに早発型発達緑内障に対する隅角切開術，あるいは線維柱帯切開術であり，他の術式は薬物療法が奏功しない場合にのみ適応となる。

　眼圧下降手術を目的とする術式の中で，房水産生抑制手術は眼球組織に多大の影響を与え，きわめて重篤な合併症が起こりうることから，緑内障手術の最終手段と考えられる。したがって，眼圧下降手術の中では房水流出を促進する術式が最もよく適応される。中でも現在最も広く行われている術式は線維柱帯切除術であるが，線維柱帯切除術は前房から結膜下への房水流出路を作成する濾過手術であり，手術の成功を意味する濾過胞の存在自体が術後感染を招く危険性を有している。これに対して，インプラント手術は濾過手術ではあるが，多くは眼球後方へ設置された人工物表面を厚く覆う瘢痕組織からの房水吸収を期待する術式であり，その部分からの感染の危険は少ない。しかし，前房から房水吸収部へ至る導管が眼外へ露出する危険があり，人工物を眼内に挿入すること自体に不測の合併症をきたす危険性がある。したがって，濾過胞形成を伴わない房水流出路再建手術が最も望ましい術式といえるが，各術式の眼圧下降機序が不明瞭であるということ以外に，得られる術後眼圧が濾過手術よりも高いという問題点がある。

　このように現在の眼圧下降を目的とする緑内障手術の中で理想的といえる術式が皆無であることは銘記されるべきであり，薬物療法による眼圧下降が治療の基本となる所以である。したがって，手術によって期待される効果が患者の視機能，全身状態，QOL に与える負の効果を上回ると予測される以外に手術の適応をしてはならず，適応に当たっては各手技に習熟するだけではなく，術前後の管理法を身に付け，その成績，合併症を含めた各々の術式の得失を理解しなければならない。

〈白土城照〉

表 2-42　緑内障の術式

観血的手術
- A. 瞳孔ブロックの解除　　周辺虹彩切除術
　　　　　　　　　　　　　全幅虹彩切除術
- B. 房水流出の促進
  1. 濾過手術
     - a. 分層濾過手術　　線維柱帯切除術
　　　　　　　　　　　　非穿孔性線維柱帯切除術
　　　　　　　　　　　　その他
     - b. 全層濾過手術　　虹彩強膜切除術
　　　　　　　　　　　　管錐術
　　　　　　　　　　　　虹彩はめ込み術
　　　　　　　　　　　　熱強膜開窓術
     - c. その他の濾過手術　　毛様体偏平部濾過手術
     - d. インプラント手術
  2. 房水流出路再建術　　線維柱帯切開術
　　　　　　　　　　　　隅角癒着解離術
　　　　　　　　　　　　隅角切開術
　　　　　　　　　　　　その他：Viscocanalostomy
- C. 房水産生の抑制　　　毛様体破壊術
- D. 房水流出促進と産生抑制　　毛様体解離術

レーザー手術
- A. 瞳孔ブロックの解除　　レーザー虹彩切開術
- B. 房水流出の促進　　　　レーザー線維柱帯形成術
- C. 房水産生の抑制　　　　レーザー毛様体破壊術
- D. その他の手技　　　　　レーザー隅角形成術
　　　　　　　　　　　　　レーザー瞳孔形成術
　　　　　　　　　　　　　レーザー縫合糸切断術
　　　　　　　　　　　　　レーザー隅角穿孔術
　　　　　　　　　　　　　レーザー強膜穿孔術
　　　　　　　　　　　　　レーザー隅角光凝固術
　　　　　　　　　　　　　その他

手術療法—観血的手術

1 瞳孔ブロックを解除する手術

周辺虹彩切除術

歴史

外科的虹彩切除術は，1850年代初期に全幅虹彩切除術としてVon Graefeにより，初めてその効果が報告された[1]。ただし，このころには瞳孔ブロックの概念は成立しておらず，Von Graefe自身は房水産生を抑制する手術と考えていた。

その後，奏功機序について房水産生減少説のほかに，脈絡膜房水吸収説，あるいは硝子体関与説などが考えられたが，奏功機序が瞳孔ブロックの解除であることが理解されたのは，1920年にCurran[2]により相対的瞳孔ブロックの概念が提唱され，1938年にBarkan[3]によって，隅角鏡を用いた狭隅角と開放隅角との区別が行われてからである。その後1950年代になり，外科的周辺虹彩切除による瞳孔ブロック解除の有効性が臨床的に確認され，閉塞隅角緑内障の第一選択の手術方法として普及していった[4-7]。

現在ではレーザー虹彩切除術の登場によって適応が減ってはいるが，レーザー照射に際して坐位を維持できない例や，角膜白斑や浮腫などで角膜が混濁しレーザーエネルギーが虹彩に到達しがたい例，虹彩と角膜が接近しすぎてレーザー照射によって高度の角膜損傷が予測される例，あるいはレーザー虹彩切除術で十分な切開孔が得られなかったり，切開孔が繰り返して閉鎖する例などでは，いまだに瞳孔ブロック解除手術としての確固たる地位を占めている。

作用機序

周辺虹彩切除術 Peripheral iridectomy は虹彩周辺部を切除して前後房間の交通路を作り，後房に貯留して虹彩周辺部を前房側に膨隆させていた房水を前房に導くことによって，瞳孔ブロック（原発閉塞隅角緑内障の項参照）を解除する術式である。隅角線維柱帯以降の房水流出機能が障害されている例では，眼圧下降が得られないことに留意する必要がある。

外科的周辺虹彩切除後には，周辺前房深度は有意に増加する。中心前房深度は変化しないか，あるいは増加しても軽微であると報告されている[8]。この傾向は，レーザー虹彩切除術の報告と同様である[9]。

手術手技

■術前処置

術前に可能な限り眼圧を下降させることが，術中術後の合併症の危険性を減少させる。

副交感神経刺激薬（ピロカルピン）を点眼して縮瞳させておくと，操作が容易となる。ただし，高濃度のピロカルピン点眼は水晶体を前方移動させ，瞳孔ブロックを助長するばかりでなく，虹彩，

毛様体のバリアー機構を破壊し，炎症を惹起するため[10]，ピロカルピンの使用にあたっては1～2％液を術前数回点眼するにとどめる。

■麻酔

テノン嚢下麻酔，あるいは球後麻酔を行う。虹彩切開時には疼痛はないが，虹彩を創口に嵌頓させ，引き出した時に疼痛を感じることが多い。特に緑内障発作後など著しく眼圧が高い場合や術中の痛みは，駆血性出血の誘因になりかねないので注意が必要である。

■手術部位の選択

虹彩切除部が上眼瞼に隠れるようにするため，また将来濾過手術が必要になることも考慮すると，鼻側あるいは耳側上方が第一選択となる。

■結膜弁作成

円蓋部あるいは輪部基底のいずれかで結膜弁を作成するが，輪部切開の方が術野の視認性がよい。結膜を温存するために，結膜弁を作成せず角膜透明部切開から行う術者もいるが，角膜切開では最周辺部虹彩を切除しがたいことが多い。

■強角膜切開

強膜表面を止血し，グレイゾーン後縁に輪部に平行で強膜面に垂直な幅3～4 mmの切開を行う。切開が毛様体側になると，後の操作でぶどう膜脱出，硝子体脱出，水晶体損傷，前房出血などの危険性が高くなる。角膜切開で行う場合[11,12]には，前房側の開口部が周辺虹彩に到達しやすいように切開は虹彩面に垂直に行う。

■虹彩嵌頓操作

ほとんどの場合，虹彩が自然に創口に嵌頓してくる。虹彩が嵌頓しない場合は，創口の角膜寄りの縁を有鈎鑷子で把持し，もう片手で切開創後方の強膜を軽く圧迫しながら，わずかに創口が開くようにすると容易に嵌頓する。それでも虹彩が嵌頓しない場合は，鑷子を前房内に挿入して引き出す。虹彩嵌頓が得られにくい原因としては，①切

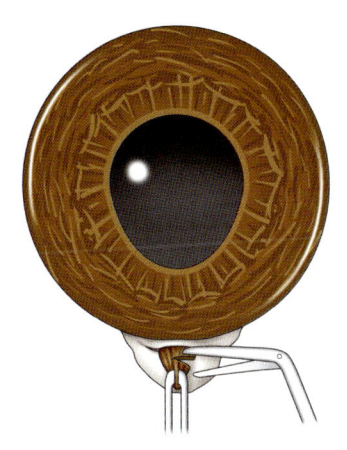

図2-161　虹彩切除
ウェッケル虹彩剪刀で虹彩をはさむようにする。

開創の大きさが不十分，②切開が強膜面に垂直ではない，③周辺虹彩前癒着がある，④低眼圧であるなどが考えられる。

■虹彩切除

虹彩を鑷子で保持し，引き出した虹彩の約半分に虹彩剪刀で切開を加え，後房水の漏出から虹彩全層が切開されていることを確認した後，残りの部分を切除する(図2-161)。このとき，虹彩を引き出しすぎて全幅虹彩切除を行わないよう，注意しなければならない。

切除後，通常は輪部あるいは角膜をスパーテルなどで軽くなでることにより虹彩が容易に整復される。補助的にアセチルコリンを前房内に入れることもある。

■創口閉鎖

10-0ナイロン糸で創口を1糸縫合する。輪部結膜切開では切開創縫合時に結膜を同時に縫合する。結膜を輪部基底で作成した場合は，結膜縫合のみで十分とする報告もある[5]。結膜は10-0ナイロン糸，あるいは7-0絹糸で結紮縫合する。

術後処置

術後は，抗生物質，消炎剤(ステロイド薬)，アトロピンを点眼する。

合併症

■前房出血

誤って毛様体を損傷した場合を除き，重篤な出血をみることはまれである[13]。しかし，炎症や新生血管があれば出血を起こす可能性が高い。こうした場合，虹彩切除前に虹彩表面をウェットフィールド・バイポーラーコアギュレーターで凝固し，出血を最小限にする方法を試みた報告がある[14-16]。出血が生じた場合，やや前房圧を高くしていれば自然止血される。多量の場合は，前房内に数分間空気を注入することにより圧迫止血される。

■一過性眼圧上昇

術後に一過性の眼圧上昇が生じることも多いので，術後の眼圧の変化に注意を要する。ただし，多くが自然治癒する。Go らは原発閉塞隅角緑内障 155 眼で 25 mmHg 以上の一過性の眼圧上昇が 13.5％に生じ，その頻度は術前の周辺虹彩前癒着 peripheral anterior synechia（PAS）の範囲が 1/2 周以上の例で，1/2 周未満の例に比べて有意に高いと報告している[13]。

■不完全周辺虹彩切除術

虹彩実質のみ切除され，虹彩色素上皮が残っている場合がある。このときは，再手術の前にアルゴンレーザーでの穿孔（照射条件：0.2W，0.2 秒，200 μm，数発）を試みるとよい[17]。

■白内障

周辺虹彩切除術後の白内障の発生あるいは進行頻度については，10～13％とするものから，半数以上で認められるとする報告がある[13,18,19]。白内障の原因として術中の水晶体損傷以外に，前房出血や術後虹彩炎などの影響あるいは房水循環の異常，つまり房水が瞳孔よりも周辺虹彩切除部を通して多く流れることがあげられる[13,18,19]。

■グレア

虹彩切除が大きすぎる場合，特に虹彩を全幅切除した症例では，術後に眩明感やグレア[20]を訴える場合がある。

■悪性緑内障

1800 年代後半に，周辺虹彩切除術が緑内障一般手術として行われた頃の悪性緑内障の頻度は，2～4％であった[21]。近年の 155 眼の原発閉塞隅角緑内障を対象とした外科的周辺虹彩切除術の報告では，その発生頻度は 1 眼（0.7％）でまれな合併症と考えられる[13]。

■その他の合併症

水晶体や毛様体の損傷，浅前房，創口への虹彩嵌頓，単眼複視，虹彩炎などが報告されている[22]。また，水晶体内出血が生じたとの報告もある[23]。

手術成績

わが国で報告されている慢性閉塞隅角緑内障および急性緑内障発作眼 110 眼に対する，外科的周辺虹彩切除術の眼圧コントロール成績（投薬下眼圧 ≦ 20 mmHg）は，平均 45.5 か月（最低 12 か月）の経過観察で，76.4％（84 眼）であったと報告されている[24]。またこの成績は，同施設でのレーザー虹彩切開術後の成績（75.3％）と差はなかったことが示されている。海外の報告では，慢性閉塞隅角緑内障および急性緑内障発作眼 188 眼で，24 mmHg 以下に眼圧コントロールされた割合は，それぞれ 88.2％，92.5％と報告されている[25]。しかし，本術式の作用機序は隅角の開放であり，周辺虹彩前癒着が広範囲である，あるいは慢性的障害によって隅角線維柱帯以降の房水流出機能が障害されている例では，眼圧下降が得られないことに留意する必要がある。

全幅虹彩切除術

周辺虹彩切除術に対して，Sector iridectomy と称される。

手術手技は，周辺虹彩切除術同様に結膜弁作成後，3～4 mm の強膜切開を行い前房に達し，虹彩の中央部を把持し，瞳孔縁が創口から出るまで

引き出して，切除する．

　瞳孔ブロックの解除を目的にするだけではなく，視軸が膜様組織などで覆われている例，瞳孔の偏位がある例，瞳孔領に角膜混濁がある例など，大きく虹彩を切除することにより，視力，視野あるいは明るさの改善が期待できる術式であり，光学的虹彩切除術とも呼ばれる．

（斎藤　守・白土城照）

文献

1) Von Graefe : Ueber die Iridectomie bei Glaucom und über den glaucomatosen Process. Arch Ophthalmol 3 : 456-555, 1857
2) Curran EJ : A new operation for glaucoma involving a new principle in the etiology and treatment of chronic primary glaucoma. Arch Ophthalmol 49 : 131-155, 1920
3) Barkan O : Glaucoma : classification, causes, and surgical control : results of microgonioscopic research. Am J Ophthalmol 21 : 1099-1117, 1938
4) Barkan O : Iridectomy in narrow-angle glaucoma. Am J Ophthalmol 37 : 504-519, 1954
5) Chandler PA : Peripheral iridectomy. Arch Ophthalmol 72 : 804-807, 1964
6) Hass JS, Scheie JG : Peripheral iridectomy in narrow-angle glaucoma. Trans Am Acad Ophthalmol Otolaryngol 56 : 589-595, 1952
7) Chandler PA : Narrow-angle glaucoma. Arch Ophthalmol 47 : 695-716, 1952
8) Schwenn O, Sell F, Pfeiffer N et al : Prophylactic Nd : YAG-laser iridotomy versus surgical iridectomy : A randomized, prospective study. Ger J Ophthalmol 4 : 374-379, 1995
9) Schrems W, Hofmann G, Krieglstein GK : Biometry of the anterior chamber of the eye in Nd : YAG laser iridectomy. Klin Monatsbl Augenheilkd 196 : 128-131, 1990
10) Mori M, Araie M, Sakurai M et al : Effects of pilocarpine and tropicamide on blood-aqueous barrier permeability in man. Invest Ophthalmol Vis Sci 33 : 415-423, 1992
11) Ahmad N : Transcorneal peripheral iridectomy. Ophthalmic Surg 11 : 124-127, 1980
12) Freeman LB, Ridgway AEA : Peripheral iridectomy via a corneal section : a follow-up study. Ophthalmic Surg 10 : 53-57, 1979
13) Go FJ, Kitazawa Y : Complication of peripheral iridectomy in primary angle-closure glaucoma. Jpn J Ophthalmmol 25 : 222-228, 1981
14) Hashmi MS, McCarthy JP : Cauterising iris scissors. Br J Ophthalmol 63 : 754-757, 1979
15) Hersh SB, Kass MA : Iridectomy in rubeosis iridis. Ophthalmic Surg 7 : 19-21, 1976
16) Kass MA, Hersh SB, Albert DM : Experimental iridectomy with bipolar microcautery. Am J Ophthalmol 81 : 451-454, 1976
17) Tessler HH, Peyman GA, Huamonte F et al : Argon laser iridotomy in incomplete peripheral iridectomy. Am J Ophthalmol 79 : 1051-1052, 1975
18) Floman N, Berson D, Landau L : Peripheral iridectomy in closed angle glaucoma-late complications. Br J Ophthalmol 61 : 101-104, 1977
19) Godel V, Regenhogen L : Cataractogenic factors in patients with primary angle-closure glaucoma after peripheral iridectomy. Am J Ophthalmol 83 : 180-184, 1977
20) Allen, JC : Incidence of photophobia in peripheral and sector iridectomy. Am J Ophthalmol 82 : 316-317, 1976
21) Chandler PA : Malignant glaucoma. Am J Ophthalmol 34 : 993-1000, 1951
22) Luke SK : Complications of peripheral iridectomy. Can J Ophthalmol 4 : 346-351, 1969
23) Feibel RM, Bigger JF, Smith ME : Intralenticular hemorrhage following iridectomy. Arch Ophthalmol 87 : 36-38, 1972
24) Go FJ, Yamamoto J, Kitazawa Y : Argon laser iridotomy and surgical iridectomy in the treatment of primary angle-closure glaucoma. Jpn J Ophthalmol 28 : 36-46, 1984
25) Williams DJ, Gills JP : Results of 233 peripheral iridectomies for narrow-angle glaucoma. Am J Ophthalmol 65 : 549-552, 1968

②房水流出を促進する手術—濾過手術・1

濾過手術の歴史

濾過手術の歴史は，1830年のMackenzieによる強膜穿刺術と，それに続く前房穿刺術(1854年)に始まるとされる[1]。しかし，現在の濾過胞形成を目的とした濾過手術の概念は1857年，von Graefe[2,3]が虹彩切除術後に，"透明な胞状隆起 transparent, vesicle-like prominences" を認める例があることを報告し，de Wecker[2]がこの濾過胞が眼圧下降に大きな役割を担っていることに気づいたことに始まる。

de Wecker[2]は，この考えに基づいて1869年に強膜切開術 Anterior sclerotomy を報告しているが，術後創口が閉塞することから成否は不安定であった。以来，いかに濾過胞へ房水を導きかつ濾過胞を維持するかが検討され，1906年には Lagrange[2,4]により，虹彩切除とともに強膜の一部を切除する虹彩強膜切除術 Iridosclerectomy が行われた。

また1907年にはHolth[5]が，強膜切開部に虹彩を嵌頓させる方法を発表し，虹彩はめ込み術 Iridencleisis と命名した。そして1909年には Elliot[6]が，房水流出口の作成にトレパンを用いる管錐術 Limbal trephination を報告し，この術式はその後濾過手術の基本的術式として普及した。さらに，1924年 Preziosi[1,7]は，強膜の電気焼灼で前房に達する術式を報告したが，このアイディアは後に Scheie[8]により改良が加えられ，わが国では Scheie 手術の名で，線維柱帯切除術 Trabeculectomy の登場まで濾過手術の基本術式となった。

現在最も広く行われている線維柱帯切除術の歴史は，1961年の Sugar[9]に始まり，術式としては比較的新しい術式である。前述した術式は，いずれも前房から結膜下への直接的濾過を目的とした術式で，全層濾過手術 Full thickness filtering surgery と呼ばれるのに対して，現在行われている強膜弁の下に房水流出路を形成する術式は，分層濾過手術 Guarded filtration surgery, Protected filtration surgery, Subscleral filtration surgery, Partial-thickness filtration surgery, Trabeculectomy と呼ばれるが，Sugar の術式は現在の考えられている強膜弁下から結膜下への濾過ではなく，線維柱帯を切除することによって，その切除断端からシュレム管への房水流出が得られると仮定した，いわば房水流出路再建を意図したものであった。

この非濾過手術として始まった線維柱帯切除術が普及したきっかけは，1968年のCairns[10]による報告である。Cairns の術式もSugar とほぼ同様で，結膜下への房水流出を目的としたものではなかったが，1971年に彼自身が，眼圧下降が得られた症例の約70％に濾過胞が形成されていることを報告し[11]，また Benedict らの前房への色素注入研究などによって[12]，従来の全層濾過手術と同様に房水の結膜下への流出，つまり濾過胞の形成によって眼圧下降を得る濾過手術として認識されるようになった。

その後，全層濾過手術と線維柱帯切除術の比較が行われ[13-17]，眼圧下降効果は全層濾過手術に劣るものの，合併症の頻度が低いことが認められ，線維柱帯切除術は安全性の高い濾過手術として広く普及することになった。

しかし術式の普及につれて，術後創傷治癒機転によって濾過効果が失われる症例も多いことが明らかとなった。このため，術後創傷治癒機転をいかにコントロールするかが治療成績向上につながるとして，放射線，ステロイド，βペニシラミンなどの試みが行われた。1980年代に入り創傷治

癒機転の研究が進み[18]，1984年にHeuerらによって，5-フルオロウラシル(5-FU)の術後結膜下注射による線維芽細胞増殖抑制が，濾過胞維持に有効であることが報告された[19]。わが国では1987年に中野ら[20]，北澤[21]らによって初めて5-FUの有効性が報告された。現在5-FUと同様，あるいはそれ以上に用いられているマイトマイシンC(MMC)の術中塗布法は，1983年にChenらの臨床報告が最初である[22]。しかしあまり注目されず，1990年に山本ら[23]が培養細胞を用いた研究から，MMCの有する5-FUに勝る線維芽細胞抑制効果を報告し，1991年北澤ら[24]によってその臨床成績が報告され，それ以降MMC術中塗布による線維柱帯切除術が，5-FU術後結膜下注射に代わる術式として普及することとなった。

現在の線維柱帯切除術の眼圧コントロール成績は，5-FUあるいはMMCなどの代謝拮抗薬併用法の開発によって飛躍的に向上しているが，その反面，再び全層濾過手術時代のような過剰濾過に伴う合併症，あるいは房水漏出や眼内炎などの重篤な合併症に悩まされることになり，最近ではさらに安全な濾過手術を求めて，MMC併用非穿孔性線維柱帯切除術や，コラーゲンロッド併用非穿孔性線維柱帯切除術，あるいは濾過手術そのものからの脱却を計ったViscocanalostomyなどの減圧手術も考案されている[25]。しかし，これらの術式はその長期成績が不明であるばかりでなく，眼圧下降効果がMMC併用線維柱帯切除術に劣るとも報告されており，新しい術式として普及するか否かは今後の検討に待たねばならない。

〈分層濾過手術〉

線維柱帯切除術

作用機序

線維柱帯切除術Trabeculectomyは発表当初，強膜弁下での線維柱帯切除部位の両端から，房水がシュレム管へ流出すると仮定されて開発された術式[9,10]であるが，その後の研究でシュレム管断端の線維化による閉塞[26,27]が認められ，また線維柱帯切除片にシュレム管が含まれていなくても，手術の結果に影響のないことが報告された[28]。さらに，眼圧下降が得られた症例のほとんどに濾過胞が形成されている事実から[11]，全層濾過手術と同様に濾過胞の形成が，眼圧下降の主な作用機序であることが判明している。

手術手技

■術前準備

術前に眼圧下降点眼薬の使用種類が多い例ほど，また長期使用例になるほど，線維柱帯切除術の眼圧下降成績が低下するとの報告がある[29-31]ことから，術前に可能な限り眼圧下降点眼薬を減らすことが望ましい。

点眼薬の中で交感神経刺激薬は，結膜の線維化と結膜嚢の短縮を生じさせ[32,33]，またテノン嚢胞を生じさせる危険因子とされている[34]。副交感神経刺激薬は濾胞形成，結膜感染，結膜充血，下方結膜嚢の短縮を生じさせる可能性がある[35]。また，術後炎症を助長する[36]。

術直前には眼圧を十分に下降させておくことは必須で，高眼圧の症例(特に30 mmHg以上)では，脈絡膜出血などの重篤な合併症をきたす可能性がある[37]。

■麻酔

通常の線維柱帯切除術は眼科用リドカイン4%液の点眼で十分に手術可能であるが，疼痛を訴える例では結膜弁作成後テノン嚢下に静注用リドカイン2%液を注入する。球後麻酔や眼周囲麻酔に比べてテノン嚢下麻酔(結膜下注射)は，痛みを訴える頻度が高いとされるが軽度であり，術後の眼圧コントロール成績ならびに術中・術後の合併症の頻度には差はないと報告されている[38,39]。

■牽引糸

眼球を意図した方向に固定し，術野を十分に露出し，手術操作をより容易かつ安全に行うために牽引糸が必要である。上方に手術を行う場合は上直筋あるいは透明角膜に行う。

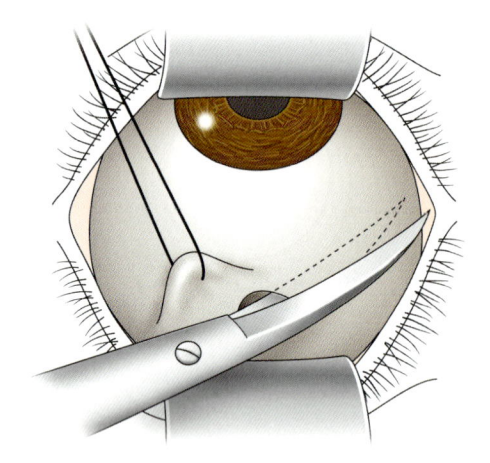

図 2-162　結膜弁作成

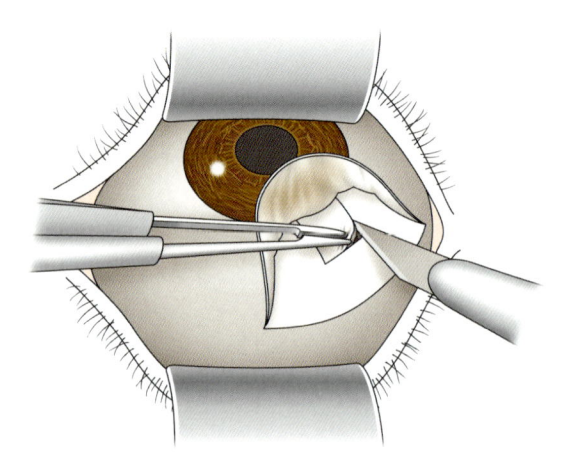

図 2-163　強膜弁作成
強膜弁縁を有鉤鑷子で持ち上げながら強膜弁を作成する。

■結膜弁作成

濾過胞の作成部位の選択は，線維柱帯切除術において重要な位置を占める。一般的に上方結膜（上耳側，直上，上鼻側）が選択されるが，初回に直上部を選択すると，再手術に際して上耳側あるいは上鼻側での癒着した結膜を処理する必要が生じるため，初回手術部位としては上耳側あるいは上鼻側を選択する。

結膜弁には，輪部基底結膜弁と円蓋部基底結膜弁とがある。円蓋部基底結膜弁で術後眼圧コントロールが良いとの報告もあるが[40]，両者の眼圧コントロール成績に明らかな差はないとする報告もある[41-43]。

輪部基底結膜弁作成では，輪部より 6 mm 以上離れた部位に結膜切開を行う。結膜をテノン嚢と同時に有鉤鑷子でつかみ，小切開をおき上強膜を露出し，剪刀をテノン嚢下に挿入して強膜から剥離する。切開創の長さは，必要とする強膜輪部を露出するに足りる長さに止める（図 2-162）。テノン嚢の切除の有無は，術後眼圧コントロールに影響しない[44, 45]。円蓋部基底結膜弁を作成するには輪部結膜に小切開をおき，剪刀を挿入してテノン嚢付着部の後方まで鈍的に剥離する。次いで輪部に沿った切開を加え，円蓋部方向に結膜弁の剥離を進める。

■前房穿刺

強膜を有鉤鑷子で固定し，角膜から前房穿刺を行う。術中術後の前房形成，術後の濾過量の確認に際して人工房水を注入する経路として必要である。

■強膜弁作成

輪部を基底とした一辺 3〜4 mm の方形，あるいは三角形の強膜弁を作成する。両者の術後眼圧の成績に差はない[46]。作成する強膜弁の切開予定線を凝固止血し，強膜半層に切開を加える。

切開を加えた強膜弁縁を有鉤鑷子で持ち上げながら強膜弁を作成する（図 2-163）。強膜弁下に強角膜接合部が見えれば，わずかに剥離を進めて輪部灰色ゾーンの前縁を越えたら，剥離操作を中止する。強膜弁の厚さは，強膜の厚さの 1/2〜2/3 にするが，薄い方が濾過効果が高いとの報告もある[47]。

■線維柱帯切除（強角膜片切除）

強膜弁下で強膜の白色がやや青色に変わる部分（シュワルベ線）を目安として，強膜床の左右に約 0.5 mm の間隔を開け，輪部に垂直に縦 0.5〜1.0 mm の切開を 2 本おき，Vannas 剪刀あるいはナイフを挿入して前縁を切開する（図 2-164）。次いで前縁を有鉤鑷子で手前に引き起こし，線維柱帯

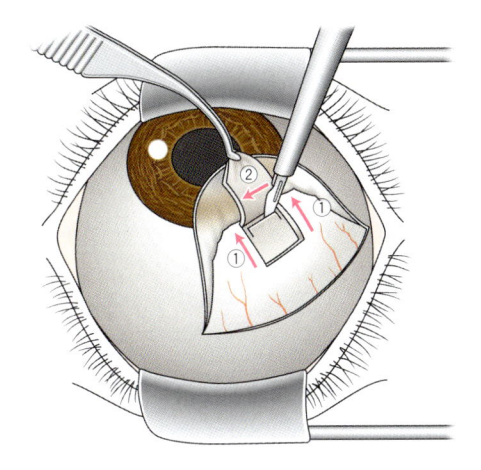

図2-164 線維柱帯切除への手順
左右に切開線を入れた後，Vannas剪刀あるいはナイフを挿入して前縁を切開する。

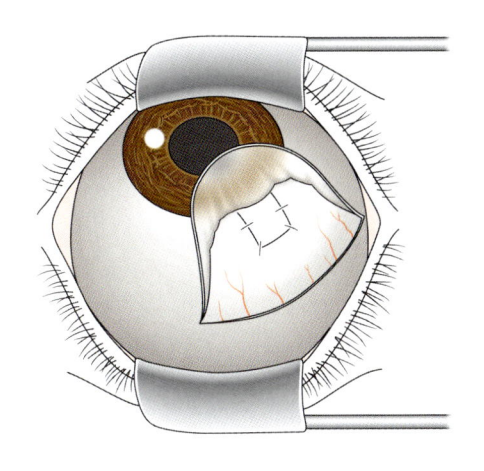

図2-165 強膜弁縫合
円蓋部寄りの頂点を2針縫合し，輪部との間に縫合を追加する。

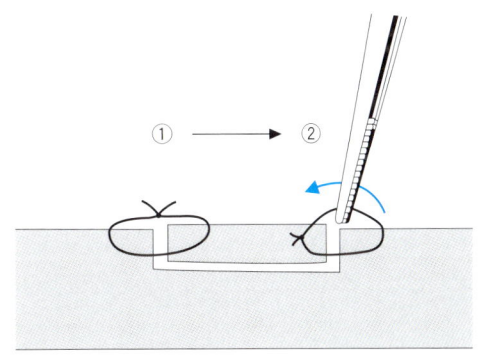

図2-166 強膜弁縫合
結紮後に糸を回して結紮部を強膜弁下に移動させる。

を確認しながら後縁を切開するが，出血を避けるために切開線は強膜岬より前方とする。シュレム管前方の切開となってもよい。前縁を切開し，Kelly's punchなどを用いて強角膜片を切除する方法も行われている[48]。

■**周辺虹彩切除**

線維柱帯切除部に見えている虹彩を有鉤鑷子で軽く引き出し，周辺虹彩切除を行う。切除後，虹彩が前房内に自然整復されない場合は，強膜弁を戻してその上から角膜側へ押すように虹彩を戻す。あるいは前房穿刺部から人工房水を注入し，前房を深くするなどして整復をはかる。それでも整復されない場合は，スパーテルを用いて虹彩を前房内に押し戻す。誤って毛様体を損傷した場合を除き，重篤な出血をみることはまれである。

■**強膜弁縫合と濾過量の確認**

強膜弁は10-0ナイロン糸で縫合する。方形弁では円蓋部寄りの頂点を2針縫合し，次いで輪部との間の両辺の中間を縫合する（図2-165）。三角弁の場合，まず強膜弁の頂点を縫合し，左右辺の輪部寄りを1針縫合し，次いで頂点との間に1針加える。

通常の手術では，縫合糸断端が結膜弁を穿孔しないように埋没縫合とするが，MMCなどの代謝拮抗薬を使用する場合は，ややきつめの縫合が必要なため，通常の縫合として結紮後に糸を回して結紮部を強膜弁下に移動させる（図2-166）。房水流出の程度は，前房が消失することなく房水が強膜弁輪部よりわずかに滲み出て，かつ輪部を軽く圧迫すると容易に流れ出る程度とする。MMCや5-FUを用いる場合は，通常の眼圧レベルで漏出がほとんどなく，輪部圧迫で滲む程度とする。強膜弁縫合に濾過調節を兼ねた，releasable sutures[49-53]と呼ばれる術後除去可能な縫合方法がある。この方法はテノン嚢が厚い症例などで，laser suture lysisを行う際の視認性向上のためにテノン嚢を切除する必要がない利点があるが，濾過胞

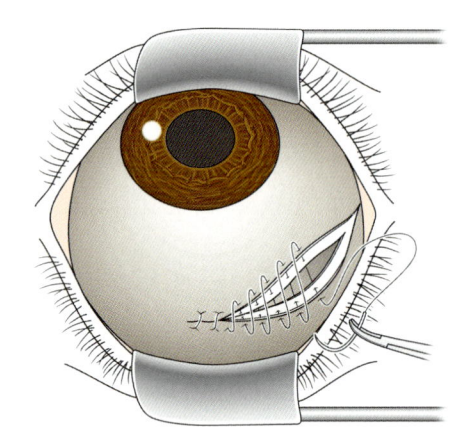

図 2-167　結膜弁縫合
テノン嚢，結膜の順にていねいに縫合する。

内から眼外（角膜上）へ糸を介して交通するので，感染症への注意が必要である[54,55]。

■ **結膜縫合**

結膜弁の縫合は 10-0 ナイロン糸を用いる。結膜損傷を少なくするためには，丸針のナイロン糸が適している。

輪部基底結膜弁の閉鎖は連続縫合で行うのが確実である。その際，創を確実に閉鎖するために，結膜切開創前縁の結膜からテノン嚢，そして後縁のテノン嚢と結膜の順に丁寧に縫合する（図 2-167）。テノン嚢のみを吸収糸を用いて単結紮で数糸縫合した後，結膜を連続縫合することもあるが，結膜-テノン嚢を丁寧に縫合すれば，テノン嚢のきわめて薄い例を除いて漏出はまれである。

円蓋部基底結膜弁の閉鎖では，通常は結膜弁の頂点（最初の切開部）に 1 針縫合し，輪部切開部を角膜にかぶせるだけのことが多い。代謝拮抗薬併用手術で，房水漏出を防ぎ濾過胞形成を促進するために切開面を角膜と縫合する場合には，角膜-結膜連続縫合でもよいが，インターロッキング，マットレス縫合，あるいは Wise's suture technique[56,57] などを行う場合もある。

■ **術後処置**

術後は抗生物質，消炎剤（ステロイド薬），アトロピンを点眼する。

局所ステロイド使用例は，未使用例に比べて優れた眼圧下降効果が確認され[58-60]，薄い濾過胞が形成されるとの報告がある[59,60]。ステロイドの全身投与には，局所ステロイド投与を超える有用性は認められない[58-60]。アトロピンは消炎効果があるのみならず，水晶体を後退させ，前房形成促進，悪性緑内障の発生予防の目的で通常 1 週間は継続する必要がある[61]。

■ **線維芽細胞増殖阻害薬の使用**

濾過部位に生じる創傷治癒機転が術後濾過胞の瘢痕化による濾過機能の減退を招くことが，濾過手術の不成功の主な原因として知られている[62-65]。これらの創傷治癒機転を阻止あるいは制御し，術後長期的に安定した眼圧コントロールを維持するために，現在では主に核酸代謝阻害薬である MMC と 5-FU が，線維芽細胞増殖阻害薬として使用されている。

マイトマイシン C（MMC）

MMC はアルキル化剤系の抗腫瘍薬で，選択的に DNA 複製反応を阻害することで，細胞周期にかかわらず（分裂期～休止期）増殖抑制効果を発揮する。

手術中，強膜弁作成後，前房に穿孔する前に MMC を吸収させた止血用スポンジ片を留置することが一般的である。実際の投与濃度，投与時間は術者の経験によるところが大きく，一般に濃度は 0.01〜0.05％（0.1〜0.5 mg/ml），投与時間は 1〜5 分で使用されている[66]。わが国では，通常 0.04％（0.4 mg/ml），0.5 ml の MMC 水溶液を止血用スポンジに吸収させ，3 分間留置することが多い。臨床的には，通常の濃度，投与時間内であれば，術後眼圧コントロール成績や合併症の頻度に著明な差はない[67-69]。

また，術後に MMC を吸収させたスポンジ片（0.05 mg/ml）を濾過胞上に留置（術後 1，2，3 日後，各 5 分）することで，術中使用例よりも良好な成績が得られたとする報告もあるが，長期成績は不明である[70]。

MMC を所定の投与時間留置した後は，すべてのスポンジ片を確実に除去し，生理食塩水などで

十分に洗浄する。この操作は結膜弁下，強膜弁下，角膜上あるいは結膜上の余分なMMCを洗い流し，MMCの合併症を防止する上で必須である。

5-フルオロウラシル（5-FU）

5-FUはピリミジン類似物質であり，その代謝産物がthymidylate synthetaseの活性を阻害することにより，DNA合成反応を阻害する。細胞周期の休止期，主にDNA合成期（S期）の状態にある細胞に効果を発揮する。

術後に5％の5-FU 0.1 ml（5 mg）を，手術創から90〜180度離れた結膜下に注射する方法が一般的である。注入した5-FUの針孔からの漏出を最小限に抑えるために，針は30ゲージの細いものを用い，結膜下へ長く針を挿入するのがよい。わが国での投与量および投与期間は，術翌日より開始し，最初の7日間は1日1回5mg，続く7日間は隔日投与とすることが多いが，術後7日間1回5mgの投与量のみで14日間投与とほぼ同様の効果が得られたとの報告もある[71]。

5-FU使用例では，30〜50％に角膜上皮障害が生じることが報告されている[71-77]。投与後，注入した5-FUの眼表面への漏出を最小限に抑え，漏出した5-FUは十分に洗い流すことにより，角膜上皮障害頻度を減らすことが行われている。

合併症と処置

〔術後早期に多い合併症〕

■浅前房で低眼圧

長期の浅前房は，角膜内皮細胞の減少と周辺虹彩前癒着を生じるばかりでなく，白内障を進行させる可能性がある。特に広範に角膜内皮と虹彩の接触がある場合は，注意を要する。

線維芽細胞増殖阻害薬非使用での線維柱帯切除術前後に前房深度を計測し，術後に術前前房深度の1/2以下になった状態をshallow anterior chamber，周辺虹彩から瞳孔縁までの虹彩が角膜内皮と接触した状態をflat anterior chamberと定義して，プロスペクティブに検討した報告では，各々の発症頻度は51.7％，16.9％と高頻度であることが報告されている[78]。術後に前房が浅くなっても，角膜内皮と虹彩が接触していなければ，経過観察でよいと考えられるが，虹彩と角膜内皮の広範な接触が認められた場合や，軽度であっても状態の悪化が予想される場合は処置を必要とする。

アトロピン点眼で水晶体をできるだけ後方に維持することは必須であるが，過剰濾過が原因の場合，最初に圧迫眼帯（後述：術後処置参照）を行う。一般に処置後数日で改善することが多いが，効果がない場合は前房内への人工房水，空気泡やガス[79-82]，ヒアルロン酸ナトリウム[83,84]を注入し，前房を形成する方法がある。浅前房の原因が明らかに緩い強膜弁縫合や，結膜弁からの房水漏出がある場合は，それぞれ強膜弁再縫合，創の閉鎖を行う。

結膜からの房水漏出（leak, Seidel現象）

術後早期の房水漏出は，主に結膜の小穿孔あるいは結膜弁縫合部（縫合不全）からのものが多い。漏出量が少ない場合には，圧迫眼帯で自然に閉鎖できる可能性があるので，まず圧迫眼帯を試みる。

奏功しない場合には，bandage contact lens[85]，Simmons shell[86-88]，symblepharon ring[90]，あるいはcollagen shield[90,91]で結膜穿孔部を覆い閉鎖する方法や，アルゴンレーザーを房水漏出部縁に照射することで閉鎖する方法[92]，シアノアクリレート組織接着剤で閉鎖する方法が報告されている[93-96]。また小さな結膜穿孔では，10-0ナイロン丸針を用いて，テノン囊を裏打ちする形で単結紮縫合，あるいはマットレス縫合を行う[97,98]ことも有効である。結膜穿孔が結膜輪部付近にあれば，結膜を強膜または角膜に直接縫合してもよい（後述：術後処置参照）。

脈絡膜剝離

脈絡膜剝離は，眼底周辺部に表面の滑らかなドーム状黄土色の隆起性病変として認められる（図2-168）。脈絡膜剝離は，低眼圧および浅前房を伴うことが多い。脈絡膜剝離発症頻度は1.5〜50.0％と報告され，原発閉塞隅角緑内障，線維芽細胞増殖阻害薬使用例で発症頻度が高い傾向がある[25,75,78,99-101]。

治療は低眼圧状態の解除が最も重要である。通

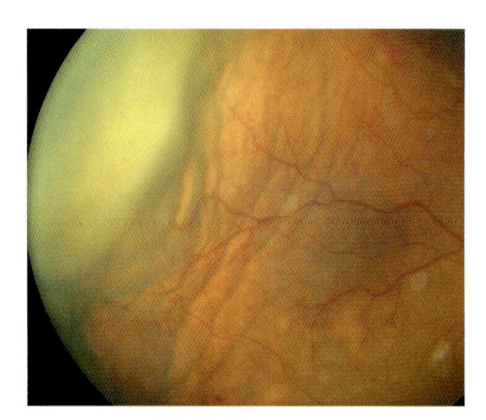

図2-168　脈絡膜剥離

常，圧迫眼帯により眼圧を上昇させることによって，ほとんどの症例で治療開始3日以内に消退する[78]．補助的に高浸透圧薬の点滴，炭酸脱水酵素阻害薬の内服，ステロイドの局所・全身投与を行うこともある．上記の保存的な治療で改善しない脈絡膜剥離（遷延性脈絡膜剥離）や，高度な脈絡膜剥離，網膜剥離や脈絡膜出血の併発が疑われたときは，経強膜的に速やかに浸出液を排出し，前房を形成する処置が必要になる（後述：術後処置参照）．

巨大濾過胞

低眼圧が持続する場合でも，視機能に影響がなければ経過観察してよい．ただし，視力低下が見られる場合，巨大な濾過胞の存在により異物感が強い場合，涙液層の破壊により濾過胞に接した角膜に角膜凹窩（dellen）[102]が生じた場合，あるいは閉瞼が困難な場合には，濾過胞縮小のために処置が必要となる．

まず，圧迫眼帯あるいはbandage contactなどの特殊なコンタクトレンズ[85,87-89,103]を使用して濾過胞を圧迫し，濾過胞の縮小を試みる．効果がない場合は，濾過胞圧迫縫合compression suture technique[104,105]と呼ばれる観血的な処置を行う（後述：術後処置参照）．

■浅前房で高眼圧

悪性緑内障

悪性緑内障は，極度に浅いあるいは消失した前房と高眼圧が特徴である．一般的に術後数日以内に生じることが多い．原発閉塞隅角緑内障の手術後（特に濾過手術後）に発症することが多く，また偽落屑の存在が危険因子とされる[106]．悪性緑内障の発症頻度は，Millsらによれば，444眼の線維柱帯切除術施行例を対象とした中で3眼，0.7%と報告されている[99]．

悪性緑内障の発症原因は不明な点が多いが，毛様体，水晶体または水晶体嚢，前部硝子体の間で何らかのブロックが生じ，後房から前房への房水流入が阻害され，房水が硝子体内に貯留することにより発症すると考えられている[107,108]．

悪性緑内障の半数は，アトロピン点眼，眼圧下降薬，ステロイド薬使用など，保存的な治療で改善すると報告されているが[106,109]，改善が見られない場合は，レーザー治療を含めた手術治療が必要である．白内障手術が施行されていれば，眼内レンズの有無に関わらずNd-YAGレーザーで後嚢と前部硝子体膜を切開することで，房水を前房へ導く方法が有効である[110-112]．また周辺虹彩切除部位から毛様体が観察可能であれば，アルゴンレーザーを用いて毛様体突起を照射することにより，毛様体突起を収縮させ生理的な房水循環を回復させる方法も報告されている[15]．これら薬物療法ならびにレーザー治療が無効であれば，硝子体吸引術，硝子体切除術などの外科的な治療を行う（後述：術後処置参照）[114-116]．

上脈絡膜出血

濾過手術後，典型的な遅発性上脈絡膜出血は術後2〜3日後に発症し，急激な強い眼痛，視力低下，眼圧上昇による悪心・嘔吐，頭痛が生じる．検眼鏡的には，浅前房と脈絡膜膨隆所見を認める．本合併症の頻度は，頻度の高い報告で6%[37]，多くは2%以下でまれとされている[117-119]．

発症危険因子として無水晶体眼[118]，術前高眼圧[37,118-122]，術後の低眼圧，年齢，5-FU使用，高度近視，高血圧や糖尿病の既往，硝子体手術の既往，早発型発達緑内障（Sturge-Weber症候群など），抗血小板薬の使用などが報告されている[118-122]．

上脈絡膜出血が1象限に限局する程度で，かつ

浅前房と眼圧上昇が見られなければ，保存的に経過観察する。出血の量が多い場合や極度の浅前房と眼圧上昇を認めた場合は，経強膜的に速やかに上脈絡膜の出血を排出し，前房を形成する処置が必要である(後述：術後処置参照)。

■正常前房深度で高眼圧
線維柱帯切除部閉鎖
　術後，線維柱帯切除部がフィブリン，凝血塊，毛様体，虹彩，硝子体あるいは瘢痕組織により閉鎖することで濾過量が減少して眼圧が上昇することがある。
　フィブリン，凝血塊により閉鎖している場合，前房内にプラスミノゲン・アクチベータ(3～25μg)を注入して融解を図る方法[123]もあるが，少量であれば経過とともに消退することが多いため，眼圧下降薬の使用や眼球マッサージ(後述：術後処置参照)などで経過を観察する方が安全である。毛様体，虹彩，硝子体，あるいは有色素性瘢痕組織により閉鎖している場合は，これらに強いパワーのアルゴンレーザー(1,000 mW，50～200μm)を照射して，閉鎖を解除する方法が報告されている[124,125]。

被胞化された濾過胞
　Tenon's cyst あるいは，encapsulated bleb, high-domed bleb, localized cystic bleb と呼ばれる被胞化された濾過胞(図2-169)は，濾過手術後2～8週間後に生じることが多く，発生頻度は3.6～28%とされる[126-137]。危険因子として，手術既往，術前の交感神経作働薬の使用，レーザー線維柱帯形成術の既往，術後の長期的なステロイドの使用，僚眼のTenon's cystの既往，性別(男性)などがあげられているが，関連の強いものではない[60,126-131]。円蓋部基底結膜弁ではまれである[134]。
　多くの症例では，眼圧下降薬の投与で保存的に眼圧をコントロールすることができるが[131-135]，薬物治療に反応しない症例は，Needle revision (後述:術後処置)などの外科的な処置が必要となる。

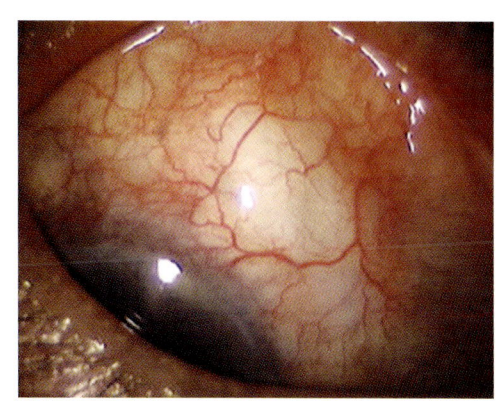

図2-169　披胞化された濾過胞

■その他
角膜乱視
　線維柱帯切除術後の角膜は，強膜弁作成部方向にsteep化(平坦化)する傾向があるとされているが，その逆あるいは不正乱視を示すものも少なくない[138]，術前に予想するのは困難である。平均乱視度数は術後1か月で有意の増加をした後，その後ほとんど変化しなかったと報告されている[139]。乱視の原因として，強膜切開部位の凝固止血[140]，強膜弁縫合[138,141]，強膜弁の大きさ[142]，強角膜片切除部の存在[143]が関与している可能性が報告されているが，否定的な報告[138-140]もある。またMMC使用例では，非使用例と比較して術後乱視が少ないとの結果から，創傷治癒機転が影響しているとする報告がある[144]。

中心視野消失
　緑内障濾過手術後に，末期例では残存している中心の小視野が消失することがある。頻度は0～13.6%と報告されるが，まれな合併症とする報告が多い[145-150]。中心視野消失の主な原因としては，術中の急激な眼圧下降，術後の低眼圧が関連しているとする報告がある[146,147,151]。

〔術後中期から晩期に多い合併症〕

過剰濾過
　術後中期から晩期に生じた過剰濾過ではまず，圧迫眼帯あるいはbandage contact lensなどの特殊コンタクトレンズ[85,87-89,103]により濾過胞の

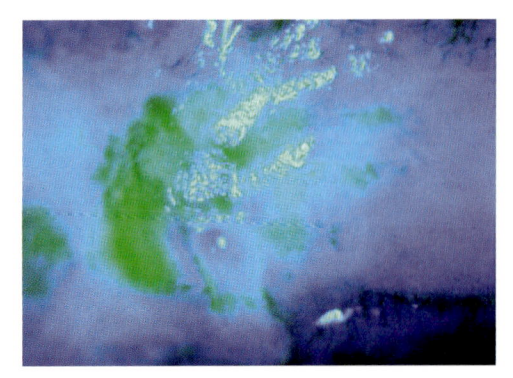

図 2-170　Seidal 現象

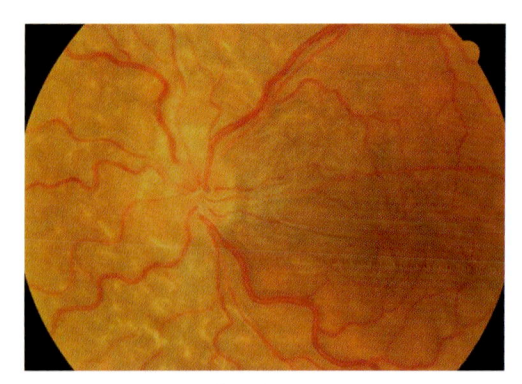

図 2-171　低眼圧黄斑症

圧迫を試みるが，不成功なことも多い．これら保存的な方法で効果がない場合は，濾過胞内への自己血注入[152-155]，濾過胞圧迫縫合 compression suture technique[104, 105] あるいは，強膜弁再縫合を行う（後述：術後処置参照）．

その他，冷凍凝固術[156-159]，電気熱凝固術[160]，レーザー光凝固術[161]，トリクロロ酢酸[162]を用いて濾過胞退縮を試みる方法が報告されているが，必要以上に濾過胞効果が失われる可能性が高い．

濾過胞からの房水漏出

線維芽細胞増殖阻害薬の使用により，特に術後長期観察後には濾過胞が菲薄化し，房水漏出 leak（Seidel 現象；図 2-170），浸出 oozing を生じる頻度が高くなった．その頻度は，線維芽細胞増殖阻害薬非使用例で 0〜3%[100, 163, 164]，5-FU 併用例では 1.7〜32%[24, 75, 100, 163-167]，また MMC 併用例では 1〜32%[24, 163, 165, 166, 168, 169] と報告されている．

5-FU 併用線維柱帯切除術を施行した原発開放隅角緑内障 176 眼の検討では，機能的濾過胞での房水漏出率は 6 年では 4.2% であるものの，12 年では 28.9% に達する[75]．

房水漏出が軽度で，低眼圧黄斑症や脈絡膜剥離，浅前房が生じるほどの低眼圧でなければ経過観察する．ただし広域の抗菌薬の点眼を処方し，感染を疑う症状があれば直ちに来院するように患者に理解してもらう必要がある．

低眼圧黄斑症や脈絡膜剥離，浅前房が生じる場合には，房水漏出を停止させる何らかの処置を講じる必要がある．漏出量が比較的軽度のものであれば，圧迫眼帯や特殊なコンタクトレンズ（前述）の保存的な治療で十分なことがある[85, 87-89, 103]．もし奏功しない場合は，シアノアクリレート組織接着剤の使用や[93-96]，自己血濾過胞内注入[152-155]（後述：術後処置参照）を考慮する．

外科的処置として，房水漏出部を直接縫合することが困難である場合に，房水漏出部を自己の遊離結膜弁[170-172]や羊膜[173]で覆う方法，あるいは濾過胞を切除し，後方からの結膜弁で欠損部を覆う方法[174-177]がある（後述：術後処置参照）．

低眼圧黄斑症

低眼圧黄斑症では持続する低眼圧により，黄斑皺襞が形成され（図 2-171），視力低下や歪視が生じる．5-FU[178, 179]や MMC[180-184]などの線維芽細胞増殖阻害薬が使用されるようになってから，報告が増加した．発症頻度は MMC を併用した場合，各種緑内障眼 208 眼で 9.1%[184]，また 5-FU を併用した場合，原発開放隅角緑内障 176 眼で 4.3% と報告されている[75]．

低眼圧黄斑症の術後眼圧の多くは 1〜6 mmHg に分布しているが[179, 181, 184, 185]，低眼圧症例が必ずしも黄斑症を発症するとは限らない[184]．低眼圧黄斑症の危険因子として，若年者[179, 184]，近視などが報告されている[179, 185]．

治療は，早急に眼圧を 6 mmHg 以上に回復させることであり[181]，圧迫眼帯や自己血注入術などを試みる．

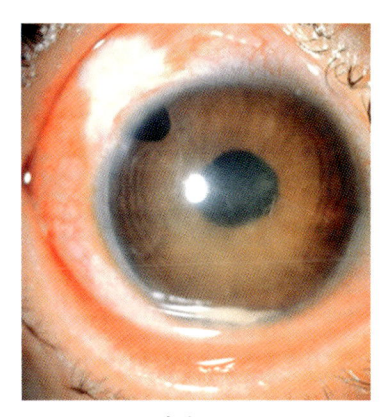

図 2-172　眼内炎
前房蓄膿を認める。

表 2-43　眼内炎の治療薬剤例

点眼	5％バンコマイシンあるいは2％アミカシン（5〜8回/日）
結膜下注射	バンコマイシン（25 mg/0.5 ml）およびセフタジジム（100 mg/0.5 ml）
硝子体内注射	バンコマイシン（1.0 mg/0.1 ml）およびアミカシン（0.4 mg/0.1 ml）
全身投与	イミペネムの点滴静注（1回0.5〜1 g，1日2回）やレボフロキサシンの内服（1回100 mg，1日3回）など
その他	1％プレドニゾロン点眼や散瞳薬の点眼，プレドニゾロンの内服（1回30 mg，1日2回）

眼内炎

　緑内障濾過手術後に生じる感染症は，濾過胞および周囲結膜の充血，眼脂増加，眼痛，視力低下（霧視含む）を主訴とする。

　前房内に軽度の炎症所見がみられるのみで，感染が濾過胞に限局するタイプ（濾過胞炎 blebitis）から，濾過胞の感染を発端とし急速に眼内，特に硝子体およびその後方組織に至るタイプ（眼内炎 endophthalmitis，図 2-172）まで程度はさまざまである。発症時期は，術後数日に生じるものから数十年たってから生じるものまであるが，早期眼内炎の発症頻度は0.1％以下とする報告がある[186]。全体としての発生頻度は，0〜11.8％と報告されている[78,99,168,186-193]。主な危険因子として線維芽細胞増殖阻害薬の使用，薄い濾過胞壁や滲出（leak, oozing）の存在，下方の濾過胞，若年者（逆の意見もある），慢性上気道感染者や糖尿病患者などの易感染性全身疾患の既往，結膜炎や眼瞼炎の既往，あるいは releasable suture の使用，コンタクトレンズ装用などが報告されている[54,55,189-191,193-198]。

　線維芽細胞増殖阻害薬非使用眼での発症率が0.2〜1.5％[78,99,186-188]であるのに対して，使用眼では2.1〜5.7％[189,190,192,193]であり，線維芽細胞増殖阻害薬の使用が眼内炎発症にかかわる重要な因子であることは間違いない。手術部位に関しては，濾過胞が下方にある症例での発症率が4〜11.8％で，上方に比べて3〜8倍の危険率であることが示されている[189-191,193]。

　治療に際して起炎菌の同定は重要であるが，濾過胞表面や結膜囊内の分泌物培養は陰性になることも多く[191]，前房水や硝子体液の培養検査が必要となることが多い。起炎菌は連鎖球菌，ブドウ球菌，インフルエンザ菌が多い[186,189,190,194,196,198]。抗菌薬の選択は起炎菌の薬剤感受性により決定すべきであるが，薬剤感受性の結果を待つ余裕がないこと，起炎菌の同定が100％でないことから，広域抗菌薬を選択して投与する。

　炎症が濾過胞に限局している場合（濾過胞炎）は，広域抗菌薬の頻回点眼，時に結膜下注射，眼軟膏の点入で十分なことが多く，入院を必要としないことも多い。硝子体への炎症波及が認められないものの，前房蓄膿を伴うような前房内の炎症がある場合には，広域抗菌薬の頻回点眼に加えて，広域抗菌薬の全身投与が必要になる。さらに炎症が硝子体およびその後方組織に至っている場合は，広域抗菌薬の頻回点眼，結膜下注射および硝子体投与，さらに全身投与が必要となる。ただし抗菌薬の効果が劇的でない限り，48時間以内に硝子体手術を選択した方が良い。眼内炎の治療薬剤例を表に示す（表 2-43）。

　予防的な抗菌薬の点眼の必要性やその有効性に関しては議論があり，American Glaucoma Society 会員のアンケート結果によれば，66％が非使用，6％が常時使用，28％は症例により選択的に使用との結果であった[199]。実際，長期的な抗

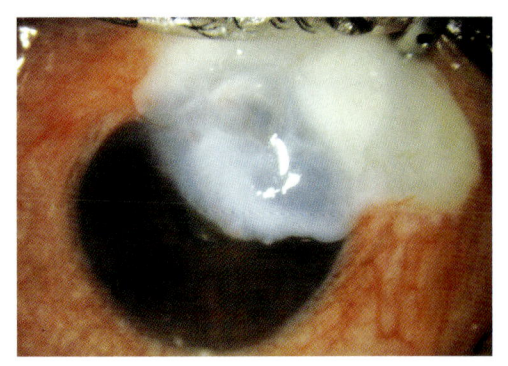

図 2-173　encroching bleb

生物質点眼の有無で眼内炎の発症率に差がないことが報告されている[191]。

白内障

術後白内障の発生頻度は数％から30％前後と報告されている[69,146,200-206]。

高齢者，術後の浅前房，長期的な低眼圧が，白内障の発生・進行の危険因子として報告されている[69,146,200,201,204,207]。さらに，線維芽細胞増殖阻害薬の使用が危険因子とされており[69,203,208]，特にMMC使用時の投与時間延長により，白内障の発生頻度がさらに増加するとの報告があるので注意を要する[69]。MMCと5-FUとの間には，白内障の発生頻度に差がないとされる[203]。

濾過胞の角膜上への張り出し

大きな濾過胞が，上眼瞼の圧力で徐々に角膜上に張り出してくることがある[209,210]。encroching blebやoverhanging blebと呼ばれる（図2-173）。視力障害や違和感が持続する場合には，翼状片の手術時のように角膜に張り出している濾過胞部分を角膜から剥がし除去する。角膜へと張り出した濾過胞は通常多房性で，結膜上の濾過胞と直接連絡していることはなく単純切除してよい。

手術成績

多数例を対象として長期的に観察した報告によれば，無治療で20～21 mmHg以下の眼圧コントロール率は，線維芽細胞増殖阻害薬非使用群では3～5年で7～80％[77,99,211-213]（点眼治療群を含めると40～88％[13,77,99,101,211]），線維芽細胞増殖阻害薬使用群では3～5年で47～76％[77,182,212,214,215]（点眼治療群含む70～93％[77,182,212,214,215]）であり，報告者によって大きく異なっている。

わが国での原発開放隅角緑内障を対象にした長期成績報告では，20～21 mmHg以下の眼圧コントロール率は，線維芽細胞増殖阻害薬非使用では5年で7～27％[77,211]（点眼治療群含む40～77％[77,101,211]），5-FU併用では5～6年で48～58％[75,77]（点眼治療群含む58～93％[75,77]），MMC併用では2年で82％[216]（点眼治療群含む92％[216]）であり，線維芽細胞増殖阻害薬併用が眼圧コントロール成績向上に有効であることが明らかである。線維芽細胞増殖阻害薬であるMMCと5-FUを比較した検討結果では，MMCは5-FUと同等あるいはそれ以上の眼圧下降効果が示されている[24,217]。

さらにわが国の報告で，MMC併用線維柱帯切除術を施行した756眼（原発開放隅角緑内障352眼，原発閉塞隅角緑内障37眼，正常眼圧緑内障148眼，落屑緑内障51眼，その他168眼）を最長8年間（平均3.8年）経過観察した報告によれば，最終観察時点での眼圧コントロール率（成功：無治療眼圧≦20 mmHg）は75.6％であった。同じく15 mmHgを基準にした場合は58.5％であった[215]。またわが国の5-FU併用線維柱帯切除術を施行した原発開放隅角緑内障176眼を，最長12年間（平均6.2年）経過観察した報告では，最終観察時点での眼圧コントロール率（成功：無治療眼圧≦20 mmHg）は50.4％であった。同じく15 mmHgを基準にした場合は36.5％であった[75]と報告されている。

術後の眼圧コントロール成績に影響を与える因子として，前述した線維芽細胞増殖阻害薬の使用の有無のほかに病型，年齢，人種，手術既往などがあげられている。病型では原発開放隅角緑内障に比べて，原発閉塞隅角緑内障はほぼ同等，続発緑内障の成績は劣ることが知られている[77,99,211,218,219]。また，若年者は高齢者と比べて成績に差がないとの報告[211,220,223]もあるが，劣るとの報告が多い[211,224,225]。さらに人種差が，影響を与える可能性も指摘されており，白人に比べ

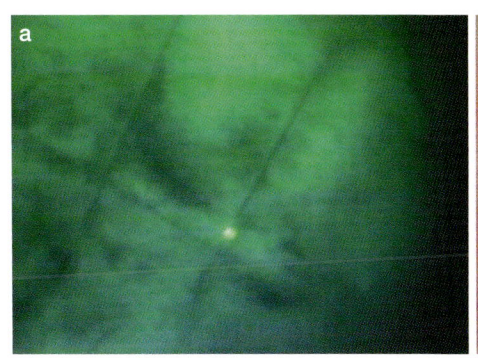

a. レーザーを照射した瞬間　　　　b. 切糸直後
図2-174　レーザー切糸術

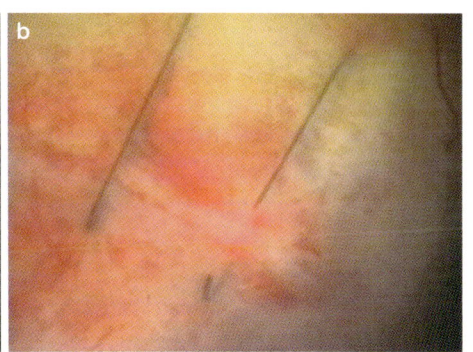

黒人では成績が劣るとの報告が多い[226-228]。さらに内眼手術後の続発緑内障の成績が低下するのみならず，手術既往がある症例ではその回数が多いほど，あるいは術後経過期間が短いほど成績が低下する[164]。線維柱帯切除術を複数回した場合，初回や2回目に比べて，3回目に著しく手術成績が低下することが報告されている[78, 101, 211]。

術後処置（術後眼圧調節のための手技）

線維柱帯切除術後に目標とする眼圧下降効果が得られない場合，あるいは眼圧上昇が認められた場合にとるべき方法を示す。

■**レーザー切糸術**

MMCなどの線維芽細胞増殖阻害薬を使用することが多い現在では，強膜弁を密に縫合して術後に強膜弁縫合糸を切糸することにより，濾過量を調節する方法が行われる。Hoskins suture lysis用レンズ，Mandelkorn suture lysis用レンズ，あるいはRitch suture lysis用レンズを切断したい縫合糸の結膜上に軽く当て，縫合糸に焦点をあわせてレーザーを照射する[229-231]（図2-174）。

光源はアルゴンレーザーでもよいが，ヘモグロビンに吸収されにくい赤色光が適している。照射条件は，照射時間0.1〜0.2秒，スポットサイズ50μm，パワー150〜200mWとする。

切糸の時期は，MMC非使用の場合には2週間以内が望ましいとされる[229, 232, 233]。MMCを使用した場合には，眼球マッサージで濾過胞が拡大する時期であれば有効で，7〜21週間後でも効果が認められたとの報告がある[234]。

■**眼球マッサージ**

眼球マッサージで，房水を強制的に濾過胞に導くことで眼圧下降が得られる。眼瞼上から5〜10秒間ほど眼球に圧力を加え，眼球内圧を上昇させることにより，結膜下に房水を導く方法(digital pressure)と，直視下で清潔な綿棒やガラス棒を用いて，結膜上から角膜輪部に近い強膜弁の辺縁に相対する強膜に圧迫を加え，強膜弁と強膜床の間隙から結膜下に房水を導く方法(focal pressure)がある[235, 236]。

■**圧迫眼帯**

眼軟膏を点入後，拭き綿を重ね丸めて紡錘型にした圧迫綿を作成する。圧迫綿を穿孔部などの目的の部位の眼瞼上にテープで固定する。さらにその上からガーゼを当ててきつくテープで固定する（図2-175）。圧迫眼帯中は，閉瞼時のベル現象のためにタンポナーデが角膜中央に寄る可能性があることを考慮して，なるべく他眼を開眼させておくこと，就寝時を避けるといった配慮が必要である。

■**脈絡膜下液排出法**（脈絡膜剥離，脈絡膜出血）

直筋に制御糸をおき，眼球を十分に回転させ，最も剥離が丈の高い部分あるいは下鼻側，下耳側の術野を確保する。輪部から約5mmの部位を中

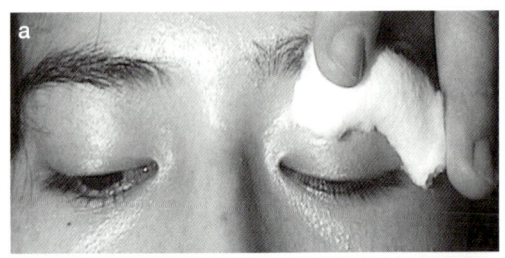

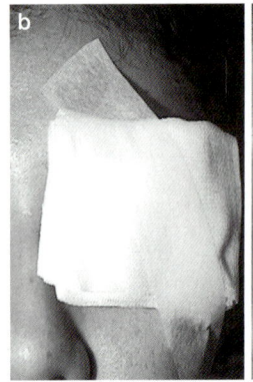

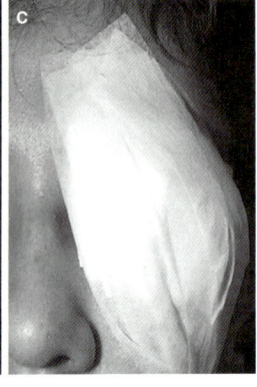

図 2-175 圧迫眼帯
a. 眼球は濾過胞と反対方向を注視させ，拭綿を調整して濾過胞眼瞼上に置く。
b. 拭綿が移動しないように注意しながらガーゼを固定する。
c. ガーゼを圧迫するように絆創膏を重ね，固定する。

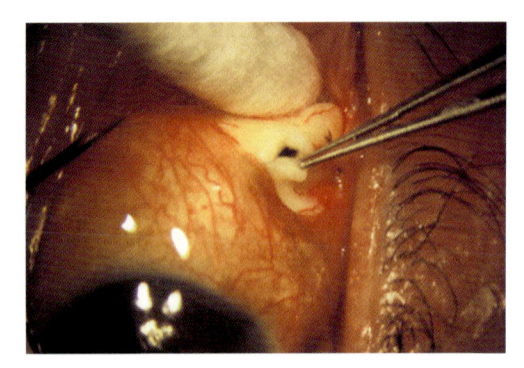

図 2-176 脈絡膜下液排出法（脈絡膜剥離，脈絡膜出血）

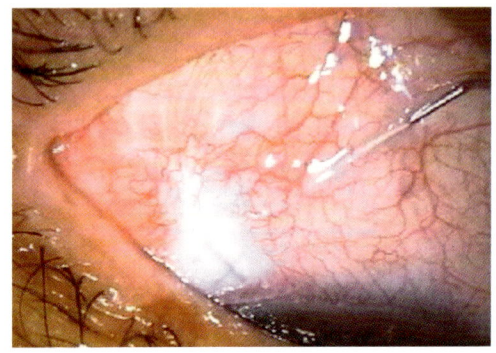

図 2-177 Needle revision

心にして，5 mm 程度の長さで結膜を輪部に垂直に切開し，露出した強膜を十分に止血する。3～4 mm の長さの強膜切開を輪部に垂直に行う。有鉤鑷子あるいは前置糸を用いて創を十分に開き，さらに前房内に人工房水を注入し前房を形成することにより，下液を排出する（図 2-176）。

■ Needle revision

点眼麻酔後，開瞼器を装着し，さらに眼科用リドカイン 4% 液を含ませた綿棒で針の刺入予定部位を麻酔する。

1 ml の注射器に 23～30 G の針を付け，濾過胞から十分離れた部位から濾過胞の太い血管を避け結膜下に刺入し，濾過胞に向けて針を進める（図 2-177）。結膜下の癒着組織は，軽度のものであれば針先を動かすだけで剥がすことが可能であるが，癒着が強い場合や Tenon's cyst wall などと呼ばれる線維化した結膜下組織を切開する場合には，結膜下組織にいくつかのトンネルを開け，その後トンネルとトンネルを連続させるように，針のベベルを用いて切開する。癒着部位が強膜弁下（強膜弁と強膜床）にある場合も，強膜弁下まで針を進入させ剥離することも可能である。

刺入部位からの房水の漏出は，綿棒などによる圧迫で止まることがほとんどであるが，不十分である場合には，10-0 ナイロン糸で縫合を行う。Needle revision 前に MMC（0.4 mg/0.01 ml）を結膜下注射する方法や，Needle revision 後に 5-FU を結膜下注射する方法で，濾過胞再建効果を向上させるとする報告もある[237-240]。

■ 自己血注入術

自己静脈血液を採血し，速やかに 27 G 針で濾過胞から離れた部位から刺入し，針先が濾過胞の対側に達してから，針を引きながら濾過胞全体に自己血が回る程度注入する[152-155]（図 2-178）。一

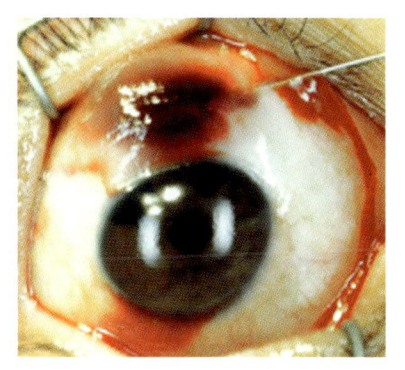

図 2-178　自己血注入術

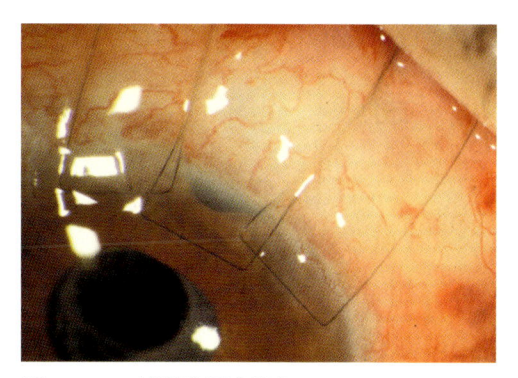

図 2-179　濾過胞圧迫縫合

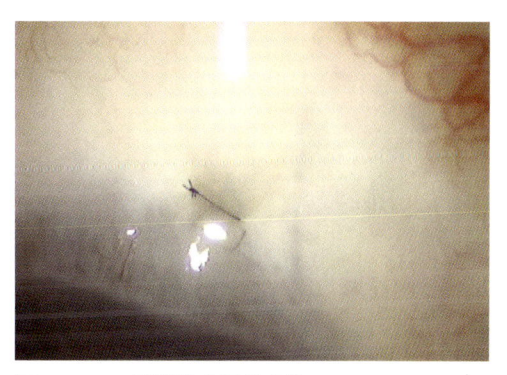

図 2-180　結強膜弁再縫合術

連の操作は点眼麻酔下で可能である。

　多くの症例で前房内へ自己血が流入する。ほとんどの症例で自然吸収するが高度の眼圧上昇を惹起させる場合があるので，施行後数時間の眼圧変化には注意が必要である。前房出血と眼圧上昇により角膜染血症が生じ，角膜移植施行に至った症例が報告されている[241, 242]。1回の注入で効果がなく，数回の注入を要する例も少なくない。

■悪性緑内障に対する硝子体切除術

　悪性緑内障に対する手術治療の目的は，毛様体，水晶体または水晶体嚢，前部硝子体の間で何らかのブロックが生じ，後房から前房への房水流入が阻害されて硝子体に貯留した房水を，切除吸引して房水の前房への正常な流れを作ることにある。

　硝子体手術の設備があれば，硝子体切除術を選択する[114, 116]。角膜から前房穿刺を行い，術中術後の前房形成に際して人工房水を注入する経路を確保し，次に毛様体扁平部より硝子体カッターを挿入して硝子体を切除する。硝子体手術の設備がなければ，毛様体扁平部から18 G 針を眼球の中心方向に12 mm 程度挿入し，硝子体や硝子体に貯留した房水を1～1.5 ml 吸引してもよい[115]。

■濾過胞圧迫縫合

　過剰濾過による巨大濾過胞に対する処置方法で，角膜から濾過胞赤道部の結強膜へ9-0あるいは10-0ナイロン糸で，数本のマットレス縫合をおく術式である[104, 105]（図 2-179）。術後に高度な乱視を生じることが多いが，抜糸後に回復する。

　濾過胞周辺に房水漏出部がある場合，それをまたぐようにマットレス縫合を置くことにより，濾過胞漏出部を隔離し，濾過胞の縮小とともに房水漏出部を閉鎖させることもできる。

■結強膜弁再縫合術

　結強膜弁再縫合術は，過剰濾過のために強膜弁の再縫合が必要な場に，結膜上から直接強膜弁を縫合閉鎖する方法である[243]（図 2-180）。強膜弁が透見しやすい無血管濾過胞に行いやすいが，透見困難な場合でも綿棒で濾過胞を圧迫することで可能であり，強膜弁縁が浮いている部分を10-0ナイロン丸針で1～数か所縫合する。当日は房水の滲みがみられるが，翌日には消失する。縫合糸は1～数週で自然に結膜下に埋没される。術後，眼圧が上昇した場合はレーザーで切糸し，眼圧の調整を計る。

■結膜穿孔部の縫合術

ごく小さな孔は，10-0 ナイロン丸針で単結紮縫合をすることで閉鎖可能である。1〜2 mm の少し大きい孔に対しては，テノン囊を裏打ちする形でマットレス縫合，あるいはがま口縫合 purse-string closure を行う。さらに孔が大きい場合は連続縫合を行う。結膜が寄らない場合には，濾過胞後方結膜に減張切開を行い，結膜の可動性を得てから引き寄せて縫合する。

■外科的濾過胞退縮術

治療に抵抗する房水漏出部の存在や，巨大な濾過胞などで低眼圧（黄斑症）を伴う場合など，濾過胞を外科的に切除して，退縮させる方法である[174, 177]。

濾過胞輪部に沿って結膜を切開した後，濾過胞を切除する。このとき，できる限りテノン囊は残す必要がある。切除した部位の周辺結膜は，強膜から十分に剝離して可動性を高める。

結膜の可動性がよければ，輪部角膜に直接縫合する。結膜が寄りにくければ，切除部位後方の結膜に減張切開をおいてもよい。周辺結膜で切除部位が覆えない場合は，自己結膜を採取して欠損部に縫着する。

非穿孔性線維柱帯切除術

歴史

非穿孔性線維柱帯切除術 Nonpenetrating trabeculectomy（NPT）は，前房に穿孔することなく房水流出抵抗の主要な場である傍シュレム管結合組織を剝離・除去することにより，房水流出を促す術式である。前房を開放しないため周辺虹彩切除を必要とせず，術後合併症が少ない点では従来の線維柱帯切除術に勝ると考えられている。

1984 年に Zimmerman ら[244, 245] によって初めて報告された術式であるが，その概念は 1960 年代に開発された Krasnov の Sinusotomy に始まる[246]。彼は房水流出抵抗の最大の場がシュレム管外壁から中間強膜層にあると考え，同部位を前房に穿孔することなく除去し，房水を結膜下に導く術式を発表し Sinusotomy と名づけた。しかし，その後の研究により，房水流出抵抗の最大の場は線維柱帯，特に傍シュレム管結合組織あることが明らかとなり[247-251]，これらを剝離・除去する Zimmerman による非穿孔性線維柱帯切除術が報告さた。しかし術後眼圧が経時的に上昇するなどの理由から，新しい術式として普及しなかった。これに対して，1990 年後半から海谷らにより，MMC を併用することによって濾過効果が持続されるばかりでなく，従来の MMC 併用線維柱帯切除術に比べて安全性が高い術式であることが報告された[252-254]。

現在広く行われている術式は，強膜弁下でシュレム管を開放し，傍シュレム管結合組織を剝離除去する Zimmerman らの原法に MMC を併用し，さらに Fyodorov らによる Nonpenetrating deep sclerectomy[255, 256] の考えを加えた Advanced nonpenetrating trabeculectomy（Advanced NPT）[257]と呼ばれるものである。Nonpenetrating deep sclerectomy とは作成する強膜弁を二重にして，シュレム管内壁を露出する際に，第二強膜弁を透明角膜内まで切り込みデスメ膜まで露出し，第二強膜弁を切除する方法である。この術式を加えることにより，第二強膜弁と強膜床間の空隙（scleral lake）に房水を貯留し，より低く，安定した眼圧下降効果が得られると考えられている。ただし，現在行われている Nonpenetrating deep sclerectomy（NPDS）では，Advanced NPT 同様に傍シュレム管結合組織の剝離・除去が行われる例もあり[258]，両術式間の境界が不明瞭になっている。主に日本では Advanced nonpenetrating trabeculectomy，欧米では Nonpenetrating deep sclerectomy と称されることが多い。

作用機序

傍シュレム管結合組織を剝離・除去することにより，流出した房水は線維柱帯切除術同様に，結膜を介して涙液層中に漏出，あるいは結膜血管や傍血管組織に吸収される。また濾過胞周囲のリンパ管，もともと存在した正常房水静脈，新生した非定型的房水静脈から流出・吸収される，あるい

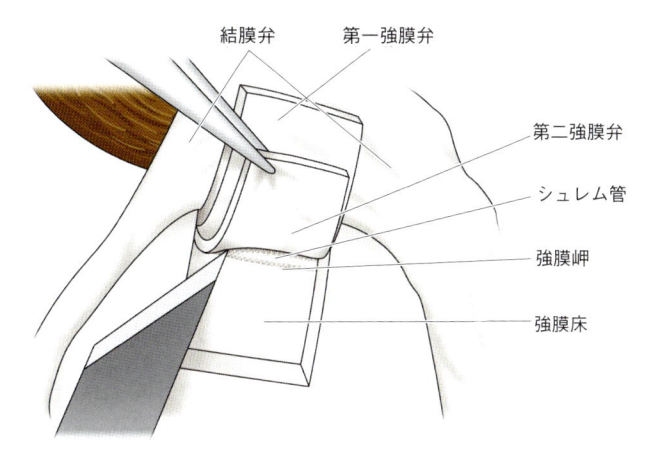

図 2-181　シュレム管の同定
半透明な層の部分が現れる。これがシュレム管である。

は毛様体解離を介した経路などに流出する。Advanced NPT ではさらにデスメ膜が露出され，デスメ膜を通した濾過効果も期待されているが，家兎の実験ではデスメ膜には緑内障の上昇した眼圧を軽減するほどの浸透性がないことが示されており，第二強膜弁切除による scleral lake の眼圧下降効果への影響は，不明である[259,260]。

手術手技

■結膜弁作成

通常の線維柱帯切除術と同様，輪部基底の結膜弁を作成する。円蓋部を基底とする結膜弁作成方法もあり，術後の眼圧に有意な差はないと報告されているが[261]，強膜弁作成の容易さから円蓋部を基底とする結膜弁を好む術者もいる。

■前房穿刺

角膜から前房穿刺を行う。術中の前房形成，濾過量の確認に際して人工房水を注入する経路として必要である。結膜弁作成前，あるいは強膜弁作成後に行ってもよい。

■強膜弁作成

輪部を基底として，一辺が 3～4 mm，厚さは強膜全層の 1/2～1/3 の方形の第一強膜弁を作成し，MMC を使用する。MMC の使用濃度，時間は従来の線維柱帯切除術に準じる。次いで，強膜

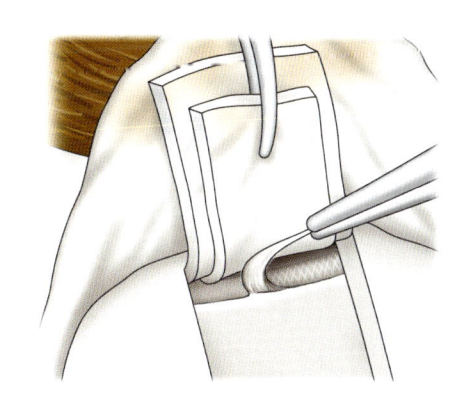

図 2-182　傍シュレム管結合組織の剝離・除去

床縁から約 0.5 mm 内方に毛様体が透見できるぐらいの厚さで，方形の第二強膜弁を作成する。第二強膜弁を剝離していくと，毛様体表面の強膜が青～灰色（乾くと褐色）に透見されていた部位の前方に，輪部に平行な白色・線状の強膜岬が見られる。その先はシュレム管があるので（図 2-181），前房に穿孔しないようにシュレム管外壁を開放する。開放されたシュレム管を通して，半透明な網目状の線維柱帯ならびに，その前方のデスメ膜を通して虹彩根部が透見できる。

■傍シュレム管結合組織剝離・除去

傍シュレム管結合組織の剝離に際して，前房穿孔を避けるために眼圧を十分に下降させておくことが重要である。

先端を曲げた27G針，あるいはメスの刃先でシュレム管内壁を輪部と垂直方向に擦過し，傍シュレム管結合組織を遊離させ，先の鋭敏な鑷子で牽引除去する（図2-182）。シュレム管内壁に人工房水を流しながら，傍シュレム管結合組織剝離を行うことにより，シュレム管断端からの出血が流され，剝離が容易になるだけではなく観察倍率が上昇し，操作の安全性が増す。止血用スポンジで房水の漏出量を確認し，十分に滲み出してくるまで剝離除去操作を行う。

■第二強膜弁切除

輪部端でVannas剪刀を用いて切除する。術後には同部位がscleral lakeとなる。第二強膜弁切除を傍シュレム管結合織剝離前に行う術者もいるが，穿孔して線維柱帯切除術に変更した場合を考えると，第二強膜弁切除は剝離が完成した後の方が安全である。

■第一強膜弁縫合・第一強膜弁部分的開窓術
（Sinusotomyの併用）

第二強膜弁切除後，10-0ナイロン糸で第一強膜弁の両角を2針埋没縫合する。術後に浅前房が発生する危険性は少なく，タイトな縫合は必要としない。強膜弁根部（シュレム管の位置）の両端を，デスメ膜パンチなどで切除sinusotomyする方法を併用することもある。

■結膜縫合

10-0ナイロン丸針で密に連続縫合する。

合併症

従来の線維柱帯切除術で報告された浅前房，脈絡膜剝離，前房出血，低眼圧黄斑症，白内障などの合併症は，線維柱帯切除術と比べても少なく，皆無に近いと報告されている[245, 252, 253, 262]。一方で，手術部位への周辺虹彩前癒着（PAS）が新たな問題となる（46.7％）。積極的なレーザー隅角形成術やレーザー虹彩切開術で頻度は減少するが，過剰なNd-YAGレーザー隅角穿孔術は，同部位への虹彩嵌頓を招き，眼圧上昇の原因となるので慎まねばならない[263]。

手術成績

海谷[252]らの67眼を3年間経過観察した報告によると，原発開放隅角緑内障を対象にした場合，無治療で16mmHg以下を達成した症例が50.7％であった。この結果は，同時期に行われた線維柱帯切除術の成績と比較しても差がないと報告されているが，眼圧は6か月程度まで徐々に上昇し，その後も常に線維柱帯切除術よりも2～3mmHg高い結果であったと報告されている。また福地らの報告でも[262]，NPTの方が従来の線維柱帯切除術より，術後眼圧が約1mmHg程度高いことが示されている。

一方，Advanced NPTは，非穿孔性線維柱帯切除術と比較して，平均で約1.5mmHg程度のさらなる眼圧下降が認められ，10mmHg台前半の眼圧コントロールが得られると報告されている[257]。

われわれの45眼のAdvanced NPTでも[253,264]，術後平均経過観察期間23か月（最短17か月）で，76％の症例で無治療眼圧15mmHg以下が得られている。ただしこの成績は，術後眼圧下降が不十分な例に対してNd-YAGレーザー隅角穿孔術[253,254,265]や，濾過胞再建のためのNeedle revisionなどの処置を行った結果であり，対象の71％では何らかの追加処置が行われている。術後処置としてはNd-YAGレーザー隅角穿孔術が64％，Needle revisionが13％に行われ，Nd-YAGレーザー隅角穿孔術後の穿孔部への虹彩陥頓，あるいは虹彩前癒着に対するレーザー隅角形成術が21％に行われていた。Nd-YAGレーザー隅角穿孔術未施行例で，レーザー隅角形成術は19％であった。福地らの報告[263]では，術後の眼圧コントロールを目的としてNd-YAGレーザー隅角穿孔術が53.3％，レーザー隅角形成術が60.0％，レーザー虹彩切開術が48.9％に施行されている。この報告では，術後早期から積極的に追加処置を行った群と，そうでない群で術後眼圧を比較しているが，両群間の成績に有意な差は認められていない。

NPTの術後に行われたレーザー隅角穿孔術の頻度から考えると，非穿孔性手術というよりも，穏やかな穿孔性手術と考えるのが妥当と考えられる。

その他

Nonpenetrating deep sclerectomy(NPDS) with collagen implant

術式はわが国で行われている前述の非穿孔性線維柱帯切除術とほぼ同じであるが，MMCを使用せず，強膜弁下にコラーゲン・インプラントを留置する点が主な相違点である。コラーゲン・インプラントは長さ2.5 mm，直径1.0 mm程度(乾燥時)の円柱状のコラーゲン物質で欧米ではAquaflow®(Staar，フランス)の名称で発売されているが，日本では認可されていない。コラーゲン・インプラントは，術後に水分を含み約2～3倍に膨張した後，6～9か月程度で完全に吸収される[266]。

留置方法は，前述した非穿孔性線維柱帯切除術の術式に従い第一，第二強膜弁を作成し，第二強膜弁を削除した後の強膜床の中心に，インプラントの長軸を輪部に垂直において10-0ナイロン糸で一針縫合する。

105眼を5年間経過観察したShaarawyらの結果では[267]では，最終観察時点での眼圧コントロール率(無治療眼圧＜21 mmHg)は，61.9％(点眼治療群含む94.8％)であったと報告されている。また，コラーゲン・インプラント使用の有無による術後眼圧下降成績を比較したSanchezらの報告では[268](使用群86眼，未使用群82眼，経過観察期間2年)，使用の有無で術後の眼圧下降幅に差はないものの，生命表解析による長期眼圧コントロール率は，使用群で有意に高率であったとされている。一方で使用の有無での差はなかったとする報告もある[269]。

線維柱帯切除術との比較では，片眼にNPDS with collagen implant，もう片眼に線維柱帯切除術(MMC非使用)を施行した報告があるが，術後2年での眼圧コントロール率(無治療眼圧＜21 mmHg)は，それぞれ40％，45％と報告されている[270]。また同様に，術後1年での比較報告では各々79％，85％と報告されている[271]。ともに眼圧下降効果には差がなかったものの，術後の合併症頻度が，NPDSの方が低率であったと報告されている。

網状ヒアルロン酸板留置術

上述のコラーゲンではなくSKGEL®(Corneal，フランス)という，網目状のヒアルロンサンプレートを留置する術式も報告されている。SKGEL®は3.5 mm×3.5 mmの三角形で，ウサギの実験では留置後約2か月程度で吸収される[272]。

留置方法は，前述した非穿孔性線維柱帯切除術の術式に従い第一，第二強膜弁を作成し，第二強膜弁を削除した後の強膜床にSKGEL®の底辺を輪部に沿って平行に留置する。強膜床に縫合する必要はなく，第一強膜弁はSKGEL®を押さえ込むように縫合する。

SKGEL®は強膜弁下のスペースを確保し，結膜下への濾過を目的とせず，線維柱帯経路あるいは上脈絡膜腔などへ房水を導く術式とされ，Robe-Collignonら[273]によると(36眼，平均観察期間8か月)，術後15か月での眼圧コントロール率(無治療眼圧＜21 mmHg)は75％を得たが，濾過胞が見られなかったのは14％にすぎなかったと報告されている。一方，結膜下への濾過を目的としてSKGEL®を使用したDetry-Morelらの報告では[274]，NPDS＋SKGEL(10眼)，NPDS＋5-FU(25眼)，NPDS＋SKGEL＋5-FU(26眼)を比較した結果，術後12か月での眼圧コントロール率(無治療眼圧＜21 mmHg)は，いずれも80％以上であったが，SKGEL使用群では未使用群に比べて有意に眼圧コントロール率が高く，術後，濾過胞の線維化やレーザー隅角穿孔術施行例が有意に低率であったことが報告されている。

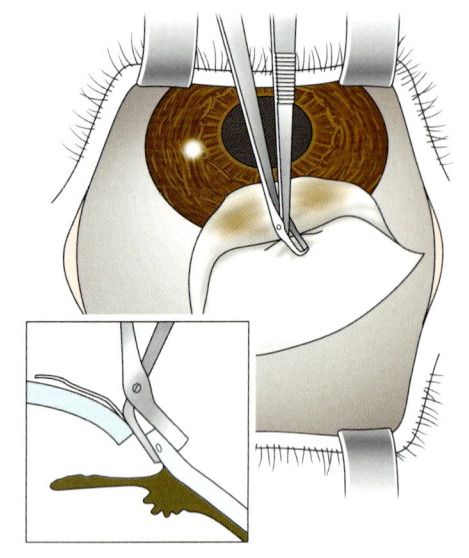

図 2-183　虹彩強膜切除術

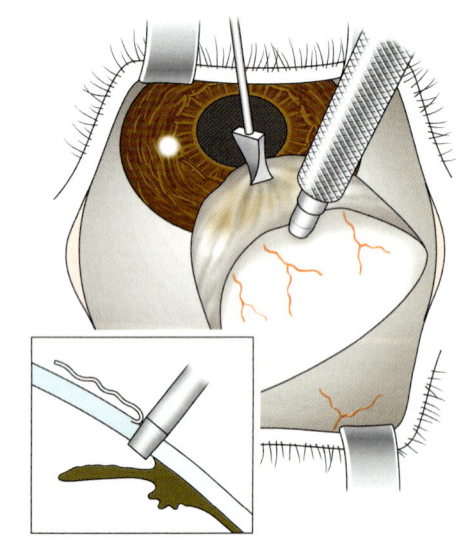

図 2-184　管錐術

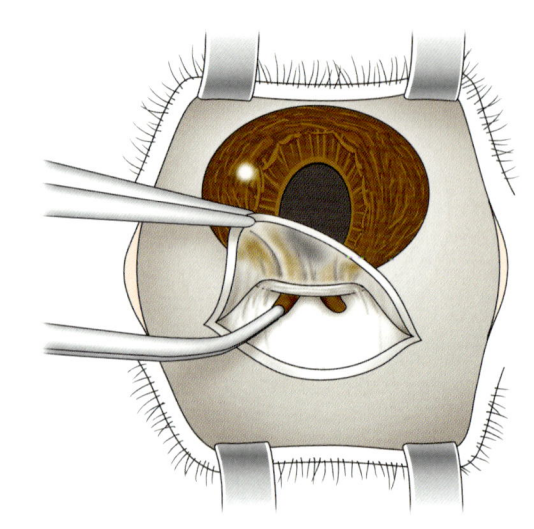

図 2-185　虹彩はめこみ術

膜側）を切除する前唇部切除術 Anterior lip sclerectomy[275] と，切開創の後縁（強膜側）を切除する後唇部切除術 Posterior lip sclerectomy[276,277] がある。

管錐術

本術式 Trephination は，虹彩強膜切除術と同様に輪部組織全層を切除し，前房から結膜下への房水流出路を形成する術式で，切除に当たってトレパンを用いる[6]（図 2-184）。周辺部角膜層間切開を加えることに寄り管錐術を角膜よりに行う方法[278] もあるが，壁の薄い濾過胞が形成されるために強膜よりに行うことが主流となった[279,280]。管錐術はきわめて薄い濾過胞が形成されるのが特徴であり，晩期感染の可能性が高いことに注意する必要がある。

虹彩はめこみ術

本術式 Iridencleisis は，前房に達する強膜創口に虹彩を意図的に嵌頓させ，前房から結膜下への房水流出路を維持し，また嵌頓組織による一種の房水流出抵抗を作成することを目的としたものである[5,281-285]（図 2-185）。他の全層濾過手術に比べて前房形成がよく，術式が比較的簡単である利点

〈全層濾過手術〉

虹彩強膜切除術

本術式 Iridosclerectomy は，強膜を含む輪部組織全層を切除し，前房から結膜下への房水流出路を形成する術式である[4]（図 2-183）。定量的切除径を得るために，パンチ（Walser パンチ）による切除が行われることが多い。切開創の前縁（角

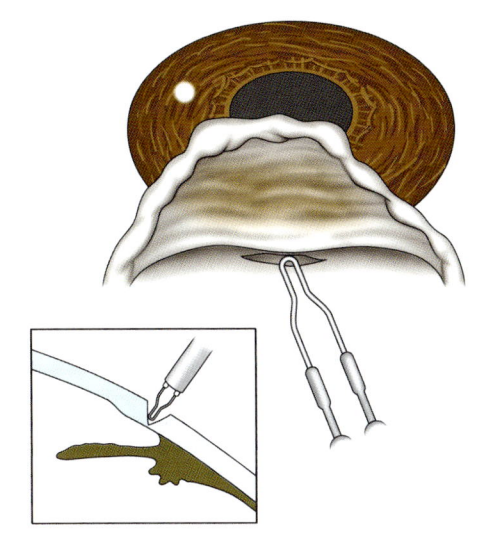

図2-186 シェイエ手術

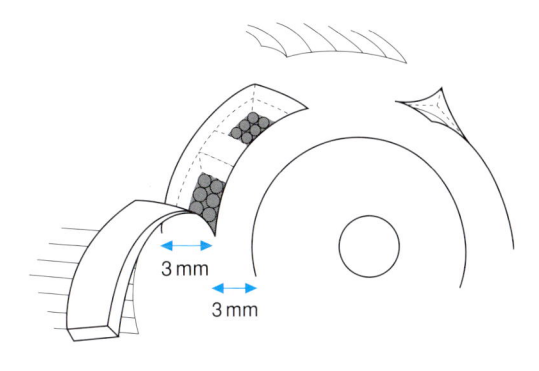

図2-187 臼井法
露出した扁平部に数列の穿孔部を作成する。

があるが，術後の角膜乱視，瞳孔変形，そして特に交感性眼炎が問題となる．虹彩全幅を嵌頓させる全層虹彩はめこみ術と，周辺部虹彩のみを嵌頓させる周辺虹彩はめこみ術がある．

熱強膜開窓術
（周辺虹彩切除を伴うシェイエ手術）

Scheie手術の名で，線維柱帯切除術の登場までは広く行われていた術式である[1,7,8]（図2-186）．

結膜弁作成後，角膜輪部後縁を軽く焼灼止血した後，同部位にやや前房に向けて3〜5mm幅の切開を加える．切開は前房に達する寸前で止め，切開創に焼灼を加え切開層を吻開させた後，前房に達する切開を加える．前房に達して房水が漏出すると焼灼しにくくなるので浅い切開を繰り返し，そのたびに創縁を焼灼・吻開させる方法が一般的である．ウェットフィールド・バイポーラーコアギュレーターであれば，濡れた場所でも有効である．最後に周辺虹彩切除を行い，結膜弁を縫合して終了する．強膜切除術や管錐術に比べて狭隅角眼でも比較的安全に手術できる．

強膜弁作成下に行う方法[286,287]，過剰濾過予防のため創口に縫合糸を1糸かける方法[288]などの変法がある．

〈その他〉

毛様体扁平部濾過手術

歴史

硝子体手術後の強膜創から眼内液が結膜下に流出し，濾過胞が形成された経験をもとに1970年代，Machemerら[289]が血管新生緑内障に対する濾過手術として考案した術式である．Machemer法は，毛様体扁平部上の強膜に強膜弁を作成し，強膜弁下の残存強膜ならびに毛様体全幅を切除することで，房水成分を眼外（結膜下）に導くことを目的とした濾過手術である．毛様体を切除することによる強いフィブリン反応が成績不良（術後眼圧再上昇）を生じさせる原因となること，無硝子体眼にのみ効果が限定されること，全層切除となるためにインフュージョンポートを作成する必要があることなどから，普及するには至っていない．

これに対して1992年，臼井らが毛様体切除を行わずレーザーにより毛様体扁平部穿孔を行う術式を考案している（Cyclophotocoagulation ab externa；日本語名はない．臼井法と呼ばれる）[290]．この術式の報告は日本のものに限られるが，血管新生緑内障の治療として報告されている．

作用機序

術中に露出した毛様体扁平部に光凝固を行った後，凝固部から房水成分が滲み出てくること，ま

た術後に濾過胞様の結膜膨隆所見を認めることなどから，眼圧下降の主な原因として房水成分の眼外への濾過が考えられる．また，毛様体への光凝固が房水産生を低下させるとも考えられるが，経強膜毛様体光凝固（レーザー治療参照）による毛様体突起部の破壊には，輪部から1.0～1.5 mmが最適（臼井法では3.0～6.0 mmの範囲に光凝固）とされているために，その役割には疑問が残る．

手術手技

球後麻酔後，結膜を円蓋部基底で上方半周切開し強膜を露出する．通常は上鼻側，上耳側の2象限に角膜輪部より3 mm，後方に幅3 mm，長さ6 mmの強膜弁を作成するが，術式は報告者により異なっている[291-294]．次に強膜弁下の残存強膜を切除して毛様体扁平部を露出させ，半導体あるいはアルゴンレーザーを用いて光凝固を行う．光凝固は出力0.5～0.7W，照射時間0.3～0.5秒で，照射部位から後房水が滲み出てくるまで連続照射し，露出した扁平部に数列の穿孔部を作成する（図2-187）．

光凝固前に強膜弁上にMMC(0.02%，5分）を塗布した報告がある[291]．

光凝固後に強膜弁を10-0ナイロン糸で2～3か所縫合，さらに結膜を被服して終了する．

合併症

術後の視力低下は，平均経過観察期間1年以上を対象にした報告によると0～46.2%である．Mabuchiら[291]は前房出血（22%），硝子体出血（17%），脈絡膜剥離（5.6%）を生じたとしている．岩城らは，前房出血（19%），脈絡膜剥離（4%），網膜剥離（4%），Usuiら[295]はわずかな前房内フィブリン析出（9%）を認めたと報告している．

手術成績

平均観察期間1年以上かつ10例以上を対象とした報告では，術後点眼治療例を含めて，21 mmHg以下を眼圧コントロール成功とすると，成功率は74.1～94.1%である[291-296]．

岩城ら[292]は無硝子体眼でより効果が高いとしているが，差はないとする報告もある[293]．

（斎藤　守・白土城照）

文献

1) Duke-Elder S : System of Ophthalmology vol XI, 528, Kimpton, London, 1969
2) Kronfeld PC : The rise of the filtering operations. Surv Ophthalmol 17 : 168-177, 1972
3) Von Graefe : Ueber die Iridectomie bei Glaucom und über den glaucomatosen Process. Arch Ophthalmol 3 : 456-555, 1857
4) Lagrange F : De l'iridectomie et de la sclerectomie combines dans le traitement du glaucoma chronique. Procede neuveau pour l'establissement de la cicatrice filtrante. Bull Mem Soc Fr Ophthalmol 23 : 477-492, 1906
5) Holth S : Iridencleisis antiglaucomatosa. Ann Ocul 137 : 345-374, 1907
6) Elliot RH : A preliminary note on a new operative procedure for the establishment of a filtering cicatrix in the treatment of glaucoma. Ophthalmoscope 7 : 804-806, 1909
7) Preziosi CL : The electro-cautery in the treatment of glaucoma. Br J Ophthalmol 8 : 414-417, 1924
8) Sheie HG : Retraction of scleral wound edges as a fistulizing procedure for glaucoma. Am J Opthalmol 45 : 220-229, 1958
9) Sugar HS : Experimental trabeculectomy in glaucoma. Am J Opthalmol 51 : 623-627, 1961
10) Cairns JE : Trabeculectomy. Preliminary report of a new method. Am J Opthalmol 66 : 673-679, 1968.
11) Cairns JE : Trabeculectomy. Trans Am Acad Ophthalmol Otol aryngol 75 : 1395-1396, 1971
12) Benedikt OP : Drainage mechanism after filtration. Glaucoma 1 : 71-77, 1979
13) Lamping KA, Bellows AR, Hutchinson BT et al : Long-term evaluation of initial filtration surgery. Ophthalmology 93 : 91-101, 1986
14) Lewis RA, Phelps CD : Trabeculectomy vs Thermosclerostomy ; a five-year follow-up. Arch Ophthalmol 102 : 533-536, 1984
15) Shields MB : Trabeculectomy vs full-thickness filtering operation for control of glaucoma. Ophthalmic Surg 11 : 498-505, 1980
16) Spaeth GL : A Prospective, controlled study to compare the Scheie procedure with Watson's trabeculectomy. Ophthalmic Surg 11 : 688-694, 1980
17) Watkins PH Jr, Brubaker RF : Comparison of partial-thickness and full-thickness filtration procedures in open-angle glaucoma. Am J Ophthalmol 86 : 756-761, 1978
18) 北澤克明：緑内障クリニック3版，243，金原出版，1996
19) Heuer DK, Parrish RK Ⅱ, Gressel MG et al : 5-fluorouracil and glaucoma filtering surgery Ⅱ. A pilot syudy. Ophthalmology 91 : 384-394, 1984

20) 中野 豊, 沼賀二郎, 宮田和典, 他: 5-Fluorouracil による線維柱帯切除術の予後改善. 臨眼 41: 500-501, 1987
21) Kitazawa Y, Taniguchi T, Nakano Y et al: 5-fluorouracil for trabeculectomy in glaucoma. Graefe's Arch Clin Exp Ophthalmol 225: 403-405, 1987
22) Chen CW: Enhanced intraocular pressure controlling effectiveness of trabeculectomy by local application of mitomycin-C. Trans Asia Pacific Acad Ophthalmol 9: 172-177, 1983
23) Yamamoto T, Varani J, Soong HK et al: Effects of 5-fluorouracil and mitomycin C on cultured rabbit subconjunctival fibroblast. Ophthalmology 97: 1204-1210, 1990
24) Kitazawa Y, Kawase K, Matsushita H et al: Trabeculectomy with mitomycin. A comparative study with fluorouracil. Arch Ophthalmol 109: 1693-1698, 1991
25) Mermound A, Schnyder CC: Nonpenetrating filtering surgery in glaucoma. Curr Opin Ophthalmol 11: 151-157, 2000
26) Rich AM, McPherson SD: Trabeculectomy in the owl monkey. Ann Ophthalmol 5: 1082-1088, 1973
27) Spencer WH: Histologic evaluation of microsurgical glaucoma technique. Trans Am Acad Ophthalmol otolaryngol 76: 389-397, 1972
28) Taylor HR: A histologic survey of trabeculectomy. Am J Ophthalmol 82: 733-735, 1976
29) Batterbury M, Wishart PK: Is high initial aqueous outflow of benefit in trabeculectomy. Eye 7: 109-112, 1993
30) Broadway DC, Grierson I, O'Brien C et al: Adverse effects of topical antiglaucoma medication II. The outcome of filtration surgery. Arch Ophthalmol 112: 1446-1454, 1994
31) Lavin MJ, Wormald RPL, Migdal CS et al: The influence of prior therapy on the success of trabeculectomy. Arch Ophthalmol 108: 1543-1548, 1990
32) Cunliffe IA, McIntyre CA, Rees RC et al: Pilot study on the effect of topical adrenergic medications on human Tenon's capsule fibroblast in tissue culture. Br J Ophthalmol 79: 70-75, 1995
33) Cunliffe IA, McIntyre CA, Rees RC et al: The effect of topical cholinergic medications on human Tenon's capsule fibroblast in tissue culture. Graefe's Arch Clin Exp Ophthalmol 233: 507-512, 1995
34) Robert MF, Ronald LG, George LS et al: Risk factors for the depelopment of tenon's capsule cysts after trabeculectomy. Ophthalmology 96: 336-341, 1989.
35) Schwab IR, Linberg JV, Gioia VM et al: Foreshortening of the inferior conjunctival fornix associated with chronic glaucoma medications. Ophthalmology 99: 197-202, 1992
36) Mori M, Araie M, Sakurai M et al: Effects of pilocarpine and tropicamide on blood-aqueous barrier permeability in man. Invest Ophthalmol Vis Sci 33: 415-423, 1992
37) The Fluorouracil Filtering Surgery Study Group: Risk factors for suprachoroidal hemorrhage after filtering surgery. Am J Ophthalmol 113: 501-507, 1992
38) Azuara-Blanco A, Moster MR, Marr BP: Subconjunctival versus Peribulbar anesthesia in Trabeculectomy: A prospective, randomized srudy. Ophthalmic Surg Lasers 28: 896-899, 1997
39) Buys YM, Trope GE: Prospective study of sub-tenon's versus retrobulbar anesthesia for in patient and day-surgery trabeculectomy. Ophthalmology 100: 1585-1589, 1993
40) Reichert R, Stewart, W Shields, MB; Limbus-based versus fornix-based conjunctival flaps in trabeculectomy. Ophthalmic Surg 18: 672-676, 1987
41) Agbeja AM, Duttonn GN: Conjunctival incisions for trabeculectomy and their relationship to the type of bleb formation. A preliminary study. Eye 1: 738, 1987
42) Shuster JN, Krupin T, Kolker et al: Limbus- vs fornix-based conjunctival flap in trabeculectomy. A long-term randomized study. Arch Ophthalmol 102: 361-362, 1984
43) Traverso CE, Tomey KF, Antonios S: Limbal- vs fornix-based conjunctival trabeculectomy flaps. Am J Ophthalmol 104: 28-32, 1987
44) Kapetansky FM: Trabeculectomy, or trabeculectomy plus tenonectomy: a comparative study. Glaucoma 2: 451-453, 1980
45) Miller KN, Blasini M, Shields MB: Total vs partial tenonectomy with trabeculectomy. Am J Ophthalmol 3: 323-326, 1991
46) Kimbrough RL, Stewart RM, Decker, WL et al: Trabeculectomy: square or triangular scleral flap. Ophthalmic Surg 13: 753, 1982.
47) David R, Sachs U: Quantitative trabeculectomy. Br J Ophthalmol 65: 457-459, 1981
48) Suzuki R: Trabeculectomy with a Kelly Descement membrane punch. Ophthalmologica 211: 93-94, 1997
49) Kolker AE, Kass MA, Rait JL: Trabeculectomy with releasable sutures. Arch Ophthalmol 112: 62-66, 1994
50) Raina UK, Tuli D: Trabeculectomy with releasable sutures: a prospective, randomized pilot study. Arch Ophthalmol 116: 1288-1293, 1998
51) Shin DH: Removable-suture closure of the lamellar scleral flap in trabeculectomy. Ann Ophthalmol 19: 51-53, 1987
52) Tezel G, Kolker AE, Kass MA et al: Late removal of releasable sutures after trabeculectomy or combined trabeculectomy with cataract extraction supplemented with antifibrotics. J Glaucoma 7: 75-81, 1998
53) Unlu K, Aksunger A, Soker S et al: Mitomycin C

primary trabeculectomy with releasable sutures in primary glaucoma. Jpn J Ophthalmol 44 : 524-529, 2000
54) Burchfield JC, Kolker AE, Cook SG : Endophthalmitis following trabeculectomy with releasable sutures. Arch Ophthalmol 114 : 766, 1996
55) Rosenberg LF, Siegfried CJ : Endophthalmitis associated with releasable suture. Arch Ophthalmol 114 : 767, 1996
56) Philip WC, Barry YM, Doris WF et al : Fornix-based trabeculectomy with Wise's suture technique in Chinese patients. Ophthalmology 107 : 2310-2313, 2000
57) Wise JB : Mitomycin-compatible suture technique for fornix-based conjunctival flaps in glaucoma filtration surgery. Arch Ophthalmol 111 : 992-997, 1993
58) Araujo SV, Spaeth GL, Roth SM et al : A ten-year follow-up on a prospective, randomized trial of postoperative corticosteroids after trabeculectomy. Ophthalmology 102 : 1753-1759, 1995
59) Roth SM, Spaeth GL, Starita RJ et al : The effects of postoperative corticosteroids on trabeculectomy and the clinical course of glaucoma : five-year follow-up study. Ophthalmic Surg 22 : 724-729, 1991
60) Starita RJ, Fellman RL, Spaeth G : Short- and long-term effects of postoperative corticosteroids on trabeculectomy. Ophthalmology 92 : 938-946, 1985
61) Keenan J, Hakin J : Atropin after trabeculectomy. Ann Ophthalmol 24 : 225-229, 1992
62) Addicks EM, Quigley HA, Green WR, et al : Histologic characteristics of filtering blebs in glaucomatous eyes. Arch Ophthalmol 101 : 795-798, 1983
63) Costa VP, Spaeth GL, Eiferman RA et al : Wound healing modulation in glaucoma filtering surgery. Surv Ophthalmol 24 : 152-170, 1993
64) Maumenee AE : External filtering operations for glaucoma : the mechanism of function and failure. Trans Am Ophthalmol Soc 58 : 319-328, 1960
65) Skuta GL, Parrish RK II. Wound healing in glaucoma filtering surgery. Surv Ophthalmol 32 : 149-170, 1987
66) Chen PP, Yamamoto T, Sawada A et al : Use of antifibrosis agent and glaucoma drainage devices in the American and Japanese Glaucoma Societies. J Glaucoma 6 : 192-196, 1997
67) Kim YY, Sexton RM, Shin DH : Outcomes of primary phakic trabeculectomies without versus with 0.5- to 1- minute versus 3- to 5- minute mitomycin C. Am J Ophthalmol 126 : 755-762, 1998
68) Megevand GS, Salmon JF, Scholtz RP et al : The effect of reducing the exposure time of mitomycin C in glaucoma filtering surgery. Ophthalmology 102 : 84-90, 1995
69) Robin AL, Ramakrishnan R, Krishnadas R et al : A long-term dose-response study of mitomycin in glaucoma filtration surgery. Arch Ophthalmol 115 : 969-974, 1997
70) Mietz H, Jacobi PC, Krieglstein GK : Intraoperative episcleral versus postoperative topical application of Mitomycin-C for trabeculectomy. Ophthalmology 109 : 1343-1349, 2002
71) Rabowsky JH, Ruderman JM : Low-dose 5-fluorouracil and glaucoma filtration surgery. Ophthalmic Surg 20 : 347-349, 1989
72) Heuer DK, Parrish RK II, Gressel MG et al : 5-fluorouracil and glaucoma filtering surgery III. Intermediate follow-up of a pilot syudy. Ophthalmology 93 : 1537-1546, 1986
73) Hickey-Dwyer M, Wishart PK : Serious corneal complication of 5-fluorouracil. Br J Ophthalmol 77 : 250, 1993
74) Knapp A, Heuer DK, Stern SA et al : Serious corneal complications of glaucoma filtering surgery with postoperative 5-fluorouracil. Am J Ophthalmol 103 : 183-187, 1987
75) Uchida S, Suzuki Y, Araie M et al : Long-term follow-up of initial 5-fluorouracil trabeculectomy in primary open-angle glaucoma in Japanese patients. J Glaucoma 10 : 458-465, 2001
76) Weinreb RN : Adjusting the dose of 5-fluorouracil after filtration surgery to minimize side effects. Ophthalmology 94 : 564-570, 1987
77) 庄司信行, 新家 真, 白土城照：5-fluorouracil 結膜下注射併用による線維柱帯切除術の5年眼圧コントロール良好率. 日眼会誌 97：239-246, 1993
78) Shirato S, Kitazawa Y, Mishima S : A critical analysis of the trabeculectomy results by a prospective follow-up design. Jpn J Ophthalmol 26 : 468-480, 1982
79) Austin MW, Wishart PK : Reformation of the anterior chamber following trabeculectomy. Ophthalmic Surg 24 : 461-466, 1993
80) Franks WA, Hitchings RA : Intraocular gas injection in the treatment of cornea-lens touch and choroidal effusion following fistulizing surgery. Ophthalmic Surg 21 : 831-834, 1990
81) Stewart RH, Kimbrough RL : A method of managing flat anterior chamber following trabeculectomy. Ophthalmic Surg 11 : 382-383, 1980
82) Wilson MR, Yoshizumi MO, Lee DA et al : Use of intraocular gas in flat anterior chamber after filtration surgery. Arch Ophthalmol 106 : 1345, 1988
83) Doro D, Mantovani E, Moro F : Sodium hyaluronate injection in the management of persistent flat anterior chamber after trabeculectomy. Glaucoma 11 : 42-47, 1989
84) Fisher YL, Turtz AI, Gold M et al : Use of sodium hyaluronate in reformation and reconstruction of the persistent flat anterior chamber in the presence of severe hypotony. Ophthalmol Surg 13 : 819-821, 1982
85) Blok MDW, Kok JHC, Greve EL et al : Use of the megasoft bandage lens for treatment of complications after trabeculectomy. Am J Ophthalmol 110 : 264-268, 1990

86) Melamed S, Hersh P, Kersten D et al : The use of glaucoma shell tamponade in leaking filtration blebs. Ophthalmology 93 : 839-842, 1986
87) Ruderman JM, Allen RC : Simmons' tamponade shell for leaking filtration blebs. Arch Ophthalmol 103 : 1708-1710, 1985
88) Simmons RJ, Kimbrough RL : Shell tamponade in filtering surgery for glaucoma. Ophthalmic Surg 10 : 17-34, 1979
89) Hill RA, Aminlari A, Sassani JW et al : Use of a symblepharon ring for treatment of over-filtration and leaking blebs after glaucoma filtration surgery. Ophthalmic Surg 21 : 707-710, 1990
90) Fourman S, Wiley L : Use of a collagen shield to treat a glaucoma filter bleb leak. Am J Ophthalmol 107 : 673-674, 1989
91) Weber PA, Baker ND : The use of cyanoacrylate adhesive with a collagen shield in leaking filtering blebs. Ophthalmic Surg 20 : 284-285, 1989
92) Hennis HL, Stewart WC : Use of the argon laser to close filtering bleb leaks. Graefes Arch Clin Exp Ophthalmol 230 : 537-541, 1992
93) Aminlari A, Sassani JW : Tissue adhesive for closure of wound leak in filtering operations. Glaucoma 11 : 86-88, 1989
94) Awan KJ, Spaeth PG : Use of isobutyl-2-cyanoacrylate tissue adhesive in the repair of conjunctival fistula in filtering procedures for glaucoma. Ann Ophthalmol 6 : 851-853, 1974
95) Grady FJ, Forbes M : Tissue adhesive for repair of conjunctival buttonhole in glaucoma surgery. Am J Ophthalmol 68 : 656-658, 1969
96) Zelta AH, Wieder RH : Closure of leaking filtering blebs with cyanoacrylate tissue adhesive. Br J Ophthalmol 75 : 170-173, 1991
97) Iliff CE : Flap perforation in glaucoma surgery sealed by a tissue patch. Arch Ophthalmol 71 : 215-218, 1964
98) Petursson GJ, Fraunfelder FT : Repair of an inadvertent buttonhole or leaking filterimg bleb. Arch Ophthalmol 97 : 926-927, 1979
99) Mills KB : Trabeculectomy : a retrospective long-term follow-up of 444 cases. Br J Ophthalmol 65 : 790-795, 1981
100) Nakano Y, Araie M, Shirato S : Effect of postoperative subconjunctival 5-fluorouracil injections on the surgical outcome of trabeculectomy in the Japanese. Graefes Arch Clin Exp Ophthalmol 227 : 569-574, 1989
101) Yamashita H, Eguchi S, Yamamoto T et al : Trabeculectomy : A prospective study of complications and results of long-term follow-up. Jpn J Ophthalmol 29 : 250-262, 1985
102) Soong HK, Quigley HA : Dellen associated with filtering blebs. Arch Ophthalmol 101 : 385-387, 1983
103) Smith MF, Doyle W : Use of oversized bandage soft contact lenses in the management of early hypotony following filtration surgery. Ophthalmic Surg Lasers 27 : 417-421, 1996
104) Haynes WL, Alward WLM : Combination of autologous blood injection and bleb compression suture to treat hypotony maculopathy. J Glaucoma 8 : 384-387, 1999
105) Palmberg P, Zacchei AC : Compression sutures : A new treatment for leaking or painful filtering blebs. Invest Ophthalmol Vis Sci 37 : S444, 1996
106) Trope GE, Pavlin CJ, Bau A et al : Malignant Glaucoma clinical and ultrasound biomicroscopic features. Ophthalmolpgy 101 : 1030-1035, 1994
107) Shaffer RN : The role of vitreous detachment in aphakic and malignant glaucoma. Trans Am Acad Ophthalmol Otolaryngol 58 : 217-231, 1951
108) Weiss DI, Shaffer RN : Ciliary block (malignant) glaucoma. Trans Am Acad Ophthalmol Otolaryngol 76 : 450-461, 1972
109) Simmons RJ. Malignant Glaucoma. Br J Ophthalmol 56 : 263-273, 1972
110) Epstein DL, Steiner RF, Puliafito CA : Neodymium-YAG laser therapy to the anterior hyaloid in aphakic malignant (ciliovitreal block) glaucoma. Am J Ophthalmol 98 : 137-143, 1984
111) Halkias A : Ciliary block (malignant) glaucoma after cataract extraction with lens implant treated with YAG laser capsulotomy and anterior hyaloidotomy. Br J Ophthalmol 76 : 569-570, 1992
112) 伊藤滋雄, 山岸和矢, 竹内正光, 他：YAGレーザーによる前部硝子体破壊が奏効した有水晶体眼の悪性緑内障. 臨眼 45 : 1297-1300, 1991
113) Herschler J : Laser shrinkage of the cilialy processes. A treatment for malignant (ciliary block) glaucoma. Ophthalmology 87 : 1155-1159, 1980
114) Byrnes GA, Leen MM, Wong TP et al : Vitrectomy for ciliary block (malignant) glaucoma. Ophthalmology 102 : 1308-1311, 1955
115) Chandler PA : A new operation for malignant glaucoma . A preliminary report. Trans Am Ophthalmol Soc 62 : 408-424, 1964
116) Lynch MG, Brawn RH, Michels RG et al : Surgical vitrectomy for pseudophakic malignant glaucoma. Am J Ophthalmol 102 : 149-153, 1986
117) Canning CR, Lavin M, McCartney AC et al : Delayed suprachoroidal hemorrhage after glaucoma operations. Eye 3 : 327-331, 1989
118) Givens K, Shields MB : Suprachoroidal hemorrhage after glaucoma filtering surgery. Am J Ophthalmol 103 : 689-694, 1987
119) Ruderman JM, Harbin TS, Campbell DG : Postoperative suprachoroidal hemorrhage following filtration procedures. Arch Ophthalmol 104 : 201-205, 1986
120) Frenkel REP, Shin DH : Prevention and management of delayed suprachoroidal hemorrhage after filtration surgery. Arch Ophthalmol 104 : 1459-1463, 1986
121) Gressel MG, Parrish RK II : Heuer DK : Delayed

122) Speaker MG, Guerriero PN, Met JA et al : A case-control study of risk factors for intraoperative suprachoroidal expulsive hemorrhage. Ophthalmology 98 : 202-210, 1991
123) Tripathi RC, Tripathi BJ, Park JK et al : Intracameral tissue plasminogen activator for resolusion of fibrin clots after glaucoma filtering procedure. Am J Ophthalmol 111 : 247-248, 1991
124) Ticho U, Ivry M : Reopening of occluded filtering blebs by argon laser photocoagulation. Am J Ophthalmol 84 : 413-418, 1977
125) Van Buskirk EM : Reopening filtration fistulas with the argon laser. Am J Ophthalmol 94 : 1-3, 1982
126) Campagna JA, Munden PM, Alward WLM : Tenon's cyst formation after trabeculectomy with mitomycin C. Ophthalmic Surg 26 : 57-60, 1995
127) Feldman RM, Gross RL, Spaeth GL et al : Risk factors for the development of Tenon's capsule cysts after trabeculectomy. Ophthalmology 96 : 336-341, 1989
128) Loftfield K, Ball SF : Filtering bleb encapsulation increased by steroid injection. Ophthalmic Surg 21 : 282-287, 1990
129) Richter CU, Shingleton BJ, Bellows AR et al : The development of encapsulated filtering blebs. Ophthalmology 95 : 1163-1168, 1988
130) Schwartz AL, Van Veldhuisen PC, Gaasterland DE et al : The advanced glaucoma intervention study (AGIS) : Encapsulated bleb after initial trabeculectomy. Am J Ophthalmol 127 : 8-19, 1999
131) Sherwood MB, Spaeth GL, Simmons ST et al : Cysts of Tenon's capsule following filtration surgery. Medical management. Arch Ophthalmol 105 : 1517-1521, 1987
132) Costa VP, Correa MM, Kara-Jose N : Needling versus medical treatment in encapsulated blebs. A randomized, prospective study. Ophthalmology 104 : 1215-1220, 1997
133) Mandal AK : Results of medical management and mitomycin C-augmented excisional bleb revision for encapsulated filtering blebs. Ophthalmic Surg Lasers 30 : 276-284, 1999
134) Scott DR, Quigley HA : Medical management of a high bleb phase after trabeculectomies. Ophthalmology 95 : 1169-1173, 1988
135) Shingleton BJ, Richter CU, Bellows AR et al : Management of encapsulated filtration blebs. Ophthalmology 97 : 63-68, 1990
136) Pederson JE, Smith SG : Surgical management of encapsulated filtering blebs. Ophthalmology 92 : 955-958, 1985
137) Mietz H, Jacobi PC, Welsandt G et al : Trabeculectomies in fellow eyes have an increased risk of tenon's capsule cysts. Ophthalmology 109 : 992-997, 2002
138) Hugkulstone CE : Changes in keratometry following trabeculectomy. Br j Ophthalmol 75 : 217-218, 1991
139) 一圓公治, 山本哲也 : トラベクレクトミー後の角膜乱視. 眼科手術 10 : 309-313, 1997
140) Rosen WJ, Mannis MJ, Brandt JD : The effect of trabeculectomy on corneal topography. Ophthalmic Surg 23 : 395-398, 1992
141) Dietze PJ, Oram O, Kohnen T et al : Visual function following trabeculectomy : Effect on corneal topography and contrast sensitivity. J Glaucoma 6 : 99-103, 1997
142) Verson SA, Zambarakji HJ, Potgieter F et al : Topographic and keratometric astigmatism up to 1 year following small flap trabeculectomy (microtrabeculectomy). Br J Ophthalmol 83 : 779-782, 1999
143) Cunliffe IA, Dapling RB, West J et al : A prospective study examining the changes in factors that affect visual acuity following trabeculectomy. Eye 6 : 618-622, 1992
144) Hong YJ, Choe CM, Lee YG et al : The effect of mitomycin-C on postoperative corneal astigmatism in trabeculectomy and a triple procedure. Ophthalmic Surg Lasers 29 : 484-489, 1998
145) Aggarwal SP, Hendeles S : Risk of sudden visual loss following trabeculectomy in advanced primary ope-angle glaucoma. Br J Ophthalmol 70 : 97-99, 1986
146) Costa VP, Smith M, Spaeth GL et al : Loss of visual acuity after trabeculectomy. Ophthalmology 100 : 599-612, 1993
147) Kolker AE : Visual prognosis in advanced glaucoma : a comparison of medical and surgical therapy for retention of vision in 101 eyes with advanced glaucoma. Trans Am Ophthalmol Soc 75 : 539-555, 1979
148) Levene RZ : Central visual field, visual acuity, and sudden visual loss after glaucoma surgery. Ophthalmic Surg 23 : 388-394, 1992
149) Lichter PR, Ravin JG : Risk of sudden visual loss after glaucoma surgery. Am J Ophthalmol 78 : 1009-1013, 1974
150) Martinez JA, Brown RH, Mary G et al : Risk of postoperative visual loss in advanced glaucoma. Am J Ophthalmol 115 : 332-337, 1993
151) 石橋 健, 国松志保, 新家 真 : 中心視野が消失しつつある最末期緑内障における線維柱帯切除術. 臨眼 55 : 1401-1406, 2001
152) Choudhri SA, Herndon LW, Damji KF et al : Efficacy of autologous blood injection for treating overfiltering or leaking blebs after glaucoma surgery. Am J Ophthalmol 123 : 554-555, 1997
153) Leen MM, Moster MR, Katz LJ et al : Management of overfiltering and leaking blebs with autologous blood injection. Arch Ophthalmol 113 : 1050-1055, 1995
154) Smith MF, Magauran RG Ⅲ, Betchkal J et al : Treatment of postfiltration bleb leaks with autologous blood. Ophthalmology 102 : 868-871, 1995.

155) Wise JB : Treatment of chronic postfiltration hypotony by intrableb injection of autologous blood. Arch Ophthalmol 111 : 827-830, 1993
156) Cleasby GW, Fung WE, Webster RG : Cryosurgical closure of filtering blebs. Arch Ophthalmol 84 : 319-323, 1972
157) Douvas NG : Cystoid bleb cryotherapy. Am J Ophthalmol 74 : 69-71, 1972
158) El-Harazi SM, Fellman RL, Feldman RM et al : Bleb window cryopexy for the management of oversized, misplaced blebs. J Glaucoma 10 : 47-50, 2001
159) Yannuzzi LA, Theodore FH : Cryotherapy of postcataract blebs. Am J Ophthalmol 76 : 217-222, 1973
160) Kirk HQ : Cauterization of filtering blebs following cataract extraction. Trans Am Acad Ophthalmol Otolaryngol 77 : 573-580, 1973
161) Fink AJ, Boys-Smith JW, Brear R : Management of large filtering blebs with the argon laser. Am J Ophthalmol 101 : 695-699, 1986
162) Gehring JR, Ciccarelli EC : Trichloracetic acid treatment of filtering blebs following cataract extraction. Am J Ophthalmol 74 : 622-624, 1972
163) Greenfield DS, Liebman JM, Jee J et al : Late-onset bleb leaks after glaucoma filtering surgery. Arch Ophthalmol 116 : 443-447, 1998
164) The Fluorouracil filtering surgery study group. Five year follow up of the fluorouracil filtering surgery study. Am J Ophthalmol 121 : 349-366, 1996
165) Belyea DA, Dan JA, Stamper RL et al : Late onset of sequential multifocal bleb leaks after glaucoma filtration surgery with 5-fluorouracil and mitomycin C. Am J Ophthalmol 124 : 40-45, 1997
166) Susanna R, Takahashi W, Nicolela M : Late bleb leakage after trabeculectomy with 5-fluorouracil and mitomycin C. Can J Ophthalmol 31 : 296-299, 1996
167) 松尾 寛, 新家 真：5-フルオロウラシル併用線維柱帯切除術後長期経過後の濾過胞形状. 眼科手術 12：5-13, 1999
168) DeBry PW, Perkins TW, Heatley G et al : Incidence of late-onset bleb-related complications following trabeculectomy with mitomycin. Arch Ophthalmol 120 : 297-300, 2002
169) 溝口尚則, 松村美代, 門脇弘之, 他：トラベクレクトミー術後濾過胞の長期成績. 日眼会誌 101：874-878, 1997
170) Buxton JN, Lavery KT, Liebmann JM : Reconstruction of filtering bebs with free conjunctival autografts. Ophthalmology 101 : 635-639, 1994
171) Miyazawa D, Kondo T : Free conjunctival autograft harvested from the fornix for repair of leaking blebs. Br J Ophthalmol. 84 : 440-441, 2000
172) Wilson MR, Kotas-Neumann R : Free conjunctival patch for repair of persistent late bleb leak. Am J Ophthalmol 117 : 569-574, 1994
173) Budenz DL, Barton K, Tseng SCG : Amniotic membrane transplantation for repair of leaking glaucoma filtering blebs. Am J Ophthalmol 130 : 580-588, 2000

174) Cohen JS, Shaffer RN, Hetherington J et al : Revision of filtration surgery. Arch Ophthalmol 98 : 1612-1615, 1977
175) La Borwit SE, Quigley HA, Jampel HD : Bleb reduction and bleb repair after trabeculectomy. Ophthalmology 107 : 712-718, 2000
176) O'Connor DJ, Tressler CS, Caprioli J : A surgical method to repair leaking filtering blebs. Ophthalmic Surg 23 : 336-338, 1992
177) Ritch R, Schuman JS, Belcher CD Ⅲ : Management of the leaking filtration bleb. J Glaucoma 2 : 114-118, 1993
178) Altan T : Hypotonic maculopathy after trabeculectomy with postoperative use of 5-fluorouracil. Ophthalmologica 208 : 318, 1994
179) Stamper RL, McMenemy MG, Lieberman MF : Hypotonous maculopathy after trabeculectomy with subconjunctival 5-fluorouracil. Am J Ophthalmol 114 : 544-553, 1992
180) Costa VP, Wilson RP, Moster MR et al : Hypotony maculopathy following the use of topical mitomycin C in glaucoma filtration surgery. Ophthalmic Surg 24 : 389-394, 1993
181) Nuyts RM, Greve EL, Geijssen HC et al : Treatment of hypotonous maculopathy after trabeculectomy with mitomycin C. Am J Ophthalmol 118 : 322-331, 1994
182) Perkins TW, Gangnon R, Ladd W et al : Trabeculectomy with mitomycin C : Intermediate-term results. J Glaucoma 7 : 230-236, 1998
183) Zacharia PT, Deppermann SR, Schuman JS : Ocular hypotony after trabeculectomy with mitomycin C. Am J Ophthalmol 116 : 314-326, 1993
184) 末森央美, 岡部いずみ, 山本哲也, 他：緑内障手術後の低眼圧黄斑症―マイトマイシンC使用例における検討. 日眼会誌 99：312-317, 1995
185) Cohen SM, Flynn HW, Palmberg PF et al : Treatment of hypotonous maculopathy after trabeculectomy. Ophthalmic Surg Lasers 26 : 435-441, 1995
186) Katz LJ, Cantor LB, Spaeth Gl : Complications of surgery in glaucoma. Early and late bacterial endophthalmitis following glaucoma filtering surgery. Ophthalmology 92 : 959-963, 1985
187) Freedman J, Gupta M, Bunka A : A endophthalmitis after trabeculectomy. Arch Ophthalmology 96 : 1017-1018, 1978
188) Hattenhauer JM, Lipsich MP : Late endophthalmitis after filtering surgery. Am J Ophthalmol 72 : 1097-1101, 1971
189) Greenfield DS, Suner IV, Miller MP et al : Endophthalmitis after filtering surgery with mitomycin. Arch Ophthalmol 114 : 943-949, 1996
190) Higginbotham EJ, Stevens RK, Musch DC et al : Bleb-related endophthalmitis after trabeculectomy with mitomycin C. Ophthalmology 103 : 650-656, 1996
191) Mochizuki K, Jikihara S, Ando Y et al : Incidence of

191) delayed onset infection after trabeculectomy with adjunctive mitomycin C or 5-fluorouracil treatment. Br J Ophthalmol 81 : 877-883, 1997
192) Ticho U, Ophir A : Late complications after glaucoma filtering surgery with adjunctive 5-fluorouracil. Am J Ophthalmol 115 : 506-510, 1993
193) Wolner B, Liebmann JM, Sassani JW et al : Late bleb-related endophthalmitis after trabeculectomy with adjunctive 5-fluorouracil. Ophthalmology 98 : 1053-1060, 1991
194) Brown RH, Yang LH, Walker SD et al : Treatment of bleb infection after glaucoma surgery. Arch Ophthalmol 112 : 57-61, 1994
195) Cohen JS, Osher RH : Endophthalmitis associated with releasable suture. Arch Ophthalmol 115 : 292, 1997
196) Lehmann OJ, Bunce C, Matheson MM et al : Risk factors for development of post-trabeculectomy endophthalmitis. Br J Ophthalmol 84 : 1349-1353, 2000
197) Mandelbaum S, Forster RK, Gelender H et al : Late onset endophthalmitis associated with filtering blebs. Ophthalmology 92 : 964-972, 1985
198) Solomon A, Ticho U, Frucht-Pery J : Late-onset, bleb-associated endophthalmitis following glaucoma filtering surgery with or without antifibrotic agent. J Ocular Pharmacol Therapeutics 15 : 283-293, 1999
199) Wand M, Quintiliani R, Robinson A : Antibiotic prophylaxis in eyes with filtration blebs : Survey of glaucoma specialists, microbiological study, and recommendations. J Glaucoma 4 : 103-109, 1995
200) Al Samarral ARA, Noor Sunba MS : Incidence of posttrabeculectomy cataract among Arabs in Kuwait. Ophthalmic Res 23 : 21-23, 1991
201) Clarke MP, Vernon SA, Sheldrick JH : The development of cataract following trabeculectomy. Eye 4 : 577-583, 1990
202) Daugeliene L, Yamamoto T, Kitazawa Y : Cataract development after trabeculectomy with mitomycin C : a 1-year study. Jpn J Ophthalmol 44 : 52-57, 1999
203) Dreyer EB, Chaturvedi N, Zurakowski D : Effect of mitomycin C and fluorouracil-supplemented trabeculectomies on the anterior segment. Arch Ophthalmol 113 : 578-580, 1995
204) D'ermo F, Botomi L, Doro D : A critical analysis of the long-term results of trabeculectomy. Am J Ophthalmol 88 : 829-835, 1979
205) Pillai S, Mahmood MA, Limaye SR : Transient lenticular opacification following trabeculectomy. Ophthalmic Surg 19 : 508-509, 1988
206) Watson PG, Jakeman M, Ozturk M et al : The complication of trabeculectomy (a 20-year follow-up). Eye 4 : 425-438, 1990
207) Vesti E : Development of cataract after trabeculectomy. Acta Ophthalmol 71 : 777-781, 1993
208) Kitazawa Y, Yamamoto T : The risk profile of mitomycin C in glaucoma surgery. J Glaucoma 5 : 105-109, 1994
209) Lanzl IM, Katz LJ, Shindler RL et al : Surgical management of the symptomatic overhanging filtering bleb. J Glaucoma 8 : 247-249, 1999
210) Scheie HG, Guehl JJ : Surgical management of overhanging blebs after filtering procedures Arch Ophthalmol 94 : 325-326, 1979
211) Inaba Z : Long-term results of trabeculectomy in the Japanese : an analysis by life-table method. Jpn J Ophthalmol 26 : 361-373, 1982
212) Rothman RF, Liebmann JM, Ritch R : Low-dose 5-fluorouracil trabeculectomy as initial surgery in uncomplicated glaucoma : long-term followup. Ophthalmology 107 : 1184-1190, 2000
213) Zaidi AA : Trabeculectomy : a review and 4-year follow up. Br J Ophthalmol 64 : 436-439, 1980
214) Cheung JC, Wright MM, Murali S et al : Intermediate-term outcome of variable dose mitomycin C filtering surgery. Ophthalmology 104 : 143-149, 1997
215) 堀 暢英, 山本哲也, 北澤克明：マイトマイシンC併用トラベクレクトミーの長期成績. 眼科手術 12 : 15-19, 1999
216) 原 岳, 白土城照, 宮田典男, 他：マイトマイシンCを用いた初回線維柱帯切除術. 日眼会誌 99 : 1283-1287, 1995
217) Singh K, Mehta K, Shaikh NM et al : The Primary Trabeculectomy Antimetabolite Study Group : Trabeculectomy with intraoperative mitomycin C versus 5-fluorouracil. Ophthalmology 107 : 2305-2309, 2000
218) Heuer DK, Gressel MG, Parrish RK et al : Trabeculectomy in aphakic eyes. Ophthalmology 91 : 1045-1051, 1984
219) Parrish R, Herschler J : Eyes with end-stage neovascular glaucoma : Natural history following successful modified filterng operation. Arch Ophthalmol 101 : 745-746, 1983
220) Beauchamp GR, Parks MM : Filtering surgery in children : barriers to success. Ophthalmolgy 86 : 170-180, 1979
221) Cadera W, Pachtman MA, Cantor LB et al : Filtering surgery in childhood glaucoma. Ophthalmic Surg 15 : 319-322, 1984
222) Gressel MG, Heuer DK, Parrish RK II. Trabeculectomy in young patients. Ophthalmology 91 : 1242-1246, 1984
223) Stürmer J, Broadway DC, Hitchings RA : Young patient trabeculectomy. Assessment of risk factors for failure. Ophthalmolgy 100 : 928-939, 1993
224) Costa VP, Katz LJ, Spaeth GL et al : Primary trabeculectomy in young adults. Ophthalmology 100 : 1071-1076, 1993
225) Whiteside-Michel J, Liebmann JM, Ritch R : Initial 5-fluorouracil trabeculectomy in young patients. Ophthalmology 99 : 7-13, 1992
226) Merritt JC : Filtering procedures in American

227) Miller RD, Barber JC : Trabeculectomy in black patients. Ophthalmic Surg 12 : 46-50, 1981
228) Welsh NH : Trabeculectomy with fistula formation in the African. Br J Ophthalmol 56 : 32-36, 1972
229) Hoskins HD Jr, Migliazzo C : Management of failing filtering blebs with the argon laser. Ophthalmic Surg 15 : 731-733, 1984
230) Mandelkorn RM, Crossman JL : A new argon laser suture lysis lens. Ophthalmic Surg 25 : 480-481, 1994
231) Ritch R, Potash SD, Liebman JM : A new lens for argon laser suture lysis. Ophthalmic Surg 25 : 126-127, 1994
232) Melamed S, Ashkenazi I, Glovinski J et al : Tight scleral flap trabeculectomy with postoperative laser suture lysis. Am J Ophthalmol 109 : 303-309, 1990
233) Savage JA, Condon GP, Lytle RA et al : Laser suture lysis after trabeculectomy. Ophthalmolgy 95 : 1631-1638, 1988
234) Rappa KS, Derick RJ, Weber PA et al : Late argon laser suture lysis after mitomycin C trabeculectomy. Ophthalmology 100 : 1268-1271, 1993
235) Parrow KA, Shin DH : Enhancing filtration in the early postoperative trabeculecyomy refractory to digital massage. Ophthalmic Surg 21 : 401-403, 1990
236) Traverso CE, Greenidge KC, Spaeth GL et al : Focal pressure : A new method to encourage filtration after trabeculectomy. Ophthalmic Surg 15 : 62-65, 1984
237) Allen LE, Manuchehri K, Corridan PG : The treatment of encapsulated trabeculectomy blebs in an out-patient setting using a needling technique and subconjunctival 5-fluorouracil injection. Eye 12 : 119-123, 1998
238) Ewing RH, Stamper RL : Needle revision with and without 5-fluorouracil for the treatment of failed filtering blebs. Am J Ophthalmol 110 : 254-259, 1990
239) Mardelli PG, Lederer CM, Murray PL et al : Slit-lamp needle revision of failed filtering blebs using mitomycin C. Ophthalmology 103 : 1946-1955, 1996
240) Shin DH, Juzych MS, Khatana AK et al : Needling revision of failed filtering blebs with adjunctive 5-fluorouracil. Ophthalmic Surg 24 : 242-248, 1993
241) Ayyala RM, Urban RC, Krishnamurthy MS et al : Corneal blood staining following autologous blood injection for hypotony maculopathy. Ophthalmic Surg Lasers 28 : 866-868, 1997
242) Da-Wen Lu, Azuara-Blanco A, Katz LJ. Severe visual loss after autologous blood injection for mitomycin-C-associated hypotonous maculopathy. Ophthalmic Surg Lasers 28. 244-245, 1997
243) Shirato S, Maruyama K, Haneda M : Resuturing the scleral flap through conjunctiva for treatment of excess filtration. Am J Ophthalmol (in press)
244) Zimmerman TJ : Effectiveness of nonpenetrating trabeculectomy in aphakic patients with glaucoma . Ophthalmic Surg 15 : 44-50, 1984
245) Zimmerman TJ : Trabeculectomy vs nonpenetrating trabeculectomy : A retrospective study of two procedures in phakic patients with glaucoma. Ophthalmic Surg 15 : 734-739, 1984
246) Krasnov MM : Symposium : microsurgery of the outflow channels. Sinusotomy. foundations, results, prospects. Trans Am Acad Ophthalmol Otolaryngol 76 : 368-374, 1972
247) Bill A, Svedbergh B : Scanning electron microscopic studies of the trabecular meshwork and the canal of Schlemm. An attempt to localized the main resistance to outflow of aqueous humor in man. Acta Ophthalmol 50 : 295-304, 1972
248) Grant WM : Experimental aqueous perfusion in enucleated human eyes. Arch Ophthalmol 69 : 738-801, 1963
249) Grant WM : Further studies on facility of flow through the trabecular meshwork. Arch Ophthalmol 60 : 523-533, 1958
250) Johnson MC, Kamm RD : The role of Schlemm's canal in aqueous outflow from the human eye. Invest Ophthalmol Vis Sci 24 : 320-325, 1983
251) Schuman JS, Chang W, Wang N et al : Excimer laser effects on outflow facility and outflow pathway morphology. Invest Ophthalmol Vis Sci 40 : 1676-1680, 1999
252) 海谷忠良：非穿孔性トラベクレクトミー. 眼科 41 : 993-1002, 1999
253) 斎藤 守, 白土城照：Non-penetrating trabeculectomy. あたらしい眼科 18 : 985-989, 2001
254) 大城三和子, 海谷忠良, 岩田和雄：短期入院での非穿孔性トラベクレクトミー. 眼科手術 11 : 269-273, 1998
255) Fyodorov SN, Ioffe DI, Ronkina TI : Deep sclerectomy : technique and mechanism of a new antiglaucomatous procedure. Glaucoma 6 : 281-283, 1984
256) Fyodorov SN : Nonpenetating deep sclerectomy in open angle glaucoma : ITRC eye microsurgery, 52-55, RSFSR Ministry of Public Health, Moscow, 1989
257) 黒田真一郎, 溝口尚則, 寺内博夫：Non-Penetrating trabeculectomyを改良した緑内障手術（advanced NPT：仮称）の評価. あたらしい眼科 17 : 845-849, 2000
258) Bylsma S : Nonpenetrating deep sclerectomy : collagen implant and viscocanalostomy procedures. Int Ophthalmol Clin 39 : 103-119, 1999
259) Fatt I : Permeability of Descemet's membrane to water. Exp Eye Res 8 : 340-354, 1969
260) Speigel D, Schefthaler, Kobuch K : Outflow facilities through Descemet's membrane in rabbits. Invest Ophthalmol Vis Sci 41 : S578, 2000
261) 永木憲雄, 良藤恵理子, 半田幸子：輪部基底結膜弁と円蓋部基底結膜弁の非穿孔性線維柱帯切除術短期成績. 臨眼 55 : 1179-11781, 2001
262) 福地健郎, 阿部春樹, 須田生英子, 他：原発開放隅角緑

内障眼と正常眼圧緑内障眼に対する穿孔性線維柱帯切除術と非穿孔性線維柱帯切除術の成績. 眼紀 52：274-279, 2001
263）福地健郎, 須田生英子, 中枝智子, 他：非穿孔性線維柱帯切除術の成績は術後の積極的な追加治療で改善されるか？ 眼紀 52：1016-1019, 2001
264）斎藤 守, 白土城照：非穿孔性線維柱帯切除術. 眼科学大系 9 眼科手術, 300-302, 中山書店, 2001
265）Hara T, Hara T : Deep sclerectomy with Nd-YAG laser trabeculotomy ab interno : two-stage procedure. Ophthalmic Surg 19 : 101-106, 1988
266）Chiou AG, Mermoud A, Underdahl JP et al : An ultrasound biomicroscopic study of eyes after deep sclerectomy with collagen implant. Ophthalmology 105 : 746-750, 1998
267）Shaarawy T, Karlen M, Schnyder C et al : Five-year results of deep sclerectomy with collagen implant. J Cataract Refract Surg 27 : 1770-1778, 2001
268）Sanchez E, Schnyder CC, Sickenberg M et al : Deep sclerectomy : results with and without collagen implant. Int Ophthalmol 20 : 157-162, 1997
269）Demailly P, Lavat P, Kretz G et al : Non-penetrating deep sclerectomy(NPDS)with or without collagen device(CD)in primary open-angle glaucoma : middle-term retrospective study. Int Ophthalmol 20 : 131-140, 1997
270）Ambresin A, Shaarawy T, Mermoud A : Deep sclerectomy with collagen implant in one eye compared with trabeculectomy in the other eye of the same patient. J Glaucoma 11 : 214-220, 2002
271）El Sayyad F, Helal M, EL-Kholify H et al : Nonpenetrating deep sclerectomy versus trabeculectomy in bilateral primary open-angle glaucoma. Ophthalmology 107 : 1671-1674, 2000
272）Sourdille P, Santiago PY, Villain F et al : Reticulated hyaluronic acid implant in nonperforating trabecular surgery. J Cataract Refract Surg 25 : 332-339, 1999
273）Collignon-Brach J, Robe-Collignon N : La chirurgie non perforante du trabéculum avec implant d'acid hyaluronique réticulé. Bull Soc Belge Ophtalmol 276 : 61-68 2000
274）Detry-Morel M : Non penetrating deep sclerectomy (NPDS)with SKGEL implant and/ or 5-fluorouracil (5-FU). Bull Soc Belge Ophtalmol 280 : 23-32, 2001
275）Berens C : Iridocorneosclerectomy for glaucoma. Am J Ophthalmol 19 : 470-481, 1936
276）Iliff CE, Haas, JS : Posterior lip sclerectomy. Am J Ophthalmol 54 : 688-693, 1962
277）Marion JR, Shields MB : Thermal Sclerostomy and posterior lip sclerectomy : comparative study. Ophthalmic Surg 9 : 67-75, 1978

278）Elliot RH : Sclero-corneal trephining in theoperative treatment of glaucoma. George Pulman and Sons, London, 1913
279）Sugar HS : Limboscleral trepanation. Eleven years' experience. Arch Ophthalmol 85 : 703-708, 1971
280）Sugar HS : Limboscleral trephination : Am J Ophthalmol 52 : 29-36, 1961
281）Cordia L, Reibaldi A, Nacucchi S : Subscleral iridencleisis in closed-angle glaucoma. Glaucoma 5 : 114-115, 1983
282）Haistein MV, Guyton J : Iridencleisis. Arch Ophthalmol 61 : 727-737, 1959
283）Holth S : A new technic in punch forceps sclerectomy for chronic glaucoma, tangential and extralimbal iridencleisis operations epitomized, 1915-1919. Br J Ophthalmol 5 : 544-551, 1921
284）Lennartz C : Trabeculectomy vs iridencleisis : a two years follow-up. Glaucoma 4 : 127-131, 1982
285）Mackie EJ, Rubenstein K : Iridencleisis in congestive glaucoma. Br J Ophthalmol 38 641-652, 1954
286）Greve EL, Dake CL : Four years follow-up of a glaucoma operation. Prospective study of the double flap Scheie. Int Ophthalmol 1 : 139-145, 1979
287）Schimek RA, Williamson WR : Trabeculectomy with cautery. Ophthalmic Surg 8 : 35-39, 1977
288）Shaffer RN, Hetherington J Jr, Hoskins HD Jr : Guarded thermal sclerostomy. Am J Ophthalmol 72 : 769-772, 1971
289）Machemer R, Asberg TM : Vitrectomy 2nd ed. 116-119, Grune Stratton, New York, 1979
290）浜野 薫, 豊口晶子, 山本和則, 他：Cyclophotocoagulation ab externa. 眼臨 86：2381-2385, 1992
291）Mabuchi F, Kurihara H, Ogino N et al : Pars plana filtration with multiple laser perforation of the uvea for neovascular glaucoma following proliferative diabetic retinopathy. Jpn J Ophthalmol 44 : 392-399, 2000
292）岩城正佳：血管新生緑内障 臼井法. 臨眼 50：173-176, 1996
293）栗原秀行：血管新生緑内障に対する手術療法：いわゆる臼井法による手術成績. 眼科手術 8：399-403, 1995
294）原 嘉昭, 松浦豊明, 塚本光男, 他：難治性緑内障に対する臼井法の検討. 眼科手術 12：345-348, 1999
295）Usui M, Goto H, Minoda H et al : Cyclophotocoagulation ab externa(Usui's method)for neovascular glaucoma with uncontrolled intraocular pressure. J Tokyo Med Univ 58 : 832-837, 2000
296）本宮数浩, 黒光正三, 鳥飼治彦, 他：血管新生緑内障に対する臼井法変法の手術成績. 眼科手術 13：291-293, 2000

③ 房水流出を促進する手術—濾過手術・2

インプラント手術

歴史

　インプラント手術は眼内から眼球外への房水流出路を人工物で確保することによって，恒常的な眼圧下降を得ようとする濾過手術の一種で，セトン seton 手術とも呼ばれる．わが国では医療材料として認可されていないが，欧米では通常の濾過手術が無効な難治緑内障に対して，毛様体破壊術に先立って行われることが多い．

　歴史[1-3]は古く，1906 年 Rollet と Moreau が絶対緑内障の 2 症例に対して，馬の毛を前房内に留置したことに始まる．1912 年には Zorab により，シルク糸を前房内に留置して結膜弁で覆う Aqueoplasty と呼ばれる術式が報告され，1915 年には Vail が硝子体腔とテノン腔にシルク糸を通す術式を報告している．また毛様体解離部に異物を挿入するという方法も報告され，白金ワイヤー，馬の毛，マグネシウム板，タンタル箔，スプラミッドやゲルフィルムなどが試みられている．このほか，前房と結膜下を結ぶ材料として涙嚢[4]や耳側静脈[5]を使用した報告も行われた．また 1974 年に Lee ら[6]が，シリコンとコラーゲンチューブを用い前房と渦静脈を結ぶ術式を開発しているが，いずれもが長期経過についての報告はなく，歴史的には多くのセトン手術が開発され試みられては消えていくという，失敗の連続であった．

　現在のインプラント手術の基礎となったのは，1969 年 Molteno が，前房から結膜下へ房水を導くアクリル製のチューブに，結膜下で一定容積の空間を維持する円盤を取り付けた Molteno implant を発表したことに始まる[7]．さらに 1976 年には，Krupin によって過剰濾過を予防するため，チューブにバルブ機能を持たせた Krupin-Denver valve が開発された[8]．以来，さまざまなデザインや材質のインプラントが開発され，近年のインプラント手術は安全性が増し手術成績も安定してきているが，生体内に異物を入れるという点から，濾過手術無効例に対する術式として行われていることに変わりはない．

インプラントの種類

　現在最も多く臨床応用されているインプラントは，前房もしくは硝子体腔とテノン腔を結ぶものである．サイズ，形，材質の違いはあるが，房水流出路としてのチューブが常に開放状態のもの（Open tube implants）と圧調整弁のあるもの（Valved implants）に大別される（表 2-44）．

各インプラントの構造と特徴

■ Open tube implants

Molteno implant

　1969 年に Molteno は，現代のインプラント手術の基礎となる Molteno implant[7]を発表した．房水流出路となるチューブと，房水吸収部であるプレートの二つの部分が連結されたインプラントで，現在のチューブは外径 0.63 mm，内径 0.3

表 2-44 インプラントの種類

A. Open tube implants（開放型チューブ，弁なしチューブ）
　1. Molteno implant（single plate, double plate）
　2. Schocket procedure（ACTSEB）
　3. Baerveldt implant
B. Valved implants（バルブ機構付きチューブ，弁付きチューブ）
　1. Krupin-Denver valve
　2. White pump shunt
　3. Ahmed valve
　4. Joseph shunt

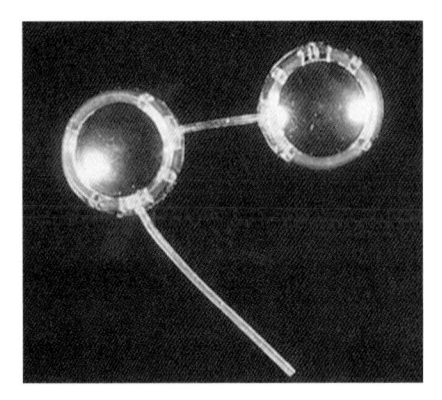

図 2-188　Molteno implant

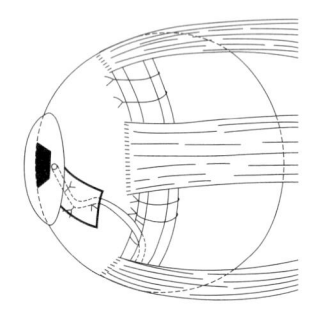

図 2-189　ACTSEB

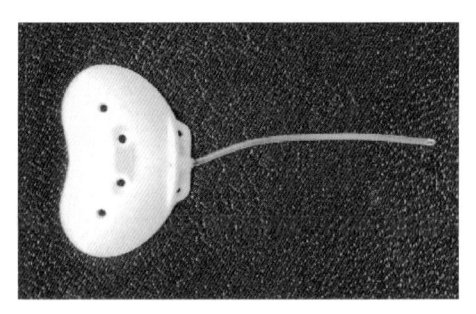

図 2-190　Baerveldt implant

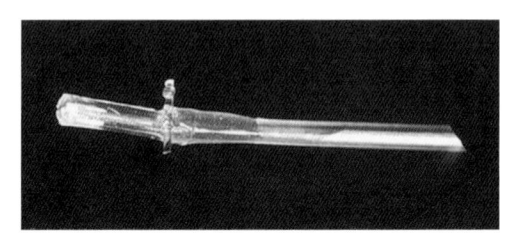

図 2-191　Krupin-Denver valve

mm のシリコン製である．プレートは吸収部の面積により，single plate（1 板型），double plate（2 板型）（図 2-188）の 2 種類があり，ポリプロピレン製である．double plate はプレート間をシリコンチューブで連結したものである．房水吸収部となるプレート面積は single plate は直径 13 mm（高さ 0.7 mm）の約 135 mm^2，double plate は約 270 mm^2 である．また特殊なもので dual-chamber single plate（1 板 2 房型）[9)] がある．

Anterior chamber tube shunt to an encircling band（ACTSEB）；Schocket procedure

1982 年，Schocket らは Molteno の概念を応用し，輪状締結したシリコンバンドに Silastic tube を経由して，房水を短絡させる方法を紹介した[10)]（図 2-189）．外径 0.64 mm，内径 0.3 mm，長さ 30 mm の Silastic tube と，輪状締結には #20 シリコンバンドを使用する．Silastic tube は，鼻涙管チューブであるシリコンチューブ（たとえば Storz. N-5941-1：外径 0.64 mm，内径 0.3 mm）で代用可能である．

Baerveldt implant

1990 年に導入されたインプラントで，房水流出路であるシリコンチューブと，房水吸収部のシリコンゴムプレートからなる（図 2-190）．シリコンチューブは外径 0.64 mm，内径 0.3 mm で，Molteno implant と同様に弁はないが，プレートがシリコンゴム製で柔軟性があるため，結膜下に挿入しやすいという利点がある．シリコンプレートの大きさは 3 種類あり，面積（サイズ）は，200 mm^2（20 × 13 mm），350 mm^2（32 × 14 mm），500 mm^2（36 × 17.5 mm）である．一般的には 350 mm^2 が使用されることが多い．房水流出路のシリコンチューブは前房内もしくは毛様体扁平部から硝子体腔に挿入される．毛様体扁平部から硝子体腔へ挿入しやすいように Hofmann elbow という 90°に屈曲したチューブをもつインプラントも開発されている[11)]．

■ Valved implants
Krupin-Denver valve

1976 年，Krupin により報告[8)] された眼圧調整弁がついたインプラントである（図 2-191）．前房内に挿入する外径 0.58 mm，内径 0.38 mm の

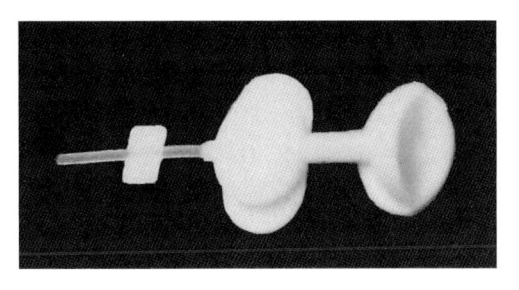

図 2-192　White pump shunt（千原悦夫氏提供）

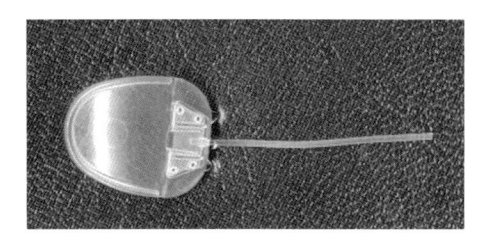

図 2-193　Ahmed valve

Supramid tube と，160°の角度で接着されたスリット状のバルブをもつ Silastic tube からなる。チューブの内圧が 11〜14 mmHg になると弁が開大してチューブ内の液体が外に流出され，圧が 1〜2 mmHg 下降すると弁が閉じる。初期の[8]は長さ 2.5 mm の弁をもつ短いチューブであったが，その後はチューブの房水流出部をさらに長くし，Schocket procedure のように強膜輪状締結バンドの下におき，房水吸収部を広げたものを long Krupin-Denver valve として報告[12]している。この房水吸収部の面積は約 300 mm² である。また房水吸収部が円盤状をした Krupin eye valve with disk[13]もあり，吸収部は 13 × 18 mm のディスクで面積は 183 mm² で Silastic tube と接続されている。

White pump shunt

1985 年に，White により考案された pump-shunt[14]である（図 2-192）。これはシリコン製で二つのバルブと，これらのバルブにはさまれたレシーバーよりなるポンプをもつ。眼圧が 12〜16 mmHg になると inlet valve が開き，前房水は inlet tube を通じていったん中央のレシーバーに溜まり，ポンプ作用つまり瞬目や手指による加圧により outlet valve が開いて，後方の結膜下に拡散する。弁はいずれも逆流を防ぐために単一方向弁となっている。outlet device は 80 mm² で，他のインプラントと比較し小さい。

Ahmed valve

シリコン前房チューブとバルブ付きのシリコン膜が一体化され，シリコン膜がポリプロピレンの本体と接続されたものである（図 2-193）。シリコン前房チューブは外径 0.64 mm，内径 0.32 mm，本体は長さ 16 mm，幅 13 mm，厚さ 1.9 mm で，吸収部の表面積は 184 mm² である。バルブはシリコンゴムの膜よりなり長さ 8 mm，幅 7 mm である。眼圧が 8 mmHg を維持するように設計されている。Ahmed valve は，過剰濾過による術後合併症が少ない反面，房水吸収部である本体周囲の瘢痕化により眼圧コントロールが不良となるため，近年では線維柱帯切除術と同様に，線維芽細胞増殖阻害薬であるマイトマイシン C（MMC）などで瘢痕化を防ぐ方法[15]もとられている。

Joseph tube

1986 年 Joseph らが，房水流出部のチューブと房水吸収部が一体となっているインプラントを発表した[16]。これは現在まで発表されたインプラントの中で最も広い房水吸収部をもつ。幅 9 mm，長さ 85 mm，厚さ 1 mm のシリコンラバーストラップと，外径 0.64 mm，内径 0.3 mm のスリットバルブがついたシリコンチューブからなり，眼圧が 4〜20 mmHg で開く構造である。しかしあまり一般的に使用されるインプラントではない。

基本的手術手技

■結膜弁作成

輪部基底または円蓋部基底の結膜弁を，上耳側または上鼻側に作成する。通常は輪部基底の結膜弁を作成するが，Ahmed valve では円蓋部基底結膜弁を作成する報告が多い。結膜弁作成範囲は，房水吸収部の大きさで決定される。double plate Molteno implant では，上直筋を挟むように左右の象限にそれぞれのプレートを配置するため，上耳，鼻側両方にまたがる結膜弁を作成し，

Schocket procedure(ACTSEB)や long Krupin-Denver valve の場合はシリコンバンドをおくため，結膜全周もしくは半周切開を行う。

■房水吸収部の固定

赤道部のやや後方まで結膜-テノン嚢を剥離後，直筋の間で，直筋付着部より後方で赤道部までの範囲にプレートをおき，5-0から9-0の非吸収糸でプレートを強膜に固定する。多くのプレートには，固定用の穴が開けられている。double plate Molteno implant では，二つのプレートを連結する細いシリコンチューブは直筋下を通すようデザインされているが，実際には直筋上を通すことも多い。Schocket procedure(ACTSEB)や long Krupin-Denver valve の場合は，角膜輪部から8～12 mm 後方にシリコンバンドを縫着する。

■強膜弁作成

次いで，房水導出部であるチューブを被覆するための，輪部基底の強膜半層弁を作成する。強膜弁を作成せず，人工強膜で被覆する方法もある。

■チューブ挿入

角膜輪部より0.5～1 mm 後方で前房内に21～23 G 針を穿通させ，その後粘弾性物質で前房を充満させ，前房の中心に向かいチューブを挿入する。チューブは前房内に浮くような角度で，虹彩と平行に挿入する。経扁平部から硝子体腔内にチューブを挿入する場合は，角膜輪部より2.5～3.0 mm 後方で，22 G 針もしくは23 G 針で硝子体腔に穿刺後にチューブを挿入する。

■チューブの固定

強膜弁下あるいは強膜上に9-0または10-0ナイロン糸で弛めに固定した後，強膜弁，あるいは人工強膜でチューブを被覆・縫合する。

■結膜縫合

テノン嚢と結膜を10-0ナイロンまたは吸収糸で縫合して手術を終了する。

■代謝拮抗薬の併用

プレート周囲の線維化を防ぎ濾過胞の維持を目的として，近年では線維柱帯切除術と同様に濾過胞となるプレート部に，線維芽細胞増殖阻害薬である MMC を使用することもある[17-20]。MMC を使用する場合は，結膜-テノン嚢剥離後，プレートを固定する部位に線維柱帯切除術に準じて MMC を使用する。

その他，無水晶体眼，偽水晶体眼または硝子体手術適応眼では，硝子体手術を同時に施行して，毛様体扁平部から硝子体腔中にチューブを挿入する方法もとられる[11]。

各インプラント手術の合併症と成績

■ Molteno implant
合併症

チューブに弁がないため過剰濾過がおき，長期にわたる重篤な低眼圧や浅前房が合併症として起きやすい。これを防ぐため Molteno は最初の手術ではシリコンチューブを前房内に挿入せず，プレートをテノン嚢下で縫着するだけで結膜下に留置し，プレート周囲組織が瘢痕化した約8週間後にチューブを前房内に挿入するという，二段階手術を報告している[21]。この方法は初期の過剰濾過を防ぐことはできるが，手技的に手間がかかることから，近年ではナイロン糸や吸収性バイクリル糸で一時的にシリコンチューブを縫合する方法や，チューブ内にナイロン糸やコラーゲンプラグを挿入することで，房水排出を遅延させる方法が行われている[22-30]。各種の難治緑内障眼全体では，浅前房は1～14.6%[31-37]，低眼圧 2～14.6%[33-35,38]と報告されている。

チューブの閉塞頻度は3～17%である[31-39]。チューブ閉塞がフィブリンや凝血塊に起因する場合は，自然に溶解し再疎通することも多いが，再疎通しない場合は生理食塩水や組織プラスミノーゲンアクチベーター(tPA)をチューブ内に注入し，閉塞を解除する方法[40-42]も報告されている。虹彩の嵌頓によるチューブ閉塞は，レーザー虹彩切開と同様の手技で嵌頓部を切除し，硝子体の嵌頓は YAG レーザーにより解除を行う[43,44]が，無

効のときは前部硝子体切除や経扁平部硝子体切除の施行が必要となる。

　他の主な合併症の難治緑内障眼全体における頻度は前房出血 0.8～21％，脈絡膜滲出 5～15％，周辺部脈絡膜滲出 36.6％，脈絡膜滲出あるいは脈絡膜剥離 2～9％，脈絡膜出血 0.8～8％，白内障 2.5～8％，角膜代償不全（角膜浮腫）3～19％，網膜剥離 1～8％，硝子体出血 1～7％，眼球癆 2～8.3％，眼内炎 1.4～2％，チューブまたはプレートによる結膜や強膜のびらん 2.4～4.2％，チューブの角膜や水晶体との接触 2～9％，チューブの後退 2～4.9％，悪性緑内障 1～4.9％，被胞化された濾過胞 7.3％が報告されている[31-39,45]。その他，術後斜視や複視，眼球運動障害の頻度は 1～2.8％[34,37,38]と報告されている。

　病型別では，血管新生緑内障眼では他の難治緑内障眼と比較して重篤な合併症の頻度が高いことが知られており，二段階以上の視力低下 35～62％[33,37,39,46]，あるいは光覚喪失 17～60％[33,37,39,46]も高頻度に報告されている。

　全層角膜移植眼の特徴的合併症として重要なのは，graft failure や graft rejection であるが，graft failure の頻度は術後観察期間よって異なるが 13～52％[34,38,47-49]，graft rejection は 34～41％[48-50]と報告されている。

　近年は濾過胞瘢痕化抑制を目的として，線維柱帯切除術と同様に，濾過胞となるプレート部にMMCを使用した報告[17-20]があるが，MMCの使用による合併症として，術後早期の浅前房や脈絡膜剥離，低眼圧，あるいはチューブやプレートによる結膜のびらんが増加していることが報告されている[17-19]。

成績

　眼圧コントロール成績は報告者により 57～93％[32-36,51]とばらついているが，Molteno自身の報告[51]を除いた場合の成功率は 57～78％[32-36]であり，難治緑内障全体としてみれば報告者による成績の差は少ないと考えられる。病型別には，血管新生緑内障では 28～63％[32-35,37,39]と報告され，予後不良であることが推測される。無水晶体眼または偽水晶体眼では 4 年で 56～58％[33,37]，ぶどう膜炎による続発緑内障眼は 5 年で 75％[33]，87％[52]，角膜移植眼は 62.5～96％[34,38,48-50]で，他の難治緑内障眼と同等の成績である。また，外傷性緑内障眼は 56～76％[33,34,53,54]と報告されている。小児の成績は非血管新生緑内障眼（発達緑内障，外傷性，ぶどう膜炎による緑内障を含む）で 50～77％と報告[33-35,55,56]されており，成績としては難治緑内障眼全体とほぼ同様である。

　以上より病型別では難治緑内障眼の中でも，血管新生緑内障眼は予後不良であり，ぶどう膜炎による続発緑内障眼は比較的良い成績であるといえる。

　プレートの大きさによる成績の比較では，double plate は single plate より房水貯留槽の表面積が大きいため，濾過効果の面で有利と考えられる。Heuerら[31]は，難治緑内障 101 眼を無作為に single plate 法 50 眼，double plate 法 51 眼に分けて検討し，眼圧コントロール成績は前者が 75％であるのに対し，後者では 50％と，double plate の方が良好であったことを報告している。他にも同様の報告[33,34,57]がされている。生命表分析を用いた報告では，Heuerら[31]は single plate では 1 年目 55％，2 年目 46％に対し，double plate では 1 年 86％，2 年 71％と報告している。また Mills[33]の報告でも single plate で 5 年目 45％，double plate で 5 年目 60％と，double plate 法の方が成績は良い。

　MMCを使用した成績は，MMC非使用と差がないとする報告[18,19]もあるが，Perkins[17,20]は MMC群 21 眼と MMC非使用群 18 眼とを比較し，眼圧コントロール成績は 1 年後で MMC群 65％，非使用群 17％，3 年後でおのおの 35％，17％と MMC併用の有効性を示している。一方で Lee[19]は，MMC群 49 眼とコントロール群 51 眼の比較で，2 年後の眼圧コントロール成績は MMC群 65％とコントロール群 67％で有意差はないと報告しており，MMCの有効性は明らかではない。

　Molteno implant と他のインプラントとの比較に関し，Smith[58]が難治緑内障眼で，double plate Molteno implant と Baerveldt implant とを

レトロスペクティブに検討し，眼圧コントロール成績は前者で89％，後者で94％と有意の差はなく，視力予後にも差がなかったことを報告している。また Ahmed valve との比較では Ayyala[59]がレトロスペクティブに検討し，Ahmed implant 94％に対して double plate Molteno implant 89％と，有意差はないと報告している。

■ Anterior chamber tube shunt to an encircling band（ACTSEB）；Schocket procedure

合併症

Molteno implant と同様，圧調整弁がないため，術後の過剰濾過が生じやすく，浅前房や低眼圧の合併症が問題となるが，これはチューブを結紮することで減少させることができる。Schocket の報告[10,60]では浅前房の頻度は 60～70％であるが，チューブの結紮を施行した Omi の報告[61]では 1.8％となっている。チューブ閉塞の頻度は 9～47％[60-62]であり，原因は Molteno implant 同様，虹彩や硝子体の嵌頓，凝血塊やフィブリンである。他の合併症として前房出血 7～21％，重篤な脈絡膜剝離 23～24％，白内障の進行 25～30％と報告されている[10,60,62,63]。その他頻度は低いが網膜剝離，硝子体出血，眼内炎，眼球癆の報告[61]がある。なお，graft failure の頻度は 20～67％[48,49,64]と報告者によりバラツキがある。

成績

種々の難治緑内障眼全体の術後 1～2 年間の眼圧コントロール成績は，74～91％[61-63,65]と報告されている。

病型別では，血管新生緑内障眼について，この術式の開発者である Schocket[10,60]は 2 年で 95％，96％と良好な成績を報告しているが，Omi や関の報告では各々 1 年目で 58％[61]，64％[65]で，Molteno implant での Mermoud[39] の 1 年 62％という成績とほぼ同等で，ここでも血管新生緑内障眼は予後不良であることが推測される。全層角膜移植眼の成績は，Kirkness らが 2 年で 80％と報告[64]している。

Molteno implant との成績比較では，Wilson[66]，Smith[67]が難治緑内障を無作為に Molteno implant と Schocket procedure に分けて検討した結果，Wilson[66]は 6 か月後で Molteno implant がやや勝るが，Smith[67]は約 2 年後の成績に差はなく，また視力予後，術後合併症，さまざまな術後合併症のため再手術を必要とした症例の再手術率には差がないことを報告している。

このように，Schocket procedure は Molteno implant とほぼ同等の成績，合併症であるが，Schocket procedure では 360°の結膜の角膜周囲切開に加えて輪状締結を施行しなければならず，手技的に手間がかかること，眼球への侵襲が大きいという問題点がある。

■ Baerveldt implant

合併症

Molteno implant 同様の合併症があり，それぞれの頻度は浅前房 3～21％，低眼圧 5～16％，チューブの閉塞 3～12％，前房出血 3～27.5％，脈絡膜滲出 13～41％，脈絡膜剝離 11％，脈絡膜出血 1～16％，白内障 3～33％，角膜代償不全（角膜浮腫）2～13％，網膜剝離 3～8％，硝子体出血 2～11％，眼球癆 2～8％，眼内炎 2～3％，チューブまたはプレートによる結膜や強膜のびらん 1～8％，チューブの角膜内皮接触 3～10％，悪性緑内障 2～6％などが報告されており[11,68-78]，これらは Molteno implant と同様の頻度である。また前房炎症 3～12％，囊胞様黄斑浮腫 2～13％も報告されている[68-71,74-77]。斜視・複視・眼球運動障害の頻度は 2～18％[68-73,77]で，他のインプラントに比べてやや多い傾向がある。これはこのインプラントが二つの直筋下にまたがって固定されるためと考えられる[75,79,80]。またインプラントの露出による晩発性の眼内炎，プレートに起因する内直筋炎も報告されている[81,82]。

血管新生緑内障眼の視力予後については Sidoti が，36 眼を対象として 69％で 2 段階以上の視力低下を認め，31％で光覚喪失を認めている[70]。graft failure は 20～67％[69,71,73,76,77]で，前述のインプラントとほぼ同じである。また Britt[83]らは，インプラントの大きさによる合併症の比較で，500 mm² では 350 mm² に比べて重篤な脈絡膜剝

離が多いことを報告している。

成績

種々の難治緑内障眼全体の術後1.5～2年の眼圧コントロール成績は62～94%[11,68,69,71-73,76-78,83]と報告されている。

病型別にみると，血管新生緑内障眼で43～78%[11,68-70,72,76,77]であり，Molteno implantと成績は同等である。生命表分析を用いた報告では血管新生緑内障36眼を対象としたSidotiら[70]が，1年後79%，2年後38%としており，これはMolteno implantの報告[39]と類似している。また硝子体腔チューブを用いたLuttrullら[11]は，31眼を対象とした生命表分析で1年後82%，1.5年後71%と報告している。ぶどう膜炎による続発緑内障では2～3年で60～100%[68,72,74,77]とMolteno implantとほぼ同等である。角膜全層移植眼は33～69%[69,77]である。

インプラントの大きさによる成績の相違は，Lloyd[71]が73眼の非血管新生緑内障を無作為に350 mm^2，500 mm^{2}に分けて比較したところ，各々84%，85%で相違はないが，術後の抗緑内障薬の使用は500 mm^{2}の方が少ないことを報告している。また血管新生緑内障をレトロスペクティブに検討したSidoti[70]の報告でも，350 mm^2 44%に対して500 mm^2 56%であり，術後の抗緑内障薬の使用は500 mm^{2}の方が少ないことが示されている。

硝子体手術後または硝子体手術時にチューブを硝子体腔に挿入したLuttrullらの報告[11]では，血管新生緑内障31眼，非血管新生緑内障19眼ともに78%，95%で，術後合併症を増加させることなく，前房内に挿入したときと同様に眼圧コントロールが得られたことが報告されている。

MMC併用成績は，Azuara-Blanco[78]が難治緑内障眼29眼を対象として1年目で73.3%の成功率を報告しており，これはMMCを使用したMolteno implantの成績とほぼ同じである。

小児での報告は少ないが，Netlandらの7眼の報告では1年86%[56]との報告がある。またSturge-Weber症候群の14歳以下の小児10眼で，3年で100%と良好な結果を得ている報告[84]もある。小児の難治緑内障では複数回の手術の可能性が高く，眼球への侵襲が少ないインプラントであることが望ましいが，Baerveldt implantは術野が1/4象限で，さらに材質も柔軟性のあるシリコンゴムであることから，使用しやすいと考えられる。

■ Krupin-Denver valve

合併症

術後早期の低眼圧を予防しようと考案された眼圧調整弁がついているが，種々の難治緑内障50眼を対象としたThe Krupin eye valve filtration surgery study groupの報告[85]では，術翌日の低眼圧は24%と高頻度である。

その他の合併症はMolteno implantと同様で，頻度はそれぞれ浅前房20～34%，チューブの閉塞20%，前房出血4～19%，脈絡膜滲出16%，脈絡膜剥離2～34%，上脈絡膜出血16%，角膜移植片不全4%，硝子体出血4%，チューブによる結膜びらんや強膜融解7～19%，斜視や複視2～12%，眼球癆4%，悪性緑内障4%の報告[12,13,85,86]がある。他のインプラントに比較して，チューブによる結膜びらんや強膜融解の頻度が高い傾向にある。

成績

眼圧コントロール成績は，難治緑内障眼全体では64～80%[12,13,85]，血管新生緑内障は67～77%と報告されている[12,85,86,87]。

■ White pump shunt

合併症

他のインプラントと同様だが，ポンプを稼動するとinlet部が動くため角膜内皮の障害が起き，水疱性角膜症や前房出血などの合併症を起こしやすい。White自身の報告[14]では，血管新生緑内障2眼を含む難治緑内障6眼中3眼に前房出血が起きている。またChiharaらは[88]血管新生緑内障16眼での合併症として，特に視力障害となる白内障の進行89%，重篤な前房出血25%，角膜内皮障害13%，脈絡膜出血6%，眼内炎6%を報告し，全体として，16眼中11眼（69%）で合併症

があったとしている。

成績

Whiteの報告[14]では6症例に使用した結果，術後6～12か月間，全例で眼圧コントロールは良好であったと報告されている。Chiharaら[88]の血管新生緑内障眼においてWhite pumpと5-FUを使用した線維柱帯切除術との比較では，眼圧コントロール成績は前者53％，後者45.4％で有意差はないが，視力予後はWhite pumpの方が不良であり，さらに術後合併症も前者で69％，後者で13％とWhite pumpの方が多いことが報告されている。これらのことから，このインプラントは最近ではあまり使用されていない。

■ Ahmed valve

合併症

難治緑内障眼全体での合併症の頻度は，浅前房3～20％，低眼圧3～13％，チューブの閉塞5～12％，前房出血6～20％，脈絡膜滲出1～23％，脈絡膜剥離22％，上脈絡膜出血2～5％，白内障の進行3％，網膜剥離2～5％，硝子体出血2～3％，眼球癆1～3％，チューブによる結膜のびらん3～7％，インプラントの露出3～12％，チューブと角膜内皮の接触5％，瞳孔ブロック1～3％，前房炎症3～6％，悪性緑内障1％，被胞化された濾過胞2～6％，黄斑浮腫2％などが報告されている[15,89-93]。

Ahmed valveは術野が1/4周円で，外直筋間に固定できることより，眼球運動障害などが少ないように思えるが，斜視や眼球運動障害の頻度は2～5％[89-91,93]と，Molteno implantの1～2.8％[34,37,38]よりやや多い。graft failureやgraft rejectionは19～56％[89-91,93,94]で，これはMolteno implant[34,38,47-50]，ACTSEB[48,49,64]，Baerveldt implant[69,71,73,76,77]と同様である。ぶどう膜炎による緑内障眼を対象とした報告[95]では，術後早期の低眼圧は9.5％であり，難治緑内障眼全体での3～13％[89-91,93]とほぼ同等である。

MMCを使用した報告[15]では，各種難治緑内障40眼を対象として，低眼圧17％，浅前房15％，脈絡膜剥離12.5％，前房出血12.5％，チューブの閉塞12.5％，網膜剥離5％，角膜代償不全5％であったと報告されている。

成績

難治緑内障眼全体の術後成績は，生命表分析で1年目76～94％[15,89,90-93]，2年目68～77％[15,90,93]と報告されている。

病型別では，血管新生緑内障眼はHuangの報告[90]では68％で，彼らが難治緑内障眼全体で報告した84％に比較して不良である。ぶどう膜炎による続発緑内障眼はMataら[95]が，1年目で94％の成績を報告している。全層角膜移植眼はColemanら[94]によれば90％と良好であったが，角膜移植片の予後も入れた生命表分析では12か月76％，20か月52％と報告している。

小児については，先天緑内障を含めた18歳以下の27眼で1年目90％，2年目58％の成績が報告されている[96]。15歳以下の先天緑内障や続発緑内障35眼を対象とした報告[97]では1年目70％，2年目63％と報告されており，これらの成績は他のインプラントと類似している。小児の難治緑内障では，眼球への侵襲が少なくできるだけ術後合併症の少ないインプラントが望ましく，過剰濾過による術後合併症が少なく，術野も1/4周円であるということから，Baerveldt implant同様このAhmed valveが使用されることも多い。

MMCについては，Kookら[15]は難治緑内障40眼で，生命表分析で1年目80％，2年目77％と報告をしており，Molteno implantとほぼ同じである。

（松本千美・白土城照）

文献

1) Duke-Elder S : Diseases of the lens and vitreous. In : Duke-Elder S ed : System of ophthalmology vol 11, 543-544, Kimpton, London, 1969
2) Krupin T, Spector SM : Setons in glaucoma surgery. In : The glaucomas vol 1, 741-748, Mosby, St Louis, 1989
3) Molteno ACB : Use of Molteno implants to treat secondary glaucoma. In : Cairns JE ed : Glaucoma vol 1, 211-238, Grune & Stratton, London, 1986
4) Mascati NT : A new surgical approach for the control of a class of glaucomas. Int surg 47 : 10-15, 1967
5) Rajah-Sivayoham I : Camero-venous shunt for secondary glaucoma following orbital venous obstruc-

tion. Br J Ophthalmol 52 : 843-845, 1968
6) Lee PF, Wong WT : Aqueous-venous shunt for glaucoma : report on 15 cases. Ann Ophthalmol 6 : 1083-1088, 1974
7) Molteno ACB : New implant for drainage in glaucoma, clinical trial. Br J Ophthalmol 53 : 606-615, 1969
8) Krupin T, Podos SM, Becker B et al : Valve implants in filtering surgery. Am J Ophthalmol 81 : 232-235, 1976
9) Freedman J : Clinical experience with the Molteno dual-chamber single-plate implant. Ophthalmic Surg 23 : 238-241, 1992
10) Schocket SS, Lakhanpal V, Richards RD : Anterior chamber tube shunt to an encircling band in the treatment of neovascular glaucoma. Ophthalmology 89 : 1188-1194, 1982
11) Luttrull JK, Avery RL, Baerveldt G et al : Initial experience with pneumatically stented Baerveldt implant modified for pars plana insertion for complicated glaucoma. Ophthalmology 107 : 143-150, 2000
12) Krupin T, Kaufman P, Mandell A et al : A long Krupin-Denver valve implant attached to a 180° scleral explant for glaucoma surgery. Ophthalmology 95 : 1174-1180, 1988
13) Fellenbaum PS, Almeida AR, Minckler DS et al : Krupin disk implantations for complicated glaucomas. Ophthalmology 101 : 1178-1182, 1994
14) White TC : A new implantable ocular pressure relief device : a preliminary report. Glaucoma 7 : 289-294, 1985
15) Kook MS, Yoon J, Kim J et al : Clinical results of Ahmed glaucoma valve implantation in refractory glaucoma with adjunctive mitomycin C. Ophthalmic Surg Lasers 31 : 100-106, 2000
16) Joseph NH, Sherwood MB, Trantas G et al : A one-piece drainage system for glaucoma surgery. Trans Ophthalmol Soc UK 105 : 657, 1986
17) Perkins TW, Cardakli UF, Eisele JR et al : Adjunctive mitomycin C in Molteno implant surgery. Ophthalmology 102 : 91-97, 1995
18) Susanna R Jr, Nicolela MT, Takahashi WY : Mitomycin C as adjunctive therapy with glaucoma implant surgery. Ophthalmic Surg 25 : 458-462, 1994
19) Lee D, Shin DH, Birt CM et al : The effect of adjunctive mitomycin C in Molteno implant surgery. Ophthalmology 104 : 2126-2135, 1997
20) Perkins TW, Gangnon R, Ladd W et al : Molteno implant with mitomycin C : Intermediate-term results. J Glaucoma 7 : 86-92, 1998
21) Molteno ACB, Biljon GV, Ancker E : Two stage insertion of glaucoma drainage implants. Trans Ophthalmol Soc NZ 31 : 17-26. 1979
22) Molteno ACB, Polkinghorne PJ, Bowbyes JA : The Vicryl tie technique for inserting a draining implant in the treatment of secondary glaucoma. Aust NZ J Ophthalmol 14 : 343-354. 1986
23) Price FR Jr : Whitson WE. Polypropylene ligatures as a means of controlling intraocular pressure with Molteno implants. Ophthalmic Surg 20 : 781-783, 1989
24) Egbert PR, Lieberman MF : Internal suture occlusion of the Molteno glaucoma implant for the prevention of post-operative hypotony. Ophthalmic Surg 20 : 53-56. 1989
25) Latina MA : Single stage Molteno implant with combination internal occlusion and external ligature. Ophthalmic Surg 21 : 444-446, 1990
26) Kooner KS, Goode SM : Removable ligature during Molteno implant procedure. Am J Ophthalmol 114 : 102-103, 1992
27) Liebmann J, Ritch R : Intraocular suture ligature to reduce hypotony following Molteno seton implantation. Ophthalmic Surg 23 : 51-52, 1992
28) El-Sayyad F, El-Maghraby A, Helal M et al : The use of releasable sutures in Molteno glaucoma implant procedures to reduce postoperative hypotony. Ophthalmic Surg 22 : 82-84, 1991
29) Susanna R Jr : Modifications of the Molteno implant and implant procedure. Ophthalmic Surg 22 : 611-613, 1991
30) Stewart W, Feldman RM, Gross RL : Collagen plug occlusion of Molteno tube shunts. Ophthalmic Surg 24 : 47-48, 1993
31) Heuer DK, Lloyd MA, Abrams DA et al : Which is better? One or two? A randomized clinical trial of single-plate versus double-plate Molteno implantation for glaucomas in aphakia and pseudophakia. Ophthalmology 99 : 1512-1519, 1992
32) Airaksinen PJ, Aisala P, Tuulonen A : Molteno implant surgery in uncontrolled glaucoma. Acta Ophthalmol 68 : 690-694, 1990
33) Mills RP, Reynolds A, Emond MJ et al : Long-term survival of Molteno glaucoma drainage devices. Ophthalmology 103 : 299-305, 1996
34) Broadway DC, Iester M, Schulzer M et al : Survival analysis for success of Molteno tube implants. Br J Ophthalmol 85 : 689-695, 2001
35) Minckler DS, Heuer DK, Hasty B et al : Clinical experience with the single-plate Molteno implant incomplicated glaucoma. Ophthalmology 95 : 1181-1188, 1988
36) Melamed S, Cahane M, Gutman I et al : Postoperative complications after Molteno implant surgery. Am J Ophthalmol 111 : 319-322, 1991
37) Lloyd MA, Sedlak T, Heuer DK et al : Clinical experience with the single-plate Molteno implant in complicated glaucomas. Update of a pilot study. Ophthalmology 99 : 679-687, 1992
38) Price FW Jr, Wellemeyer M : Long-term results of Molteno implants. Ophthalmic Surg 26 : 130-135, 1995
39) Mermoud A, Salmon JF, Alexander P et al : Molteno tube implantation for neovascular glaucoma. Long-term results and factors influencing the outcome.

40) Krawitz PL : Treatment of distal occlusion of Krupin eye valve with disk using cannular flush. Ophthalmic Surg 25 : 102-104, 1994
41) Pastor SA, Schumann SP, Starita RJ et al : Intracameral tissue plasminogen activator : management of a fibrin clot occluding a Molteno tube. Ophthalmic Surg 24 : 853-854, 1993
42) Sidoti PA, Morinelli EN, Heuer DK et al : Tissue plasminogen activator and glaucoma drainage implants. J Glaucoma 4 : 258-262, 1995
43) Oram O, Gross RL, Severin TD et al : Opening an occluded Molteno tube with the picosecond neodymium-yttrium lithium fluoride laser. Arch Ophthalmol 112 : 1023, 1994
44) Fiore PM, Melamed S : Use of neodymium : YAG laser to open an occluded Molteno tube. Ophthalmic Surg 20 : 373-374, 1989
45) Molteno ACB, Van Rooyen MMB, Bartholomew RS : Implants for draining neovascular glaucoma. Br J Ophthalmol 61 : 120-125, 1977
46) Lloyd MA, Heuer DK, Baerveldt G et al : Combined Molteno implantation and pars plana vitrectomy for neovascular glaucoma. Ophthalmology 98 : 1401-1405, 1991
47) Lotufo DG : Postoperative complications and visual loss following Molteno implantation. Ophthalmic Surg 22 : 650-656, 1991
48) Beebe WE, Starita RJ, Fellenman RL : The use of Molteno implant and anterior tube shunt to encircling band for the treatment of glaucoma in keratoplasty patients. Ophthalmology 97 : 1414-1422, 1990
49) Sherwood MB, Smith MF, Stern GA : Drainage tube implants in the treatment of glaucoma following penetrating keratoplasty. Ophthalmic Surg 24 : 185-189, 1993
50) Mcdonnell PJ, Robin JB, Schanzlin DJ : Molteno implant for control of glaucoma in eyes after penetrating keratoplasty. Ophthalmology 95 : 364-369, 1998
51) Molteno ACB : The use of draining implants in resistant cases of glaucoma : late results of 110 operations. Trans Ophthalmol Soc NZ 35 : 94-97, 1983
52) Molteno ACB, Sayawat N, Herbison P : Otago glaucoma surgery outcome study : long-term results of uveitis with secondary glaucoma drained by Molteno implants. Ophthalmology 108 : 605-613, 2001
53) Fuller RJ, Bevin TH, Molteno ACB : Long-term follow-up of traumatic glaucoma treated with Molteno implants. Ophthalmology 108 : 1796-1800, 2001
54) Mermoud A, Salmon JF, Straker C et al : Use of the single-plate Molteno implant in refractory glaucoma. Ophthalmologica 205 : 113-120, 1992
55) Hill RA, Heuer DK, Baerveldt G et al : Molteno implantation for glaucoma in young patients. Ophthalmology 98 : 1042-1046, 1991
56) Netland PA, Walton DS : Glaucoma drainage implants in pediatric patients. Ophthalmic Surg 24 : 723-729, 1993
57) Molteno ACB, Bevin TH, Herbison P et al : Otago glaucoma surgery outcome study. Long-term follow-up of cases of primary glaucoma with additional risk factors drained by Molteno implants. Ophthalmology 108 : 2193-2200, 2001
58) Smith MF, Doyle JW, Sherwood MB : Comparison of the Baerveldt glaucoma implant with the double-plate Molteno drainage implant. Arch Ophthalmol 113 : 444-447, 1995
59) Ayyala RS, Zurakowski D, Monshizadeh R et al : Comparison of double-plate Molteno and Ahmed glaucoma valve in patients with advanced uncontrolled glaucoma. Ophthalmic Surg Lasers 33 : 94-101, 2002
60) Schocket SS, Nirankari VS, Lakhanpal V et al : Anterior chamber tube shunt to an encircling band in the treatment of neovascular glaucoma and other refractory glaucoma. A long-term study. Ophthalmology 92 : 553-562, 1985
61) Omi CA, Almeida GVD, Cohen R et al : Modified Schocket implant for refractory glaucoma. Ophthalmology 98 : 211-214, 1991
62) Sidori PA, Minckler DS, Baervldt G et al : Aqueous tube shunt to a pre-exising episcleral encircling element in the treatment of complicated glaucomas. Ophthalmology 101 : 1036-1043, 1994
63) Spiegel D, Shrader RR, Wilson RP : Anterior chamber tube shunt to an encircling band (Schocket procedure) in the treatment of refractory glaucoma. Ophthalmic Surg 23 : 804-807, 1992
64) Kirkness CM, Ling Y, Rice NSC : The use of silicone drainage tubing to control post-keratoplasty glaucoma. Eye 2 : 583-590, 1998
65) 関 伶子 : Schocket procedure と implant 法. 眼科手術 5 : 439-445, 1992
66) Wilson RP, Cantor L, Katz LJ et al : Aqueous shunt. Molteno versus Schocket. Ophthalmology 99 : 672-678, 1992
67) Smith MF, Sherwood MB, McGorray SP : Comparison of the double-plate Molteno drainage implant with the Schocket procedure. Arch Ophthalmol 110 : 1246-1250, 1992
68) Krishna RK, Godfrey DG, Budenz D et al : Intermediate-term outcomes of 500-mm^2 Baerveldt glaucoma implant. Ophthalmology 108 : 621-626, 2001
69) Hodkin MJ, Goldblatt WS, Burgoyne CF et al : Early clinical experience with the Baerveldt implant in complicated glaucomas. Am J Ophthalmol 120 : 32-40, 1995
70) Sidoti PA, Dunphy TR, Baerveldt G et al : Experience with the Baerveldt glaucoma implant in treating neovascular glaucoma. Ophthalmology 102 : 1107-1118, 1995
71) Lloyd MA, Baerveldt G, Fellenbaum PS et al : Intermediate-term results of a randomized clinical trial of

the 350-versus the 500-mm² Baerveldt implant. Ophthalmology 101 : 1456-1464, 1994
72) Roy S, Ravinet E, Mermoud A : Baerveldt implant in refractory glaucoma : long-term results and factors influencing outcome. Int Ophthalmol 24 : 93-100, 2002
73) Tong L, Frazao K, LaBree L et al : Intraocular pressure control and complications with two-stage insertion of the Baerveldt implant. Ophthalmology 110 : 353-358, 2003
74) Ceballos EM, Parrish II RK, Schiffman JC : Outcome of Baerveldt glaucoma drainage implants for the treatment of uveitic glaucoma. Ophthalmology 109 : 2256-2260, 2002
75) Smith SL, Starita RJ, Fellman RL et al : Early clinical experience with the Baerveldt 350-mm² glaucoma implant and associated extraocular muscle imbalance. Ophthalmology 100 : 914-918, 1993
76) Lloyd MAE, Baerveldt G, Heuer DK et al : Initial clinical experience with the Baerveldt implant in complicated glaucomas. Ophthalmology 101 : 640-650, 1994
77) Siegner SW, Netland PA, Urban Jr RC et al : Clinical experience with the Baerveldt glaucoma drainage implant. Ophthalmology 102 : 1298-1307, 1995
78) Azuara-Blaco A, Moster MR, Wilson RP et al : Simultaneous use of Mitomycin-C with Baerveldt implantation. Ophthalmic Surg Lasers 28 : 992-997, 1997
79) Ball SF, Ellis GS, Herrington RG et al : Brown's superior oblique tendon syndrome after Baerveldt glaucoma implant. Arch Ophthalmol 110 : 1368, 1992
80) Muñoz M, Parrish RK II : Strabismus following implantation of Baerveldt drainage devices. Arch Ophthalmol 111 : 1096-1099, 1993
81) Gedde SJ, Scott IU, Tabandeh H et al : Late endophthalmitis associated with glaucoma dranage implants. Ophthalmology 108 : 1323-1327, 2001
82) Oh KT, Alward WL, Kardon RH : Myositis associated with a Baerveldt implant. Am J Ophthalmol 128 : 375-376, 1999
83) Britt MT, Labree LD, Lloyd MA et al : Randomized clinical trial of the 350-mm² versus the 500-mm² Baerveldt implant : long term results. Is bigger better? Ophthalmology 106 : 2312-2318, 1999
84) Budenz DL, Sakamoto D, Eliezer R et al : Two-staged Baerveldt glaucoma implant for childhood glaucoma associated with Sturge-Weber syndrome. Ophthalmology 107 : 2105-2110, 2000
85) The Krupin Eye Valve Filtration Surgery Study Group : Krupin eye valve with disk for filtration surgery. Ophthalmology 101 : 651-658, 1994
86) Krupin T, Kaufman P, Mandell A et al : Filtering valve implant surgery for eyes with neovascular glaucoma. Am J Ophthalmol 89 : 338-343, 1980
87) Krupin T, Ritch R, Camras CB et al : Long-term results of valve implants in filtering surgery for eyes with neovascular glaucoma. Am J Ophthalmol 95 : 775-782, 1983
88) Chihara E, Kubota H, Takanashi T et al : Outcome of White pump shunt surgery for neovascular glaucoma in Asians. Ophthalmic Surg 23 : 666-671, 1992
89) Coleman AL, Hill R, Wilson MR et al : Initial clinical experience with the Ahmed glaucoma valve implant. Am J Ophthalmol 120 : 23-31, 1995
90) Huang MC, Netland PA, Coleman AL et al : Intermediate-term clinical experience with the Ahmed glaucoma valve implant. Am J Ophthalmol 127 : 27-33, 1999
91) Ayyala RS, Zurakowski D, Smith JA et al : A Clinical study of the Ahmed glaucoma valve implant in advanced glaucoma. Ophthalmology 105 : 1968-1976, 1998
92) Wilson MR, Mends U, Smith SD et al : Ahmed glaucoma valve implant vs trabeculectomy in the surgical treatment of glaucoma : a randomized clinical trial. Am J Ophthalmol 130 : 267-273, 2000
93) Topouzis F, Coleman AL, Choplin N et al : Followup of the original cohort with the Ahmed glaucoma valve implant. Am J Ophthalmol 128 : 198-204, 1999
94) Coleman AL, Mondino BJ, Wilson MR : Clinical experience with the Ahmed glaucoma valve implant in eyes with prior or concurrent penetrating keratoplasties. Am J Ophthalmol 123 : 54-61, 1997
95) Mata AD, Burk SE, Netland PA et al : Management of uveitic glaucoma with Ahmed glaucoma valve implantation. Ophthalmology 106 : 2168-2172, 1999
96) Englert JA, Freedman SF, Cox TA : The Ahmed valve in refractory pediatric glaucoma. Am J Ophthalmol 127 : 34-42, 1999
97) Djodeyre MR, Calvo JP, Gomez JA : Clinical evaluation and risk factors of time to failaure of Ahmed glaucoma valve implant pediatric patients. Ophthalmology 108 : 614-620, 2001

④ 房水流出を促進する手術──房水流出路再建手術

線維柱帯切開術

歴史

線維柱帯切開術 Trabeculotomy は，シュレム管内壁から線維柱帯を切開し，シュレム管と前房を直接交通させる術式で，1960年に Smith[1] と Burian[2,3] によりそれぞれ報告された。Smith は，12時からシュレム管内に1本の6-0ナイロン糸を挿入し，別の場所（3時，9時）で取り出して両端を同時に引くことにより，また Burian はシュレム管に挿入した金属プローブを回転することにより，シュレム管内壁を裂開した。しかし，彼らの術式では，シュレム管の同定が放射状輪部切開で行われたため，その手技は困難なものであった。その後，この術式が Harms や Dannheim（1969年）[4,5] により改良され，McPherson（1973年）[6] により，現在行われている基本手術の原型，つまり強膜弁を作成することによりシュレム管の同定を容易にし，トラベクロトームを回転させることによりシュレム管を切開する術式が確立された。

日本では永田らによりさらに改良が進められ，広く普及するようになった[7,8]。また，永田ら（1992年）は線維柱帯切開術単独術後の一過性眼圧上昇を予防するために，強膜弁の一部切除（Sinusotomy）を併用する術式[9-12] を報告し，線維柱帯切開術単独よりも良好な成績を報告している。ただし，この術式では扁平な濾過胞が形成されることが多いため，濾過手術との境界が必ずしも分明でない。

線維柱帯切開術の評価は，早発型発達緑内障では，解剖学的に異常な線維柱帯の房水流出抵抗を除去する理にかなった術式として，世界中で広く行われているが，成人の緑内障に対しては欧米と日本で大きく分かれている。欧米では1970年前半から成人に対する有効性に否定的な報告が多くなされ[13,14]，それ以降，成人に対する検討がなされないまま経過している。これに対してわが国では，一時欧米と同様の傾向を示したものの，その安全性と効果を期待して術式の改良と技術向上が重ねられ，成人での良好な眼圧下降効果が報告されるまでになっている[7,8,15-21]。

作用機序

線維柱帯切開術の眼圧下降機序に関しては，いまだ不明の部分が少なくない。

摘出した緑内障眼の実験では，線維柱帯全体を通りシュレム管に至る切開を加えることにより，異常な流出抵抗は消失し，残りの流出抵抗は正常眼でみられるものと同程度であることが報告されている。また摘出した正常眼の実験ではあるが，シュレム管に至る深い切開をすることで，初めて流出抵抗に影響を与えることが示されており[22]，これらの事実から，シュレム管内から前房側へ切開を加える線維柱帯切開術の眼圧下降機序を説明可能である。また術後の隅角を観察すると，組織修復によって裂隙が不鮮明になっているものや，周辺虹彩前癒着が生じているものがあり，これらがあると線維柱帯切開術の手術成績が低下する傾向がある[17,23,24] ことは，線維柱帯切開術が，シュレム管と前房を直接交通させることにより，房水流出抵抗を減少させる手術であることを支持する。一方，そのような例でも，眼圧がコントロールされている場合も多く見られ，このことは眼圧下降機序が前房とシュレム管の直接交通のみではないことを示唆しており，術後の流出抵抗の低い瘢痕組織の形成，あるいは隣接する線維柱帯の機能変化が眼圧下降機序に関与しているとも考えられている[17,19,23-25]。

線維柱帯切開術が，前房とシュレム管間の異常

な房水流出抵抗を改善するのみの術式とすると，その眼圧下降効果は，結膜下に房水を流出させる線維柱帯切除術と比べて小さく，眼圧の正常化程度と考えられている[25]。事実，線維柱帯切開術の術後眼圧は，10台後半に落ち着くことが多く，より低い眼圧（正常レベルの眼圧以下あるいは10台前半の眼圧）を求めるためには，Sinusotomyを併用する術式が用いられることが多い[9-12]。

手術手技

■術前処置

一般的にピロカルピンの点眼を数回行うが，白内障手術との同時手術のとき，また早発型発達緑内障のように全身麻酔下での諸検査が必要な場合はこの限りではない。

■麻酔

点眼麻酔あるいはテノン囊下麻酔で手術可能である。

■牽引糸の設置

上方からの手術では上直筋に牽引糸をかけて，眼球を軽く下転させる。

■結膜弁作成

結膜切開は，輪部基底もしくは円蓋部基底で行われるが，円蓋部基底の方が十分に広い視野が確保できる。

■強膜弁作成

輪部を基底とした4mm×4mmで方形の強膜弁の予定切開線に沿って最低限の止血を行い，強膜4/5層に至る深い切開を加えた後，強膜弁縁を有鉤鑷子で持ち上げながら強膜弁を作成する。作成する強膜弁の厚さは，ぶどう膜が透けて見えるぐらいの厚さが望ましい。強膜弁剝離をより前方，角膜内まで進めておくと，強膜弁の翻転が容易になり，その後の操作が容易になるばかりでなく，強膜弁を持ち上げたときにシュレム管内壁が破れることを予防できる。

その他に，強膜の1/2層ほどの厚さの強膜弁を作成した後，さらに内側の強膜床に最初の強膜弁よりやや小さく，強膜全体の4/5層程の厚さに至る強膜弁（第二強膜弁）を作成する方法もある。単独手術時に選択される場合もあるが，主に同一創からの白内障手術との同時手術の時に選択されることが多い。

■シュレム管の同定

十分な厚さの強膜弁が得られれば，シュレム管を同定することは容易である。強膜弁を作成していくと青～灰色（乾くと褐色）の強膜床に，輪部に対して平行な白い色調の部分が現れる。これが強膜岬であり，さらに前進するとすぐ前方に暗い色調で半透明な層の部分が現れる。これがシュレム管である（図2-181参照）。シュレム管が同定できない原因はほとんどの場合，強膜弁が薄いことにある。強膜弁の厚さが適切であれば，強膜弁作成時にシュレム管外壁の一部が切開される。その際シュレム管部から，房水静脈から逆流した血液が流出することがあり，シュレム管の同定の目安になる。また強膜弁を少し上方に持ち上げるか，シュレム管部分を吸引することで，切開部からシュレム管内に気泡が入り同定の目安になる。

早発型発達緑内障では眼球の伸展が著しく，シュレム管が虚脱し，かつ正常な位置ではなく後方に存在することが多いため，通常より長い強膜弁を作成し，より後方から十分に厚い強膜弁を作成し，まず強膜岬を同定することが肝心である。

■シュレム管外壁の切除

強膜弁が十分に厚ければ，強膜弁とともにシュレム管外壁は切除され，房水が滲み出てくるのでこの操作は必ずしも必要ない。ただしシュレム管外壁が残るとトラベクロトーム挿入の際，巻き込むことになるので十分に切除する必要がある。

強膜弁剝離時にシュレム管外壁が切除されていなければ，シュレム管外壁の線維様組織を払うように輪部に垂直な切開を加え，シュレム管内腔に達する。切開創から，永田剪刀かGills-Vannas剪刀の刃を寝かせて挿入し，シュレム管後端から切除するが，通常のVannas剪刀では，構造上シ

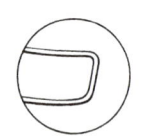

筋なし　　　　筋1本　　　　筋2本
(13mm, 6.5R)　(15mm, 7.5R)　(17mm, 8.5R)

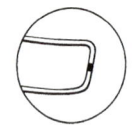

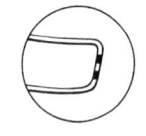

図2-194　U型トラベクロトーム

ュレム管内壁を容易に穿孔してしまう可能性が高いので避けたほうがよい。

■トラベクロトームの挿入とシュレム管内壁，線維柱帯切開

　トラベクロトームには，柄付のものと柄のないいわゆるU型トラベクロトーム（U-shaped probe）がある．顕微鏡の邪魔になる柄がなく，正しい方向に挿入しやすいようにガイドのついた後者が有用である．

　永田トラベクロトーム（U型トラベクロトーム）には，カーブが径13 mm，径15 mm，径17 mmの3種類があり（図2-194），一般的に正常の角膜径であれば径15 mm，小角膜（10 mm以下）であれば径13 mm，巨大角膜には径17 mmのトラベクロトームを選択する．

　U型トラベクロトームであれば，上脚の中間部分を持針器で把持して下脚をシュレム管の走行に一致させ，先端を挿入した後，基部を持針器で後ろから軽く押すと無理なく挿入できる（図2-195）．挿入時には軽い抵抗があるものの，正しくシュレム管内に挿入されていれば，トラベクロトームは無理な抵抗なく進んでいく．

　両側ともにトラベクロトームの固定が確認できたら，回転させるトラベクロトームを1/4〜1/5程度引き出す．右側であれば，トラベクロトームの基部を左手の持針器で把持し，上脚の先端付近を右手の鑷子で把持する．挿入口を支点として基部を手前方向に，脚先端を角膜中心方向に向かうように前房側に回転させる．回転方向は，虹彩に平行というよりは虹彩面に向けて当てるような感じで，下脚の先端が前房に達したら，虹彩に平行に行う．回転の最初，下脚先端が前房内に穿破するときは抵抗があるものの，その後の回転操作時

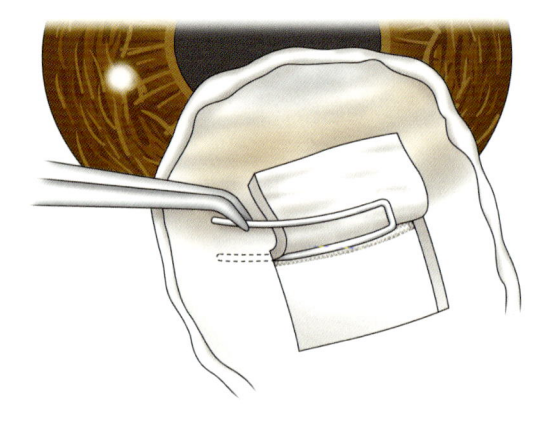

図2-195　トラベクロトームの挿入
基部を持針器で後ろから軽く押すと，無理なく挿入できる．

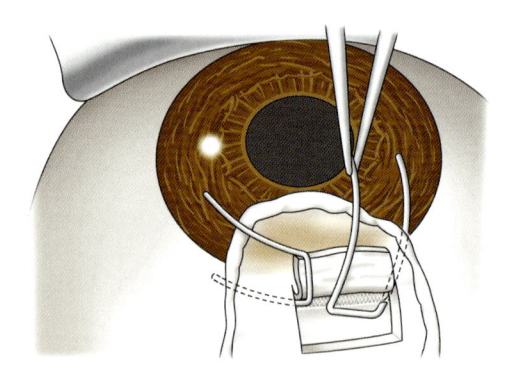

図2-196　トラベクロトームの回転
回転による切開は，挿入口に達する前に停止する．

にはほとんど抵抗を感じない．回転による切開は，挿入口に達する前に停止する（図2-196）．

　正しくトラベクロトームの挿入・回転が行われると，シュレム管開放後，数秒〜数10秒たって，血液逆流 blood refluxと呼ばれる小出血が隅角部に観察されることが多い[26]．

　トラベクロトームを挿入する際，抵抗が突然消失した場合は早期穿孔が疑われる．ほとんどの症例で挿入口付近に生じる．その場合はそっと抜いて，もう一度今度は強膜側に押しつけるような感じで挿入し直す．

■強膜弁縫合

10-0ナイロン糸で強膜弁を4〜8針, 房水の漏出がないように密に縫合する。

術後数%に濾過胞ができることが報告されており, これは眼圧下降効果をもつとされているが, 濾過胞形成は本手術の目的ではないので形成されないようにきつく縫合する。

■結膜縫合

結膜弁の縫合は, 10-0ナイロン糸あるいは, 9-0ポリグラチン糸を用いる。強膜弁が完全に閉鎖されていれば, 数糸の縫合で十分である。

術後管理

術後は抗生物質, 消炎剤(ステロイド薬), 1%ピロカルピンを点眼する。ピロカルピン点眼は, 線維柱帯切開部への虹彩前癒着の予防を目的として, 線維柱帯切開術の開発当時から使用されてきたが, ピロカルピンの長期点眼の有無は, 長期成績には影響ないようである[21]。また, 線維柱帯切開術と白内障手術の同時手術の場合には, 術後炎症を最小限に抑えるために, むしろ積極的には使用しないほうがよい。

強膜弁を上方に作成した場合は術直後, 起座位安静をとり, 血液が線維柱帯切開部に接しないようにする配慮する。blood refluxによる前房出血が貯留していることもあるが, 数日で消失。眼圧は, 術後24時間以内に多いとされる一過性の上昇を含めて, 術後数週間は変動しやすい。高眼圧に対しては眼圧下降薬の点眼, 内服, 点滴で対処する。

白内障手術との同時手術

単独の線維柱帯切開術と比較して, 白内障手術との同時手術は, 同等あるいはそれ以上の術後眼圧コントロール成績が報告されている[27-31]。白内障手術創の違い(強膜弁下強角膜切開, 角膜切開)による術後成績に差はない[29,32]。

また, 白内障手術と線維柱帯切開術の, どちらを先に行っても術後成績に差はないと報告されている[31]。

合併症

トラベクロトームの挿入・回転時に生じるものが多い。早期穿孔, 前房出血, デスメ膜剥離, 虹彩・毛様体解離が代表的で, 他に一過性眼圧上昇, 濾過胞形成, 白内障の進行が報告されている。過去の報告をみるとその頻度にバラツキがあるが術者の技量や手術器具の向上により, 線維柱帯切除術に比べて特に重篤なものがきわめて少なくなった。

■早期穿孔

頻度は経験に左右され, 3.9〜6.4%程度と報告されている[7,25]。早期穿孔をした場合はそっと抜いてもう一度, 今度は強膜側に押しつけるような感じで挿入し直す。再挿入が難しい場合は, 最初の強膜弁のすぐ横に1〜2mmの強膜弁を追加作成し, 穿孔していないシュレム管を露出させれば再度挿入が容易になる[33]。両側とも早期穿孔した場合には, 手術を中止するか, 横に1〜2mmの強膜弁を再度作成して続行する。

■前房出血

程度の差はあるものの, ほぼ全例で生じる[19]。末梢より静脈血が逆流してくることによる。前房大量出血は5%前後[7,34], 多い報告で15.5%[16]と報告されている。通常は少量で自然止血するが, 場合により前房洗浄が必要になる。

前房出血によって著しい眼圧上昇をきたす例があるので, 末期緑内障眼では術後眼圧変化に注意が必要である。

■デスメ膜剥離・血腫

トラベクロトームの回転方向が角膜寄りになると, シュワルベ線を切開しデスメ膜剥離が生じる。1.4〜12%の合併率が報告されている[7,12,16,25,34]。この場合, トラベクロトームで正しい方向に再度切開を行い, デスメ膜剥離を前房へ開放しておくことが大切である。切開されず盲端になると, 逆流した血液によりデスメ膜血腫が生じる。デスメ膜血腫を放置すると角膜染血症になるので, 角膜

切開を加えて洗浄・吸引し，前房内に空気を注入する。

■虹彩解離・毛様体解離

トラベクロトームをシュレム管より後方に無理に挿入し回転・切開した場合や，虹彩前癒着のある部分で無理に切開した場合に生じる。合併率は0.5～3.4%[16,25]と報告されている。

■一過性眼圧上昇

術後数時間から24時間以内に生じることが多い。視野狭窄が進行している末期緑内障眼では，十分注意する必要がある。30 mmHg以上の一過性眼圧上昇をきたしたものが，15.6～26%[9,12,35]，あるいは術前眼圧から10 mmHg以上の一過性の眼圧上昇をきたしたものが7%[7,34]と報告されている。Sinusotomyを併用することにより，軽減される[9,12]。

■その他

濾過胞の形成（3～8.6%），白内障の進行（約3%），脈絡膜剥離（0.2%），浅前房（0.3%）などがある[7,16,25]。

手術成績

線維柱帯切開術後の眼圧が安定するには術後3か月程度を要するとされ，手術効果の判定を術後すぐには行わない方がよい。原発開放隅角緑内障眼を対象とした初回線維柱帯切開術の眼圧下降効果は，術後点眼治療を含めて，20 mmHg以下を眼圧コントロール成功とすると，1年で約80%，5年で60～70%と報告されている[19,20,25]。ただし70%以上の症例で15 mmHg以上の眼圧を示し，15～20 mmHgに落ち着くことが多い[14,19,20,25]。

原発開放隅角緑内障225眼に対して，1～2回の線維柱帯切開術で不十分であれば3回までは手術を行う方針で治療を行った報告によると，初回手術で61%，3回手術までで75%に，術後点眼治療を含めて20 mmHg以下の眼圧コントロールが得られている[18]。対象年齢の年代による成功率（20 mmHg以下の眼圧コントロール）の差は，

確認されていない[18,20]。先天あるいは若年緑内障を対象とした線維柱帯切開術の眼圧下降効果は，術後点眼治療を含めて，20 mmHg以下を眼圧コントロール成功とすると，1回の手術での成功率は約70～80%，複数回の手術により80～100%に達するとされる[6,34-41]。

先天あるいは若年緑内障86眼を最高10年，平均で6.5年の経過観察を行ったLuntzらによると，初回手術で20 mmHg以下に眼圧がコントロールされた割合は，71%（61眼），2回手術まで含めると84%（72眼），3回手術まで含め最終的に90%（77眼）と報告されている[38]。先天あるいは若年緑内障57眼を対象にしたMcPhersonらの報告では，追加手術が行われた時期は，先天緑内障で9か月以内（平均4か月）であるのに対して，若年緑内障では，2年以上（平均27か月）と病型により差があることが示されている[34,39]。

白内障手術（小切開超音波乳化吸引術）と線維柱帯切開術を併用した例で，原発開放隅角緑内障96眼を平均22.6か月経過観察したTaniharaらの報告によると，無治療で33%，眼圧下降薬使用例を含めると96%で，21 mmHg以下の術後眼圧コントロールが得られている[29]。

■線維柱帯切除術との比較

原発開放隅角緑内障357眼を対象として5年間経過観察したTaniharaらの報告[25]や，原発開放隅角緑内障53眼を対象として4年間経過観察したWadaら報告[20]では，術後点眼治療例を含めて，20 mmHg以下を眼圧コントロール成功群とすると，その成績は1年で約80%，5年でそれぞれ58%，72%であった。これは5-FU，MMC併用線維柱帯切除術のわが国の長期報告での眼圧と比べても，同等の成績である[42-47]。また原発開放隅角緑内障眼を無作為に，線維柱帯切開術とMMC併用線維柱帯切除術に割り当て比較したChiharaらの報告[19]でも，眼圧21 mmHg以下にコントロールできた症例を成功とした場合には，両術式に差がなかったことが報告されている。

しかしTaniharaら，Chiharaらの線維柱帯切開術後の平均眼圧はそれぞれ15.8，17.5 mmHg

であるのに対して，5-FU または MMC 併用線維柱帯切除術後の平均眼圧は 10〜12 mmHg と報告されており，眼圧下降効果では 5-FU や MMC 併用線維柱帯切除術の方が勝っている。

隅角癒着解離術

歴史

広範な周辺虹彩前癒着 peripheral anterior synechia (PAS) により高眼圧が持続する例に対し，癒着を解離して房水流出路を再建しようとする隅角癒着解離術 Gonyosynechiolysis の試みは，1957 年に Shaffer[48] によって報告されている。しかし彼の術式は，隅角鏡のもと直視下で行われるものではなかったため，水晶体損傷，虹彩損傷，毛様体解離などの予期せぬ合併症を生じ，術式としては確立されなかった。また 1965 年 Chandler[49] らも同様の術式を報告しているが，やはり合併症の多さから術式としての不完全を認めている。現在行われている術式は，1984 年 Campbell ら[50] がヒアルロン酸ナトリウムを前房に注入し，隅角鏡を用いて直視下に癒着解離を行った報告に始まる。

わが国では 1985 年永田ら[9] が，当時わが国ではヒアルロン酸ナトリウムの入手が困難であったため，少量の前部硝子体切除術後，特殊な癒着解離針からの前房灌流下で癒着解離を行う術式を報告した。現在ではヒアルロン酸ナトリウムの入手が容易となり，前部硝子体切除を併用することはなくなり，Campbell らの術式が標準として定着し，さらに成績向上のため積極的に水晶体の摘出[52] とレーザー隅角形成術[53] が併用されるようになっている。

作用機序

摘出眼での灌流実験では[54]，閉塞期間が長い症例では癒着を解離しても房水流出の改善が難しいことが示されているが，術後に房水流出抵抗が減少するとの報告や[55]，術前の周辺虹彩前癒着が広範な例ほど，術後の眼圧下降率が大きかったとする報告[56] は，機械的閉塞の解除が奏効機序の一つの要因であることを示すものである。

臨床的には，数年以上に及ぶ癒着の症例でも良好な眼圧コントロールが得られる症例も報告され[57]，周辺虹彩前癒着の期間と術後の房水流出率との間に有意な関係を認めないとの報告[55] もあることから，必ずしも長期の癒着は線維柱帯の機能を恒久的に低下させるものではないと考えられる。癒着解離が毛様体部，隅角底に及び，術後の炎症と相まってぶどう膜強膜流を増加させることも，奏効機序の要因の一つとする見方もある[56]。

手術手技

■術前処置と麻酔

術前に虹彩周辺部を縮瞳によって牽引し隅角の視認性を向上させ，さらに水晶体を保護するのために縮瞳薬を点眼する。球後麻酔もしくはテノン囊下麻酔を行う。術中に眼位を変えた方が隅角の観察が容易となるため，患者に指示方向を固視させる目的で球後麻酔を行わない術者も多い。上下直筋に制御糸をかけるが，必ずしも必要ではない。

■角膜切開

癒着解離予定部位の対側の周辺角膜に 1 mm 幅の角膜切開を行う。1 か所の角膜切開から，対側の約 120 度が施術可能であることから，全周行う場合には 3 か所の切開を必要とする。

■前房形成

粘弾性物質を角膜切開部より注入して，前房を深く形成する。十分に深い前房ができない場合は，毛様体扁平部から硝子体カッターで前部硝子体切除を行ってもよいが，現在はほとんど行われていない。

■癒着解離

Swan-Jacob 隅角レンズまたは Thorpe 隅角レンズ，あるいは Barkan 隅角レンズなどの隅角鏡を用いて隅角を観察する。隅角が十分に見えるように眼球の傾きと手術用顕微鏡の傾きを調節する。角膜切開創から隅角癒着解離針を挿入し，癒着部前縁に解離針を当て，水晶体側へ垂直に軽く解

離針を動かし虹彩前癒着を解離する（図2-197）。解離針を線維柱帯側に少しでも押し込むと，線維柱帯解離を生じて前房出血をきたす。

　周辺虹彩前癒着のない部分が視認できる例では，癒着部との境界を起点として解離を進めると，解離の確実性を視認しやすく，また解離針の動かし方の参考となる。癒着解離針には，粘弾性物質や灌流液を通せる管腔のあるもの（永田式隅角癒着解離針）や，管腔のないもの（上野式隅角癒着解離針）がある。前者は術中に前房が浅くなった場合にも粘弾性物質の再注入によって手術の続行が可能であり，また軽い癒着の例では一部分癒着解離が完成したときに，粘弾性物質再注入によって他の部位の癒着解離が得られる場合もあるなどの利点があるが，径が大きく（永田式は25G），角膜切開を大きくする必要がある。後者は径が小さく，粘弾性物質の刺入部からの漏れがほとんどない点で優れているが，手術中前房深度をさらに深くしたい場合や，出血に際して前房圧を上昇させて一時的に止血し手術を続行するなどの際に，応用が利きにくい。

■粘弾性物質の除去

　癒着解離を終えれば角膜切開創を広げて粘弾性物質を除去する。シムコ針で吸引除去してもよいし，癒着解離針に灌流チューブが接続できるものであれば（永田式隅角癒着解離針），灌流液を流すと，十分に広げられた角膜創から押し出されるように前房内の粘弾性物質が流し出される。

術後処置

　術後は抗生物質，消炎剤（ステロイド薬）を点眼する。術後に隅角を観察し，隅角底が狭い場合（プラトー虹彩様）には，解離された周辺虹彩前癒着の再癒着の予防を目的として，レーザー隅角形成術（レーザー治療参照）を行う[53]。また，術後経過観察中に再癒着が生じた場合にも，早期のものであればレーザー隅角形成術で外すことが可能である。

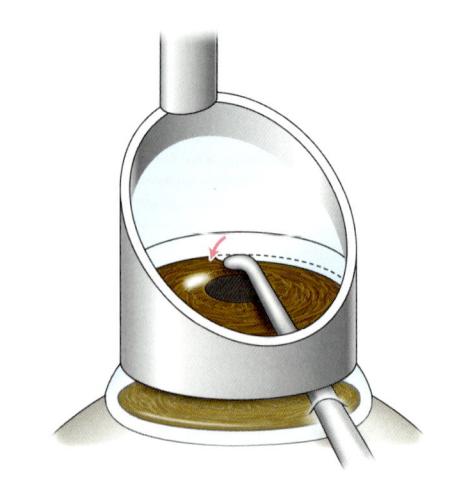

図2-197　隅角癒着解離術
解離針を動かし虹彩前癒着を剝離する。

白内障手術の併用

　白内障手術を併用する場合，隅角癒着解離術の前に行うか後に行うかは議論の余地があるが，白内障手術施行後に行う場合は前房が深化して，隅角の視認性があがるものの虹彩の張力が落ちて癒着解離操作が困難になる。隅角癒着解離術後に白内障手術を行う場合，前房出血などで前房内の視認性が低下する可能性があり，そのため角膜穿刺部から先に前囊切開を行った後に隅角癒着解離術を行い，その後に残りの白内障手術を行う方法もある。しかし粘弾性物質が容易に使用できる現在では，あまり問題にならない。

合併症

　前房出血が，13～35%[52,56,58,59]に見られる。自然止血することが多いが，隅角癒着解離針から灌流液を流すとともに，ボトルの高さを上げることで眼圧を上げ，出血を抑えることができる。手術続行不可能なほどの出血は皆無である。

　術後フィブリン析出が32～36%に生じる。術後フィブリン析出は，白内障手術を併用することにより頻度が高くなる[52,59]。そのほか，不用意な操作により水晶体損傷，角膜内皮障害，毛様体解離などが生じる可能性がある。

手術成績

　原発閉塞隅角緑内障を対象にした隅角癒着解離術の初回単独施行例の成績では，術後点眼治療例を含めて，20 mmHg 以下に眼圧コントロールされた割合は，31 眼を対象とした谷原ら[52]の報告で 42％，17 眼を対象とした富所ら[56]の報告で 68％であった。周辺虹彩前癒着を有した期間と，術後の房水流出率との間に有意な関係を認めないこと[55]が報告されており，数年以上に及ぶ長期の周辺虹彩前癒着の症例でも，良好な眼圧コントロールが得られることが報告されている[57]。また術前の周辺虹彩前癒着が広範な例で，術後の眼圧下降率が有意に大きかったことなどが報告[56]されている。

　続発緑内障に対する手術成績は，谷原らの報告によれば，ぶどう膜炎，外傷，無水晶体性瞳孔ブロック，シリコンオイル注入後，本態性虹彩萎縮に続発した緑内障 16 眼を対象とした眼圧コントロール率は 38％で，原発閉塞隅角緑内障に比較して成績が不良であったとされる[60]。

　水晶体摘出術の併用について谷原らは[52]，術後点眼治療例を含めて 20 mmHg 以下に眼圧コントロールされた割合が，有水晶体例で 42％であるのに対して，白内障摘出術併用例では 87％であり，水晶体の有無が手術成績に有意に影響すると報告している。また眼内レンズ挿入の有無では，成績に差がなかったとも報告している。

隅角切開術

歴史

　隅角切開術 Goniotomy は，1893 年 de Vincentiis[61]により，現在の早発型発達緑内障に対する術式としてではなく，緑内障一般に対する術式として報告されているが，隅角レンズを用いない盲目的隅角切開術であった。隅角レンズを用いて，直視下に隅角切開を行う現在の方法は，1936 年に Barkan[62]の報告に始まるが，この術式も最初は早発型発達緑内障が対象ではなく，慢性緑内障を対象とした術式として報告され，早発型発達緑内障に対する報告[63]は，1942 年の Barkan 自身による 7 眼中 6 眼での成功である。それ以後，追試により優れた術後成績が報告されるようになり，早発型発達緑内障に対する標準的術式となった。

作用機序

　隅角切開術の正確な作用機序には不明な点が多い。現在までに，①隅角線維柱帯を覆い房水流出抵抗の原因となっている膜組織（Barkan 膜など）が切開されること[64,65]，②線維柱帯まで伸び，それを牽引している毛様体縦走筋を切開することにより，線維柱帯の間隙が開くこと[66]，あるいは③流出抵抗が増大している線維柱帯に切開が加えられること[67-70]の三つの作用機序が考えられている。しかし隅角線維柱帯を覆う膜様組織[64,65]に関しては，臨床的に半透明な灰白色物質が認められることは事実であるが，組織学的には流出抵抗の原因となるような膜様組織の存在そのものを否定する意見が多い[66,71]。また，線維柱帯切開による眼圧下降に関しては，隅角切開術では意図的な線維柱帯切開は行われておらず，偶発的なものか本術式の必然的結果なのかは不明である。

　いずれにしてもこれら想定される作用機序から，隅角切開術の適応は早発型発達緑内障の中でも胎生期における隅角の発生・発育異常によって，シュレム管よりも前房側に房水流出障害を生じている症例で，かつシュレム管が正常または正常に近い状態であると想定される症例である。

手術手技

■術前処置と麻酔

　対象が乳幼児，小児であるため全身麻酔下で手術する。多くの例で覚醒時の検査が十分に行えないことから，全身麻酔を行った際，術前に角膜径，眼圧（パーキンス手持ち圧平眼圧計，あるいはトノペン®など）を測定し，眼底透見が可能な例では手持ち眼底カメラによる視神経写真撮影や視神経所見の記述を行う。さらに可能であれば眼軸長測定，検影法による屈折測定を行う。一般検査の後，1％ピロカルピンを数回点眼し縮瞳させ，手

術中の隅角部の視認性向上と水晶体保護を図る。角膜浮腫のために隅角の視認性が悪い例では，浮腫が軽度のものであればグリセリン，またはマンニトールの点眼で透明化を図る。強い角膜浮腫がある場合は，綿棒，スパーテルなどで角膜上皮を剥離する。

■隅角切開用レンズの選択

Swan-Jacob 隅角レンズまたは Thorpe 隅角レンズ，Barkan 隅角レンズあるいは，Worst 隅角レンズを用いる。前3種のレンズは術者がレンズ位置を操作しながら手術できる利点があるが，不慣れな術者では圧迫による角膜の歪みによって隅角の視認性が低下するほか，前房保持が困難となる場合がある。Worst 隅角レンズ（Barkan 改良型，プリズム型）は，使用に当たって輪部にレンズ枠が縫着固定され，さらに付属したカニューレからレンズと角膜の間に注水されるため，術中の隅角の視認性が安定する。また，術者が縫着した糸を操作して眼位を変えられる利点もあるが，隅角切開刀の刺入部位が一方向に限られ，広範囲の切開ができない欠点がある。最近では粘弾性物質の使用によって前房保持が容易となり，またその除去も容易となったため，縫着を要する Worst 隅角レンズはあまり使用されなくなっている。

■頭位の固定と手術用顕微鏡のセット

近年の顕微鏡は観察軸を傾けることで，頭部を傾けることなく任意の方向から手術可能となっているが，鼻側からのアプローチでは隅角の視認性と術者の手の動きが制限される場合もあり，頭部変換と顕微鏡観察軸を傾けた状態での視認性と，術野を確保する技術を習得しておくことが大切である。

また，助手に上下あるいは水平直筋を固定鑷子などで保持させて，眼球を回転あるいは回旋させる必要が生じる場合もあるので，患児の頭位と顕微鏡の位置が決定したならば，切開を行う前に助手に眼位を変えさせて，隅角の視認性と操作性を確認する必要がある。さらに，隅角切開刀の刺入部位と対側の切開部との間には1cm以上の距離があり，その上刺入は弱拡大で行い，切開中から強拡大で行うことが多いので，隅角鏡を載せた段階で顕微鏡の微動，倍率調整を行い，視認性の確認を行うことが大切である。

■隅角切開

隅角刀にはいろいろな種類があり，杉田刀は刃先から柄に向かって断面積が太くなっており，刺入点から房水流出が少なく，さらに先端が鈍で鎌状に彎曲しているので，不用意に線維柱帯に切り込むことがなく安全である。これに対してBarkan 刀，Worst 刀，Stepanik 刀などはカニューレがついており，前房形成がしやすくなっている。

輪部から約1mm 離れた角膜から隅角刀を前房に入れ，虹彩面との平行を保ちながら対側の隅角に進める。隅角切開は，隅角刀をシュワルベ線の下方に当て，隅角線維柱帯表面に付着した虹彩根部を下方へ掻き落とし，次いで横に軽く切開する感じで行う。連続して行うと波型に隅角刀を動かすことになる（図2-198）。切開された組織が下方に収縮することにより線維柱帯全体が露出し，この部で Barkan' white line と呼ばれる強膜が透見できるようになる。

隅角部へ隅角刀を深く刺入すると，後に瘢痕化して再び閉塞する可能性が高くなるばかりでなく，大量の出血をきたす危険があるので注意を要する。1回の切開で90〜120度の切開が可能で，一般に1回の手術で120度（主に鼻側）に切開を加える。

■隅角刀刺入部の縫合

隅角切開が終了したら，隅角刀を抜去する。前房が浅くなった場合は，隅角刀刺入部より人工房水を注入して，前房を形成した後，隅角刀刺入部を10-0ナイロン糸で縫合する。

術後処置

術後は，抗生物質，消炎剤（ステロイド薬）を点眼する。縮瞳により隅角の再癒着を予防する目的で，ピロカルピン（1〜2％，1日3回）を使用する

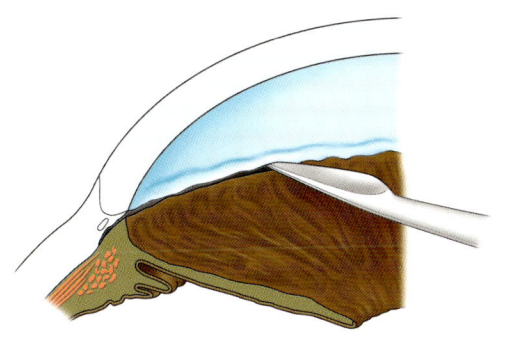

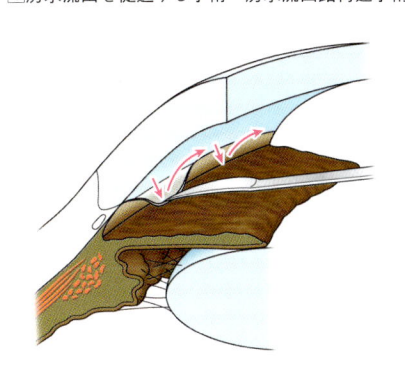

図2-198　隅角切開術
波型に隅角刀を動かすことになる。

意見もあるが，術後炎症を遷延させたり，水晶体前方移動による浅前房を生じさせ，隅角癒着をかえって促進する可能性があるので使用しないこともある。

可能であれば，術後に出血が隅角切開部から遠ざかる頭位をとることが望ましい。

合併症

原発先天緑内障401例を検討した報告によると，前房出血0.5%，虹彩離断1.2%，毛様体解離0.6%，全身麻酔下での心肺停止(1.8%)が報告されている。実際の前房出血の頻度は，軽度なものを含めるともっと多い[72]。

隅角刀の出し入れのときに角膜内皮，水晶体の損傷が起こりうる。合併症の多くは隅角切開時，特に隅角線維柱帯表面に付着した虹彩根部を，下方へ搔き落とす幅が不適切であったことに起因する。つまり切開幅が広すぎると毛様体を損傷し，思わぬ大量出血や虹彩離断，毛様体解離の原因となるばかりでなく，切開創の瘢痕化による術後成績の悪化が予想される。

手術成績

100例以上の原発先天緑内障を対象とした報告では，複数回手術を行った例を含めて，眼圧がコントロールされた割合は，約78～94%[73-76]と報告されている。初回手術では40～47%，2回で66%，3回で70%，4回で74～75%，5回で77～78%と報告されており，繰り返し施行することが手術成績を向上させる[73,74]。生後2か月以内に初回手術が行われた症例での成功率は50～55%で，2～6か月に行われた症例の85～89%に比べて成功率が低いとする報告がある[77,78]。

Russell-Eggittらは原発先天緑内障210例335眼を対象として，15年以上経過観察した結果から，隅角切開術で眼圧コントロールが得られた症例の中でも，出生直後すでに角膜が大きかったり混濁があった症例や，眼圧コントロールを得るのに複数回手術を要した例では，後に再発(眼圧の再上昇，視神経障害の進行など)を認める頻度が高いことを指摘している[75]。また術前に14 mm以上の角膜径を有する例は，手術成績が劣るとする報告[11]があるが，成績には影響しないとの報告もある[77]。

眼圧の下降とともに屈折(近視の軽減)，C/D比(cup-disk ratio)が改善することが知られている[77]。ただし眼圧コントロールが得られても，不同視や乱視などの屈折異常や角膜瘢痕などの器質的病変が，もともとの視神経障害と相まって視力予後の不良な症例が多く，片眼例ではその傾向が強い[73,74]。一方で弱視治療を加えることにより，最終視力で0.5以上が52%[77]，0.4以上が53%[00]の眼で得られたとの報告がある。

■線維柱帯切開術との比較

早発型発達緑内障の手術としては，隅角切開術のほかに線維柱帯切開術がある。両術式を比較した報告では，最終の術後眼圧成績や合併症に大き

な差はないが，初回手術例に限れば，隅角切開術で 33％，線維柱帯切開術で 83％であり，隅角切開術の方が複数回手術を要する頻度が高いことが示されている[15]。

　隅角切開術の利点として，結膜などの隣接組織に対する損傷が少ないことがあげられる。また眼球の伸展が著しい場合はシュレム管が虚脱し，かつ正常な位置に存在せず同定することが難しいが，隅角切開術では線維柱帯切開術と異なりシュレム管の同定操作を必要としない利点がある。一方で隅角切開術は，直接隅角部を視認して操作を行う必要があるので，角膜混濁がある場合は線維柱帯切開術が有利である。

その他：Viscocanalostomy

歴史

　Viscocanalostomy は，1992 年に南アフリカの Stegmann[82] によって開発された術式である。二重強膜弁下にシュレム管内壁からデスメ膜までを露出，内側強膜弁を切除して外側強膜弁と強膜床との間に scleral lake と呼ばれる空間を形成，粘弾性物質をシュレム管に注入し，強膜弁を密に縫合する方法で，濾過手術と異なり前房に穿孔することのない術式である。

　主にヨーロッパを中心とした欧米で行われてきたが，日本でも 1998 年頃から術後成績が発表されるようになった[83]。

作用機序

　実際の作用機序には不明な点が多い。本術式の開発者である Stegmann 自身は，線維柱帯やデスメ膜から漏出した前房水が scleral lake に貯留した後，拡張されたシュレム管断端から流入し，シュレム管を介して房水が流出すると考えている[84]。

　しかしウサギの実験では，デスメ膜には緑内障で上昇した眼圧を軽減するほどの浸透性がないことが示されているし[85]，scleral lake を作成しても理論的に異常流出抵抗の減弱には作用せず，眼圧下降機序の一つとして説明するには根拠に乏しい[86,87]。また，シュレム管の拡張自体が眼圧を下降させるといった理論的根拠もない。現在では，scleral lake の作成や高分子量の粘弾性物質のシュレム管への注入により，抵抗が減弱した線維柱帯からの漏出あるいは，線維柱帯やデスメ膜に不慮に生じた小裂隙からの漏出と考えられている[88,89]。さらに漏出した房水がシュレム管断端から流出するのではなく，ぶどう膜強膜路あるいは結膜下へ流出（濾過胞）している可能性も指摘されている[84,87]。

手術手技

■結膜弁作成

　濾過胞作成を意図していないため輪部切開，円蓋部切開のいずれでもかまわない。術野の視認性がよいので輪部切開が選択されることが多い。

■強膜弁作成とシュレム管の露出

　輪部を基底とした幅 5 mm，輪部に垂直方向に 5 mm の半楕円形（放射状），あるいは 5×5×5 mm の三角型で，厚さは強膜全層の約 1/3 の第一強膜弁を作成する。次いで強膜床縁から約 0.5～1.0 mm 内方に，毛様体が透見できるくらいの厚さの第二強膜弁を作成する。さらに第二強膜弁を透明角膜内へと剝離し，Stegmann が "window" と称する非穿孔性の房水流出路を作成する。この時点でシュレム管外壁は第二強膜弁作成とともに除去され，シュレム管は露出する。

■シュレム管開口部からの粘弾性物質の注入

　開放されたシュレム管の両端から直径 150 μm の Viscocanalostomy canula を挿入し，高粘弾性のヒアルロン酸ナトリウム（Healon GV®あるいは Healon 5®）を注入する。注入は開口部近くから徐々に奥の方へ 3～4 回に分けて行い，開口部両方に行う。Healon GV® と Healon 5® とには，シュレム管の拡大効果に差はなく注入部で 4.5～4.9 倍，注入部から 6 mm で 2.3～3.1 倍に拡大するとの報告がある[90]。最近では濾過量を増加させるため，この段階で非穿孔性線維柱帯切除術と同様，傍シュレム管結合組織の剝離除去を併用

する報告もある[91]。

■第二強膜弁切除

輪部端でVannas剪刀を用いて切除する。術後には切除部位が房水の貯溜空間として残り、scleral lakeと呼ばれる。

■強膜弁縫合

10-0ナイロン糸で第一強膜弁を5針埋没縫合する。濾過胞作成は不要なので、きつく縫合する。

■scleral lake内への粘弾性物質の注入

強膜弁縫合前または縫合後に、scleral lake内へ粘弾性物質を注入する。縫合後に注入する場合は、無理な注入によりデスメ膜剥離や線維柱帯破裂などの危険があるので注意を要する。

■結膜縫合

結膜弁の縫合は、10-0ナイロン糸あるいは、9-0ポリグラクチンを用いる。強膜弁が完全に閉鎖されていれば、1~2針の縫合で十分である。

術後処置

眼圧下降が不十分な症例や術後に眼圧が再上昇してきた症例には、Nd-YAGレーザーによる隅角穿孔術Goniopunctureが行われる。その頻度は、術後20mmHgを越えた症例に施行した報告によると約9％と報告されているが、有効例は33％と低率であったことが報告されている[92]。しかし適応の時期、照射条件などが十分に検討されていない。

合併症

"window"の穿孔(14.9％)、濾過胞形成(初期30％、12か月以降9％)、前房出血(1.5％)、浅前房(1.5％)などがある[92]。また、重篤なデスメ膜剥離が生じた報告がある[93,94]。

合併症の頻度は、経験を積み技術が向上すれば減少するという意見がある一方で[84]、各眼の解剖学的な特徴のために、熟練者でもあまり差がないとの意見もある[92,95]。

手術成績

開発者であるStegmann[82]によると、214眼のアフリカ人の開放隅角緑内障を対象にして、平均35か月の観察経過観察の結果、無治療で82.7％が22mmHg以下になったと報告している。またSunaric-Mégevandら[42]の報告によれば、開放隅角緑内障を対象にして、無治療眼圧20mmHg未満かつ眼圧下降率30％以上を手術成功とした場合、成功率は1年で68％、2年で60％、3年で59％であった。また46％の症例が、無治療で16mmHg以下にコントロールされている。

開放隅角緑内障ならびに続発緑内障57眼を対象に、5年間観察したShaarawyら[96]によると、無治療眼圧21mmHg未満を手術成功とした場合、成功率は5年で60％であったが、同時に術後眼圧が再上昇した37％の症例にNd-YAG Goniopuncture（平均9.4か月後）が必要であったことも報告している。一方で、効果は一時的で不十分であったとの報告もある[97]。白内障同時手術の報告は、Gimbelら[98]、千原ら[91]が報告している。それぞれ20.2mmHg、19.7mmHgの術前平均眼圧で、ともに平均5mmHgの眼圧下降を得ている。

（斎藤　守・白土城照）

文献

1) Smith R : A new technique for opening the canal of Schlemm. Preliminary report. Br J Ophthalmol 44 : 370-373, 1960
2) Allen L, Burian HM : Trabeculotomy ab externo : a new glaucoma operation : technique and results of experimental surgery. Am J Ophthalmol 53 : 19-26 1962
3) Burian HM : A case of Marfan's syndrome with bilateral glaucoma. With description of a new type of operation for developmental glaucoma(trabeculotomy ab externo). Am J Ophthalmol 50 : 1187-1192, 1960
4) Harms H, Dannheim R : Epicritical consideration of 300 cases of trabeculotomy 'ab externo'. Trans Ophthal Soc UK 89 : 494-499, 1969
5) Harms H, Dannheim R : Trabeculotomy ; results and problems. Adv Ophthalmol 22 : 121-131, 1970
6) McPherson SD : Results of external trabeculotomy. Am J Ophthalmol 76 : 918-920, 1973
7) 永田　誠 : Microsurgery, Trabeculotomy ab externo.

眼紀 26：245-255, 1975
8) 永田 誠：最近の緑内障手術—濾過手術の限界とTrabeculotomyの意義と将来性について. 眼科 14：919-928, 1972
9) 熊谷英治, 寺内博夫, 永田 誠：TrabeculotomyとSinusotomy併用手術の眼圧. 臨眼 46：1007-1011, 1992
10) 溝口尚則, 黒田真一郎, 寺内博夫, 他：開放隅角緑内障に対するシヌソトミー併用トラベクロトミーの長期成績. 日眼会誌 100：611-616, 1996
11) 溝口尚則, 黒田真一郎, 寺内博夫, 他：10台後半にコントロールされている進行緑内障眼に対するシヌソトミー併用トラベクロトミーの効果. 日眼会誌 100：890-895, 1996
12) Mizoguchi T, Nagata M, Matsumura M et al : Surgical effects of combined trabeculotomy and sinusotomy compared to trabeculotomy alone. Acta Ophthalmol Scand 78 : 191-195, 2000
13) Schwartz AL, Anderson DR : Trabecular surgery. Arch Ophthalmol 92 : 134-138, 1974
14) Luntz HM, Livingston DG : Trabeculotomy ab externo and trabeculectomy in congenital and adult-onset glaucoma. Am J Ophthalmol 83 : 174-179, 1977
15) 河本正一：トラベクロトミーについて. 臨眼 30：81-87, 1976
16) 山田栄一, 景山万里子, 遠藤耀子, 他：Trabeculotomy 'ab externo' の成績―主に開放隅角緑内障眼について. 日眼会誌 80：1538-1546, 1976
17) 景山万里子, 安田典子, 神力 忍, 他：Trabeculotomyの遠隔成績について. 日眼会誌 86：10-19, 1982
18) 松村美代, 永田 誠, 沖波 聡, 他：原発開放隅角緑内障に対するトラベクロトミーの効果—年代による比較. 眼科手術 4：531-534, 1991
19) Chihara E, Matsumura M, Nishida A et al : Trabeculotomy ab externo : An alternative treatment in adult patients with primary open-angle glaucoma. Ophthalmic Surg 24 : 735-739, 1993
20) Wada Y, Nakatsu A, Kondo T : Long-term results of trabeculotomy ab externo. Ophthalmic Surg 25 : 317-320, 1994
21) 稲谷 大, 谷原秀信：トラベクロトミーや隅角癒着解離後のピロカルピンはいつまで続ければよいか. 眼科診療プラクティス, 緑内障の薬物治療 31, 文光堂, 2001
22) Grant WM : Experimental aqueous perfusion in enucleated human eyes. Arch Ophthalmol 69 : 783-801, 1963
23) 山田栄一：Trabeculotomy 'ab externo' 後の隅角所見. 臨眼 30：1027-1039, 1976
24) 谷原秀信, 永田 誠：トラベクロトミー術後の隅角所見と手術効果. 臨眼 42：1147-1149, 1988
25) Tanihara H, Negi A, Akimoto M et al : Surgical effects of trabeculotomy ab externo on adult eyes with primary open angle glaucoma and pseudoexfoliation syndrome. Arch Ophthalmol 111 : 1653-1661, 1993
26) 川端篤彦, 永田 誠：トラベクロトミーにおけるBlood refluxと眼圧下降効果の関係. 眼紀 36：707-710, 1985
27) Gimbel HY, Meyer D : Small incision trabeculotomy combined phacoemulsification and intraocular lens implantation. J Cataract Refract Surg 19 : 92-96, 1993
28) Honjo M, Tanihara H, Negi A et al : Trabeculotomy ab externo, phacoemulsification and implantation of an intraocular lens : preliminary report of surgical results and procedures. J Cataract Refract Surg 22 : 601-606, 1996
29) Tanihara H, Honjo M, Inatani M et al : Trabeculotomy combined with phacoemulsification and implantation of an intraocular lens for the treatment of primary open-angle glaucoma and coexisting cataract. Ophthalmic Surg Lasers 28 : 810-817, 1997
30) Tanihara H, Negi A, Akimoto M et al : Long-term surgical results of combined trabeculotomy ab externo and cataract extraction. Ophthalmic Surg 26 : 316-324, 1995
31) 松村美代, 溝口尚則, 黒田真一郎, 他：PEA + IOLとトラベクロトミーの手術順と術後眼圧. 眼科手術 10：599-601, 1997
32) Honjo M, Tanihara H, Inatani M et al : Phacoemulsification, intraocular lens implantation, trabeculotomy to treat pseudoexfoliation syndrome. J Cataract Refract Surg 24 : 781-786, 1998
33) 荻野誠周：リカバリーフラップからのトラベクロトミー. 臨眼 44（臨増）：690-691, 1990
34) McPherson SD Jr, McFarland D : External trabeculectomy for developmental glaucoma. Ophthalmology 87 : 302-305, 1980
35) 西脇弘一, 寺内博夫, 根木 昭：トラベクロトミー術後24時間以内の眼圧変化. あたらしい眼科 10：649-652, 1993
36) DeLuise VP, Anderson DR : Primary infantile glaucoma. Surv Ophthalmol 28 : 1-19, 1983
37) Kjer B, Kessing SV : Trabeculotomy in juvenile primary open-angle glaucoma. Ophthalmic Surg 24 : 663-668, 1993
38) Luntz HM : Congenital, infantile, and juvenile glaucoma. Ophthalmolgy 86 : 793-802, 1979
39) McPherson SD Jr, Berry DP : Goniotomy vs external trabeculotomy for developmental glaucoma. Am J Ophthalmol 95 : 427-431, 1983
40) Quigley HA : Childhood glaucoma. Results with trabeculotomy and study of reversible cupping. Ophthalmology 89 : 219-226, 1982
41) Anderson DR : Trabeculotomy compared to goniotomy for glaucoma in children. Ophthalmology 90 : 805-806, 1983
42) Cheung JC, Wright MM, Murali S et al : Intermediate-term outcome of variable dose mitomycin C filtering surgery. Ophthalmology 104 : 143-149, 1997
43) Kim YY, Sexton RM, Shin DH : Outcomes of primary phakic trabeculectomies without versus with 0. 5- to 1- minute versus 3- to 5- minute mitomycin

C. Am J Ophthalmol 126 : 755-762, 1998
44) Nakano Y, Araie M, Shirato S : Effect of postoperative subconjunctival 5-fluorouracil injections on the surgical outcome of trabeculectomy in the Japanese. Graefes Arch Clin Exp Ophthalmol 227 : 569-574, 1989
45) Rothman RF, Liebmann JM, Ritch R : Low-dose 5-fluorouracil trabeculectomy as initial surgery in uncomplicated glaucoma : long-term followup. Ophthalmology 107 : 1184-1190, 2000
46) 庄司信行, 新家 真, 白土城照 : 5-fluorouracil 結膜下注射併用による線維柱帯切除術の5年眼圧コントロール良好率. 日眼会誌 97 : 239-246, 1993
47) 堀 暢英, 山本哲也, 北沢克明 : マイトマイシンC併用トラベクレクトミーの長期成績. 眼科手術 12 : 15-19, 1999
48) Shaffer RN : Operating room gonioscopy in angle closure glaucoma surgery. Arch Ophthalmol 59 : 532-535, 1957
49) Chandler PA, Simmons RJ : Anterior chamber deepening for gonioscopy at time of surgery. Arch Ophthalmol 74 : 177-190, 1965
50) Campbell DG, Vela A : Modern goniosynechialysis for treatment of synechial angle closure glaucoma. Ophthalmology 91 : 1052-1060, 1984
51) 永田 誠 : 隅角癒着解離術 第一報. 臨眼 39 : 707-710, 1985
52) Tanihara H, Nagata M : Surgical results and complications for goniosynechialysis. Graefes Arch Clin Exp Ophthalmol 230 : 309-313, 1992
53) Tanihara H, Nagata M : Argon-laser gonioplasty following goniosynechialysis. Graefes Arch Clin Exp Ophthalmol 229 : 505-507, 1991
54) Grant WM : Experimental aqueous perfusion in enucleated human eyes. Arch Ophthalmol 69 : 783-801, 1963
55) 谷原秀信, 永田 誠 : 隅角癒着解離術後の房水流出抵抗. 日眼会誌 92 : 326-329, 1988
56) 富所敦男, 新家 真, 森 樹郎, 他 : 隅角癒着解離術の手術成績と生命表法による解析. 臨眼 46 : 745-747, 1992
57) Yoshimura N, Iwaki M : Goniosynechialysis for secondary angle-closure glaucoma after previously failed filtering procedure. Am J Opthalmol 106 : 493, 1988
58) Shingleton BJ, Chang MA, Bellows AR et al : Surgical goniosynechialysis for angle-closure glaucoma. Ophthalmology 97 : 551-556, 1990
59) 谷原秀信, 永田 誠 : 隅角癒着解離術における併発症 特に早期フィブリン析出について. 日眼会誌 92 : 444-447, 1988
60) 谷原秀信, 永田 誠 : 続発性閉塞隅角緑内障における隅角癒着解離術. 日眼会誌 92 : 453-455, 1988
61) Duke-Elder S : System of ophthalmology vol 1, 529, Kimpton, London, 1969
62) Barkan O : A new operation for chronic glaucoma. Am J Ophthalmol 19 : 951-956, 1936
63) Barkan O : Operation for congenital glaucoma. Am J Ophthalmol 25 : 552-567, 1942
64) Barkan O : Pathogenesis of congenital glaucoma. Gonioscopic and anatomic observation of angle of the anterior chamber in the normal eye and in congenital glaucoma. Am J Ophthalmol 40 : 1-11, 1955
65) Worst JGF : Congenital glaucoma. Remarks on the aspect of chamber angle : Ontogenic and pathogenic background and mode of action of goniotomy. Invest Ophthalmol 7 : 127-134, 1968
66) Maumenee AE : The pathogenesis of congenital glaucoma : a new theory. Am J Ophthalmol 47 : 827-859, 1959
67) Anderson DR : Pathology of the glaucomas. Br J Ophthalmol. 56 : 146-157, 1972
68) Maul E, Strozzi L, Munoz C et al : Outflow pathways in congenital glaucoma. Am J Ophthalmol 89 : 667-675, 1980
69) Shaffer RN : Pathogenesis of congenital glaucoma : gonioscopic and microscopic anatomy. Trans Am Acad Ophthalmol 59 : 297-308, 1955
70) Smelser GK, Ozanics V : The development of the trabecular meshwork in primate eyes. Am J Ophthalmol 71 : 366-385, 1981
71) 岩田和雄 : 先天緑内障の眼圧上昇機構について. 日眼会誌 80 : 246-250, 1976
72) Litinsky SM, Shaffer RN, Hetherington J et al : Operative complications of goniotomy. Trans Am Acad Ophthalmol Otolaryngol 83 : 78-79, 1977
73) Barkan O : Surgery of congenital glaucoma. Review of 196 eyes operated by goniotomy. Am J Ophthalmol 36 : 1523-1534, 1953
74) Hass JS : Symposium congenital glaucoma. End results of treatment. Trans Am Acad Ophthalmol Otolaryngol 59 : 333-340, 1955
75) Russell-Eggitt IM, Rice NSC, Jay B et al : Relapse following goniotomy for congenital glaucoma due to trabecular dysgenesis. Eye 6 : 197-200, 1992
76) Scheie HG : Management of infantile glaucoma. Arch Ophthalmol 62 : 35-54, 1959
77) Broughton WL, Parks MM : An analysis of treatment of congenital glaucoma by goniotomy. Am J Ophthalmol 91 : 566-572, 1981
78) Hass JS : Principles and problems of therapy in congenital glaucoma. Invest Ophthalmol 7 : 140-146, 1968
79) Lister A : The prognosis in congenital glaucoma. Trans Ophthalmol Soc UK 86 : 5-18, 1966
80) Gramer E, Tausch M, Kraemer Time of diagnosis, reoperation and longterm results of goniotomy in the treatment of primary congenital glaucoma : a clinical study. Int Ophthalmol 20 : 117-123, 1997
81) McPherson SD Jr, Berry DP : Goniotomy vs external trabeculotomy for developmental glaucoma. Am J Ophthalmol 95 : 427-431, 1983
82) Stegmann RC, Pienaar A, Miller D : Viscocanalostomy for open-angle glaucoma in black African

patients. J Cataract Refract Surg 25 : 316-322, 1999
83) 三宅三平, 三宅謙作, 太田一郎 : Viscocanalostomy (Stegmann)の手術経験. 眼科手術 13 : 281-285, 2000
84) Carassa RG, Bettin P, Fiori M et al : Viscocanalostomy : a pilot study. Eur J Ophthalmol 8 : 57-61, 1998
85) Speigel D, Schefthaler M, Kobuch K : Outflow facilities through Descemet's membrane in rabbits. Graefes Arch Clin Exp Ophthalmol 240 : 111-113, 2002
86) Sannace C, Miserocchi E, Carassa RG et al : Viscocanalostomy : an ultrasound biomicroscopic study. Invest Ophthalmol Vis Sci 41 : S578, 2000
87) Roters S, Lüke C, Jonescu-Cuypers CP et al : Ultrasound biomicroscopy and its value in predicting the long term outcome of viscocanalostomy. Br J Ophthalmol 86 : 997-1001, 2002
88) Johnson DH, Johnson M : How does nonpenetrating glaucoma surgery work? Aqueous outflow resistance and glaucoma surgery. J Glaucoma 10 : 55-67, 2001
89) Smit BA, Johnstone MA : Effect of viscoelastic injection into Schlemm's canal in primate and human eyes. Ophthalmology 109 : 786-792, 2002
90) Wild GJ, Kent AR, Peng Q : Dilation of Schlemm's canal in viscocanalostomy : comparison of 2 viscoelastic substances. J Cataract Refract Surg 27 : 1294-1297, 2001
91) 朴真紗美, 谷戸正樹, 千原悦男 : Viscocanalostomy 白内障同時手術の術後成績. 日眼会誌 106 : 173-177, 2002
92) Sunaric-Mégevand G, Leuenberger PM : Results of viscocanalostomy for primary open-angle glaucoma. Am J Ophthalmol 132 : 221-228, 2001
93) Lüke C, Dieltein T, Jacobi P et al : Intracorneal inclusion of high-molecular-weight sodium hyaluronate following detachment of Descemet's membrane viscocanalostomy. Cornea 19 : 556-557
94) Ünlü K, Aksünger A : Descemet membrane detachment after viscocanalostomy. Am J Ophthalmol 130 : 833-834, 2000
95) Dietlein TS, Jacobi PC, Lüke C et al : Morphological variability of the trabecular meshwork in glaucoma patients : implication for non-perforating glaucoma surgery. Br J Ophthalmol 84 : 1354-1359, 2000
96) Shaarawy T, Nguyen C, Schnyder C et al : Five year results of viscocanalostomy. Br J Ophthalmol 87 : 441-445, 2003
97) Jonescu-Cuypers CP, Jacobi PC, Konen W et al : Primary viscocanalostomy versus trabeculectomy in white patients with open-angle glaucoma : a randomized clinical trial. Ophthalmology 108 : 254-258, 2001
98) Gimbel HV, Penno EE, Ferensowicz M : Combined cataract surgery, intraocular lens implantation, and viscocanalostomy. J Cataract Refract Surg 25 : 1370-1375, 1999

5 房水産生を抑制する手術

毛様体破壊術

歴史

毛様体破壊術 Cyclodestractive therapy は毛様体突起部の機能を低下（破壊）させ，房水産生能を抑制することを目的としている。

その歴史は1921年にShahanら[1]が，毛様体を破壊することを目的に熱エネルギーを強角膜輪部周辺に与えた結果，結果的に眼圧下降が得られたとする報告に始まる。その後1930年代になり，ジアテルミーを用いて毛様体突起の破壊（熱凝固）を試みた，Weve（非穿刺法）[2]やVogt（穿刺法）ら[3]の報告などにより，その概念は確立されていった。1940年代後半には，毛様体へのβ線照射なども試みられたが，水晶体への影響が大きく，普及するまでには至らなかった[4]。

その後，1950年Biettiらにより，初めて冷凍凝固による毛様体破壊が報告された[5]。毛様体冷凍凝固術は，毛様体ジアテルミー穿刺法よりもやや効果の予測がつきやすくまた観血的な処置が必要でないことから，しだいに毛様体ジアテルミー穿刺法に代わって普及することになった。現在では，冷凍凝固と各種レーザー（レーザー手術参照）による毛様体破壊術が主流となっている。毛様体冷凍凝固には，眼圧下降効果のみならず角膜の神経破壊による疼痛の軽減効果も期待されている[6]。

その他の試みとして，毛様体電気分解[4]，超音波毛様体破壊[8]，マイクロウェーブ毛様体破壊[9]が報告されているが，ここでは**毛様体冷凍凝固術**について記述する。

作用機序

冷凍凝固による細胞壊死は，急速な冷凍とゆっくりとした解凍により生じる細胞内の氷の結晶による細胞破壊，細胞外液の凍結により生じる浸透圧差から細胞が脱水状態になることによる壊死，微小循環障害による出血性梗塞（虚血性壊死）からなると考えられている[10]。

組織学的には，冷凍凝固後に毛様体組織は破壊され，線維組織に置き代わっている所見が観察されている[11,12]。ネコの実験では，凝固範囲90度，180度，270度で比較した場合，凝固範囲が増えるほど毛様体破壊が増加し，それに比例して眼圧，房水産生量も低下することが示されている[13]。

適応

毛様体破壊術は，術後の視力低下や眼球癆などの術後視機能に影響を与えるような合併症も多いことから，あくまでも複数回の濾過手術をはじめとする，他の緑内障手術を施行したにもかかわらず，眼圧下降効果が得られない症例に限って適応となることを忘れてはならない。眼圧コントロールが不良であっても，視機能が比較的保たれている症例への適応にはきわめて慎重であるべきである。

手術手技

■麻酔

毛様体を破壊するため著しい疼痛を伴うので，球後麻酔下で行う。

■冷凍凝固装置の選択

毛様体突起部に冷凍による障害を与えるには，毛様体突起部を-5〜$-15℃$程度にする必要がある[14,15]。生体眼では強角膜輪部の温度を$-80℃$にすると，毛様体温度は20〜30秒後に約$-10℃$になるが，それ以上の温度（-40〜$-60℃$）では，$-5℃$以上程度にしかならない[11,16]。そのため冷

凍凝固装置には，冷媒として炭酸ガス（-65℃）と亜酸化窒素・笑気（-85℃）を利用したものがあるが，より効率的に行うには後者を選ぶ必要がある。

■ クライオプローブの選択と位置

クライオプローブの位置は毛様体突起部に相当する結膜上である。毛様体突起部は平均で2 mm前後の長さであるため，先端が直径2.5 mmの網膜用のクライオプローブを用いるのがよい。直径2.5 mmのクライオプローブの場合，前端を輪部より上方では1.5 mm，耳側，鼻側，下方では1.0 mm程度の位置におくと最も効果的である。凝固に際しては，クライオプローブを強く押し付けることにより毛様体の血流が減少し，冷凍効果がより強くなると考えられる[17]。

■ 冷凍凝固時間

Demolsら[18]は，-80℃，30秒以下の凝固では，一過性の眼圧下降効果しか得られず，60～120秒行ったときのみ安定した眼圧下降効果が得られたとしている。またFeibelら[19]は，眼圧20 mmHg以下のコントロールが得られたのは，30秒の冷凍凝固で30%，60秒以上で50%と報告している（-60℃，-80℃）。120秒では周辺組織の侵襲が強く，ネコの実験では高頻度に水晶体混濁を認めている（-80℃）[20]。

■ 冷凍凝固数

一般的に1象限に3～4か所，2～3象限に施行する。凝固数は，緑内障の種類や眼圧，術前の状態を十分考慮したうえで適宜増減する必要があるが，一度に広範囲を凝固すると前眼部虚血，眼球癆となる可能性があるため，最初は6か所，2象限程度に止めるのが安全である。

■ 冷凍凝固方法

多くの術者が，亜酸化窒素・笑気の冷凍凝固装置を用いて，約-85℃の温度で60秒間行っている。結膜上にできた氷塊の自然融解を待った後，隣接した場所に凝固を繰り返す。この際，生理食塩水などをクライオプローブ先端に流すと早い融解が得られるが，次の凝固部では水分をふき取っておく必要がある。

冷凍凝固術後に得られる最大の眼圧下降効果は2～3週間後に得られることが多く，そこで効果が得られていないと判断された場合は，3～4週間後をめどに追加凝固を行う。

2回目は1回目と同じ部位に行う。3回目は未施行部位にも範囲を広げても良いが，少なくとも1象限は未施行で残しておく必要がある。

術後管理

術後に，炎症反応に伴うものと考えられる激しい痛みが生じるので，手術終了時にはステロイドの結膜下注射，術後は散瞳薬（アトロピン），ステロイド，抗生物質を点眼する。

また，鎮痛薬も適宜使用する必要がある。

成績

およそ19～21 mmHg以下の眼圧コントロールが得られた割合は（複数回施行含む），開放隅角緑内障73～77%[21-23]，血管新生緑内障30～63%と報告されている[19, 23-25]。同一条件（-80℃，55～60秒）で開放隅角緑内障・無水晶体眼（17眼），閉塞隅角緑内障・無水晶体眼（59眼），血管新生緑内障（20眼）を対象にしたCaprioliらの報告では，経過観察期間平均2年以上での眼圧コントロール率（21 mmHg以下）は，それぞれ76%，68%，55%と示されている[24]。

約30%で再凝固（2～3回）が必要であったとする報告がある[23]。Feibelら[19]は，20 mmHg以下の眼圧コントロールを得られたのは，1回の施行で39%，複数回の施行では86%，同じくde Roethは[22]，それぞれ57%，73%と報告している。Bensonらによると，眼圧コントロール（21 mmHg以下）を得られたのは29.4%にすぎなかったが，術前眼痛を訴えていた症例の71%が痛みから解放されたとしている[26]。

合併症

術中，術後に一過性に眼圧が上昇する。術中の眼圧上昇は，強膜圧迫や冷凍凝固（アイスボール

形成)による眼内の容量変化によるもの考えられ，凝固中には60〜80 mmHgに達し，融解とともに下降するとの報告がある[27]。術後の眼圧上昇は術後6時間頃をピークに生じ，主に炎症反応によるものと考えられている。

血管新生緑内障では，新生血管の破綻による前房出血をしばしば認める。

術後に虹彩毛様体炎が頻発するが，黄斑浮腫を引き起こし視力低下の原因にもなるので，速やかな消炎に努める必要があるが，血液房水棚の破綻による慢性的な炎症が持続することも多い。

術後低眼圧の持続による重篤な視力低下が，10〜34%[19,24-26]の頻度で発症する。また術後に光覚消失に至る視力低下が15〜59%の頻度で報告されている[19,24,25]。

眼球癆は，この術式における重篤な合併症である。前述したように凝固範囲，回数を調節し，過剰凝固を避けなければならない。眼球癆は9%から多い報告で34%とされている[6,19,24,25]。また最終的に眼球摘出に至る例も数%存在する[19,24,25]。

その他白内障，脈絡膜剥離，前眼部虚血，交感性眼炎，虹彩萎縮などの報告がある。

(斎藤　守・白土城照)

文献

1) Shahan WE, Post L : Thermophore studies in glaucoma. Am J Ophthalmol 4 : 109-118, 1921
2) Weve H : Die Zyklodiatermie das Corpus ciliare bei Glaukom. Zentralbl Ophthalmol 29 : 562, 1933
3) Vogt A : Cyclodiathermypuncture in cases of glaucoma. Br J Ophthalmol 24 : 288-297, 1940
4) Haik GM, Breffeilh LA, Barber A : Beta irradiation as a possible therapeutic agent in glaucoma. Am J Ophthalmol 31 : 945-952, 1948
5) Bietti G : Surgical intervention on the ciliary body. JAMA 142 : 889-897, 1950
6) Wener RG, Pinkerton RMH, Robertson DM : Cryosurgical induced changes in corneal nerves. Can J Ophthalmol 8 : 548-555, 1973
7) Berens C, Sheppard LB, Duel AB Jr : Cycloelectrolysis for glaucoma. Trans Am Ophthalmol Soc 47 : 364-380, 1949
8) Coleman DJ, Lizzi FL, Driller J et al : Therapeutic ultrasound in the treatment of glaucoma. Ophthalmology 92 : 339-353, 1985
9) Finger PT, Smith PD, Paglione RW et al : Transscleral microwave cyclodestruction. Invest Ophthalmol Vis Sci 31 : 2151-2155, 1990
10) Wilkes TDI, Fraunfelder FT : Principles of cryosurgery. Ophthalmic Surg 10 : 21-30, 1979
11) Quigley HA : Histological and physiological studies of cyclocryotherapy in primate and human eyes. Am J Ophthalmol 82 : 722-732, 1976
12) Smith RS, Boyle E, Rudt LA : Cyclocryotherapy. A light and electron microscopic study. Arch Ophthalmol 95 : 284-288, 1977
13) Higginbotham EJ, Lee DA, Bartels SP et al : Effect of cyclocryotherapy on aqueous humor dynamics in cats. Arch Ophthalmol 106 : 396-403, 1988
14) Karow AM, Webb WR : Principles and problems of hypothermic organ preservation. Surg Gynecol Obstetr 119 : 609-620, 1964
15) Mazur P : Cryobiology : The freezing of biological systems. Science 168 : 939-948, 1970
16) de Roetth A : Ciliary body temperature in cryosurgery. Arch Ophthalmol 85 : 204-210, 1971
17) Brihaye M, Oosterhuis JA : Experimental cryoapplication with variations in the pressure exerted on the sclera. Ophthalmic Res 3 : 129-144, 1972
18) Demols E, Brihaye-Van Geertruden M : Cyclocryoapplication. Ophthalmologica 171 : 332-345, 1975
19) Feibel RM, Bigger JF : Rubeosis iridis and neovascular glaucoma. Evaluation of cyclocryotherapy. Am J Ophthalmol 74 : 862-867, 1972
20) Kontić D, Buschmann W : Experimentelle und klinische Untersuchungen zur kryochirurgischen Beeinflussung des intraokularen Druckes. Albrecht von Graefes Arch Klin Ophthalmol 216 : 167-176, 1981
21) Bellows AR, Grant WM : Cyclocryoyherapy of chronic open angle glaucoma in aphakic eyes. Am J Ophthalmol 85 : 615-621, 1978
22) de Roetth A : Cryosurgery for the treatment of advanced chronic simple glaucoma. Am J Ophthalmol 66 : 1034-1041, 1968
23) Bellows AR, Grant WM : Cyclocryotherapy in advanced inadequately controlled glaucoma. Am J Ophthalmol 75 : 679-684, 1973
24) Caprioli J, Strang SL, Spaeth GL et al : Cyclocryotherapy in the treatment of advanced glaucoma. Ophthalmology 92 : 947-954, 1985
25) Krupin T, Mitcell KB, Becker B : Cyclocryotherapy in neovascular glaucoma. Am J Ophthalmol 86 : 24-26, 1978
26) Benson MT, Nelson ME : Cyclocryotherapy : a review of cases over a 10-year period. Br J Ophthalmol 74 : 103-105, 1990
27) Geyer O, Michaeli-Cohen A, Silver DM et al : The mechanism of intraocular pressure rise during cyclocryotherapy. Invest Ophthalmol Vis Sci 38 : 1012-1017, 1997

⑥ 房水流出促進と産生抑制を目的とする手術

毛様体解離術

歴史と作用機序

近代的な毛様体解離術 Cyclodialysis は，1905年 Heine による，一象限にわたる毛様体と強膜を解離した25眼の報告が最初とされる[1]。白内障や緑内障の術後の脈絡膜剥離が低眼圧になることに着目し，その原因を隅角での"tear"と考え，意図的に毛様体付着部に解離(tear)を作成し，眼圧下降を得た Axenfeld[2] の報告をヒントにしたとされる。

現在では，毛様体(毛様体筋)を強膜より解離させて，前房水を毛様体上腔あるいは上脈絡膜腔へ導くことにより，ぶどう膜強膜流出量を増加させ，眼圧下降を得ることを目的とした術式とされているが[3-5]，解離した毛様体からの房水産生が減少するとの考えもある[3-5]。毛様体上腔あるいは上脈絡膜腔に導かれた房水は，強膜組織に拡散[6]，あるいは前毛様体血管と渦静脈の血管周囲の結合組織を通過し，眼外に排出される[7]ことがヒト摘出眼で証明されている。また，脈絡膜血管への若干の吸収も作用機序の一部と考えられるが，重要なものではない[8]。

術後白内障の合併が多いことから無水晶体眼，あるいは白内障手術時を主たる適応として行われたが，近年では濾過手術の成績向上，あるいは海外ではインプラント手術の発達に伴い，本術式はしだいに行われなくなっている。

手術手技

■牽引糸

上直筋に制御糸を置き，下方へ牽引し，上耳側あるいは上鼻側結膜を露出させ眼球を固定する。

■結膜弁作成

輪部から3～4mm離れた部位から，輪部基底の結膜弁を作成する。

■強膜切開

輪部より3～4mm離れた部位に，輪部に平行で毛様体に至る幅約2mmの強膜切開をおく。強膜切開面は，解離用スパーテルが挿入しやすいように前方に向けて30度傾けるとよい。この際，毛様体を損傷しないように注意する。

■毛様体解離

解離部は隅角癒着のない部位を選択し，さらに12, 3, 9時の長後毛様動脈が存在する部位を避ける。解離用スパーテルを強膜側に押し付けるようにしながら挿入し，さらに強膜内面をこするようにして前房に達するまで解離していく。その際，あまり強膜側へ強く押し付けると，前房に達する際デスメ膜剥離を生じさせる危険がある。

通常，スパーテルの先端が前房に入るところで抵抗がある。特に先端が強膜岬に当たっている場合はより抵抗があり，容易に前房に達しないことがあるので無理な操作は避け，やや角度を変えて試みる(図2-199)。

毛様体解離範囲は通常90～120度であるが，解離範囲と眼圧下降効果を検討した報告はない。解離用スパーテルの代わりに解離用カニューラを用いる方法もある。解離用カニューラは，前房が浅くなった場合や前房出血した場合など，カニューラから人工房水や空気を直接前房内へ注入できる利点がある。

■強膜切開および結膜弁の処置

前房形成が特に不良でなければ，強膜切開は縫合する必要はない。結膜弁は連続縫合する。

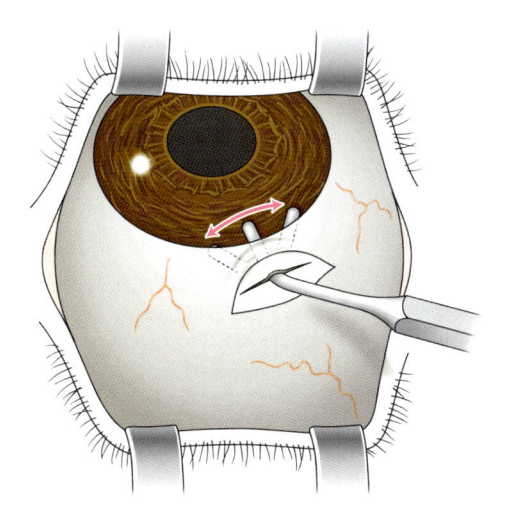

図 2-199 毛様体解離術

術後管理

術後は抗生物質，消炎剤（ステロイド薬）を点眼する．また縮瞳により虹彩伸展をはかり，隅角開口部から毛様体解離部の再閉鎖を予防する目的で，ピロカルピンを使用する．可能であれば，術後は出血が解離部から遠ざかる頭位をとることが望ましい．

合併症

少量の前房出血は，ほぼ全例に生じると考えてよい．血管が豊富な毛様体の損傷は，最小限にしなければならない．毛様体からの出血点は，可能な部位であればジアテルミーで凝固してもよいが，過剰なジアテルミー凝固は，毛様体解離部の術後再癒着を促進することになる．前房出血は自然吸収するが，著しい眼圧上昇をきたす例があるので，後期緑内障眼では注意が必要である．出血量が多い場合や遷延する場合は，前房洗浄が必要になる．

さらに，術後に思いのほか低眼圧を生じることがある．軽度なものであれば，アトロピン点眼で経過を見てよい．黄斑部や視神経に影響を与えるほどの低眼圧が持続する場合は，何らかの処置が必要になる．外傷性隅角解離に準じてアルゴンレーザーで隅角開口部を光凝固[9,10]，あるいは毛様体解離部を経強膜的に接触型半導体レーザーで光凝固[11]する方法を数回試み，無効であれば毛様体解離部に冷凍凝固[12]，あるいはジアテルミー凝固[13-15]を行う．また解離した毛様体と強膜を縫合してもよい[16-18]．広い範囲での毛様体解離の縮小・閉鎖を必要とする場合は，バックルを縫着する方法がある[19]．

手術成績

白内障手術後，あるいは白内障同時手術の報告例が多い．条件や観察期間が異なるものの，50例以上を対象にした報告によると水晶体嚢内摘出術[20,21]，水晶体嚢外摘出術[22]，超音波乳化吸引術[23]，いずれの併用手術でも無治療下で54～62％，眼圧下降薬併用下では74～90％で，およそ21 mmHg以下の眼圧コントロールが得られたと報告されている．

術後解離部の再閉塞の予防を目的として，前房内に1/2～1/3の空気を入れて手術を終了する試みや[24-26]，毛様体解離部上に作成した強膜弁を反転させ，解離部内へはめ込むIridocycloretractionと呼ばれる術式も報告されている[27]．

（斎藤　守・白土城照）

文献

1) Heine L : Die cyklodialyse, eine neue glaukomoperation. Dtsch Med Wochenschr 31 : 824, 1905
2) Axenfeld T : Zur operativen ablosung der aderhaut, nebst einer bemerkung zur wirkung der glaukomoperationen. Klin Monatsbl Augenheilkd 41 : 122, 1903
3) Pederson JE, Gaasterland DE, Mclellan HM : Experimental ciliochoroidal detachment. Effect on intraocular pressure and aqueous flow. Arch Ophthalmol 97 : 536-541, 1979
4) Suguro K, Toris CB, Pederson JE : Uveoscleral outflow following cyclodialysis in the monkey eye using a fluorescent tracer. Invest Ophthalmol Vis Sci 26 : 810-813, 1985
5) Toris CB, Pederson JE : Effect of intraocular pressure on uveoscleral outflow following cyclodialysis in the monkey eye. Invest Ophthalmol Vis Sci 26 : 1745-1749, 1985
6) Bill A, Phillips I : Uveoscleral drainage of aqueous humor in human eyes. Exp Eye Res 21 : 275-281, 1971

7) Krohn J, Bertelsen T : Corrosion casts of the suprachoroidal space and uveoscleral drainage routes in the human eye. Acta Ophthalmol Scand 75 : 32-35, 1997
8) Bill A : Uveoscleral drainage of aqueous humor : physiology and pharmacology. Prog Clin Biol Res 312 : 417-427, 1989
9) Harbin TS Jr : Treatment of cyclodialysis clefts with argon laser photocoagulation. Ophthalmology 89 : 1082-1083, 1982
10) Joondeph HC : Management of postoperative and posttraumatic cyclodialysis cleft with argon laser photocoagulation. Ophthalmic Surg 11 : 186-188, 1980
11) Brown SVL, Mizen T : Transscleral diode laser therapy for traumatic cyclodialysis cleft. Ophthalmic Surg Lasers 28 : 313-317, 1997
12) Barasch K, Galin MA, Baras I : Postcyclodialysis hypotony. Am J Ophthalmol 68 : 644-655, 1969
13) Maumenee AE, Stark WJ : Management of persistent hypotony after planned or inadvertent cyclodialysis. Am J Ophthalmol 71 : 320-327, 1971
14) Meiklik J, Herschler J : Hypotony due to inadvertent cyclodialysis after intraocular lens implantation. Arch Ophthalmol 97 : 1297-1299, 1979
15) Norris JL, Cleasby GW : Prolonged hypotony following cataract extraction. Ann Ophthalmol 10 : 525-528, 1978
16) Mackensen G, Corydon L : Improved intervention against the hypotony syndrome associated with cyclodialysis following pressure-lowering operation. Klin Monatsbl Augenheilkd 165 : 696-704, 1974
17) McCannel MA : A retrievable suture idea for anterior uveal problems. Ophthalmic Surg 5 : 98-103, 1976
18) Tate Jr GW, Lynn J : A new technique for the surgical repair of cyclodialysis induced hypotony. Ann Ophthalmol 10 : 1261-1266, 1978
19) Portney GL, Purcell TW : Surgical repair of cyclodialysis induced hypotony. Ophthalmic Surg 5 : 30-32, 1974
20) Galin MA, Baras I : Combined cyclodialysis cataract extraction : A review. Am J Ophthalmol 7 : 271-275, 1975
21) Shields MD, Simmons RJ : Combined cyclodialysis cataract extraction. Am J Ophthalmol 81 : 286-297, 1976
22) Montgomery D, Gills JP : Extracapsular extraction, lens implantation and cyclodialysis. Ophalmic Surg 11 : 343-347, 1980
23) Rowan PJ : Combined cyclodialysis and surgery. Ophthalmic Surg Lasers 29 : 962-968, 1998
24) Barkan O : Cyclodialysis multiple or single , with air injection. Am J Ophthalmol 30 : 1063, 1947
25) Haisten MW, Guyton JS : Cyclodialysis with air injection : technique and results in ninety-four consecutive operations. Arch Ophthalmol 59 : 507, 1958
26) Miller RD, Nisbet RM : Cyclodialysis with air injection in black patients. Ophthalmic Surg 12 : 92-94, 1981
27) Krasnov MM : Iridocycloretraction in narrow angle glaucoma. Br J Ophthalmol 55 : 389-395, 1971

手術療法―レーザー手術

1 瞳孔ブロックを解除する手術

レーザー虹彩切開術

歴史

　光エネルギーを用いた非観血的虹彩切開の試みはレーザー出現以前から行われ，1956年Meyer-Schwickerath[1]によって，キセノン光を用いた人工瞳孔の形成が報告されているが，角膜，水晶体に混濁をきたすことから実用化しなかった。レーザーを光源とした虹彩切開の試みは，1961年にZaretらがルビーレーザーを用いて黒色家兎を対象とした報告をしたのが始まりである。続いて1964年Zwengらが，人眼白内障術後のハンモック瞳孔に対する人工瞳孔形成の成功を報告した。
　アルゴンレーザーを光源とした虹彩切開 laser iridotomy（LI）の試みは1969年にWatt，1970年にZweng[2]らにより始められ，Zwengらはサル眼での虹彩切開の成功を報告した。人眼でのアルゴンレーザー虹彩切開術の成功は1973年Beckman[3]によって，報告されたが，多くの例で穿孔部位が1～2週で閉塞することが問題であった。同年Khuri[4]は黒色家兎に対し，最初に虹彩を伸展させる照射を行い，ついで穿孔を目的とする照射を行う2段階照射法によって閉鎖しない虹彩切開が可能であることを示し，この2段階照射法により，角膜や水晶体の混濁なしに10眼全例に6か月以上閉鎖しない虹彩切開が可能であったと報告した。1979年Pollack[5]は，サル眼を用いた実験で照射条件を検討し，角膜混濁をきたさず虹彩切開が可能な至適照射条件として50μm，1～2W，0.2秒が導かれた。
　さらに虹彩切開に用いられるレンズにも工夫が行われ，1981年Abraham[6]は，虹彩に到達するレーザーエネルギー効率をよくするため，虹彩面でレーザーエネルギーが最大になるレンズを開発した。虹彩切開用レンズの登場により，成功率の向上と合併症の軽減が可能となり，アルゴンレーザー虹彩切開術は実用の段階に移った。わが国では1982年白土ら[7]により，原発閉塞隅角緑内障30眼中29眼での成功が発表され，わが国で普及することとなった。1981年Mandelkorn[8]が照射時間を0.2秒から0.02秒に短縮した方法がさらに安全確実な方法であると発表し，わが国でも1982年山本ら[9,10]により短時間照射法として報告された。この短時間照射法の登場により，アルゴンレーザー虹彩切開術は従来の観血的周辺虹彩切除術に代わる術式として完成された。
　また1983年には，Fankhauser[11]によりNd-YAGレーザーを用いた虹彩切開術が開発され，アルゴンレーザーによる虹彩切開術とともに一般化された。

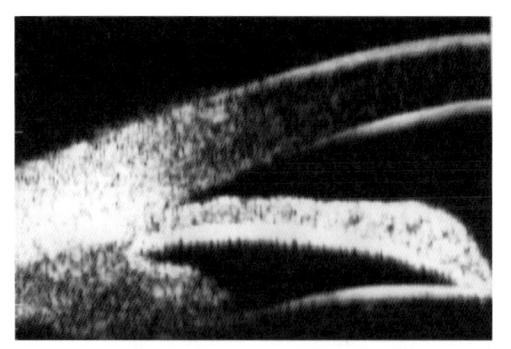

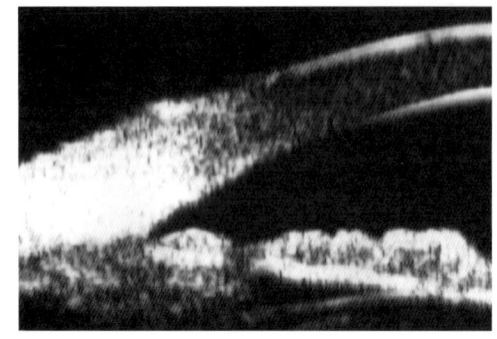

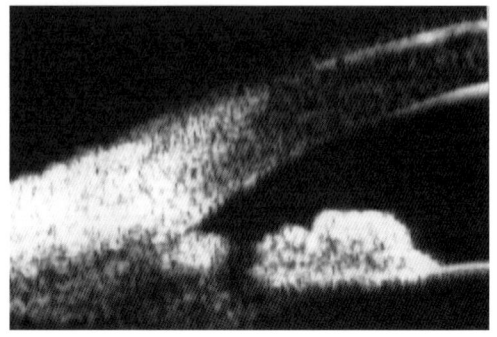

図 2-200　LI 前後の UBM の比較
上段：LI 前で虹彩表面は前方へ突出し，後房に房水が貯溜，隅角は閉塞している。
下段：LI 後の虹彩切開部像。左は縮瞳時，右は散瞳時でいずれも隅角は開大している。

原理

虹彩周辺部をレーザーで穿孔して前後房間の交通路を作り，後房に貯留して虹彩周辺部を前房側に膨隆させていた房水を前房に導くことによって，瞳孔ブロック（原発閉塞隅角緑内障，213 頁参照）を解除し，隅角を開大する術式である（図 2-200）。したがって，隅角線維柱帯以降の房水流出機能が障害されている例では，眼圧下降が得られない。

適応と禁忌

瞳孔ブロックに起因するすべての閉塞隅角緑内障が適応となる。観血的周辺虹彩切除術の予後が不良な小眼球症や，周辺虹彩切除術後に悪性緑内障をきたした既往のある症例の他眼では絶対適応である。原発閉塞隅角緑内障では慢性・急性を問わず，本術式がその発症原因である瞳孔ブロック治療の第一選択となる。また原発閉塞隅角緑内障の急性発作眼の他眼では，5〜10 年以内に 50〜75％の例で発作を起こす[12-14]ことから，予防的に適応となる。周辺虹彩前癒着のない，単なる狭隅角眼全例に行うかどうかは意見の分かれるところであるが，定期検査が行えない例や，発作時にすぐ眼科を受診できないような環境にある例，急性閉塞隅角緑内障発作の家族歴のある例，さらには眼底疾患で散瞳する機会が多い例は予防的適応となる。またわが国ではまれな疾患であるが，色素緑内障でみられる reverse pupillary block に対する治療としても，有効性が報告されている[15]。

アルゴンレーザー虹彩切開術後の角膜内皮細胞面積の増加，あるいは角膜内皮細胞密度の減少が報告[16-19]されており，緑内障発作眼，滴状角膜，Fuchs 角膜内皮変性症など角膜内皮細胞数の少ない例では，術後短期・長期的に水疱性角膜症をきたす可能性がある。Nd-YAG レーザー虹彩切開術での水疱性角膜症の報告はきわめてまれであることから，内皮細胞障害のある例では光源として Nd-YAG レーザーを用いる，あるいは周辺虹彩切除術を行うなどの配慮が必要である。

表 2-45 アルゴンレーザー虹彩切開術の照射条件

	第一段階	第二段階
スポットサイズ(μm)	200〜500	50
照射時間(sec)	0.2	0.02
出力(mW)	200	1,000

図 2-201 アルゴンレーザー虹彩切開術の模式図
第一段階照射は穿孔目標部を囲むように照射する。第二段階照射は第一段階照射部中央に重ね打ちする。

第一段階 200μm, 200 mW, 0.2秒 2〜6発
第二段階 50μm, 1,000 mW, 0.02秒 100〜400発
(虹彩切開術用専用レンズ使用)

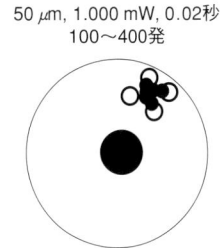

方法

■アルゴンレーザー虹彩切開術

一般に，連続発振アルゴングリーンレーザー(514 nm)が用いられている。照射には虹彩切開用コンタクトレンズを用いる。Abrahamレンズは虹彩に到達するレーザーエネルギー効率をよくするため，レンズ表面に66Dの凸レンズをとりつけ，相対エネルギー密度が角膜で1/2，虹彩で4倍になるようにつくられている。ほかにもWiseレンズ[20]，Abraham改良型三木式レンズ[21]などの虹彩切開用レンズが開発され，いずれも虹彩面でエネルギー密度を上げるような構造になっている。

照射は2段階に分けて行う。すなわち第一段階として200μm，200 mW，0.2 secで穿孔目標部を囲むように数発の照射を行い，引き続き第二段階として50μm，1,000 mW，0.02 secの条件で穿孔目標部に多重照射する(表2-45，図2-201)。第一段階照射によって穿孔目標部が菲薄化し，照射部の前房が深まり第二段階照射が容易になる。第二段階照射中に油煙状の茶褐色の色素が前房中に湧出するのが認められたら，色素上皮が穿孔された印であり，その後は照射部の直径が200〜500μmとなるまで拡大する。不必要に大きな穿孔は水疱性角膜症の原因となる。前後房圧差を解消するには理論的に直径は10〜15μm，臨床的には150〜200μmの穿孔で十分である[22]。

照射中に気泡が生じた場合は，気泡の角膜寄りの頂点を照射すると，照射部位が角膜内皮に近くなり角膜内皮障害の原因となるため，気泡の下や横を照射する。照射部位は気泡が蓄積して照射の妨げになりやすい12時方向は避け，複視を避けるため上眼瞼に隠れる上方耳側，あるいは鼻側が適している。老人環や角膜片雲などのある部位は，角膜混濁をきたしやすいので避けるべきである。通常，総照射数は100〜300発程度である。過剰照射は厳に慎むべきで，一度で穿孔が得られないときは，無理をせず後日再度施行する。

原発閉塞隅角緑内障発作時にアルゴンレーザーで穿孔が得られない場合は，一時的に瞳孔ブロックを解除する手段として，隅角形成術や瞳孔形成術を用い緊急回避してから，後日LIを行うことも可能である[23]。

■Nd-YAGレーザーによる虹彩切開術

アルゴンレーザーによるLIが熱作用によって虹彩を焼灼・気化し虹彩に欠損部を形成するものであるのに対し，Nd-YAGレーザーによるLIはプラズマと衝撃波の形成に伴う光学的破壊によって虹彩に欠損部を形成するもので，両者の原理は全く異なる。

照射にはNd-YAGレーザー用レンズを用いる。レーザー出力は各機種でのプラズマ発生エネルギーを参考として設定し，1発あたり1〜3パルスの照射を行う。虹彩窩孔では穿孔が得られやすい。いったん穿孔した部位で十分な大きさの穿孔が得られなかった場合，同一部位で照射すると水晶体を傷つける危険があるので，照射部位を変えた方が安全である。通常1〜4発の照射で穿孔が得られる(表2-46)。

Nd-YAGレーザーには熱凝固作用がないため，しばしば出血をきたすことがあるが，レンズで眼球を圧迫すると止血する。出血により照射し

表2-46 YAGレーザー虹彩切開術の照射条件

トレイン(pulse/shot)	1〜3
出力(mJ)	各機種でのプラズマ発生エネルギーを参考として設定する。出力は装置のメンテナンス状況で変化するので，照射前に紙片などに試照射してプラズマ発生の最低出力を決定する。
照射数(発)	1〜4

＊YAGレーザー虹彩切開術用のコンタクトレンズを装着する。

にくくなった場合は，部位を変えて照射する。アルゴンレーザーで前凝固を行い，Nd-YAGレーザーで穿孔することで出血を多少阻止できる。

術前処置および術後管理

■術前処置

術後眼圧上昇予防のため，照射1時間前に1%アプラクロニジン(アイオピジン®)[24]の点眼を行う。また30分〜1時間前に1〜2%ピロカルピンを点眼し縮瞳させ，虹彩の緊張と菲薄化を図る。

■術後管理

術直後，再度アプラクロニジンの点眼を行う。アプラクロニジンの点眼を用いても術後眼圧上昇をきたすことがあるので，3〜4時間は眼圧を測定し，眼圧上昇があれば高浸透圧薬点滴静注，炭酸脱水酵素阻害薬内服などによる眼圧下降を図る。術後虹彩炎が高度であれば，ステロイド薬の点眼を用いる。術後もピロカルピンを点眼し続けると，瞳孔縁で虹彩後癒着を起こしやすくなるため中止することが望ましい[25]。

合併症とその対策

■前房出血

アルゴンレーザーでの出血はまれだが，前房出血をきたした報告もある[26]。出血した場合第一段階照射の条件で止血する。Nd-YAGレーザーで出血をきたす頻度は34.2〜45%といわれており[27-29]，出血した場合レンズで眼球を圧迫すると止血する。

■角膜混濁

上皮混濁は涙液やレンズの汚れにより生じる。内皮混濁は，照射中に生じた気泡を除去する際に，気泡の頂点を照射すると起こりやすい。Nd-YAGレーザーでは角膜混濁はまれであるが，極度の浅前房症例ではプラズマの衝撃波で内皮障害を起こす可能性があるため，まずアルゴンレーザーで弱く照射し，照射部の前房を深くしてからNd-YAGレーザーを照射した方が安全である。

照射中早期に角膜混濁が起こった場合，混濁部位に熱エネルギーが吸収され，さらに混濁が悪化し虹彩へのエネルギー伝達を妨げるため，照射部位を変えた方がよい。

■虹彩炎

色素や組織崩壊産物，あるいはプロスタグランジンなどの化学伝達物質が放出され，また血液房水柵が破壊されることで虹彩炎は必発である。虹彩炎は通常軽度で約1週間で収まり，ステロイドの点眼は必ずしも必要ではないが，炎症が数週間も続くこともある。Nd-YAGレーザーよりアルゴンレーザーの方が炎症は強く，1週間以上続く虹彩炎はNd-YAGレーザーでは2.6%，アルゴンレーザーでは10.5%であったとの報告がある[27]。

前房蓄膿[30]や黄斑浮腫[31]などをきたした報告もある。虹彩ルベオーシスやぶどう膜炎による続発緑内障の場合，高度の炎症のため穿孔部が再閉塞することがあり，速やかに消炎することが大切である。

■眼圧上昇

アルゴンレーザーでは，10 mmHg以上の眼圧上昇が30〜35%にみられる[29,32,33]が，Nd-YAGレーザーでも同程度である[27-29]。

1.0%アプラクロニジン[24]の術前術後の点眼の有効性は確認されているが，他の眼圧下降薬には眼圧上昇予防作用はない[34]。アプラクロニジン点眼を用いてもNd-YAGレーザー単独あるいはNd-YAGレーザーとアルゴンレーザー併用で，術後1〜2時間に10 mmHg以上の眼圧上昇をき

たした症例が1.1%あったとの報告があり[35]，3〜4時間は眼圧測定を怠らず，高度の眼圧上昇をきたした場合は高浸透圧薬点滴静注や炭酸脱水酵素阻害薬内服などにより眼圧下降を図る。

■白内障

アルゴンレーザー虹彩切開術後35%に，水晶体前嚢および前嚢下に限局性の混濁を認めることがあるが，一般に非進行性で視力障害には無関係である[29]。透明な水晶体はレーザーの透光性もよく混濁を起こしにくいが，加齢により黄色がかった水晶体は熱を吸収し，混濁を起こしやすい[5]。Nd-YAGレーザーでの白内障の発生はまれであるが，水晶体前嚢破裂を生じた報告[36]もあることから，穿孔部の水晶体への誤照射は絶対にあってはならない。

■水疱性角膜症

レーザー虹彩切開術の普及に伴って，術後の水疱性角膜症の報告が散見[37-51]されるようになった（図2-202）。術前の危険因子（糖尿病，滴状角膜，Fuchs角膜内皮変性症など）への配慮が足りないことや，過剰照射が原因となっている（表2-47）。術前の細隙灯顕微鏡による内皮細胞観察，あるいはスペキュラマイクロスコープでの角膜内皮細胞検査は必須である。

急性閉塞隅角緑内障発作眼での虹彩切開術では水疱性角膜症の発症率が高いが，この理由として，緑内障発作の持続による前眼部の低酸素状態と，それに起因すると考えられる内皮細胞減少があげられる。Nd-YAGレーザーを用いても内皮細胞数が有意に減少したという報告[52]もあるが，アルゴンレーザーに比べれば内皮細胞への影響は少ないとされており[53]，これまでの水疱性角膜症の報告はアルゴンレーザーに限られることから，危険因子を有する場合はNd-YAGレーザーを用いるべきである。

成績

■急性閉塞隅角緑内障と慢性閉塞隅角緑内障

本術式は瞳孔ブロックを解除するものであり，

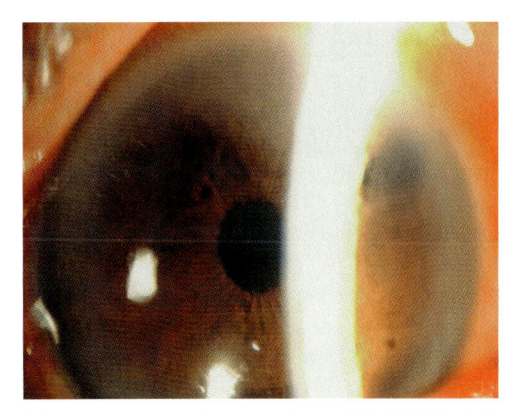

図2-202 アルゴンレーザー虹彩切開術後の水疱性角膜症
1時方向に大きすぎる虹彩切開孔部があり，角膜障害はその部に対応した角膜から始まっている。

隅角線維柱帯以降の房水流出機能が障害されている例では眼圧下降が得られない。富所ら[54]が急性閉塞隅角緑内障発作の僚眼と慢性閉塞隅角緑内障眼で比較を行った結果では，前者では眼圧コントロール悪化例はなかったのに対し，後者では術後1年間で24%の症例に眼圧コントロール悪化が見られたと報告している。このことは，瞳孔ブロックが解除されても慢性閉塞隅角緑内障での線維柱帯の機能障害の程度により，眼圧コントロールが得られないことを示している[55]。

また術後の眼圧コントロールと術前因子との関連では，術前眼圧が高く，視野が悪く，周辺虹彩前癒着 peripheral anterior symechia（PAS）が広範囲であるほど，術後眼圧コントロールが悪化することが知られている[54]。Yamamotoら[56]もPASの範囲の小さい例ほど，術後良好な眼圧コントロールが得られると報告しており，安達ら[57]も術後のPASの増加はほとんど見られず，術前PASが多い例ほど術後眼圧コントロール率が低下すると述べている。これらのことは慢性閉塞隅角緑内障眼において，PASが広範囲にならないうちにできる限り早期にLIを施行すべきであることを示している。

■アルゴンレーザーとNd-YAGレーザーの比較

閉塞隅角緑内障例の片眼にアルゴンレーザー，

表 2-47 水疱性角膜症の報告例

報告者	文献番号	年齢	レーザー	エネルギー(照射数)	発症までの期間	危険因子
緑内障発作眼におけるレーザー虹彩切除術後						
Pollack	37)	81	アルゴン	不明	8年	
		80	アルゴン	2.92 J	1か月	
		80	アルゴン	2.5 J	1か月	
Zabel	40)	不明	アルゴン	45.2 J	3年	滴状角膜
		不明	アルゴン	4.5 J	4.5年	滴状角膜
湯口	41)	68	アルゴン	18.86 J (412)	2年	糖尿病
Wilhelmus	42)	59	アルゴン	63 J (392)	即時	
		57	アルゴン	48.5 J (226)	5年	糖尿病, 滴状角膜
		62	アルゴン	7 J	2年	滴状角膜
大橋	43)	59	アルゴン	110.3 J (5,515)	4年	
		59	アルゴン	66.2 J (3,341)	4年	
		76	アルゴン	9.0 J (452)	4年	
鯉淵	45)	69	アルゴン	20 J (1,000)	2年	
		69	アルゴン	8.2 J (402)	6年	糖尿病
		66	アルゴン	不明	3年	
細谷	46)	70	アルゴン	96.1 J (960)	2年	
合田	47)	58	アルゴン	不明	5年	滴状角膜
西村	49)	67	アルゴン	不明	5年	
		78	アルゴン	10.4 J	4年	
		78	アルゴン	11.8 J	4年	
石村	50)	61	アルゴン	13.2 J	6年	
丸山	51)	65	アルゴン	不明	6年	
慢性閉塞隅角緑内障のレーザー虹彩切開術後						
Schwartz	38)	63	アルゴン	88.9 J	5年	
		74	アルゴン	7.3 J	4年	糖尿病
			アルゴン	62.4 J	1年	糖尿病
西澤	48)	66	アルゴン	4.31 J (83)	7か月	
予防的レーザー虹彩切開術						
Zabel	40)	不明	アルゴン	101 J	1年	
		不明	アルゴン	16.8 J	9年	
		不明	アルゴン	不明	2年	
		不明	アルゴン	72.3 J	3年	滴状角膜
Wilhelmus	42)		アルゴン	25 J (1,233)	4年	
			アルゴン	25 J	2年	滴状角膜, 糖尿病
薄田	44)	64	アルゴン	14.04 J (276)	7年	
鯉淵	45)	70	アルゴン	44.4 J (443)	2年	
合田	47)	75	アルゴン	9.86 J (479)	3年	
		77	アルゴン	10.16 J (500)	3年	
			アルゴン	16.52 J (810)	1年	
石村	50)	49	アルゴン	5.4 J	7年	糖尿病

他眼に Nd-YAG レーザーで LI を行った報告[27-29]では合併症(眼圧上昇, 虹彩後癒着, 虹彩変形など), および切開孔の再閉塞ともに Nd-YAG レーザーの方が少ないことが確認されている。わが国では安達ら[57]がアルゴンレーザー, Nd-YAG レーザーでの長期成績について, 術前因子の等しい 2 群(各々 38 眼)を対象に眼圧コントロール, 術前後の PAS 量の変化, 術前後の投薬スコアを比較した結果, アルゴンレーザー, Nd-YAG レーザーに差はなく, 合併症が少なく

施術が容易である点からNd-YAGレーザーのほうが優れていると報告している。

Robinら[29]が20眼を対象として片眼にアルゴンレーザー，僚眼にNd-YAGレーザーでのLIを行い，角膜内皮細胞変化を比較した結果では，細胞減少率が前者で$8±7\%$であったのに対し後者では$0±5\%$と，Nd-YAGレーザーでの細胞減少率が少ないことが報告されている。

■ レーザー虹彩切開術と観血的周辺虹彩切除術

Wishartら[58]は周辺虹彩切除術，Nd-YAGレーザー，ダイレーザー虹彩切開術を各々16眼，16眼，14眼に施行後スペキュラマイクロスコープで観察し，周辺虹彩切除術群では変化が見られなかったのに対し，Nd-YAGレーザー群では2眼で照射部位の角膜内皮細胞に，照射直後内皮細胞の消失所見を，ダイレーザー群では1例に角膜内皮の破壊を示す500μmのプラークが見られたと述べている。また急性閉塞隅角緑内障発作眼で薬物療法を行っても，角膜浮腫が残っている場合には，無理にLIをせず周辺虹彩切除術を行ったほうが安全であるという意見もある[59]。

Fleckら[60]は周辺虹彩切除術群とNd-YAGレーザーでのLI群の3年間の視力と眼圧コントロールを比較した結果，両者に差はなかったと報告している。またGoら[61]は術前因子の同等な2群で，周辺虹彩切除術とアルゴンレーザーでのLI後の眼圧コントロールを比較した結果，両者に差はなかったと報告している。

〔山城博子・白土城照〕

文　献

1) Meyer-Schwickerath G : Erfahrungen mit der Lichtkoagulation der Netzhaut und der Iris. Doc Ophthalmol 10 : 91-131, 1956
2) Zweng HC, Paris GH, Vassiliadis A et al : Laser photocoagulation of the iris. Arch Ophthalmol 84 : 193-199, 1970
3) Beckman H, Sugar HS : Laser iridectomy therapy of glaucoma. Arch Ophthalmol 90 : 453-455, 1973
4) Khuri CH : Argon laser iridectomies. Am J Ophthalmol 76 : 490-493, 1973
5) Pollack IP : Use of argon laser energy to produce iridotomies. Tr Am Ophthalmol Soc : 674-706, 1979
6) Abraham RK : Protocol for single session argon laser iridectomy for angle-closure glaucoma. Int Ophthalmol Clin 21 : 145-166, 1981
7) 白土城照, 山本哲也, 北沢克明：レーザー虹彩切開術. 日眼会誌 86 : 286-290, 1982
8) Mandelkorn RM, Mandelsohn AD, Olander KW et al : Short exposure times in argon laser iridotomy. Ophthalmic Surg 12 : 805-809, 1981
9) Yamamoto T, Shirato S, Kitazawa Y : Argon laser iridotomy in angle-closure glaucoma : A comparison of two methods. Jpn J Ophthalmol 26 : 387-396, 1982
10) 山本哲也, 白土城照, 北沢克明：短時間照射法 (short-burn-technique) によるレーザー虹彩切開術. 眼臨 77 : 164-167, 1983
11) Fankhauser F, Rossel P, Steffen J et al : Clinical studies on the efficiency of high power laser radiation upon some structures of the anterior segment of the eye. Int Ophthalmol 3 : 129-139, 1981
12) Bain WES : The fellow eye in acute closed-angle glaucoma. Br J Ophthalmol 41 : 193-199, 1957
13) Lowe RF : Acute angle-closure glaucoma : The second eye : An analysis of 200 cases. Br J Ophthalmol 46 : 641-650, 1962
14) Mapstone R : The fellow eye. Br J Ophthalmol 65 : 410-413, 1981
15) 澤田 明, 佐久間毅, 山本哲也, 他：レーザー虹彩切開術を施行した色素緑内障の1例. 臨眼 50 : 1933-1937, 1996
16) 三浦嘉久, 上野 眞, 三浦恵子, 他：アルゴンレーザー虹彩切開術後早期の角膜内皮細胞の変化. 眼紀 46 : 1062-1065, 1995
17) Hong C, Kitazawa Y, Tanishima T : Influence of argon laser treatment of glaucoma on corneal endothelium. Jpn J Ophthalmol 27 : 567-574, 1983
18) 西田明弘, 岡田 守, 内田 璞, 他：アルゴンレーザー虹彩切開術の角膜内皮細胞に対する影響. 眼科手術 9 : 411-414, 1996
19) 松田花織, 難波克彦：アルゴンレーザー虹彩切開術の角膜内皮細胞に対する長期的影響. あたらしい眼科 18 : 1319-1322, 2001
20) Wise JB, Munnerlyn CR, Erickson PJ : A high-efficiency laser iridotomy-sphincterotomy lens. Am J Ophthalmol 101 : 546-553, 1986
21) 武市吉人, 山根淳志, 南川美登里, 他：Laser gonioplastyの有用性. 眼紀 38 : 1200-1204, 1987
22) Fleck BW : How large must an iridotomy be? Br J Ophthalmol 74 : 583-588, 1990
23) Ritch R : Argon laser treatment for medically unresponsive attacks of angle-closure glaucoma. Am J Ophthalmol 94 : 197-204, 1982
24) 北沢克明, 東 郁郎, 新家 眞, 他：ALO2145点眼液の第I相臨床試験. 眼臨 87 : 773-781, 1993
25) 安田典子, 景山萬里子, 後藤田佳克：Argon laser iridotomy後の瞳孔癒着. 臨眼 41 : 283-287, 1987
26) Hodes BL, Bentivegna JF, Weyer NJ : Hyphema complicating laser iridotomy. Arch Ophthalmol 100 :

924-925, 1982
27) Moster MR, Schwarz LW, Spaeth GL et al : Laser iridectomy. A controlled study comparing argon and neodymium : YAG. Ophthalmology 93 : 20-24, 1986
28) Der Priore LV, Robin AL, Pollack IP : Neodymium : YAG and argon laser iridotomy. Ophthalmology 95 : 1207-1211, 1988
29) Robin AL, Pollack IP : A comparison of neodymium : YAG and argon laser iridotomies. Ophthalmology 91 : 1011-1016, 1984
30) Cohen JS, Bibler L, Tucker D : Hypopyon following laser iridotomy. Ophthalmic Surg 15 : 604-606, 1984
31) Choplin NT, Bene CH : Cystoid macular edema following laser iridotomy. Ann Ophthalmol 115 : 172-173, 1983
32) Schwarz LW, Moster MR, Spaeth GL et al : Neodymium : YAG laser iridotomies in glaucoma associated with closed or occludable angles. Am J Ophthalmol 102 : 41-44, 1986
33) Krupin T, Stone RA, Cohen BH et al : Acute intraocular pressure response to argon laser iridotomy. Ophthalmology 92 : 922-926, 1985
34) Robin AL, Pollack IP : Argon laser peripheral iridotomies in the treatment of primary angle closure glaucoma. Arch Ophthalmol 100 : 919-923, 1982
35) Lewis R, Perkins TW, Gangnon R et al : The rarity of clinically significant rise in intraocular pressure after laser peripheral iridotomy with apraclonidine. Ophthalmology 105 : 2256-2259, 1998
36) Fernandez-Bahamonde JL : Iatrogenic lens rupture after a neodymium : yttrium aluminium garnet laser iridotomy attempt. Ann Ophthalmol 23 : 346-348, 1991
37) Pollack IP : Current concepts in laser iridotomy. Int Ophthalmol Clin 24 : 153-180, 1984
38) Schwartz AL, Martin NF, Weber PA : Corneal decompensation after argon laser iridectomy. Arch Ophthalmol 106 : 1572-1574, 1988
39) Jeng S, Lee JS, Huang SCM : Corneal decompensation after argon laser iridectomy-A delayed complication. Ophthalmic Surgery 22 : 565-569, 1991
40) Zabel RW, MacDonald IM, Mintsioulis G : Corneal endothelial decompensation after argon laser iridotomy. Can Ophthalmol 26 : 367-373, 1991
41) 湯口幹典, 長坂 誠：アルゴンレーザー虹彩切開術後に生じた水疱性角膜症. 眼臨 86：2098-2101, 1992
42) Wilhelmus KR : Corneal edema following argon laser iridotomy. Ophthalmic Surg 23 : 533-537, 1992
43) 大橋孝治, 三宅正敬, 新妻卓也, 他：緑内障レーザー治療後に生じた水疱性角膜症. 眼臨 87：824-826, 1993
44) 薄田 寿, 櫻木章三：予防的アルゴンレーザー虹彩切開術後に晩発性角膜内皮代償不全を来した1例. 眼科 35：1489-1491, 1993
45) 鯉淵 浩, 早川和久, 山川良治, 他：アルゴンレーザー虹彩切開後の水疱性角膜症. 眼科手術 7：107-111, 1994
46) 細谷比佐志, 大橋裕一, 大黒伸行, 他：アルゴンレーザー虹彩切開術後に生じた水疱性角膜症. 臨眼 48：420-422, 1994
47) 合田千穂, 井尾晃子, 松田 彰, 他：アルゴンレーザー虹彩切開術後に生じた水疱性角膜症の3症例. 眼紀 46：1184-1187, 1995
48) 西澤仁志, 喜多容子, 西 起史：アルゴンレーザー虹彩切開術後, 水疱性角膜症をきたした1症例. 眼臨 90：1168-1173, 1996
49) 西村葉子, 中島正之：アルゴンレーザー虹彩切開術後の水疱性角膜症. 眼臨 90：978-980, 1996
50) 石村博美, 黄野桃世, 中村二郎：アルゴンレーザー虹彩切開後に生じた水疱性角膜症. 臨眼 51：1123-1126, 1997
51) 丸山文子, 島崎 潤, 坪田一男：アルゴンレーザー虹彩切開術後の水疱性角膜症. あたらしい眼科 18：377-380, 2001
52) Wu SC, Jeng S, Huang SC et al : Corneal endothelial damage after neodymium : YAG laser iridotomy. Ophthalmic Surg Lasers 31 : 411-416, 2000
53) Panek WC, Lee DA, Christensen RE : The effects of Nd : YAG laser iridotomy on the corneal endothelium. Am J Ophthalmol 111 : 505-507, 1991
54) 富所敦男, 林 紀和, 新家 真：慢性閉塞隅角緑内障眼におけるレーザー虹彩切開術後の眼圧コントロール経時変化. 臨眼 49：1537-1541, 1995
55) Liebmann JM, Ritch R : Laser iridotomy. Ophthalmic Surg Lasers 27 : 209-227, 1996
56) Yamamoto T, Shirato S, Kitazawa Y : Treatment of primary angle-closure glaucoma by argon laser iridotomy : A long-term follow-up. Jpn J Ophthalmol 29 : 1-12, 1 985
57) 安達 京, 弓田 彰, 白土城照：Nd-YAG レーザー虹彩切開術の長期成績. 臨眼 44：1449-1452, 1990
58) Wishart PK, Seherrard ES, Nagasubramanian S et al : Corneal endothelial changes following short pulsed laser iridotomy and surgical iridectomy. Trans Ophthalmol Soc UK 105 : 541-548, 1986
59) 永田 誠：緑内障手術の生涯戦略. 眼科診療プラクティス 1：112-125, 1998
60) Fleck BW, Wright E, Fairley EA : A randomized prospective comparison of operative peripheral iridectomy and Nd-YAG laser iridotomy treatment of acute angle closure glaucoma : 3 year visual acuity and intraocular pressure control outcome. Br J Ophthalmol 81 : 884-888, 1997
61) Go FJ, Akiba Y, Yamamoto T et al : Argon laser iridotomy and surgical iridectomy in treatment of primary angle-closure glaucoma. Jpn J Ophthalmol 28 : 36-46, 1984

2 房水流出を促進する手術

レーザー線維柱帯形成術

歴史

隅角にレーザーを照射し眼圧下降を得る試みは、レーザー線維柱帯形成術 laser trabeculoplasty(LTP)以前にさかのぼり、1973年に Krasnov[1] によって、Qスイッチルビーレーザーを隅角に照射し、前房とシュレム管を交通させて眼圧下降を得る試みがなされている。この術式は、laser trabeculopuncture あるいは laser trabeculotomy とよばれたが、穿孔部が治癒機転により術後再閉塞をきたし、眼圧下降が一時的であることが報告された[2]。そして1974年には Gaasterland[3] によって、サル眼隅角へのレーザー照射によって実験的緑内障モデルを作成できることが報告され、隅角にレーザーを照射する試みは下火になった。これに対して1979年 Wise ら[4] が人眼で、線維柱帯色素帯を標的として隅角全周にアルゴンレーザー照射を行うことにより、眼圧下降が得られることを報告し、新しい眼圧下降手術としての可能性が示され、基礎ならびに臨床研究が行われるようになった。

わが国では1980年白土ら[5] が、アルゴンレーザーによる強膜岬の全周照射を行い、有効な眼圧下降が得られることを報告したが、同時に術直後に眼圧上昇をきたす例が少なくないことを示し、レーザー隅角照射の合併症として警告した。これらの方法は、初期には Wise らの提唱に従い線維柱帯間隙を牽引開大する術式という意味で laser trabecular tightening と呼ばれたが、その作用機序が真に線維柱帯の緊張化 tightening によるか否かが不明であるということから、1981年 laser trabeculoplasty と名づけられた。その後、臨床報告が続き眼圧下降の有効性の確認がなされた

が、一方で術直後の眼圧上昇がしばしばみられることも追認され、それを回避するための至適照射条件や術前術後処置などに対する研究が重ねられ、現在では開放隅角緑内障に対する非観血的眼圧下降術として、広く行われるようになっている。

原理

奏効機序として、照射部の熱凝固による瘢痕形成と、それに伴う周囲組織の収縮により、隣接した線維帯の間隙が拡大し房水流出を増加させるという Wise の機械説[4] のほか、レーザー照射による線維柱帯細胞の活性化が貪食能を高め、線維柱帯の閉塞が取り除かれ房水流出が促進されるという説[6]、あるいは線維柱帯の細胞分裂の増加により、細胞外マトリックスの構成成分であるプロテオグリカンの合成に変化が引き起こされることにより、房水流出抵抗に影響を与えるという説[7,8] などがあるが、いまだ不明な点が多い。

臨床的には房水流出抵抗改善率と眼圧下降率に相関があることが認められ[9]、また蛍光測定の手法により術後の房水産生に変化のないことが明らかにされており[10]、この術式の眼圧下降が房水流出改善に起因することについて異論はない。

適応

原発開放隅角緑内障(POAG)、落屑緑内障、色素緑内障などが適応である。ぶどう膜炎による続発緑内障、外傷性緑内障、血管新生緑内障、ステロイド緑内障、発達緑内障、虹彩角膜内皮 iridocorneal endothelial(ICE)症候群などは、本術式により眼圧コントロールが得がたいことが知られている。

人工的無水晶体眼[11,12] および偽水晶体眼の緑内障に対しても有効であると報告されている[12]。また閉塞隅角緑内障に対してはレーザー虹彩切開

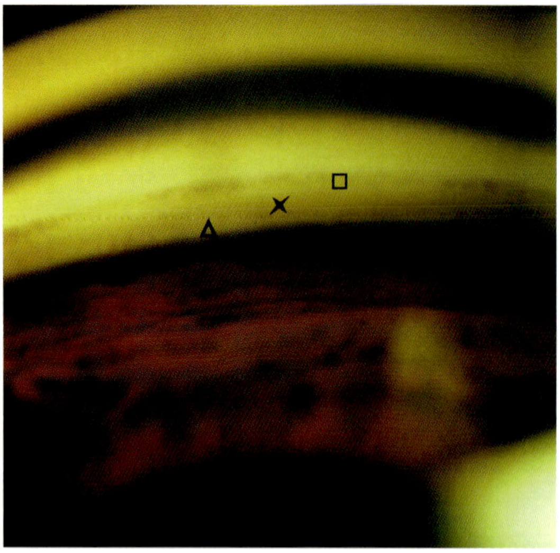

図 2-203　LTP の照射部位
線維柱帯色素帯（×印）に照射する。前方（□）照射では，合併症が減るものの成績が低下する。後方（△）では合併症が増加する。

表 2-48　LTP の照射条件

レーザー	アルゴングリーン
標的サイズ	50 μm
照射エネルギー	400〜1,000 mW
照射時間	0.1 sec
照射時間	隅角 1/4 周 25 発〜1/2 周 50 発

術後の残余緑内障に対し，開放している隅角を標的として施術可能である。正常眼圧緑内障に対しても有効であったとの報告がある。しかし本術式は照射前眼圧が低いほど眼圧下降効果が小さく[13]，また照射によって線維柱帯が障害され，障害部位に移動してきた内皮細胞により線維柱帯に膜が形成され，長期的には眼圧上昇の可能性もあることから[14]，観血的手術を避ける目的のみで安易に適応してはならない。

方法

光源としてアルゴンレーザーを用いるのが一般的であるが，クリプトンレーザー[15]，半導体レーザー[16-18]，Nd-YAG レーザー[19]などを用いた報告もある。

点眼麻酔後 Goldmann 三面鏡を装着し，線維柱帯色素帯を標的にする（図 2-203）。このとき虹彩根部近くに照射すると，照射部に周辺虹彩前癒着を形成しやすいので注意する。隅角面に垂直に焦点を合わせることが重要であり，隅角鏡のミラーの角度から Goldmann 一，二面鏡より三面鏡のほうが適している。照射条件は 50 μm, 0.1 sec, 400〜1,000 mW であるが，出力は照射部の反応を見て適宜加減する（表 2-48）。照射部に小気泡が発生するより弱く，色素がやや退色する程度が適当である。色素沈着が強いほど低いエネルギーで十分な反応が得られる[20]。1 回の照射範囲は隅角半周あるいは 1/4 周とし，1/4 周に 25 発を目安とする。1 発照射後約 2 発分の間隔をあけるとほぼ 1/4 周に 25 発に相当する[21]。

上半隅角に比べ下半隅角のほうが色素沈着が多く，隅角の構造がわかりやすく，隅角がやや広い症例が多いため，第 1 回の照射は下半隅角から行う方がよい[21,22]。

術前処置および術後管理

術後多くの例で眼圧上昇がみられることから，術 1 時間前と術直後に交感神経 α_2 刺激薬である 1.0% アプラクロニジン（アイオピジン®）の点眼を行い，術後眼圧上昇を予防する。ただしアプラクロニジンの点眼を用いても，全周照射で術後眼圧上昇をきたした報告[23]もあり，かつ眼圧上昇をきたす症例を予測できないため，術後の眼圧測定を怠ってはならない。交感神経 α_2 刺激薬にはアプラクロニジンのほかブリモニジンがあるが，後者はわが国ではまだ市販されていない。Barnes ら[24]は全周照射で 1.0% アプラクロニジンと 0.2% ブリモニジンを比較し，同等の効果があったと述べている。一方半周照射での比較では[25]，5 mmHg 以上の眼圧上昇がブリモニジン群で 11.1% であるのに対し，アプラクロニジン群で 0% であったが，統計学的には両者の効果に有意差はなかったと報告されている。

合併症とその対策

■前房出血

照射中，まれに前房出血をきたすことがある[26]

が，多くの場合三面鏡で軽く圧迫すれば自然に止血する．出血が続く場合，照射条件を 0.1〜0.2 sec，200〜500 μm，出力 200〜500 mW として出血部に照射する．

■ 術後眼圧上昇

術後眼圧上昇の原因としては，レーザー照射時の破砕片が線維柱帯に閉塞を起こすこと，血液房水柵の破壊による炎症反応としての白血球の遊走が房水流出障害を引き起こすことなどがあげられる．時に 50〜60 mmHg の眼圧上昇を起こし，視神経障害を進行させることもある[26,27]．眼圧上昇がみられた場合は，炭酸脱水酵素阻害薬の内服や高浸透圧薬の点滴静注などの処置が必要である．眼圧上昇は通常数時間で収まる．眼圧上昇をきたしやすい要因として，高齢者，落屑緑内障，術前眼圧の高い例，照射エネルギーの高い例[28]があげられる．

術後高眼圧を予防するために，これまで酢酸プレドニゾロン[29]や非ステロイド系消炎薬のフルルビプロフェン[30-32]，インドメタシンの術前点眼[32-34]など，さまざまな試みがなされたが無効であった．4％ピロカルピン[35]の術後点眼が有効であったとの報告もあるが，現在では術後眼圧上昇の予防には，アプラクロニジンあるいはブリモニジンの術前術後の点眼が有効であり，他の眼圧下降薬には予防効果はないとされている．Robin[36]は術後の眼圧上昇に対する有効性を調べるため，260 眼をアプラクロニジン群，ピロカルピン群，チモロール群，ジピベフリン群，アセタゾラミド群の 5 群に分け，プロスペクティブスタディを行った結果，術後 6 mmHg 以上の眼圧上昇はアプラクロニジン群 3％，ピロカルピン群 33％，チモロール群 32％，ジピベフリン群 38％，アセタゾラミド群 39％で，アプラクロニジン群と他の薬物群の間には有意差があることを示している．

わが国での多施設二重盲検試験[37]でも，術後 0.5〜4 時間の各時点で 3 mmHg 以上の眼圧上昇がなかった頻度は，プラセボ群で 65.9〜89.7％，アプラクロニジン群で 95.5〜97.8％とアプラク

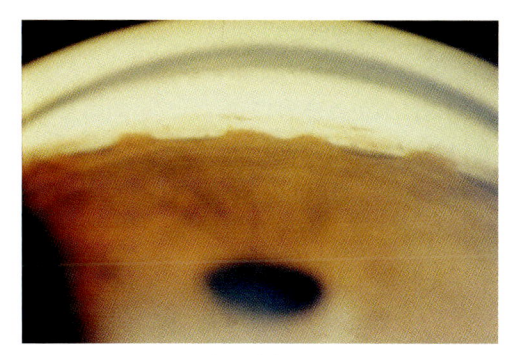

図 2-204 周辺虹彩前癒着

ロニジンの有効性が認められ，術後最大眼圧上昇でもアプラクロニジン群で術前より 2.8 mmHg 低く，プラセボ群で 2.6 mmHg 上昇しており，眼圧上昇抑制効果でもアプラクロニジンが優れていることが示されている．また，術後 5 mmHg 以上の眼圧上昇の頻度はアプラクロニジン点眼を用いない 1/4 周照射で 21％，1/2 周照射で 60％[38]，アプラクロニジン点眼を用いた全周照射で 3％[23]と報告されている．アプラクロニジン点眼を用いた全周照射と，アプラクロニジン点眼を用いない 1/2 周照射を比較した結果は，両者の術後眼圧上昇に有意差はなかったとの報告もある[23]．

■ 術後虹彩炎

ほとんどの例で虹彩炎は軽微であるが，炎症の程度に応じ，ステロイド薬の点眼，結膜下注射などの処置が必要である．術後の血液房水柵破壊の安定化に，ジクロフェナックナトリウムの術 1 時間前と術後 3 日間の点眼が有効であったとの報告もある[39]．

■ 周辺虹彩前癒着

本術式による孤立性の周辺虹彩前癒着 peripheral anterior synechia（PAS；図 2-204）はしばしばみられ，PAS をきたす確率は 12〜47％と報告されている[26,40-42]．PAS をきたしやすい要因としては照射エネルギーが高いこと[41]，虹彩色素が濃いこと，照射部位が虹彩根部に近いことなどがあげられる．特に浅前房例では虹彩根部への誤

照射に注意しなければならず，前処置としてレーザー隅角形成術を行ってから LTP を行う方が安全である。術前に使用していた抗緑内障点眼薬，隅角の色素量は術後の PAS 形成に無関係であったと報告されている[41]。

■濾過手術への影響

LTP 既往例では LTP 既往のない例に比べ，濾過手術後の encapsulated bleb の発生率が高くなるとの報告がある[43]。Richter らによれば，既往例では発生率が 15.4% であったのに対し，非既往例では 4.7% で，LTP と濾過手術との間隔も LTP の照射数も encapsulated bleb の発生の危険とは無関係であったと報告されている[43]。

成績

■成績に影響する因子

術前眼圧

術前眼圧が 25 mmHg 以上の例では，眼圧の正常化が得られにくいことが知られている[26,44,45]。POAG の眼圧下降率は約 30%[46,47] と報告され，また成功例での房水流出率が 40% 前後とほぼ一定であることが知られている[9]。このことは LTP では眼圧が高いほど眼圧下降幅が大きい反面，下降量に限界があることを示しており，術前眼圧が 30〜35 mmHg を超えると成功率が低くなることが予測される。

術前眼圧 20〜29 mmHg での成功率は 70〜90% で，平均眼圧下降は 6〜10 mmHg（平均 7 mmHg）であり，本術式はこれらの症例に最も有効である[13,48-53]。術前眼圧 20 mmHg 以下での平均の眼圧変化は 3〜4 mmHg である[48]。

病期

Wise[54] は LTP 施行時の緑内障性視神経障害が進行しているほど，のちに観血的手術が必要になる率が高く，C/D 比が 0.9 以上の場合，観血的手術が必要になる率が 51% であるのに対し，0.9 以下では 16% であったと述べている。

術前点眼

術前ピロカルピンを使用していた症例では，奏功しにくいとの報告がある[44]。

有水晶体眼，無水晶体眼，偽水晶体眼

無水晶体眼に比べて有水晶体眼のほうが成功率が高かったとする報告[26] と，両者に有意差はなかったとする報告[13] とがある。無水晶体眼と偽水晶体眼との比較では，偽水晶体眼の方が[12]，また水晶体嚢内摘出術と嚢外摘出術との比較では，嚢外摘出術の方が奏効しやすいとされている[12]。

年齢

単変量および多変量解析の結果では，高齢者に奏功しやすい[26,45]。Safran[55] らは 40 歳以下と 40 歳以上の POAG の成績を比較した結果，術後観血的治療に至った例が 40 歳以上では 7% に過ぎなかったのに対し，40 歳以下では 60% であったと述べている。さらに 40 歳以上では眼圧下降幅が 12±6 mmHg であったのに対し，40 歳以下では 5±6 mmHg と両群の眼圧下降幅にも差があると報告している[55]。

人種

Krupin ら[56] は黒人 68 例，白人 42 例に対し LTP を行い，術後 2 年間の経過で黒人と白人の間に差はなかったと述べているが，Schwartz[57] は黒人 38 例，白人 29 例に LTP を行い，長期経過では黒人と白人で差があり，5 年の経過での成功率は黒人で 32% であるのに対し，白人では 65% であったと述べている。これらは短期での成功率は人種間で差がないのに対し，黒人では長期成績が低下することを示唆している。

隅角色素沈着

線維柱帯の色素沈着が高度であるほどレーザーの焦点を合わせやすく，またレーザーエネルギーを吸収しやすいため，低出力で反応が得られる。しかし色素緑内障や落屑緑内障での眼圧下降効果は，必ずしも線維柱帯の色素の量と関連するわけではない[47]。

片眼での奏効

片眼で奏効した例で，他眼でも奏効することが多いという報告がある[58]。

照射部位，範囲

照射部位については Kitazawa らが[59] 線維柱帯前方（角膜寄り）と線維柱帯後方（毛様体寄り）

での照射を比較している。前方を標的とした場合，術後炎症，一過性眼圧上昇などの合併症が少ないが眼圧下降効果も減少し，後方を標的とした場合，術後炎症，一過性眼圧上昇が高度になり PAS を生じる原因ともなる。したがって線維柱帯色素帯を標的にするのが好ましいと述べている。照射範囲についても Kitazawa ら[59]が全周照射と半周照射とを比較しており，全周照射では術後眼圧上昇が 82% に見られたのに対し，半周照射では 55% であり，眼圧 20 mmHg 以下にコントロールできたのは全周照射群で 37%，半周照射群で 70% であったことから，半周照射のほうが優れていると述べている。

1/4 周照射と半周照射の眼圧下降効果の比較では，同等とするもの[63]と半周照射の方が勝る[64]という報告があるが，術後眼圧上昇に対する安全性には 1/4 照射の方が優れていることから，視神経障害の進行した症例では 1/4 照射を選択する配慮が必要である[38]。前房出血，虹彩炎，虹彩前癒着などの合併症も 1/4 周照射の方が軽度である[38]。

■長期成績

POAG での眼圧コントロール成績は海外，わが国ともに 1 年では約 70% と報告されている[62-64]が，長期的には低下することが知られており，海外での 10 年の成功率は 11〜40% である[62-64]。POAG と落屑緑内障を合わせた報告でも，10 年の成績は 32% とほぼ同様である。わが国での 10 年の成績[65]でも，術後眼圧がコントロールされ視野障害が進行せず，観血的緑内障手術が回避される確率は，1 回照射の場合 5 年目では POAG で 46.9%，落屑緑内障で 51.8%，10 年目では POAG で 45.2%，落屑緑内障で 25.9% あったと報告されている（図 2-205）。また，追加照射を含めた場合の眼圧コントロール確率は，照射後 5 年目で POAG 57.0%，落屑緑内障 68.5%，10 年目では POAG 51.7%，落屑緑内障 42.8% であり，POAG 群と落屑緑内障群間に有意差はなかったとされる。

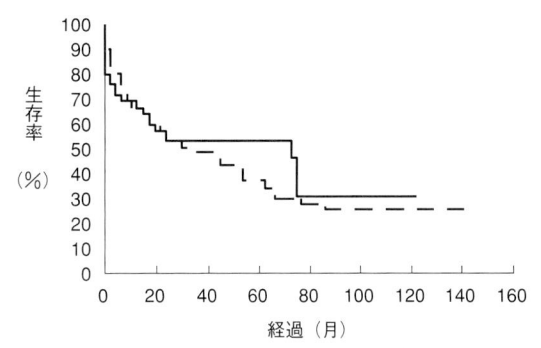

図 2-205 生命表法による 10 年の成績（眼圧 ≦ 20 mmHg，視野障害進行なし）
実線：落屑緑内障，点線：原発開放隅角緑内障
（安達 京，他：日眼会誌 98：374-378，1994 より）

■再照射時

再照射後眼圧がコントロールされる確率は 1 年で 21〜73%[66-71]と報告者によりばらつきがあるが，20 か月での成績は 14%[71]，2 年での成績は 15%[66]，11%[71]とほぼ同程度であり，1 回照射例に比べ早期に成績が低下する傾向がみられる。

■内眼手術と LTP

白内障手術

LTP 後の白内障手術が眼圧下降を悪化させる可能性を指摘する報告もあるが[72]，Brown ら[73]の POAG 31 眼，落屑緑内障 8 眼での報告では，LTP によって得られた 6.7〜9.3 mmHg の眼圧下降は，その後に行われた白内障の術式にかかわらずそのまま維持できたと報告されており，白内障手術の影響は不明である。

緑内障手術

Lieberman ら[74]は 1 回の濾過手術既往例に対し LTP を行い，10 眼中 8 眼に 2〜19 mmHg の眼圧下降が得られたと報告している。他の濾過手術既往例に対する報告でも 67〜86% の成功率が得られており[11,75,76]，再度濾過手術を行う前に試みる価値がある。

角膜移植術

Van Meter[77]らは角膜移植術の既往のある無水晶体眼，あるいは偽水晶体眼の緑内障 10 眼に対し LTP を行い，8 眼で 6〜19 mmHg の眼圧下降が得られ，移植角膜の透明性も保たれ，角膜移

植術既往例にも有効であると報告している。

■緑内障病型とLTP
開放隅角緑内障および落屑緑内障
落屑緑内障で良好な成績が得られているとの報告が多いが[26,44,45]，わが国の長期成績報告では長期的には両者に差がないと報告されている[65]。

閉塞隅角緑内障
Shirakashiら[78]は，レーザー虹彩切開術または周辺虹彩切除術のみでは眼圧コントロール不良で，かつ周辺虹彩前癒着（PAS）が50％以下の慢性閉塞隅角緑内障19例に対し，LTPを行い術後35か月で成功率は66％で，LTPは濾過手術前に試みるべき方法であると述べている。一方Wishartら[79]はレーザー虹彩形成術後にLTPを行った症例では，50％でPASが進行し，周辺虹彩切除術またはレーザー虹彩切開術の後にLTPを行った症例では12％でコントロール良好，30％で不変，58％でコントロール悪化という結果で，LTPは閉塞隅角緑内障の治療に適していないと述べている。

正常眼圧緑内障
正常眼圧緑内障（NTG）に対する報告は少ないが，Tichoら[80]はNTG 16眼に対し薬物療法以前にLTPを行い，2.2～9.9 mmHgの眼圧下降を得たと報告している。小関ら[81]は薬物2剤併用下でLTPを施行し，平均眼圧下降幅2.46±2.09 mmHgを得たと報告している。Schulzerら[82]はNTG 30例をピロカルピン点眼群，LTP群，両者併用群の各々10例3群に分け比較した結果で，30％眼圧下降が得られたのはピロカルピン8例，LTP 2例，ピロカルピン＋LTP 7例であったと報告し，NTG治療法としてピロカルピン＋LTPが有用であると報告している。

■他の治療法との比較
第一選択としてのLTP
薬物療法前 Thomasら[83]は未治療のPOAG 20例30眼にLTPを行い，視神経障害，視野障害の進行なしに眼圧22 mmHg以下であった例が83％であったと報告している。またRosenthalら[84]もPOAG 33例に同様の研究を行い，眼圧21 mmHg以下は55％であったと述べている。

また，POAG 21眼，落屑緑内障42眼を対象としたTuulonenら[85]の報告では，成功率（眼圧22 mmHg以下を成功と定義）は12か月で前者81％，後者36％，18か月でそれぞれ78％，37％であったとしている。

薬物療法との比較 Tuulonenら[86]はレトロスペクティブ研究で，薬物療法に比べてLTPの眼圧コントロール率が高いことを報告しているが，未治療の緑内障39例をLTP群19例，薬物群20例に分けてプロスペクティブに検討した結果[87]では，両群間に有意差はなく，未治療の緑内障ではLTPと薬物は同等の効果であると述べている。

薬物療法に代わる治療としてのLTPの効果と安全性を評価するために行われたGlaucoma Laser Trabeculoplasty Trial（GLT）[88]では，未治療のPOAG 27眼に対し片眼にLTP，他眼に薬物療法を行い，両群での眼圧コントロール（眼圧22 mmHg未満）率が比較された。その結果LTP先行群ではLTPのみによる2年目での成功率は44％で，LTP後チモロール点眼追加を含めての成功率は70％，LTPとチモロールおよびジピベフリンまたはピロカルピン点眼までを含めると，成功率は84％であった。これに対して薬物群では2年でチモロール点眼のみでの成功率は30％，チモロールとジピベフリンまたはピロカルピン点眼を含めての成功率は51％であり，眼圧コントロールに関してはLTP先行群の方が成功率が高かったことが示されている。

これらの研究の結果をまとめると，第一選択としてのLTPには，薬物療法と同等，あるいはそれ以上の効果があると考えられるが，これらの報告当時は，現在の薬物療法の主体であるプロスタグランジン関連薬は登場しておらず，結果の解釈には注意を要する。

薬物療法，手術療法との比較 Migdalらが POAG 168例を線維柱帯切除術群40例，LTP群36例，薬物群36例の3群に分けて行ったプロスペクティブスタディ[89]では，眼圧が最も低かっ

たのが線維柱帯切除術群，最も高かったのが薬物群であり，2年目での眼圧は線維柱帯切除術群15.4 mmHg，LTP群18.3 mmHg，薬物群19.2 mmHgであったと報告されている．

薬物療法下での手術療法との比較

Watsonら[90]によるプロスペクティブスタディでは，薬物療法で眼圧コントロール不良な緑内障を線維柱帯切除術群（48眼）とLTP群（46眼）とで比較した結果，眼圧下降が不十分で，さらなる薬物療法や線維柱帯切除術が必要であったのはLTP群21%に対し，線維柱帯切除術群では10%で，眼圧下降手段としては手術療法が優れていることが確認されている．

薬物療法のみでコントロール不良な進行した緑内障の治療として，LTPを先行させる群と線維柱帯切除術を先行させる群とに分け，その適応や先行する治療の影響について調べることを目的として，591例789眼を対象にして行われたAdvanced Glaucoma Intervention Study（AGIS）の解析[91]では，黒人ではLTPを先行させた方が，白人では手術を先行させた方が緑内障の進行を遅らせるのに効果的であったと報告され，人種による相違が示されている．

選択的線維柱帯形成術

原理

本術式selective laser trabeculoplasty（SLT）は，従来のレーザー線維柱帯形成術（LTP）と同様に，線維柱帯にレーザーを照射する術式であるが，LTPと異なり無差別的な線維柱帯内皮細胞焼灼ではなく，有色素細胞のみに選択的にレーザーエネルギーを作用させ，LTPと同等の効果を得ようとする術式である．

SLTで用いる半波長Nd-YAGレーザー（波長532 nm）は，メラニンに対し高い吸収率を示し，すでに1981年頃より皮膚科，形成外科領域で皮膚毛細血管拡張症，色素沈着などの治療に用いられていたレーザーである[92,93]．このメラニン吸収率の高いレーザーを極短時間照射することによって，他の周囲組織に障害を与えることなくメラニン含有細胞，あるいは細胞内メラニンのみに熱作用を与えることが可能となる．Latinaら[94]の培養ウシ線維柱帯細胞を用いた実験では，アルゴンイオンレーザー（波長514 nm，照射時間0.1 sec），pulsed dye laser（波長588～590 nm，照射時間1および8 μsec），Nd-YAGレーザー（波長532 nmまたは1,064 nm，照射時間10 nsec）を照射した結果，半波長Nd-YAGレーザー（波長532 nm）で選択的に色素細胞が障害されることが確認されている．またRoiderら[95]の家兎眼網膜への照射実験でも，アルゴンレーザー（40～80 mW，100 msec）では焼灼斑が眼底に視認され，組織学的検索で脈絡膜，色素上皮，視細胞に熱障害が及んでいるのに対し，半波長Nd-YAGレーザーの200 nsec照射では焼灼斑が視認されず，熱障害が色素上皮層に限局していることが確認されている．

近年の摘出眼での組織学的研究でも，本術式で標的となるのは色素細胞のみで，無色素細胞や線維柱帯の構造には障害を与えないことが示されている[96]．これらの事実は，従来のLTPによる無差別的な線維柱帯内皮細胞焼灼に比べて，SLTでは広汎な隅角組織障害を避けることが可能であり，本術式がより安全性の高い術式であることを示唆している．しかしSLTの眼圧下降効果と隅角色素の量との相関が明瞭でないなど，その奏効機序に関しては不明な点が多い[97]．

適応

LTPと同様，開放隅角緑内障，落屑緑内障，色素緑内障などが適応となる．若年性開放隅角緑内障やLTP既往例に対しても有効である[98]．閉塞隅角緑内障，発達緑内障は適応にならない[98]．炎症を伴う緑内障には慎重にすべきである[98]．

方法

点眼麻酔後Goldmann三面鏡を装着し，線維柱帯色素帯を標的にする．半波長Nd-YAGレーザー（532 nm）を用い，極短時間照射を行う．照射条件は標的サイズ400 μm（固定），照射エネルギー0.1～2.0 mJ，照射時間0.3 nsec，照射範囲

表2-49 SLTの照射条件

レーザー	半波長 Nd-YAG レーザー (532 nm)
標的サイズ	400 μm (固定)
照射エネルギー	0.1～2.0 mJ
照射時間	0.3 nsec
照射時間	隅角半周50発

隅角半周50発で,各スポットが重ならないように連続して照射する(表2-49)。照射エネルギーは0.8 mJから開始し,バブル形成が見られるときは0.1 mJずつエネルギーを下げ,照射反応がみられない程度のエネルギーに設定する[98,99]。スポットサイズが大きいため,単位面積あたりの照射エネルギーはLTPの約1/4,000となり,照射時間も短いため照射総エネルギーはLTPの約1/60となる[97]。

術前処置および術後管理

Latinaら[99]が行ったパイロットスタディでは,術前処置としてアプラクロニジンを用いず53例にSLTを行い,術後5 mmHg以上の眼圧上昇が25%に,8 mmHg以上の眼圧上昇が9%に見られたと報告している。Damjiら[100]は1%アプラクロニジンを用い18例にSLTを行い,術後3～4 mmHgの眼圧上昇が2例に見られたのみであったと報告している。一方Guzeyら[101]は30例36眼に0.5%アプラクロニジンを用いたにもかかわらず,術後1日目で16.7%が術前眼圧を上回っていたと報告しているが,Latinaら[98]は,術前処置としてアプラクロニジンを用いるとしている。これまでにブリモニジンを用いた報告はない。

Lanzettaら[102]は術後0.1%インドメタシンを10日間用い,術後虹彩炎は見られなかったと報告している。またLatinaら[98]は術後虹彩炎に対しステロイド点眼を3～4日用いると述べている。LTPの場合と同様,眼圧上昇がみられた場合は,炭酸脱水酵素阻害薬の内服や高浸透圧薬の点滴静注などの処置が必要である。

合併症とその対策

SLTの400 μmという大きなスポットサイズは線維柱帯全体をカバーするが,これまでに虹彩前癒着の報告はない[97-105]。これは単位面積あたりの照射エネルギーがLTPの1/4,000と低エネルギーであり[97],かつLTPのような熱凝固による広汎な組織障害ではなく,選択的な細胞障害のみであることの反映と考えられる。

■眼圧上昇

一過性眼圧上昇(術前値より5 mmHg以上の上昇)が0～37.5%に認められる[97-107]が,LTP半周照射での約60%に比べ少ないとされる。

■術後虹彩炎

軽度の虹彩炎が見られる。LTPでの虹彩炎は熱障害によるものであるが,SLTでは照射部への炎症性の刺激が血液房水柵に影響を及ぼすためとされる。

成績

現在までの臨床報告[97-107]では,眼圧下降幅3.8～10.6 mmHg,眼圧下降率17.5～42.9%,有効率60.0～68.7%で,初回治療成績は従来のLTPとほぼ同様である。

わが国の報告では狩野ら[97]はPOAG 67例67眼にSLTを行い,観察期間1～12か月で眼圧下降幅3.8±3.1 mmHgと述べている。加治屋ら[103]はPOAG 10例17眼,落屑緑内障1例1眼で,観察期間3～10か月で,眼圧下降幅8.8±4.4 mmHgと述べている。またKimら[104]はPOAG 16眼で観察期間12か月で,眼圧下降幅4.93 mmHgと述べている。Latinaら[99]は,POAG 30眼およびLTP既往のあるPOAG 23眼の比較をしており,観察期間4～26週で下降幅は各々5.8 mmHg,6.0 mmHg,有効率は両群とも70%であり両者に差はなかったと述べている。

従来のLTPでの再照射時の成功率は,術後1年では21～73%と報告者により異なるが,術後20か月では11～15%と低下するのに比べ,SLTではLTP既往者に対する照射でもSLT初回照射例と同等の有効率である点は注目すべきである[99]。

Gracner[105]は落屑緑内障10眼とPOAG 10眼

の比較をし，観察期間3～18か月で眼圧下降幅は各々 8.5±3.11 mmHg, 8.5±0.58 mmHg であり，眼圧下降効果には有意差はないが，18か月での成功率は落屑緑内障で64%，POAGで78%で，有意差はないものの眼圧効果持続では落屑緑内障の方がやや劣ると述べている。

（山城博子・白土城照）

文献

1) Krasnov MM : Laserpuncture of the anterior chamber angle in glaucoma. Am J Ophthalmol 75 : 674-678, 1973
2) Krasnov MM : Q-switched laser goniopuncture. Arch Ophthalmol 92 : 37-41, 1974
3) Gaasterland D, Kupfer C : Experimental glaucoma in the rhesus monkey. Invest Ophthalmol 13 : 455-457, 1974
4) Wise JB, Witter SL : Argon laser therapy for open-angle glaucoma. A pilot study. Arch ophthalmol 97 : 319-322, 1979
5) 白土城照，北沢克明：強膜岬レーザー照射による緑内障治療．日眼会誌 84 : 2101-2107, 1980
6) Melamed S, Pei J, Epstein DL : Short-term effect of argon laser trabeculoplasty in monkeys. Arch Ophthalmol 103 : 1546-1552, 1985
7) Van Buskirk EM, Pond V, Rosenquist RC et al : Argon laser trabeculoplasty. Studies of mechanism of action. Ophthalmology 91 : 1005-1010, 1984
8) Bylsma SS, Samples JR, Acott TS et al : Trabecular cell division after argon laser trabeculoplasty. Arch Ophthalmol 106 : 544-547, 1988
9) Eguchi S, Yamashita H, Yamamoto T et al : Methods of argon laser trabeculoplasty, complications and long-term follow-up of the results. Jpn J Ophthalmol 29 : 198-211, 1985
10) Araie M, Yamamoto T, Shirato S et al : Effects of laser trabeculoplasty on the human aqueous humor dynamics : A fluorophotometric study. Ann Ophthalmol 16 : 540-544, 1984
11) Robin AL, Pollack IP : Argon laser trabeculoplasty in secondary forms of open angle glaucoma. Arch Ophthalmol 101 : 382-384, 1983
12) Schwartz AL, Wilson MC, Schwartz LW : Efficacy of argon laser trabeculoplasty in aphakic and pseudophakic eyes. Ophthalmic Surg Lasers 28 : 215-218, 1997
13) Horns DJ, Bellows AR, Hutchinson BT et al : Argon laser trabeculoplasty for open angle glaucoma. A retrospective study of 380 eyes. Trans Ophthalmol Soc UK 103 : 288-296, 1983
14) Hollo G : Argon and low energy pulsed Nd:YAG laser trabeculoplasty. A prospective, comparative clinical and morphological study. Acta Ophthalmol Scand 74 : 126-131, 1996
15) Makabe R : Comparison of krypton and argon laser trabeculoplasty. Klin Monatsbl Augenheilkd 189 : 118-120, 1986
16) Brancato R, Carassa R, Trabucchi G : Diode laser compared with argon laser for trabeculoplasty. Am J Ophthalmol 15 : 50-55, 1991
17) Chung PY, Schuman JS, Netland PA et al : Five-years results of a randomized, prospective, clinical trial of diode vs argon laser trabeculoplasty for open-angle glaucoma. Am J Ophthalmol 126 : 185-190, 1998
18) Englert JA, Cox TA, Allingham RR et al : Argon vs diode laser trabeculoplasty. Am J Ophthalmol 124 : 627-631, 1997
19) Kwasniewska S, Fankhauser F, Larsen SE et al : The efficacy of cw Nd-YAG laser trabeculoplasty. Ophthalmic Surg 24 : 304-308, 1993
20) Glaucoma Laser Trial Research Group : The Glaucoma Laser Trial I. Acute effects of argon laser trabeculoplasty on intraocular pressure. Arch Ophthalmol 107 : 1135-1142, 1989
21) 山本哲也，北沢克明：Argon Laser Trabeculoplasty の実際．眼科 26 : 937-942, 1984
22) Grayson D, Chi T, Liebmann J et al : Initial argon laser trabeculoplasty to the inferior vs superior half of trabecular meshwork. Arch Ophthalmol 112 : 446-447, 1994
23) Allf BE, Shields MB : Early intraocular pressure response to laser trabeculoplasty 180° without apraclonidine versus 360° with apraclonidine. Ophthalmic Surg 22 : 539-542, 1991
24) Barnes SD, Campagna JA, Dirks MS et al : Control of intraocular pressure elevations after argon laser trabeculoplasty : comparison of brimonidine 0.2% to apraclonidine 1.0%. Ophthalmology 106 : 2033-2037, 1999
25) Chevrier RL, Assalian A, Duperre J et al : Apraclonidine 0.5% versus brimonidine 0.2% for the control of intraocular pressure elevation following anterior segment laser procedures. Ophthalmic Surg Lasers 30 : 199-204, 1999
26) Thomas JV, Simmons RJ, Belcher CD : Argon laser trabeculoplasty in the presurgical glaucoma patient. Ophthalmology 89 : 187-197, 1982
27) Weinreb RN, Ruderman J, Juster R et al : Immediate intraocular pressure response to argon laser trabeculoplasty. Am J Ophthalmol 95 : 279-286, 1983
28) Quigley HA, Hohman RM : Laser energy levels for trabecular meshwork damage in the primate eye. Invest Ophthalmol Vis Sci 24 : 1305-1307, 1983
29) Ruderman JM, Zweig KO, Wilensky JT et al : Effects of corticosteroid pretreatment on argon laser trabeculoplasty. Am J Ophthalmol 96 : 84-89, 1983
30) Weinreb RN, Robin AL, Baerveldt G et al : Flurbiprofen pretreatment in argon laser trabeculoplas-

ty for primary open-angle glaucoma. Arch Ophthalmol 102 : 1629-1632, 1984
31) 山本哲也, 白土城照, 弓田 彰, 他：レーザートラベクロプラスティ後の眼圧上昇・炎症に対するフルルビプロフェン点眼の効果. 眼臨 80：732-735, 1986
32) Hotchkiss ML, Robin AL, Pollack IP et al : Nonsteroid anti-inflammatory agents after argon laser trabeculolasty : a trial with flurbiprofen and indomethacin. Ophthalmology 91 : 969-976, 1984
33) Tuulonen A : The effect of topical indomethacin on acute pressure elevation of laser trabeculoplasty in capsular glaucoma. Acta Ophthalmol 63 : 245-249, 1985
34) Pappas HR, Berry DP, Partamian L et al : Topical indomethacin therapy before argon laser trabeculoplasty. Am J Ophthalmol 99 : 571-575, 1985
35) Ofner S, Samples JR, Van Buskirk EM : Pilocarpine and the increase in intraocular pressure after trabeculoplasty. Am J Ophthalmol 97 : 647-649, 1984
36) Robin AL : Argon laser trabeculoplasty. Medical therapy to prevent the intraocular pressure rise associated with argon laser trabeculoplasty. Ophthalmic Surg 22 : 31-37, 1991
37) 北沢克明, 東 郁郎, 新家 真, 他：Argon Laser Trabeculoplasty 後の眼圧上昇に対する ALO 2145 点眼液の臨床評価. 眼臨 87：1252-1262, 1993
38) 森 樹郎, 竹中康雄, 白土城照：4分の1周アルゴンレーザー trabeculoplasty の成績. 臨眼 43：1193-1197, 1989
39) Diestelhorst M, Thull D, Krieglstein GK : The effect of argon laser trabeculoplasty on the blood-aqueous barrier and intraocular pressure in human glaucomatous eyes treated with diclofenac 0.1%. Graefes Arch Clin Exp Ophthalmol 233 : 559-562, 1995
40) Schwartz AL, Whitten ME, Bleiman B et al : Argon laser trabecular surgery in uncontrolled phakic open-angle glaucoma. Ophthalmology 88 : 203-212, 1981
41) Rouhiainen HJ, Terasvirta ME, Tuovinen EJ : Peripheral anterior synechiae formation after trabeculoplasty. Arch Ophthalmol 106 : 189-191, 1988
42) Traverso CE, Greenidge KC, Spaeth GL : Formation of peripheral anterior synechiae following argon laser trabeculoplasty. Arch Ophthalmol 102 : 861-863, 1984
43) Richter CU, Shingleton BJ, Bellows AR et al : The development of encapsulated filtering blebs. Ophthalmology 95 : 1163-1168, 1988
44) Tuulonen A, AiraksinenPJ, Kuulasmaa K : Factors influencing the outcome of laser trabeculoplasty. Am J Ophthalmol 99 : 388-391, 1985
45) Takenaka Y, Yamamoto T, Shirato S : Factors affecting success and IOP rise after argon laser trabeculoplasty. Jpn J Ophthalmol 31 : 475-482, 1987
46) Coakes R : Laser trabeculoplasty. Br J Ophthalmol 76 : 624-626, 1992
47) Reiss GR, Wilensky JT, Higginbotham EJ : Laser trabeculoplasty. Surv Ophthalmol 35 : 407-428, 1991
48) Mattox C, Schuman JS : Laser trabeculoplasty. Semin Ophthalmol 7 : 163-171, 1992
49) Eendebak GR, Boen-tan TN, Bezemer PD : Long-term follow-up of laser trabeculoplasty. Doc Ophthalmol 75 : 203-214, 1990
50) Elsas T, Johnsen H : Long-term efficacy of primary laser trabeculoplasty. Br J Ophthalmol 75 : 34-37, 1991
51) Amon M, Menapace R, Radax U et al : Long-term follow-up of argon laser trabeculoplasty in uncontrolled primary open-angle glaucoma. A study with standardized extensive preoperative treatment. Ophthalmologica 200 : 181-188, 1990
52) Goldberg I : Argon laser trabeculoplasty and the open-angle glaucoma. Aust NZ J Ophthalmol 13 : 243-248, 1985
53) Moulin F, Mer YL, Haut J : Five-year results of the first 159 consecutive phakic chronic open-angle glaucomas treated by argon laser trabeculoplasty. Ophthalmologica 202 : 3-9, 1991
54) Wise JB : Ten year results of laser trabeculoplasty. Does the laser avoid glaucoma surgery or merely defer it? Eye 1 : 45-50, 1987
55) Safran MJ, Robin AL, Pollack IP : Argon laser trabeculoplasty in younger patients with primary open-angle glaucoma. Am J Ophthalmol 97 : 292-295, 1984
56) Krupin T, Patkin R, Kurata FK et al : Argon laser trabeculoplasty in black and white patients with primary open angle glaucoma. Ophthalmology 93 : 811-816, 1986
57) Schwartz AL, Love DC, Schwarz MA : Long-term follow-up of argon laser trabeculoplasty for uncontrolled open angle glaucoma. Arch Ophthalmol 103 : 1482-1484, 1985
58) Bishop KI, Krupin T, Feitl ME et al : Bilateral argon laser trabeculoplasty in primary open-angle glaucoma. Am J Ophthalmol 107 : 591-595, 1989
59) Kitazawa Y, Yamamoto T, Shirato S et al : Über die Tecknik der Argon laser trabekuloplastik und ihre Ergebnisse. Klin Monatsbl Augenheilkd 184 : 274-277, 1984
60) Wilensky JT, Weinreb RN : Low-dose trabeculoplasty. Am J Ophthalmol 95 : 423-426, 1983
61) Schwartz LW, Spaeth GL, Traverso C et al : Variation of techuniques on the results of argon laser trabeculoplasty. Ophthalmology 90 : 781-784, 1983
62) Moulin F, Haut J : Argon laser trabeculoplasty : A 10-year follow-up. Ophthalmologica 207 : 196-201, 1993
63) Lotti R, Traverso CE, Murialdo U et al : Argon laser trabeculoplasty : long-term results. Ophthalmic Surg 26 : 127-129, 1995
64) Shingleton BJ, Richter CU, Dharma SK et al : Long-term efficacy of argon laser trabeculoplasty. A 10 year follow-up study. Ophthalmology 100 : 1324-

1329, 1993
65) 安達 京, 白土城照, 蕪城俊克, 他：アルゴンレーザートラベクロプラスティー 10 年の成績. 日眼会誌 98：374-378, 1994
66) Weber PA, Burton GD, Epitropoulos AT：Laser trabeculoplasty retreatment. Ophthalmic Surg 20：702-706, 1989
67) Jorizzo PA, Samples JR, Van Buskirk EM：The effect of repeat argon laser trabeculoplasty. Am J Ophthalmol 106：682-685, 1988
68) Richter CU, Shingleton BJ, Bellows AR et al：Retreatment with argon laser trabeculoplasty. Ophthalmology 94：1085-1089, 1987
69) Bergea B：Repeated argon laser trabeculoplasty. Acta Ophthalmol 64：246-250, 1986
70) Brown SVL, Thomas JV, Simmons RJ：Laser trabeculoplasty retreatment. Am J Ophthalmol 99：8-10, 1985
71) Feldman RM, Katz LJ, Spaeth GL et al：Long-term efficacy of repeat argon laser trabeculoplasty. Ophthalmology 98：1061-1065, 1991
72) Galin MA, Obstbaum SA, Asano Y et al：Laser trabeculoplasty and cataract surgery. Trans Ophthalmol Soc UK 104：72-75, 1984
73) Brown SVL, Thomas JV, Budenz DL et al：Effect of cataract surgery on intraocular pressure reduction obtained with laser trabeculoplasty. Am J Ophthalmol 100：373-376, 1985
74) Lieberman MF, Hoskins HD, Hetherington J：Laser trabeculoplasty and the glaucomas. Ophthalmology 90：790-795, 1983
75) Fellman RL, Starita RJ, Spaeth GL et al：Argon laser trabeculoplasty following failed trabeculectomy. Ophthalmic Surg 15：195-198, 1984
76) Goldmann DB, Mellin KB：Argon laser trabeculoplasty in special forms of open-angle glaucoma. Klin Monastsbl Augenheilkd 191：13-15, 1987
77) Van Meter WS, Allen RC, Waring GO et al：Laser trabeculoplasty for glaucoma in ahakic and pseudophakic eyes after penetrating keratoplasty. Arch Ophthalmol 106：185-188, 1988
78) Shirakashi M, Iwata K, Nakayama T：Argon laser trabeculoplasty for chronic angle-closure glaucoma uncontrolled by iridotomy. Acta Ophthalmol 67：265-270, 1989
79) Wishart PK, Nagasubramanian S, Hitchings RA：Argon laser in trabeculoplasty in narrow angle glaucoma. Eye 1：567-576, 1987
80) Ticho U, Nesher R：Laser trabeculoplasty in glaucoma. Arch Ophthalmol 107：844-846, 1989
81) 小関信之, 新家 真, 白土城照, 他：正常眼圧緑内障に対する保存的療法による眼圧下降効果. 日眼会誌 101：158-162, 1997
82) Schulzer M, The Normal Tension Study Group：Intraocular pressure reduction in normal-tension glaucoma patients. Ophthalmology 99：1468-1470, 1992

83) Thomas JV, El-Mofty A, Hamdy EE et al：Argon laser trabeculoplasty as initial therapy for glaucoma. Arch Ophthalmol 102：702-703, 1984
84) Rosenthal AR, Chaudhuri PR, Chiapella AP：Laser trabeculoplasty primary therapy in open-angle glaucoma. Arch Ophthalmol 102：699-701, 1984
85) Tuulonen A：Laser trabeculoplasty as primary therapy in chronic open angle glaucoma. Acta Ophthalmol 62：150-155, 1984
86) Tuulonen A, Niva AK, Alanco HI：A controlled five-year follow-up study of laser trabeculoplasty as primary therapy for open-angle glaucoma. Am J Ophthalmol 104：334-338, 1987
87) Tuulonen A, Koponen J, Alanko HI et al：Laser trabeculoplasty versus medication treatment as primary therapy for glaucoma. Acta Ophthalmol 67：275-280, 1989
88) The Glaucoma Laser Trial Research Group：The Glaucoma Laser Trial(GLT)：2. Results of argon laser trabeculoplasty versus topical medicines. Ophthalmology 97：1403-1413, 1990
89) Migdal C, Hitchings R：Control of chronic simple glaucoma with primary medical, surgical and laser treatment. Trans Ophthalmol Soc UK 105：653-656, 1986
90) Watson PG, Allen ED, Graham CM et al：Argon laser trabeculoplasty or trabeculectomy：a prospective randomized block study. Trans Ophthalmol Soc UK 104：55-61, 1984
91) The Advanced Glaucoma Intervantion Study(AGIS)：9. Comparison of glaucoma outcomes in black and white patients within treatment groups. Am J Ophthalmol 132：311-320, 2001
92) Anderson RR, Parrish JA：Microvasculature can be selectively damaged using dye lasers：A basic theory and experimental evidence in human skin. Lasers Surg Med 1：263-276, 1981
93) Anderson RR, Parrish JA：Selective photothermolysis：Precise misrosurgery by selective absorption of pulsed radiation. Science 220：524-527, 1983
94) Latina MA, Park C：Selective targeting of trabecular meshwork cells：In vitro studies of pulsed and CW laser intractions. Exp Eye Res 60：359-372, 1995
95) Roider J, Lindemann C, EL-Hifnawi EL-S et al：Therapeitic range of repetitive nanosecond laser exposures in selective RPE photocoagulation. Graefes Arch Clin Exp Ophthalmol 236：213-219, 1998
96) Kramer TR, Noecker RJ：Comparison of the morphologic changes after selective laser trabeculoplasty and argon laser trabeculoplasty in human eye bank eyes. Ophthalmology 108：773-779, 2001
97) 狩野 廉, 桑山泰明, 溝上志朗, 他：選択的レーザー線維柱帯形成術の術後成績. 日眼会誌 103：612-616, 1999
98) Latina MA, Tumbocon JA：Selective laser trabeculoplasty：a new treatment option for open angle

glaucoma. Curr Opin Ophthalmol 13 : 94-96, 2002

99) Latina MA, Sibayan SA, Shin DH et al : Q-switched 532-nm Nd-YAG laser trabeculoplasty (Selective laser trabeculoplasty) A multicenter, pilot, clinical study. Ophthalmology 105 : 2082-2090, 1998

100) Damji KF, Shah KC, Rock WJ et al : Selective laser trabeculoplasty v argon laser trabeculoplasty : a prospective randomised clinical trial. Br J Ophthalmol 83 : 718-722, 1999

101) Guzey M, Arslan O, Tamcelik N et al : Effects of frequency-doubled Nd-YAG laser trabeculoplasty on diurnal intraocular pressure variations in primary open-angle glaucoma. Ophthalmologica 213 : 214-218, 1999

102) Lanzetta P, Menchini U, Virgili G : Immediate intraocular pressre response to selective laser trabeculoplasty. Br J Ophthalmol 83 : 29-32, 1999

103) 加治屋志郎, 早川和久, 澤口昭一 : 選択的レーザー線維柱帯形成術の治療成績. 日眼会誌 104 : 160-164, 2000

104) Kim YJ, Moon CS : One-year follow-up laser trabeculoplasty using Q-switched frequency-doubled Nd : YAG laser of 523nm wavelength. Ophthalmic Surg Lasers 31 : 394-399, 2000

105) Gracner T : Intraocular pressure response of capsular glaucoma and primary open-angle glaucoma to selective Nd-YAG laser trabeculoplasty : a prospective, comparative clinical trial. Eur J Ophthalmol 12 : 287-292, 2002

106) Latina MA, Sibayan SA, Gil-Carrasco F et al : Selective laser trabeculoplasty : A pilot clinical trial. Invest Ophthalmol Vis Sci 38 : S12, 1997

107) Spiegel D, Bunse A : Selective laser trabeculoplasty (SLT): First clinical short term results. Invest Ophthalmol Vis Sci 39 : S472, 1998

108) Tabak S, de Waard PWT, Lemij HG et al : Selective laser trabeculoplasty in glaucoma. Invest Ophthalmol Vis Sci 39 : S472, 1998

③ 房水産生を抑制する手術

レーザー毛様体破壊術

歴史

　毛様体破壊術 cyclodestructive procedures は，毛様体を破壊し房水産生を抑制し眼圧下降をはかることを目的とする術式で，1921年に Shahan ら[1]が熱エネルギーを強角膜輪部周辺に与えた結果，結果的に眼圧下降が得られたとする報告に始まる。その後にジアテルミー凝固[2]，低周波 Galvani 電流[3]などの方法が試みられたが，1950年に Bietti[4]が冷凍凝固法を報告し，従来の方法に比べ安全性が高く，術式も容易であることから広く行われることとなった。光エネルギーを用いて毛様体を破壊する方法は，1961年に Weekers[5]らによって，キセノンアークを用いた経強膜毛様体光凝固が報告されたが，毛様体破壊の定量が困難であること，周囲組織へ傷害を及ぼすことなどの問題から普及しなかった。
　レーザーが毛様体凝固 cyclophotocoagulation に使用されたのは1971年，Lee[6]らが散瞳下で経瞳孔的に直接毛様体にアルゴンレーザーを照射したことに始まるが，毛様体を観察することができる症例は限られており，適応には制限があった。これに対して Beckman らは1972年[7]，ルビーレーザー（693 nm）を用いた経強膜毛様体光凝固を行い，経強膜法に初めてレーザーが用いられた。次いで1973年 Beckman らは[8]より安価な Nd-YAG レーザーを導入し，その後 Wilensky[9]，Fankhauser ら[10]によってその有効性が確認され，経強膜レーザー凝固法が普及することとなった。さらに1990年に Schuman ら[11]によって Nd-YAG レーザーより簡便性のあるダイオード（半導体）レーザーが導入され，これが現在の経強膜毛様体光凝固術の主流となっている。

　一方，レーザーファイバーを用いて眼内から毛様体凝固を行う眼内法は，硝子体手術の発展に伴って行われるようになり，1985年には Shields ら[12]が内視鏡にアルゴンレーザーを取り付け，サル眼の毛様体扁平部より挿入し直視下に毛様体にレーザー照射を行い，これが眼内法の始まりとなった。さらに Uram ら[13]は1992年，内視鏡と光源とレーザーが一つになった装置を開発し，有水晶体眼にも照射可能とした。現在では内視鏡を用いずに硝子体手術時に強膜を圧入して，直視下でレーザー照射を行う方法が一般的となっている。

作用機序

　房水産生の場である毛様体皺襞部の凝固破壊により，房水産生を抑制するという機序が考えられている。組織学的には，無色素上皮と色素上皮には再生能の差がみられ，房水産生には無色素上皮細胞，色素上皮細胞の相互関係が重要な役割を担っているとされることから，この上皮細胞間の構造破壊が房水産生の低下につながっていると考えられている[14]。またネコを用いた実験から，毛様体光凝固では分泌突起の房水産生減少により眼圧下降させることができる一方，血液房水柵の破壊により非分泌突起によって前房内に入る水を増加させるとしており，最終的な眼圧はこれらの二つの効果のバランスおよび原疾患の緑内障性房水流出路の障害によるとする考えもある[15]。

　Nd YAG レーザーとダイオードレーザーの比較では，剖検人眼で両者に差はなかったと報告されているが[16]，家兎眼ではダイオードレーザーの方が毛様体色素上皮の障害が著明であったとの報告がある[17]。

　近年，経強膜法で従来の毛様体皺襞部ではなく，毛様体扁平部凝固でも眼圧下降が得られる例が報

告され[18-22]ており，房水流出促進による眼圧下降機序も注目されている。家兎眼の実験では[23]，輪部から6mmの部位の凝固で，ぶどう膜強膜路の流出促進が得られる可能性が示唆されているが，沖坂ら[24]はサル眼での実験で，皺襞部凝固では毛様体色素上皮と無色素上皮の接合部破壊と毛細血管閉塞が認められ，従来の毛様体破壊による房水産生抑制が考えられるのに対して，扁平部凝固では凝固巣の線維性瘢痕収縮に伴うぶどう膜強膜流出路の拡大があることを示している。

適応と禁忌

毛様体破壊術はレーザー凝固術に限らず，房水産生抑制が過度になると眼球癆となる危険性があることから，眼圧下降のための最終治療手段と考えるべきで，複数回の濾過手術でも眼圧下降が得られなかった難治性緑内障，特に絶対緑内障，血管新生緑内障，末期発達緑内障，無水晶体性緑内障，ぶどう膜炎に伴う緑内障など，濾過手術の成功率が低いと予想される症例が適応となる。しかし近年，手術療法の第一選択としての報告もあり，開発途上国では経済的理由や医療技術水準などの問題により，薬物療法や観血的手術療法が困難である場合も多く，より簡単で安価な方法が望まれるとされる[25]。

本法の禁忌としては白子症があげられる。白子症は無色素であり，レーザーエネルギーが毛様体色素に吸収されず，網膜を障害する恐れがあるため危険である。

手術手技

毛様体へのレーザー照射方法には経強膜法（経結膜強膜法），経瞳孔法，および眼内法がある。

経強膜法はすべての症例に施術可能であるが，凝固程度の確認ができないため，過少凝固あるいは過剰凝固となる可能性がある。照射法には接触型，非接触型があるが，毛様体への照射効率が低いことから現在非接触型は用いられていない。これに対して経瞳孔法は毛様体を直視下に凝固でき，凝固効果を確認できること，毛様体を直接凝固できるため，他の組織の障害が少ないことなどの利点があるが，毛様体が直視下に観察できるほど極大散瞳する症例や，周辺虹彩切除などにより毛様体が観察可能な症例にのみ可能な方法で，適応となる症例には限界がある。眼内法は眼内レーザーを用い硝子体手術に併用して行われるもので，毛様体破壊術の中で最も効果的といわれ，毛様体への照射が確実で凝固状態が確認できる利点があるが，硝子体手術の設備を必要とする点では簡便な方法とは言いがたい。近年，眼内レーザーに内視鏡を組み合わせた装置も開発されている。

■経強膜毛様体光凝固術

光源

光源として接触型では，連続発振型Nd-YAGレーザー（波長1,064nm），またはダイオードレーザー（波長810nm）を用いる。クリプトンレーザーを用いた報告[26]もある。非接触型ではfree running mode Nd-YAGレーザーを用いていたが，接触型に比べ凝固効率も安全性も劣るため[27]，現在では行われていない。

メラニン色素への吸収は，ダイオードレーザーがNd-YAGレーザーの約3倍であるが，強膜透過性はNd-YAGレーザーが75%であるのに対し，ダイオードレーザーは35%で，Nd-YAGレーザーの方が勝っている[28]。しかし，ダイオードレーザーでも接触型で照射する場合には，結膜，強膜表面反射で失われるエネルギーが減り，透過性を70%と向上させることができ[28]，剖検摘出人眼での比較では，ダイオードレーザーはNd-YAGレーザーの約半分のエネルギーで，同程度の凝固を得られると報告されている[19]。またレーザー装置の耐久性，安価で軽量，携帯が可能であるなどの簡便性においてもダイオードレーザーの方が優れている。

照射方法

経強膜毛様体光凝固術で広く行われている皺襞部凝固では，一般にダイオードレーザーが用いられる。2種類の装置があり，Gプローブ（図2-206）を有するOcuLight-SLx（Iris Medical社製，米国）と，ペンシルタイプのプローブを有するDC-3000（NIDEK社製，日本）があるが，いずれ

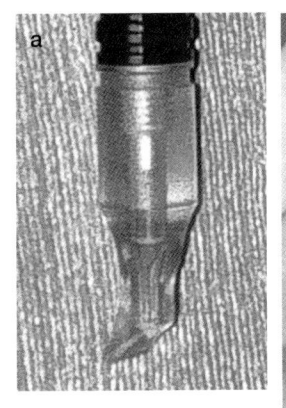

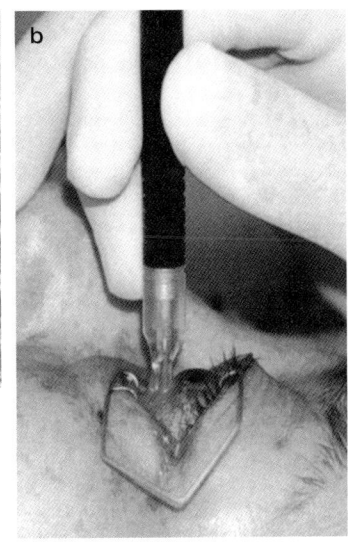

図 2-206　毛様体光凝固
Iris Medical 社製 G プローブ先端（a）と，術中写真（b）。
プローブ中心を通る直径 1 mm のファイバーは足板から突出しており，足板を強膜に当てると先端は強膜に圧入される。

も輪部より 1.2 mm の位置の強膜に照射する。ダイオードレーザーの照射条件は，照射エネルギー 1.5～2.5 W，照射時間 1.5～2.5 sec である。低エネルギーから開始し 0.25 W ずつパワーを上げる。G プローブでもペンシル型でも毛様体が蒸散するときに発生する音（ポップ音）が生じる直前の出力がよいとされる[29-31]が，低エネルギー，長時間照射（1.25～1.5 W，3.5～4 sec）の報告もある[32]。

照射範囲と照射数は，G プローブを考案した Gaasterland ら[33]の最初の規定は 270 度に 17～19 発照射するというものであったが，360 度に 25 発[34]，40 発[35]も報告されている。また，過剰照射による眼球癆の危険を避けるため 270 度に 17～20 発[29,33,36]，あるいは長後毛様動脈の障害を避けるため，3 時と 9 時は照射を避けて約 20 発[37,38]との報告もあり，照射範囲と照射数に関する定見はない。

なお再照射に関しては，術後 2～3 週は眼圧が下降する可能性があり，この間に再照射すると眼球癆になる危険性があるため，効果が不十分であれば 1 か月後再照射[35]あるいは追加照射[24]をする。Bloom らは最大 5 回まで再照射可能であると述べている[35]。

ぶどう膜強膜路からの房水流出促進を目的とした扁平部凝固では角膜輪部後方 3.0～4.0 mm の位置に照射する[27]。Nd-YAG レーザーを用い，照射エネルギー 5～7 W，照射時間 1 sec で全周 40 発程度，もしくは 2 列 80 発の報告がある[39]。

■経瞳孔毛様体光凝固術
光源
細隙灯顕微鏡から照射するため，アルゴンレーザー（488 nm，514 nm）が主に用いられる。

照射方法
照射条件はスポットサイズ 50～100 μm，照射時間 0.1～0.2 sec，エネルギー 600～1000 mW で，毛様体突起の先端に焦点を合わせ，各毛様体突起の先端の中央にくぼみが生じ白変するまで照射する。太い毛細血管は凝固すると出血のおそれがあるため避ける。出血した場合はスポットサイズ 200 μm，照射時間 0.2 sec，エネルギー 250 mW で血管を直接凝固し止血する[40]。経瞳孔毛様体光凝固を行うためには，通常 14 突起以上観察で

きることが必要とされ，1回の照射範囲は180度で照射数は10〜15突起，最大で35突起(180度)までである[41]。4〜6週で効果が不十分なときは，追加照射する[40]。

■眼内レーザー

光源

アルゴンまたはダイオードレーザープローブを用いる。

照射方法

照射エネルギーと時間は，レーザーファイバー先端から毛様体までの距離によって異なるが，一般的に300〜600 mW，1〜2秒の照射を，毛様体が収縮して白濁するまで行う[13,42]。照射範囲は1/4〜1/2周である[13,42]。硝子体手術時に行う方法が一般的であるが，内視鏡眼内レーザーでは粘弾性物質を用いて経角膜的に行う方法も報告されている[43]。

術前および術後処置

■経強膜法

疼痛軽減のため術前処置として2%リドカイン(キシロカイン®)単独，あるいは2%リドカインと0.5%ブピバカイン(マーカイン®)を2 mlずつ混合し，球後麻酔を行う[28,33]。2%メピバカインの結膜下注射による方法も報告されている[44]。術後はステロイドの結膜下注射，アトロピン，抗生物質，ステロイド点眼を行う。術直後は眼圧上昇の可能性もあるので眼圧測定を行い，眼圧上昇時は高浸透圧剤の点滴静注を行う。抗緑内障薬は，縮瞳薬を除いては術前と同様に継続する。

■経瞳孔法

麻酔は4%リドカイン点眼を用いる。通常患者は術中，毛様体が視認できる位置に眼球を動かす必要があるため，眼球運動を制限させる球後麻酔は不適である[41]。術前に十分散瞳しGoldmann三面鏡を装着する。術後炎症は必発であり，術後3〜6日はステロイドの局所投与を行う。

■眼内レーザー

白内障手術または硝子体手術の術前術後処置に準ずる。麻酔は0.75%ブピバカイン単独[49]，あるいは2%リドカインと0.75%ブピバカインを混合し[48]，球後麻酔を行う。

合併症

■経強膜法

Jenningsら[45]は毛様体皺襞部光凝固術での合併症を11編の文献からレビューし，主な合併症として，虹彩炎(27〜100%)，疼痛(2〜100%)をあげている。その他，結膜浮腫(69〜100%)，角膜浮腫(18%)，硝子体炎(16%)，前房出血(3〜16%)，前房蓄膿(5〜7%)，硝子体出血(4%)，眼圧上昇(2〜7%)，網膜剥離(2%)，黄斑浮腫(1〜2%)，眼球癆(1〜3%)，結膜充血(80〜100%)，フィブリン析出(10%)，角膜・強膜熱傷(9%)，強膜菲薄化(25%)，低眼圧(3〜100%)，脈絡膜剥離(4〜100%)などが報告されているが，その頻度にはかなりのバラツキがある。Chenら[28]のレビューでは，視力低下はNd-YAGレーザーや冷凍凝固に比べダイオードレーザーの方が少なく，ダイオードレーザー照射後の視力低下は18〜30%と報告されている。低眼圧や眼球癆をきたす率もダイオードレーザー0〜5%，Nd-YAGレーザー0〜11%，冷凍凝固3〜17%であり，Chenらはダイオードレーザーが最も安全性が高いと述べている。

毛様体扁平部凝固では疼痛はかなりの症例で，虹彩炎はほぼ全例でみられると報告されている[39]。視力低下は多数照射群(60〜80発)で52%，少数照射群(36〜40発)で25%，眼球癆は多数照射群で17%，少数照射群で6%と報告されている[39]。

■経瞳孔法

Leeは無水晶体性緑内障14例で点状表層角膜症8例を認めたが，不可逆的角膜障害はなかったと報告し，虹彩炎も経強膜法に比べて軽度であったと述べている。また，術後5年間の観察で網膜剥離，眼球癆などの晩期合併症はなかったと報告

している[41]。Shieldsらは術直後の眼圧上昇，軽度の炎症が一般的合併症で，不成功例21例中18例で術後平均7.7 mmHgの眼圧上昇，2例で視力低下が見られたと報告している[46]。

そのほか血管新生緑内障での繰り返し照射で，硝子体出血をきたした報告がある[47]。

■眼内法

眼内レーザーでは，Patelら[48]は18眼のうち，硝子体出血2眼，脈絡膜剥離2眼，低眼圧1眼を報告している。またLimら[42]は21眼中2眼で光覚消失を報告している。

内視鏡眼内レーザーの報告ではChenら[49]は種々の緑内障68眼で術後視力不変または向上が94%，視力低下が6%であったと報告している。また網膜剥離[43]，硝子体出血[50]の報告もある。さらに最も一般的に見られる合併症はフィブリン析出24%，前房出血12%であり，これらは術直後の眼内の炎症および血液房水柵不全による[49]。より少ない合併症としては脈絡膜剥離4%，悪性緑内障が1例にみられた。しかし眼球癆，全眼球炎，網膜剥離，交感性眼炎などの重篤な合併症はみられなかったと報告している[49]。Neelyら[51]の小児難治性緑内障29例36眼での報告では，網膜剥離が2例，低眼圧が1例，視力低下が1例であったと報告されている。

成績

■経強膜法

種々の緑内障100例100眼に対するダイオードレーザーによる毛様体皺襞部凝固の報告[52]では，眼圧コントロール成績は開放隅角緑内障(19眼)，炎症性緑内障(20眼)，血管新生緑内障(15眼)では各々89.5%，75%，86.7%と成功率が高いのに対し，外傷性緑内障(14眼)，無水晶体性緑内障(7眼)，発達・若年性緑内障(8眼)では各々57.1%，57.1%，62.5%と低いことが示されている。また，50歳以下，手術歴のあるもの，無水晶体眼での成績が低いことが指摘されている。

18歳以下(0.4～17歳)の小児の緑内障61例77眼に対し，ダイオードレーザー経強膜毛様体光凝固術を施行した報告[53]では，1回照射で眼圧21 mmHg以下にコントロールできたものは，1年で37%に過ぎなかったが，繰り返し照射することにより1年で72%，2年で51%と高い成功率を得ることができたとされている。

ダイオードレーザーとNd-YAGレーザーとの比較を行った報告[34]では，眼圧コントロール成績に差がないことが示されている。またNd-YAGレーザー毛様体光凝固術とインプラント手術との比較[54]によれば，眼圧コントロール成績は毛様体光凝固術で76.6%，インプラント手術で94.4%で，インプラント手術の方が優れていると報告されている。インプラント手術後の眼圧コントロール不良例に対し，ダイオードレーザー毛様体光凝固を行った報告[55]では，71%に眼圧コントロールが得られたと報告されている。

角膜移植術後の緑内障8眼に対するダイオードレーザー経強膜毛様体光凝固の報告[56]では，全例とも眼圧下降が得られ，角膜透明性が向上したのは5眼，低下したのは3眼，視力向上または不変が7眼，低下が1眼であったとされる。

治療の第一選択としてのダイオードレーザー毛様体光凝固に関しては，193眼を対象とした報告[57]では，76.4%に眼圧コントロール(10～22 mmHg)が得られたと報告されている。また同じく92眼を対象とした報告[25]では，眼圧22 mmHg以下にコントロールできたのは48%であったと報告されている。

毛様体扁平部凝固との比較に関しては安藤ら[27]が，Nd-YAGレーザーを用い皺襞部凝固と扁平部凝固，各々19眼，43眼について報告し，眼圧コントロール成績は各々68.4%，88.8%であったが，眼球癆，光覚喪失例は扁平部凝固で少なかったことを報告している。また安藤ら[39]はNd-YAGレーザー扁平部凝固で，角膜輪部後方3.0～4.0 mmで2列60～80発照射群と，角膜輪部後方3.5 mmに全周36～40発照射群とを比較し，1年後の有効率は前者では83%，後者では90%，1年後に眼球癆に移行した症例が前者で10.1%，後者で6.7%であったと報告している。

■経瞳孔法

経瞳孔法についての多数例での報告はないが，無水晶体眼緑内障14眼を対象とした報告[40]では，10眼（71％）で眼圧コントロールが得られ，眼圧下降効果は凝固できた毛様体突起数に関連し，少なくとも1/4周照射しなければ眼圧コントロールは得られないとしている．この照射範囲に関してはMerritt[58]も，7眼中眼圧コントロールが得られたのは，60突起に照射した1眼のみ（他は5～10突起照射）であったことを報告し，眼圧下降が得られなかった原因として，非照射部毛様体からの房水産生が代償的に活発になる可能性を示唆している．

一方，Shields[59]の種々の緑内障16例の報告では，眼圧コントロールが得られた群と得られなかった群での，照射突起数には差がないことが示されており，照射範囲（突起数）と効果に関しては明らかではない．サル眼を用いた組織学的研究[12]で，突起先端には組織破壊が見られるものの，突起根部は正常な組織像を呈していたことから，経瞳孔法で十分な眼圧下降効果が得られない理由として，凝固できるのが毛様体の先端のみであるためではないかと推察されている[12]．

■眼内法

硝子体手術時に眼内レーザーによる毛様体凝固を行った報告では，50～80％[42,48,60]の眼圧コントロール率が報告されている．この中で21眼を対象としたLimら[42]の報告では，ダイオードレーザーとアルゴンレーザーでは差はなかったと報告されている．

内視鏡眼内レーザーを用いた報告ではUram[61]が，血管新生緑内障143眼を対象として平均眼圧下降率67.6％と報告しているが，眼圧コントロール率についての記載はない．種々の難治性緑内障68眼を対象としたChenら[49]の報告では，平均眼圧下降率34％で，生命表法を用いた生存率は1年で94％，2年で82％と報告されている．また術前視力と術後視力の比較では改善，不変が96％，悪化が4％と述べている．開放隅角緑内障10眼に対し，内視鏡眼内レーザーと超音波水晶体乳化吸引術同時手術を行った報告[50]では，平均眼圧下降率は57％と報告されている．小児難治性緑内障に対する内視鏡眼内レーザーの報告[51]では，眼圧コントロール率は34％と報告されている．

（山城博子・白土城照）

文献

1) Shahan WE, Post L : Thermophore studies in glaucoma. Am J Ophthalmol 4 : 109-118, 1921
2) Vogt A : Versuche zur intraocularen Druckherabsetzung mittels Diatermieschadigung des Corpus ciliare (Zyklodiatermiestichelung). Klin Monatsbl Augenheilkd 97 : 672-677, 1936
3) Berens C, Sheppard LB, Duel AB Jr : Cycloelectrolysis for glaucoma. Trans Am Ophthalmol Soc 47 : 364-380, 1949
4) Bietti G : Surgical intervention on the ciliary body : New trends for the relief of glaucoma. JAMA 142 : 889-897, 1950
5) Weekers R, Lavergne G, Watillon M et al : Effects of photocoagulation of ciliary body upon ocular tension. Am J Ophthalmol 52 : 156-163, 1961
6) Lee PF, Pomeranzeff O : Transpupillary cyclophotocoagulation of rabbit eyes : An experimental approach to glaucoma surgery. Am J Ophthalmol 71 : 911-921, 1971
7) Beckman H, Kinoshita A, Rota AN et al : Transscleral ruby laser irradiation of the ciliary body in the treatment of intractable glaucoma. Trans Am Acad Ophthalmol Otolaryngol 46 : 423-436, 1972
8) Beckman H, Sugar HS : Neodymium laser cyclophotocoagulation. Arch Ophthalmol 90 : 27-28, 1973
9) Wilensky JT, Welch D, Mirolovich M : Transscleral cyclocoagulation using a neodymium : YAG laser. Ophthalmic Surg 16 : 95-98, 1985
10) Fankhauser F, van der Zypen E, Kwasniewska S et al : Transscleral cyclophotocoagulation using a neodymium : YAG laser. Ophthalmic Surg 17 : 94-100, 1986
11) Schuman JS, Puliafito CA, Allingham RR et al : Contact transscleral continuous wave neodymium : YAG laser cyclophotocoagulation. Ophthalmology 97 : 570-580, 1990
12) Shields MB, Chandler DB, Hickingbotham D et al : Intraocular cyclophotocoagulation. Arch Ophthalmol 103 : 1731-1735, 1985
13) Uram M : Ophthalmic laser microendoscope endphotocoagulation. Ophthalmology 99 : 1829-1832, 1992
14) 水川淳, Jing LG, 沖坂重邦：連続波Nd-YAGレーザー猿毛様体ひだ部光凝固の組織病理学的観察. 日眼会誌 96 : 132-145, 1992
15) Rosenberg LF, Karalekas DP, Krupin T et al : Cyclocryotherapy and noncontact Nd : YAG laser

cyclophotocoagulation in cats. Invest Ophthalmol Vis Sci 37 : 2029-2036, 1996
16) Assia EI, Hennis HL, Stewart WC et al : A comparison of neodymium : yttrium aluminium garnet and diode laser transscleral cyclophotocoagulation and cyclocryotherapy. Invest Opthalmol Vis Sci 32 : 2774-2778, 1991
17) Brancato R, Leoni G, Trabucchi G et al : Histopathology of continuous wave neodymium : yttrium aluminium garnet and diode laser contact transscleral lesions in rabbit ciliary body. A comparative study. Invest Ophthalmol Vis Sci 32 : 1586-1592, 1991
18) 安藤文隆：連続発振型 Nd-YAG レーザーを用いた経強膜毛様体光凝固術．眼科手術 5 : 285-290, 1992
19) Okisaka S, Miyazaki K, Morimoto K et al : Laser uveoscleroplasty : basic mechanisms and clinical experience. Lasers in Ophthalmology 353-361, Kugler publications, 2003
20) 沖坂重邦, Liu Guo-Jing, 水川 淳：毛様体ひだ部・扁平部に対する光凝固の比較検討．あたらしい眼科 9 : 661-665, 1992
21) 安藤文隆, 河合卓哉：難治性緑内障に対する経強膜接触型毛様体光凝固法．眼臨 86 : 776-779, 1992
22) 安藤文隆, 河合卓哉, 高橋佳代子, 他：難治性緑内障に対する経強膜接触型毛様体光凝固法 2. 毛様体扁平部照射の奏効機序に関する臨床的研究．眼科手術 4 : 535-538, 1991
23) Schubert HD, Federman JL : The role of inflammation in CW Nd-YAG contact trans-scleral photocoagulation and cryopexy. Invest Ophthalmol Vis Sci 30 : 543-549, 1989
24) 沖坂重邦, 徳永正一, 劉幗旌：レーザー毛様体手術．眼科手術 6 : 509-514, 1993
25) Egbert PR, Fiadoyor S, Budenz DL et al : Diode laser transscleral cyclophotocoagulation as a primary surgical treatment for primary open-angle glaucoma. Arch Ophthalmol 119 : 345-350, 2001
26) Raivio VE, ImmonenIJR, Puska PM : Transscleral contact krypton laser cyclophotocoagulation for treatment of glaucoma in children and young abults. Ophthalmology 108 : 1801-1807, 2001
27) 安藤文隆, 沖坂重邦：難治性緑内障に対する経強膜接触型毛様体光凝固術．あたらしい眼科 9 : 1163-1164, 1992
28) Chen TC, Pasquale LR, Walton DS et al : Diode laser transscleral cyclophotocoagulation. Int Ophthalmol Clin 39 : 169-176, 1999
29) Oguri A, Takahashi F, Tomita G et al : Transscleral cyclophotocoagulation with the diode laser for neovascular glaucoma. Ophthalmic Surg Lasers 29 : 722-727, 1998
30) 若林俊子, 大竹雄一郎, 下山 勝, 他：難治性緑内障に対するダイオードレーザー経強膜毛様体光凝固術の治療成績．臨眼 53 : 589-592, 1999
31) 加藤 聡, 出田隆一, 小林史明, 他：糖尿病眼の血管新生緑内障に対する半導体レーザー経強膜毛様体光凝固と毛様体冷凍凝固の比較．臨眼 51 : 1739-1744, 1997
32) Pastor SA, Singh K, Lee DA et al : Cyclophotocoagulation. A Report by the American Academy of Ophthalmology. Ophthalmology 108 : 2130-2138, 2001
33) Gaasterland DE, Pollack IP : Initial experience with a new method of laser transscleral cyclophotocoagulation for ciliary ablation in severe glaucoma. Tr Am Ophth Soc 90 : 225-246, 1992
34) Youn J, Cox TA, Herndon LW et al : A clinical comparison of transscleral cyclophotocoagulation with neodymium : YAG and semiconductor diode lasers. Am J Ophthalmol 126 : 640-647, 1998
35) Bloom PA, Tsai JC, Sharma K et al : "Cyclodiode" Trans-scleral diode laser cyclophotocoagulation in the treatment of advanced refractory glaucoma. Ophthalmogy 104 : 1508-1520, 1997
36) Kosoko O, Gaasterland DE, Pollack IP et al : Long-term outcome of initial ciliary ablation with contact diode laser transscleral cyclophotocoagulation for severe glaucoma. Ophthalmology 103 : 1294-1302, 1996
37) Brancato R, Carassa RG, Bettin P et al : Contact transscleral cyclophotocoagulation with diode laser in refractory glaucoma. Eur J Ophthalmol 5 : 32-39, 1995
38) Mastrobattista JM, Luntz M : Ciliary body ablation : Where are we and how did we get here? Surv Ophthalmol 41 : 193-213, 1996
39) 安藤文隆：毛様体扁平部濾過手術—連続発振型 Nd : YAG レーザーによる経強膜接触型毛様体光凝固法．あたらしい眼科 13 : 589-592, 1996
40) Lee PF : Argon laser photocoagulation of the ciliary processes in cases of aphakic glaucoma. Arch Ophthalmol 97 : 2135-2138, 1979
41) Schlutz J : Additional uses of laser therapy in glaucoma. In : Ritch R, Shields MB, Krupin T ed : The Glaucomas, 1621-1300, CV Mosby, St Louis, 1996
42) Lim JI, Lynn M, Capone A et al : Ciliary body endophotocoagulation during pars plana vitrectomy in eyes with vitreoretinal disorders and concomitant uncontrolled glaucoma. Ophthalmology 103 : 1041-1046, 1996
43) Uram M : Ophthalmic laser microendoscope ciliary process ablation in the management of ablation in the management of neovascular glaucoma. Ophthalmology 99 : 1823-1828, 1992
44) Schlote T, Derse M : Subconjuntival anesthesia in contact diode laser cyclophotocoagulation. Ophthalmic Surg Lasers 32 : 289-293, 2001
45) Jennings BJ, Mathews DE : Complications of Neodymium : YAG cyclophotocoagulation in the treatment of open-angle glaucoma. Optom Vis Sci 76 : 686-691, 1999
46) Shields S, Stewart WC, Shields MB : Transpupillary argon laser cyclophotocoagulation in the treatment of glaucoma. Ophthalmic Surg 19 : 171-175, 1988

47) Mochizuki M : Transpupillary cyclophotocoagulation in hemorrhagic glaucoma : A case report. Jpn J Ophthalmol 19 : 191-198, 1975
48) Patel A, Thompson JT, Michels RG et al : Endolaser treatment of the ciliary body for uncontrolled glaucoma. Ophthalmology 93 : 825-830, 1986
49) Chen J, Cohn RA, Lin SC et al : Endoscopic photocoagulation of the ciliary body for treatment of refractory glaucomas. Am J Ophthalmol 124 : 787-796, 1997
50) Uram M : Combined phacoemulsification endoscopic ciliary process photocoagulation and intraocular lens implantation in glaucoma management. Ophthalmic Surg 26 : 346-352, 1995
51) Neely DE, Plager DA : Endocyclophotocoagulation for management of difficult pediatric glaucomas. J AAPOS 5 : 221-229, 2001
52) Schlote T, Derse M, Rassmann K et al : Efficacy and safety of contact transscleral diode laser cyclophotocoagulation for advanced glaucoma. J Glaucoma 10 : 294-301, 2001
53) Kirwan JF, Shah P, Khaw PT et al : Diode laser cyclophotocoagulation. Role in the management of refractory pediatric glaucomas. Ophthalmology 109 : 316-323, 2002
54) Chalam KV, Gandham S, Gupta S et al : Pars plana modified Baerveldt implant versus neodymium : YAG cyclophotocoagulation in the management of neovasucular glaucoma. Ophthalmic Surg Lasers 33 : 383-393, 2002
55) Semchyshyn TM, Tsai JC, Joos KM : Supplemental transscleral diode laser cyclophotocoagulation after aqueous shunt placement in refractory glaucoma. Ophthalmology 109 : 1078-1084, 2002
56) Panda A : Transscleral cyclophotocoagulation in glaucoma after penetrating keratoplasty. Br J Ophthalmol 85 : 761, 2001
57) Kramp K, Vick HP, Guthoff R : Transscleral diode laser contact cyclophotocoagulation in the treatment of different glaucomas, also as primary sugery. Graefes Arch Clin Exp Ophthalmol 240 : 698-703, 2002
58) Merritt JC : Transpupillary photocoagulation of the ciliary processes. Ann Ophthalmol 8 : 325-328, 1976
59) Shields MB : Cyclodestructive surgery for glaucoma : Past, present, and future. Tr Am Ophthalmol Soc 83 : 285-303, 1985
60) Zarbin MA, Michels RG, Bustros S et al : Endolaser treatment of the ciliary body for severe glaucoma. Ophthalmology 95 : 1639-1648, 1988
61) Uram M : Endoscopic cyclophotocoagulation in glaucoma management. Curr Opin Ophthalmol 6 : 19-29, 1995

4 その他の手技

レーザー隅角形成術

本術式 laser gonioplasty は，虹彩周辺部にレーザーを照射し，隅角を開大させる目的で行う術式である。

適応

プラトー虹彩 plateau iris[1,2]，隅角癒着解離術後の周辺虹彩前癒着の再発予防[1,3]，狭隅角眼における開放隅角緑内障で線維柱帯形成術を行う際の前段階[4]などに用いられる。また急性閉塞隅角緑内障発作の際，レーザー虹彩切開術が困難な場合，後述のレーザー瞳孔形成術と本法の併用により，一時的に瞳孔ブロックを解除することも可能である[5]。血管新生緑内障や炎症に起因する高度の虹彩前癒着には無効である[6,7]。

手術手技

光源としてアルゴンレーザーを，コンタクトレンズはアブラハムレンズまたは Goldmann 三面鏡を用いる。三面鏡の方がアブラハムレンズに比べレーザーエネルギーの損失が大きいが，一方では照射部位の隅角の開大を確認できるという利点もある[8]。照射条件はアブラハムレンズでは 500 μm，500〜1,000 mW，三面鏡では 200〜250 μm，200〜400 mW，0.1〜0.2 sec で[8]，虹彩周辺部半周ないし全周を 1〜2 列照射する（図 2-207）。

術前および術後処置

レーザー虹彩切開術と同様である。

レーザー瞳孔形成術

本術式 laser pupilloplasty は，瞳孔縁付近の虹彩をレーザー照射によって収縮させ，瞳孔の形状を変える術式である。

適応

長期の縮瞳薬使用による小瞳孔，ハンモック瞳孔などが適応となる。小瞳孔では瞳孔を拡大，ハンモック瞳孔では偏位している瞳孔を移動させることが可能である。虹彩炎における虹彩後癒着の剥離，無水晶体眼における瞳孔ブロックの解除にも用いられる[9]。またレーザー虹彩切開術が困難

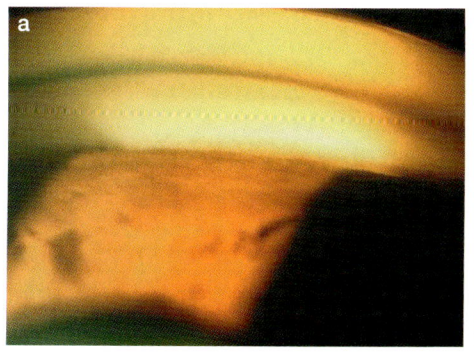

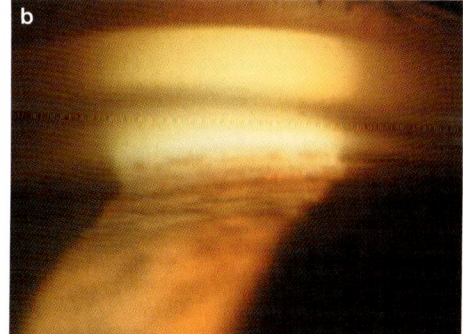

図 2-207 レーザー隅角形成術前(a)後(b)の隅角

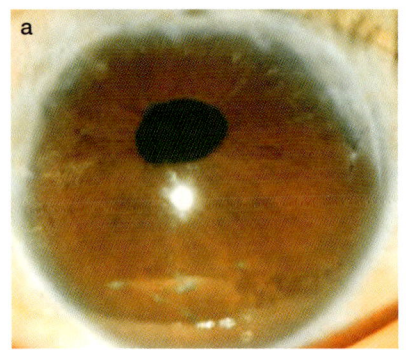

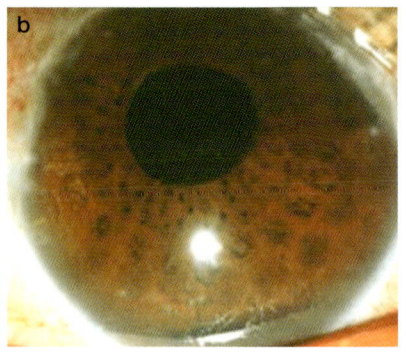

図 2-208　無硝子体眼での瞳孔形成術前(a)後(b)の前眼部
瞳孔縁に沿った5列の照射によって散瞳が得られている。

な急性閉塞隅角緑内障発作の際，一時的に瞳孔ブロックを解除するため，本法により瞳孔縁を水晶体前面から引き離すという方法もある[5]。

手術手技

光源としてアルゴンレーザーを，コンタクトレンズはアブラハムレンズまたはGoldmann三面鏡を用いる。照射条件は200～500μm，200～500mW，0.1～0.2secで瞳孔縁から2～3列の照射を行う(図2-208)。

術前および術後処置

レーザー虹彩切開術と同様である。

レーザー強膜弁縫合切糸術

本術式laser suturelysisは，濾過手術に際して強膜弁を密に縫合して，術後に濾過量を調節する目的で強膜弁縫合糸を切断する術式である(濾過手術：線維柱帯切除術参照)。

レーザー線維柱帯穿孔術

本術式laser goniopunctureは，レーザーで線維柱帯を穿孔し，シュレム管との交通路を作る方法である。

適応

Krasnov[10]がルビーレーザーを用いて行ったのが始まりであるが，現在はNd-YAGレーザーを用いる。隅角鏡を用いて直接線維柱帯を穿孔したり[11]，線維柱帯切開術を行う術式も試みられたが，無効であることが知られており，現在では本法を単独で行うことはない。線維柱帯切除術でシュレム管外壁を開放するのみで強膜弁を縫合した後，二次的にシュレム管を穿孔する二段階線維柱帯切除術の報告もあるが[17,13]，現在では非穿孔性線維柱帯切除術[14,15]，viscocanalostomy[16]，深部強膜切除術(コラーゲンインプラント併用)[17,18]などの非穿孔性手術後，濾過が不十分で眼圧コントロールが得がたいときの補助手段として用いられる。

手術手技および注意点

Nd-YAGレーザー用隅角レンズを用い，非穿孔性手術が行われた部位(線維柱帯-デスメ膜窓)に照射する。照射エネルギーはレーザー虹彩切開術と同様，各装置のプラズマ発生エネルギーを参考とする。

非穿孔性線維柱帯切除術，あるいは深部強膜切除術など結膜下への濾過を目的とした非穿孔手術後の濾過胞形成不全では，術後早期に本法を用いた方が，濾過胞の形成あるいは拡大に効果的であるとの報告がある[17]。しかし術後1週間で本法

を行い，過剰濾過により脈絡膜剥離を起こしたという報告もある[17]。また viscocanalostomy では術後9か月以上経過すると線維柱帯-デスメ膜窓の線維化により，濾過胞拡大効果が期待できなくなる[21]との報告もある。本法は観血的手術の補助手段であるため，適切な施行時期は症例ごとに異なる[14]。

術前および術後処置

レーザー線維柱帯形成術に準ずる。

合併症

脈絡膜剥離[17]，虹彩前癒着[14,20]およびそれに伴う高眼圧[20]などの報告がある。本法による虹彩前癒着や虹彩嵌頓を予防するために，レーザー虹彩切開術を施行したという報告[14,15]もある。また非穿孔性濾過手術では，本法を行ったときから穿孔性濾過手術に変わることを意味し，それに伴う濾過胞感染の危険性が高くなることも念頭に置かなければならない[21]。

成績

先に行われた観血的手術の術後経過，本法の施行時期などの影響が大きいため，本法による成績の評価は困難であるが，報告されている眼圧下降率は39.5〜44.6%[17,18,21]である。

レーザー強膜穿孔術

本術式 laser sclerostomy は，グラスファイバーを通したアルゴンレーザー，YAG レーザーにより前房側から強膜を穿通し結膜下に房水流出路を形成する術式が報告されているが，実用に至っていない[22-25]。また水吸収率の高いホルミウムレーザーを用いて，結膜下から前房への穿孔を行う術式は臨床応用が行われたが，穿孔部への虹彩陥頓，瘢痕化による閉塞，熱焼灼による高度の角膜乱視の発生などから現在ではほとんど行われていない[26-31]。

レーザー隅角光凝固術

本術式 laser goniophotocoagulation は，血管新生緑内障における隅角新生血管の凝固，消失を目的とした治療法である[32]。アルゴンレーザーを用い50〜100 μm，200〜500 mW，0.1〜0.2 sec の条件で，強膜岬もしくはその直上部で隅角部新生血管の根幹部を照射する。緑内障悪化の可能性があるばかりでなく，新生血管発症原因の解決にならないことから，現在ではほとんど行われていない。

その他

結膜弁下で紫外線レーザーにより強膜，シュレム管外壁を切除する術式や，結膜下に色素を注入し強膜，線維柱帯を染色して，隅角鏡を用いてレーザー照射を行い強膜穿孔を得る術式などが試みられているが，実用には至っていない[33]。

（山城博子・白土城照）

文 献

1) 谷原秀信，永田 誠：Laser gonioplasty の手術効果. 日眼会誌 92：280-284, 1988
2) 山上淳吉，小室優一，白土城照：Plateau iris の1例とその治療. 臨眼 41：276-277, 1987
3) Tanihara H, Nagata M：Argon-laser gonioplasty following goniosynechialysis. Graefes Arch Clin Exp Ophthalmol 229：505-507, 1991
4) Fu Y-A, Liaw Z-C：Argon laser gonioplasty with trabeculoplasty for chronic angle-closure glaucoma. Ann Ophthalmol 19：419-422, 1987
5) Ritch R：Argon laser treatment for medically unresponsive attacks of angle-closure glaucoma. Am J Ophthalmol 94：197-204, 1982
6) Weiss HS, Shingleton BJ, Goode SM et al：Argon laser gonioplasty in the treatment of angle-closure glaucoma. Am J Ophthalmol 114：14-18, 1992
7) 武市吉人，山根淳志，南川美登里，他：Laser gonioplasty の有用性. 眼紀 38：1200-1204, 1987
8) Wand M：Argon laser gonioplasty for synechial angle closure. Arch Ophthalmol 110：363-367, 1992
9) Theodossiadis GP：Pupilloplasty in aphakic and pseudophakic papillary block glaucoma. Trans Ophthalmol Soc UK 104：137-141, 1985
10) Krasnov MM：Q-switched laser goniopuncture. Arch Ophthalmol 92：37-41, 1974
11) Melamed S, Pei J, Puliafito CA et al：Q-switched neodymium-YAG laser trabeculopuncture in mon-

keys. Arch ophtrhalmol 103 : 129-133, 1985
12) Weber PA, Keates RH, Opremcek EM et al : Two-stage Nd : YAG laser trabeculotomy. Ophthalmic Surg 14 : 591-594, 1983
13) 原 孜, 原たか子 : Nd-YAGレーザーによる隅角線維柱帯穿孔を伴った強膜深層切除術(DS 2). 眼科 30 : 143-149, 1988
14) 須田生英子, 福地健郎, 太田亜紀子, 他 : 非穿孔性線維柱帯切除術後のレーザー治療と濾過胞の変化. 日眼会誌 106 : 77-82, 2002
15) 福地健郎, 須田生英子, 中枝智子, 他 : 非穿孔性線維柱帯切除術の成績は術後の積極的な追加治療で改善されるか？ 眼紀 52 : 1016-1019, 2001
16) Wishart PK, Wishart MS, Porooshani H : Viscocanalostomy and deep sclerectomy for the surgical treatment of glaucoma : a longterm follow-up. Acta Ophthalmol Scand 81 : 343-348, 2003
17) Mermond A, Karlen M-E, Schnyder CC et al : Nd-YAG goniopuncture after deep sclerectomy with collagen implant. Ophthalmic Surg Lasers 30 : 120-125, 1999
18) Karlen ME, Sanchez E, Schnyder CC et al : Deep sclerectomy with collagen implant : medium term results. Br J Ophthalmol 83 : 6-11, 1999
19) Lachkar Y, Hamard P : Nonpenetrating filtering sugery. Curr Opin Ophthalmol 13 : 110-115, 2002
20) Kim CY, Hong YJ, Seong GJ et al : Iris synechia after laser goniopuncture in a patient having deep sclerectomy with a collagen implant. J Cataract Refract Surg 28 : 900-902, 2002
21) Shaarawy T, Nguyen C, Schnyder C et al : Five year results of viscocanalostomy. Br J Ophthalmol 87 : 441-445, 2003
22) March WF, Gherezghiher T, Koss MC et al : Experimental YAG laser sclerostomy. Arch Ophthalmol 102 : 1834-1836, 1984
23) March WF, Gherezghiher T, Koss MC et al : Histologic study of a neodimium-YAG laser sclerostomy. Arch Ophthalmol 103 : 860-863, 1985
24) Jaffe GJ, Williams GA, Mieler WF et al : Ab interno sclerostomy with a high-powered argon endolaser. Am J Ophthalmol 106 : 391-396, 1988
25) 安達 京, 大矢智博, 平田葉子, 他 : 高出力眼内アルゴンレーザーによる非観血的濾過手術. 日眼会誌 95 : 657-662, 1991
26) Ulrich D, Franz F, Ceri E et al : Experimental Nd : YAG, diode and Ho : YAG laser sclerostomiy performed ab interno and ab externo. Laser Light Ophthalmol 5 : 83-93, 1992
27) Hoskins HD, Iwach AG, Vassiliadis A et al : Subconjunctival THC : YAG laser thermal sclerostomy. Ophthalmology 98 : 1394-1399, 1991
28) 恩田鋭治, 安藤 宏, 本部千博, 他 : ホルミウムYAGレーザーによる緑内障濾過手術. 臨眼 46 : 1555-1559, 1992
29) Onda E, Jikihara S, Kitazawa Y et al : Determination of an appropriate laser setting for THC-YAG laser sclerostomy ab externo in rabbits. Ophthalmic Surg 23 : 198-197, 1992
30) 原 岳, 山本禎子, 安達 京, 他 : 猿眼に対するTHC-YAGレーザースクレロストミー. 日眼会誌 97 : 786-791, 1993
31) 原 岳, 安達 京, 白土城照 : Thulium-Holmium-Chromium-doped YAGレーザースクレロストミー. 日眼会誌 98 : 787-791, 1994
32) Simmons RJ. Dueker DK, Kimbrough RL et al : Goniophotocoagulation for neovascular glaucoma. Tr Am Acad Ophthalmol Otol 83 : 80-89, 1977
33) Benson WE, Coscas G, Katz LJ : Current techniques in ophthalmic laser surgery 2nd ed, Current Medicine, Philadelphia, 1994

手術療法

白内障合併例に対する手術

　緑内障-白内障併発例に対する術式としては，①白内障単独手術を行い経過に応じて緑内障手術を行う，②緑内障手術を行った後に白内障手術を行う（二期的手術 two-stage approach），③緑内障と白内障同時手術 combined surgery を行う，の3通りの方法が考えられる。

　眼圧コントロールの面から，これら三つの術式の適応を考える場合に考慮しなければならないことは，白内障単独手術の眼圧への影響，緑内障手術後眼圧コントロール良好例に対する白内障手術の眼圧コントロールに及ぼす影響であり，また白内障単独手術後の緑内障手術と緑内障-白内障同時手術とでは，いずれが眼圧コントロールに勝るかという点である。しかし，これらの疑問に答えられる臨床比較研究はほとんどなく，それぞれの適応に関しては意見の一致を見ていない。

　また，現在の白内障手術の基本である小切開超音波水晶体乳化吸引術＋眼内レンズ挿入術では，従来の水晶体嚢内摘出術あるいは嚢外摘出術に比べて合併症も著しく低頻度となり，また粘弾性物質の進歩により小瞳孔あるいは浅前房の例でも手術の安全性が増し，術後炎症も軽度で白内障手術が緑内障手術成績へ与える影響は小さくなっている。このため，いずれの術式を選択するかは術者の経験によるところが大きいが，一般に1～2種類の点眼で十分な眼圧コントロールが得られている例には，白内障単独手術が選択される。これに対して薬物療法で眼圧コントロールが不十分な例，眼圧コントロールに多剤を要する例，あるいは視神経，視野障害が高度でより低い眼圧値が目標となる例や，白内障術後の眼圧上昇が危険と判断される例では，緑内障手術後二期的に白内障手術を行うか，緑内障-白内障同時手術が選択される。

　また，緑内障眼における白内障手術で留意すべき点は，視野障害の程度によっては白内障手術後も視機能回復が得られない例があるばかりではなく，緑内障手術に伴う低眼圧黄斑症，脈絡膜剥離，あるいは乱視の発生などで視機能が低下する場合もあり，さらに末期例では中心視野消失の危険すらある点である。したがって，手術に際しては視機能の予測が困難なばかりではなく，場合によっては低下する可能性もあることを十分に説明する必要があり，安易に手術を適応してはならない。

白内障単独手術

切開法による眼圧下降の相違

　白内障単独手術における切開法の相違による眼圧下降については，非緑内障眼89例135眼に対するレトロスペクティブな検討で，透明角膜切開での超音波乳化吸引術（PEA）＋眼内レンズ挿入術（IOL）群では，眼圧が術前15.6 mmHg から術1年後13.7 mmHg と有意に低下したのに対し，強角膜切開による PEA＋IOL 群では，有意な眼圧下降は得られなかったとの報告[1]があるが，

緑内障眼での比較検討は行われていない。しかし，緑内障眼に対する白内障単独手術では，将来緑内障手術を追加する可能性を考慮して，白内障手術を円蓋部基底結膜弁で，かつ上耳側あるいは上鼻側からの強角膜切開で行う，あるいは角膜切開で行うなど，結膜損傷を最小限にする配慮が必要である。

術式による合併症(術後眼圧上昇)の相違

緑内障眼での白内障単独手術の合併症の中で特に注意を要するのは，術後一過性眼圧上昇である。

緑内障眼は非緑内障眼と比較して，術後の一過性眼圧上昇の頻度が高いことはよく知られており[2-7]，McGuiganら[5]の緑内障と非緑内障例各々40眼に対する計画的水晶体嚢外摘出(ECCE)＋IOLの報告では，一過性眼圧上昇は緑内障眼62％に対して，非緑内障眼では10％にすぎなかったとされる。これに対して白内障-緑内障同時手術では術後の眼圧上昇が小さい，あるいは低頻度であることも報告されており[3,4,8-11]，Krupinら[3]がECCE＋IOLによる白内障単独手術群26眼と，線維柱帯切除術との同時手術(ECCE＋IOL＋Trab)群42眼を比較し，10mmHg以上の眼圧上昇は単独手術群69％に対し，同時手術群14％と報告している。したがって末期緑内障のように術後眼圧上昇を危惧しなければならない症例では，同時手術を考慮する必要がある。

眼圧コントロール成績と術式

■白内障単独手術の眼圧への影響

以前より水晶体嚢内摘出術(ICCE)はECCE＋IOLに比べて術後眼圧コントロールが不良であることが知られている[6,12]が，ECCE＋IOLあるいはPEA＋IOLでは，いずれの術式でも術後ある程度の眼圧下降が得られ，術前と同等以下の抗緑内障薬で眼圧コントロールを得られるとの報告が多い[1-5,8,13-27]。しかし眼圧下降効果は一般に1.0～4.0mmHgと小さく[1,8,9,13-15,17,18,24,26,27]，また白内障単独手術で眼圧下降を得られる症例を予想できないことから，眼圧コントロールの目的で白内障単独手術を行うことは危険である。

ECCE＋IOLに関しては，緑内障63眼と高眼圧症11眼に対するECCE＋IOL後，術後3年でそれぞれ2.1mmHg，5.5mmHgの眼圧下降が得られたとの報告がある[22]。一方正常眼および緑内障眼では，ECCE＋IOL術後の平均眼圧に有意な変化を認めなかったとの報告[28]もあり，その評価は定まっていない。

PEA＋IOLの眼圧下降効果に関しては，正常164眼，緑内障疑い例75眼，および緑内障例71眼を対象に，耳側透明角膜切開PEA＋IOL術後1年での眼圧コントロール成績を検討したShingletonら[13]の報告がある。正常眼で2.1mmHg，緑内障疑い眼で1.9mmHgの有意な眼圧下降が得られたのに対して，緑内障眼では抗緑内障薬の投与数は減少したものの眼圧下降は1.1mmHgと小さかったことが示されている。また強角膜切開PEA＋IOL後，1年間経過観察が可能であった緑内障127眼での眼圧下降は，平均1.8mmHgに過ぎなかったとの報告もある[17]。したがって，緑内障眼では正常眼に比してPEA＋IOLで得られる眼圧下降が小さい可能性があり，緑内障眼に対する眼圧コントロールを目的としたPEA＋IOLの適応は好ましくないと考えられる。

白内障単独手術と白内障-緑内障同時手術との比較では，レトロスペクティブ研究でPEA＋IOL群(35眼)とPEA＋IOL＋Trab群(21眼)の比較で，術後6か月での眼圧下降は各々3.4mmHg，6.8mmHgと同時手術群で眼圧下降が大きいが，両群間に統計学的有意差はなく，抗緑内障薬投与数も差はなかったと報告されている[16]。しかし，Storr-Paulsenら[9]のプロスペクティブ研究では，20眼を無作為にPEA＋IOL群とPEA＋IOL＋Trab群に分けて検討した結果，術後12か月での眼圧下降幅は各々6.5mmHg，7.0mmHgと差はなかったものの，術後投薬数は同時手術群で有意に少なかったとされており，単独手術に比べて同時手術が眼圧コントロールには有利であることが示されている。

■白内障手術後の緑内障手術

白内障手術が嚢内あるいは嚢外摘出術で行われ

ていた時代には，無水晶体眼や眼内レンズ挿入眼に対する線維柱帯切除術の，術後眼圧コントロールは不良であった[29-36]。これに対して今日では透明角膜切開による小切開白内障手術，眼内レンズ挿入術が主であり，合併症なく行われた白内障手術後の緑内障手術における眼圧コントロール成績は，有水晶体眼に対する線維柱帯切除術と同等と考えられる。しかし，現在までに有水晶体眼と眼内レンズ挿入眼との間で，線維柱帯切除術後の眼圧コントロール成績を比較したケースコントロールスタディはない。

緑内障手術後の白内障手術
二期的白内障手術

白内障の術式

濾過胞を有する眼に対する白内障手術の方法として，下方輪部切開法[37,38]，上方透明角膜切開法[38-40]，あるいは側方からの輪部切開法[41]などの報告があるが，これらはすべてECCEによる報告であり，術式の相違と成績についての比較は行われていない。また現在の主流であるPEA白内障手術の，切開部位の相違による濾過胞への影響についても比較検討されていない。

二期的白内障手術が眼圧コントロールに及ぼす影響

線維柱帯切除術後に白内障手術を追加することにより，ECCEあるいはPEAいずれでも，良好に機能している濾過胞に悪影響を及ぼし，眼圧コントロールが悪化するとする報告が多いが[19,26,42-52]，PEAの方がECCEより術後眼圧コントロールが良好であるとされる[43,44]。

線維柱帯切除術単独手術と二期的手術の比較では，濾過胞を有する眼に対するPEA＋IOL手術の眼圧コントロール成績は，線維柱帯切除術単独手術と変わりないとする報告[53]もあるが，唯一のプロスペクティブスタディであるRebolledaら[42]の検討では，線維柱帯切除術単独手術後1年以上経過観察できた47例49眼に，透明角膜切開による二期的PEA＋IOLを行った結果，術後1年で眼圧は平均2mmHg上昇し，抗緑内障薬の投薬数も増加したとされ，PEA＋IOL術前の眼圧が高いほど，術後眼圧コントロールは不良で濾過胞機能不全をきたしやすいと報告されている。

同時手術と二期的手術の比較

白内障手術をECCEで行う場合，濾過手術後の二期的ECCE＋IOLはECCE＋IOL＋Trab同時手術より眼圧コントロールに優れているとされる[39,45]。これに対して白内障手術をPEAで行った場合には，同時手術と二期的PEA＋IOLとの眼圧コントロール成績には差がないと報告されており[46,47]，このことはECCE＋IOLに比べてPEA＋IOLの方が侵襲が少ないことを反映していると考えられる。

PEA＋IOL＋Trab群と二期的PEA＋IOL群（Trab単独手術後平均3.2か月で施行）とを，レトロスペクティブに比較した報告では，1年後の平均眼圧はPEA＋IOL＋Trab群で13.8mmHg，二期的手術群では14.6mmHgで，両群間の眼圧に差はなかったとされ[46]，また生命表分析でも両術式で差がないとの報告[47]もあるが，プロスペクティブな比較報告はなく，PEA＋IOLに関して同時手術と二期的手術のいずれが優れているかは不明である。

緑内障濾過手術と白内障の同時手術
結膜切開法による成績の相違

PEA＋IOL＋Trab同時手術では，輪部基底結膜弁と円蓋部基底結膜弁との間での眼圧コントロール成績に差はないとする報告が多い[54-58]。

Lemonら[55]はマイトマイシンC（MMC）併用同時手術例69眼を無作為に，輪部基底結膜弁作成群と円蓋部基底結膜弁作成群に割り付け検討した結果，術後眼圧や必要投薬数，術後視力に差はなかったことを報告している。また，Shingletonら[56]のプロスペクティブ研究でも，MMC併用同時手術に際して同一患者の左右眼（44例88眼）で輪部基底結膜弁と円蓋部基底結膜弁として検討

した結果，両群の術後眼圧や術後視力，合併症の頻度に差はなかったことが示されている。

白内障手術創による成績の相違

線維柱帯切除術の強膜弁下で，白内障手術（PEA＋IOL）切開創を作成する方法（one-site approach）[9,55,59-64]と，緑内障手術と白内障手術の切開創を異にする，つまり線維柱帯切除術部位とは異なる部位に，角膜切開による白内障手術切開創を作成する方法（two-site approach）[64]との間での，術後眼圧コントロール成績の相違については意見が分かれる[65-69]。El Sayyadら[65]が行った同時手術例76眼での検討では，術後1年の眼圧はtwo-site approachで有意に低かったと報告されており，また眼圧には差がないもののone-site approachで抗緑内障薬の投薬数が有意に多かったとの報告もある[67,68]。しかし，プロスペクティブスタディではBorggrefeら[66]が，同時手術施行例50眼をone-site approach，あるいはtwo-site approachに無作為に割り付けて検討した結果，平均観察期間19か月で両群の眼圧に差はなかったとしており，いずれの術式が眼圧コントロールに優れているか不明である。

眼内レンズ挿入時の切開幅に関しては，折りたたみ式眼内レンズを用いる3～4 mmの切開創と，非折りたたみ式眼内レンズを用いる5～6 mmの切開創との間に，術後眼圧コントロール成績の差はないとの報告が多い[70-75]。foldable IOLを用いた小切開創（3 mm）群104眼と，非折りたたみ式PMMAレンズを用いた6 mm切開群112眼を比較したLyleら[70]の報告では，術後の眼圧下降幅は各々，平均8.1 mmHg，7.8 mmHgと両群間に差がなく，眼圧が21 mmHg以下にコントロールされた割合も術後1年で各々95.6％，93.4％と差がないことが示されている。

代謝拮抗薬の使用の有無による成績の相違

同時手術での代謝拮抗薬併用の有効性については，5-フルオロウラシル（5-FU）の場合は効果を認める報告[66,76]と，それを否定する報告[77-81]があるが，MMCの場合は有効性を認める報告が多い[61,63,78,82-86]。

5-FUに関する報告では，PEA＋IOL＋Trab例24眼を5-FU使用眼と非使用眼に無作為に分けたプロスペクティブ研究で，術後12か月での眼圧は5-FU併用群で有意に低かったことが報告されている[76]。これに対し同様の74眼での検討では，術後14か月で5-FU併用群と非使用群での平均眼圧に差はなかったと報告されている[77]。

一方MMCに関しては，同時手術例72眼を対象としたMMC（0.05％，2.5分）とプラセボに対するCohenら[83]の二重盲検試験によると，術後1年の平均眼圧はMMC併用群14.5 mmHgに対しプラセボ群17.2 mmHg，眼圧下降幅はMMC併用群7.7 mmHgに対してプラセボ群2.6 mmHgと差があり，MMC併用群では術後投薬数が有意に少なく，濾過胞のサイズも大きく再手術例も少ないとされ，MMC併用の眼圧コントロールに対する有効性が示されている。Carlsonら[61]の29眼を対象とした同様の検討でも，術後1年での眼圧下降幅はMMC（0.05％，3.5分）併用群5.6 mmHgに対しプラセボ群2.6 mmHgとMMC併用群で有意に大きく，プラセボ群の1/3の症例で術後抗緑内障薬の投与が必要であったのに対し，MMC併用群では投薬例を認めなかったと報告されている。MMCを併用しても濾過胞不全の危険因子（黒人，糖尿病，術前高眼圧，2種以上の術前抗緑内障薬の使用など）のない例に対する眼圧コントロール成績はMMC非使用と変わらないする報告もある[84-86]が，代謝拮抗薬を使用する場合には5-FUよりもMMCを用いる方が，眼圧コントロール成績に優れていると考えられる。

PEA＋IOL＋Trabの眼圧コントロール成績

原発開放隅角緑内障に対するPEA＋IOL＋Trabの眼圧下降効果に関しては，術後1～2年での無投薬眼圧コントロール率はおよそ60～90％，眼圧値は12～15 mmHgで，眼圧下降幅は約8 mmHgとする報告が多い[46,54,59,63,65,70,87-98]。

この中でMMC非併用の報告では88例100眼

の観察で，眼圧コントロール率(≦21 mmHg) 96％で，平均眼圧下降 7.6 mmHg (術後平均 11 か月)とする報告[88]，160例216眼での術後6か月における平均眼圧 14.3 mmHg，眼圧下降幅 7.9 mmHg とする報告[70]がある．また，MMC 併用の報告でも Yang ら[89]の 174例182眼での2年後の眼圧値は平均 13.4 mmHg で，平均 7.9 mmHg の眼圧下降が得られ，眼圧コントロール率(≦21 mmHg)は88％であったと報告されており，その他眼圧下降幅 8～9 mmHg (76眼：術後平均1年)[65]，あるいは 7.4 mmHg (43眼：術後平均9か月，平均眼圧値 14.2 mmHg)，眼圧コントロール率(≦21 mmHg) 80％との報告もあり[95]，これらの値は上述の MMC 非併用と大差ない．

しかし，Munden らの報告では MMC 併用による術後平均眼圧値は 15.1 mmHg で，眼圧下降幅は 5.7 mmHg (21眼：術後13か月)と小さいものの，無投薬眼圧コントロール率71％が得られたことが示され[59]，Lederer[63]の56眼を対象とした術後1.5年の観察でも，95％の例で眼圧は 15 mmHg 以下にコントロールされ(術後平均眼圧値 10.7 mmHg，眼圧下降幅 9.5 mmHg)，96％に機能的濾過胞を認めたと報告されている．さらに，術後平均眼圧値約 13 mmHg，眼圧下降幅 6.5 mmHg (29眼：術後1年)で，機能的濾過胞が86％に存在したとの報告[96]もあり，PEA＋IOL＋Trab の眼圧下降効果に関しては，MMC 併用の方が術後無治療での眼圧コントロール率が高いことがうかがわれる．

線維柱帯切除術単独手術と同時手術との成績の比較

PEA＋IOL＋Trab 手術の術後眼圧コントロール成績は線維柱帯切除術単独手術と同等か[99-101]，若干劣る[102-105]と考えられる．

両術式での眼圧コントロール成績を同等とする報告では，Derick ら[100]が MMC 併用 PEA＋IOL＋Trab 群(42眼)と単独手術群(42眼)をレトロスペクティブに比較し，平均21.8か月後の眼圧下降幅は各々 8.9 mmHg，10.6 mmHg と統計学的差はなく，術後必要投薬数もほぼ同等で，最終観察時の濾過胞生存率も PEA＋IOL＋Trab 群88％，単独手術群98％であったことを報告している．また年齢，人種，術前眼圧などの背景因子をマッチングさせ PEA＋IOL＋Trab 群，単独手術群各々17眼を比較した報告でも術後1年の眼圧値に差はなく，両者とも 8.0 mmHg の眼圧下降が得られたことが示されている[101]．

一方，代謝拮抗薬非併用 PEA＋IOL＋Trab 例30眼と，術前眼圧をマッチングさせた単独手術例30眼を対象とした Noben ら[105]のレトロスペクティブ研究では，術後1年での PEA＋IOL＋Trab による眼圧下降幅は 5.0 mmHg と，単独手術の 11.4 mmHg と比べ有意に小さかったことが示され，単独手術の方が眼圧コントロールに有効であることが報告されている．また MMC 併用 PEA＋IOL＋Trab 例102眼と，Trab 単独手術例33眼をレトロスペクティブに比較した Kleinmann ら[102]の検討でも，PEA＋IOL＋Trab 群での眼圧下降幅は14.2か月で 6.8 mmHg であったのに対して，単独手術群では22.6か月で 11.7 mmHg と，単独手術で有意に眼圧が低いと報告されている．さらに年齢，人種，術前眼圧，術前投薬数，5-FU 投与回数などの条件をマッチングさせた 5-FU 併用 PEA＋IOL＋Trab 40眼，Trab 単独手術例40眼を比較した Park ら[103]の報告でも，術後1年での眼圧下降幅は PEA＋IOL＋Trab 群平均 6.8 mmHg，単独手術群平均 10.3 mmHg と有意の差が認められ，単独手術の優位性が報告されている．

線維柱帯単独手術を行う例と白内障同時手術を行う例では対象の年齢，視野，眼圧など術前背景が異なる可能性が高く，プロスペクティブ研究は困難であるが，これらの結果は線維柱帯単独手術の方が白内障同時手術に比して眼圧コントロールが有効であることを示しており，白内障手術適応のない例に，白内障手術による眼圧下降効果を期待して，あえて白内障同時手術を行う必然性がないことを示している．

二期的白内障手術との眼圧コントロール成績の比較

白内障手術を ECCE で行う場合，濾過手術後の二期的 ECCE＋IOL は，ECCE＋IOL＋Trab 同時手術より眼圧コントロールに優れているとされ[39,45]，これに対して白内障手術を PEA で行った場合には，同時手術と二期的 PEA＋IOL との眼圧コントロール成績には差がないと報告されている[46,47]（二期的白内障手術の項参照）。

PEA＋IOL＋Trab の術後合併症

緑内障－白内障同時手術による合併症の頻度は，ICCE や ECCE の侵襲の大きさを反映して，従来では緑内障単独手術よりも高いとされてきた。しかし現在，白内障手術は低侵襲で安全に行うことが可能となり，白内障手術併用による合併症の増加は昔ほど多くはないと考えられる。実際に，PEA＋IOL＋Trab と Trab 単独を比較した報告では，術後一過性眼圧上昇，前房出血，フィブリン析出，浅前房，脈絡膜剥離，低眼圧，房水漏出，眼内炎といった合併症の頻度はほぼ同等である[99-105]。しかし，この中にはケースコントロールスタディが含まれておらず，また合併症の頻度自体が少なく，ほとんどの報告で統計学的解析が行われていないため，両者の合併症頻度の差については明確ではない。

PEA＋IOL＋Trab の術後視力

後嚢混濁の頻度に関しては，PEA＋IOL と PEA＋IOL＋Trab との間に差はないとされている[16,106]が，唯一のプロスペクティブスタディである Storr-Paulsen ら[9]の報告では，後嚢混濁については言及されていない。

（丸山勝彦・白土城照）

文 献

1) Tennen DG, Masket S : Short- and long-term effect of clear corneal incisions on intraocular pressure. J Cataract Refract Surg 22 : 568-570, 1996
2) West J, Burke J, Cunliffe I et al : Prevention of acute postoperative pressure rises in glaucoma patients undergoing cataract extraction with posterior chamber lens implant. Br J Ophthalmol 76 : 534-537, 1992
3) Krupin T, Feitl ME, Bishop KI : Postoperative intraocular pressure rise in open-angle glaucoma patients after cataract or combined cataract-filtration surgery. Ophthalmology 96 : 579-584, 1989
4) McCartney DL, Memmen JE, Stark WJ et al : The efficacy and safety of combined trabeculectomy, cataract extraction, and intraocular lens implantation. Ophthalmology 95 : 754-763, 1988
5) McGuigan LJB, Gottsch J, Stark WJ et al : Extracapsular cataract extraction and posterior chamber lens implantation in eyes with preexisting glaucoma. Arch Ophthalmol 104 : 1301-1308, 1986
6) Vu MT, Shields MB : The early postoperative pressure course in glaucoma patients following cataract surgery. Ophthalmic Surg 19 : 467-470, 1988
7) Savage JA, Thomas JV, Belcher CD 3rd et al : Extracapsular cataract extraction and posterior chamber intraocular lens implantation in glaucomatous eyes. Ophthalmology 92 : 1506-1516, 1985
8) Gimbel HV, Meyer D, DeBroff BM et al : Intraocular pressure response to combined phacoemulsification and trabeculotomy ab externo versus phacoemulsification alone in primary open-angle glaucoma. J Cataract Refract Surg 21 : 653-660, 1995
9) Storr-Paulsen A, Pedersen JH, Laugesen C : A prospective study of combined phacoemulsification-trabeculectomy versus conventional phacoemulsification in cataract patients with coexisting open angle glaucoma. Acta Ophthalmol Scand 76 : 696-699, 1998
10) Murchison JF Jr, Shields MB : An evaluation of three surgical approaches for coexisting cataract and glaucoma. Ophthalmic Surg 20 : 393-398, 1989
11) Shields MB : Another reevaluation of combined cataract and glaucoma surgery. Am J Ophthalmol 115 : 806-811, 1993
12) Hansen TE, Naeser K, Rask KL : A prospective study of intraocular pressure four months after extracapsular cataract extraction with implantation of posterior chamber lenses. J Cataract Refract Surg 13 : 35-38, 1987
13) Shingleton BJ, Gamell LS, O'Donoghue MW et al : Long-term changes in intraocular pressure after clear corneal phacoemulsification : Normal patients versus glaucoma suspect and glaucoma patients. J Cataract Refract Surg 25 : 885-890, 1999
14) Meyer MA, Savitt ML, Kopitas E : The effect of phacoemulsification on aqueous outflow facility. Ophthalmology 104 : 1221-1227, 1997
15) Jahn CE : Reduced intraocular pressure after phacoemulsification and posterior chamber intraocular lens implantation. J Cataract Refract Surg 23 : 1260-1264, 1997
16) Yalvac I, Airaksinen J, Tuulonen A : Phacoemulsifi-

cation with and without trabeculectomy in patients with glaucoma. Ophthalmic Surg Lasers 28 : 469-475, 1997
17) Peräsalo R : Phaco-emulsification of cataract in eyes with glaucoma. Acta Ophthalmol Scand 75 : 299-300, 1997
18) Suzuki R, Kuroki S, Fujiwara N : Ten-year follow-up of intraocular pressure after phacoemulsification and aspiration with intraocular lens implantation performed by the same surgeon. Ophthalmologica 211 : 79-83, 1997
19) Yamagami S, Araie M, Mori M et al : Posterior chamber intraocular lens implantation in filtered or nonfiltered glaucoma eyes. Jpn J Ophthalmol 38 : 71-79, 1994
20) 森美奈子, 新家 真, 小関信之, 他：眼圧コントロール良好な緑内障眼への眼内レンズ挿入術—長期眼圧コントロールへの影響. 日眼会誌 97 : 217-224, 1993
21) Brooks AM, Gillies WE : The effect of cataract extraction with implant in glaucomatous eyes. Aust NZ J Ophthalmol 20 : 235-238, 1992
22) Calissendorff BM, Hamberg-Nyström H : Pressure control in glaucoma patients after cataract surgery with intraocular lens. Eur J Ophthalmol 2 : 163-168, 1992
23) Gunning FP, Greve EL : Uncontrolled primary angle closure glaucoma : results of early intracapsular cataract extraction and posterior chamber lens implantation. Int Ophthalmol 15 : 237-247, 1991
24) Handa J, Henry JC, Krupin T et al : Extracapsular cataract extraction with posterior chamber lens implantation in patients with glaucoma. Arch Ophthalmol 105 : 765-769, 1987
25) McMahan LB, Monica ML, Zimmerman TJ : Posterior chamber pseudophakes in glaucoma patients. Ophthalmic Surg 17 : 146-150, 1986
26) Obstbaum SA : Glaucoma and intraocular lens implantation. J Cataract Refract Surg 12 : 257-261, 1986
27) Monica ML, Zimmerman TJ, McMahan LB : Implantation of posterior chamber lenses in glaucoma patients. Ann Ophthalmol 17 : 9-10, 1985
28) Radius RL, Schultz K, Sobocinski K et al : Pseudophakia and intraocular pressure. Am J Ophthalmol 97 : 738-742, 1984
29) Lamping KA, Belkin JK : 5-Fluorouracil and mitomycin C in pseudophakic patients. Ophthalmology 102 : 70-75, 1995
30) Skuta GL, Beeson CC, Higginbotham EJ et al : Intraoperative mitomycin versus postoperative 5-fluorouracil in high-risk glaucoma filtering surgery. Ophthalmology 99 : 438-444, 1992
31) Heuer DK, Gressel MG, Parrish RK 2nd et al : Trabeculectomy in aphakic eyes. Ophthalmology 91 : 1045-1051, 1984
32) Bellows AR, Johnstone MA : Surgical management of chronic glaucoma in aphakia. Ophthalmology 90 : 807-813, 1983
33) Palmer SS : Mitomycin as adjunct chemotherapy with trabeculectomy. Ophthalmology 98 : 317-321, 1991
34) The Fluorouracil Filtering Surgery Study Group : Fluorouracil filtering surgery study one-year follow-up. Am J Ophthalmol 108 : 625-635, 1989
35) The Fluorouracil Filtering Surgery Study Group : Three-year follow-up of the Fluorouracil filtering surgery study. Am J Ophthalmol 115 : 82-92, 1993
36) Kitazawa Y, Kawase K, Matsushita H et al : Trabeculectomy with mitomycin. A comparative study with fluorouracil. Arch Ophthalmol 109 : 1693-1698, 1991
37) Baloglou P, Matta C, Asdourian K : Cataract extraction after filtering operations. Arch Ophthalmol 88 : 12-15, 1972
38) Kass MA : Cataract extraction in an eye with a filtering bleb. Ophthalmology 89 : 871-874, 1982
39) Oyakawa RT, Maumenee AE : Clear-cornea cataract extraction in eyes with functioning filtering blebs. Am J Ophthalmol 93 : 294-298, 1982
40) Binkhorst CD, Huber C : Cataract extraction and intraocular lens implantation after fistulizing glaucoma surgery. Am Intraocul Implant Soc J 7 : 133-137, 1981
41) Antonios SR, Traverso CE, Tomey KF : Extracapsular cataract extraction using a temporal limbal approach after filtering operations. Arch Ophthalmol 106 : 608-610, 1988
42) Rebolleda G, Muñz-Negrete FJ : Phacoemulsification in eyes with functioning filtering blebs : a prospective study. Ophthalmology 109 : 2248-2255, 2002
43) Manoj B, Chako D, Khan MY : Effect of extracapsular cataract extraction and phacoemulsification performed after trabeculectomy on intraocular pressure. J Cataract Refract Surg 26 : 75-78, 2000
44) Seah SKL, Jap A, Prata JA Jr et al : Cataract surgery after trabeculectomy. Ophthalmic Surg Lasers 27 : 587-594, 1996
45) Simmons ST, Litoff D, Nichols DA et al : Extracapsular cataract extraction and posterior chamber intraocular lens implantation combined with trabeculectomy in patients with glaucoma. Am J Ophthalmol 104 : 465-470, 1987
46) El-Sayyad FF, Helal MH, Khalil MM et al : Phacotrabeculectomy versus two-stage operation : a matched study. Ophthalmic Surg Lasers 30 : 260-265, 1999
47) Donoso R, Rodríguez A : Combined versus sequential phacotrabeculectomy with intraoperative 5-fluorouracil. J Cataract Refract Surg 26 : 71-74, 2000
48) Crichton AC, Kirker AW : Intraocular pressure and medication control after clear corneal phacoemulsification and AcrySof posterior chamber intraocular lens implantation in patients with filtering blebs. J Glaucoma 10 : 38-46, 2001
49) Halikiopoulos D, Moster MR, Azuara-Blanco A et al :

The outcome of the functioning filter after subsequent cataract extraction. Ophthalmic Surg Lasers 32 : 108-117, 2001
50) Chen PP, Weaver YK, Budenz DL et al : Trabeculectomy function after cataract extraction. Ophthalmology 105 : 1928-1935, 1998
51) Dickens MA, Cashwell LF : Long-term effect of cataract extraction on the function of an established filtering bleb. Ophthalmic Surg Lasers 27 : 9-14, 1996
52) 安宅和代, 新家 真, 安藤一彦, 他：被緑内障濾過手術眼における眼内レンズ挿入術—術後眼圧コントロールおよび濾過胞の変化. 日眼会誌 96 : 1274-1281, 1992
53) Park HJ, Kwon YH, Weitzman M et al : Temporal corneal phacoemulsification in patients with filtered glaucoma. Arch Ophthalmol 115 : 1375-1380, 1997
54) Tezel G, Kolker AE, Kass MA et al : Comparative results of combined procedures for glaucoma and cataract : II. Limbus-based versus fornix-based conjunctival flaps. Ophthalmic Surg Lasers 28 : 551-557, 1997
55) Lemon LC, Shin DH, Kim C et al : Limbus-based vs fornix-based conjunctival flap in combined glaucoma and cataract surgery with adjunctive mitomycin C. Am J Ophthalmol 125 : 340-345, 1998
56) Shingleton BJ, Chaudhry IM, O'Donoghue MW et al : Phacotrabeculectomy : limbus-based versus fornix-based conjunctival flaps in fellow eyes. Ophthalmology 106 : 1152-1155, 1999
57) Berestka JS, Brown SVL : Limbus- versus fornix-based conjunctival flaps in combined phacoemulsification and mitomycin C trabeculectomy surgery. Ophthalmology 104 : 187-196, 1997
58) 山上聡, 新家 真, 清水一之, 他：線維柱帯切除・後房レンズ挿入同時手術—術後経過の生命表による解析. 日眼会誌 97 : 71-77, 1993
59) Munden PM, Alward WLM : Combined phacoemulsification, posterior chamber intraocular lens implantation, and trabeculectomy with mitomycin C. Am J Ophthalmol 119 : 20-29, 1995
60) Wedrich A, Menapace R, Radax U et al : Long-term results of combined trabeculectomy and small incision cataract surgery. J Cataract Refract Surg 21 : 49-54, 1995
61) Carlson DW, Alward WLM, Barad JP et al : A randomized study of mitomycin augmentation in combined phacoemulsification and trabeculectomy. Ophthalmology 104 : 719-724, 1997
62) Anders N, Pham T, Holschbach A et al : Combined phacoemulsification and filtering surgery with the 'no-stitch' technique. Arch Ophthalmol 115 : 1245-1249, 1997
63) Lederer CM Jr : Combined cataract extraction with intraocular lens implant and mitomycin-augmented trabeculectomy. Ophthalmology 103 : 1025-1034, 1996
64) Weitzman M, Caprioli J : Temporal corneal phacoemulsification combined with separate-incision superior trabeculectomy. Ophthalmic Surg 26 : 271-273, 1995
65) El Sayyad F, Helal M, El-Maghraby A et al : One-site versus 2-site phacotrabeculectomy : A randomized study. J Cataract Refract Surg 25 : 77-82, 1999
66) Borggrefe J, Lieb W, Grehn F : A prospective randomized comparison of two techniques of combined cataract-glaucoma surgery. Graefes Arch Clin Exp Ophthalmol 237 : 887-892, 1999
67) Wyse T, Meyer M, Ruderman JM et al : Combined trabeculectomy and phacoemulsification : A one-site vs a two-site approach. Am J Ophthalmol 125 : 334-339, 1998
68) Rossetti L, Bucci L, Miglior S et al : Temporal corneal phacoemulsification combined with separate-incision superior trabeculectomy vs standard phacotrabeculectomy. A comparative study. Acta Ophthalmol Scand Suppl 224 : 39, 1997
69) Gayton JL, Van der Karr MA, Sanders V : Combined cataract and glaucoma procedures using temporal cataract surgery. J Cataract Refract Surg 22 : 1485-1491, 1996
70) Lyle WA, Jin JC : Comparison of a 3- and 6-mm incision in combined phacoemulsification and trabeculectomy. Am J Ophthalmol 111 : 189-196, 1991
71) Braga-Mele R, Cohen S, Rootman DS : Foldable silicone versus poly(methyl methacrylate) intraocular lenses in combined phacoemulsification and trabeculectomy. J Cataract Refract Surg 26 : 1517-1522, 2000
72) Vyas AV, Bacon PJ, Percival SPB : Phacotrabeculectomy : comparison of results from 3.5- and 5.2-mm incisions. Ophthalmic Surg Lasers 29 : 227-233, 1998
73) Stewart WC, Sine CS, Carlson AN : Three-millimeter versus 6-mm incisions in combined phacoemulsification and trabeculectomy. Ophthalmic Surg Lasers 27 : 832-838, 1996
74) Wand M : Combined phacoemulsification, intraocular lens implant, and trabeculectomy with intraoperative mitomycin-C : comparison between 3.2- and 6.0-mm incisions. J Glaucoma 5 : 301-307, 1996
75) Parker JS, Gollamudi S, John G et al : Combined trabeculectomy, cataract extraction, and foldable lens implantation. J Cataract Refract Surg 18 : 582-585, 1992
76) Gandolfi SA, Vecchi M : 5-fluorouracil in combined trabeculectomy and clear-cornea phacoemulsification with posterior chamber intraocular lens implantation. Ophthalmology 104 : 181-186, 1997
77) O'Grady JM, Juzych MS, Shin DH et al : Trabeculectomy, phacoemulsification, and posterior chamber lens implantation with and without 5-fluorouracil. Am J Ophthalmol 116 : 594-599, 1993
78) Budenz DL, Pyfer M, Singh K et al : Comparison of phacotrabeculectomy with 5-fluorouracil, mitomycin-

78) C, and without antifibrotic agents. Ophthalmic Surg Lasers 30 : 367-374, 1999
79) Ren J, Shin DH, O'Grady JM et al : Long-term outcome of primary glaucoma triple procedure with adjunctive 5-fluorouracil. Graefes Arch Clin Exp Ophthalmol 236 : 501-506, 1998
80) Wong PC, Ruderman JM, Krupin T et al : 5-fluorouracil after primary combined filtration surgery. Am J Ophthalmol 117 : 149-154, 1994
81) Hennis HL, Stewart WC : The use of 5-fluorouracil in patients following combined trabeculectomy and cataract extraction. Ophthalmic Surg 22 : 451-454, 1991
82) Shin DH, Iskander NG, Ahee JA et al : Long-term filtration and visual field outcomes after primary glaucoma triple procedure with and without mitomycin-C. Ophthalmology 109 : 1607-1611, 2002
83) Cohen JS, Greff LJ, Novack GD et al : A placebo-controlled, double-masked evaluation of mitomycin C in combined glaucoma and cataract procedures. Ophthalmology 103 : 1934-1942, 1996
84) Shin DH, Hughes BA, Song MS et al : Primary glaucoma triple procedure with or without adjunctive mitomycin. Prognostic factors for filtration failure. Ophthalmology 103 : 1925-1933, 1996
85) Shin DH, Kim YY, Sheth N et al : The role of adjunctive mitomycin C in secondary glaucoma triple procedure as compared to primary glaucoma triple procedure. Ophthalmology 105 : 740-745, 1998
86) Shin DH, Ren J, Juzych MS et al : Primary glaucoma triple procedure in patients with primary open-angle glaucoma : the effect of mitomycin C in patients with and without prognostic factors for filtration failure. Am J Ophthalmol 125 : 346-352, 1998
87) Crandall AS : Combined trabeculectomy and phacoemulsification. Semin Ophthalmol 6 : 76-80, 1991
88) Jayamanne DGR, Kostakis A, Phelan PS : The outcome of 2.3 mm incision combined phacoemulsification, trabeculectomy and lens implantation of nonfoldable intraocular lenses. Eye 11 : 91-94, 1997
89) Yang KJ, Moster MR, Azuara-Blanco A et al : Mitomycin-C supplemented trabeculectomy, phacoemulsification, and foldable lens implantation. J Cataract Refract Surg 23 : 565-569, 1997
90) Bloomberg LB : Modified trabeculectomy/trabeculotomy with no-stitch cataract surgery. J Cataract Refract Surg 22 : 14-22, 1996
91) Tezel G, Kolker AE, Kass MA et al : Comparative results of combined procedures for glaucoma and cataract : I. Extracapsular cataract extraction versus phacoemulsification and foldable versus rigid intraocular lenses. Ophthalmic Surg Lasers 28 : 539-550, 1997
92) Arnold PN : No-stitch phacotrabeculectomy. J Cataract Refract Surg 22 : 253-260, 1996
93) Crestani A, De Natale R, Steindler P : Phacotrabeculectomy with or without punch : preliminary results comparing the two techniques. Ophthalmologica 211 : 72-74, 1997
94) Nielsen PJ : Combined small-incision cataract surgery and trabeculectomy : a prospective study with 1 year of follow-up. Ophthalmic Surg Lasers 28 : 21-29, 1997
95) Ruderman JM, Fundingsland B, Meyer MA : Combined phacoemulsification and trabeculectomy with mitomycin-C. J Cataract Refract Surg 22 : 1085-1090, 1996
96) Belyea DA, Dan JA, Lieberman MF et al : Midterm follow-up results of combined phacoemulsification, lens implantation, and mitomycin-C trabeculectomy procedure. J Glaucoma 6 : 90-98, 1997
97) Peräsalo R, Flink T, Lehtosalo J et al : Surgical outcome of phaco-emulsification combined with trabeculectomy in 243 eyes. Acta Ophthalmol Scand 75 : 581-583, 1997
98) 濱田直紀, 新家 真, 山上 聡, 他：超音波乳化吸引術による白内障緑内障同時手術後の長期眼圧経過の生命表による検討. 臨眼 49 : 1547-1552, 1995
99) Guggenbach M, Mojon DS, Böhnke M : Evaluation of phacotrabeculectomy versus trabeculectomy alone. Ophthalmologica 213 : 367-370, 1999
100) Derick RJ, Evans J, Baker ND : Combined phacoemulsification and trabeculectomy versus trabeculectomy alone : a comparison study using mitomycin-C. Ophthalmic Surg Lasers 29 : 707-713, 1998
101) Stewart WC, Crinkley CMC, Carlson AN : Results of combined phacoemulsification and trabeculectomy in patients with elevated preoperative intraocular pressures. J Glaucoma 4 : 164-169, 1995
102) Kleinmann G, Katz H, Pollack A et al : Comparison of trabeculectomy with mitomycin C with or without phacoemulsification and lens implantation. Ophthalmic Surg Lasers 33 : 102-108, 2002
103) Park HJ, Weitzman M, Caprioli J : Temporal corneal phacoemulsification combined with superior trabeculectomy. A retrospective case-control study. Arch Ophthalmol 115 : 318-323, 1997
104) Caprioli J, Park HJ, Weitzman M : Temporal corneal phacoemulsification combined with superior trabeculectomy : a controlled study. Trans Am Ophthalmol Soc 94 : 451-463, 1996
105) Noben KJ, Linsen MC, Zeyen TG : Is combined phacoemulsification and trabeculectomy as effective as trabeculectomy alone? Bull Soc Belge Ophthalmol 270 : 85-90, 1998
106) Shin DH, Vandenbelt SM, Kim PH et al : Comparison of long-term incidence of posterior capsular opacification between phacoemulsification and phacotrabeculectomy. Am J Ophthalmol 133 : 40-47, 2002

索　引

【和文】

5-フルオロウラシル（5-FU），術中の　387

α_2刺激薬　325
αキモトリプシンによる緑内障　274
α遮断薬　337
α受容体　323
α平滑筋アクチン　23
β遮断薬　330
──の眼血流への影響　332
──の副作用　331
β受容体　323

あ

アスコルビン酸　16
アストロサイト　45
アセクリジン　315
アセタゾラミド　361
──の副作用　362
アセチルコリン　314
アプラクロニジン　325
アポスチブル（asb）　154
アポトーシス　61
アミロイドーシスによる緑内障　262
アルゴンレーザー隅角形成術　224
アルゴンレーザー虹彩切開術　445
アルゴンレーザーとNd-YAGレーザーの比較　447
悪性緑内障　270
──，術後の　388
──に対する硝子体切除術　395
──の生じる機序　271
朝顔症候群　134
圧入眼圧計　94
圧迫眼帯　393
圧迫隅角検査法　121
圧平眼圧計　96
暗室試験　220

い

イソソルビド　371
イソプロピルウノプロストン　349
──の副作用　350
インターロイキン　83
インテグリン　15
インプラント手術　411
──の合併症と成績　414
──の基本的手技　413
遺伝因子，緑内障の　66
一過性眼圧上昇，術後の　426
一酸化窒素　84
──による神経保護　63

う

うつぶせ試験　221
上野式隅角癒着解離針　428
臼井法　401

え

エドロホニウム　316
エピネフリン　323
エピネフリン点眼薬　324
エラスチン　15
エンドセリン　85
壊死性強膜炎　236
円蓋部基底結膜弁　384
遠視と原発閉塞隅角緑内障　215
塩化ベンザルコニウム　307
塩酸ピロカルピン　315

お

オータコイド　84
オプチニューリン　69
オリゴデンドロサイト　49
オルファクトメジン関連糖蛋白　67

か

カケクチン　84
カスパーゼ　61
カルシウム拮抗薬　373
カルテオロール　335
カルバコール　315
カルバメート　316
加齢性硬化型視神経乳頭形態　138
家庭用眼圧計　107
過剰濾過　389
外後毛様動脈　51
外傷性緑内障　265
角膜移植眼の眼圧　109
角膜移植後緑内障　275
角膜凹窩　388
角膜混濁，小児の　288
角膜混濁，レーザー術後の　446, 453
角膜疾患に関連した緑内障　240
角膜切開，隅角癒着解離術の　427
角膜染血症　266, 395, 425
角膜浮腫，急性発作時の　218
角膜-強膜網　8
角膜乱視，術後の　389
褐色板　24
肝細胞増殖因子　83
陥凹乳頭径比　134
感染症，術後の　391
管錐術　400
観血的手術　378
眼サルコイドーシス　128
眼圧　93
──と緑内障発症率　193
──の維持　7
眼圧以外の危険因子　203
眼圧下降と毛様体，房水　37
眼圧換算表　95
眼圧計による感染　109
眼圧検査　93
眼圧上昇，白内障術後の　273
眼圧上昇，レーザー術後の　446, 453
眼圧上昇機序　195
──，ミオシリン/TIGR遺伝子変異による　68
眼圧測定，小児の　285
眼圧測定の注意点　107
眼圧測定値に影響する因子　107
眼圧日内変動　111

眼窩内部視神経 42
眼球マッサージ 393
眼球硬性ノモグラム 96
眼球硬性換算表 97
眼球鉄症 265
眼球銅症 265
眼血流(動態)測定 77, 133
眼神経 26
眼底画像解析法 132
眼底血流動態の評価 146
眼底視野計 170
眼底写真撮影による視神経乳頭の観察 131
眼動脈 51
眼内レーザー 466
眼内レンズ挿入術 475
眼内での薬物動態 306
眼内炎，術後の 391
眼内腫瘍と緑内障 251
眼内出血に伴う緑内障 266
眼内注入ガスの膨張特性 277
眼内部視神経 42
眼杯茎 51

き

基底陥入 22
偽視神経乳頭浮腫 134
偽落屑緑内障 237
偽緑内障 191
　── と原発開放緑内障の鑑別 201
逆行性軸索輸送 51
急性原発閉塞隅角緑内障 218
　── の鑑別診断 219
急性発作時の治療 221
牛眼 285
巨大角膜 287
巨大乳頭 134
巨大濾過胞 388
狭隅角 216
強膜症 288
強角膜切開, 周辺虹彩切除術の 379
強角膜片切除 384
強膜バックリング手術による緑内障 276
強膜炎 236
強膜管 42
強膜岬 124
強膜内静脈叢 26

強膜弁作成
　──, viscocalalostomy の 432
　──, 線維柱帯切開術の 423
　──, 線維柱帯切除術の 384
　──, 非穿孔性線維柱帯切除術の 397
　──, 線維柱帯切除術の 385
局所虚血型視神経乳頭形態 138
近視と原発開放隅角緑内障 194
近視型視神経乳頭形態 138

く

グリア境界鞘 49
グリア柱 45
グリコサミノグリカン 13
グリセリン 371
グルタミン酸代謝異常による神経細胞死 62
グレイスケール 163
空気式圧平眼圧計 103
隅角 117
　── の炎症性滲出物 128
　── の開大度 127
　── の間接検査法 118
　── ── の利点 120
　── の新生血管 128
　── の直接検査法 120
　── ── の利点 121
　── の分化不全 129
　── への色素沈着 127
隅角開大度分類 125
隅角解離 129
隅角鏡の装着 118
隅角結節 128
隅角検査 117
　──, 小児の 286
隅角後退 266
隅角所見の記録 129
隅角切開術 429
　── の合併症 431
隅角切開用レンズ 430
隅角線維柱帯 7
　── の解剖 8
　── の構造と機能 7
隅角線維柱帯細胞への遺伝子導入 17
隅角癒着解離術 427
　── の合併症 428
隅角癒着解離針 427
隅角離開 266

屈折矯正手術眼の眼圧 109

け

ゲイズトラック法 165
経シュレム管路 34
経強膜毛様体光凝固術 464
経瞳孔毛様体光凝固術 465
携帯型圧平眼圧計 100
携帯型非接触型眼圧計 106
血液-房水柵 35
血管新生因子 248
血管新生抑制因子 249
血管新生緑内障 247, 275
　── の原疾患 249
血管内皮成長因子 29, 83
血小板由来増殖因子 83
結強膜弁再縫合術 395
結膜穿孔部の縫合術 396
結膜弁作成
　──, viscocalalostomy の 432
　──, 周辺虹彩切除術の 379
　──, 線維柱帯切開術の 423
　──, 線維柱帯切除術の 384
　──, 非穿孔性線維柱帯切除術の 397
結膜縫合, 線維柱帯切除術の 386
健常眼圧 110
検眼鏡による視神経乳頭の観察 131
原発開放隅角緑内障(広義) 191
　──, 若年発症の 197
　── の疫学 192
　── の家族歴 193
　── の管理 201
　── の視野 173
　── の手術治療 206
　── の診断 200
　── の定義 2
　── の病態・予後にかかわる因子 202
　── の薬物治療 205
　── の臨床像 196
　── のレーザー療法 206
原発先天緑内障 283
原発閉塞隅角緑内障 213
　──, 相対的瞳孔ブロックを伴う 213
　── の疫学 214
　── の治療 221
　── の長期経過 223

―― の定義 3
―― の病態生理 216
―― の負荷試験 220
―― の臨床所見 218
―― を発症しやすい解剖学的特徴 216

こ

コラーゲン 12, 72
コラーゲン・インプラント 399
コリン作用薬 314
　―― の副作用 319
湖崎分類 174
交感神経刺激薬 323
交感神経遮断薬 330
抗コリンエステラーゼ薬 315
　―― による白内障発生 320
後篩状板 48
　―― の血管構築 53
　―― の組織学的構造 48
後唇部切除術 400
後部多形性角膜ジストロフィ 242
後部胎生環 294
後毛様動脈 25, 51
虹彩と眼瞼への色素沈着 348, 350
虹彩萎縮 219
虹彩炎, レーザー術後の 446, 453
虹彩解離, 術後の 426
虹彩角膜内皮症候群 240
虹彩嵌頓操作, 周辺虹彩切除術の 379
虹彩強膜切除術 400
虹彩切除 379
虹彩突起 124
虹彩はめこみ術 400
虹彩母斑症候群 242
虹視, 角膜浮腫に伴う 196
虹輪視 218
高眼圧症 191
　―― の治療 206
高浸透圧薬 370
　―― の副作用 370
混合緑内障 197

さ

サイトカイン 83
サルコイドーシス 234
細隙灯顕微鏡による視神経乳頭の観察 131

細隙灯顕微鏡検査, 小児の 286
細胞外マトリックス 12, 72
細胞接着因子 15
散瞳試験 221
残余緑内障 223

し

シアノアクリレート組織接着剤 390
シェイエ手術, 周辺虹彩切除を伴う 401
シクロオキシゲナーゼ 85
シュレム管 8
　―― の早期穿孔への対応 425
　―― の同定 423
シュレム管外壁の切除 423
シュレム管内皮細胞 8
シュワルベ線 8, 20, 123
シリコンオイルによる緑内障 277
ジピベフリン点眼薬 325
視索 42
視神経 42
　―― に対する治療薬 375
　―― の長さ 42
視神経の緑内障性変化 194
視神経管内部視神経 42
視神経血流障害 77
視神経線維 42
　―― の障害と視野 171
視神経乳頭 42, 131
　―― のアストロサイト 50
　―― の大きさ 133
　―― の形状 134
　―― の血管構築 51
　―― の血流 77
　―― の血流評価 147
　―― の検査 131
　―― の構造と機能 42
　―― の軸索輸送障害 54
　―― の組織学的構造 42
　―― の組織学的変化 53
　―― , 正常眼圧緑内障による 55
　―― の動脈・静脈系経路 52
　―― の発生 51
　―― の変化, 特徴的な 135
視神経乳頭陥凹 43
視神経乳頭陥凹比, 生直後～3歳の 287

視神経乳頭形態の違いによる分類 138
視神経乳頭出血 136, 199
視神経乳頭ドルーゼン 134
視胞 51
視野 153
　―― の閾値測定 158
　―― の測定アルゴリズム 158
　―― の測定プログラム 157
　―― の測定結果の信頼性の評価 165
　―― の短期変動 165
　―― の長期変動 166
　―― の統計学的評価 164
　―― のトータル偏差 163
　―― のパターン偏差 164
視野解析用プログラム 178
視野検査 153
　―― , 特殊な 167
　―― , 病期による 174
　―― の学習効果 166
　―― の偽陽性, 偽陰性 166
　―― の固視 165
　―― の疲労現象 166
　―― で用いる単位 154
視野指標 164
視野障害のパターン 163, 172
視野障害の進行 202
　―― の評価 175
　―― の留意点 179
篩状板 45
　―― のグリコプロテインの分布 49
　―― の血管構築 53
　―― の細胞外マトリックス変化 54
　―― の性状と機能 47
　―― の組織学的構造 45
篩状板ビーム 45
自己血注入術 394
自己抗体の解析 88
自動視野計 155
色素希釈法 78
色素散布症候群 238
色素上皮細胞の基底膜 21
色素帯 124
色素沈着, 虹彩と眼瞼への 348, 350
色素沈着の分類 126
色素緑内障 238
軸索輸送 50
若年性黄色肉芽腫 297
弱視の管理 289

手術療法　377
　　──の選択，小児の　288
腫瘍による小児の続発緑内障　296
腫瘍壊死因子　84
周辺虹彩切除，線維柱帯切除術の　385
周辺虹彩切除術　378
　　──の合併症　380
周辺虹彩前癒着　127, 222, 427
　　──，レーザー術後の　453
重炭酸　37
縦走筋　23
術後眼圧調節のための手技　393
術後早期に多い合併症　387
術後中期から晩期に多い合併症　390
循環改善薬　373
順行性軸索輸送　50
小角膜　294
小突起　20
小児　283
　　──に対する薬物治療　309
　　──の眼圧測定　110
　　──の眼圧値，正常な　286
　　──の手術療法　289
　　──の続発緑内障　295
　　──　　──，腫瘍による　296
　　──　　──，水晶体に関連した　295
　　──の緑内障　283
硝子体内ガス注入による緑内障　277
上強膜炎　236
上強膜静脈　26
上強膜静脈圧上昇による緑内障　262
上強膜動脈　26
上下法，視野検査の　159
上乳頭血管　51
上脈絡膜出血，術後の　388
神経栄養因子　30, 62
　　──の欠乏，軸索輸送障害による
　　　　　　　　　　　　　　62
神経外胚葉細胞　51
神経細胞死，グルタミン酸代謝異常に
　　　よる　62
神経線維腫症　293
神経線維層の欠損　136
神経堤細胞　51
神経賦活薬　374
神経保護　62
神経保護療法　374
深層強膜静脈叢　26
進行性虹彩萎縮症　241

新生血管　248
　　──，隅角の　128
術後白内障　392

す

スキャニングレーザードップラフロー
　　　メトリー法　148
ステロイドによる眼圧上昇　16
ステロイド緑内障　263
ストレス応答蛋白質に対する自己抗体
　　　　　　　　　　　　　　88
スペックルパターン　77
頭蓋内部視神経　42
水晶体アナフィラキシーによる緑内障
　　　　　　　　　　　　　　246
水晶体に関連した続発緑内障　243
　　──，小児の　295
水晶体小片緑内障　246
水晶体前方移動　217
水晶体囊外摘出術　476
水晶体囊性緑内障　237
水晶体囊内摘出術　476
水晶体偏位　295
　　──による閉塞隅角緑内障　244
水晶体融解緑内障　245, 265
水疱性角膜症，レーザー虹彩切開術後
　　　の　447
垂直 C/D 比　135
数値テーブル　163
杉田刀　430

せ

セクター分類　179
セトン手術　411
正常眼の隅角線維柱帯　11
正常眼圧値　110
正常眼圧緑内障　191
　　──の視野　173
　　──の治療　205
　　──の病理組織学的所見　55
正常隅角所見　122
正常視神経乳頭・網膜神経線維層所見
　　　　　　　　　　　　　　133
正常視野　161
正常前房深度で高眼圧，術後の　389
生理的乳頭陥凹　134
静的視野の判定　163

静的視野測定　153
先天巨大角膜　287
先天小角膜　294
先天乳頭小窩　134
先天風疹症候群　294
浅前房　217
　　──で高眼圧，術後の　388
　　──で低眼圧，術後の　387
穿孔性眼外傷による緑内障　265
線維芽細胞増殖阻害薬の使用，術中の
　　　　　　　　　　　　　　386
線維性篩状板　51
線維柱帯　7, 124
　　──の解剖　8
　　──の構造と機能　7
　　──の細胞外マトリックス　12, 72
　　──のステロイド応答　73
　　──への遺伝子導入　17
線維柱帯切開術　422
　　──の合併症　425
線維柱帯切除術　383
　　──の合併症と処置　387
線維柱帯切除部閉鎖　389
選択的線維柱帯形成術　457
　　──の照射条件　458
全身疾患と関連した緑内障　262
全層濾過手術　400
全体的拡大型視神経乳頭形態　138
全幅虹彩切除術　380
前篩状板　45
　　──の血管構築　53
　　──の組織学的構造　45
前唇部切除術　400
前囊下水晶体混濁　219
前部虚血性視神経症　134
前房形成，隅角癒着解離術の　427
前房出血，術後の　425
前房出血に伴う緑内障　266
前房深度と眼圧　109
前房穿刺
　　──，線維柱帯切除術の　384
　　──，非穿孔性線維柱帯切除術の
　　　　　　　　　　　　　　397
前房蓄膿　219
前房内に脱出した硝子体による緑内障
　　　　　　　　　　　　　　274
前毛様静脈　26

そ

早発型発達緑内障　283
　──と鑑別すべき疾患　288
走査レーザー検眼鏡法　145
走査レーザー断層法　139
走査レーザーポラリメトリー　143
相対的瞳孔ブロック　213
　──の永続的な解除　222
　──の発症に関与する因子　216
　──を伴う原発閉塞隅角緑内障　213
増殖因子　82
続発開放隅角緑内障　272
続発閉塞隅角緑内障　275
続発緑内障　232
　──，眼科手術と関連した　270
　──，眼疾患と関連した　233
　──，小児期の　295
　──，全身疾患・薬物および外傷と関連した　262
　──，瞳孔ブロックによる　233
　──の定義　3
　──の定義・分類　232

た

ダイオード（半導体）レーザー　463
他角的視野検査　170
多局所脳電図　170
多局所網膜電図　170
大虹彩動脈輪　26
大穿通枝　26
大突起　20
第一強膜弁縫合・第一強膜弁部分的開窓術　398
第二強膜弁切除
　──，viscocanalostomyの　433
　──，非穿孔性線維柱帯切除術の　398
第一次硝子体過形成遺残　295
第三次硝子体　27
単純水晶体偏位　244
炭酸脱水酵素　37
炭酸脱水酵素阻害薬　359
　──の眼圧下降機序　361
短後毛様動脈　25, 51, 77
短毛様神経　27

ち

チトクロム P450　68
チモキサミン　338
チモロール　333
チン小帯　27
知覚確率曲線　158
遅発型発達緑内障　197
遅発性上脈絡膜出血　388
中心視野消失，術後の　389
長後毛様動脈　25, 51
長毛様体神経　26
超音波カラードップラ法　79, 149
超音波生体顕微鏡検査　221
　──による隅角観察　122
超音波乳化吸引術　475

て

デスミン　22
デスメ膜剥離・血腫，術後の　425
低眼圧黄斑症，術後の　390
低眼圧緑内障　191
点眼方法の指導　309
点眼薬の製剤　306
点眼薬の動態薬理学　305
転移性腫瘍　252

と

トラベクロトームの挿入　424
トラボプロスト　351
トロポエラスチン　15
トロンボキサン　345
ドパミン　323
ドルゾラミド　363
　──の副作用　364
糖尿病と原発開放隅角緑内障　194
動的フリッカー視野測定　168
動的視野測定　153
瞳孔ブロック　213
　──，白内障術後の　275
　──による続発緑内障　233
　──を解除する手術，観血的手術　378
　──を解除する手術，レーザー手術　443
瞳孔散大筋　26
瞳孔視野計　170

鈍的外傷による緑内障　265

な

内後毛様動脈　51
永田トラベクロトーム　424
永田式隅角癒着解離針　428

に

ニコチン性受容体　316
ニフェジピン　373
ニプラジロール　336
ニルバジピン　374
二期的白内障手術　477
乳頭　42
　──の大きさ　133
　──の形状　134
　──の血管構築　51
　──の血流　77
　──の検査　131
　──の構造と機能　42
　──の軸索輸送障害　54
　──の組織学的構造　42
　──の組織学的変化　53
　──の動脈・静脈系経路　52
　──の発生　51
乳頭陥凹　43, 135
乳頭陥凹比，生直後～3歳の　287
乳頭形態の違いによる分類　138
乳頭周囲網脈絡膜萎縮　137, 199
乳頭出血　136, 199
乳頭辺縁部　136
　──の大きさと形状　135
　──の皿状化　136
乳頭変化の評価，画像解析法を用いた　139
妊婦や授乳婦に対する薬物治療　310

ね・の

熱強膜開窓術　401
粘弾性物質による緑内障　272
ノッチング形成　136
ノルエピネフリン　323
囊性緑内障　237
囊胞性黄斑浮腫　350

は

培養線維柱帯細胞　15
白内障，術後の　223, 392
白内障の同時手術　425, 477
白内障手術後の緑内障手術　476
白内障手術後の緑内障の頻度　272
白内障単独手術　475
発達緑内障　283
　――，先天異常を伴う　290
　――の定義　3
　――の分類　283
反応性アストロサイト　50

ひ

ヒアルロン酸　13
ヒアルロン酸ナトリウムによる緑内障
　　272
ヒアルロンサンプレート　399
ビタミンB_{12}　374
ビトロネクチン　15
ビマトプロスト　350
ビメンチン　23
ピロカルピン　315
　――の点眼後の視野狭窄　319
　――の長期投与　318
非接触型眼圧計　104
非穿孔性線維柱帯切除術　396
非選択的交感神経刺激薬　324
光干渉断層法　146
表層神経線維層　42, 51
鼻毛様体神経　26

ふ

フィゾスチグミン　316
フィブリリン蛋白　27
フィブロネクチン　15
フックス虹彩異色性虹彩毛様体炎
　　235
フリッカー視野　168
フルオレセイン蛍光眼底造影法　147
ブナゾシン　337
ブリモニジン　326
ブリンゾラミド　365
　――の副作用　365
ブロビンカミン　374
プラトー虹彩緑内障　223

プロスタグランジン　85
プロスタグランジン系薬剤　345
プロスタノイド　29, 345
プロテインキナーゼ・インヒビター
　　16
プロテオグリカン　13, 72
ぶどう膜炎に伴う緑内障　233
ぶどう膜強膜流出路　25, 34
ぶどう膜網　8
不完全周辺虹彩切除術　380
副交感神経刺激薬　314
分子遺伝学的研究　66
分層濾過手術　383

へ

ベタキソロール　335
ベフノロール　336
閉塞隅角緑内障　243
　――，水晶体偏位による　244
　――，膨化水晶体による　243
変換成長(増殖)因子　29, 82
扁平部嚢胞　28
扁平母指症候群　294

ほ

ホモシスチン尿症　245, 296
ボックスプロット　165
母斑症　292
放射状筋　23
泡沫細胞緑内障　267
房水　34
　――の ph　36
　――の産生　21, 34
　――――のイオンチャンネル　37
　――――のシグナル伝達系　38
　――――の線維柱帯における生理
　　15
　――――への重炭酸と炭酸脱水酵
　　素の役割　37
　――を抑制する手術，観血的
　　手術　437
　――を抑制する手術，レーザ
　　ー手術　463
　――の産生機構　22
　――の酸素分圧　35
　――の循環　34
　――の生理　34
　――の生理活性物質　82

　――の組成　16, 35
　――の電解質組成　36
　――の副流出路　20
　――の輸送　36
　――の流出　7, 22
　――――の促進と産生抑制を目的
　　とする手術　440
　――――を促進する手術，観血的
　　手術　382, 411, 422
　――――を促進する手術，レーザ
　　ー手術　451
房水吸収部の固定，インプラント手術
　　414
房水流出抵抗の主座　195
房水流出路再建手術　422
房水漏出，結膜からの　387
房水漏出，濾過胞からの　390
傍シュレム管結合組織　8
　――の剥離・除去　397
傍乳頭網脈絡膜萎縮　49, 137
膨化水晶体による閉塞隅角緑内障
　　243

ま・み

マイトマイシンC(MMC)　386
マンニトール　371
慢性原発閉塞隅角緑内障　220
ミオシリン　16, 67, 73, 195
　――とステロイド緑内障の関連　68
未熟児網膜症　295
水チャンネル　38
脈絡膜下液排出法　393
脈絡膜血管腫　292
脈絡膜上板　24
脈絡膜静脈　26
脈絡膜張筋　23
脈絡膜剥離，術後の　387

む・め

ムスカリン性受容体　316
無虹彩症　290
無色素上皮細胞の基底膜　21
無水晶体と偽水晶体とに関連した緑内
　　障　272
無赤色眼底観察　132

メコバラミン　374

索引

メチプラノロール　337
メマンチン　374
免疫応答と神経保護　89

も

毛様小帯　20, 27
毛様神経節　27
毛様体　20
　── の加齢変化　28
　── の構造と機能　20
　── の静脈　26
　── の神経支配　26
　── の動脈　25
毛様体解離, 術後の　426
毛様体解離術　440
　── の合併症　441
毛様（体）筋　20, 22
毛様体筋内神経節細胞　27
毛様体色素上皮　21
毛様体皺襞部　20
毛様体上腔　24
毛様体上板　24
毛様体上皮　21
　── の細胞間結合　22
毛様体神経栄養因子　62
毛様体神経叢　27
毛様体帯　124
毛様体突起　20
　── の毛細血管　21
毛様体嚢胞　28
毛様体破壊術　437
毛様体光凝固　465
毛様体ブロック緑内障　270
毛様体扁平部　20
　── の濾過手術　401
毛様体脈絡膜剥離　24
毛様体無色素上皮　21
　── のイオンチャンネル　37
毛様体冷凍凝固術　437
　── の合併症　438
毛様網膜動脈　53
網状ヒアルロン酸板留置術　399
網状部　23
網膜に対する治療薬　373
網膜芽細胞腫　296
網膜鋸状縁　20
網膜区域血流量　79
網膜硝子体手術後の緑内障　276
網膜神経節細胞の軸索輸送障害　62

網膜神経節細胞の種類と機能　171
網膜神経線維の走行　172
網膜神経線維層　135
　── の検査　131
　── の欠損　132, 136, 198
網膜中心動脈　51, 77
網膜剥離と緑内障　251
網膜平均循環時間　79
目標眼圧　110
　── の設定　308

や・よ

薬物の体内での消失　306
薬物療法　305
　──, 小児に対する　309
　──, 妊婦や授乳婦に対する　310

溶血緑内障　267

ら

ラタノプロスト　346
　── の副作用　348
ラミニン　15
落屑緑内障　237

り

良性眼内腫瘍　252
緑内障　1
　── に類似した視野欠損　201
　── の隅角線維柱帯　11
　── の自己抗体　88
　── の術式　377
　── の定義　1
　── の病期分類　173
　── の分類　2
緑内障遺伝子　66
　──, ミオシリン以外の　68
緑内障性視野変化　171
緑内障視野進行判定基準　176
緑内障手術後の白内障手術　477
緑内障診療ガイドライン　2
緑内障性視神経乳頭・網膜神経線維層変化　135
緑内障性毛様体炎　234
緑内障半視野テスト　165
緑内障有病率, 年齢別の　193
輪状筋　23

輪部基底結膜弁　384
臨界角　117

れ

レーザー強膜穿孔術　473
レーザー強膜弁縫合切糸術　472
レーザー隅角形成術　471
レーザー隅角光凝固術　473
レーザー虹彩切開術　222, 443
　── の後の残余緑内障に対する治療　223
　── の合併症　446
　── の照射条件　446
レーザー切糸術　393
レーザー線維柱帯形成術　451
　── の合併症　452
　── の照射条件　452
　── の成績に影響する因子　454
　── の濾過手術への影響　454
レーザー線維柱帯穿孔術　472
レーザースペックル法　77
レーザースペックルフローグラフィー法　147
レーザー走査眼底鏡　78
レーザー瞳孔形成術　471
レーザードップラ法　78
レーザードップラフローメトリー法　78, 148
レーザー毛様体破壊術　463
レボブノロール　336
冷凍凝固　437, 463
裂孔原性網膜剥離　251
連続測定型眼圧計　106

ろ

ロイシンジッパー　67
ロメリジン　374
濾過手術　382, 411
　── と白内障の同時手術　477
濾過胞　382
　──, 被胞化された　389
　── の圧迫縫合　388, 395
　── の角膜上への張り出し　392
　── の退縮術　396
濾過胞炎　391
濾過量の確認　385

【欧文】

A

Abraham レンズ　445
ACTSEB（anterior chamber tube shunt to an encircling band）　412
── の合併症　416
AGIS 判定基準　177
Ahmed valve　413
── の合併症　418
Anderson 分類　173
anterior ciliary artery（vein）　26
anterior lip sclerectomy　400
antiangiogenesis factor　249
apoptosis　61
aqueous humor　34
aqueous-misdirection glaucoma　270
Armaly-Drance 法　155
Aulhorn 分類 Greve 変法　174
Axenfeld-Rieger 症候群　129, 291

B

Baerveldt implant　412
── の合併症　416
bandage contact lens　387
Barkan 隅角レンズ　120, 430
basal infolding　22
bayoneting　136
Bebie curve　164
Behçet 病　235
blebitis　391
blue on yellow 視野　168
bracketing 法　159
broad thumb 症候群　294
Brücke 筋　23

C

C/D 比（cup-to-disc ratio）　134
café-au-lait 斑　293
capsular glaucoma　237
caspase　61
CDI（color Doppler imaging）　79, 149
central retinal artery　51, 77
Chandler 症候群　241
choroidal vein　26
CIGTS 判定基準　178
ciliary band　124
ciliary block glaucoma　270
ciliary body plexus　27
ciliary ganglion　27
ciliary muscle　20
ciliary zonules　20, 27
ciliochoroidal effusion　24
ciliolenticular block　270
circular ciliary muscle　23
Cogan-Reese 症候群　242
collagen shield　387
compression suture technique　388
contact lens tonometer　107
corneoscleral meshwork　8
COX（cyclooxygenase）　85
cyclodestructive therapy　437
cyclodialysis　440
cyclophotocoagulation at externa　401

D

deep scleral plexus　26
defect curve　165
dellen　388
desmin　23
developmental glaucoma　283
digital pressure　393
dilator muscle　26
Draeger 圧平眼圧計　101
dynamic strategy　159

E

early onset primary open-angel glaucoma　197
Elschnig の境界組織　45
Elschnig の内境界膜　45
emissary channel　24
encapsulated bleb　389
encroching bleb　392
endophthalmitis　391
episcleral artery　26
episcleral vein　26
Event 解析　178
exfoliatoin glaucoma　237
exfoliatoin syndrome　237

F

FASTPAC　159
FDT（frequency doubling technology）　167
flat anterior chamber　387
focal ischemic disc　139
focal pressure　393
Fuchs' heterochromic iridocyclitis　235
full thickness filtering surgery　382
full threshold 法　159

G

gap junction　22
GDx Access　144
GEMSS（glaucoma-lens ectopia-microspherophakia-stiffness-shortness）症候群　296
generalized enlargement of the optic cup disc　139
ghost cell glaucoma　267
GHT（glaucoma hemifield test）　165
Glanknomflecken　219
glaucoma halo　137
glaucomatocyclitic crisis　234
glial column　45
Goldmann 視野計　154
Goldmann 圧平眼圧計　98
Goldmann 一面鏡　119
Goldmann 三面鏡　119
gonioscopy　117
goniotomy　429
gonyosynechiolysis　427
GST（glutathione S-transferase）抗体　88
guarded filtration surgery　382
G プローブ　464

H

Haab's striae　285
hemolytic glaucoma　267
hemosiderotic glaucoma　267
HGF（hepatocyte growth factor）　83
high-domed bleb　389
HMW（heavy molecular weight）蛋白　246

Hodapp 分類　173
HRF(Heidelberg retina flowmeter)　78
HRP(high-pass resolution perimetry)　169
HRT(Heidelberg retina tomograph)　139
Humphrey 視野計　156

I

ICE 症候群(iridocorneal endothelial syndorome)　240
IL(interleukin)　83
impact tonometar　106
intramuscular circle　26
intrascleral plexus　26
IOP(intraocular pressure)　93
iridencleisis　400
iridocycloretraction　441
iridosclerectomy　400
iris process　124

J・K

Joseph tube　413
juxtacanalicular connective tissue　8

K 細胞系，網膜神経節細胞の　171
Kitazawa レンズ　122
Koeppe レンズ　120
Krupin-Denver valve　412
　——の合併症　417
Kuhnt の境界組織　45
Kuhnt の中心陥凹　45

L

laser goniophotocoagulation　473
laser gonioplasty　471
laser goniopuncture　472
laser iridotomy(LI)　443
laser pupilloplasty　471
laser sclerostomy　473
laser suturelysis　472
laser trabeculoplasty(LTP)　451
laser trabeculopuncture　451
laser trabeculotomy　451
late onset developmental glaucoma　197

lateral posterior ciliary artery　25
LDV(laser Doppler velocimetry)　78
lens particle glacoma　246
Lisch 結節　293
localized cystic bleb　389
long viliary nerve　26
Lowe 症候群　294
L-アルギニン-NO-cGMP 経路　84

M

M 細胞系，網膜神経節細胞の　171
Mackay-Marg 眼圧計　101
macrodisc　134
major arterial circle of iris　26
major crests　20
major perforating artery　26
Maklakov 圧平眼圧計　100
Marfan 症候群　244, 295
MCT(retinal mean circulation time)　79
MD による線形解析　178
medial posterior ciliary artery　25
medulloepithelioma　296
microdisc　134
minor crests　20
MMC(マイトマイシン C)，術中の　386
MMP(matrix metalloproteinase)　29
Molteno implant　411
　——の合併症　414
Müller 筋　23
MYOC(myocilin)　16, 67, 73
myopic glaucomatous disc　139

N

nasociliary nerve　26
Nd-YAG レーザーによる虹彩切開術　445
Nd-YAG レーザー後嚢切開術後に生じる緑内障　274
needle revision　394
neovascular glaucoma　247
neural crest cell　51
NFLD(nerve fiber layer defect)　198
NMDA 拮抗薬　374
NO　84
noise field campimetry　169
nonpigmented epithelium　21

notching　136
NPDS(nonpenetrating deep sclerectomy)with collagen implant　399
NPG(normal-pressure glaucoma)　191
NPT(nonpenetrating trabeculectomy)　396
NTG(normal-tension glaucoma)　191

O

OCT(optical coherence tomograph)　146
Octopus 視野計　156
ocular blood flow tonograph　107
oculocerebrorenal 症候群　294
OH(ocular hypertension)　191
OKP(oculo-kinetic perimetry)　170
one hundred day glaucoma　250
open tube implants　411
ophthalmic artery　51
ophthalmic nerve　26
optic disc cup　43
optic stalk　51
optic vesicle　51
optineurin　69
overhanging bleb　392

P

P 細胞系，網膜神経節細胞の　171
PAC(primary angle closure)　213
PACG(primary angle-closure glaucoma)　213
parapapillary chorioretinal atrophy　49
pars plana　20
pars plicata　20
partial-thickness filtration surgery　382
PAS(peripheral anterior synechia)　427
PDGF(platelet derived growth factor)　83
PDS(pigment dispersion syndrome)　238
PEA + IOL + Trab の眼圧コントロール成績　478
peripheral iridectomy　378
Perkins 圧平眼圧計　100

Peters 奇形　292
PG（prostaglandin）　85
phacoanaphylaxis　246
phacolytic glaucoma　245
Pierre Robin 症候群　294
pigment ban　124
pigmented epithelium　21
pigmented ribbon-like layer　24
plateau iris configuration　224
plateau iris synrome　224
POAG（primary open-angle glaucoma）　191
Posner-Schlossman 症候群　128, 234
Posner レンズ　119
posterior ciliay artery　51
posterior lip sclerectomy　400
PPA（parapapillary chorioretinal atrophy）　137
pressure phosphene tonometer　106
primary congenital glaucoma　283
protected filtration surgery　382
Proton 眼圧計　103
Proview 眼圧計　106
pseudoexfoliation glaucoma　237
pseudoglaucoma　191
Pulsair 眼圧計　106

R

radial ciliary muscle　23
releasable sutures　385
residual glaucoma　223
reticular teil　23
retinal segmental blood flow　79
Rieger 症候群　291
RNFLD（retinal nerve fiber layer defect）　136
Rubinstein-Taybi 症候群　294

S

Sampaolesi 線　128, 238
scanning laser polarimetry　143
Scheie 手術　401
Scheie 分類　126
Scheie 分類（色素沈着）　127
Schiötz 眼圧計　94
Schocket procedure　412
──── の合併症　416
Schwalbe 線　8, 20

Schwartz 症候群　251
scleral canal　42
scleral spur　124
sclerocornea　288
SD（sheath-derived）-プラーク　28
sector iridectomy　380
Seidel 現象　387, 390
senile sclerotic disc　139
seton 手術　411
SF（short term fluctuation）　165
Shaffer 分類　125
shallow anterior chamber　387
short posterior ciliary artery　25, 77
Shwalbe's line　123
Simmons shell　387
sinusotomy　398, 422
SITA（Swedish interactive thresholding algorithm）　160
SLDF（scanning laser Doppler flowmetory）　78
SLO（scanning laser ophthalmoscope）　78, 145
SLT（scanning laser tomography）　139
SLT（selective laser trabeculoplasty）　457
Spaeth 分類　126
spread logic 法　159
Stevens-Johnson 症候群　363
Stickler 症候群　294
Sturge-Weber 症候群　292
subscleral filtration surgery　382
supraciliary lamina　24
Swan-Jacob 隅角レンズ　120, 430
SWAP（short-wavelength automated perimetry）　168
symblepharon ring　387

T

Tenon's cyst　389, 394
tensor choroidae　23
tertiary vitreous　27
TGF（transforming grow factor）　29, 82
Thorpe 隅角レンズ　120, 430
threshold related suprathreshold 法　158
tight junction　22

TIGR（trabecular meshwork inducible glucocorticoid response）遺伝子　16, 66, 195
TNF（tumor necrosis factor）　84
Tono-Pen　102
TOP（tendency oriented perimetry）　160
topographic scanning system　139
Touton 巨細胞　297
trabecular meshwork　124
trabeculectomy　383
trabeculotomy　422
transparent vesicle-like prominences　382
Traquair の視野の島　153
trephination　400

U・V

UBM（ultrasound biomicroscope）による隅角観察　122
UF021　349
UGH（uveitis-glaucoma-hyphema）症候群　274
uveal meshwork　8
U 型トラベクロトーム　424

valved implants　412
van Herick 法　127
VEGF（vascular endothelial growth factor）　83
vimentin　23
viscocanalostomy　432, 472
──── の合併症　433
Vogt-小柳-原田症候群　235
von Recklinghausen 病　293

W・Z

Weill-Marchesani 症候群　245, 296
white pump shunt　413
──── の合併症　417
Wilms 腫瘍　290
Wise レンズ　445
Wise's suture technique　386
Worst 隅角レンズ　120, 430

Zinn-Haller 動脈輪　51
Zone α，Zone β　49